现代中医内科急症医学

徐健众／主编

重庆出版社

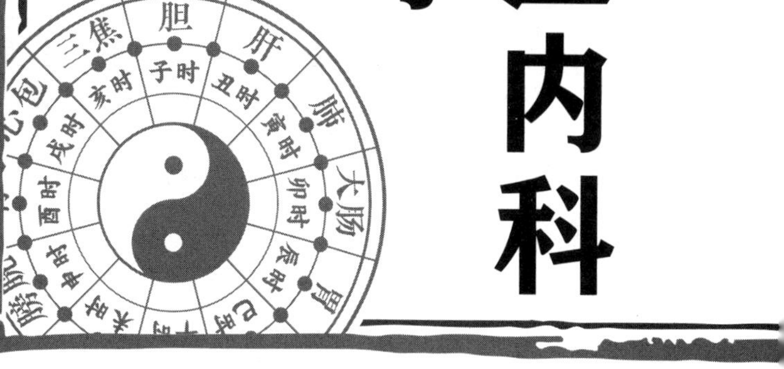

图书在版编目（CIP）数据

现代中医内科急症医学 / 徐健众主编. -- 重庆 : 重庆出版社, 2025. 8. -- ISBN 978-7-229-20154-8

Ⅰ. R25; R278

中国国家版本馆CIP数据核字第2025QB9657号

现代中医内科急症医学

XIANDAI ZHONGYI NEIKE JIZHENG YIXUE

徐健众　主编

责任编辑：陈　冲

责任校对：李小君

装帧设计：鹤鸟设计

重庆出版社　出版

重庆市南岸区南滨路162号1幢　邮政编码：400061　http://www.cqph.com

重庆升光电力印务有限公司印刷

重庆出版社有限责任公司发行

全国新华书店经销

开本：889mm×1194mm　1/16　印张：52.5　字数：1050千

2025年8月第1版　2025年8月第1次印刷

ISBN 978-7-229-20154-8

定价：220.00元

如有印装质量问题，请向重庆出版社有限责任公司调换：023-61520646

《现代中医内科急症医学》

编委会

主　编

徐健众

副主编

罗真春　王　铭　苟春雁　陈新瑜　李　凡
周玉玲

编　委

杜　磊　刘　坤　张　玲　姚勇刚　冷　静
尹二谦　周　熙　李　享　陶文强　彭　玮
李　蔚　张　凤　谢　涛　张礼萍　张太君
刘清海　王宜艳　梁　丹　王紫璇　杨　敏
田丰玮　魏裕红

校　对

任美莲　李　欢　廖海棠　王　硕　洪　灿
刘　媛　肖　菊　朱锦怡

序言

医学是护卫人类健康的学问，其核心在于追求生命的平和与人体机能的缓慢衰退。急速地走向生命终点，这是人们不愿意接受的！然而，在医疗活动中，有些疾病会在极短时间内夺走人的宝贵生命。这些疾病，我们称之为急症。

在历史演进过程中，由于传统观念局限、技术发展受制约等多重复杂因素的综合影响，中医药体系在急症治疗领域缺乏有效的应对措施，一旦遇到患者因病情危急而汤水难进的状况，常常几多为难。

为了满足人民群众对健康保障的迫切需求，重庆市中医院黄星垣研究员早年间便创建了中医急症学科，为中医急症治疗开拓新的广阔领域，并引领全国中医急症医疗发展，使得彼时的重庆成为全国中医急症领域的佼佼者。今天，重庆市中医院徐健众主任中医师领衔众多专家教授共同编写《现代中医内科急症医学》，这让我兴奋不已！

第一，我曾亲眼见证过中医急症事业的起步与发展！1979年，首届全国中医内科急症学术交流会在重庆召开；1982年，重庆市中医院建立全国中医急症培训基地，并在此后的十二年间，举办了十五期培训班、三期全国“中药剂改班”以及八期四川省中医急症培训班，为国家培养了大量中医急症临床人才；1992年，《中国中医急症》杂志正式创刊。每一次中医急症领域的新进展，都让我对中医在危急重症救治方面的前景满怀憧憬。

第二，我曾应邀为《温热求新》这一有关中医急症的专著写过书评。这是我在中医急症学术方面领先众人一步向黄星垣、郭铭信老师学习的机会。

第三，多少年来，不少人都片面地将中医定义为“慢郎中”。然而，大量丰富的临床实践让我们可以响当当地回应，中医也能治急症，临床上“覆杯即效”者并不少见。尤其是在近年来的抗疫实践中，中医药在急症治疗方面展现出了独特的优势！2023年1月3日，国务院新闻发布会提到：“对于有可能转重的患者，及早进行中医药的干预治疗，可以降低转重率。对于重型、危重型的患者，可以开展中西医结合治疗，可以有效阻断或减缓重症向危重症的发展，促进重症向轻症的转变，降低病亡率”。这有力地回应了社会上对中医的一些错误认知。

书名中的“现代”二字，凸显了本书在传统中医学基础上的创新进展。近年来，全国各地涌现出诸多治疗急症的新见解、新疗法，尤其是中医药在疫病治疗方面的临床思路、证治理论和治疗方法，无一不是源于传统又高于传统，值得每一位临床工作者细细研读、用心思考并领悟，在临床中进行灵活运用，将其落到实处，提高疗效。

让我们共同期待这本新书早日问世，让广大读者先睹为快吧！

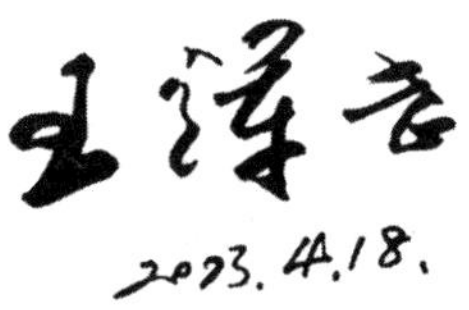

（全国名中医）

目 录

第一部分 总 论

第二部分　急危重症的中医证治

第三部分　中医肺系疾病证治

第四部分　中医心系疾病证治

第五部分　中医脾胃系疾病证治

第六部分　中医肝系疾病证治

第七部分　中医脑系疾病证治

第八部分　内分泌系统疾病中医证治

第九部分　中医肾系疾病证治

中医内科急症常用方剂汇编

第一部分

总　论

第一节

中医内科急症学的发展历史、现状和未来

在中华民族悠久的历史长河中，中医内科急症学逐渐发展成具有独立理论体系的一门学科。中医内科急症学不仅是临床医学的一个重要组成部分，在中医学理论体系形成的过程中也具有重要地位。历代名医典籍中，有关中医急症理论、证治经验、急救技术和急救剂型等都有不少论述。经过历代医家的不懈努力，中医学不仅形成了急诊医学自身独特的、完整的理论体系，而且极大地丰富和完善了中医内科急症学理论，推动了中医内科急症学的发展。随着中西医结合、多学科交叉研究的发展，中医内科急症学也不断进步。

一、古代名医典籍对急症的论述与贡献

(一)《黄帝内经》

从学术源流看，《黄帝内经》(后文简称《内经》)是急症证治理论的起源。一方面，《内经》的理论体系是临床各科的基础；另一方面，《内经》总结了秦汉以前的急症理论和经验，对后世有着重要影响。具体如下：

1)《内经》率先记述了急症，其中《灵枢》把突然发作、病情危重的疾病称为“暴疾”“暴病”“卒病”。秦汉医家们认为，急症或“卒暴”而发，或“久逆之所生”，或“痼疾”新加，总以起病急暴或猝然加重为特征，并将“暴”“卒”等冠于某些病症名之上。

2)《内经》对于急症的记述范围甚广，记载的急性病症多达数十种，内容散见于各篇，但也有设专病专篇或一病多篇加以论述者。如有关痛证的“举痛论”，有关厥逆的“厥论”“厥病”，有关热病的“热论”“热病”“平热病论”等。

3)《内经》以病机统诸急症。《素问·至真要大论》中的“病机十九条”以病机

统诸急最为重要。其所列病症二十余种，半数以上属于急症，《内经》别开生面地从风、寒、暑、湿、热、火六淫病机和心、肝、脾、肺、肾五脏病机加以分类统率；以病机统诸急的方法，使六淫病邪属性、致病特点和五脏生理功能、病理变化与急症的临床表现密切结合、浑然一体。这不但起到提纲挈领的作用，还有助于判明急症的病因、病机，确定病性和病位。

4）《内经》对于急症诊断以望形色、切脉为主，并用以推断急症病情和预测急症预后。《灵枢·五色》："青黑为痛，黄赤为热，白为寒。"《灵枢·五阅五使》："肺病者喘息鼻张，肝病者眦青，脾病者唇黄，心病者舌卷短、颧赤，肾病者颧与颜黑。"《素问·移精变气论》："得神者昌，失神者亡。"

5）《内经》突出了邪正特点和气机失调。《素问·生气通天论》："阴平阳秘，精神乃治。阴阳离决，精气乃绝"，《素问·通评虚实论》："邪之所凑，其气必虚"，是《内经》关于发病和病机的基本观点。气机失调大致可归纳为气行失常、清浊相干、上下内外相隔和气血偏布四种。关于气机失调的病情轻重预后，《内经》有"厥逆连脏则死，连经则生""气复反则生，气不反则死""上下不并，良医弗为""三阴三阳，五脏六腑皆受病，营卫不行，五脏不通则死矣"等论述。

6）《内经》对病情"极""甚"的逆证、死证，即急危重症，责之邪气极盛或正气至虚。后世创造的各种峻补、峻攻急症抢救的疗法，究其理论渊源，皆来自《内经》的上述认识。

7）《内经》把病变由表入里、由浅入深、由一脏而波及多脏称为传化，这标志着病情由轻转重。这说明《内经》对危急重症特殊演变情况的重视。

8）针对急症的病因病机特点，《内经》提出治未病、治分标本和补虚泻实三个基本治则。《素问·四气调神大论》中"圣人不治已病治未病"强调未病先防。《素问·上古天真论》中"虚邪贼风，避之有时"和"恬淡虚无……精神内守"指出了健身防病的方法。治分标本是《素问·标本病传论》中规定的治疗原则，《素问·阴阳应象大论》则指出"治病必求于本"。一方面，治本与治标是常法和变法的关系，变者，因其急；另一方面，两者又是本质和现象的关系。《素问·至真要大论》明确把"盛者泻之，虚者补之"作为治疗"百病"的两大法门，补虚泻实也是《内经》治疗急症的又一重要原则。"必伏其所主，而先其所因"，求本之由，以治病之本，乃是《内经》补虚泻实之真谛所在。

此后，中医内科急症随着各个朝代文化、社会的发展不断变化，逐渐形成了独特的治疗体系，并达到较为繁荣的状态。

（二）其他经典中医典籍

东汉张仲景的《伤寒杂病论》开急症辨证论治的先河，以“知犯何逆，随证治之”为核心，有“辨证治法，统赅百病”的盛誉。除伤寒急性热病之外，书中对杂病急症仍以辨证论治为准则，且对高热、结胸、出血、暴泻、厥逆等症状总结出较系统的理法方药，后世一直广泛应用于临床。

东晋葛洪的《肘后备急方》，已具急症手册雏形。该书十分重视应急处理及其有效性。书中谓“暴急之病，而远行借问，率多枉死矣”“一方一论”“皆试而后录”“遇病得方，方必已病”。书中以病统证，如“卒霍乱诸急”，分列“腹痛”“洞下”“呕吐”等初发症状，“手足逆冷”“转筋入腹痛”“注利不止”等危象。如此纲目分明，利于及时救治。

隋巢元方的《诸病源候论》，充实了急症病名、病候，发展了病机理论。全书所列 67 种病名中，急症占四分之一以上；在 1700 余种证候中，属于急症者约占六分之一。书中对许多急症病机都有较正确的解释，如急黄系“脾胃有热，如气郁蒸，因毒所加，故突然发黄，心满气喘，命在顷刻”。

唐孙思邈《备急千金要方》《千金翼方》及王焘《外台秘要》，汇集和保存了东汉至唐的重要医论、医方、诊法、针灸等内容，从中可窥见急症诊治的进步。如《外台秘要》中录有许仁则对中风之源的看法：“此等诸风，形候虽别，寻其源也，俱失于养生，本气即羸，偏有所损，或以男女，或以饮食，或以思虑，或以劳役，既极于事，能无败乎。”这种观点突破了此前多从外来风邪考虑，提出风可内生的主张。又如《备急千金要方》中收载的犀角地黄汤、苇茎汤等方剂，至今仍然有效。当然，书中也不乏其他创见之处，如孙思邈治急症提倡针灸、药物、食疗等综合疗法，尤其重视针灸。

宋元明清医家对急症治疗积累了不少有效经验。如《和剂局方》中的紫雪丹、至宝丸、苏合香丸；宋慈在《洗冤录》中记载用生鸡蛋加白矾治砒霜中毒；朱震亨重视痰、气在急症发病中的作用；李杲创内伤脾胃学说并用以治疗内伤急症；张子和以攻法治疗急症；张介宾提出表里虚实寒热之辨，擅长“探病”法；王清任以补气活血和逐瘀活血治急症；唐容川著《血证论》，其实用性被临床证实。

金元以后，一些医家开始把温热病从伤寒中独立出来，逐步发展出温病学说。金刘完素首先提出“热病只能作热治，不能从寒医”的著名论点。明代吴又可强调热病与伤寒不是同一类疾病，创立“多种戾气”致病的病源论，主张“急症急攻”“数日之法，一日行之”。迨至清代，叶天士、吴鞠通、薛生白、王孟英等温病学家辈出，别开生面，发明卫气营血和三焦证治理论，总结出辛凉宣泄、清热解毒、芳香化浊、淡渗利湿、通腑泻下、养阴增液、清气透营、凉血化斑、清心开窍、扶正救脱等成套治则和系列方药，把急性热病的证治大大向前推进一步，至今仍有重要的现实意义。

二、中医内科急症的现代研究历程

20 世纪 50—60 年代，中医内科急症的专家学者在吸收古人经验的基础上进行了探索研究，形成了一定的规模，并取得了良好疗效。例如，1954 年，石家庄地区运用中医学温病理论和方法治疗流行性乙型脑炎，取得了显著疗效。此后中医内科急症的研究范围不断扩大，如急腹症、冠心病心绞痛、急性心肌梗死等，在 20 世纪 70 年代取得了丰富的临床经验。一些专家学者尝试在急症临床中引入中医的技术方法，如重庆市儿童医院曾开展中医治疗婴儿病毒性肺炎的临床工作。重庆市中医研究所（以下称中研所）针对若干常见病症筛选定型效方，如治疗急性肾盂肾炎的柴芩汤、治疗败血症的五味消毒三黄汤、治疗肺炎的蚤休汤、治疗痢疾肠炎的银连合剂等。重庆市中药研究所（以下称中药所）在 1975 年联合四川省其他单位共同研制穿琥宁注射液。

20 世纪 70 年代末、80 年代初，中医内科急症学进入了一个振兴与发展的时期，政府十分重视中医急症研究的组织工作。在中医急症学发展趋势下，重庆医学工作者将急症诊疗意识融入日常的中医诊疗、中成药的研制与开发以及名老中医学术经验的传承和中西医结合疗效的验证等方面，在研制便捷且能迅速应用的急症治疗制剂方面，重庆在国内处于领先地位，并取得很大成功。

1975 年开始，重庆以中研所为主导开展中医内科急症研究和相关工作：

1）由单病种疗效验证发展为选择感染性高热、厥脱、温病伤阴这三个重要热病急症和肺性脑病为攻关课题，以研制静脉给药中药注射剂为突破口，取得了富有应用和发展前景的初步成果。

2）通过大规模的病例资料整理分析，探讨内科热病卫气营血的辨证规律。

3）对上述内科急症的研究思路、病因病机以及规范化的诊疗方案、中医急症工作的管理组织等环节进行了有益的积极探讨。

4）大力提倡中医急症意识。如 1983 年黄星垣明确提出：中医急症技术的提高关系到中医学术成败。

5）国内首次发行中医急症学术刊物（1985 年《中医急症通讯》、1992 年《中国中医急症》)。

6）积极总结古今急症知识和经验，编写发行了多部中医急症论著，如1981年由重庆市医学科技情报所内部出版的《中医内科急症》。在此基础上，由黄星垣主编的《中医内科急症证治》（人民卫生出版社，1985年出版）一经出版即获得较大关注。不久黄星垣、郭铭信主编了《中医急症大成》和《温热求新》，前者是中医有史以来第一部急症巨著。

7）1982—1992年，中研所受卫生部中医司的委托，共举办了10期“全国中医内科急症学习班”、1期“全国中药（新药）研讨班”、2期“全国中医院急诊科主任学习班暨新成果推广学习班”、2期“全国急症剂改学习班”，以上共15期全国性的中医急症专业学习班的参与学员达1400人次，学员来自全国25个省、自治区、直辖市，其中高中级技术人员占学员总数的60%以上。这些学员后来大都成为各地开展中医急症工作的技术骨干。此外中研所还在1982—1984年举办了8期“四川省中医急症剂改班”，1989—1995年举办了四川省急症学习班、急诊科主任培训班、中西医急症学习班、西南中西医急症学习班等培训班，学员总数达800人次。

中研所较早提出并积极倡导中医内科急症研究，专注于解决中医急症治疗中较为紧迫且具有广泛影响的问题。该所在研究工作中展现出深厚的底蕴、广泛的覆盖面和强劲的势头，一度在国内占据领先地位，对整个中医界产生了深远的影响。

20世纪80年代初，全国各地绝大多数地市级中医院建立了急诊科，县区级中医院建立了急诊室。1983年11月，卫生部中医司在重庆召开全国中医院急症工作座谈会，专题讨论如何开展中医急症工作，提出了《关于加强中医急症工作的意见》。国家中医药管理局成立以来，把中医急诊工作提升到战略高度，组建了中风、血证、心痛、胃痛、厥脱、高热和剂型改革等七大全国性急症协作组，制定了一批急症诊疗常规，并经过大量临床和实验室研究，提高了中医治疗急症的疗效，发展了中医急症理论，探索了开展中医急诊工作的途径。其中具有标志性的成果有基于急性热病、急性中风研究的清开灵注射液在临床治疗中的应用，基于厥脱证的参附注射液在临床治疗中的应用等，为创新中医急救手段迈出了新的一步。1992年，中医急症工作第二次会议在广州召开，会上决定成立多脏器衰竭协作组。1993年，国家中医药管理局将清开灵注射液、参麦注射液等15种中成药列为“全国中医院急诊科首批必备中成药”，为开展急诊工作增添了新的手段。1994年，国家中医药管理局又组织全国有关中医急诊临床专家、药学专家对已经发布的首批必备中成药和第二批增选的中成药进行了认真的初审、复审和终审，共遴选出37个品种、40个批准文号的药品作为第二批“全国中医院急诊科必备中成药”并向全国推广，丰富了急诊的治疗用药，提高了中医急诊临床疗效。1997 年，在原基础上，国家中医药管理局又进行滚动式征选评审，遴选出 53 种“全国中医医院急诊必备中成药”。同年国家中医药管理局在全国 11 个单位建立了中医急症诊疗中心，使中医急症的临床研究方面也取得了值得肯定的成绩，中医治疗有效病种逐渐扩大，重症病例由个案报道逐渐转向成批病例的观察，如急性中风病、真心痛（急性心肌梗死）等病均有大宗病例的观察报道；由验案效方逐渐向多次重复过渡，辨证和治疗不再是无规律的辨证施治，而是开始考虑规范化、统一化。1998 年 1 月 5 日，在国家中医药管理局的支持下，中华中医药学会急诊分会正式成立，此后在黄星垣、王今达、任继学、邓铁涛、周仲瑛等老一辈中医急诊专家的带领下，中医急诊在临床实践、学科建设、科研教学诸方面都得到了发展。2007 年，国家中医药管理局成立中医、中西医结合急诊临床基地，基地建设后并入国家重点专科建设；又成立重点优势病种协作组，归纳、总结优势病种的诊疗方案，推出优势病种的临床路径，促进了中医中药理论的普及和推广，培养了中医药急救人才。全国又确立了 23 个中医急诊临床基地建设单位。2008 年，国家中医药管理局再次组织成立了中医急诊协作组，目的是进一步拓展中医急症诊疗领域，发展中医急诊学，确立具有中医急诊内涵、特色和优势的主攻病种。

三、中医内科急症研究现状及成果

（一）规范诊断、疗效标准

中医内科急症医学作为一门临床学科，要与国内外医学接轨，首先就要依据中医理论、中医特色在临床中进行诊疗标准规范化的制订。其内容应包含病名、诊断、疗效 3 个标准。中医病名是特色的组成，不可废除，但其广泛的内涵却严重影响着研究水平的提高，不可墨守成规，必须规范。王永炎领导的脑病急症协作组对中风病的病名诊断进行了深入研究，提出三层诊断法，包括病类、证名的全病名诊断。协作组将此类疾病统一命名为中风病，又称卒中，相当于西医学的急性脑血管病（颈内动脉系统病变）。病类按有无神志昏蒙分为中经络和中脏腑两类。证名 9 条，中经络 5 条：肝阳暴亢、风火上扰证，风痰瘀血痹阻脉络证，痰热腑实、风痰上扰证，气虚血瘀证；阴虚风动证。中脏腑 4 条：风火上扰清窍证；痰湿蒙塞清窍证；痰热内闭心窍证，元气败脱，心神散乱证。其病名诊断的描述如“中风病·中脏腑：痰热内闭心窍证”。中风病名诊断经全国30余个医疗科研单位对2200多例患者的反复临床验证而具科学性和可行性，极大地推动了中医内科急症的学术发展。胸痹急症协作组对胸痹病的诊断进行了探讨，提出了“病证相配，组合式分类诊断法”，首先将中医病名内涵赋以西医学病名，实现规范化，即胸痹病相当于冠心病，而5个临床类型则全部归入中医病名内涵。即胸痹心痛相当于冠心病心绞痛，胸痹心悸相当于冠心病心律失常，胸痹心水相当于冠心病心力衰竭，胸痹心厥相当于冠心病心肌梗死，胸痹心脱相当于冠心病心搏骤停。再分6个证名，即心气虚损证、心阴不足证、心阳不振证、痰浊闭塞证、心血瘀阻证和寒凝气滞证。其病名诊断的描述如“胸痹心痛·心气虚损兼痰浊闭阻证”。胸痹的病名诊断经全国20个医疗科研单位对1800多例患者的临床验证而具有科学性和可行性。此外，血证组对吐血黑便诊断标准的含义定为血由胃来，从窍而出。厥脱组明确厥脱证是指邪毒内陷或内伤脏气或亡津失血所致气机逆乱、正气耗脱的一类病证，以脉微欲绝、神志淡漠或烦躁不安、四肢厥冷为主症，并提出西医学的各种原因引起的休克可参照本证辨证。在病名方面无法运用传统的中医学概括者，就及时地推出西医学的病名，如王今达领导的多脏器衰竭协助组不仅全面引进了“多脏器功能障碍综合征”的病名，而且较早地在国内提出了多脏器功能障碍综合征危重程度的判定标准，同时归纳总结了本病“三证三法”的辨证体系，提出了“菌毒并治”的创新理论，在世界危重症医学范围内都具有十分重要的意义。

诊断标准突出诊断要点，从主症与兼症加以描述并指出诱发因素，还合理地吸收现代医学如生化检测、细菌检测、免疫检测、X线、CT、B超等诊断标准，补充有意义的体征和理化检查内容。

疗效标准采用计量评分法，分为显效、有效、无效、加重4级制。特别是对中医证候学的判断由以往的定性法改为目前的定量法，增强了评定的客观性和可信度。

国家中医药管理局医政司早在1984年就组织制订中风、外感高热、胸痹心痛、血证、厥脱证和胃痛6个内科急症的诊疗规范，于1989年试行，1990年7月1日在全国实行，后又补充了头风、痛证、风温肺热病、温热、多脏衰5个诊疗规范，形成《中医内科急症诊疗规范》并在全国推行使用，使中医急症诊疗标准规范化迈出了可喜而扎实的一步。

（二）实现临床用药的现代化

中医诊治急症的理法，既是对急症临床诊断和治法用药的学术归纳，也是对急症病因、病机、病性、病位和病史的综合分析，具体体现为中医的整体观和辨证观，融理法方药于一体的理论特色，也是探索和开拓中医治疗急症的临床基础，近年成为各地开展中医治疗急症研究的思路。

保持急症辨证论治的理法特色，从方法学的角度而论，主要是通过有效治法方药的药效学研究来体现，这种研究方法对阐明和印证中医“证”的病机理论及其证治规律，具有现代科技进步的意义。这种“以药探理”的研究方法，为深入探讨急症理法方药的内在联系，揭示急症的治法特点，开拓了新的途径，扩大了传统方药的急救应用范围，明显地提高了急救的疗效。

目前，中医急症方药的研究已从单一的治法方药向辨证序列方药发展，在中医辨证论治原则的指导下，急症方药强调按病种、病机、病情序列配套。如治疗胸痹心痛，分辨寒证、热证进行速效止痛，既“急则治标”以止痛为先，又“缓则治本”以治病为根，研制出方剂新、工艺新、标准新的序列方药，在临床配套使用中明显提高了中医诊治胸痹心痛的水平。对暴喘的治疗，中医认为肺、肝、肾之虚为本，痰瘀交阻为标，但在论治时，攻实则伤正，而补虚则助邪，此时应当标本兼治，疗效不仅较一日一方治标法好，而且还较一日一方标本兼治为佳，投药方法的辨证序列配套也明显提高了临床疗效。另外，中风病、外感高热、急性血证以及急性胃痛等病证也分别实施了辨证方法的序列配套，使中医诊治急症的临床疗效明显迈上了新台阶。

（三）丰富抢救手段

急症的中医急救，由于历史条件的局限，急救手段和投药途径受到多方限制，致使其理法特色和专长未能充分发挥。因此，能否发挥急救方药的药效，是影响中医急救疗效的重要环节，也是近年来各地集中协作攻关的重要难题。发展中医应急措施，从临床视角来看，紧密关联于急救药物剂型和给药方式的创新。这些创新涵盖了以下技术发展的要素：①在保持中医理论体系和经验指导下，确保处方具有中医特色和理论依据；②采取现代临床验证观察分析方法，参考现代诊断检查数据；③经临床验证为可靠的有效急救方药；④按照现代制剂的先进工艺技术程序进行试制并进行相应的药理实验，取得安全有效的实验结果；⑤再经临床进行分组对照扩大验证并取得客观的疗效评价。通过这种剂型改进的技术处理，新制剂基本上能够在继承传统的基础上实现提升与改进。仅据近年全国 9 个急症协作组的不完全统计，全国已先后推出各种急救中药新制剂共 40 多个品种，给药途径及剂型有注射液、吸入剂、滴丸剂、舌下给药薄膜及含片、结肠灌注剂及栓剂，以及口服剂（口服液、冲剂、散剂、片剂）等，应用较多的药品有清开灵注射液、双黄粉针剂、穿琥宁注射液、脉络宁注射液、生脉针剂、参附针剂、补心气口服液、滋心阴口服液、瓜霜退热灵等。这些新制剂大大丰富了急症的救治手段。

采用多种治法联用的急救措施，概言之有内治法和外治法、药物治法和非药物治法等之别，也指理法方药一体化中的不同治则治法而言。它是在临床辨证之理明确之后，针对不同病症诊断制定的不同治法原则，依此治法原则立方遣药，以求选方对症、用药效专之功。近年来在探索提高中医急症治疗的进程中，往往采用多种治法联用，如对急性感染所致急症的治疗采用了如下四法联用：活血与清解联用、清解与救阴联用、固脱与清解联用、中西药物的联用等。抢救技术的进步有效地满足了中医在急症应对方面的需求，并有助于充分发挥中医综合治疗的优势。

（四）创新急救医学理论

中医学术的进步和理论的创新通常首先在急诊医学领域取得突破。历史上，伤寒和温病的两次学术发展促进了中医学的进步。如今，我们正面临着第三次突破，近年来在中医急救理论的创新方面已经做了大量的学术准备工作。在治疗外感高热和多脏器衰竭方面，提出了“热毒学说”；在急腹症、感染性休克、脑卒中、成人急性呼吸窘迫综合征、细菌性痢疾和消化道出血的治疗中，采用了大黄通下法，并运用了“肺与大肠相表里”的中医理论；在急性脑出血的治疗中，主张破瘀化痰、解毒通络，并在此基础上提出了“毒损脑络”的新理论；在流行性出血热的治疗中，主张凉血行瘀、解毒开闭固脱法；在冠心病的治疗中，提出了痰瘀同治的方法；在中风病的治疗上，重点已经转向先兆病的预防和大规模康复治疗；在护理方面，提出了“辨证施护”等观点。这些理论的不断完善，可能会带来中医内科急症学理论上的第三次突破，进而推动中医学的全面发展。

（五）推动研究方法的升级

临床研究方法持续发展，积极融入现代科学研究手段。例如，在诊断和疗效评估方面，重视采用被广泛认可的标准；在临床观察研究中，遵循随机对照原则，进行严格的科研设计。同时，中医内科急症治疗的作用机制研究得到了加强，对急症的发生、发展、预后机制有了更深入的理解。

尽管中医内科急症医学已经取得了显著进步，但仍面临一些挑战，主要包括：缺乏创新的急症辨证论治体系；缺少具有中医特色的紧急的先进技术手段；缺乏能够体现中医优势的评价标准。为了确保中医内科急症研究工作的顺利进行，需要加强对研究思路与方法学的研究，以推动中医内科急症医学的进一步发展。

四、中医内科急症学研究思路与方法的展望

（一）更新急诊观念，强化中医内科急症意识

中医治疗急症，首先要解决的仍然是观念的更新。这种更新不仅是突破本学科固有的束缚，更是站在学科发展的前沿，综合多学科发展的成就，预测未来发展的趋势，促进中医急症学快速发展。

1. 竞争意识

中医学之所以几千年长盛不衰，除了它有完整的理论体系、确切的临床疗效外，还在于千百年来中国百姓对于它的信任和依赖。然而，在21世纪的今天，随着各学科的快速发展，现代医学和科学，如光、电、生物工程等领域与医学深度结合，展现出显著的优势，并在人体医学的多个领域取得突破性进展，这些进展对中医学的生存和发展构成了挑战。中医学需要突破传统观念，重视急诊医学的研究，提升其参与度。首先，中医学面临的挑战是如何与现代急诊医学融合。现代急诊医学在诊断方法、技术、抢救技术和药物方面具有明显优势，这些优势是值得认可的。中医学需要在急诊领域发挥其独特的优势，与现代急诊医学相互补充，以提供更为全面和有效的急诊治疗。因此，必须增强竞争意识和自下而上的发展理念，从现代急诊医学的局限性和中医内科急症学的优势出发，针对医疗市场的迫切需求和现代急诊医学尚未涉及的治疗领域，深入研究中医内科急症学。在竞争的压力下，寻求生存和发展的道路，只有这样，才能保持持续的动力，实现突破，并拥有旺盛的生命力。

2. 前瞻意识

在进行急症研究时，如果仅限于原有的医学模式，坚守不变的理论体系和具体的治疗方法，而不进行创新和适应，将无法满足时代的发展和人类卫生保健的需求。中医内科急症学的发展需要站在传统医学体系之上，深刻洞察现代医学的发展趋势，同时把握本学科的发展脉络和相关学科的进展，了解这些进展对人体科学和医学的意义，以便确定中医内科急症学的研究方向。当前的首要挑战是如何给中医内科急症医学的精华（包括基本理论、辨证方法、急救技术与药物）注入新的活力，以满足社会需求。这需要将继承、发展和创新有机地结合起来。

前瞻性思维是预见事物发展的重要条件，在事物发展的初期阶段，就应以远见和知识洞察事物的发展路径，锁定最先进、最有生命力和竞争力的目标，这是制胜的先

决条件。在基本理论、抢救措施、药物研发或证候规范化方面，中医内科急症学都应参照世界先进水平，与全球同步发展，这是提升急症治疗水平、促进其发展的坚实基础。

3. 特色意识

现代中医内科急症医学是对中医学核心理论的进一步发展和提升，应当具备全新的特点和独特性。它不仅应具备现代急诊医学的快速反应和高效治疗的特点，还应继承和发扬中医学的特色和优势，如整体观念、辨证论治等。在创建现代中医内科急症医学的过程中，应当重视其特色，以确保其保持内在的生命力。同时，要尽可能地吸取现代医学的精华，并将其与中医学相结合，赋予新的中医学特征，以实现中医学的学术发展。这样，就能形成一种既融合现代医学优势，又保持中医学特色的全新医学体系。

（二）突出优势，提高临床疗效

临床疗效的提高是任何一门医学存在的前提，没有疗效就没有存在的价值。中医内科急症学之所以能在现代医学中占有一席之地，主要是因为其在临床治疗中展现出了显著的疗效。

1. 立足基础理论，做好继承和发展

《素问·气交变大论篇》："善言古者必验于今。"没有很好的继承，就没有所谓的发展。中医内科急症学发展的关键是深入挖掘、整理中医学的精华，在突出特色和优势的基础上提高临床疗效。

2. 坚持辨证救治的理法特点

辨证论治是中医学的精髓，"辨证救治"则是中医内科急症学急救的关键所在。在急救过程中如果脱离了这一理法，中医内科急症学就可能失去其独特的临床疗效，同时也可能逐渐丧失中医学的特点和特色。因此，创立现代中医内科急症学的关键在于建立中医内科急症学的辨证体系，将中医内科急症辨证从经验性逐步提升到科学性，从而推动中医内科急症学的研究和应用从局部到整体的深入发展。

3. 拓宽急救手段，创新急救技术

在现代科技发展的新背景下，利用先进的现代科学技术，拓展中医内科急症急救的方法和手段，以及加强中医急救药物的创新改革至关重要。这不仅包括研发高效的中药注射剂，更重要的是发挥中医药的独特优势，通过不同的给药途径进行改革，研制出新型制剂以满足临床需求。

古代急症医学发明了许多急救技术，如自缢急救术、溺水急救术、导尿术等，这些技术在中医内科急症学的发展史上扮演了关键角色。在现代科技的引领下，如何创新和发展中医急救新技术，也成为中医内科急症学发展中必须关注的问题。

第二节

巴渝中医内科急症学术流派的形成与发展

巴渝地区地理条件特殊，民族众多，不同民族的历史、风俗、文化相互交织和融合，孕育了独特的传统医学文化，为祖国中医药学的发展作出了重大贡献。在近现代中医内科急症学的形成和发展过程中，巴渝地区众多杰出医家为此做出了突出的贡献。

一、巴渝中医内科急症学术流派的萌芽和溯源

巴渝为重庆的别称。巴渝地区具有悠久的历史，商周时期巴国国都驻地于此，秦时称为巴郡，南宋时期更名为“重庆府”。隋朝时期嘉陵江称渝水，因渝水绕城，故重庆简称“渝”。有“中医之乡、中药之库”美誉的四川，历代名医辈出。自清朝末年，随着现代医学（西医）的大量涌入，中医的发展受到了严重的冲击。自 20 世纪初以来，巴渝地区涌现出了众多著名的中医学家、中医教育家。他们逐渐形成了以“重视经典医著，精研基础理论，重视疾病的生理、病理，融合现代医学进行综合救治”为特点的巴渝中医内科急症学术思想流派。

四川巴县（今重庆沙坪坝）籍名中医吴棹仙（原名吴燿仙），自幼熟读中医经典著作，精研中医基础理论，是中国近现代著名的中医医学家、中医教育家、针灸学家。吴棹仙在临床诊治中重视疾病的生理、病理，著有《国医生理学》《国医病理学》《中医处方学》等。吴棹仙娴熟掌握针灸经典《灵枢》，并得到针灸专家许直礽“子午流注”和“灵龟八法”针法秘传，以针济世，运用“子午流注”之“烧山火”“透天凉”针技，辨证施治，能根据患者的病情轻重、体质、寒热、脉象等因素，采取不同时辰进针和不同针刺手法来治疗多种内科急症。吴棹仙学识渊博，品德高尚，技艺超群，不少急危重症病人针到病除，享有“神针”之誉。吴棹仙在针灸诊治方面著有

《灵枢经浅注》《子午流注说难》两部著作。1956年，吴棹仙将其珍藏多年的《子午流注环周图》献给了国家，该著述对于中医学的传承发展有极高的学术和实用价值。此外，吴棹仙一直致力于兴办中医学校，力图振兴中医。他于1935年创立重庆国医药馆，任馆长；于1939年创办“重庆中医院”和“巴县国医学校”；之后还创办了“苏生国医院”和“中华医药科学讲习所”。新中国成立后，他先后任重庆市第一中医院、第二中医院院长，为巴渝地区培养了大量中医学人才。

四川巫山（今重庆巫山）籍名中医冉雪峰，出身医药世家，曾长期于巴渝地区居住及行医。冉雪峰一生勤学苦研，研习经典，尊古不泥，学识渊博。他提出了“一融三合”的学术思想：一融，即伤寒与温病相融会；三合，即哲学与科学、中医与西医、理论与实践相结合。应用该学术思想进行临床诊疗，无论在温病、鼠疫、霍乱、麻疹等流行性疾病诊治中，还是在中风、眩晕等内科急症的临床诊疗实践中，均收到了良好的疗效。他著有《温病鼠疫问题解决》《霍乱症与痧症鉴别及治疗方法》《麻疹商榷正续篇》《辨证中风问题之解决》《中风临证效方选注》《大同药物学》《大同方剂学》《大同生理学》等中医著作，使巴渝中医急诊内科在理论和实践方面都有了进一步的发展。冉雪峰后来于原卫生部中医研究院工作，培养了不少优秀的医学人才，郭士魁、陈可冀等都曾师从冉老。

四川江津（今重庆江津）籍名中医任应秋，从事中医工作50余年，执教30余年，重视经典医著，精研基础理论，知识渊博，治学态度严谨。对于学术问题，他引经据典，拨之临床，无不溯本穷源。任应秋在上海求学期间，曾受教于“中医科学化”的倡导者陆渊雷先生，遂效其法，以“中医科学化”为己任。他深刻指出，中医学是一门经过了几千年亿万人民实践检验的科学，为中华民族的繁衍昌盛做出过巨大贡献，实践证明，“道经千载更光辉”，中医不单有它系统的理论体系，而且中医理论中包含着深刻的整体观念、唯物论和辩证法，这种自然形成的中医理论体系有着科学、合理的内涵。其所著《任氏传染病学》《仲景脉法学案》《中医各科精华一集·内科学》《中医各科精华二集·内科治疗学》均属其“中医科学化”观点的代表作。任应秋一生阅读了大量中医古籍，以其渊博的知识和丰富的临床经验，全力以赴于继承发扬祖国医药学，深入进行中医学术研究，尤其重视对中医典籍的理论研究，毕生致力于中医理论的发掘、整理、提高，发表了《怎样正确对待祖国医学遗产》《从头学起全面继承，打下发扬祖国医学遗产的坚固基础》《中医文献亟待整理》等文章，著有《伤寒论语译》《金匮要略语译》《阴阳五行》《五运六气》《中医各家学说讲义》等著作，为中医学的普及与提高做出了突出贡献。

巴渝名中医熊寥笙，从事中医工作70余年，医理精深，医技精湛，医德高尚，在巴渝地区中医界有口皆碑，其与吴棹仙、任应秋志趣相投，交往甚密，自比松、梅竹“岁寒三友”，传为中医界的佳话。熊寥笙一生喜读《内经》《难经》二经，精通《伤寒论》《金匮要略》及《温病条辨》等中医经典，对温病惊、厥、闭、脱等急危重症的辨证及治疗论述尤深，善用经方治疗中医急重症。他先后创办重庆市第一中医院、第二中医院，由其所著的《熊寥笙中医难症诊治心得录》涉及内、外、妇、儿、五官、皮肤等多系统急难症的辨证施治，论述简要，经验独到。

四川奉节（今重庆奉节）籍名中医李重人，自小随父亲李建之（川东名医）及郑钦安弟子郑仲宾学医。李重人文学基础好，又刻苦钻研，勤求古训，博览群书，学识渊博，对《内经》《难经》《伤寒论》《金匮要略》等中医古典医籍造诣颇深。他19岁开始应诊，青年时期曾在上海考察国内中医状况，之后主张中医应吸取现代科学知识，学习西医之长，在临床施治中注意医药并重、三理（生理、病理、药理）兼究，改诊室名为“三理斋”；后开办“起华中医院”，创办《起华医药杂志》及《医铎周刊》，全国发行，以此进行学术经验交流，著有《中医病理与诊断》《应用方剂学》等著作。李重人一生运用所学，结合临床，总结出“简、便、验、廉”（即用药精少、服用方便、疗效可靠、花钱要少）四字用药方针，在中医内科急症诊治方面疗效显著。

巴渝籍名中医龚志贤，从事中医事业50余年，曾任重庆市中医研究所所长。龚志贤擅长将《伤寒杂病论》方剂灵活应用于中医急症临床实践，经验丰富，医术精湛。他倡导“治病必求其本”，要了解病因，要明白药性，要从“四诊”“八纲”辨疾病的寒、热、虚、实、在表、在里、属阴、属阳，临证治病要注重理、法、方、药，临证时灵活进行方药化裁应用。

巴渝名中医张锡君，出身于中医世家，曾为重庆市中医院主任医师，从事中医工作60余年，在理论和临床上均有很深造诣，尤其对中医危急重症和疑难病症有独到经验，屡起沉疴，在国内外享有盛名。张锡君学识渊博，治学严谨，不仅精通中医经典，而且知悉现代医学，在继承历代名家之精华的基础上融会贯通，见解颇多，更有创新。张锡君在临床实践中重视初诊，善抓主症，既用中药煎剂、丸、散、冲剂、针剂等，并根据不同病情，选择配合针灸、推拿、体疗、食疗及心理疗法等综合治疗。张锡君精通温病，擅治急症，强调未病先防，擅长巧用“辛凉”制剂与“三宝”预防抽风、昏迷等急重症。其主编了《当代中医》等书。张锡君还是全国著名的中医儿科专家，在儿科疾病的诊治上有独到经验。他指出，小儿的生理病理特点不同于成人，故“四诊”的应用也有别于成人。小儿之病古人谓之哑科，小儿不会言语或不能正确诉说病情，故问诊较难；小儿寸口部较短小，难容医生三指，加之临诊时畏性啼哭，影响气息脉象，故切诊亦难准确，故提出小儿诊治中应“重望诊”。小儿疾病病变迅速，易虚易实，特别是某些急危重症，因此他提倡必须治疗及时，用药果断，遣方用药时尤其重视剂量，味少药专。

此外，还有诸多巴渝名中医，如陈治恒、文仲宣等，均为巴渝地区中医内科急症诊治理论和学术思想的发展做出了重要贡献。

二、巴渝中医内科急症学术流派的形成、发展与辉煌

新中国成立以来，在吸收古人经验的基础上，全国广大学者医家对中医内科急症进行了探索性的研究，均取得了不少的临床经验，且形成了一定的规模。在巴渝地区，以黄星垣为代表的诸多名中医，在中医内科急症理论发展、临床治疗、科学研究及人才培养等方面做出了突出的贡献。

（一）开创中西医结合治疗中医内科急症的新思路

黄星垣于 1921 年出生于四川省峨眉山市，1948 年毕业于上海国防医学院（现上海第二军医大学），次年加入中国人民解放军，任军医兼军队首长的保健医生。黄星垣于 1951 年转业，先后任重庆市干部疗养院医生、重庆市第一人民医院主任医师。1958 年，黄星垣参加了“西医离职学习中医班”。在中医名师的指点下，他对中医理论产生了浓厚的兴趣，在学习中好学不倦、勤于思考，在短短两年时间里便能熟读经典、背诵经文，掌握了中医辨证论治的要义，而且能够将中医各科内容、各门派的学术观点融会贯通，形成了自己对西医学习中医的独到看法。在学习班期间，他将西医学习中医的学习方法、西医基础理论与中医原理的相通性和差异性等内容撰写成文章并发表，文章的观点颇为新颖实用且联系实际。他因学习成绩优异，获得了卫生部颁发的“西医学习中医”一等奖。黄星垣认为，“西医学习中医”关键在于学以致用、学用结合，而且这种学和用应该是“古为今用”“洋为中用”和“推陈出新”。他说，所谓“古为今用”，就是将祖国传统医学的学术理论和临床经验用于今天的防病治病，保障人民的身体健康；所谓“洋为中用”，就是运用现代医学的诊断方法和手段，阐发中医理论及临床四诊的特色，充分发挥中医的专长；所谓“推陈出新”，就是在中医和西医结合的过程中，取长补短，相互印证，探索出中医学新的学术理论和临床诊

疗规律，有所发展，有所作为。

1961年，重庆市出现很多因自然灾害导致的“肿病”患者，当时采用的大量葡萄糖液冲击注射疗法死亡率高（达80%），治疗效果差。黄星垣被重庆市卫生局紧急召回，并被任命为中西医结合防治肿病、低血糖昏迷研究组副组长。在深入了解患者病情后，他大胆采用中医辨证施治，通过望、闻、问、切四诊，制订了一套新的中西医结合综合疗法。采用黄星垣制定的新治则后，“肿病”疗效显著，死亡率由之前的85%降到5%。黄星垣还在全国发表了论文《中西医结合成功治疗肿病》。“肿病”防控和治疗的成功是黄星垣初次应用中西医结合临床治疗实践的重要成果，这次经历让他对中医理论和病因病机有了更深刻的感悟。1963年9月，重庆市筹建中医药研究基地，黄星垣被分配到中医内科担任主任，主要负责肾盂肾炎中医治疗的理论研究和临床研究。他通过总结临床实践经验，提出了肾病分阶段辨证论治的新观点：在肾盂肾炎的急性发作期，宜重用清热通淋之剂，急则治其标；急性症状缓解后，宜以调理整体功能为主，酌加清热利湿之剂，标本同治。通过开展肾盂肾炎两阶段辨证论治新治法，经临床实践证实，该病治愈率由40%～60%提高到79.7%。这项成果经专家逐级评审，最后于1965年正式通过国家科委专家组鉴定，获政府重大中医药研究成果奖。黄星垣受到卫生部表彰，还被国家科委正式聘为中医中药专家组成员。此外，黄星垣在工作中非常重视临床实践，他用中药方子三黄五味消毒饮治疗各型败血症，均收效良好。这些中西医结合综合治疗的成果使他对研究中医治疗内科急症产生了莫大的兴趣，也让他享誉全国。

（二）丰富中医内科急症理论学说，创新中医急症治疗手段，制定中医急症诊疗规范

1. 提出“热毒说”“三关说”

高热属于中医常见内科急症范畴，黄星垣长期从事高热研究，对“高热”的研究贡献颇大。黄星垣在刻苦研读中医温病理论的基础上，收集了大量疗效显著的临床资料。20世纪70年代末，他提出了“毒寓于邪，毒随邪来，热由毒生，毒不除则热不去，变必生危”的“热毒说”。这个新说的学术意义在于：第一，有明显的中医特色，发展和丰富了中医温病理论；第二，阐明和概括了高热的病因、病机、传变、治则、转归、施治、预后等，能有效地指导临床实践，有利于提高疗效；第三，对于开展急症研究和治疗有引领作用。“热毒说”理深而意博，科学而实用，独树一帜。黄星垣认为，邪，指的是外邪，是从外侵入人体的，有的不致病，有的立即致病，有的成为

伏邪，日久才发病；致病后有的发热，有的不发热；作为急症的邪，通常被认为是能引起发热的邪。热，是一个症状，不仅是病人自己的感受，也可以是临床中的客观表现，是温病急症临床过程中最常见的症状，由外邪所致。毒，是引起热病的原因，也是各种温邪的共性，人体受毒发病而出现高热；毒在先，热在后；毒是因，热是果；毒是本，热是标；毒在内，热在外；不同的高热证候，反映了毒的深浅轻重。毒随邪来，“邪毒”二字相伴随而并称。变，是指变证，如坏病、阳气式微、多脏腑衰竭等等，是治疗不及时或失误，邪毒内陷，正气受损，或热盛而真阳大伤，酿成正衰邪实的局面，逆转为沉重的危险病情，是质的变化。黄星垣关于邪、热、毒、变的新观点学说，有的临床医生将其比喻成“高热链”，“一环扣一环，环环都相连”。在阐明其概念及关系上，黄星垣赋予了其新意。黄星垣的“热毒说”与同时代的著名医家的新说，像夜空中众多闪亮的星星，他们各自从不同的理论角度，丰富了中医内科学，活跃了学术气氛，推动了中医学的发展。

黄星垣认为，研究治疗中医内科急症病种，不能全线出击，应当找好突破口，在重要环节上下功夫。中医内科急症内容丰富，分支病种范围很广，薄弱环节多，难度也大。黄星垣在对急症证治的研究中，提出了“三关说”。“三关”是指高热、伤阴、厥脱。他提出从实际出发，“把急症治疗的起步局限在中医温病的高热、伤阴、厥脱的范围内”为研究方向。他指出，高热、厥脱是病症，伤阴是病机；高热、伤阴和厥脱，是急症的关键，具有典型的代表性、普遍性。黄星垣最初是将它们作为一个研究范围而提出的，然而“三关说”的学术意义不仅如此，除了“范围”意义之外，它更体现了高热研究的战略意义，即黄星垣高屋建瓴地抓住了高热辨证论治的关键环节，推动了急症研究的深化。

2.“新三宝制剂”创新急症治疗手段

1980年以来，由黄星垣负责的中医治疗内科急症研究，坚持把继承传统经验与更新中医的急救手段结合起来，坚持把临床治疗验证、改进剂型与实验研究结合起来。黄星垣和同事们在长期临床实践中，重视科研工作，实施“两改”，严把“三关”。所谓“两改”，是指改变给药途径和改革剂型；所谓“三关”，是指把好高热、厥脱和伤阴三个诊治关键。“两改”“三关”思路得到卫生部的重视和支持，是重庆市中医研究所的重点研究课题。黄星垣带领重庆市中医研究所研究人员，运用中医理论，根据急症治疗的需要，组织相关学科的骨干，针对“三关”治疗，仿有效验方，宗古方用法，研制出分别针对高热、伤阴、厥脱的“清热解毒针”“增液针”（增液针与养阴针均由生地、麦冬、玄参按不同比例制成，被视为同类增液注射针剂）和“参麦针”三种针剂。这三种针剂均来源于广泛的临床实践，验之速效。其药理和传统中医理论一脉相承，与古方相比形异而神似，在临床治疗中用之更加应手，适用于多种温病急重症治疗。这三种针剂也被称为急救“新三宝”。“新三宝”是中药自主创新的成果，它的价值体现在：第一，具有中医的理法特色，将中药汤剂改为注射剂历来被认为难度很大，黄星垣的成果证明，只要敢于创新，完全可以走向成功；第二，坚持中西医结合，取长补短，是一条改进中药急救剂型和投药方法、探索和推动中医急症工作和中药现代化的有效途径；第三，为扩大中医内科急症范围和增加收治病种提供了新的治疗手段；第四，医药同步研究，有利于提高中医临床疗效；第五，能产生较好的社会效益，在一定程度上提高了中医药治疗急症的社会信誉。在 1988 年 11 月的青岛会议上，国家中医药管理局高热症协作组制定的《外感高热诊疗规范》中，“新三宝”被选定为临床新药。

“新三宝”是吸收和利用现代先进科学技术与现代制药手段，严格按照科学研究规律进行医药同步研究，规范化制成的中药输液剂或针剂，保证了新药研制的科学性，符合中医高热急症的临床需要。“新三宝”的成功研制，为中医急症治疗开辟了新的广阔领域，也开创了革新中医药原有手段的有效途径，对中医内科急症治疗具有示范性作用。他们的成功经验证明，中医内科急症治疗研究和新药的试制，必须走中西医结合及中药制剂生产现代化之路。

3. 规范中医内科急症诊治常规

高热、厥脱、伤阴等病症常常来势凶猛，病情危急，变化迅速。因此，须统一辨证施治规范，确定可靠、及时的救助手段和有效制剂的生产标准，否则会因治疗无方而致抢救失败，导致中医急症阵地难以固守，阻碍中医急症发展。基于此，在黄星垣组织下，重庆市中医研究所从 1981 年开始，先后制定了高热、休克、昏迷、抽搐、喘促、出血、心痛、中毒等 8 种常见急症的中医诊治常规。这 8 种常规的制定使中医急症诊治走向了标准化和规范化。

1986 年，黄星垣被任命为国家重点科技攻关项目“中医治疗急症（高热、厥脱、小儿惊风）的临床、机理和实验研究”专题组组长。在黄星垣的主持下，该课题历时 5 年，通过各协作单位参研人员的共同努力，取得了满意的成果：完成部级成果 4 项、省市级成果 16 项，开发急症中药新制剂 30 个。这些成果多数填补了国内中医急症中药制剂的空白，丰富了中医内科治疗急症的手段。其中，《外感高热症诊疗规范》是中华人民共和国成立以来第一个国家组织制定的诊疗规范，改变了中医多年来无诊疗规范可循的历史。

（三）创建中医急症基地，培养中医急症人才

1. 创建中医急症基地

黄星垣通过对肿病、低血糖昏迷、败血症和肾盂肾炎的中医治疗效果分析，深深地体会到，中医不仅能治好慢性病，对急症的治疗也有良好的效果。然而，中医治疗急症的弱点是应急措施、剂型不能适应现代城市医院成批收治急症病人的需要，缺乏统一的诊治和急救规范，缺乏疗效评价的统一标准。黄星垣认为，创建中医急症基地、培养中医急症人才是中医急症发展的重要基础。他向上级主管部门申请立项，筹措资金开展中医急症研究。在同事们的共同努力下，1975 年重庆市中医研究所成立，黄星垣兼任所长，研究所把中医内科急症研究作为主攻方向。

为了把重庆市中医研究所建成国家级“中医急症中心”，黄星垣在任所长期间，提出了研究所的发展目标是以“急症医疗、科学研究、制剂改革、信息研究、培训教育”为内容的“五位一体”现代中医研究所。他四处奔走，筹集资金，在所内建起了一座面积为 6000 m^2 的制剂大楼，这是当时西南地区地市级医疗单位拥有的最为现代化的研究场所。制剂大楼是生产和科研的基地，能提供制剂研究、中试、生产配套的全面服务。该制剂大楼在当时已具备为全国中医治疗和某些专题临床研究、中药制剂改革和技术咨询服务的能力，具备研制常用中药制剂的中试流程设备。国家“七五”科技攻关计划启动后，中医急症研究首次被列入全国重点攻关科研项目。黄星垣任国家“七五”攻关项目“中医治疗急症的临床及机理研究”专题组组长。在他的组织下，该攻关项目组先后取得了 23 项具有国内领先水平的科研成果，对中医急诊学术的健康发展起了极大的推动作用。

2. 培养中医急症人才

随着中医急症学的兴起，全国中医院普遍感到急诊医生的缺乏。黄星垣在推广中医急症治疗中深刻地体会到，人才、科技和基地是保证中医急症在全国顺利普及、研究工作顺利进行的三大要素，其中临床医生和研究人才培养尤为重要。从 20 世纪 80 年代初起，黄星垣着手筹划中医急症人才培训工作。他组织具有中医急症临床经验的专家编写《中医内科急症》和《中医内科急症证治》两本教材，亲自参加讨论和修改教材内容，使教材内容体现出传统性与现代性相结合、理论性与实用性相结合的特点。他把“联合”和“配套”作为培训的方法。“联合”是指培训的中医急症技术队伍应包括临床医生、中医制剂室人员、基础实验人员等；“配套”是指培训内容应包括临床、药物、实验。黄星垣组织的培训班培训了大批人才，取得了很好的效果。

1982 年，卫生部决定依托重庆市中医研究所建立全国中医急症培训基地，为全国

中医急症研究培养技术骨干。从1982至1994年这12年间，基地共举办中医内科急症培训班13期、全国中药剂改班3期及四川省中医急症培训班8期，培训中医各类技术骨干1892人次。培训班学员来自全国21个省级行政区，大多数学员经培训后成为本单位中医急症研究、药剂改革和基础实验的中坚力量，其中不少学员后来成为中医急症研究的知名专家。依托重庆市中医研究所举办的全国中医急症培训基地，被学员们比作中医急症培训的“黄埔军校”，学员以自己是“黄埔某期学员”为荣。

（四）创办专科杂志，编写中医教材

1. 创办《中医急症通讯》杂志

1983年11月，卫生部中医司在重庆召开了“全国中医药急症工作座谈会”。座谈会决定，立即组建高热、痛证、血证、厥脱、中风、剂改六大协作组，这预示着中医急症研究即将出现大发展的新局面。黄星垣意识到，中医急症研究和临床需要一份自己的学术期刊，以加强各协作组之间的联系，报道研究进展，传递医教研信息，交流研究成果。经过他两年的奔波，《中医急症通讯》杂志终于在1985年创刊，他亲自担任主编。刊物的顾问和编委都是各大协作组组长和国内各地知名急症专家，编委的权威性保证了刊物的学术水平。至1992年10月，《中医急症通讯》改名为《中国中医急症》，从内部刊物变成公开出版的刊物，从情报类刊物变为技术类刊物，标志着我国中医内科急症研究已进入技术创新阶段。《中国中医急症》仍由重庆市中医研究所承办，陈佑邦任主编，黄星垣任第一副主编。《中国中医急症》刊发至今，成为中医药界享有盛誉、不可或缺的专业性读物，成了中医急症新理论、新疗法、新药物、新技术的推广和普及的平台。

2. 新编中医教材

1963年5月，在全国中医学院第二版教材审定中，在黄文东、曹鸣皋两位著名老中医指导下，任命黄星垣执笔重写《内科》“总论”部分。黄星垣认为，内科疾病的范围极为广泛，可分为外感时病（包括伤寒、温病）和内科杂病两大类，二者各有其不同的病因病机。伤寒、温病主要根据六经、卫气营血和三焦的病机变化进行证候分类；内科杂病主要以脏腑的病因病机指导临证施治。这样就对伤寒、温病、内科杂病的病因、病机变化、临床特点进行了详细而明确的分析，有效地指导了临床实践。他把脏腑、气血、痰湿病症作为总论主体，既能体现内科常见病症辨证论治的一般规律，又能反映中医内科的学术观点和研究内容，而且凸显了现代中医内科的进展。他的观点得到了黄、曹两位前辈的赞许。因此，黄星垣将“常见脏腑、气血、痰湿病症

概述”作为《内科》“总论”的标题，改变了过去将中医阴阳五行学说和四诊八纲等作为总论主体框架的习惯写法。《内科》总论的创新写法在第二版教材确立，至今这本中医内科教材虽已修订五版，但总论的主体框架及包含的学术内容基本上保留了下来。

同年12月，黄星垣受邀参加第二批高等中医药院校教材其他学科的审订工作。他被分配审订《中医各家学说》教材，与任应秋同组编写总论。由于历史和地域的原因，中医师出多门，历史传承久远，门派纷呈，总论要求高度概括中医历代医家的学术成就与源流，编写要求高、难度大。在任应秋的鼓励和指导下，黄星垣研读了各门派的理论。他认为，总论必须对历代医家的学术成就和临床实践成果给予比较客观的评价，并正确、合理、客观地取舍，综合各家之长，归纳出某些一致的理论，只有这样才能有效地指导临床实践，并更符合统编教材的编写目的。他把总论精要地分为八个方面，即（一）生理病理学、（二）诊断学、（三）治疗学、（四）药物方剂学、（五）针灸学、（六）传染病学、（七）内科学、（八）临床专科学。他撰写的总论以其内容和体例的新颖性、系统性和逻辑性及评价的合理性和公正性，受到组内各门派中医名家的认可，也得到教材学术评审专家的较高评价。他的学识和才干又一次被卫生部赏识。1963年他被推举为卫生部医学科学委员会中医专家委员会委员，1965年又被推选为首届国家科学技术委员会中医中药组成员。从此，他被誉为中西医结合杰出人才和中医界的佼佼者。在全国中医院校第二版教材审定会议上，他被众多名老中医前辈推举执笔内科总论，接着又完成中医各家学说总论撰写。黄星垣丰富的临床实践、深厚的学术功底、不囿于各门派的公正态度、尊师谦逊的作风，以及善于归纳的写作能力，深受黄文东、任应秋、曹鸣皋等名老中医的青睐。

1979年11月，黄星垣受卫生部委托，在重庆召开了一次《实用中医内科学》编写大纲讨论会。该大纲由他草拟，会议也由他主持。《实用中医内科学》共11章，约200万字，书中列出120个常见中医内科病症，是一部广征博采、除繁去杂、体例新颖、论述精要、内容丰富的中医学巨著。该书历时4年，几经修改，于1985年出版，成为全国中医药院校内科专业必读的参考书，广受业界的好评和欢迎。1990年，该书荣获国家优秀科技图书一等奖。《实用中医内科学》是中医学史上的一部重要著作。中医历史久远，古籍浩繁，流派林立，《实用中医内科学》在整理、继承古籍的基础上统一了各门派的学术观点，做到了坚守中医学理论，中西医结合而又不牵强附会，为中医学创新作出示范。

20世纪80年代中期至90年代初，黄星垣独著或合编了多部中医著作，他主编了

《中医急症大成》《中医内科急症证治》，和郭铭信合著了《温热求新——温热急症心法》，与李开兴共同编写了《中医药临床科研指南》等著作。其中《中医急症大成》内容十分丰富，收集的急症理论和病案上溯先秦，下迄明清，堪称鸿篇巨制和中医内科急症的百科全书。国家中医药管理局原局长胡熙明读后盛赞说："《中医急症大成》填补了近代中医急症文献整理和教材编写的空白，对振兴中医学术、培养中医人才、提高中医急症诊治水平都有裨益。"

黄星垣把毕生精力贡献给中医内科急症事业，他坚持中西医结合，以中医为本，突出中医特色的科研方向和原则，持之以恒，百折不挠，一以贯之地开辟内科急症系列化治疗新途径。在中医内科急症史上，黄星垣首创了"六个第一"，即策划组织编写"全国中医内科急症学习班教材"，主编《中医急症大成》，领导筹建中医急症培训基地，负责培训全国千余名急症骨干；担纲创办急症刊物，创制急症输液系列。此外，他还主持了重庆主办的三次全国性急症学术会议等。20 世纪 80 年代，黄星垣成了中医急症的象征，闻名于全国中医药界。他的荣誉来自他的科研临床成果及他提出的"热毒说"和"三关说"，可以说，他从理论、临床到药剂较全面地发展了中医急症学，促进了中医急症学的创立。在 60 多年的悬壶生涯中，黄星垣博涉中医内科各病种，主攻中医内科急症，发前人所未发，补急症之所未备，迎难前进，披荆斩棘，著述宏富，闯出了一条现代中医内科急症之新路。

三、巴渝中医内科急症学术流派的现状与展望

21 世纪以来，中医内科急症学也随着祖国医学、现代医学、科学技术及网络信息技术的发展有了长足的发展。自 2000 年重庆市政府下发《批转市卫生局、市发展计划委员会、市财政局关于把重庆建设成长江上游医学中心规划的通知》起，重庆市正式将建设区域医学中心作为卫生事业发展的目标。重庆市卫生医疗事业近年发展迅速，位居长江上游及西部地区前列，并且优势学科发展迅速，部分学科达到国内领先水平，建设区域医学中心已具备了一定的基础。中医药在此背景下，医疗、教育、科研等方面均取得了长足的发展和进步。集中中医优势资源，提高中医药医疗科研水平，提升医疗服务质量，建设相对集中并有较强辐射影响力的巴渝地区中医医学中心，成为当前重庆中医药事业发展的方向。巴渝地区涌现出了数位国医大师、全国名中医，以及一大批成绩卓著的巴渝中医专家学者、中医学术和学科带头人，如郑新、

段亚亭、张西俭、戴裕光、王辉武、李配富、王毅刚、徐健众等。巴渝中医家紧随时代的发展，在中医各个学科继续围绕提高中医临床疗效、研究整理中医理论资料和更新中医急症治疗思路方法等方面进行促进巴渝中医内科急症学发展的探索，为巴渝中医内科急症学和中医教育事业的开拓发展做出了贡献。

（一）发展中医药优势学科，注重培养高水平中医药人才

重庆市将建设“医、教、研”三位一体的中医医学中心作为总体战略目标，以创建名院、名科、名医为核心的“三名”战略为中医院发展方向，以较高的学科科研水平服务和影响更广泛的区域，发挥“龙头”作用。重庆市中医院是重庆市规模最大、人才最为集中、实力最强，集医疗、教学、科研、公益四项中心职能于一体的大型三级甲等中医龙头医院，是国家卫生健康委员会指定的国际紧急救援中心网络医院、国家药物临床试验机构，首批国家中医药传承创新工程重点中医医院建设单位和国家中医疫病防治队伍及疫病防治基地依托中医医院，国家和重庆市中医住院医师规范化培训基地；现为北京中医药大学附属重庆市中医院、成都中医药大学附属重庆中医院/成都中医药大学第四临床医学院。重庆市中医院作为巴渝地区的中医龙头医院，有诸多中医重点学科和中医重点专科，重视中医急诊专科建设，积极发展中医内科优势学科。该院多学科现已成为中医内科急症学的临床教学基地、国内外合作和交流的平台，设置有中医“黄星垣”学习班，成立了中医内科急症学人才培养基地。该院现有国医大师 1 名、全国名中医 2 名、重庆市名中医及院级名中医百余名，英才项目人才数名，重庆市中青年医学高端人才十余名，培养了一支结构合理、相对稳定的人才梯队，造就了一批学术造诣较深、具有创新思想、在国内有重要影响的学科带头人，为巴渝中医内科急症学的创新发展提供了人才、基地和平台。中医教育是重庆市现有龙头医学中心的相对薄弱环节。全市许多院校有能力进行中医药人才的培养教育，但高等中医药人才的培养仍相对不足，必须拥有针对高级中医药卫生人才培养的教育机构。目前重庆市已建成高等中医药教育机构重庆中医药学院，将逐渐对全市的中医药教育资源进行整合，以带动巴渝地区中医药教育总体水平的提高，增强中医药高级人才的培养能力和凝聚功能。重庆市中医院作为教学基地将与重庆中医药学院强强联合，在科研方面，整合全市科研资源，加强与现有科研机构的沟通合作，形成联合攻关、共同研发的科研体系。

（二）发挥中医急诊优势，提高中医临床疗效

曾任重庆市中医院急诊科主任的徐健众（现任重庆市中医院副院长）继承发扬了

黄星垣自强不息和不断求新的精神，坚持了黄星垣“古为今用”“洋为中用”和“推陈出新”的学术思想，在其三十余年的临床诊疗实践中，坚持以中医理论指导临床实践，医药结合，发挥中医急诊优势，把中医“辨证救治”与西医“辨病救治”结合起来，传统中医诊查与现代检验手段相结合，临床实践与实验研究相结合，现代医学急救治疗与中医特色疗法相结合，使患者的临床疗效不断提高。徐健众指出，中医内科急症救治的目的，主要是对急危重患者的紧急抢救，有效地纠正危及生命的病理生理改变，维持重要生命器官（心、肺、脑、肾）的有效功能，稳定患者的生命体征，预防和有效干预可能发生的死亡，为后续进一步的诊治创造条件。在临床带教过程中，他强调中医临床医生和医学生必须重视历代中医对急症医学积累的成果，继承和整理有关急症的理论知识、实践经验、急救方药，掌握中医急救技术和现代医学常用急救措施和方法，才能系统学习掌握并应用于临床实际。徐健众在诊治中医内科急症的过程中，多采用多种给药途径、内病外治，结合针灸、拔火罐、刮痧、捏脊、外敷等中医非药物疗法进行综合救治，多种疗法和急救技术综合应用，尽量符合简、便、验的要求，大大提高了急救的成功率。其在临床实践中总结出了一套行之有效的诊疗规律：①坚持中医辨证论治，依据中医理法方药进行治疗；②结合现代医学临床诊察方法（如心肺腹的视触叩听查体），参考现代医学手段的检验数据和检查结果；③采用经临床验证为安全有效的急救方药；④效方验方再经临床进行分组对照观察客观疗效。尤其擅长脾胃病、心系病等急症诊治，发表了《从和合思想论脾胃是五脏气机和合的中心》《论脾胃为五脏之本》《〈伤寒论〉下法综合治疗急性胰腺炎的中医证治思路探析》《重庆市中医药传统知识的现状、问题及对策》《徐健众消化系统疾病阴火的诊疗思想探究》《中医药救治急性心力衰竭的临床思考》《中西医结合治疗肺心病肺性脑病 98 例》等论文 30 余篇，对巴渝地区的中医内科急症诊治有一定的指导作用。

（三）重视临床和基础科学研究

中医内科急症学是一门以实践经验为基础的临床急救学科，中医药走向国际化需要与国内外医学接轨，重庆市中医院对中医病名（病名、病类、证名）、诊断、疗效标准等进行规范化，利于中医临床急诊救治的同时，提高了临床和基础研究的同质性和研究纵深，也是开展具有循证医学意义临床研究的基础。规范化的医学科学研究不仅是中医学科传承的需要，更是对学科的发展起着重要的作用。临床科研为疾病诊疗方案的优化及中医内科急症诊疗指南的制定、修订提供了可靠的临床依据。近二十年，重庆市中医研究院古验方研究室采用中西医结合的方式，通过使用现代先进药物提取及研究技术手段对中药药物及方剂进行实验研究，先后研制了氯化铵甘草合剂等十余种具有中医治法专效特色和优势的中药新制剂，临床效果良好。据不完全统计，重庆市平均每年成功申报中医内科急症相关科研项目近100项，中医内科急症相关科研成果丰硕。在继承中振兴中医急症学，在振兴中发展中医急症学，巴渝中医内科急症诊疗在国内的影响力有了更大的提升。

（四）运用现代信息技术建立巴渝中医内科急症网络体系

在这个信息技术高度发达的时代，医疗实践的信息化、网络化程度也越来越高。重庆市中医院建立了包含古籍、医案、医学专著、方剂、中药、文献查阅的中医大数据应用平台，还建立了中医诊疗和教学相关的信息网络、远程教学、远程诊疗等信息平台，以及多检索平台的中医文献资源库。徐健众通过信息数据平台助推中医临床医学发展，发表了《基于中医传承辅助平台探讨徐健众治疗甲状腺功能亢进用药规律》《基于数据挖掘徐健众治疗原发性甲状腺功能亢进症用药规律》等研究论文，下一步拟通过计算机信息技术和中医药理论，结合中医证型，整合巴渝名中医的研究和临床经验，建立巴渝中医内科急症网络体系。通过中医药信息化建设的推进，逐步制定巴渝中医内科急症的病证诊疗常规。

（五）积极参与新发疫病的研究

中医学的发展历史显示，中医学理论的创新和进步很大程度上是随着急性、新发传染病的发生而逐步发展的。汉代张仲景在诊治“伤寒”的基础上编著了《伤寒论》；明末清初时期，全国瘟疫横行，医者们用伤寒法治疗无效，吴又可依其治疗“瘟疫”的经验，撰写了《瘟疫论》，成为“瘟疫学派”的创始人。2003年，重症急性呼吸综合征（SARS）在全球流行，面临急性、高死亡率传染病的威胁，中医急诊学显示了其独特的优势，中西医结合的治疗方式收到了良好的治疗效果。在新型冠状病毒感染疫情中，中医药发挥了重要作用。重庆市中医院也在第一时间积极参与到疾病救治当中，充分发挥中医在疫病、内科急症治疗中的特色和优势，以中医基础理论为指导，因地制宜，研制申报了2个用于新冠感染治疗的医疗机构制剂并成功获批。这两个制剂分别为针对轻型无症状感染者的“霍朴透邪合剂”和针对普通型邪热壅肺患者的“麻杏解毒合剂”，有效减轻了患者的临床症状，降低了病死率。经过此次疫病，巴渝中医内科急症在理论上有了新的发展。

总之，在科技和信息技术高度发达的今天，我们要大胆地汲取现代科学技术和研究成果，开展多学科协作，集中力量，推动巴渝中医内科急症医学理论和实践的进一步创新和发展。

第三节

近现代中医急症大家举隅

近现代我国中医医家在继承前人经验的基础上，立足中医基础理论，坚持辨证论治的理法方药特点，在治法方药上不断创新，拓宽中西医结合治疗急症的治疗手段，推动中医内科急症学的蓬勃发展。目前，我国对急性脑血管病、流行性出血热、急性心肌梗死、败血症、多脏器衰竭、急腹症、急性骨折、烧伤、疟疾、急性梗死性化脓性胆囊炎等常见内科急症的中医药治疗，已经达到世界领先水平，中医内科急症的研究和发展进入了一个新阶段。在此，笔者就各地近现代中医急症大家的学术思想和主要贡献进行简单举隅。

一、巴渝中医急症代表——黄星垣

黄星垣，四川人，中西医结合临床学家，多年从事中医治疗热性病和急症的研究，在发掘整理中医治疗急症的丰富经验和更新其应急手段方面进行了开拓性的探索，并取得可喜进展，培训了一批从事中医急症研究的科技人才。黄星垣老先生作为巴渝急症的代表人物，在现代急症建设中做出了非凡的贡献。

（一）提出温病“毒邪”理论

黄老对中医急症的理论进行了总结和创新，提出了温病的“毒邪”理论。他认为温病的传变除了传统的致病因素外，“毒邪”是导致诸多急症，特别是温病及其传变的重要因素，可归纳为“毒寓于邪，毒随邪入，热由毒生，变由毒起”。黄老的这一论点得到了中医界同仁的普遍重视，在一定程度上丰富和发展了中医传统的温病理论。在这一理论指导下，黄老大胆地提出了开展中医内科急症临床治疗研究的战略性建议并率先实施。黄老从实践出发，创造性地改进了有效中药方剂的剂型和给药途径（两改），以解决中医急症中常见的“高热”“伤阴”“厥脱”三关问题。在剂型改革方面，他带领团队独创性地研制了参麦针、清气解毒针、养阴增液针等系列新制剂，大幅度提高了中医治疗常见危、急、重症的能力。

（二）勤于编写著作

自20世纪60年代初期，黄老开始涉及中医内科急症的治疗，积累了丰富的临床经验。1978年，他再度受命，深入开展中医内科临床治疗和实验研究工作，主攻温热病急症。在精研临床的同时，他不吝分享临床经验，主编了《中医内科急症——全国中医内科急症学习班教材》《中医内科急症证治》《中医急症大成》《温病求新》《中医内科急重症手册》等系列专著。这是他将古人的急症经验继承与发扬的体现，是中西医急症融合的探索，是专家思路与群众智慧的结合。

（三）开展科学研究

在研习中医经典的同时，黄老积极开展中医急症的现代研究，对中医事业的振兴起到了重要作用。黄老领衔主持过多种科研课题，其中最具代表性的是国家“七五”重点科技攻关项目“中医治疗急症（高热、厥脱、小儿惊风）的临床、机理和实验研究”。该项目有3个科研机构（重庆市中医研究所、成都市中医药研究所、江西中医药研究所）和5个院校（南京中医学院、成都中医学院、广州中医学院、河南中医学院、同济医科大学）参加，共设有8个子课题。项目起止时间为1986年至1990年，历时5年。通过医技科研人员的共同努力，完成了4项部级成果和16项省市级成果，开发研制出30种急症中药新制剂，取得了显著的成绩。其中，相当一部分科研成果在国内处于首创和领先地位，如“外感高热症诊疗规范”，这是新中国成立以来第一个由国家级机构组织制定的试行标准化规范。经实践证明，该规范具有科学性和实用性。黄老作为学科带头人，在科研中取得了显著成就，此外还有10余项科研成果。

（四）组织急症培训

自新中国成立以来，中医急症教育一直处于滞后状态，20世纪90年代前的中医药院校甚至没有开设中医急症学课程，教材编写也是空白。在1987年的“长春会议”上，国家中医管理局强调要把中医急症纳入教育的轨道。在急症教育面临巨大空白的时候，黄老不惧困难，迎难而上，建立了“重庆急症培训中心”，致力于推广急症医疗中的新思想、新经验和新技术，培训各类急症技术骨干。从1982年到1994年，先后举办了全国中医急症培训班11期、四川省中医急症学习班9期，培训班学员共计1100多人。学习班面向临床、面向基层，理论联系实际，以实用为主，主要对象为急诊科主任以及具有高中级技术职称的人员。每期学习班黄老都担任班主任，亲自上讲台，传授急症医教研心法，传递国内外的急症信息，深受学员欢迎，树立了为人师表的典范。

（五）创办急症期刊

1983 年 11 月，卫生部中医司在重庆召开了全国中医院急症工作座谈会，立即组建了高热、痛证、血证、厥脱、中风、剂改六大协作组，中医急症形势出现了新局面。但是，中医急症还没有自己的刊物，亟待填补这一空白。为了加强协作组之间的联系，报道研究动态，及时交流经验，传递医教研的信息，为领导当好参谋，黄老抓住机遇，于 1985 年创办了《中医急症通讯》，自任主编，顾问和编委涵盖了各大协作组组长和全国各地的知名急症专家，以保证刊物有较高的学术水平。到 1992 年 10 月为止，共出版 96 期，计 300 多万字，发行遍及全国，平均每 20 天出版一期，基本达到上级提出的“传递中医急症信息要快”的办刊要求。该刊的创办，实属我国中医急症的先声，产生了较大的社会效益。《中国中医急症》杂志的创办，是原《中医急症通讯》的延续，升格为公开发行，由国家中医管理局医政司主办，重庆市中医研究所承办，黄老任第一副主编。杂志坚持办刊宗旨，在重大问题上，始终由黄老终审把关，保证了办刊质量，形成了特色，在国内受到了好评。

二、中西医结合危重病急救医学开山人——王今达

王今达，1945 年毕业于北京大学医学院医疗系，1982 年 1 月至 1983 年 1 月赴美国宾夕法尼亚州医学院附属医院研修危重病急救医学，这为创建我国危重病急救医学新学科奠定了基础。王今达教授曾担任以下职务：天津市第一中心医院急救医学研究所名誉所长，天津医科大学教授，中国中西医结合学会急救医学学会主任委员，中华医学会急诊医学学会副主任委员，世界危重病急救医学联合会委员，中国急救医学组织代表，《中国危重病急救医学》杂志主编，《中西医结合实用临床急救》杂志主编。

王今达教授为我国危重病急救医学的发展作出了突出贡献。他的学术成就和领导能力不仅推动了急救医学的学科建设，还促进了中西医结合在急救医学领域的应用和发展。他在国际上的影响力也为中国急救医学赢得了更多的关注和支持。

（一）开创中国中西医结合危重病急救医学

王今达教授开创了我国中西医结合危重病急救医学的先河。早在 1974 年，他在

医院党委的大力支持下，创建了我国第一个急救医学研究机构——天津市第一中心医院急性“三衰”（心、肺、肾衰）抢救研究室，并创建了我国第一个重症监护病房(ICU)，率先将世界医学前沿学科——急救医学引入我国。1980 年，他主持召开我国第一次全国急救医学学会筹委会。1981 年，他创办了我国第一本急救医学杂志——《中国急救医学》。1984 年，他在医院党委和各级领导的支持下，创建了我国第一个危重病急救医学研究所。1989 年，他创办了我国第一本《中国危重病急救医学》杂志，杂志后更名为《中华危重病急救医学》杂志。1997 年，他所领导的天津市急救医学研究所被批准为卫生部第一个危重病急救医学重点实验室。

王今达教授率先将中医药学理论知识与现代急救医学理论知识结合起来，探索抢救急危重症患者的中西医结合思路与方法，成为运用中西医结合方法抢救急危重症患者的“第一个吃螃蟹的人”。他的这些开创性工作不仅为我国急救医学的发展奠定了坚实的基础，还为中西医结合在急救医学领域的应用开辟了新的道路。

（二）提出“菌毒并治”“三证三法”理念

1970 年，王今达教授根据大量临床实践，总结出了中医在危重症急救医学领域的辨证施治应遵循“三证三法”，即：热证用清热解毒法，瘀证用活血化瘀法，虚证用扶正固本法。“三证三法”现已纳入国家医学教材，并在临床中被广泛应用。到了 20 世纪 80 年代，国际上公认的感染性多器官功能衰竭（MOF）的病死率高达 30%～80%。实验研究证明，内毒素血症是感染性 MOF 的始动病因。王今达教授根据中医理论，开始对中医解毒方药进行探索。他率领团队开展了一系列相关研究，认为内毒素与炎性介质均对机体有严重危害作用，于是提出了“细菌、内毒素、炎性介质并治”的新概念，简称“菌毒炎并治”。基于这一新概念，王今达教授和他的团队首创了既有活血化瘀作用又有拮抗内毒素作用的纯中药复方制剂“神农 33 号”注射液，用于治疗多器官功能障碍综合征。后来，该制剂被命名为“血必净注射液”。2003 年，血必净注射液被批准为国家二类新药，现广泛应用于临床，能有效地减轻重症患者的炎症反应。

（三）重视“肺与大肠相表里”

《内经》提出“肺与大肠相表里”这一理念，但从现代医学的角度来看，肺与大肠的关系并不直观。王今达教授通过深入研究发现，严重的肠道功能紊乱可以导致肺脏损害，“热毒”和“瘀血”可能是“肺与大肠相表里”学说的一部分。王今达教授对中医肺与大肠相表里的学说进行了实验研究，提出对存在肠道功能紊乱的急性呼吸窘迫综合征（ARDS）患者应用“凉膈散”上清下泻法治疗的方案。结果显示，这种方法可以迅速改善肺的换气功能，泻下后24小时内测得的动脉血氧分压即可接近正常水平。王今达教授对这一理论的验证为现代临床诊疗提供了新的思路，特别是在重症肺炎的治疗方面，这一理论的应用展现了其独特的优势。通过调节肠道功能，不仅可以缓解肠道症状，还可以改善肺部的病理状态，从而提高治疗效果。这一创新性的研究不仅丰富了中西医结合的理论体系，也为临床实践提供了有力的支持。

三、为中医急症“开药方”——陈绍宏

陈绍宏，1966年毕业于成都中医学院医学系。现任主任中医师、教授、博士生导师、成都中医药大学附属医院急诊科主任、“全国中医急症医疗中心”主任、中华中医药学会急救学会副主任委员、中华中医药学会内科学会常委，第四届国医大师，国家有突出贡献专家，享受国务院政府特殊津贴。陈老从事医疗、教学、科研工作40余年，临床用中医和中西医结合方法治疗内科急危重症及疑难病症，有较深的造诣。陈老的学术思想可总结为以下几点：

（一）全面系统地继承中医理论

陈老治学态度严谨，深研古典医籍，注重中医理论与实践的结合，在继承中创新，提出独特见解，体现了“继承不泥古，发扬不离宗”的科学态度。所谓全面系统地继承中医学理论，就是从基础理论到临床各科，从中药、方剂到诊断和治疗，从内、难、伤寒到温病，从本草到针灸和外治法等，完整地将古人的经验和理论继承下来。陈老在继承和借鉴历代医家治疗中风病经验的基础上，从“辨病”的角度审因论治，提出中风病的基本病机是：元气虚为本，气虚生瘀、血瘀生痰、痰郁化火、火极生风。这一理论现已被中医界广泛接受，认为元气虚是中风病发病的根本，痰、瘀是主要病理产物，风、火为最终致病因素。基于这一理论，陈老研制了具有“复元醒脑、泻热息风”功效的“中风醒脑口服液”，大幅度降低了急性中风患者的病死率和致残率。

（二）客观、真实地收集四诊信息，使用中医术语

在临床工作中，必须客观、真实地收集四诊资料，才能做出正确的辨证施治。望而知之，谓之神。望诊是医生在接触到病人时首先应该完成的步骤，但在临床中往往

最容易被忽视。医生通过观察患者的神态、形体和某些特征表现，可以了解疾病的性质与轻重。望诊的内容包括望神、色、体形、姿态和望舌等。精气充盛则神旺，精气虚衰则神疲。例如，《温热论》指出："热入营血，舌色必绛。"患者即使有发热不渴、斑疹隐隐等表现，只要舌色不绛，就不可辨为热入营血证。望诊如此，闻诊、问诊和切诊亦如此，所以，在临床诊疗过程中重视通过传统四诊收集信息十分重要。

同时，患者的主诉和查体可以总结归纳为中医术语，如"纳可""纳呆""腹胀""呕吐"等字眼，必须完善为"不思饮食""饮食少思""食入即满""食已即满""食已即吐""食入即吐"等。准确的中医术语有其特定的内涵，如"食入即满"，病位在胃；"食已即满"，病位在脾。将患者的口语总结成中医术语，对于准确辨证具有关键的意义。

（三）辨证求本

本，就是疾病的本质。正确认识人体整体和局部的关系，是辨证求本的前提。中医学认为，人是一个统一整体。在疾病的治疗过程中，不能孤立地、片面地去观察疾病症状。陈老强调应在切实做到四诊合参的基础上，运用中医八纲辨证，分清阴阳、表里、寒热、虚实，尤其是先要分清表里。在表者，或以伤寒六经辨证，或以温病卫气营血辨证；在里者，运用脏腑辨证，再分清寒热虚实、阴证、阳证，以拟订相应治法，依法立方，以方论治。在治疗上，陈老重视元气为本，强调人体本身抵抗力、修复力等内在因素的作用，不可"见病不见人"。正虚时扶正可以祛邪，如热病后期，气阴两伤，余热未尽，不可一味清解，须用竹叶石膏汤清热降逆、益气生津。同理，邪实时祛邪也可以扶正，邪气去则正气复。

（四）成方配伍，以方论治

"方从法出，法随证立"，辨证是确立治法的基础，治法是遣药组方的原则，而方剂则是体现和完成治法的手段。陈老师主张在辨证的基础上，以成方配伍治疗疾病，认为辨证论治讲究理、法、方、药的连贯性，遵循"方证对应"，即"有是证用是方"的原则。他不赞成一些医家"有药无方"的做法，认为这是药物堆积，不能体现辨证，也不赞成随意加减古方，以致从处方药物的组成中已完全看不出原方的痕迹，即"有方无药"，这些都违背了张仲景"观其脉证，知犯何逆，以法治之"之训。

（五）用药稳、准、狠

由于急症的特点是起病急暴、变化迅速，或慢性病积渐突变、病势危重，所以要求急症医生在最短的时间内审查四诊，收集症状，迅速判断病情，抓住疾病的主要矛盾，准确辨证，果断处理，使药物直达病所。孙思邈谓医者“行欲方而智欲圆，心欲小而胆欲大”，所谓心小胆大，一要谨慎仔细辨证，二要果断大胆用药，二者缺一不可。中医治疗急症，尤当如此。在选方用药时，切忌犹豫不决、面面俱到。在治疗急危重症时，症状往往表现多端。例如，急性脑出血患者可能有昏迷、痰声漉漉、小便失禁、口舌歪斜、肢体偏瘫、大便干结，或烦躁不安，或呕吐咖啡色液体，或肢体抽搐等症状。临床急症处理时，不可能面面俱到，而要抓住“虚、瘀、痰、火、风”的病机演变规律，采用益气醒脑、泻热息风、逐瘀化痰等方法治疗。陈老曾治疗一例急性支气管扩张大咯血的孕妇，其因孕期不能使用垂体后叶素而求助中医治疗。陈老抓住来势凶猛、咳血量大、血色鲜红，以及舌红、脉数、大便干等见症，辨证为里实热证，为实火迫血妄行，使用龙胆泻肝汤合咳血方，一剂血少，三剂血止。这一案例充分展示了陈老在急症治疗中用药稳、准、狠的特点，体现了中医辨证论治的精髓。

四、悬壶桑梓七十载——周仲瑛

周仲瑛，南京中医药大学教授、主任医师、博士生导师、国医大师，世代中医，幼承庭训，随父周筱斋学习中医。1948 年开始从事中医临床工作，1956 年进入南京中医学院附属医院（江苏省中医院）工作，先后任住院医师、讲师、主治医师、副教授、副主任医师、主任医师、副院长等职。1983 年调任南京中医学院，任院长，现任中国中医科学院学术委员、江苏省中医学会终身名誉会长，南京中医药大学终身教授、主任中医师。

周老始终坚持以提高疗效为首要目标，临床辨证注重病机分析，强调以脏腑病机为临床辨证的核心，独创审证求机、知常达变、辨证五性、复合施治诸论，首创“第二病因”“瘀热论”“癌毒论”“伏毒论”“复合病机”等多种学说，擅长从“风痰瘀热毒虚”入手，采用“复法大方”治疗急难重症，特别是在急难病症方面的学术观点和辨治经验，得到国内外中医界的认同和广泛应用。

（一）勤于古籍研习

周老勤于研读中医古籍，重要的内容甚至可以牢记背诵，并在此基础上深入体会和理解，继而达到融会贯通的境界。从周老发表的文献可以看出，他对古代外感热病相关著作广泛涉猎。其中，吴又可撰写的《温疫论》，是我国第一部传染病专著，对瘟疫类疾病的学术发展具有划时代意义。该书提出“瘟疫之为病，非风、非寒、非暑、非湿，乃天地间另有一种异气所感”，并认为异气实际上是多种致病因素（杂气）的总称，每种致病因素均有一定的特异性，其特异性体现在临床表现的不同，同时因易感性的差异，人与人有所不同，人与动物也不同。从现代医学的角度来看，这种异气基本等同于病原微生物。显然，这种观点在当时是非常先进的，可惜难以具体验证，未被后世医家重视，但这种对病理因素的重视，在周老临证辨治中得到了充分的体现和发挥。在构建的病机辨证体系中也采用了以病理因素为纲的方式展开，体现了积极主动的辨治理念，对提高辨治水平和临床疗效具有重要意义。

（二）教学融合

除了家传和文献研究，周老还先后在上海新中国医学院师资进修班、南通地区中医进修班学习。1954 年，江苏省中医进修学校成立。周老成为第一批被录取的进修生，这成为其治学道路上的一个重要节点，也是在此期间他树立了为中医事业做贡献的高尚情操。院校教育有一定优势，主要体现在以下几个方面：

学科齐全：所学知识比较全面和系统。

师资力量雄厚：学校建立初期，名医云集，叶橘泉、承淡安、邹云翔、曹鸣高、周筱斋等代表了当时中医学术的极高水准。

西为中用：有选择地开设西医课程，对“衷中参西”思维的形成也起到了促进作用。

在中医进修班学习期间，学校采取了老师教、学生互教、师生互教的教学形式。除了院校教育，周老毕业后便开始从事中医内科的教学工作，这对其学术风格和特点的形成也有重要影响，这是一个教学相长的过程。周老开始所承担的课程便是《中医内科学》，内科教学人员还有曹鸣高、姚九江、龚丽娟、徐景藩等，在教学过程中，与这些前辈及同事在理论上的相互切磋和共进也使其学术水平得到了提高。同时，周老也是多部重要中医教材的主要编写者，如担任 1978 年编写的《中医学概论》主编及中医高等教育第五版教材《中医内科学》副主编等职务。

（三）致力外感热病研究

周老在江苏省中医师资进修学校学习尚未毕业时，便参加了临床工作，在病房时，便处置了大量的急难重症（包括外感热病）患者。自 1949 年的“瑛民诊所”至今，他已有 68 年的临床经验。实践与理论的结合，深化了他的理论水平。江苏省中医院在建院之初，以中医为主，在急难症的诊疗方面常常能够突出中医特色。以中医为主治疗急难症和外感热病，对周老个人而言产生了以下几个方面的影响：一、进一步对中医治疗急难症的临床疗效树立了信心；二、正确认识中医治疗急难症的作用和地位，带领团队建立了南京中医药大学中医内科急难症研究所，开展以急难症为中心的各项工作；三、积累了丰富的临床经验，逐渐形成了鲜明的学术特点、临床经验和用药特色。在外感热病方面，周老始终坚持在临床一线，救治了大量的危重症患者，尤其是对各类传染病的流行保持持续关注，在理法方药各个层次进行思考和总结，指导临床救治工作。

（四）瘀热病机研究

周老在60余年的临床实践过程中发现，在急性外感热病及某些内伤杂病（尤其是急难重症）病情发展的一定阶段，常出现血疲血热并见之证候，单纯使用清热凉血法或活血化瘀法治疗，往往疗效欠佳。于是从20世纪末，以周老学术思想为核心的研究团队开始将“瘀热相搏证”及凉血化瘀治法的应用从临床引入科研，以瘀热相搏主证为基础，根据病症、病位、病理特点分列若干子证，这些子证从流行性出血热急性肾功能衰竭的瘀热水结证，到后续重症肝炎的瘀热发黄证、出血性疾病的瘀热血溢证、高脂血症的络热血瘀证，以及在2006年被列为国家研究课题的“瘀热病因在内科难治病发病中的机制及其分子基础研究”中重点研究的出血性中风瘀热阻窍证均有涉及。

五、中医抗疫老兵——张忠德

张忠德，主任医师，教授，全国名中医，广东省名中医，广州中医药大学硕士研究生导师、博士研究生导师，国家级人才奖励计划特岗学者，国家中医药领军人才支持计划——岐黄学者，享受国务院政府特殊津贴专家，国家中医药管理局重点学科中医传染病学重点学科带头人、国家中医药管理局中医急诊学重点学科带头人。

张忠德教授在临床中主要有以下贡献：

（一）提出平调五脏法

张忠德教授认为，中医虚劳病是以五脏虚损、筋脉失养、精血耗伤为主要病理反应的一类虚损性慢性病症的总称，多因先天禀赋不足、后天久病劳伤、饮食不节及外感六邪而致病。根据五脏虚损的不同，有不同的症状表现和传变。虚劳之病，以五脏虚为根本，且常与外邪相关，起因多为外邪伤及久虚之脏。虚劳病的核心病机为五脏虚损，尤其是肺、脾、肾三脏关系密切。肺、脾、肾功能的亏损和紊乱对虚劳的发生、发展起到至关重要的作用。

在临床治疗上，张忠德教授以五脏辨证调治为总则。他认为，人体的各项生理功能是由五脏六腑推动的，从而形成一个统一的整体。如果五脏失衡或出现病变，有可能累及他脏，在临床上可表现为各种症状。诊治虚劳病要抓住五脏虚损这个中心基轴，方可实现精准辨证和准确治疗的目的。张教授总结出平调五脏法治疗虚劳的经验。根据虚劳五脏病机及生理功能失调情况，结合五行理论，选择甘温药物，补益中气，从而化精生血，平补阴阳，维持脏腑相对动态平衡。

（二）抗击疫情

张忠德作为国家中医药管理局应对新冠疫情防控工作高级专家组副组长，紧急驰援武汉。他带领团队深入武汉各定点收治医院的隔离病区，并第一个进入隔离病区，会诊大量新冠感染重症、危重症患者。他废寝忘食、通宵达旦地工作，不到半个月体重暴减 15 斤。在他的示范带动下，44 名队员在抗疫一线提交了入党申请书，39 名队员火线成为预备党员。在武汉奋战 73 天，张忠德带领团队先后接管湖北省中西医结合医院、武汉雷神山医院 5 个病区，共计 187 张床位，收治患者 348 人，其中危重症患者 31 人、重症患者 160 人。之后，他又带领团队奔赴河北邢台和云南瑞丽，冲锋在抗疫一线。

张忠德参与制定了国家第 3 ~ 8 版《新型冠状病毒感染肺炎诊疗方案》，充分发挥中医药特色优势，有效改善了患者症状。他率领的医疗队作为国务院新冠感染专班临床救治组副组长单位，积极开辟科研第二战场，参加科技部应急重点专项，配合完成相关科研任务，参与国家重点研发计划 2 项。张忠德是抗疫的老兵，2003 年在抗击“非典”的战场上，他与科室护士长叶欣不顾个人安危，冲锋在前挽救患者生命。在一次抢救危重症患者时，张忠德不幸被感染，在重症监护病房经过 1 个多月的治疗才脱离生命危险。武汉疫情告急，曾与死神擦肩而过的“抗非”英雄张忠德没有丝毫犹豫，在除夕夜带领团队驰援武汉。作为广东省援助湖北应对新冠疫情医疗队临时党委副书记，他带领团队转战武汉多家医院的隔离病区。

在这次抗击疫情过程中，中西医协同作战治疗新冠感染，成为中国战“疫”方案的独特优势。张忠德积极开辟科研“第二战场”，参加科技部应急重点专项研究，获得广东省抗疫重大成果奖。

（三）投身急诊教学

张忠德从事中医急诊教学 32 年，潜心教书育人，培养了 50 多名硕士和博士研究生。他在湖北抗疫一线坚持临床教学，创新性地提出了“急救思路引导教学法”，将临床诊治思路提前至课堂，将跨学科并行式 PBL（Problem-Based Learning，问题导向学习）教学模式应用于中西医急症学教学中，使教学效果达到最优化。

张忠德教授强化了中医诊疗特色在急症学及传染病学中的应用，将“中西协同，突出中医特色”的理念贯穿教学始终。他积极引进客观结构化临床考核（OSCE），综合评价学生的医学实践技能，进一步优化了临床教学。

六、学贯中西悬壶济世——刘清泉

刘清泉，首都医科大学北京中医医院院长，兼任中国中西医结合学会急救专业委员会委员、北京市中西医结合急救专业委员会委员、青年专业委员会委员、北京市中医药学会中医急诊专业委员会委员、中华中医药学会内科学会热病专业委员会委员、中华中医药学会急诊专业委员会委员兼副秘书长、《中国中西医结合急救》杂志编委、《中华中西医临床》杂志编委。刘清泉教授作为中国国内从事急诊临床一线时间最长的医生之一，在现代急症诊疗中主要提出了以下学术思想：

（一）对脓毒症中医病机特点及治法的认识

脓毒症（Sepsis）是在现代医学发展过程中逐步认识到的一个临床综合征，是急危重症患者临床死亡的主要原因之一。刘清泉教授认为脓毒症发生的关键有三：其一是正气不足；其二是毒邪内蕴，“毒”乃广义之毒，包括痰、瘀、火热、湿浊等；其三是络脉瘀滞，气血失运，脏腑、四肢、百骸失于濡养。气阴两虚、阴竭阳脱是脓毒症的病机之本。刘清泉教授在临床诊疗中体会到，若治疗得当、及时准确运用益气养阴温阳的治法和药物，不仅可以阻止脓毒症进一步发展、演变为 MSOF，而且可以防治脓毒症的发生。

毒邪内蕴是脓毒症的重要发病基础，在脓毒症的发病中，“毒”包括了病原体及其产生的毒素等，此为外来之毒。患者或因久病体衰，或因外伤卒病，致使机体正气不足，气血阴阳失衡，卫外不固，令毒邪有内侵之机。外来之毒扰乱机体正常代谢及功能，入里化热，变生热毒（刺激机体产生大量自由基及细胞因子等），热毒煎熬血液，加之气虚无以行血，则血流瘀滞，津液停聚化为痰浊（组织水肿等）。热、毒、痰、瘀是在外来之毒基础上产生的，可统称为内生之毒。内陷营血是脓毒症的主要病变层次，瘀滞络脉是脓毒症的重要病位，正虚毒损、络脉瘀滞是脓毒症的主要病机。

因此，刘清泉教授认为对于脓毒症的治疗应扶正解毒通络、分层扭转。扶正，尤其是补气通阳，使阳气畅达，恢复络脉出入自由、充盈满溢的正常状态，有利于抗邪外出，防止内生毒邪的进一步损害。在脓毒症早期就应顾及正气，在疾病进展中更要注意回阳固脱、顾护正气，后期应养阴益气、保护脏腑。通络，可以畅通络中气血、减少毒邪的蕴积、改善各脏腑的温煦濡养，应贯穿脓毒症治疗的全程。解毒，以祛除外来和内生的毒邪，是脓毒症治疗的核心环节之一。在此基础上，根据病人的具体表现可以使用清热解毒、活血化瘀、理气化痰等治法，有助于祛除络脉受损后蓄积的病理产物，恢复机体营卫和谐、气血调畅的整体环境。

（二）中西医结合治疗新冠感染

新冠感染重型及危重型患者病情进展速度快、死亡率高。在疾病临床治疗中，既要降低轻型、普通型患者转重症率，也要寻找重型及危重型患者的救治办法。2020年武汉抗疫中，刘清泉教授采用中西医结合的方法，改善了重型及危重型患者的预后转归。

刘清泉教授通过在武汉的临床观察，根据其发病的临床特征，认为其中医病因为“湿毒疫疠之气”。新冠感染重型、危重型病情复杂，属中医学“变证、坏证、逆证”范畴，与“无问大小，病状相似”的轻型、普通型截然不同。刘清泉教授总结其核心病机特点为“湿、毒、热、痰、瘀、闭、厥、脱”。湿、毒为本病致病因素，毒易化热，热盛炼体内津液为痰，湿毒热痰郁阻成瘀，痰瘀阻滞而后闭，可闭肺、闭肠、闭脑、闭心等，最后厥脱之变而为危重证候。

重型及危重型患者病情复杂多变，刘清泉教授临证采用“救逆之法”与“截断之术”相结合的治疗原则。救逆即救津液，总以祛邪为第一要义，同时注意耗气之变，重视大黄、人参的使用。对于高热神昏的患者，可用安宫牛黄丸芳香化秽浊而利窍。常规疗法难以解决的量少质稠难排的顽固性痰栓痰液，用“增液化痰法”治疗。重型及危重型患者的病情复杂多变，不可死守一法一方，临证诊察患者需结合患者舌象变化，灵活应对，医者“能通其变，方为尽善”。在新冠感染大流行期间，刘清泉教授在临证诊疗过程中积极采取中西医结合的方式，使中医中药的参与在提高新冠感染治愈率、降低病死率、改善重型及危重型患者预后等方面发挥了巨大优势。

（三）芪归银方治疗耐药菌感染

耐药菌是导致住院患者发生感染的重要病原菌。近年来，随着耐药菌株的不断增加，导致了极高的死亡率和沉重的经济负担，给临床治疗带来了严峻考验，已成为公共卫生事业中亟待解决的问题。刘清泉教授团队长期从事急危重症诊疗工作，对急危重症的中医药治疗具有丰富的临床经验。针对耐药菌感染，他们遵循中医药对疾病的认识规律，从临床实践出发，对耐药菌感染的病名、病因病机、治疗原则以及治疗方药等方面提出了独到见解，并取得了较好的临床疗效。

刘清泉教授认为，耐药菌感染的病因是伏邪，即伏而不即发的邪气。针对耐药菌感染“正气不足，邪毒内伏”的核心病机特点，他提出耐药菌感染中医药治疗的基本法则是扶正透邪、托毒外出。中医药治疗耐药菌感染时，不能一味地清热解毒，以免让机体正气在受到内伏邪气侵害的同时，再受到单纯清热解毒类药物的影响，造成双重打击，导致机体正气过度消耗。一味使用清热解毒药可能会使病情更加恶化，把机体仅存的正气消耗殆尽，最终导致阴阳离决。

刘清泉教授提出，耐药菌感染治疗的主方为芪归银方。该方主要由生黄芪、当归、金银花、青蒿、虎杖等药物组成。黄芪、当归、金银花三味药为本方的主体，其中大剂量黄芪与当归相配，为《辨惑论》中的当归补血汤，是经典的气血双补之方，也是治疗气血不足发热的经典方剂。

（四）临床与科研齐头并进

作为临床中医大夫，刘清泉教授饱读经典医籍，掌握最新医学研究进展。他提倡“源于临床而精于临床”的研究理念，广聚研究英才，在他的研究团队中，有精于临床者，有专于统计者，有通于实验者。近年来，该团队在急危重症的诊治方面作出了重大贡献，尤其是在病毒感染、耐药菌感染、多脏器衰竭以及急性传染病防控方面。

刘清泉教授常说：“祖国医学中的很多诊疗之所以能流传千年不衰，是有其科学依据的。作为接班人，我们需要用现代研究方法证实祖国医学的科学性，并将其传承与弘扬。”他带领研究团队对目前临床难治的耐药细菌感染、脓毒症进行研究探讨，对新发突发传染病进行攻关，从临床到基础，从单中心研究到多中心研究，作出突出贡献。

刘清泉教授一直秉持和提倡“边临床边科研，边科研边临床”的理念，认为真正有效的科研需要服务于临床，而真正成功的临床也要验证于科研，两者相互促进、相互协调。正是在这样的理念指导下，刘清泉教授的临床越来越精准，科研越来越实用，中医在急危重症方面的诊治优势日益突出，证明了“中医不是慢郎中”。

第四节

现代临床常用急诊诊疗技术

一、心肺复苏术

对急诊诊疗中常见的心搏骤停（sudden cardiac arrest，SCA）和心源性猝死（sudden cardiac death，SCD），应立即启动心肺复苏术。自 2000 年《国际心肺复苏及心血管急救指南》颁布以来，心肺复苏便作为一个理论或临床技能热点问题引起业内专家的关注。

心搏骤停是公共卫生和临床医学领域中最危急的情况之一，表现为心脏机械活动突然停止，患者对刺激无反应，无脉搏，无自主呼吸或濒死喘息等，如不能得到及时有效救治常致患者即刻死亡，即心源性猝死。

针对心脏、呼吸骤停所采取的抢救措施称为心肺复苏（cardio-pulmonary resuscitation，CPR）。

（一）适应证

主要用于心脏骤停者。临床特征主要表现为意识丧失，呼吸心跳停止，大动脉搏动消失，瞳孔散大，对光反射消失。其中，意识突然丧失和大动脉搏动消失这两项最为重要。

（二）操作要点

心肺复苏（CPR）包括通过胸部按压建立暂时的人工循环，通过电除颤转复心室纤维性颤动（ventricularfibrillation，VF，简称室颤），促进心脏恢复自主搏动；采用人工呼吸纠正缺氧，并恢复自主呼吸。

1. 开放气道（A，airway）

适用于无头颈部损伤的患者。将患者平卧，一手置于其下颌，使头部后仰；另一只手的手指置于其下颌骨下方，抬起下颏。避免患者颈前部、颏下软组织受压，防止压迫气道。

注意：在开放气道的同时，应该用手指取出患者口中的异物或呕吐物，如有假牙则应取出。

2. 人工呼吸（B，breathing）

（1）口对口人工呼吸

在开放气道的情况下，判断患者无呼吸后，应立即作口对口人工呼吸。口对口人工呼吸应在开放气道情况下进行，并用手指清理口腔异物。具体步骤如下：①用按于前额一手的拇指和示指捏紧患者的鼻翼，以防吹进的气体从鼻孔漏出。②口对口呼吸前先向患者口中吹两口气，以扩张萎陷的肺脏，以利气体交换，并检验开放气道的效果。③患者口张开，抢救者深吸一口气后，张大口将患者的口全部包住。④用力向患者口内吹气（吹气要求快而深，直至患者胸部上抬），持续吹气 1 ~ 1.5 s，使胸廓扩张；吹气后施救者立即松开捏鼻孔的手，将口与患者口部脱离，将脸转向胸侧，用耳听是否有气流从口鼻流出，同时观察患者胸部有无向下凹陷，再深吸一口新鲜空气为第二次吹气做准备。⑤成人吸入气量约 700 ~ 1000 mL，呼吸频率为 12 次/分。

（2）口对鼻人工呼吸

对于口周外伤或张口困难等口腔不能打开的患者，可采用口对鼻人工呼吸。

3. 胸部按压（C，compression）

操作方法：①患者仰卧于平稳的硬板床上或地上，保持气道通畅。②快速确定按压部位：首先以示指和中指沿患者靠近抢救者一侧的肋弓处向中间滑动，滑到两肋弓的交汇点（即胸骨下切迹）；然后将示指及中指并拢横放在胸骨下切迹上方，再以另一手的掌根部紧靠在示指旁，即胸骨中下 1/3 交界处，将定位之手取下，重叠放于另一手背上，手指相互并拢或相互握持，并只与掌根部接触患者胸骨。③抢救者双臂位于胸骨正上方，双肘关节伸直，利用上身体重，垂直下压。④按压深度成人 4 ~ 5 cm，然后迅速放松让胸廓自行复位，按压与放松时间大致相等，按压频率 100 次/分，每做 30 次胸外按压，交替进行 2 次人工呼吸。

注意：胸外按压只能在患者心脏停止跳动时才能实行。按压位置要准确，按压应平稳、规律，力度要均匀、适度，过大过猛易使胸骨骨折，引起血气胸，力度过轻又不足以推动血液循环。患者头部要适当放低，以避免按压时呕吐物反流至气管，也可防止因头部高于心脏水平而影响脑血流量。若需要替换抢救者，可在完成一组按压、通气后进行，复苏抢救中断时间不得超过 5 ~ 7 s，替换抢救者不要太频繁。

4. 电除颤（D，defibrillation）

具体步骤：①使患者仰卧位，并迅速擦干患者胸前皮肤。②手控除颤电极板涂以专用导电胶，或粘贴一次性使用的监测/除颤电极。③开启除颤器。④选择能量，目前单相波除颤仪用 360J，双相波除颤仪用 200J 除颤一次。⑤仅作一次除颤，随后立即继续作 CPR（以胸外按压开始），替代以往的连续 3 次除颤。⑥除颤器充电，注意口述“请旁人离开”。⑦确定两电极板正确安放在胸部，并与皮肤紧密接触。⑧再次核对患者信息，监测心律，确定周围人员无直接或间接与患者接触。⑨同时按压两个放电按钮进行除颤，电击后即进行心电监测与记录。⑩对非目击的心搏骤停患者，救护者在除颤前，应先给患者做 5 个轮回的按压和通气（或约 2 min），尤其是呼救后至现场救护的时间超过 4 ~ 5 min 者。

二、气管插管术

（一）目的

①保持呼吸道通畅，防止呕吐物、分泌物流入气管及随时吸除气管内痰液或血液，防止患者缺氧或二氧化碳潴留。②进行有效的人工或机械通气。③便于吸入式全身麻醉药的应用。

（二）适应证

1. 保证全身麻醉的安全

手术时进行气管插管术有助于确保全身麻醉的安全。原因如下：全身麻醉（以下简称全麻）时患者神志消失，不能保持呼吸道通畅；全麻中用药皆对呼吸有不同程度的抑制；全麻时多复合应用肌松药，致使呼吸肌力抑制或完全无力；使麻醉管理更为安全有效。此外，手术过程短、全麻过程中麻醉师能明确保证患者呼吸道通畅、能进行口罩法人工通气者，可以不进行气管插管。

2. 危重患者的抢救

①严重呼吸衰竭患者需要进行有创机械通气治疗。②心肺复苏：在不影响心脏复苏的情况下，插管越早越好。③误吸患者插管吸引，必要时进行肺冲洗术。④药物中毒。⑤新生儿严重窒息。

（三）禁忌证

①怀疑颈椎有骨折。②明显喉头水肿、气道急性炎症及咽喉部脓肿、口底蜂窝组织炎或声门及声门下狭窄、下呼吸道梗阻。③颞下颌关节固定，张口困难，下颌骨骨折或上颌骨骨折，口腔上下牙被外物固定，咽腔软腭、扁桃体、咽旁间隙肿物（如神经鞘瘤、神经瘤等），喉镜无法操作，不宜经口气管插管。④舌癌不宜经口气管插管。⑤胸主动脉瘤压迫气管、严重出血患者，应谨慎使用。

（四）插管前准备

1. 评估

充分评估插管的难易程度，决定插管的途径和方法。

2. 检查通气机和供氧条件

①供氧设备（中心供氧或氧气瓶）是否完好，能否充分供氧。②钠石灰是否失效。③通气机及回路有无漏气。④麻醉面罩是否合适。

3. 插管用具的准备

①喉镜：注意镜片大小、电源接触及亮度。②气管导管及管芯：选择管径合适的导管，并备用比选用导管大一号及小一号的导管各一根。③喷雾器：应注明麻醉药名称和浓度。④口塞、衔接管、管钳等。

4. 检查吸引装置

检查吸引器、吸引导管、吸液瓶，注意吸力是否够大。

（五）基本操作原则

1）正确选择插管途径、方法及合适口径和长度的气管导管，对估计插管有困难者选用清醒插管。

2）注意用具（特别是气管导管）的消毒。

3）操作时动作准确轻柔，按插管操作顺序进行，避免组织损伤。力求清晰显露声门。

4）无论是在局部表面麻醉或全身麻醉下插管，都应要求麻醉完善，避免喉（及气管）痉挛和不利的应激反应。

5）插管完成后，要确认导管已进入气管内再牢固固定，确认前不应盲目采用机械通气。

6）用衔接管连接通气机。

（六）常用气管内插管方法

气管插管术按照插管途径和插管时是否用喉镜显露声门，可分为经口腔明视插管术、经鼻腔明视插管术、经口腔盲探插管术和经鼻腔盲探插管术。在临床急救中，经口腔明视插管术最常用。

经口腔明视插管术是利用喉镜在直视下暴露声门后，将气管导管插入气管内。操作要点：①将患者头部后仰，加大经口腔和经喉头轴线的角度，便于显露声门。②喉镜应由口腔的右边放入（在舌右缘和颊部之间），当喉镜移向口腔中部时，舌头便自动被推向左侧，不致阻碍插管的视线和操作（不要将舌头压在镜片下）。③首先看到悬雍垂，然后将镜片提起，直到看见会厌。④挑起会厌以显露声门。如用直镜片，可伸至会厌的声门侧，再将镜柄向前上方提起，即可显露；如采用弯镜片，则将镜片置于会厌舌根交界处（会厌谷），用力向前上方提起，使舌骨会厌韧带紧张，会厌翘起紧贴喉镜片，声门才能显露。⑤显露声门后，如果两条并列的浅色声带（声襞）已然分开且不活动，即可进行插管。如清醒插管时声带仍敏感，应予以表面麻醉。⑥插管时以右手持管，用拇指、示指及中指如持笔式持住管的中、上段，由右侧方进入口腔，直到导管已接近喉头才将管端移至喉镜片处，同时双目经过镜片与管壁间的狭窄间隙监视导管前进方向，准确灵巧地将导管尖插入声门。插入气管内深度，成人以不超过 4～5 cm 为度。⑦当借助管芯插管时，在导管尖端入声门后，可令助手小心将其拔出，同时操作者必须向声门方向顶住导管，以免将导管拔出。管芯拔出后，立即顺势将导管插入气管内。⑧导管插入气管经前述方法确认，且两肺呼吸音都好后予以固定。

（七）困难气管内插管的处理

操作者在基本功扎实、技术娴熟的情况下，按标准方法仍无法进行气管内插管时，需借助特殊器械或特殊操作方法才能将导管插入气管内，这种情况极为罕见。操作者的技术水平及客观条件有限，会导致插管失败率增加。

三、气管切开术

气管切开术分为正规气管切开术、紧急气管切开术和经皮气管切开术。正规气管切开术是基础，只有熟练掌握，才能施行紧急气管切开术和经皮气管切开术。本章主要介绍正规气管切开术。

（一）目的

①为解除各种原因引起的气管切开口上段的呼吸道阻塞。②为方便吸除下呼吸道的分泌物，并可经切口滴入治疗性药物。③气管切开后呼吸道阻力降低，可以减轻患者呼吸时的体力负担，减少耗氧量。④为减少呼吸道无效腔，增加有效气体交换量。⑤为减少或避免咽部分泌物或呕吐物随呼吸进入下呼吸道的可能性。⑥为人工呼吸提供带气囊的气管套管，以利于人工呼吸。

（二）适应证

①各种原因引起的喉梗阻和颈段气管阻塞，如急性喉炎、喉水肿、咽后壁脓肿、喉部肿瘤、外伤、声带麻痹、颈深部感染、甲状腺肿瘤等。②各种原因导致的下呼吸道分泌物阻塞，见于昏迷、颅脑病变、破伤风、呼吸道烧伤、多发性肋骨骨折、开放性气胸、小儿体外循环心脏手术后。③口腔、颌面、咽、喉、颈部手术的患者，为了便于麻醉和维持术前后呼吸道通畅，可预防性气管切开。④各种原因造成的呼吸功能减退，如慢性肺气肿、慢性支气管炎、肺心病，若气管切开可增加气体交换，或需长时间进行机械通气，可行气管切开术。

（三）禁忌证

①严重出血性疾病。②下呼吸道占位所致的呼吸道梗阻。

（四）术前准备

手术所需器械包括：①气管切开包，内含切皮刀和气管切开弯刀片、甲状腺拉钩、气管撑开器、血管钳、剪刀、皮肤拉钩、缝针、缝线、治疗巾、局麻用具等。②气管套管。③此外尚包括吸引器和吸引管、简易呼吸器等。

气管套管多用合金制成，亦有塑料制品，由外管、内管和管芯三部分组成。套管弯度与 1/4 圆周的弧度相同，套管内外配合好，插入拔出灵活。根据患者年龄选择不同内径的套管，一般小儿用 6 ~ 7 mm，13 ~ 18 岁青少年用 8 mm，成年女性用 9 mm，成年男性用 10 mm。

（五）手术方法

1. 体位

仰卧位，肩下垫高，头后仰，使气管向前突出。助手固定头部，使患者头颈保持中线位。

2. 消毒

用 3% 碘酊及 70% 酒精或活力碘消毒颈部正中及周围皮肤，铺无菌洞巾。

3. 麻醉

一般采用局部麻醉。自甲状软骨下缘至胸骨上窝，用 1% ~ 2% 盐酸普鲁卡因或利多卡因于颈前中线作皮下和筋膜下浸润。对于昏迷、窒息或其他危重病人，因其已失去知觉，或为争取时间解除呼吸道梗阻，可以不用麻醉。如果要在气管切开前先放入气管插管或气管镜以保证呼吸道通畅，且病人有此需要时，也可采用全身麻醉。

4. 切口

多采用直切口，术者用左手拇指和示指固定喉部，自甲状软骨下缘至胸骨上窝，沿颈前正中线切开皮肤和皮下组织。

5. 分离气管前组织

用止血钳或剪，沿白线上下向深部分离两侧颈前肌，并用拉钩将分离的肌肉牵向两侧，以显露气管前壁、甲状腺峡部及甲状腺下静脉丛。如遇甲状腺下静脉丛的横支，应将其结扎切断。如甲状腺峡部妨碍手术进行，可用两把止血钳将峡部钳夹切断，断端贯穿缝合结扎。在分离过程中，切口两侧拉钩的力量应均匀，并经常用手指触摸环状软骨和气管环，以便手术始终沿气管前中线进行。

6. 切开气管

气管前壁充分显露后，用弯刀在预计切开的气管环下方，刀刃向下刺入气管，然后将刀柄立起，刀刃转向上，用刀尖挑开第 2、3 或第 3、4 气管环，不得低于第 5 气管环。刀尖切勿插入过深，以免刺伤气管后壁和食管前壁。

7. 插入气管套管

切开气管后，用气管撑开器或弯止血钳伸入并撑开气管切口，插入大小合适、带有管芯的气管套管外管，立即取出管芯，放入内管。如有分泌物流出，可用吸引器吸出分泌物。气管套管放入后，在尚未系带之前，必须一直用手固定，否则病人用力咳嗽，套管有可能被咳出。

8. 创口处理

气管套管插入后，用带子将其牢固地系于颈部，松紧适度，一般以能塞入一横指为宜，以防脱出。固定用系带注意要打死结。根据切口大小，可在切口上端缝合 1 ~ 2 针。最后，用一块剪开一半的纱布垫入伤口和套管之间，再用一块单层的无菌湿纱布盖在气管套管口外，手术即告完成。

（六）术后处理

气管切开术后处理是否得当，与病人的治疗效果甚至生命都有极大的关系。若因经验不足或注意不够而处理不当，将造成严重后果。因此，术后处理非常重要。

1）气管套管要固定牢靠，经常检查系带松紧，以防脱管窒息。

2）气管切开后，上呼吸道丧失对吸入空气过滤、加温和湿化的生理作用，故应湿化空气，防止分泌物干结堵管。

3）严格无菌操作，预防呼吸道感染。

4）随时清除套管内、气管内及口腔内分泌物，保持呼吸道通畅。

5）如原发病已愈、炎症消退、自主呼吸良好、呼吸道分泌物不多，便可考虑拔管。拔管时间一般在术后一周以上。拔管前可先试半堵或全堵管口 1～3 天，如患者无呼吸困难即可拔管。拔管后，用蝶形胶布拉紧伤口两侧皮肤，使其封闭，切口内可不填塞引流物。外敷纱布，每日或隔日换药一次，一周左右即可痊愈。拔管后床边仍需备气管切开包，以便在病情反复时进行急救。拔管困难者可带管出院或延期拔管。

附：环甲膜切开术

对于病情危重、需紧急抢救的喉阻塞患者，可先行环甲膜切开术，待呼吸困难缓解后，再行正规气管切开术。环甲膜切开术的手术要点如下：

1. 急速将病人放平，头部尽量后仰，喉头充分向前突出。情况十分紧急时可不考虑消毒和麻醉问题。

2. 术者左手示指摸出甲状软骨下缘和环状软骨上缘，再用示指和拇指固定甲状软骨侧板，右手持小刀或其他锋利的金属片，稍用力插入环甲膜中部横行切开约 1 cm，用气管钩提起环状软骨或用刀柄或止血钳撑开伤口，使空气进入，随即插入橡胶管或气管套管并固定。

3. 梗阻略见缓解后，应尽快补做正规气管切开术。消毒并缝合环甲膜切口，用敷料包扎。

4. 手术时应避免切伤环状软骨，以免术后出现喉狭窄。

5. 情况十分紧急时，用粗的注射针头经环甲膜直接刺入声门下区，亦可暂时缓解喉阻塞症状。应准确掌握进针深度，如过浅针尖孔未刺入声门下区，过深则刺入气管声门下区后壁黏膜内。

四、气管内吸引

（一）目的

呼吸道管理中，为了防止因呼吸道分泌物增加、黏稠或干燥而堵塞气道或气管导管，应使分泌物液化吸引排出、变换体位排出或进行气管内清洗。

（二）适应证

①昏迷、丧失咳痰能力或全身麻醉，气管插管或气管切开后，影响咳痰能力。②黏稠的痰液不能有效咳出，导致呼吸道阻塞。③咯血导致窒息。

（三）器械准备

1）吸引器、吸引管以及冲洗吸引管用的清水瓶。

2）吸引时负压一般在 2.0 ~ 13.3 kPa（15 ~ 100 mmHg）之间。

3）吸引管的长度为 35 ~ 40 cm。在吸引窗前端离开口约 5 mm 处开一小侧孔。

4）吸痰用物每日更换一次，吸痰管每抽一次更换一根。

（四）操作要点

1）气管内吸引要实行无菌操作。吸引导管要柔软，前端开口并有侧孔，粗细以气管或气管导管管径的 1/2 为宜。

2）吸引前充分给氧。术者戴消毒手套，气管内插管及气管切开吸引时，以消毒钳或手持吸痰管徐徐将吸引管推进至呼吸道，边插边略旋转吸引管，反复开放、关闭压力控制孔，逐步吸出气道分泌物，然后退出吸引管。每次吸引时间不超过 15 s，以免导致缺氧、心脏停搏。

3）吸引不充分时，给氧换气后再反复吸引。

4）吸引前，用气囊使肺膨胀 4 ~ 5 次，有利于分泌物送至支气管。

5）必要时可用支气管镜吸引分泌物。新式气管切开导管和插管，都有用于插入支气管镜或吸引管的通道口，气管吸引与人工通气可以同时进行。用支气管镜吸引时还可以观察气管和支气管的情况。

6）经鼻腔气管内吸引适用于清醒较合作的患者。吸引管自一侧鼻腔轻轻插入达到鼻咽腔后，令患者深吸气，迅速将吸引管送入气管。由于操作技术要求高，且需要患者密切配合，常需数次才能成功。

（五）注意事项

1）在胸部物理治疗（体位引流，翻身拍背，协助咳嗽）及雾化治疗后，进行气管内吸引效果会更好。

2）在两次吸引之间，根据需要，给呼吸道滴入支气管扩张剂或含糜蛋白酶的生理盐水 2～3 mL。

3）气管内黏膜损伤出血者，可滴入 0.1% 肾上腺素稀释液 1～2 mL。尽可能使患者将分泌物咳到大气管后再吸引，尽可能减少吸引次数。

4）肺不张或吸引效果不良者选用纤维支气管镜检查，作明视吸引。

5）在吸引过程中应进行心电、呼吸、SO_2 监护，观察吸出分泌物的性质。纤维支气管镜吸取呼吸道分泌物时可进行微生物培养，有助于抗生素的选择和院内感染的控制。

6）吸引时的负压要适当，吸力太小则黏稠的痰液不易吸出，吸力过大则可损伤黏膜。吸引时切不可将吸引机上的吸引管直接连接气管内导管，以免产生急性肺大叶萎陷，而危及生命。

7）吸引管应根据患者气管内径的大小来选择。吸引管太粗会阻塞气道，导致缺氧；太细则吸力不足。儿童尤应注意。

8）吸引时间不能过长，尤其是对心肺疾病患者，以免发生严重缺氧。吸痰前适当增加呼吸机的通气量和吸氧浓度，以防发生缺氧；吸痰结束后立即给予吸氧，必要时可增加氧流量或吸氧浓度；呼吸异常者立即停止吸痰，马上给予供氧、人工呼吸。

9）注意无菌操作，以免交叉感染，口腔和气管的吸引管应严格分开。

五、穿刺

（一）周围静脉穿刺术（venous puncture，VP）

1. 目的

静脉穿刺是临床应用最广泛、最基本的护理技术操作之一，也是临床治疗、抢救患者的重要给药途径之一。一般选择容易固定的静脉，如桡侧皮静脉、尺侧皮静脉、前臂正中静脉，下肢可穿刺隐静脉。用静脉留置导管可避免急救和转运途中的滑脱及静脉壁损伤。小儿要用夹板固定静脉穿刺的肢体。

2. 操作要点

静脉留置导管的穿刺方法：穿刺部位静脉近心端扎止血带，消毒局部，轻拉穿刺静脉下方的皮肤以使其固定；平稳进针，针尖进入血管后有回血；再稍进针，待外套管进入血管后拔去金属内芯，如仍有血流出，表示导管已在静脉内，再将外套管推进血管内少许，即可连接输液装置；最后用胶布固定。

失败原因可能有：内芯和外套管之间夹有穿刺处的皮肤；虽有回血，但外套管还没有进入血管内；进针或拔内芯时，内芯刺破外套管进而刺穿血管。

（二）锁骨下静脉穿刺插管术

1. 目的

锁骨下静脉穿刺插管术是在穿刺基础上插管，适用于需持续补液的病人，以使病人免遭频繁穿刺浅静脉之苦，必要时也可作采血化验、插管加压输液、中心静脉压测定、放置 Swan-Ganz 导管、输入胃肠外营养、临时安装起搏器。该静脉口径大，位置恒定，为深静脉穿刺的首选静脉。

2. 操作要点

患者取舒适体位，选锁骨中点下缘为 A 点，胸壁和上臂形成的腋窝皱褶为 B 点，A 点与 B 点的连线中点为穿刺进针点（C 点），如腋窝皱褶点因皮下脂肪多而难以确定，可以用该处胸大肌肌腱定位。穿刺针针头与胸壁成 30°～40°角，朝锁骨中点方向进针，浅可在 2～3 cm、深可在 4～5 cm 处刺入锁骨下静脉，以 Seldinger 法依次置入导丝，拔出穿刺针，扩张穿刺局部皮肤后即可沿导丝插入静脉导管。抽吸导管仍有回血，插管即告成功。拔出导丝，固定导管。此即为抢救中独显优势的“三中点法”。

“三中点法”锁骨下静脉通路技术与其他的静脉穿刺方法相比，有其独特的优势：①解剖位置相对固定，部位易显露，穿刺成功率高。②容易保持穿刺针口清洁，换药固定，并发症少。③输液期间用肝素封闭，患者可自由活动，立卧位均可。④导管视病情发展，可作长期留置。总之，“三中点法”定位准确、操作快速、容易掌握、成功率高、并发症少，是目前抢救急诊危重患者值得推荐的一种安全、快速、有效的静脉通路新技术。

（三）颈内静脉穿刺插管术

颈内静脉可分为 3 段，甲状软骨上缘水平以上为上段；甲状软骨上缘水平以下分成中、下两段。上段在胸锁乳突肌内侧，中段在由胸锁乳突肌的胸骨头和锁骨头与锁骨所形成的三角内，下段在胸锁乳突肌的锁骨头前部的后侧。穿刺方法有 3 种：

1. 前路穿刺

穿刺点在胸锁关节和耳垂后方乳突之间连线的中点，于胸锁乳突肌的内侧缘进针，针头指向同侧乳头，与冠状面成30°~40°角。

2. 中路穿刺

在胸锁乳突肌的胸骨头和锁骨头与锁骨所形成的三角的顶点，颈总动脉搏动的稍外侧进针，针头指向同侧乳头，与皮肤面成30°角，进针2~4 cm。

3. 后路穿刺

在胸锁乳突肌外侧缘后方、锁骨上2横指处进针。针头指向同侧胸锁关节的后方。

颈内静脉是上腔静脉系的主要属支之一，离心脏较近，当心房舒张时，管腔压力较低，故穿刺插管时要防止空气进入形成气栓。穿刺时穿刺针进入方向不可过于偏外，因静脉角处有淋巴导管（右侧）或胸导管（左侧）进入，以免损伤导管。穿刺针不可向后过深，以免损伤静脉后外侧的胸膜顶，造成气胸。选右侧颈内静脉比左侧安全幅度大，且易于成功，因右侧颈内静脉与右侧头臂静脉、上腔静脉几乎垂直，插管插入颈内静脉后可继续向下垂直推进，也无失误的可能。穿刺针进入静脉后可抽到回血，确认是静脉血后即可开始插管。插管方法同前。

（四）动脉穿刺术和置管术

目的：持续精确地监测动脉血压；多次获取动脉血标本；测定心输出量；血液净化的通路；经动脉输液、输血。

1. 股动脉置管

（1）器材

带内芯的穿刺针、导丝、留置动脉内的导管。

（2）操作

穿刺点选取腹股沟韧带下方2 cm股动脉搏动处，局部备皮，消毒，铺无菌巾。术者戴消毒手套，手指触摸动脉搏动确定位置后，固定血管，在触摸动脉的两手指之间进针。穿刺点可局部麻醉。针头以45°角刺入皮肤和动脉，见到回血后拔出针芯，放入导丝，将导丝留于动脉内，拔出穿刺针。将动脉导管内腔穿过导丝，在导丝引导下插入动脉内。必要时可用动脉扩张导管扩张穿刺的隧道，以利于导管顺利插入。导管位置合适后，拔出导丝，连接导管接头，缝合固定导管于皮肤上，局部消毒后包扎。

2. 桡动脉置管

在桡骨远端近腕关节处触摸桡动脉搏动，消毒，置无菌巾，局部麻醉。局部可作小切口，或直接穿刺。操作同上述方法。

3. 足背动脉置管

先阻断足背动脉，检查足趾有无苍白、甲皱循环充盈缓慢等缺血征象。证实除足背动脉外，还有侧支动脉供血后，才可进行穿刺。方法同上。

并发症：血栓形成、栓塞、出血、感染等。

（五）骨髓穿刺术

1. 适应证

各类血液病的诊断（血友病等禁用），败血症，某些传染病需行骨髓细菌培养者，某些寄生虫病需骨髓涂片寻找原虫者，恶性肿瘤疑骨髓转移者。

2. 操作准备

清洁盘，骨髓穿刺包，洁净玻片 6～8 张，推片 1 张，细菌培养瓶（按需要准备）。

3. 操作方法

（1）髂前上棘穿刺术

1）患者仰卧，以髂前上棘后上的一段较宽髂缘为穿刺点，局部常规消毒后铺洞巾，局部麻醉应达骨膜。

2）术者左手拇指及示指分别在髂前上棘内外固定皮肤，右手持穿刺针（固定钮固定在 1.5～2.0 cm 处），垂直刺入达骨膜后再进 1 cm 即达骨髓腔。

3）刺入骨髓腔时有落空感，当即抽出针芯，接上 20 mL 干燥注射器，抽取骨髓约 0.2 mL 作涂片检查；如作培养，宜取 2～3 mL。

4）术毕即插回针芯，拔出针头，局部敷以无菌纱布，用胶布固定。

（2）髂后上棘穿刺术

1）患者侧卧，髂后上棘一般均突出于臀部之上，位于髂骨的两侧；或取髂骨上缘 6～8 cm 与脊柱旁开 2～4 cm 的交点为穿刺点。

2）穿刺针的方向几乎与背部垂直，稍向外侧倾斜。

（3）胸骨柄穿刺术

1）患者仰卧于治疗台上，肩背部垫枕使头尽量后仰，并转向左侧，以充分暴露胸骨上切迹。

2）术者立于患者头侧，先用左手拇指摸清胸骨上切迹，并紧贴胸骨柄上缘将皮肤向下压紧，右手持针由切迹中央沿胸骨柄水平方向进针，慢慢旋转刺入，达胸骨柄上缘骨板正中，深度 1～1.5 cm。

(4) 脊椎棘突穿刺术

1) 患者侧卧或反向坐于椅上，两臂置于椅背，头枕于臂上。

2) 以上部腰椎棘突为穿刺点，左手拇指及示指在预定穿刺的棘突上下固定皮肤，右手持针由棘突的侧方或中央垂直刺入。

(5) 胫骨穿刺术（仅适用于2岁以内的患儿）

1) 患儿仰卧于治疗台上，由助手固定其下肢。以胫骨结节平面下约1 cm（或胫骨上、中1/3交界处）内侧面胫骨为穿刺点。

2) 左手拇指及示指固定皮肤，右手持针，针尖在骨面正中垂直刺入。

4. 注意事项

1) 术前应向患者说明检查目的与方法，以取得配合。

2) 穿刺针经皮肤达骨膜后，针头应与骨面垂直，缓慢旋转进针，持针须稳妥，切忌用力过猛或针头在骨面上滑动。如已刺入骨髓腔，此时针头应固定不动。

3) 抽取骨髓涂片检查时，应缓慢增加负压，当注射器内见血后应立即停止抽吸，以免骨髓被稀释。同时要作涂片及培养者，应先抽骨髓少许涂片，再抽骨髓培养，不可一次抽出。取下注射器后，应迅速插回针芯，以防骨髓外溢。

4) 胸骨柄穿刺时，要求穿刺角度一定要与胸骨柄平行，以防止针尖滑脱或刺穿胸骨柄后壁皮质。

（六）腰椎穿刺术

1. 适应证

1) 中枢神经系统疾病，为明确诊断、鉴别诊断和随访疗效，取脑脊液做常规、生化、细菌学与细胞学等检查，测颅内压，以及进行某些特殊检查，如脊髓造影和核素脑池扫描等。

2) 通过椎管内注射药物达到治疗疾病的目的。

3) 可疑椎管内病变，进行脑脊液动力学检查，以明确脊髓腔内有无阻塞及阻塞程度。

2. 禁忌证

1) 凡有脑疝征象（如双侧瞳孔不等大、去皮质强直、呼吸抑制等）者，属绝对禁忌。

2) 临床诊断为颅内占位性病变，存在视盘（视乳头）水肿，颅骨线X片或CT扫描提示有显著颅内压增高的患者。

3）穿刺部位有皮肤和软组织感染者，腰椎穿刺造成椎管甚至颅内感染。

4）开放性颅脑损伤或者有感染的脑脊液漏，腰椎穿刺放液可造成颅内逆行感染。

5）穿刺部位有腰椎畸形或骨质破坏者。

6）全身严重感染（败血症）、休克或濒于休克者，或躁动不安不能配合者。

7）上颈段脊髓占位性病变，脊髓功能完全消失时，腰椎穿刺术后易出现病情恶化，甚至呼吸停止。

3. 操作步骤

1）术前向患者和家属说明检查的目的与必要性，减少其顾虑，取得他们的合作。

2）做局部麻醉药皮内试验。

3）病人取去枕平卧位，床面平整，保持姿势平稳，病人头与身体成一直线，躯干背面应与检查台垂直，头部向胸前尽量俯屈，下肢尽量向胸腹部屈曲，使脊背弯成弓状，椎间隙增大到最大程度。如病人意识不清，可由助手协助维持体位。

4）选择穿刺点。两髂嵴最高点的连线与背部正中线的交点为第 4 腰椎棘突。一般选取腰 3 ~ 4 或腰 4 ~ 5 椎间隙进行穿刺。

5）消毒皮肤，铺孔巾。

6）局麻：先于穿刺间隙做一皮丘，然后垂直刺入，浸润皮下及深层组织。

7）进针：在选定的腰椎间隙，以左手拇指紧按住皮肤以固定，右手持穿刺针，针尖由穿刺点垂直脊背稍向头侧倾斜刺入，如针尖遇到骨质时将穿刺针方向略做深浅调节，当针尖穿过黄韧带和硬脊膜时，可感阻力突然减轻。此时针尖可能已进入蛛网膜下腔，取出针芯，即有脑脊液滴出。若无脑脊液滴出，可将穿刺针捻转或略做深浅调节，亦可缓慢将针退出，直到脑脊液顺利滴出。仍无脑脊液滴出，可将穿刺针退出皮下，调整方向后，再行刺入。

8）测压：见到脑脊液滴出后即接上测压管，嘱患者完全放松，平稳呼吸，将头稍伸直，双下肢改为半屈位，进行测压，先测初压。如压力高，不可释放脑脊液，将针拔出，仅取压力管中的脑脊液做细胞计数和生化测定。如压力不高，可缓慢放出需要量的脑脊液，放液后测终末压力。

9）将未污染的针芯插入，将穿刺针拔出。局部再次消毒，覆以无菌纱布，胶布固定。

10）穿刺后嘱病人去枕仰卧或俯卧，足部抬高 4 ~ 6 h，以免发生脑脊液经穿刺针孔漏入硬膜外隙引起颅内压降低，导致腰椎穿刺后头痛。若有头痛、恶心，可延长平卧时间，并酌情对症处理。

4. 注意事项

1）测压前，病人头部应与身体呈一直线，全身放松，均匀呼吸，头颈部及腰部不应过度弯曲，以免压迫颈静脉和腹腔静脉，使压力假象增高。

2）测压时若脑脊液液柱上升过快，可用手指按住测压管末端，使液柱缓慢上升。如拔出针芯时，见脑脊液喷出，提示压力很高，则不应继续测压，应立即静脉滴注20%甘露醇。

3）注意有无感染、脑疝、低颅压反应、截瘫及大小便障碍等。

（七）胸腔穿刺术

1. 适应证

1）为明确胸腔积液的性质、辅助明确诊断或缓解呼吸困难症状等。

2）通过抽气、抽液、胸腔减压治疗单侧或双侧气胸、血胸或血气胸。

3）向胸腔内注射抗肿瘤或促进胸膜粘连的药物。

2. 操作方法及程序

（1）术前准备

①穿刺点的选择与定位：若是胸腔抽气则多选在锁骨中线第2前肋间，若是抽液则多选在肩胛线、腋后线，或腋中线的第7、8肋间。若为包裹积液或少量积液穿刺，则要依据胸透正侧位胸片、超声定位。②准备胸腔穿刺包。

（2）麻醉与体位

①麻醉：皮肤消毒，铺单后，用1%～2%利多卡因，先在穿刺点处作一皮丘，然后将麻药向胸壁深层浸润至壁胸膜，待注射器回抽出气体或液体证实已进入胸腔后拔出麻醉针头。②体位：一般为坐位，如病情较重可取半卧位。

（3）手术步骤

1）局部麻醉后，应用胸腔穿刺针从皮肤穿刺进入，针头应沿着肋间隙的下部，下一肋骨的上缘进入胸腔。这样既可避免损伤肋间血管，又可作为进入胸膜腔的标志，避免进针过深而伤及肺组织。有经验的医师在针头刺入胸膜腔时能感到落空感，表明针头已进入胸腔。也可采用带有一定负压的注射器，以便更好地显示针头是否进入胸膜腔。

2）当术者调整好针头位置，可以顺利地抽出气体或液体后，即由助手用血管钳在靠近皮肤表面将针头固定，避免针头移位。穿刺针通过10 cm长的乳胶管与一个30 mL或50 mL的注射器相连接。待注射针管抽满时，由助手用另一把血管钳夹闭乳胶管，取下注射针管排出气体或液体，如此可以避免空气进入胸腔。然后将注射针管再连接上乳胶管继续抽吸。一次性胸腔穿刺包使用比较方便，操作可由一人完成。

3. 注意事项

1）穿刺过程中应严密观察患者的呼吸及脉搏状况，对于有紧张心理的个别患者应事先帮助其消除畏惧心理，穿刺过程中如发生晕针或晕厥，应立即停止操作，并进行相应的处理。

2）穿刺针进入胸腔不宜过深，以免损伤肺组织。一般以针头进入胸腔 0.5 ~ 1.0 cm 为宜。在抽吸过程中，肺的复张牵拉刺激会导致病人咳嗽，应将针头迅速退到胸壁内，待病人咳嗽停止后再进针抽吸。

3）每次穿刺原则上是抽尽为宜，但对大量胸腔积液，第一次抽液一般不超过 1000 mL，以后每次抽液一般不超过 1500 mL。若因气胸或积液使肺长期受压，抽吸时速度不要过快，以免发生复张性肺水肿，当病人主诉胸闷难受时则应停止操作。

（八）腹腔穿刺术

1. 适应证

1）抽取腹腔积液进行各种实验室检查，以寻找病因及明确诊断。

2）对大量腹水患者，可适当抽放腹水，以缓解胸闷、气短等症状。

3）腹腔内注射药物，以辅助治疗。

4）注入空气（人工气腹）以增加腹压，使膈肌上升，间接压迫两肺，促进肺空洞的愈合，在肺结核空洞大出血时，人工气腹可作为一项止血措施。

2. 禁忌证

1）广泛腹膜粘连者。

2）有肝性脑病先兆、棘球蚴病及巨大卵巢囊肿者。

3）大量腹水伴有严重电解质紊乱者禁忌大量放腹水。

4）精神异常或不能配合者。

3. 操作方法

1）体检：术前进行腹部检查，叩诊移动性浊音，确认有腹水。

2）合适体位：患者取平卧、半卧、侧卧位，必要时也可坐在靠背椅上。

3）暴露穿刺部位，标记穿刺点：①左下腹脐与左髂前上棘连线中、外 1/3 交点。②脐与耻骨联合连线中点上方 1.0 cm 偏左处或 1.5 cm 偏右处。③侧卧位，脐水平线与腋前或腋中线交界处。④积液量少或包裹时，可在 B 超引导下定位。

4）术者打开穿刺包，戴无菌手套，检查手术器械（注意注射器乳头是否与穿刺针匹配，针头是否锐利）。

5）术者铺洞巾，用止血钳固定，助手协助术者打开注射器包装，取5 mL/50 mL注射器；核对局麻药的名称、浓度、剂量。消毒安瓿，打开局麻药，术者抽取药物（注意针头不可触及安瓿瓶口）。

6）用局麻药在穿刺点处自皮肤至腹膜壁层分层行浸润性局麻（先在皮下打直径5～10 mm皮丘，再沿皮下、肌肉、腹膜等逐层麻醉，注意推麻药前要回抽，了解是否在血管内，同时掌握深度）。

7）穿刺术：①诊断性穿刺：用20～50 mL注射器和7号针尖经麻醉处直接进行穿刺。②腹腔放液：先垫好多头腹带，左手固定穿刺部位，右手持穿刺针经麻醉处刺入皮肤后，以45°～60°角斜刺入皮下，再垂直缓慢刺入腹腔。突破腹膜后有落空感，即可抽液或引流腹水。大量放腹水者，一次不能超过3000 mL，需用多头腹带包扎以防腹压骤降。

8）穿刺完毕后拔出针，针眼处以0.1%碘伏消毒，覆盖无菌纱布，手指压迫数分钟，胶布固定。

9）术后嘱患者平卧，注意使穿刺针孔位于上方，以免腹水继续漏出。测脉搏、血压、腹围。放液前后应测量血压。

（九）心包穿刺术

1. 适应证

1）急性心脏压塞或大量心包积液。

2）病因未明的心包积液的诊断。

3）心包腔内注射药物。

2. 禁忌证

1）有出血倾向或血小板低于50×10^{9}/L者。

2）正在接受抗凝治疗者。

3）患者不能配合。

3. 操作方法

1）患者取坐位或半卧位。

2）穿刺部位位于剑突与左肋弓缘夹角处，亦可在第5肋或第6肋间心浊音界内2 cm左右。

3）常规消毒皮肤、铺巾，以1%利多卡因或普鲁卡因进行局部麻醉。

4）术者持针穿刺，助手用血管钳夹住与其连接的导液橡胶管，于剑突下进针时针体与腹壁成30°～40°角，针尖指向左肩；于心尖部进针时针尖指向右肩。避开肋骨下缘，针尖抵抗感突然消失，提示针已穿透心包壁层，同时感到心脏搏动应稍退针，以免划伤心脏。此时，松开血管钳，缓慢抽吸，记液量。留标本送检。

5）术毕拔出针后盖消毒纱布，压迫止血，胶布固定。

4. 注意事项

1）严格掌握适应证。

2）术前行心脏超声检查，确定积液的有无、量的大小、穿刺部位等。在超声引导下穿刺更为准确与安全。

3）术前向患者作好解释，消除顾虑，嘱患者术中切勿咳嗽或深呼吸，必要时可用镇静剂。必要时可肌内或静脉注射阿托品，预防穿刺心包时的血管迷走神经反射（心动过缓、心脏停搏、低血压等）。

4）第 1 次抽液量不宜超过 100～200 mL，以后可渐增至 300～500 mL，不可过多过快。

5）为防止误穿心腔，可用无菌导线连接穿刺针的金属尾端与心电图的胸导联（心电图机必须接地良好）。穿刺时进行心电图监测，一旦误穿脏层心包与室壁时，心电图上 ST 段显著上抬；触及心房时，P-R 段显著上抬，此时应立即退针。若抽出鲜血，应立即停止抽吸，密切观察患者有无心脏压塞症状。

6）术中、术后均应密切观察病人呼吸、血压、脉搏等变化。

（十）耻骨上膀胱穿刺术

1. 适应证

1）急性尿潴留导尿未成功者。

2）需膀胱造口引流者。

3）经穿刺采取膀胱尿液作检验及细菌培养。

4）小儿、年老体弱不宜导尿者。

2. 操作方法

1）穿刺前，膀胱内必须有一定量的尿液。

2）下腹部皮肤消毒，在耻骨联合上缘一横指正中部行局麻。

3）选好穿刺点，以穿刺针向后下方倾斜刺入膀胱腔内。拔出针芯，即有尿液溢出，将尿液抽尽并送检。

4）过分膨胀的膀胱，抽吸尿液宜缓慢，以免因膀胱内压降低过速而出血，或诱发休克。

5）如用套管针穿刺做耻骨上膀胱造口者，在上述穿刺点行局麻后先做一皮肤小切口后，将套管针刺入膀胱，拔出针芯，再将导管经套管送入膀胱，观察引流通畅后，拔出套管，妥善固定引流导管。

6）对曾经做过膀胱手术的患者进行操作时需特别慎重，以防穿入腹腔伤及肠管。

六、机械通气

机械通气从仅作为肺脏通气功能的支持治疗开始，经过多年来医学理论的发展及呼吸机技术的进步，已经成为涉及气体交换、呼吸做功、肺损伤、胸腔内器官压力及容积环境、循环功能等，可产生多方面影响的重要干预措施，并主要通过提高氧输送、肺脏保护、改善内环境等途径成为治疗多器官功能不全综合征的重要治疗手段。

（一）目的

机械通气的生理学作用：提供一定水平的分钟通气量以改善肺泡通气；改善氧合；提供吸气末压（平台压）和呼气末正压（PEEP）以增加吸气末肺容积（EILV）和呼气末肺容积（EELV）；对气道阻力较高和顺应性较低者，机械通气可降低呼吸功耗，缓解呼吸肌疲劳。因此，应用机械通气可达到以下临床目的：

1. 纠正急性呼吸性酸中毒

通过改善肺泡通气使 $PaCO_2$ 和 pH 得以改善。通常应使 $PaCO_2$ 和 pH 维持在正常水平。对于慢性呼吸衰竭急性加重者（如 COPD），应达到缓解期水平。对存在气压伤较高风险的患者，应适当控制气道压水平。

2. 纠正低氧血症

通过改善肺泡通气、提高吸入氧浓度、增加肺容积和减少呼吸功耗等手段以纠正低氧血症。机械通气改善氧合的基本目标是 PaO_2>60 mmHg 或 SaO_2>90%。动脉氧含量（CaO_2）与 PaO_2 和血红蛋白（HB）有关，而氧输送量（DO_2）不但与 CaO_2 有关，还与心输出量有关，因此，为了改善组织缺氧，应考虑上述因素对 DO_2 的影响。

3. 降低呼吸功耗，缓解呼吸肌疲劳

由于气道阻力增加、呼吸系统顺应性降低和内源性呼气末正压（PEEPi）的出现，呼吸功耗显著增加，严重者出现呼吸肌疲劳。对这类患者适时使用机械通气可以减少呼吸肌做功，达到缓解呼吸肌疲劳的目的。

4. 防止肺不张

对于可能出现肺膨胀不全的患者（如术后胸腹活动受限等），机械通气可通过增

加肺容积而预防和治疗肺不张。

5. 为安全使用镇静和肌松剂提供通气保障

对于需要抑制或完全消除自主呼吸的患者，如接受手术或某些特殊操作者，呼吸机可为使用镇静和肌松剂提供通气保障。

6. 稳定胸壁

在某些情况下（如肺叶切除、连枷胸等），由于胸壁完整性受到破坏，通气功能严重受损，此时机械通气可通过机械性扩张使胸壁稳定，以保证充分的通气。

（二）应用指征

在出现较为严重的呼吸功能障碍时，应使用机械通气。如果延迟实施机械通气，患者因严重低氧和CO_2潴留而出现多脏器功能受损，机械通气的疗效显著降低。因此，机械通气宜早实施。符合下述条件应实施机械通气：经积极治疗后病情仍继续恶化；意识障碍；呼吸形式严重异常，如呼吸频率>35～40次/分或<6～8次/分，呼吸节律异常，自主呼吸微弱或消失；血气分析提示严重通气和/或氧合障碍：PaO_2<50 mmHg，尤其是充分氧疗后仍<50 mmHg；$PaCO_2$进行性升高，pH动态下降。

下述情况实施机械通气时可能使病情加重：如气胸及纵隔气肿未行引流，肺大疱和肺囊肿，低血容量性休克未补充血容量，严重肺出血，气管—食管瘘等。但在出现致命性通气和氧合障碍时，应积极处理原发病（如尽快行胸腔闭式引流、积极补充血容量等），同时不失时机地应用机械通气。

（三）无创正压通气（NPPV）

NPPV是指无须建立人工气道的正压通气，常通过鼻/面罩等方法连接患者。临床研究证明，对某些病例进行NPPV可以减少急性呼吸衰竭的气管插管或气管切开及相应的并发症，改善预后；减少慢性呼吸衰竭患者对呼吸机的依赖，减少患者的痛苦和医疗费用，提高生活质量。

NPPV可以避免人工气道的不良反应和并发症（气道损伤、呼吸机相关性肺炎等），同时也不具有人工气道的一些作用（如气道引流、良好的气道密封性等）。由于NPPV不可避免地存在或多或少的漏气，使得通气支持不能达到与IMV相同的水平，临床主要应用于意识状态较好的轻、中度呼吸衰竭患者，或自主呼吸功能有所恢复、从IMV撤离的呼吸衰竭患者；而有意识障碍、有并发症或多器官功能损害的严重呼吸衰竭患者宜选择IMV。NPPV与IMV各自具有不同的适应证和临床地位，两者相互补充，而不是相互替代。

1. 适应证和禁忌证

适应证：患者出现较为严重的呼吸困难，辅助呼吸机、常规氧疗方法（鼻导管和面罩）不能维持氧合或氧合障碍有恶化趋势时，应及时使用 NPPV。但患者必须具备使用 NPPV 的基本条件：较好的意识状态、咳痰能力、自主呼吸能力、血流动力学稳定和良好的配合 NPPV 的能力。

禁忌证：意识障碍，呼吸微弱或停止，无力排痰，严重的脏器功能不全（上消化道大出血、血流动力学不稳定等），未经引流的气胸或纵隔气肿，严重腹胀，上气道或颌面部损伤/术后/畸形，不能配合 NPPV 或对面罩不适等。

2. 临床应用

对于急性加重期 COPD（AECOPD）、急性心源性肺水肿和免疫抑制患者，已有较多的 RCT 研究表明，较早地应用 NPPV 可降低这类患者的气管插管率和住院病死率。对于支气管哮喘持续状态、术后可能发生呼吸衰竭和拒绝插管者，仅有为数不多的研究表明 NPPV 可能对这些患者有效，部分患者有避免气管插管的可能，证据尚不充分，临床可以试用，但不作为一线治疗手段。而对于肺炎和 ARDS，目前支持证据很有限，对于病情相对较轻者才可试验性使用，但须严密观察，一旦病情恶化，立即采取气管插管行有创通气治疗，以免延误病情。

3. 呼吸机的选择

要求能提供双水平正压通气模式，提供的吸气压力可达到 20～30 cmH_2O，能满足患者的高流量气体（>100 L/min）吸气需求，并具备基本的报警功能；若用于Ⅰ型呼吸衰竭，要求能提供较高的吸氧浓度（>50%）和更高的流速需求。

4. 连接方式

应准备不同大小型号的鼻罩和口鼻面罩以供不同患者使用。鼻罩和口鼻面罩都能用于急性呼吸衰竭的患者，在应用 NPPV 的初始阶段，应首先考虑应用口鼻面罩，患者病情改善 24 小时后还需较长时间应用者，NPPV 可更换为鼻罩。

5. 通气模式与参数调节

持续气道正压和双水平正压通气是最常用的两种通气模式，后者最为常用。双水平正压通气有两种工作方式：自主呼吸通气模式（S 模式，相当于 PSV+PEEP）和后备控制通气模式（T 模式，相当于 PCV+PEEP）。因此，BiPAP 的参数设置包括吸气压（IPAP）、呼气压（EPAP）及后备控制通气频率。当自主呼吸间隔时间低于设定值（由后备频率决定）时，即处于 S 模式；自主呼吸间隔时间超过设定值时，即由 S 模式转向 T 模式，即启动时间切换的背景通气 PCV。在 ACPE 患者中首选 CPAP，如果存在高碳酸血症或呼吸困难不缓解的情况可考虑换用 BiPAP。

BiPAP 参数调节原则：IPAP/EPAP 均从较低水平开始，患者耐受后再逐渐上调，直到达到满意的通气和氧合水平，或调至患者能耐受的水平。BiPAP 模式通气参数设置的常用参考值如表 1 所示。

表 1　双水平正压通气模式参数设置的常用参考值

参数	常用值
IPAP/潮气量	10 ~ 25 cmH_2O/7 ~ 15 mL/kg
EPAP	3 ~ 5 cmH_2O（Ⅰ型呼吸衰竭时用 4 ~ 12 cmH_2O）
后备频率（T 模式）	10 ~ 20 次/分
吸气时间	0.8 ~ 1.2 s

6. NPPV 转换为有创通气的时机

在应用 NPPV 过程中及时、准确地判断 NPPV 的效果，对于是继续应用 NPPV，还是转换为 IMV 具有重要意义：可以提高 NPPV 的有效性，又可以避免延迟气管插管，从而提高 NPPV 的安全性。能够成功应用 NPPV 的患者的特征是：基础病情较轻，应用 NPPV 后血气能快速明显改善，呼吸频率下降。可能失败的相关因素为：较高的 APACHE Ⅱ评分，意识障碍或昏迷，对 NPPV 的初始治疗反应不明显，胸片提示肺炎，呼吸道分泌物很多，高龄，满口缺齿，营养不良等。

（四）机械通气的基本模式

1. 分类

（1）定容型通气和定压型通气

1）定容型通气：呼吸机以预设通气容量来管理通气，即呼吸机送气达预设容量后停止送气，患者依靠肺、胸廓的弹性回缩力被动呼气。

常见的定容型通气模式有容量控制通气、容量辅助—控制通气、间歇指令通气（IMV）和同步间歇指令通气（SIMV）等，也可将它们统称为容量预设型通气（Volume Preset Ventilation，VPV）。

VPV 能够保证潮气量恒定，从而保障分钟通气量；VPV 的吸气流速波形为恒流波形，即方波，不能满足患者的吸气需要，尤其是存在自主呼吸的患者。这种人与机的不协调会增加对镇静剂和肌松剂的需求，并消耗很高的吸气功，从而诱发呼吸肌疲劳和呼吸困难；当肺顺应性较差或气道阻力增加时，气道压会过高。

2）定压型通气：呼吸机以预设气道压力来管理通气，即呼吸机送气达预设压力且在吸气相维持该压力水平。潮气量是由气道压力与 PEEP 之差及吸气时间决定，并受呼吸系统顺应性和气道阻力的影响。

常见的定压型通气模式有压力控制通气（PCV）、压力辅助控制通气（P-ACV）、压力控制—同步间歇指令通气（PC-SIMV）、压力支持通气（PSV）等，统称为压力预设型通气（Pressure Preset Ventilation，PPV）。

PPV 时潮气量随肺顺应性和气道阻力而改变；气道压力一般不会超过预置水平，这利于限制过高的肺泡压和预防 VILI；流速多为减速波，肺泡在吸气早期即充盈，利于肺内气体交换。

（2）控制通气和辅助通气

1）控制通气（Controlled Ventilation，CV）：呼吸机完全代替患者的自主呼吸，设定呼吸频率、潮气量、吸呼比、吸气流速，呼吸机提供全部的呼吸功。

CV 适用于严重呼吸抑制或伴呼吸暂停的患者，如麻醉、中枢神经系统功能障碍、神经肌肉疾病、药物过量等情况的患者。在 CV 时可对患者呼吸力学进行监测，如静态肺顺应性、内源性 PEEP、阻力、肺机械参数。

CV 参数设置不当，可造成通气不足或过度通气；应用镇静剂或肌松剂可能导致分泌物清除障碍等；长时间应用 CV 将导致呼吸肌萎缩或呼吸机依赖。故应用 CV 时应明确治疗目标和治疗终点，对一般的急性或慢性呼吸衰竭，只要患者条件许可，宜尽早采用“辅助通气支持”。

2）辅助通气（Assisted Ventilation，AV）：依靠患者的吸气驱动力触发呼吸机吸气活瓣实现通气。当存在自主呼吸时，根据气道内压力降低（压力触发）或气流（流速触发）的变化触发呼吸机送气，按预设的潮气量（定容）或吸气压力（定压）输送气体，呼吸功由患者和呼吸机共同完成。

AV 适用于呼吸中枢驱动正常的患者，通气时可减少或避免应用镇静剂，保留自主呼吸以减轻呼吸肌萎缩，改善机械通气对血流动力学的影响，进而利于撤机。

2. 常用模式

（1）辅助控制通气

辅助控制通气（Assist-Control ventilation，ACV）是辅助通气（AV）和控制通气（CV）两种模式的结合，当患者自主呼吸频率低于预置频率或患者吸气驱动力不能触发呼吸机送气时，呼吸机即以预置的潮气量及通气频率进行正压通气，即 CV；当患者的吸气能触发呼吸机时，以高于预置频率进行通气，即 AV。ACV 分为压力辅助控制通气（P-ACV）和容量辅助控制通气（V-ACV）。

参数设置：①容量切换 A-C：触发敏感度、潮气量、通气频率、吸气流速/流速波形。②压力切换 A-C：触发敏感度、压力水平、吸气时间、通气频率。

特点：A-C 为 ICU 患者机械通气的常用模式，通过设定的呼吸频率及潮气量（或压力），提供通气支持，使患者的呼吸肌得到休息，CV 确保最低的分钟通气量。随病情好转，逐步降低设置条件，允许患者自主呼吸，呼吸功由呼吸机和患者共同完成，呼吸机可与自主呼吸同步。

（2）**同步间歇指令通气**

同步间歇指令通气（Synchronized Intermittent Mandatory Ventilation，SIMV）是自主呼吸与控制通气相结合的呼吸模式，在触发窗内患者可触发和自主呼吸同步的指令正压通气，在两次指令通气之间触发窗外允许患者自主呼吸，指令呼吸是以预设容量（容量控制 SIMV）或预设压力（压力控制 SIMV）的形式送气。

参数设置：潮气量、流速/吸气时间、控制频率、触发敏感度，当压力控制 SIMV 时需设置压力水平。

特点：通过设定 IMV 的频率和潮气量确保最低分钟通气量；SIMV 能与患者的自主呼吸同步，减少患者与呼吸机的对抗，减低正压通气对血流动力学的影响；通过调整预设的 IMV 的频率改变呼吸支持的水平，即从完全支持到部分支持，减轻呼吸肌萎缩；用于长期带机患者的撤机；但不适当的参数设置（如流速及 VT 设定不当）可增加呼吸功，导致呼吸肌疲劳或过度通气。

容量控制通气方式的临床运用：在 SIMV 模式中，容量控制通气方式确保每次通气提供预设的潮气量，这对于需要稳定气道压的患者尤为重要。容量控制可通过适当的流速设定来影响潮气量（VT）和气道压的变化，同时触发方式可选择流速或压力触发。研究表明，流速触发比压力触发更能有效减轻患者的呼吸功。容量控制通气时可以根据肺病变情况（如阻力、顺应性）调整送气波形，选择恒流或减速波，以改善肺内气体分布，从而优化氧合。容量控制还结合了压力限制或容积限制，显著降低了压力伤和容积伤的风险。

这种将容量控制与自主呼吸相结合的方式，尤其是在 SIMV 模式中，允许患者逐步增大自主呼吸，且在撤机期间可以与压力支持通气配合使用，使患者更容易过渡到完全的自主呼吸。因此，容量控制是 SIMV 模式撤机的一种有效方式。容量控制在 ARDS 患者中应用时，需注意调整潮气量以避免平台压过高，减轻肺损伤风险。在参数调节合理的情况下，容量通气模式已克服了传统容量模式的一些局限，成为当前 ICU 中常用的呼吸支持方式之一。

（3）压力支持通气

压力支持通气（Pressure Support Ventilation，PSV）属部分通气支持模式，是由患者触发、压力目标、流量切换的一种机械通气模式，当气道压力达预设的压力支持水平且吸气流速降低至某一阈值水平以下时，由吸气切换到呼气。

参数设置：压力、触发敏感度，有些呼吸机有压力上升速度、呼气灵敏度（ESENS）。

临床应用：适用于有完整呼吸驱动能力的患者，当设定水平适当时，少有人机对抗，可减轻呼吸功；PSV 是自主呼吸模式，支持适当减轻呼吸肌的废用性萎缩；对血流动力学影响较小，可用于心脏外科手术后的患者；一些研究认为 5～8 cmH_2O 的 PSV 可克服气管导管和呼吸机回路的阻力，故 PSV 可应用于呼吸机的撤离；对出现浅快呼吸的患者，应调整 PS 水平以改善人—机不同步。当管路有大量气体泄露，可引起持续吸气压力辅助时，呼吸机就不能切换到呼气相。对呼吸中枢驱动功能障碍的患者，也可导致每分通气量的变化，引起呼吸暂停甚至窒息，因此不宜使用该模式。

（4）持续气道正压

持续气道正压（Continuous Positive Airway Pressure，CPAP）是在自主呼吸条件下，整个呼吸周期（吸气及呼气期间）气道均保持正压，患者完成全部的呼吸功，是呼气末正压（PEEP）在自主呼吸条件下的特殊技术。

参数设置：仅需设定 CPAP 水平。

临床应用：适用于通气功能正常的低氧血症患者。CPAP 具有 PEEP 的各种优点和作用，如增加肺泡内压和功能残气量，增加氧合，防止气道和肺泡的萎陷，改善肺顺应性，降低呼吸功，对抗内源性 PEEP。设定 CPAP 时应根据 PEEPi 和血流动力学的变化，CPAP 过高时可使气道压增加，回心血量减少，对心功能不全患者的血流动力学产生不利影响。但在 CPAP 时，由于存在自主呼吸，胸腔内压可较相同 PEEP 时略低。

（5）双相气道正压通气

双相气道正压通气（Biphasic Positive Airway Pressure，BIPAP）是指给予两种不同水平的气道正压，在高压力水平（Phigh）和低压力水平（Plow）之间定时切换，且其高压时间与低压时间、高压水平与低压水平各自可调。从 Phigh 转换至 Plow 时，呼出气量增加，可改善肺泡通气。该模式允许患者在两种水平上呼吸，可与 PSV 合用以减轻患者呼吸功。

参数设置：高压水平、低压水平、高压时间、低压时间、呼吸频率、触发灵敏度、吸入氧浓度。

临床应用：BIPAP 通气时，气道压力周期性地在高压水平和低压水平之间转换。每个压力水平、压力时间均可独立调节，可转换为反比 BIPAP 或气道压力释放通气（APRV）模式。BIPAP 通气时患者的自主呼吸少受干扰，当高压时间持续较长时，平均气道压增加，可明显改善患者的氧合。BIPAP 通气时可由控制通气向自主呼吸过渡，不用变更通气模式直至呼吸机撤离。该模式具有压力控制模式特点，但在高压水平时又允许患者自主呼吸；与 PSV 合用时，患者容易从控制呼吸向自主呼吸过渡。因此，该模式既适用于氧合障碍型呼吸衰竭，亦适用于通气障碍型呼吸衰竭。

（6）其他模式

1）高频振荡通气（HFOV）是目前所有高频通气中频率最高的一种，可达 15 ~ 17 Hz。由于频率高，每次潮气量接近或小于解剖无效腔。其主动的呼气原理（即呼气时系统呈负压，将气体抽吸出体外），保证了二氧化碳的排出，侧支气流供应使气体得到充分湿化。HFOV 通过提高肺容积、减少呼吸相的压差、降低肺泡压（仅为常规正压通气的 1/15 ~ 1/5）、避免高浓度吸氧等手段改善氧合及减少肺损伤，是目前较为先进的高频通气技术。

应用指征：主要用于重症 ARDS 患者，即 FiO_2>0.6 时 PaO_2/FiO_2<200 且持续 24 h 以上，并且平均气道压（MAP）>20 cmH_2O（或 PEEP>15 cmH_2O），或氧合指数>20（氧合指数 = 平均气道压 × 吸入氧浓度 × 100/氧分压）。

参数设置：

平均气道压（MAP）：为基础气道压，其大小与 PaO_2 关系最为密切。初始设置：高于常规通气 MAP 2 ~ 4 cmH_2O，之后根据氧合和血流动力学调节，最高不超过 45 cmH_2O。

FiO_2 设置：与 MAP 配合，尽量使 FiO_2<60%。

压力变化幅度（ΔP）：每次振荡所产生的压力变化，与 $PaCO_2$ 水平密切相关。初始设置：50 ~ 70 cmH_2O，之后根据 $PaCO_2$ 或胸廓振荡幅度调节。

频率：3 ~ 6 Hz。降低频率有助于降低 $PaCO_2$。

吸气时间占呼吸周期（I/E）：33% ~ 50%。增加 I/E 有助于降低 $PaCO_2$ 和改善氧合。

偏向气流（bias flow）：40 ~ 60 L/min。

气囊漏气：有助于降低 $PaCO_2$。

肺复张法（RM）的应用：联合应用 RM 可进一步改善氧合。

临床应用：成人 ARDS 的 RCT 研究显示，HFOV 在改善氧合方面较常规通气有一定优势，病死率有降低趋势（52% vs 37%），但血流动力学指标及气压伤发生率无显著性差异。因此，HFOV 应被视为具有与常规通气相同疗效和安全性的一种呼吸支持手段，早期应用可能效果更好。

2）成比例辅助通气（Proportional Assist Ventilation，PAV）是一种部分通气支持，呼吸机送气与患者呼吸用力成比例，PAV 的目标是让患者舒适地获得由自身任意支配的呼吸形式和通气水平。

参数设置：流速辅助（FA）、容量辅助（VA）、持续气道正压（CPAP）。

临床应用：呼吸负荷主要包括弹性负荷和阻力负荷。PAV 模式下呼吸机提供的补偿是针对弹性负荷和阻力负荷，与 PSV 相比，呼吸机能更好地与患者配合。该通气方式下的流速—时间波形为接近生理状态的正弦波。研究显示，与其他通气模式比较，相同通气参数时平均气道压较低，对血流动力学影响较小，尤其适用于心功能低下的撤机困难患者。在 PAV 模式下，当患者吸气用力较小时，压力支持水平也较低；当吸气用力较大时，压力支持水平也较高。通过调节 FA、VA，循序渐进地增大自主呼吸，锻炼呼吸肌以适应通气需要，避免患者呼吸机依赖。该模式可作为困难撤机患者的撤机方式，尤其适用于呼吸机依赖的患者，可通过持续气道正压（CPAP）克服内源性 PEEP（PEEPi），使吸气功耗降低。

七、连续性肾脏替代治疗

（一）定义及概述

连续性肾脏替代治疗（CRRT）是指一组体外血液净化的治疗技术，是所有连续、缓慢清除水分和溶质治疗方式的总称。传统 CRRT 应持续治疗 24 h 以上，但临床上可根据患者的治疗需求灵活调整治疗时间。CRRT 的治疗目的不仅仅局限于替代功能受损的肾脏，近年来更扩展到常见危重症的急救，成为各种危重病救治中最重要的支持治疗措施之一。

目前 CRRT 主要包括以下技术：①缓慢连续超滤（SCUF）；②连续性静脉—静脉血液滤过（CVVH）；③连续性静脉—静脉血液透析滤过（CVVHDF）；④连续性静脉—静脉血液透析（CVVHD）；⑤连续性高通量透析（CHFD）；⑥连续性高容量血液滤过（HVHF）；⑦连续性血浆滤过吸附（CPFA）。

除此之外，CRRT 常需联合使用一些其他血液净化技术，例如血浆置换（PE）、双膜血浆置换（DFPP）、内毒素吸附技术、体外二氧化碳去除技术（$ECCO_2R$）、体外膜氧合（ECMO）等。

（二）适应证及禁忌证

1. 适应证

（1）肾脏疾病

重症急性肾损伤：伴血流动力学不稳定和需要持续清除过多水或毒性物质，如急性肾损伤合并严重电解质紊乱、酸碱代谢失衡、心力衰竭、肺水肿、脑水肿、急性呼吸窘迫综合征、外科术后、严重感染等。

慢性肾脏病并发症：急性肺水肿、尿毒症脑病、心力衰竭、血流动力学不稳定等。

（2）非肾脏疾病

包括多器官功能障碍综合征、脓毒血症或感染性休克、急性呼吸窘迫综合征、挤压综合征、乳酸酸中毒、急性重症胰腺炎、心肺体外循环手术、慢性心力衰竭、肝性脑病、药物或毒物中毒、严重容量负荷、严重的电解质和酸碱代谢紊乱、肿瘤溶解综合征、热射病等。

2. 禁忌证

CRRT 无绝对禁忌证，但存在以下情况时应慎用：①无法建立合适的血管通路；②难以纠正的低血压；③恶病质，如恶性肿瘤伴全身转移。

（三）治疗前患者评估

评估患者拟行 CRRT 治疗的适应证和禁忌证，以保证 CRRT 治疗的有效性及安全性。患者是否需要 CRRT 治疗应由有资质的肾脏专科或 ICU 医师决定，但最终决定权归患者或其家属。肾脏专科和/或 ICU 医师负责患者的筛选、治疗方案的确定等。

（四）治疗时机

1）出现危及生命的容量负荷过多（如急性肺水肿）、电解质紊乱或酸碱失衡时，应立即进行 CRRT。

2）当患者治疗所需要的代谢及容量需求超过肾脏能力时，考虑进行 CRRT。

3）重症急性肾损伤（Acute Kidney Injury，AKI）患者，根据 2012 年改善全球肾脏病预后组织（KDIGO）指南的分期，急性肾损伤进入 2 期时可考虑进行 CRRT 干预。

4）心脏术后合并容量负荷的急性肾损伤的患者，可考虑 CRRT 的早期干预。

（五）治疗模式及处方

1. 治疗模式选择

临床上应根据病情严重程度以及不同病因采取相应的 CRRT 模式及设定参数。CVVHD、CVVHDF 及 CVVH 是 CRRT 最为常用的治疗方式，CVVHDF 和 CVVH 具有清除中大分子毒素、炎症因子和代谢产物的优势。但三种模式各具特色，均可作为重症急性肾损伤的治疗方式。SCUF 主要用于以清除过多液体为主的治疗，但溶质清除能力极弱，常用于充血性心力衰竭患者的脱水治疗。

2. 治疗剂量

应依据患者治疗需求和残存肾功能水平选择治疗剂量。推荐采用体重标化的流出液容积作为剂量单位[mL/(kg·h)]，治疗剂量建议为 20 ~ 25 mL/(kg·h)；若采用前稀释治疗模式，治疗剂量可增加 5% ~ 10%。至少每 24 h 对 CRRT 的处方剂量和达成剂量进行评估，要求达成剂量至少大于处方剂量的 80%。当 CRRT 预计治疗时间不足 24 h 时，需通过增加治疗剂量以达到治疗目的。

3. 滤过分数

滤过分数（filtration fraction，FF）是超滤量与经过滤器血浆流量的比值，一般要求控制在 25% ~ 30%。对于 CVVH 和 CVVHDF 模式，置换液既可从血滤器前的动脉管路输入（前稀释），也可从血滤器后的静脉管路输入（后稀释），也可从动脉管路和静脉管路同时输入（混合稀释）。前稀释有利于降低滤过分数，从而延长滤器寿命，而后稀释则具有更高的溶质清除效率。

（六）血管通路

1. 无隧道、无涤纶套的中心静脉导管

常用置管方式为颈内、股静脉及锁骨下静脉插管，右侧颈内静脉及股静脉插管均可作为首选。股静脉留置导管长度建议 20 ~ 25 cm，右侧颈内静脉留置导管长度建议 12 ~ 15 cm，左侧颈内静脉留置导管长度建议 15 ~ 20 cm。置管时应严格进行无菌操作。提倡在超声引导下置管，可提高成功率和安全性。

2. 带隧道、带涤纶套的中心静脉导管

并不推荐常规使用，若预计治疗时间超过 3 周，可使用带隧道、带涤纶套的中心静脉导管，置管方式首选右侧颈内静脉插管。

不推荐采用动静脉内瘘或人工血管作为 CRRT 的血管通路。

（七）抗凝方法

1. 治疗前患者凝血状态的评估和抗凝药物的选择

CRRT 的常用抗凝剂包括肝素、低分子量肝素、枸橼酸、阿加曲班等，当所有抗凝剂均存在使用禁忌时，也可采用无抗凝剂的方式。对于不合并血栓栓塞疾病及其风险的患者，推荐使用局部枸橼酸抗凝作为 CRRT 抗凝的首选方式，这种方式具有滤器管路寿命长、出血风险低等多方面的优势；而对于合并血栓栓塞疾病及其风险的患者，首选肝素类全身抗凝剂。目前尚未有一种抗凝方式适合所有的 CRRT 治疗人群，应个体化选择抗凝方式。

1）如果患者未合并出血风险及凝血功能障碍，并且未接受系统性抗凝药物治疗，推荐 CRRT 抗凝药物选择如下：①只要患者无使用枸橼酸禁忌，建议使用枸橼酸抗凝；②如果患者存在使用枸橼酸的禁忌，建议使用普通肝素或者低分子量肝素抗凝。

2）如果患者合并出血风险且未接受抗凝药物治疗，CRRT 抗凝药物选择如下：①只要患者无使用枸橼酸禁忌，建议使用枸橼酸抗凝，而不是无抗凝剂方式；②患者存在使用枸橼酸禁忌（动脉氧分压<60 mmHg 和/或组织灌注不足、代谢性碱中毒、高钠血症）且无严重肝功能衰竭的患者，建议使用阿加曲班。

3）不建议使用局部肝素化（鱼精蛋白中和）的方式抗凝。

4）对于合并 HIT 的患者，推荐停用所有的肝素类药物，并推荐使用阿加曲班或枸橼酸制剂，而不是其他抗凝药物或无抗凝剂。

2. 抗凝方案

（1）*局部枸橼酸抗凝*

4% 的枸橼酸钠溶液及含 3% 枸橼酸的血液保存液 A（ACD-A）均可用于局部枸橼酸抗凝，其中以 4% 的枸橼酸钠溶液最为常用。以 4% 的枸橼酸钠溶液（mL/h）为例，常用处方常为血流速度（mL/min）的 1.3 倍，维持体外循环中的枸橼酸浓度为 3 ~ 4 mmol/L，滤器后的游离钙水平控制在 0.25 ~ 0.35 mmol/L。静脉血游离钙应控制在 1.0 ~ 1.35 mmol/L，在实际应用中需根据患者 CRRT 治疗前的基础游离钙水平进行调整。

采用局部枸橼酸抗凝时，为避免滤过分数过高，推荐采用 CVVHDF 及 CVVHD 治疗模式。若采用 CVVH，应尽量保证滤过分数控制在 30% 以内。

采用局部枸橼酸抗凝时，常采用无钙置换液，此时需要在静脉端持续泵入钙剂（10% 葡萄糖酸钙或者 10% 氯化钙），并主要根据置换液的使用量调整钙剂的补入速度，从而维持体内钙的平衡。为提高局部枸橼酸抗凝的易操作性，也可采用含钙置换液（1.5 mmol/L）进行简化的枸橼酸抗凝，此时一般不需要再进行常规静脉端补钙。

对于存在肝功能障碍、严重低氧血症、组织灌注差（乳酸大于 4 mmol/L）及高钠血症的患者，应禁用局部枸橼酸抗凝。

（2）普通肝素

采用前稀释的患者，一般首剂量为 1875 ~ 2500 U(15 ~ 20 mg)，追加剂量为 625 ~ 1250 U/h(5 ~ 10 mg/h)，（常用）静脉注射或持续静脉输注；采用后稀释的患者，一般首剂量为 2500 ~ 3750 U(20 ~ 30 mg)，追加剂量为 1000 ~ 1875 U/h(8 ~ 15 mg/h)，静脉注射或持续静脉输注；治疗结束前 30 ~ 60 min 停止追加。

依据患者的凝血状态个体化调整抗凝药物的剂量，治疗时间越长，给予的追加剂量应逐渐减少。可从静脉端管路采血检测活化凝血时间（ACT）评估抗凝治疗的有效性，控制 ACT 为正常值的 1.5 ~ 2 倍；从管路动脉端或患者静脉采血检测活化部分凝血活酶时间（APTT），如 APTT 大于正常值的 1.5 ~ 2 倍，提示抗凝剂使用过量，患者存在出血风险，需要适当减少普通肝素的追加剂量。

（3）低分子量肝素

不同低分子量肝素在成分、分子量构成比、半衰期和生物活性方面均有较大差别，因此，在 CRRT 选择低分子量肝素时，不同品牌抗凝效果存在差异。检测抗Ⅹa 水平可反映低分子量肝素的疗效，肝素使用量一般控制在 0.25 ~ 0.35 IU/mL。一般给予 60 ~ 80 IU/kg 静脉注射，每 4 ~ 6 h 给予 30 ~ 40 IU/kg 静脉注射，治疗时间越长，追加剂量应逐渐减少。

（4）阿加曲班

一般 1 ~ 2 μg/(kg·min)持续滤器前给药，也可给予一定的首剂量（250 μg/kg 左右），并依据患者的凝血状态和血浆 APTT 的监测结果调整剂量。

（5）无抗凝剂

无肝素类药物禁忌的患者治疗前给予 500 U/dL(4 mg/dL)的肝素生理盐水预冲、保留灌注 20 min 后，再给予生理盐水 500 mL 冲洗；存在肝素类药物禁忌的患者，仅用生理盐水冲洗。CRRT 治疗过程中可每 60 ~ 120 min 给予 200 mL 生理盐水冲洗管路和滤器。

（八）血滤器选择

根据治疗方式选择血滤器，通常采用高生物相容性血滤器。

（九）置换液

CRRT 为 24 h 持续治疗，每天需使用大量治疗液体，因此无菌、无热原的高质量液体是保证治疗安全的关键。置换液的质量标准一般参照静脉输液标准：内毒素<0.3 EU/mL，细菌数<1×10^{-6} CFU/mL。目前国内使用的 CRRT 置换液主要包括商品化的置换液、血液透析滤过机在线生产的 online 置换液及手工配制的置换液三种。

推荐采用商品化置换液作为治疗的首选。需要强调的是，手工配制置换液及在置换液中添加药物时，必须在相对无菌的环境下进行无菌操作。如果患者在 CRRT 治疗过程中突然出现原因未明的寒战、抽搐及高热等情况，在排除其他原因后，需考虑置换液污染的可能，应立即更换置换液，并对疑似污染的置换液进行细菌学检测。

1. 置换液的基本成分

置换液的电解质成分是影响 CRRT 治疗患者内环境的主要因素。为改善患者的内环境，置换液的溶质配方原则上要求与生理浓度相符。置换液中的溶质成分主要包括钠、钾、氯、碱基、钙、镁、磷及葡萄糖等。

（1）钠

置换液中钠离子浓度波动较小，一般要求与生理浓度相似，在 135 ~ 145 mmol/L 之间。然而，当患者合并严重高钠血症或者低钠血症时，常需根据患者的血钠水平调整置换液中钠离子的浓度，避免血液中钠离子浓度快速波动对机体带来的损害。

（2）钾

置换液中的钾离子水平通常需要根据治疗需求进行调整，一般控制在 0 ~ 6 mmol/L 之间。但应注意的是，在使用较高或较低钾浓度的置换液时，应严密监测钾离子水平，尽快使钾离子水平恢复到生理范围。

（3）氯

氯离子在置换液中的浓度相对恒定，一般控制在 100 ~ 115 mmol/L。

（4）碱基

目前，临床常用的置换液碱基主要包括碳酸氢盐及乳酸盐两类。由于乳酸在肝功能衰竭、循环衰竭及严重低氧血症时代谢不充分，会对患者带来治疗风险，因此目前临床推荐采用碳酸氢盐为置换液的基础碱基成分。当采用枸橼酸抗凝时，枸橼酸则成为置换液的主要碱基成分，在体内可代谢为碳酸氢盐。

（5）钙

国内商品化置换液的钙离子浓度为 1.5 mmol/L，手工配置的置换液的钙离子浓度波动在 1.25 ~ 1.75 mmol/L 之间。使用枸橼酸抗凝时可使用不含钙离子的置换液，钙离子由单独的通道进行补充。

（6）镁

置换液中镁的浓度一般控制在 0.5 ~ 0.75 mmol/L。

（7）磷

虽然目前国内使用的置换液中均不含磷，但 CRRT 治疗过程中出现的低磷血症问题越来越受到重视，并有研究发现低磷血症与预后呈负相关。血清磷浓度为 1.0 ~ 1.5 mmol/L，但由于部分磷和血浆蛋白结合形成复合物，可滤过的离子状态的磷浓度实际为 0.9 ~ 1.0 mmol/L，因此推荐置换液的磷浓度为 0.7 ~ 1.0 mmol/L。

（8）葡萄糖

早期手工配制的置换液含糖浓度较高，治疗后患者常出现难以控制的高血糖。目前，配方有所改进，推荐使用商品化置换液，或配制的置换液中葡萄糖的浓度应控制在 5 ~ 12 mmol/L。

2. 置换液的常用配方

（1）商品化置换液

总量为 4250 mL。用含有以下成分的商品化置换液作为基础置换液（4000 mL，A 液），离子浓度（不含 $NaHCO_3$）：Na^+ 113 mmol/L，Cl^- 118 mmol/L，Ca^{2+} 1.60 mmol/L，Mg^{2+} 0.979 mmol/L，葡萄糖 10.6 mmol/L。根据需要加入 10%KCl，并配备相对应的 $NaHCO_3$（B 液）。

置换液的终浓度（4000 mL 的 A 液+250 mL 的 B 液）：pH 7.40，Na^+ 141 mmol/L，Cl^- 110 mmol/L，Ca^{2+} 1.5 mmol/L，Mg^{2+} 0.75 mmol/L，葡萄糖 10 mmol/L，HCO_3^- 35.0 mmol/L。

（2）改良的 Port 配方

总量为 4248 mL。

A 液：0.9%NaCl 3000 mL+5% 葡萄糖 170 mL+注射用水 820 mL+10%$CaCl_2$ 6.4 mL+50%$MgSO_4$ 1.6 mL

B 液：5%$NaHCO_3$ 250 mL。

终浓度：Na^+ 143 mmol/L，Cl^- 116 mmol/L，Ca^{2+} 1.4 mmol/L，Mg^{2+} 1.56 mmol/L，葡萄糖 11.8 mmol/L，HCO_3^- 34.9 mmol/L。

上述两种配方为目前临床最为常用的置换液配方，溶质的浓度接近于生理状态，但均未含磷，因此长时间的治疗易伴有低磷血症，需要从外周进行磷的补充。

（十）停机时机

接受 CRRT 治疗的 AKI 患者：

1）如果患者生命体征稳定、血流动力学正常、肾脏之外的重要器官功能恢复正常、水电解质和酸碱平衡紊乱以及容量负荷得以纠正，可以停止 CRRT。

2）满足上述条件，但肾功能未恢复的患者可以改用间歇性肾脏替代治疗（IRRT）。

3）如果患者尿量可以满足营养治疗等容量负荷且肾功能逐渐恢复，可以暂停肾脏替代治疗。

4）如果患者肾功能持续不恢复，可以继续血液透析或腹膜透析治疗，直到患者肾功能恢复或长期维持血液透析或腹膜透析治疗。

（十一）封管液

对于没有活动性出血或出血风险的患者，建议采用 1000 U/mL 肝素盐水封管；对于有活动性出血的患者，建议采用 4% 的枸橼酸钠液封管，12 ~ 24 h/次。

（十二）操作程序及监测

操作规范以 CVVHDF 模式局部枸橼酸抗凝为例。

1. 治疗前准备

1）操作者着工作服或隔离衣，洗手、戴帽子、口罩。

2）准备血液滤过器、体外循环管路、置换液、生理盐水、透析液、4% 枸橼酸钠溶液、10% 氯化钙或 10% 葡萄糖酸钙注射液，以及穿刺针、注射器、无菌治疗巾、无菌纱布、碘伏和棉签等消毒物品、止血带、无菌手套等。

3）检查并连接电源，打开机器电源开关，按照机器要求完成全部自检程序，严禁简化或跳过自检步骤。

4）检查血液滤过器及体外循环管路外包装是否完好，有无破损；查看有效期、型号。

5）按照机器显示屏提示步骤，逐步安装血液滤过器及体外循环管路，安放置换液袋，连接置换液、生理盐水预冲液及废液袋，打开各管路夹。

6）完成机器自动预冲及自检。如未通过自检，应通知技术人员对 CRRT 机进行检修。

7）机器自检通过后，检查显示是否正常，发现问题及时对其进行调整。关闭动脉夹和静脉夹。

8）连接抗凝管用 4% 枸橼酸钠溶液、10% 氯化钙或 10% 葡萄糖酸钙注射液。

2. 治疗开始

（1）按照医嘱设置

血流量、置换液流速、透析液流速、超滤液流速，以及4%枸橼酸钠溶液、10%氯化钙或10%葡萄糖酸钙注射液输注速度等参数，此时血流量设置为100 mL/min以下为宜。

（2）连接体外循环

1）准备治疗包、消毒物品和医用垃圾袋等；采用颈静脉留置中心静脉导管的患者头偏向对侧，戴口罩。

2）打开伤口敷料，观察导管皮肤入口处有无红肿和渗出、导管固定情况等，消毒导管皮肤入口周围皮肤后覆盖敷料。

3）辅助人员协助操作者打开导管敷料，分别消毒导管和导管夹，并协助固定导管。

4）操作者打开治疗包，戴无菌手套，铺无菌治疗巾。

5）辅助人员将导管置于无菌治疗巾上。

6）操作者先检查导管夹子处于夹闭状态，再取下导管保护帽。

7）辅助人员协助消毒导管接头，并避免导管接触非无菌表面，尽可能减少导管在空气中的暴露时间。

8）用注射器回抽导管内封管液，推注在纱布上检查是否有凝血块（推注时距纱布距离>10 cm），回抽量为动、静脉管各2 mL。如果导管回血不畅，认真查找原因，严禁使用注射器用力推注导管腔。

9）连接体外循环，打开4%枸橼酸钠溶液、10%氯化钙或10%葡萄糖酸钙注射液的液体泵开关，以及管路动脉夹及静脉夹，按治疗键。

10）用止血钳固定好管路，治疗巾遮盖好留置导管连接处。将医疗废物放入医疗废物桶中。

（3）调整治疗方案

逐步调整血流量等参数至目标治疗量，查看机器各监测系统处于监测状态，整理用物。

3. 治疗过程中的监护

1）机器开始治疗后，立即测量血压、脉搏，询问患者有无不适，并详细记录在治疗记录单。

2）二次自我查对：按照体外循环血流方向的顺序，依次检查体外循环管路系统各连接处和管路开口处，未使用的管路开口应夹闭管夹并使用保护帽；根据医嘱查对机器治疗参数；治疗开始前，应对机器控制面板和按键等高频接触部位进行消毒擦拭。

3）双人查对。由其他护士查对上述内容，并在治疗记录单上签字。

4）专人床旁监测，观察各项生命体征监测参数、管路凝血情况，以及机器是否处于正常状态；每小时记录 1 次治疗参数及治疗量，并核实是否与医嘱一致。

5）根据机器提示，及时更换置换液、透析液、倒空废液袋。必要时更换管路及透析器。

6）发生报警时，根据机器提示迅速进行操作，解除报警。如报警无法解除且血泵停止运转，则立即停止治疗，手动回血，并迅速请维修人员到场处理。

4. 治疗结束

1）需要结束治疗时，准备生理盐水或预充式导管冲洗装置、无菌纱布、碘伏和棉签等消毒物品、无菌手套等物品。

2）关闭 4% 枸橼酸钠溶液、10% 氯化钙或 10% 葡萄糖酸钙注射液的液体泵开关。

3）按结束治疗键，采用密闭式回血法回血。

4）采用颈静脉放置中心静脉导管的患者头偏向对侧，患者戴口罩。

5）操作者戴无菌手套，将已开包装的导管保护帽放置无菌敷料上；断开中心静脉导管动脉端与管路的连接，固定导管动脉端。

6）辅助人员协助连接已抽吸生理盐水的注射器；操作者打开导管夹，辅助人员脉冲式推注生理盐水或预充式导管冲洗液，弹丸式推注封管液；操作者关闭导管动脉端导管夹、连接导管保护帽。推荐使用预充式导管冲洗装置，以减少污染及感染风险。如使用分隔膜接头，则螺旋断开与透析机管路连接，按规范进行分隔膜接头表面消毒后连接注射器或预充式导管冲洗装置，进行冲封管操作。

7）操作者将管路动脉端与生理盐水连接。辅助人员将血流速减至 100 mL/min 以下，开启血泵回血。

8）回血完毕后辅助人员停止血泵，操作者关闭管路及留置导管静脉端的导管夹。

9）操作者断开中心静脉导管静脉端与管路的连接，固定导管静脉端，打开导管夹；辅助人员协助注射封管液；操作者关闭导管夹、连接导管保护帽。

10）操作者用无菌敷料包扎中心静脉导管，辅助人员协助用胶布固定；辅助人员再次消毒导管皮肤入口周围皮肤，操作者更换无菌敷料覆盖，辅助人员协助用胶布固定，并注明更换时间。

11）根据机器提示的步骤，卸下透析器、管路及各液体袋。关闭电源，擦净机器，推至保管室内待用。

（十三）并发症及其处理

CRRT 并发症种类同血液透析和血液滤过等技术，但由于 CRRT 的治疗对象为危重患者，血流动力学常不稳定，且治疗时间长，故一些并发症的发生率较高，程度较重，处理更为困难。

常见并发症为低血压、低钾血症、低钙血症、低磷血症、酸碱失衡、感染，以及机械因素相关的并发症。另外，由于治疗时间长，如应用肝素等全身抗凝剂总量过大，容易发生出血或出血倾向；但若血流量较低、血细胞比容较高或抗凝剂剂量不足，则容易出现凝血。又如，治疗时间较长，可导致维生素、微量元素和氨基酸等丢失，应适当补充。

八、急诊床旁超声

急诊床旁超声（emergency bedside ultrasound）是指针对急危重患者进行的有重点、目标明确、由临床医师完成且检查结果直接影响临床决策的超声检查，与传统的由超声科医师完成的床旁超声检查相比既有区别又有联系。首先，急诊床旁超声检查是根据急危重症患者病情的需求，进行有目的、有重点的超声检查。其次，必须在床旁快速完成，有易于辨认的急危重症超声征象，便于临床医师学习及普及。最后，床旁超声检查可反复进行，动态观察，结合临床变化，综合考虑，以便准确评估患者病情。

（一）适应证

1）急性创伤患者的快速评估，排除脏器损伤所致的胸腹腔及心包腔积血。

2）急性呼吸困难患者的病情评估/病因鉴别。

3）休克患者的病情评估/病因鉴别。

4）急性胸痛/腹痛患者的病情评估/病因鉴别。

5）动、静脉血栓的动态监测。

6）引导有创穿刺操作，如胸腹穿刺、动静脉穿刺置管等。

7）其他应用包括颅内组织和脑血流检测、眼球和瞳孔评估、气道评估和气管导管位置确认、肾脏灌注监测、胃肠道功能评估、骨折诊断等。

（二）禁忌证

无明确的绝对禁忌证。

（三）应用内容

1. 针对创伤患者的 FAST 检查

FAST 检查（focus assessment with sonography for trauma，FAST）是针对创伤患者有重点的超声检查，探查是否存在因脏器损伤所致的胸腹腔出血。FAST 检查内容包括：双侧胸腔、心包腔、右上腹部肝肾隐窝（Morison's pouch）、左上腹部脾肾间隙、盆腔 Douglas 隐窝。eFAST（extend FAST）检查则增加了双侧膈下间隙、两侧结肠旁沟。适用于急性创伤患者的初步评估，尤其适用于突发群体性创伤事件，可以帮助迅速对受伤人员进行筛选和处理。

2. 针对急性呼吸困难患者的肺超声检查

肺超声检查（lung ultrasound or chest ultrasound）是急诊床旁超声技术应用于呼吸系统及循环系统评估的重要内容之一。既往认为肺等含气组织是超声检查的禁忌，但近年来的研究表明，可以通过超声的间接征象来判断肺部病变情况。包括急性呼吸困难患者的病因鉴别：①诊断气胸，肺超声的征象包括肺滑行征消失、出现肺点、B 线消失。②诊断胸腔积液和估计积液量。胸腔积液的超声征象通常为液性无回声区，根据测量积液的厚度或面积来估算积液量，决定是否需要穿刺引流。③诊断肺不张/肺实变。超声征象为肝样变肺组织、支气管充气征、肺搏动等，通过支气管充气征是否为动态来判断肺组织是否可复张。④肺部炎症性渗出，超声征象为局灶性或不均质 B 线增多，胸膜线不连续，胸膜下小面积、局灶性、不均质的肺实变及积液。⑤血管外肺水增多，超声征象为弥漫性、均质的 B 线增多，可鉴别心源性肺水肿和急性呼吸窘迫综合征。

3. 针对休克患者的病情评估/病因鉴别

病因鉴别：①心脏泵功能评估，包括左室收缩功能（胸骨旁短轴或剑突下切面，目测心室壁局部及整体运动情况，测左室缩短分数或左室射血分数）、右室舒张功能（右心室大小和室隔室壁运动的评估，心尖四腔平面可测量右室舒张末面积，用来评估右室舒张容积，并可测得右/左心室舒张末面积比值，0.6～1.0 为中度右心室扩张，≥1.0 为重度右室扩张）。②容量状态评估，包括左心室最大前后径、左室缩短分数、目测心腔充盈情况（胸骨旁短轴/心尖四腔心切面，心室前后壁贴壁，即“亲吻征”出现，提示容量不足）、下腔静脉（inferior vena cava，IVC）直径及呼吸变异度（取距离右心房出口 1～2 cm 处测量 IVC 直径及呼吸变异度，IVC<1.5 cm 且呼吸变异度>50%

提示容量不足，IVC>2.5 cm 且呼吸变异度<50% 提示容量过多。此外，IVC 变异度与患者容量复苏的液体反应性相关，IVC 呼吸变异度大提示患者液体反应性好）、颈内静脉直径及呼吸变异度、血管外肺水含量（联合肺超声评估两肺血管外肺水含量）等指标。③排除心脏及大血管急症，包括急性心脏压塞、急性瓣膜功能不全、主动脉夹层破裂等。④可通过动态评估补液治疗过程，联合被动抬腿试验或补液试验，通过 IVC 呼吸变异度反映患者液体反应性，提示补液治疗是否有效，临床决定是否继续补液；联合心肺超声检查，若肺超声显示血管外肺水明显增多，且心超见心功能受损，左房增大，提示出现心源性肺水肿，临床应暂停补液，进行脱水利尿处理。

4. 急腹症病因鉴别

腹部超声检查对急腹症病因鉴别有很大价值，患者一般不需特别准备，必要情况下，如需探查盆腔，可通过导尿管向膀胱内注入生理盐水 300 mL，使膀胱充盈。部分患者因胃肠功能胀气影响，或存在早期炎症病变，致超声诊断较困难。急腹症的病因鉴别包括：①急性阑尾炎，正常阑尾直径≤7 mm，超声多不显示，发生炎症的阑尾呈蚯蚓或腊肠样肿胀，横断呈“靶环征”，阑尾腔内可伴有强回声及声影，阑尾周围非均匀性回声增强、减低性包块，界限模糊，提示阑尾脓肿。②急性胆囊炎，正常胆囊径长 7～9 cm、宽 3～5 cm、壁厚 1～2 mm。胆囊炎严重者可表现为不同程度胆囊肿大、壁增厚。若胆汁浑浊，胆囊壁厚>3 mm，呈“双边”影，提示化脓性胆囊炎；胆囊壁高度增厚>5 mm，且厚薄不规则，为无回声或强回声，腔内积脓，可有结石回声，提示坏疽性胆囊炎。③急性胰腺炎，正常胰头前后径<2.5 cm，胰体<2.0 cm，胰尾<1.5 cm。单纯水肿型胰腺炎，胰腺弥漫性肿大，以前后径为主，胰腺形态饱满膨出，轮廓光整、清楚，胰腺内部回声减弱，呈均匀低回声；出现坏死性胰腺炎，表现为弥漫性肿大，边缘不规则，境界不清晰，胰腺内部回声更低，甚至近于无回声或内部回声不均，可见粗大强回声斑块，胰管不扩张或轻度扩张，胰腺周围常出现一层弱回声带，此为重要间接征象之一，另外可见胰周积液及假性囊肿。④妇科急腹症病因鉴别，如急性盆腔炎、子宫附件炎、卵巢囊肿蒂扭转、异位妊娠破裂等，超声表现可见盆腔积液、盆腔积脓等。

5. 动静脉血栓筛查

超声探查血管有无血栓形成，主要是在二维超声模式下，观察血管壁是否光整，血管内有无回声程度不一的斑块影。探查静脉血栓时，可借助探头按压血管，正常静脉易被压闭，若血管不能被压闭，考虑血栓形成；探查动脉血栓时，可借助彩色多普勒，观察血管内色彩充盈是否完整，是否有彩色血流（血栓致湍流）形成。在探查动静脉血管时，动作要轻柔，沿血管解剖走行，可沿横断面扫查，也可沿血管长轴扫查，重点扫查血栓好发部位，如下肢深静脉血栓（DVT）。

6. 在心肺复苏中的应用

快速明确可逆转因素造成的心搏骤停，如张力性气胸、大量心包积液导致的心脏压塞、极低血容量性休克等；判断有无心脏的机械活动，预测复苏的成功率。

7. 引导有创操作

利用超声可视化引导中心静脉、外周静脉、动脉穿刺置管能提高穿刺成功率，减少并发症，特别适用于困难置管者。此外，超声还可协助人工气道的建立，联合肺超声帮助确定气管位置，避免食管插管或气管插管过深；还可引导胸腔/腹腔及心包腔积液、血肿和脓肿的穿刺引流。

（四）注意事项

1）临床医师应该接受规范的床旁超声评估技术培训，并在取得相应资质后才能将超声评估用于临床决策。

2）超声检查结果要结合临床实际情况综合分析。

3）注意无菌操作，防止交叉感染。

九、体外膜肺氧合

ECMO（体外膜肺氧合，Extracorporeal Membrane Oxygenation）是体外循环技术的一个重要分支，它不仅代表了一个医院，甚至一个地区或国家的危重症急救水平，也是衡量其医疗技术先进程度的重要标志。1953 年，Gibbon 首次在心脏手术中成功应用体外循环技术，这一成就具有划时代的意义。这不仅极大地推动了心脏外科的发展，也为急救医学开辟了新的道路。在心脏手术过程中，体外循环技术可以在短时间内完全替代患者的心肺功能，使得医生能够进行心内直视手术。此外，心脏手术室内迅速建立的体外循环系统大幅提高了抢救的成功率。因此，学术界很快萌生了将该技术发展成支持性抢救手段的想法。不过，这一设想在实际操作中遇到了不少挑战，许多问题至今仍难以解决。

（一）原理

ECMO 是一种从心脏手术室走向更广泛医疗领域的体外循环技术。其工作原理是将患者的静脉血引出体外，通过特制的人工心肺设备进行氧合，然后再将氧合后的血液输回体内，以此部分替代心脏和肺的功能，确保人体各器官和组织获得足够的氧合血液供应。

ECMO 的基本结构：血管内插管、连接管、动力泵（人工心脏）、氧合器（人工肺）、供氧管、监测系统。临床上，ECMO 系统的可抛弃部分通常会被制成套包形式，以便更换和使用；而不可抛弃的部分则会绑定存放，并设计成可移动的形式，以提高应对紧急情况的能力。

1. 氧合器（“人工肺”）

其功能是将非氧合血转化为氧合血，因此也被称为“人工肺”。ECMO 氧合器有硅胶膜型与中空纤维型两种。硅胶膜型膜肺相容性好，少有血浆渗漏，对血液成分破坏小，适合长时间辅助使用。例如支持心肺功能等待移植、感染所致的呼吸功能衰竭等。其缺点是排气困难，价格昂贵。中空纤维型膜肺易排气，2～3 日可见血浆渗漏，血液成分破坏相对大，但由于安装简便仍为急救套包首选。如需要，稳定病情后一至两日内更换合适的氧合器。

2. 动力泵（“人工心脏”）

动力泵的作用是形成动力驱使血液向管道的一侧流动，类似于心脏的功能。临床上主要使用的两种类型的动力泵是滚轴泵和离心泵。滚轴泵因为体积较大、不易移动以及管理上的不便，在急救场合的应用受到了限制。相比之下，离心泵成为急救专业中的首选动力泵，因为它具有以下优势：安装和移动方便，管理简便，对血液的破坏较小；在合理的负压范围内具备抽吸作用，有助于解决因某些原因导致的低流量问题；而且，新一代的离心泵在处理小儿低流量问题上也更加容易操控。

3. 肝素涂层表面（HCS）技术

在 ECMO 管路的内壁结合肝素，保持其抗凝活性的技术称为肝素涂层表面（HCS）技术。目前，常用的 HCS 技术是 Carmeda 涂层。HCS 技术的成功对 ECMO 技术的发展起到了重要的推动作用。采用 HCS 技术后，即使在较低的活化凝血时间（ACT）水平下，也能防止血液在管路中形成血栓；该技术还能减少肝素的使用量，减轻炎症反应，保护血小板及凝血因子。因此，HCS 技术有助于减少 ECMO 相关的并发症，延长支持治疗的时间。

（二）ECMO 同传统体外循环的区别

ECMO 与传统的体外循环相比，有以下几点区别：ECMO 采用密闭性管路，没有体外循环过程中使用的储血瓶装置，而传统体外循环则有储血瓶作为排气装置，属于开放式管路；ECMO 由于使用了肝素涂层材料，并且是密闭系统管路，没有相对静止的血液，因此激活全血凝固时间（ACT）为 120～180 秒，而体外循环则要求 ACT 大于 480 秒；ECMO 的维持时间通常为 1～2 周，有报道显示最长可超过 100 天，而体外循环一般不超过 8 小时；体外循环需要进行开胸手术，耗时较长，条件要求较高，实施难度大，而 ECMO 在多数情况下无须开胸手术，操作相对简便快捷。

以上特点使得 ECMO 能够走出心脏手术室，成为一种重要的生命支持技术。较低的 ACT 水平（120～180 秒）大大减少了出血并发症，特别是对于有出血倾向的患者意义重大。例如，肺挫伤导致的呼吸功能衰竭，过高的 ACT 水平可能会加重原发病，甚至引发严重的肺出血。而较低的 ACT 水平可以在不加剧原发病的情况下支持肺功能，为肺功能的恢复争取时间。长时间的生命支持为受损器官提供了充分的恢复机会，提高了治愈率。此外，简便快速的操作方式使得在较为简陋的条件下也能迅速建立循环，熟练的团队可以在 10 分钟内完成 ECMO 的建立，这极大地拓展了 ECMO 在临床急救中的应用范围。

（三）主要方式

1. V–V 转流

V–V 转流是指经静脉将静脉血引出，通过氧合器进行氧合并排出二氧化碳后，再泵入另一条静脉。通常的选择是从股静脉引出血液，通过颈内静脉泵回体内，也可以根据患者的具体情况选择双侧股静脉。这种技术的原理是在血液流经肺部之前就进行了部分气体交换，以补偿肺功能的不足。V–V（静脉–静脉）转流适用于仅肺功能受损、没有心脏停搏风险的病例。在 ECMO 的支持下，可以将呼吸机的参数降低至氧浓度小于 60%、气道压力小于 40 cmH_2O，从而避免为了维持氧合而采取的可能造成伤害的治疗措施。需要注意的是，V–V 转流只能部分替代肺功能，因为只有部分血液得到了提前氧合，并且存在重复循环的现象。所谓重复循环，是指部分血液经过 ECMO 管路泵入静脉后，再次被吸入 ECMO 管路，从而经历重复的氧合过程。

2. V–A 转流

V–A 转流是指经静脉将静脉血引出，通过氧合器进行氧合并排出二氧化碳后泵入动脉。成人通常选择股动静脉进行插管；新生儿及幼儿由于股动静脉较细，通常选择颈动静脉；必要时，也可以通过开胸手术直接在动静脉内置管。V–A（静脉–动脉）转流是一种能够同时支持心脏和肺功能的连接方式，适用于心功能衰竭、肺功能严重衰竭且有心脏停搏可能的病例。

由于 V–A 转流下的 ECMO 管路与心脏和肺并联运行，这可能会增加心脏的后负荷，同时减少流经肺部的血流量。长时间运行可能导致肺水肿，甚至出现粉红色泡沫痰。这可能是早期 ECMO 技术对心脏支持的效果不如对肺支持效果的原因之一。当心脏完全停止跳动时，V-A 模式下的心肺血液滞留容易形成血栓，导致不可逆的损害。如果超声检查发现心脏完全停止跳动时间超过 3 小时，则应立即通过开胸手术转换为 A-A-A（动脉-动脉-动脉）模式。在这种模式下，两条插管分别从左、右心房引出血液，经氧合器氧合并排出二氧化碳后泵入动脉，这样可以有效防止心腔内血栓的形成，并避免肺水肿的发生。

ECMO 方式的选择需根据病因和病情灵活决定。总体而言，V-V（静脉-静脉）转流主要用于肺功能替代，而 V-A（静脉-动脉）转流则用于心肺联合替代。具体来说：心脏功能衰竭及心肺功能衰竭的病例应选择 V-A 转流；单纯肺功能衰竭的病例适合选择 V-V 转流；长时间心跳停止的患者则应考虑使用 A-A-A（动脉-动脉-动脉）模式。

在治疗过程中，随着病情的变化，可能需要不断调整转流方式。例如，在心肺功能衰竭的急救过程中，最初选择了 V-A 转流方法。随着治疗的进行，如果心功能已经恢复，但肺功能仍需时间恢复，此时可以将转流方式调整为 V-V 模式，以促进肺功能的快速恢复。不合理的模式选择可能会促进原发疾病的进展，降低治疗成功率；相反，正确的模式选择不仅能对原发疾病起到积极的治疗作用，还能提高治疗的成功率。

（四）适应证

ECMO 因其强大的心肺替代功能和相对简单的操作而拥有广泛的适应证。ECMO 的出现显著提高了许多危重症的抢救成功率，比如急性呼吸窘迫综合征（ARDS）等。更令人振奋的是，ECMO 为一些曾经让医生束手无策的难题提供了新的有效解决方案，例如心跳呼吸骤停等极端情况。

1. 各种原因引起的心跳呼吸骤停

现普遍认为，在有 ECMO 条件的医院，心跳呼吸骤停的抢救首选传统急救同时实施 V-A ECMO。此方案的优点：①在最短的时间内支持呼吸循环，保护重要脏器；②防止反复出现心跳呼吸骤停；③在安全的状态下寻找并治疗原发病。经过训练的团队可以将 ECMO 的启动时间控制在 8～15 分钟。在有效的心肺复苏支持下，团队密切合作尽快启动循环，可以保护重要脏器不发生不可逆损害。在实施 ECMO 后，一般心跳会很快恢复，若长时间未恢复，则可转为 A-A-A 模式。在 ECMO 支持下，寻找原发病并积极治疗。无原发症的患者在去除刺激因素后可以迅速脱离 ECMO 系统，如电击、高血钾等导致的心跳呼吸骤停。某些原发症经过支持治疗可以逐渐恢复，待恢复后可脱离 ECMO 系统，例如重症爆发性心肌炎。若有严重的原发症且非自限性，如不治疗心功能难以恢复，应迅速进一步治疗，如急性心肌梗死。在 ECMO 支持下多科协作治疗，尽快实施冠状动脉搭桥手术或冠状动脉支架植入术，可以迅速恢复心功能。此治疗路径的关键是：①确认排除脑损伤引起的心脏骤停；②迅速有效的心肺复苏，迅速启动 ECMO，保护重要脏器功能；③及时的后续治疗。由于脑功能丧失使一切治疗失去意义，在这一临床路径中，脑功能的确定丧失是终止 ECMO 的重要指标之一。

2. 急性严重心功能衰竭

严重的心功能衰竭不但会减少组织器官的血供，更严重的是随时可能引发心脏骤停。ECMO 可以改善其他器官及心脏本身的氧合血供，从而降低心脏骤停的风险。这种情况常见于重症暴发性心肌炎、心脏外科手术后、急性心肌梗死等。对于这些情况，除了实施 ECMO 外，可能还需要进一步的治疗，必要时进行手术治疗。在实施 ECMO 的同时，可以配合使用主动脉内球囊反搏（IABP），以减轻心脏后负荷，改善冠脉循环，改善微循环，减轻肺水肿，促进心功能的恢复。同时，IABP 也可以作为脱离 ECMO 系统的过渡措施。在支持期间，需要密切关注心脏的活动情况，如果超声诊断显示心脏完全停止跳动时间超过 3 小时，则应立即将开胸手术置管转换成 A-A-A 模式。如果治疗无效，可以考虑心脏移植。这类病例多数没有其他脏器的损害，因此器官移植的效果通常较好。

3. 急性严重呼吸功能衰竭

呼吸功能衰竭是 ECMO 支持实施最早且成功率较高的病种。常见原因包括感染、火灾气体吸入、刺激性气体吸入、肺挫伤等。大多数情况下，虽然不像抢救呼吸骤停那样十万火急，但仍需争分夺秒。因为大多数严重呼吸功能衰竭的病例随时有心脏骤停的可能，一旦出现心脏骤停或其他器官损害，势必会影响预后。治疗原则是尽快建立稳定的生命支持，缩短器官缺氧时间。对于呼吸功能衰竭，支持时间通常较长，一般选择 V-V（静脉-静脉）转流方式，氧合器首选硅胶膜式氧合器。对于肺挫伤，首选 V-A（静脉-动脉）转流方法，可以减少肺血流，同时应对可能发生的肺出血。在 ECMO 支持下，呼吸机治疗的参数可以调整至氧浓度<60%、气道压<40 cm H_2O 的安全范围内。有学者提出使用低气道压将肺膨胀供氧，而二氧化碳的排出则由人工膜肺完成。

4. 各种严重威胁呼吸、循环功能的疾患

酸碱电解质重度失衡、重症哮喘、溺水、冻伤、外伤、感染等是常见的 ECMO 治疗适应证。有些病例虽然初始心肺功能尚好，但随时可能受到原发病的影响，导致心肺功能下降甚至丧失。因此，出于保障目的，可预见性地实施 ECMO 支持，或准备随时实施 ECMO 支持。对于一些心肺功能没有恢复可能的病例，仍然可以通过日益强大的移植技术脱离 ECMO 达到康复。这使得一些被认为是禁忌证的疾患仍可延伸使用 ECMO 技术，并与移植技术结合形成理想的救治过程，甚至促进了移植技术的发展。这很容易理解，并形成了一种趋势——人工脏器在移植技术中的重要地位。目前，已有部分医疗中心在这方面进行了探索，并取得了一定的成绩。而这一切工作的基础是保护其他器官，避免多器官损害是成功的关键。

第二部分

急危重症的中医证治

第一节

急性发热

【疾病概述】

急性发热是指在短时间内体温升高超出正常范围的一种症状，多为人体感受外邪所引起的发热性疾病，包括经典文献中的“热病”“伤寒”“温病”“风温”“伤风”“温毒”“伏邪”“瘟疫”“疫病”“时疫”等。其发病多因六淫、疠气、邪毒等外邪，邪盛侵袭机体引起体内正邪交争，一般发病急重、传变迅速，多属正盛邪实。其可作为单独症状出现，亦可合并其他症状，单纯发热多为轻症，若合并昏迷、惊厥、黄疸、腹痛、斑疹、出血等情况多为危重症。

现代医学的急性感染或传染性疾病，如呼吸系统感染、消化系统感染、泌尿系统感染、神经系统感染等，其临床表现与本症的特点相符者，均可参照本篇辨证论治。

【历史沿革】

发热病最早可追溯到《内经》中的《素问·阴阳应象大论》《素问·热论》《素问·至真要大论》和《灵枢·热病》《灵枢·寒热》等专篇，其中《素问·热论》云：“今夫热病者，皆伤寒之类也”，明确指出热病是由伤寒造成的，伤寒为外感发热类疾病的病因。《内经》对外感发热的病因、病机和治疗法则都作了扼要的论述，为热病的诊治奠定了理论基础。《难经·第五十八难》云：“伤寒有五，有中风，有伤寒，有湿温，有热病，有温病，其所苦各不同”，将伤寒作为多类外感发热类疾病的总名，为后世广义伤寒学派所尊崇。汉代张仲景在继承《内经》《难经》热病学说的基础上，对外感热病进行了重大总结，在《伤寒论》中首先总结并提出了由外邪引起的、以发热为主要临床表现的一类疾病的辨证论治规律。该书以阴阳为纲，创造性地提出以六经辨证来概括外感热病发展过程中的六个阶段的变化，成为后世辨证论治外感热病的纲领。晋唐时期的医家对外感热病的论述相对简朴，王叔和整理并修复《伤寒杂病论》，为后世医家进一步研究外感热病留下了宝贵资料。孙思邈在《备急千金要方》

中以伤寒作为多种热病的统称，并在临床广泛应用《伤寒论》后提出“夫寻方大意不过三种：一则桂枝，二则麻黄，三则青龙，此之三方，凡疗伤寒不出之也”这一“三纲学说”。金代刘完素主火热论，着眼于外来的火热邪气，即使是其他外邪也是“六气皆从火化”，认识到热病性属“热”，主张“热病只能作热治，不能从寒医”，治疗“宜凉不宜温”，突破了金代以前对外感热病多从寒邪立论、治疗多用辛温的学术束缚，是外感热病治疗学的一大进步。清代叶天士为温病学派的创立者，倡卫气营血之说。《温热论》云：“卫之后方言气，营之后方言血；在卫汗之可也，到气才可清气；入营犹可透热转气，如犀角、玄参、羚羊等物；入血就恐耗血、动血，直须凉血、散血，如生地黄、丹皮、阿胶、赤芍等物”，对温热病的感邪、发病、传变、治疗均作了原则性的阐述，为温热病的辨证和治疗指出了明确的方向和具体的法则，成为后世诊治温热病的准绳。清代吴鞠通所著《温病条辨》系统论述四时温病的诊治用药，在对卫气营血辨治体系的继承基础上，提出了三焦辨证之说，对于确定脏腑病位，反映温热病的发展趋势，了解各种温病的病变特点，以及决定治法方药、判断预后等，皆具有重要意义。卫气营血辨证和三焦辨证的创立，标志着温病学说的形成，从而使外感热病的理论和临床实践臻于完善。

【中医病因病机归纳】

急性发热多因外感而起，多为感受非时之邪、伏邪为病、疠气致病、外感六淫等。

（一）外感六淫

风、寒、暑、湿、燥、火等邪气均可乘虚侵袭人体引起发热，尤以火热、外湿、暑邪为主要病邪，又风、寒、燥入内皆可化火。六淫所致的多种外感热病，又与气候、季节、时令密切相关，因此常呈明显的季节性与区域性。六淫之邪可单独致病，亦可以两种以上的邪气兼夹致病，如风寒、风热、湿热、风湿热等。

（二）感受疫毒

疫毒亦是外来的致病因素之一，属于一种传染性较强的致病邪气。疫毒具有一定的季节性和传染性，疫疠之毒，其性猛烈，一旦感受疫毒，则起病急骤，传变迅速，卫表之症状短暂，很快出现高热。

外感导致发热，其入侵人体多由皮毛或口鼻而入。一般来说，六淫之邪由皮毛肌腠而入，先滞络脉，由表及里，传至脏腑，发为热病。疫毒之邪，多由口鼻而入，充斥于人体，循卫气营血而分属上、中、下三焦之脏腑。

外感发热的病机为外邪入侵，人体正气与之相搏，正邪交争于体内，或热毒充斥于人体而发热，即所谓“阳盛则热”，发生阳气偏盛的热性病变而以发热为主，伴有恶寒、口干等症状。邪热疫毒，其性猛烈，起病急，传变快，故而出现热势高等实热之证。发热病变，以阳盛为主，其病机变化最易化火，火热充斥体内，进而伤津耗液，故在整个热病中，常以温热伤津、阴液耗损为特点，产生一系列的火炽伤阴的病理反应。若热毒之邪过盛，可致邪毒内传、营血耗伤，因而临床上易于发生神昏、出血等变证，即所谓逆传，来势凶险，预后较差。

【中医诊断】

（一）临床特点

以发热为主，由于各脏腑感邪性质和病情轻重程度、病位以及传变不同，其发热特点亦不同。

1. 发热恶寒

发热与恶寒同时存在，病位在卫表。

2. 壮热

多见于伤寒阳明病和温病气分阶段；邪毒内陷、气营两燔亦可见壮热，常并见发斑、神昏、谵语、动风等兼症。《医述·伤寒提钩·发热》：“发热者，热无休止者也。”

3. 寒热往来

寒时不热，热时不寒，往往一日数次发作。《医述·伤寒提钩·发热》：“寒热者，寒已而热，热已而寒，相继而发也。”

4. 潮热

多见于阳明腑实证，身热汗出蒸蒸，腹胀满实拒按，热势至夜加重。阴虚内热亦可见潮热，症见潮热颧红、骨蒸盗汗、咳嗽、咯血、舌红少苔、脉细数。《医述·伤寒提钩·发热》：“时热时止，如潮汛不失其时也。”《张氏医通·寒热门》：“潮热有作有止，若潮水之来不失其时，一日一发。若日三五发者即是发热，非潮热也。”

5. 不规则热

发热持续时间不定，热势变动并无规律，如时行感冒、外感咳喘、风湿热等。

（二）辨证要点

1. 诊察热型

（1）发热恶寒

发热恶寒是机体阴阳偏盛偏衰的结果。《内经》曰：“阳胜则热……阴胜则寒。”外感发热，寒热并作，其恶寒虽近衣被而不减。内伤发热亦可有恶寒的情况，但多为寒热间作，近衣被则恶风寒自罢。

（2）寒热往来

一阵寒，一阵热，一天一次或数次发作，称为寒热往来。凡从外感传变而来的寒热往来，多为少阳经证，常伴口苦、咽干、目眩、胸胁胀满、脉弦数等。妇女月经适来或月经刚净时外感风寒发热，或在发热期内月经来潮，邪热乘虚入子宫，瘀热互结，表现为寒热往来，称为“热入血室”。寒热也是疟疾的主证，其发作，先为背部觉冷，肌肤粟起，呵欠频作，继之战栗鼓颔、肢体酸楚，再则高热头痛，口渴喜冷，最后遍身汗出，热退身和。湿热痰浊郁于中焦时，出现寒热如疟，则伴有汗出不清、胸闷呕恶、口干饮少、尿黄、便秘或溏臭、苔腻等症。

（3）但热不寒

外邪传里，即由表热变成里热，出现但热不寒、心烦口渴、舌苔转黄等症状。外感气分实热以四大症状为特点：大热、大汗（蒸汗）、大渴（喜冷饮）、脉洪大。若外感热邪入营血，则以高热伴神昏谵语、舌红绛兼有斑点或斑疹隐现、脉数为特征。

（4）潮热

潮热多以内伤阴虚发热多见，但外邪入里、阳明腑实热结，亦可出现潮热，其特点为：日晡热盛，但头汗出，腹痛拒按，大便燥结，舌红苔老黄厚。

2. 辨寒热真假

在发病之中，当热极或寒极之际，可出现与其本病之寒热不相符的寒热真假之象，即真热假寒和真寒假热。临证时必须详细询问病情，参合脉证加以辨别。

（1）真寒假热

身虽热，而反欲得衣被；口虽渴，但喜热饮；脉虽数，而不鼓指，按之乏力，或微细欲绝；苔虽黑而润滑。

（2）真热假寒

身虽大寒，而反不欲近衣被；口渴而喜冷饮，胸腹灼热，按之灼手；脉滑数，按之鼓指；苔黄燥起刺，或黑而干燥。

【中医鉴别诊断】

（一）外感高热

起病急，病程短，热势重，有外感六淫、疫毒的病史，兼见外感之症，如恶寒、口渴、面赤、舌红苔黄、脉数，多为实热证。

（二）内伤发热

起病较缓，病程较长，热不高而多间歇，多继发于他病之后，兼见内伤之症，如形体消瘦，面色少华，短气乏力，倦怠纳差，舌质淡，脉数无力，多为虚证或虚实夹杂之证。

【中医急救处理】

（一）处理原则

1. 分主次

即分清高热及其兼症的主次。外感高热，无论其热型热势如何，高热均属主症，治以清热为主，根据病邪性质、病变脏腑、影响气血津液的不同，又有清热解毒、清热利湿、通腑泻下、清泻脏腑、养阴益气等治法，以达清除邪热、调和脏腑之目标。内伤高热，则高热不一定是主症，治当审其病因究竟发于劳伤还是饮食不节。

2. 审标本

审清发热的主要病机，细辨发热与其他症状的标本关系。例如发热的同时又伴出血、腹痛，主要病机为热毒内陷，损伤脉络，迫血妄行，瘀阻腹内，治当清热凉血为急为本。

3. 察传变

观察发热伴发的变证。外感高热并发神昏、谵语、厥逆、出血、抽搐等，提示邪毒内传、营血耗伤，除治发热，还要加用开窍、固脱、凉血、息风之剂。

（二）急救治疗

1. 一般措施

卧床休息，流质或半流质饮食，多饮水，补充维生素等。

2. 物理降温

冰袋冷敷头部或腹股沟等部位；中药煎汤擦浴，如使用荆芥水、石膏水等；或用温水、乙醇擦浴；或冰水灌肠。在降温过程中要密切观察体温下降情况以及病情变化，以免体温骤降而致虚脱。

3. 针刺法

可选用大椎、曲池、合谷、风池等穴，用毫针刺法，或选用十宣放血法降温。

4. 刮痧法

中暑高热患者，可在两胁部、夹脊部、肘窝等部位进行刮痧。

5. 中药灌肠法

根据病情可给予中药煎汤灌肠通便，也能够退热。

6. 维持生命体征

密切观察神志、面色、血压、呼吸及脉搏等生命体征。

7. 药物治疗

建立静脉通道，选择相应药物予以治疗：

1）醒脑静注射液（主要成分为麝香、冰片、栀子、郁金等）10～20 mL 加入 500 mL 等渗葡萄糖注射液中静脉滴注，每日 1～2 次。

2）痰热清注射液（主要成分为黄芩、熊胆粉、金银花、连翘等）30 mL 加入 250 mL 0.9% 氯化钠注射液中静脉滴注，每日 1～2 次。

3）清开灵注射液（主要成分为板蓝根、水牛角、珍珠母、金银花、栀子、黄芩苷、胆酸等）30 mL 加入 250 mL 等渗葡萄糖注射液中静脉滴注，每日 1 次。

4）鱼腥草注射液 80 mL 加入 250 mL 5% 葡萄糖注射液中静脉滴注，每日 1 次。

5）双黄连注射液以每千克体重 1 mL 计算，用 5% 或 10% 葡萄糖注射液 250～500 mL 稀释后静脉滴注，每日 1 次。

6）穿琥宁注射液 400 mg 加入等渗葡萄糖注射液 500 mL 稀释后静脉滴注，每日 1 次。

8. 其他

可选用柴胡注射液 2～4 mL 肌注，每日 1～2 次。中成药可选用紫雪丹、牛黄清心丸、柴石退热颗粒等口服。复方退热滴鼻液（由金银花、连翘、青蒿等制成）滴鼻，每次每侧鼻腔 3～4 滴，每 30～40 分钟 1 次。

9. 补液

维持水、电解质平衡。

【稳定期辨证论治】

（一）治疗原则

急性发热为临床常见急性疾病，遵循“清”“解”“透”“祛邪不伤正”的治疗原则，应以祛邪为主，对于危急重症应注意固护阳气及阴液。祛邪之法有解表、透邪、清热、泻下、和解、润燥、祛湿、清暑、豁痰、化瘀、凉血等，护正之法则包括救阴敛阳、回阳救逆等。

针对表证多以解表散寒、疏风清热、清暑祛湿、辛凉润燥之法；针对表里证多用和解少阳、表里两清、解表清里之法；针对里证多以清气分邪、泻实祛热、清热化痰、清利湿热、疏肝利胆、清热解毒、清热泻火、清气凉营、透邪解毒、清热凉血、解毒化瘀、凉肝息风之法。

（二）分证论治

1. 表证

（1）风寒束表

主症：恶寒发热，头痛无汗，肢体酸痛，鼻塞，流清涕，或有咳嗽、声哑，舌淡苔薄白，脉浮紧。

治法：疏风散寒，辛温解表。

方药：荆防败毒散加减（荆芥、防风、柴胡、薄荷、川芎、桔梗、枳壳）。恶寒重者，加麻黄、桂枝、杏仁等；咳嗽痰黏，胸闷，舌苔黏腻者，加生姜、半夏、厚朴、茯苓等；咳痰不利者，加杏仁、苏子、白前、橘皮等。

（2）风热袭表

主症：发热，不恶寒或微恶风寒，口渴、头痛、咳嗽、咳黄痰，舌红边尖红，苔薄白而干或薄黄，脉浮数。

治法：疏风清热，辛凉解表。

方药：葱豉桔梗汤加减（连翘、豆豉、薄荷、竹叶、桔梗、葱白、山栀子）。头胀痛者，加桑叶、菊花、蔓荆子等；咳痰量多不止者，加前胡、杏仁、浙贝等；咳痰色黄黏稠者，加黄芩、知母、瓜蒌皮等；咽喉肿痛者，加马勃、牛蒡子、玄参等；热象炽盛，面色红赤者，加大青叶、蒲公英、石膏等；声音嘶哑者，加射干、赤芍、锦灯笼等。

（3）暑湿外侵

主症：头身重痛，恶寒发热，无汗或少汗，口不渴或渴不多饮，胸闷，舌淡苔薄白而腻，脉濡缓。

治法：清暑祛湿，芳香透表。

方药：新加香薷饮加减（金银花、连翘、香薷、厚朴、扁豆等）。热势较高者，加青蒿、黄连、鲜芦根等；头身沉重，乏力较重，汗出黏腻不爽者，加藿香、佩兰等；胸闷较重，大便溏泄者，加苍术、白蔻仁、半夏等；身热烦渴，小便不利者，加滑石、赤茯苓、生甘草等。

（4）风燥伤肺

主症：发热，咳嗽无痰，或少痰不易咳出，咳痰偶有血丝，唇咽干燥，舌质红，干而少津，苔薄白或黄，脉浮数。

治法：疏风清肺，辛凉润燥。

方药：桑杏汤加减（桑叶、豆豉、杏仁、浙贝、南沙参、山栀子等）。口干舌燥，渴饮水不解者，加麦冬、玉竹等；身热较重者，加金银花、石膏、知母等；咳嗽较重者，加百部、枇杷叶等；咳痰带血丝者，加白茅根、白芨等。

2. 表里证

（1）邪在少阳

主症：寒热往来，口苦胸闷，干呕，头眩胁痛，不思饮食，或听觉不聪，舌淡红，苔白如积粉、厚腻或黄腻，脉弦数。

治法：和解少阳，表里双清。

方药：小柴胡汤加减（柴胡、黄芩、半夏、生姜、甘草、大枣等）。恶寒重者，柴胡加量，加桂枝；发热重者，黄芩加量；胸胁满者，加桔梗、枳壳等；心烦喜呕，小便不利，舌苔白腻者，加茯苓、滑石等；心烦喜呕，周身乏力者，加藿香、砂仁、白蔻仁等；头痛，耳聋目眩，舌苔白滑者，去大枣、甘草，加枳壳、桔梗、陈皮等。

（2）表寒里热

主症：发热恶寒，口干口渴，咳嗽喘息，气逆气短，无汗或少汗，舌质红，苔黄白相间，脉浮数。

治法：清宣肺热，化痰平喘。

方药：麻杏石甘汤加减（麻黄、杏仁、石膏、甘草等）。无汗恶寒者，加荆芥、豆豉等；发热较重者，石膏加量，加黄芩、桑白皮、瓜蒌等；喘息较重，咳痰量多者，加桑白皮、葶苈子、射干等；烦热渴饮者，加知母、芦根等。

（3）表里俱热

主症：发热不恶寒或稍恶寒，渴喜冷饮，便秘或下利臭秽，目赤，咽痛头眩，口舌生疮，小便黄赤，舌质红，苔黄腻，脉数。

治法：清泻里热，解肌散邪。

方药：葛根芩连汤加减（葛根、黄芩、黄连、金银花等）。发热较重者，加石膏、连翘、栀子等；咳嗽痰多，喘息气促者，加金银花、鱼腥草、桔梗、桑白皮等；泄泻较重，小便不利者，加茯苓、车前子、滑石、通草等；若腹痛明显，里急后重者，加炒白芍、木香、槟榔等；呕逆者，加半夏、竹茹、苏叶；嗳气腹胀，消化不良者，加焦山楂、焦神曲、焦麦芽等；口不渴，里热不重，胸腹满闷者，加苍术、厚朴、橘红等；下利甚者，加白头翁、马齿苋、地锦草等。

3. 里证

（1）气分热炽

主症：身大热，大渴，大汗出，面赤气短，汗出热不减，小便短赤，舌绛红，苔黄燥无津，脉洪大。

治法：清气泄热，祛邪生津。

方药：白虎汤加减（生石膏、知母、甘草、粳米等）。高热不退、壮热不解者，加金银花、连翘、板蓝根、大青叶等；热毒化火者，加黄芩、黄连、栀子等；口渴重、口干舌燥者，加金银花、石斛、天花粉、芦根等；咳喘不息、咳黄痰者，加瓜蒌皮、黄芩、鱼腥草、杏仁等；高热烦渴、神昏谵语、抽搐者，加羚羊角、水牛角、钩藤等；神昏谵语、大便秘结者，加大黄、芒硝、枳实等。

（2）热结阳明

主症：身热，腹痛腹胀，便干便秘，日晡潮热，口渴唇干，或有谵语，舌绛红，苔黄燥或灰黑，脉沉实或沉细。

治法：软坚攻下，泻实祛热。

方药：调胃承气汤加减（大黄、芒硝、甘草等）。腹满胀较甚者，加枳实、厚朴等；口干燥、舌苔黑燥者，加玄参、生地黄、麦冬等；高热不退、胸闷面赤者，加黄芩、黄连、黄柏、栀子等；喘促痰壅，热势较甚者，加石膏、杏仁、瓜蒌皮等；不排便，胀气明显者，加炒莱菔子、赤芍、桃仁等。

（3）邪热壅肺

主症：身热恶热，汗出口渴，咳喘气急，胸胁满闷，咳痰黏稠或白或黄或如铁锈，舌质红，苔黄或黄腻，脉滑数。

治法：清热化痰，开结宣肺。

方药：千金苇茎汤加减（黄芩、栀子、苇茎、薏苡仁、冬瓜仁、桃仁等）。胸满作痛，咳嗽气急，热毒炽盛者，加金银花、连翘、蒲公英、虎杖等；痰多色黄，咳吐不爽，喘息较重者，加葶苈子、苏子、瓜蒌皮等；咳痰有腥臭味，痰中带有血丝者，加桔梗、白茅根、焦栀子、贝母、生甘草等；胸闷较重，口渴咽干，饮水不解者，加石膏、天花粉、知母等。

（4）湿热困脾

主症：发热时高时低，午后为甚，口黏腻，口不渴或渴不欲饮，胸闷，肢体倦怠，困倦喜卧，舌质淡红或暗，苔白腻或黄腻，脉濡数。

治法：宣畅气机，清利湿热。

方药：三仁汤加减（杏仁、白蔻仁、生薏苡仁、白通草、滑石、竹叶、半夏、厚朴等）。外感症状重，四肢倦怠明显者，加藿香、佩兰、淡豆豉等；发热不退，热势较盛者，加黄芩、连翘、竹叶等；邪伏膜原，寒热往来较甚，呕逆满胀者，加槟榔、草果、厚朴等；恶心呕吐，舌苔黄腻者，加石菖蒲、佩兰、黄芩等。

（5）肝胆湿热

主症：发热，口干口苦，午后热甚，心烦口渴，脘痞腹胀，胁痛如绞，呕吐便秘或身目发黄，舌红苔黄腻，脉滑数。

治法：疏肝利胆，分消湿热。

方药：犀角散加减（水牛角、黄连、升麻、栀子、茵陈等）。高热烦渴，肌肤发斑，胁痛较甚者，加生地黄、丹皮、玄参等；神昏谵语者，加服安宫牛黄丸或至宝丹；衄血便血者，加地榆炭、侧柏炭、生地黄等；小便不利，腹水如鼓者，加车前草、白茅根、大腹皮等。

（6）膀胱湿热

主症：身热口渴，尿频急而痛，淋沥不畅，小便短赤，甚则带血，舌红，苔黄腻而干，脉滑数。

治法：清热泻火，利水通淋。

方药：八正散加减（萹蓄、瞿麦、车前子、滑石、山栀子、甘草梢等）。便秘腹胀者，加生大黄、枳实、厚朴等；小便出血者，加小蓟、白茅根、墨旱莲等；小便涩痛，尿中有沉渣者，加海金沙、金钱草、鸡内金等；小便浑浊较甚者，加萆薢、石菖蒲、茯苓；少腹胀，尿涩不畅者，加乌药、青皮、沉香等；伴见寒热、口苦呕恶者，加柴胡、黄芩、党参、半夏等。

（7）湿热肠结

主症：身热口渴，腹痛腹泻，里急后重，便下脓血，肛门灼热，舌红，苔黄腻，脉滑数。

治法：清热解毒，燥湿止泻。

方药：白头翁汤加减（白头翁、黄柏、黄连、秦皮、黄芩、贯众等）。腹痛里急较重者，加木香、槟榔、白芍等；腹胀满拒按，干哕食臭，舌苔厚腻者，加枳实、山楂、神曲等；泄泻及便血色较深者，加丹皮、赤芍、地榆等；壮热口渴，烦躁，利下鲜血者，加升麻、马齿苋、金银花、穿心莲等；兼恶寒发热，周身疼痛者，加葛根、金银花、连翘等。

（8）**气营两燔**

主症：壮热心烦，口渴欲饮，汗出，神蒙昏愦，心烦不眠，舌绛红，苔黄而干，脉洪数。

治法：清气凉营，透邪解毒。

方药：清瘟败毒饮加减（生石膏、栀子、黄芩、知母、玄参、连翘、水牛角等）。斑疹显露者，加丹皮、大青叶、赤芍等；斑疹紫黑者，加生地黄、紫草、丹参、红花等；头痛伴双目昏花者，加菊花、夏枯草、蔓荆子等；神昏谵语，言语不利者，加用安宫牛黄丸或紫雪丹等；四肢厥逆，肢体颤搐者，加僵蚕、蝉衣、地龙等；吐血鼻衄者，加白茅根、小蓟、藕节等；大便秘结，腹满胀痛者，加大黄、芒硝、甘草等。

（9）**邪热入营（心包）**

主症：身灼热夜甚，心烦躁扰，夜不能寐，口渴不甚，周身散在斑点隐隐，甚者可见谵语，烦躁不安，四肢厥逆，痰壅气促，舌绛而干，苔黄燥，脉细数。

治法：清营解毒，透热养阴。

方药：清营汤加减（水牛角、生地黄、玄参、淡竹叶、麦冬、丹参、黄连、金银花、连翘等）。口渴较甚，口干舌燥者，加重玄参、生地黄、麦冬用量；烦渴明显，大热汗出不解者，加重金银花、连翘、竹叶用量；恶寒、无汗、身痛者，加豆豉、薄荷、牛蒡子等；高热神昏，热势剧烈，四肢厥逆者，加服安宫牛黄丸等；高热神昏，烦躁抽搐者，加羚羊角、钩藤、地龙等，或加服紫雪丹；神昏谵语较重者，加服至宝丹。

（10）**热极生风**

主症：壮热神昏，躁扰如狂，手足颤搐，颈项强直，角弓反张，牙关紧闭，双目直视，甚则厥逆，舌绛，苔黄少津，脉弦急而数。

治法：清热解毒，凉肝息风。

方药：羚角地黄汤加减［羚角片（可用替代品）、川贝母、桑叶、生地黄、钩藤、菊花、白芍、鲜竹茹等］。胸闷畏寒、鼻塞喘息者，加僵蚕、蝉衣、金银花等；抽搐较甚、角弓反张者，加地龙、全蝎、蜈蚣等；烦躁较甚者，加淡竹叶、栀子等；唇焦咽燥者，加天冬、玄参、石斛等；壮热烦渴者，加石膏、知母等；斑疹吐衄者，加水牛角、丹皮、紫草等；痰浊壅盛者，加天竺黄、竹沥、姜汁等；便秘腹胀者，加大黄、芒硝等；神昏较重者，可加服安宫牛黄丸。

（11）**血热发斑**

主症：壮热口渴，心烦躁扰，皮肤发斑，斑色紫黯，喘息气粗，或有吐血、衄血。舌红绛，苔黄燥，脉数。

治法：清热凉血，解毒化瘀。

方药：犀角地黄汤加减（水牛角、生地黄、赤芍、丹皮等）。发斑较甚者，加紫草、青黛等；吐血者，加侧柏叶、白茅根、三七等；衄血者，加白茅根、黄芩、焦栀子；便血者加地榆、槐花、灶心土等；尿血者加小蓟、琥珀、白茅根等；热瘀昏狂、斑色紫红者，加水蛭、大黄、黄芩等；热势急促，烦躁郁怒者，加柴胡、黄芩、栀子等；热盛神昏者，加服紫雪丹或安宫牛黄丸等；壮热烦渴，苔黄脉洪者，加石膏、知母、鲜茅根等。

【疾病的转归和预后】

常见的急性发热病情变化比较迅速，由表证发展至半表半里证，再向里传变而成里证，若正气未衰，治疗及时可治愈；若感邪太盛，治疗不力，可产生神昏、谵语、厥逆、抽搐、出血、脱证等变证。

【中医药防治研究的现代进展】

发热作为中医内科疾病中最为常见的一类症状，既表现为某种疾病的临床反应，又可作为一种独立的病证，涵盖于中医外感发热和内伤发热之中。发热的病因病机、辨证分型虽复杂多样，但中医在抓准病因病机的基础上进行辨证论治，取得了显著疗效，且中医外治法治疗发热亦有极大的实用价值。目前西医主要采用解热镇痛、抗菌或抗病毒药物等治疗发热，虽退热较快，但停药后体温容易反复，且长期或大量用药会产生一定的毒副作用。中医药治疗发热的应用前景广阔，特别是在治疗不明原因发热、慢性特异性或非特异性感染性疾病引起的发热方面，优势显著。现将中医药治疗发热的研究概况进行综述，以期为论治发热性疾病提供理论依据和临床诊疗思路。

（一）病因

外感发热的病因包括外感六淫邪气、时行疫疠之气，以发热、恶寒、汗出、咳嗽、鼻塞、流涕、身疼痛等为主要临床表现，具有起病急、进展迅速、病程短等临床特点。六淫之邪从皮毛入侵，由表及里而至脏腑，发为热病；疫毒之邪则多从口鼻入侵，由上至下、由浅入深，发为热病。外邪入侵，正气奋起抗争邪气，卫阳郁闭，营阴瘀滞，为外感发热的病机。如风寒之邪侵袭肌表，卫阳抗邪，正邪相争，而见发热、恶寒；风性疏泄，卫气不能固护营阴，营阴失于内守，可见汗出；寒邪束表，皮毛内合于肺，肺失宣降，可见咳嗽、气喘、鼻塞、流涕等症状。

内伤发热的病因复杂多样。情志失调、劳倦过度、饮食失节、久病体虚、外伤出血、药物、其他疾病等皆可引发本病。一般起病较缓，病程较长。如素体虚弱，劳倦过度，或久病失于调理，中气不足，阴火内生，导致气虚发热；久病心、肝血虚，或脾虚生血不足，或长期慢性失血，以致血虚阴伤，不能敛阳，导致血虚发热；热病日久，耗伤阴液，或素体阴虚，误用或过用温燥之药，导致阴精亏损，阴虚阳盛，水不制火，阴虚发热；寒证日久，或久病气虚，气损及阳，阳气亏虚，虚阳外越，导致阳虚发热。情志抑郁，肝失疏泄，肝气郁滞，气郁化火，或过度恼怒，肝火亢盛，导致气郁发热；或肝郁气滞，日久不舒，血行不畅，气滞血瘀，或外伤导致瘀血阻络，皆可引起瘀血发热；饮食失调，脾胃受损，失于运化，酿生痰湿，郁而化热，进而引起湿郁发热。可见，内伤发热的病机是气、血、阴、阳的亏虚，或痰、湿、瘀的郁结，壅遏化热。总属脏腑功能失调、阴阳失衡所致。

（二）中医内治法

从古至今，医家们都在不断探索外感热病的治疗，从医圣张仲景到金元时期的刘完素，从把热病归于伤寒之类至发展为独立的温热病学科，医家们给予了外感热病相当高的重视，提出了多种辨证方法，如八纲辨证、六经辨证、卫气营血辨证等。这些治疗外感发热的方法得到了继承和进一步的发展。如李新民教授选用“宣透风热，三阳合治法”治疗小儿外感发热，退热效果显著；范小姣等运用中医三焦辨证与脏腑辨证相参的治法治疗外感发热，中医证候得到缓解，临床疗效得以提高，不但降低了与发热相关的血清炎性因子水平，而且不良反应较少；孙雪松等用清热和解法治疗外感发热，治疗组与对照组相比，24 h 体温下降更明显，且较为持久；陶玉慧等通过对古今医案中治疗外感热病的中药进行总结，提炼出了高频用药，组成了“辛凉宣泄、疏风解表汤”，且通过实践证明，其对外感发热有明显疗效；张同园将小儿外感热病从卫气营血方面进行辨证，立法选方，疗效显著。薛燕星选用和解、分消的治疗原则辨治小儿热病，使邪有出路。徐树春将外感发热辨为风寒证、风热证、暑湿证、少阳感寒证，选用辛温散寒、宣肺解表的麻黄汤、小青龙汤、荆防败毒散治疗风寒证，选用辛凉解表、宣肺清热的银翘散、麻杏石甘汤加减治疗风热证；选用清热解表、清暑祛湿的香薷饮、藿香正气散加减治疗暑湿证，选用小柴胡汤加减以和解少阳治疗少阳感寒证，均辨证得法，疗效显著。由上述可见，治疗外感发热的方法各异，但皆有疗效，故治疗外感发热的落脚点应是精准辨治、祛邪及时、既病防变，以适应外感发热传变迅速的特点。艾滋病在急性感染期表现的发热可参考中医药治疗外感发热的方法。

内伤发热属虚者，治以益气、养血、滋阴、温阳为主，兼以清热；属实者，治以解郁、活血、除湿、清热为主。邓铁涛提出内伤发热的辨证以脏腑辨证为总纲，明辨病位所属脏腑；以五脏相关学说为指导，不忘五脏相互关系。王禄提出了内伤发热的证治五法，如选用清热利湿法以祛除湿热之邪，可用三仁汤加减，宣上畅中渗下；选用甘温除热法以益气升阳、甘温除热，可用补中益气汤加减；选用祛瘀退热法，明辨标本，可用补阳还五汤加减，补气活血祛瘀，标本兼治；选用解毒退热法以治表现高热者；选用引火归元法使浮阳内守，阴阳得以平衡。姜桂宁将内伤发热的辨治分为实证发热和虚证发热，实证发热分为食积发热、气郁发热、血瘀发热，虚证发热分为气虚发热、血虚发热、阴虚发热、阳虚发热。针对上述内伤发热，分别选用保和丸、四君子汤加焦三仙、槟榔、莱菔子、鸡矢藤等。以消食化积，通降腑气；选用丹栀逍遥散、柴胡疏肝散以疏肝理气，解郁泻热；选用桃红四物汤、血府逐瘀汤以活血化瘀；选用玉屏风散、八珍汤、补中益气汤以益气健脾，甘温除热；选用归脾汤、四物汤、当归补血汤以补气养血；选用清骨散、青蒿鳖甲汤以滋阴清热；选用金匮肾气丸、四逆汤、白通汤以温阳引火归元。此外，众多医家进行了不同治法治疗内伤发热的临床观察，疗效均得以肯定。艾滋病无症状期或艾滋病期出现的发热可参考中医药治疗内伤发热的方法。

（三）中医外治法

中医学对发热外治法的认识源远流长。中医治疗发热的外治法萌芽于先秦时期，发展于汉唐时期，创新于宋金元时期，成熟于明清时期。外治法在治疗发热中疗效显著，极具特色，尤其是对小儿外感发热的治疗优势显著。中医治疗发热的外治法有中药灌肠和直肠滴注、熏洗和洗浴、穴位贴敷、推拿按摩、针刺放血、刮痧疗法、拔罐疗法、滴鼻疗法、壮医药线点灸法、壮医佩药法等诸多方法。各种发热的外治法在临床上均得以验证，取得了显著的疗效。中医外治法治疗发热操作简单、见效快、不良反应小，临证中可根据患者的具体情况选择适宜的中医外治法。

中医药治疗发热优势显著。不管是外感发热还是内伤发热，中医药均可以在明确病因病机的基础上辨证论治、遣方用药。特别是在治疗新发病原体引起的发热以及西医学所称的功能性低热、血液病、肿瘤、结缔组织病、内分泌代谢性疾病、慢性特异性或非特异性感染性疾病引起的发热（艾滋病发热）、某些原因不明的发热等方面，优势显著。中医的诸多外治法，亦有明显疗效和独特优势。临床上可将中医的药物治疗与外治法合用，发挥更大的作用，这是西药治疗所不及的。然而中医证候诊断及疗效评价标准缺乏统一的规范和相关的循证医学证据，对中药退热机制的研究相对较少，故今后需要对中医药治疗发热的诊疗进行标准化和规范化，加强对中医药退热机制的研究以及中药新药的研发，紧跟时代发展的要求，为中医药的国际推广及进一步制备安全有效的中药制剂创造条件，做好中医药的传承和创新，提升中医药在防治急性病和其他重大疾病中的实用价值。

【经典病例摘录】

张某，1964 年 12 月 26 日，即冬至后 2 日，忽患奇疾。始病似外感小恙，3 日后忽然昏迷。气息微弱，面色灰滞，手冷过肘，足冷过膝，头汗淋漓，神志似清似蒙，六脉似有似无。某医断为“伤寒，少阴亡阳，已属弥留，姑拟参附汤，聊尽人事”，李院长邀余会诊，以定取舍。见证果如所云。然则室内秽气扑鼻，颇觉蹊跷。且证情突变，寸口脉乱难凭，摸其下三部之趺阳、太溪、太冲，则沉实有力，一息六至有余。欲观其舌，则病者昏昧，牙关牵紧，乃强刺患者颊车穴，以匙把撬口，未及察舌，口中臭气熏人欲呕，舌面满布黄厚燥苔，中根已黑。询其小便，则如浓茶，亦有燥臭，大便 5 日未解。扪按小腹板硬，至此，真相毕露。素知患者 1949 年前曾吸食阿片 20 余年，至今仍以樟脑酊维持精力，其脏腑积毒可知。且病在冬至之后，阴虚液亏之体，适值一阳来复，邪从热化、燥化，已由太阳转属阳明腑实。其肢厥乃热深厥深之变；神志昏蒙，乃浊气上干神明；头汗黏手，亦属腑实熏蒸。种种见证悉为热闭阳明之腑，而非亡阳厥脱，且真寒证绝无口臭熏人之象。询知前医因牙关紧闭，并未察舌。亡阳虚脱，多见手撒尿遗，口开目闭，而“牙关紧”却是实、热、闭证所独有。至此，已可断定前医误诊。遂疏大承气和增液汤急下存阴，腑实一通，上闭即开，无须画蛇添足，再加开窍之品。

大黄 30 g，芒硝 20 g（分冲），枳实 15 g，厚朴、生地、元参、麦冬各 30 g，煎分 2 次服，3 小时一次。

次日诊之，患者仅服药 1 次，约 2 小时，泻下恶臭便 1 次，被褥狼藉，移时神清而愈。再诊其脉，依然微细如丝。始知其脉为“六阴脉”，虽有大实之候，但其脉不变，故难于反映真相。又有一种“六阳脉”，终生洪大数实，虽有虚证，其脉不变。若凭脉断病，不屑下问，何能中病！人之体质禀赋千差万别，虚实真假绝非一目了然。尤其危急重症，至虚而有盛候，大实反见羸状。稍一不慎，即蹈误诊、误治之祸，顷刻之间，生死立判。慎之，慎之！

（摘自《李可老中医急危重症疑难病经验专辑》）

【急性发热的西医综述】

发热通常是由发热激活物作用于机体，激活产内生致热原细胞，使之产生和释放内生致热原，再经一些后续环节引起体温升高。发热不是体温调节障碍，其体温调节功能正常，只是调定点上移，将体温调节到较高水平。临床上的调节性体温升高即为发热。

发热是许多疾病共有的症状。人们推想，各种疾病之所以发热，可能有一种“共同因素”在起作用。最初人们认为是组织破坏的产物所引起，因而在脓液中寻找致热原。之后发现，细菌内毒素可引起实验动物发热，革兰氏阴性杆菌的内毒素来自其细胞壁，主要化学成分是脂多糖，耐热性强（180 ℃～200 ℃，2 小时灭活）；静脉注入人体，约经 1 小时潜伏期后引起发热，热型呈双相曲线，多次注射后人体则产生耐受性。产生强烈内毒素的细菌是沙门氏菌、大肠杆菌、铜绿假单胞菌、变形杆菌等革兰氏阴性菌。但是，不含内毒素的致病性微生物感染，同样可以引起发热。因此，即使在感染性发热中，内毒素也不是致热的共同因素。

内热原是一种小分子蛋白质，分子量远较内毒素小，不耐热，有抗原性，在血液中浓度甚低，但能直接作用于下丘脑前部调温中枢的神经细胞。目前一致认为内热原是发热发病机制中的共同因素，其形成和释放须有激活剂和靶细胞的存在。宿主靶细胞的种类：实验证明，人和动物体内有多种细胞受各种激活剂刺激后可产生内热原。除中性粒细胞外，周围血液中单核细胞与嗜酸性粒细胞也可产生内热原，而且单核细胞产生的内热原比中性粒细胞多 20～40 倍。淋巴细胞本身不产生内热原，仅在迟发型变态反应中，当致敏淋巴细胞与抗原接触后，产生一种可溶性淋巴激活素，后者可激活粒细胞与单核细胞而间接产生内热原。肝脏内枯否氏细胞、脾血窦与肺泡的吞噬细胞，以及其他固定吞噬细胞也是内热原的来源（组织内热原）。激活剂：能激活靶细胞产生和释放内热原的物质称为激活剂，包括病毒、细菌、真菌等各种微生物、内毒素、抗原、抗体复合物、炎性激活物、类固醇等。

宿主靶细胞被激活剂激活后产生和释放内热原，内热原被吸收入血液循环，作用于下丘脑的体温调节中枢，通过一系列复杂的生化过程，如单胺类与前列腺素等介质的作用，使体温调节点提高，引起代谢与氧耗量增加以及周围血管收缩（畏寒）；在体表温度明显下降时，反射性地刺激躯肢运动神经，引起肌肉颤抖（寒战）、产热增加，失热减少，而导致发热。

临床上，各种疾病及其在不同时期的热型与微生物所产生的激活剂、释放内热原的宿主靶细胞以及宿主免疫状态有关。例如，败血症患者，内热原来自血液中粒细胞，故常有寒战高热；而持续的发热见于慢性肉芽肿疾病或肿瘤，其内热原来自固定单核细胞或肿瘤细胞。

第二节

中暑

【疾病概述】

夏日酷暑炎热之季，暴日劳作，暑热内袭，或炎暑夹湿伤人，逼汗出而伤阴，骤然发为高热、出汗、神昏、嗜睡，甚则躁扰抽搐者，称为中暑。

中暑在《金匮要略》中被称为“中热”“中暍”；至明《景岳全书》，有阳暑与阴暑之分，并在阳暑中又分为“阳中之阳”与“阳中之阴”；至清代，将阳暑称为中暑，将阴暑称为伤暑。在中暑的病因病机方面，外因是暑邪，内因责之于虚，诱因与炎夏之季、冒日劳役、长途行走等有关；发病部位与心和心包有关，中暑属于火病，证候多属虚证；系酷暑高温，暑热耗气伤阴所致。在辨证上，要从神色、阴阳上来辨别是否为中暑，以区分中暑的阳证及阴证。中暑阳证，是气分暑热证；中暑阴证，多表现为气阴两虚，最后演变为气阴两脱；暑风则属于营分暑热，可分为暑热蒙心及暑热生风两类。中暑的治则有清热、益气、养阴、除湿、开窍等，可根据临床辨证的不同情况综合应用。重症中暑及由暑转为闭脱者，病情危急，应及时抢救和治疗。

中暑的临床特点与西医所说的中暑和高温损害基本相近。上述中暑阳证与西医学的中暑（包括先兆中暑、轻度中暑、重症中暑），中暑阴证与重症中暑的衰竭状态及高温损害的热衰竭，暑风与重症中暑的衰竭状态合并抽搐及高温损害的热痉挛，颇为类似，因此可参照本篇内容辨证论治。

【历史沿革】

《素问·生气通天论篇》云：“因于暑，汗，烦则喘喝，静则多言，体若燔炭。”此为暑邪致病的最早记载。汉代张仲景在《金匮要略·痉湿暍病脉证治》首先提出了“太阳中暍”和“太阳中热”之名称，并说：“太阳中暍，发热恶寒，身重而疼痛……太阳中热者，暍是也。”这里所指的“中暍”和“中热”都是中暑之意，如清代尤在泾在《金匮要略心典》中所注：“中暍即中暑，暑亦六淫之一。……中热亦即中暑，热即暑之气也”。由于该病发病之初病似太阳，有发热恶寒身疼等症状，故名“太阳中暍”或“太阳中热”。

因中暑或伤暑为病，易伤津耗气，故其脉多虚而无力。宋代严用和在《济生方·暑》中指出：“夫中暑所以脉虚者，盖热伤气而不伤形也。且暑者，在天为热，在地为火，在人为心。是以暑喜伤心，令人身热头痛，状类伤寒，但背寒面垢，此为异耳。甚则昏倒不知人，手足微冷，烦渴口燥，或吐或泻，或喘或满，此皆暑气之所为也。”这不仅对中暑脉虚的病机作了简要的分析，且对中暑的临床证候进行了详细的观察。宋代陈无择在《三因极一病证方论·叙中暑论》中所述略同：“中暑，其脉阳弱而阴虚，微迟似芤……使人噎闷，昏不知人。”他也指出突然昏倒，神志不清，是中暑的临床特点之一。

明代秦景明将中热、中暑并列而论，他在《症因脉治·中热中暑总论》中说：“夫中热中暑，是热症，但得之有动静之分，则治之不无差别。盖动而得之者，行缓气扰，外引时令之热……静而得之者，里有热伏于身中……以动而得，明其无表邪，故曰中热；以静而得，明其有表邪，故曰中暑……无表邪者，不必用发表，即可寒凉；若有表邪者，先散外束之寒邪，后用寒凉可也。”秦氏承前人以动静之别为中热、中暑之说，提出了不同的治则，有一定的参考意义。

明代戴思恭《证治要诀·中暑》则将中暑与伤暑分别辨治，如谓：“中暑为证，面垢闷倒，昏不知人，冷汗自出，手足微冷，或吐或泻，或喘或满”“伤暑必自汗，背寒面垢，或口热烦闷，或头疼发热，神思倦怠殊甚，所谓暑伤气而不伤形是也”。所述中暑症急而重，昏倒而不知人，冷汗自出，似指动而得之暑证；伤暑则较轻，似指静而得之非急重之证。明代周慎斋在《慎斋遗书·热暑燥》中也说：“暑病有二，曰中曰伤。中暑者，动而得之，因天时亢热，致伤肺气，非形体受病也，人参白虎汤主之；伤暑者，当暑之时，为房屋阴寒所迫，周身阳气不得发越，静而得之，非阴证也，调中益气汤加附子饮之，退后以清暑益气汤调之。中暑脉洪大，大温引饮，身热心烦；伤暑脉沉实，身形拘急，肢节疼痛心烦，肌热无汗，病初微恶寒，可表之。”上述论述对中暑、伤暑之别，阐明了并非暑病中阴证、阳证之异，乃因伤于动静之殊，提出了应按暑为阳证、热证进行论治的要义和原则。这样就把原来“中暍”“中暑”“中热”等名虽不同、其病实一之说统一了起来，所以明代王肯堂在《证治准绳·中暑伤暑》中提出：“伤暑与热病外症相似，但热病脉盛，中暑脉虚，以此别之。”说明中暑和伤暑，均属中伤暑热之阳证也。

明代张景岳则将暑证分为阴暑和阳暑，阳暑即仲景之中暍，阴暑则是暑月外感，即伤寒。如《景岳全书·暑证》曰："阳暑者，乃因暑而受热者也……凡于盛暑烈日之时，或于长途，或于田野，不辞劳苦，以致热毒伤阴，而病为头痛烦躁，肌体大热，大渴大汗，脉浮气喘，或无气以动等证。此以暑月受热，故名阳暑……阴暑者，因暑而受寒者也，凡人之畏暑贪凉，不避寒气，则或于深堂大厦，或于风地树荫，或以乍热乍寒之时，不谨衣被，以致寒邪袭于肌表，而病为发热头痛，无汗恶寒，身形拘急，肢体酸痛等证。此以暑月受寒，故名阴暑，即伤寒也。"该书还将阳暑分为"阳中之阳"及"阳中之阴"两类，如"阳暑以酷热伤人，本为热证，然阳中又有阴阳，此不可不辨也……如身热头痛，烦躁大渴，大汗，脉洪滑，喜冷水，大便干结，小水赤痛之类，皆阳证也……若脉虚无力，或恶寒背寒，或呕恶，或腹痛泄泻，或四肢鼻尖微冷，或不喜凉茶冷水，或息短气促，无力以动之类，皆阳中之阴证也"。这里所指阳暑之阳中之阳，即中暑之阳证；阳暑之阳中之阴，即中暑之阴证。

清代喻嘉言在《医门法律·热湿暑三气门》中进一步从病因病机、治疗原则、治疗禁忌等方面，对中暑作了阐述，如说："夏月人身之阳，以汗而外泄；人身之阴，以热而内耗，阴阳两俱不足。仲景于中暍病禁用汗下温针，汗则伤其阳，下则伤其阴，温针则引火热内攻，故禁之也。而其用药，但取甘寒，生津保肺，固阳益阴为治，此等关系最巨，今特挈出。……日中劳役而触冒其暑者，此宜清凉解其暑毒……深居广厦，袭风凉，餐生冷，遏抑其阳而病暑者，一切治暑清凉之方，即不得经情直施，如无汗仍须透表以宣其阳，如吐利急须和解以安其中，甚则少用温药以从治之。"清代张璐的《张氏医通·诸伤门·暑》对治疗本病当忌下、忌汗作了补充说："当知治暑暍诸证，汗液大泄，中气先伤，虽有膈满潮热，最忌攻下，以无形之热不能随药下散也；如有头额重痛，最忌发汗，凡表药皆能升华痰食浊气，支撑膈上也。"这在临床上也有一定的参考价值。

清代雷少逸《时病论》进一步将暑证分为伤暑、冒暑、中暑和暑风、暑温、暑咳、暑瘵等类，如"夫暑邪袭人，有伤暑、冒暑、中暑之分，且有暑风、暑温、暑咳、暑瘵之异。伤暑者，静而得之为伤阴暑，动而得之为伤阳暑。冒暑者，较伤暑为轻，不过邪冒肌表而已。中暑者，即中暍也，忽然猝倒，如中风状。暑风者，须臾昏倒，手足遂抽。暑温者，较阳暑略为轻可。暑咳者，暑热袭肺而咳逆。暑瘵者，暑热劫络而吐血"。

从上述历代医家的论述，可以看出张仲景对中暑的阳证及阴证，至宋代医家对中暑的病因病机和临床特点，均作了初步的探讨和阐发。此后医家则明确中热、中暑均属热证，得之有动静之分，动而得之为中热，静而得之为中暑，其治法亦有差异。至明代张景岳时，则有阳暑、阴暑之分，并指出阳暑即仲景之中暍，是动而得之；阴暑是暑月的外感，属于伤寒，是静而得之。清代以来，除对暑证的病因病机、治疗原则和治疗禁忌进行了深入的探讨和总结外，且对暑证的分类、辨证和鉴别作了分析和讨论，对中暑的认识也不断深化，治疗方法也日益丰富。

【中医病因病机归纳】

中暑的发生，主要是夏月天气炎热，或外界气温增高，人体不能适应所致，因此它的病因是外感暑热之邪。中暑的内因，一般责之于正气虚，即认为人体不能适应外界气温的变化而致病。《脾胃论·卷中》提到："此病皆由饮食劳倦损其脾胃，乘天暑而病作也。"身体虚弱者，特别是脾胃虚弱者，容易在炎热的气候下发生中暑，但是还要有一定诱因，如在气候炎热下劳役、长途行走，或在高温、通气不良及湿度较高的环境里过度体力劳动。

（一）病因

1. 暑热亢盛

《丹溪心法·中暑》说："暑乃夏月炎暑也，盛热之气者，火也。"夏月天气炎热，或外界气温增高，暑热袭人，身体虚弱者易受邪，而发为中暑阳证。

2. 气阴两虚

暑为热邪，最易耗气伤津，呈现气阴两伤的中暑阴证。

3. 暑热扰心

心为君主之官，主神明，暑热之邪由气分深入营分，心包代君受邪，出现神明受扰的证候。

4. 暑热生风暑

热引动五脏之火，内外相煽，出现热极生风的证候。

（二）病机

1. 暑热多属火病

如《丹溪心法·中暑》说："暑乃夏月炎暑也，盛热之气者，火也。"所谓火，一方面是指病因，如天气炎热、气温增高；另一方面指人体的各种紧张亢进现象，因此所谓暑为火病，亦即指暑病的发生，系因天气炎热、人体调节功能过度紧张而不能适应所引发的疾病。

2. 中暑多属虚证

中暑从证候性质本身来说，多属虚证，其原因：一方面是由于炎热的影响，人体的生理活动处在比较紧张亢进的状态，因而也就时刻潜伏着一种骤然衰退甚至衰竭的危机。另一方面是在夏月炎热气候之中，由于热的影响，人体过度紧张亢进而出现衰惫状态，即人体正常生理调节功能的来源缺乏，储备能力不足，人体的各种生理活动所必需的物质亦消耗过多。前者说明人体在自然环境气候变化中的病理生理变化，后者说明外因与内因之间的相互影响。可见在夏令炎热的气候中，人体体质的一般病理状态虚者居多，因此中暑的症状，从证候性质来说也就多属虚证。

3. 多湿之人易中暑

《医门法律・热湿暑三气门》曰："体中多湿之人，最易中暑，两相感召故也，外暑蒸动内湿，三气交通，因而中暑。"又曰："平素积痰，充满经络，一旦感召盛暑，痰阻其气，卒倒流涎，此湿暑合病之最剧者也。"说明肥胖体质，多痰多湿，加之外感暑热之邪，也易导致发病，故《时病论・卷四》曰："缘其人不辞劳苦，赤日中行，酷暑之气鼓动其痰，痰阻心包所致。"说明了中暑的神昏，多夹有痰阻心包。

4. 中暑的病位在心

中暑一般均有不同程度的神志受扰的症状。因心为君主之官，主神明，暑为火邪，故中暑为病，则常犯心包，出现神明受扰症状，所以中暑的病位在心或心包。

【中医诊断】

（一）发病特点

中暑的病史对诊断有决定性意义。要询问患者在发病前有无在炎热气候中或高温环境里过度体力活动、长途行走、田间劳作等，并注意患者的既往健康状况及发病时有无饥饿的情况。体质虚弱、饥饿等皆是中暑发病的内因。

（二）临床特点

症状通常表现为身热头痛，大量出汗，烦躁口渴，胸闷心烦，倦怠身重，恶心呕吐，或有喘满，或有腹泻，因大量出汗以致背恶寒，或全身恶寒，或小便时洒洒然毛耸，再则进一步可以闷倒，昏不识人。在体征上，一般可见面垢，脉虚，口干，齿燥，肌肤扪之大热，手足微冷，甚则有冷汗，肢厥，或有抽搐，或有息短，气促。

（三）辨证要点

1. 辨神色

中暑患者的面部多呈灰暗无神，皮肤无正常应有的光泽，中医谓之面垢，是中暑患者的特点之一。中暑患者精神多衰惫不振，呈极度乏力状态，体倦较其他热病突出，亦为中暑临床特点之一。

2. 辨阴阳

中暑阳证与阴证必须加以区别。中暑患者高热或兼有恶寒者，多属中暑阳证；如身凉肢厥者，多属中暑阴证。中暑发热而多汗者，多属中暑阳证；身凉无汗者，多属中暑阴证。中暑患者渴欲饮水，饮水后心中安适者，多属中暑阳证；如渴欲饮水，水入则吐者，多属中暑阴证。脉见沉数，或见洪芤，则多属中暑阳证；脉见沉迟，或见浮弦，但浮弦脉之中重按呈芤象，则多属中暑阴证。

【中医鉴别诊断】

（一）中风

中风以中老年人多见，常因五志过极、心火暴甚，或劳累，或饱食、饮酒后发病；多于冬春两季发病；其中脏者，突然昏倒，不省人事，苏醒后常遗留口眼歪斜、半身不遂、语言謇涩等后遗症状。中暑者多有高温及强烈阳光的环境及高温下工作或暑天烈日下长途行走、劳动的病史，发病时有高热、大量出汗、胸闷、恶心、呕吐，以致昏倒、神志不清，可有肢体强直、角弓反张、抽搐，无口眼歪斜等后遗症状。《时病论·卷四》说："中暑忽然而发，如矢石之中人也……状若中风"，但无口眼歪斜之别，其脉洪濡，或滑而数。

（二）痉病

痉病是以项背强急，四肢抽搐，甚至角弓反张为主要特征的一种病症，常有外感或内伤的基础病变。中暑有夏日劳作、长途行走及高温环境的发病特点；常有先兆症状，如头昏、胸闷、口渴、出汗较多，继则体温升高，恶心呕吐，以后昏迷、抽搐，热痉挛可因进食盐而迅速缓解。中暑的"暑热生风证"类属于痉病的"热甚发痉证"。

【中医急救处理】

（一）针灸

针灸治疗中暑具有明显效果，尤其是中暑症状的发生一般都较急，因此更有其重要的地位。

1. 中暑阳证及暑风

以针为主，选百会、人中、风池、风府、大椎、少商、商阳、神门、足三里、三阴交等穴为常用穴位。暑风患者，除必刺百会、人中、大椎以外，还可针刺少商、商阳、委中出血。

2. 中暑阴证

以灸为主，以气海、关元、肾俞等穴为常用穴位。

（二）中成药治疗

1. 十滴水

健胃，祛暑。用于因中暑所致的头晕、恶心、腹痛、胃肠不适。口服，每次 2 ~ 5 mL，儿童酌减。

2. 红灵散

祛暑，开窍，辟瘟，解毒。用于中暑昏厥，头晕胸闷，恶心呕吐，腹痛，泄泻。口服，每次 0.6 g，每日 1 次。

（三）单方验方治疗

1）鲜荷花或鲜荷叶，水煎服，用于中暑身热多汗，口渴引饮。

2）鲜荷叶 1 张，鲜竹茹 60 g，水煎服，用于中暑身热。

3）大蒜 3 ~ 5 瓣，捣烂和开水灌下，用于中暑昏倒，人事不省。

4）韭菜汁（或姜汁）1 杯灌下，用于中暑神昏。

5）冰片 1 g，生石膏 30 g，共为细末，每服 1.5 g，开水送下，用于中暑发热胸闷不适。

6）绿豆、西瓜皮、冬瓜皮，不拘用量，水煎服，用于中暑身热汗出。

（四）刮痧

中暑闷倒神昏，民间亦认为属于痧症，可以用刮痧的办法治疗。在患者胸、腹、颈、项、背及手足弯曲处，用手指钳扭或用羹匙、铜钱边缘刮皮肤，使皮下出血，致出现青紫出血斑，患者可以苏醒并感觉轻松。

（五）温熨

对于中暑患者，可以用热的东西温熨少腹，如《金匮要略·杂疗方》谓：“凡中暍死，不可使得冷，得冷便死，疗之方：屈草带绕暍人脐，使三两人溺其中，令温，亦可用热泥和屈草，亦可扣瓦碗底，按及车缸以着暍人，取令，须得流去，此谓道路穷，无汤，当令溺其中，欲使多人溺，取令温。若有汤便可与之，不可泥及车缸，恐此物冷，暍既在夏月，得热泥土，暖车缸，亦可用也。”车缸即车轮轴上的铁器，热土即被太阳晒热了的泥土，用这些东西来治疗，都是因在路上中暑猝倒取其他东西来不及，就地热熨的意思，如果有其他东西可以做少腹部热熨，那就不一定要用这些办法，任何热的东西都是可以的。温熨少腹部的治法，主要适用于中暑闷倒后，中暑阳证转变为中暑阴证时。

【稳定期辨证论治】

（一）治疗原则

暑为火邪，故暑热伤气，暑热耗液；暑多火湿，故中暑闷倒易神昏。中暑的治疗原则有清热、益气、养阴、除湿、开窍。

1. 清热

中暑的发生，主要是由于暑热侵害人体，临床表现主要为火证、热证，因此在治疗上，清热是主要的治疗原则之一。清热又可分为清气分热及清营分热，清气分热适用于中暑而见高热、汗出、烦躁、口渴、脉洪大等症者；清营分热适用于中暑而见高热神昏、舌质红绛者。

2. 益气

由于夏月伏阴与暑伤元气，中暑证在证候性质上多属虚证，因此对于中暑患者的临床治疗，益气也是其主要治疗原则之一。中暑阴证适用以益气为主的治疗，其症状如身热汗出、精神衰惫、四肢困倦、胸满气短、不思饮食、大便溏泄、脉象洪缓等。

3. 养阴

因中暑证邪热易于耗伤阴液，故养阴也是中暑的治疗原则之一。由于养阴是直接补充耗损的各种有形物质，因此在治疗中暑中占有重要位置，咸寒滋阴对控制抽搐尤有良效。

4. 除湿

多湿之人最易中暑，另外暑必挟湿，因此除湿也是中暑的治疗原则之一，对中暑患者见湿象显著者，如身重、汗少、尿短等，均可用除湿的方法治疗。一般除湿有两种途径，一是发汗祛湿，适宜于汗少、身重较著的中暑患者；一是利尿渗湿，适用于尿少短赤的中暑患者。

5. 开窍

中暑猝然昏仆倒地，或见四肢抽搐者，此为窍闭，因此开窍是中暑治疗的急救措施，适用于暑风患者。开窍有凉开及温开的不同，应辨证用之。

（二）辨证分型

1. 中暑阳证

症状：以气分暑热之表现为主，症见发热，汗出，烦躁，口渴，多饮，溲赤，脉洪大，舌质红而少津。或兼见恶寒。

病机：暑热在于气分，故见大热、大汗、大渴、脉大的临床表现。因暑热熏蒸，迫津外泄，故见多汗；汗出而腠理空疏，故亦可见恶寒；暑热在内，故见烦躁；暑热伤津，故见口渴，且欲多饮，小溲短赤；脉象洪大亦属热在气分的表现，甚则重按则虚；舌红少津亦为暑热伤津所致。

治法：清热生津。

方药：可选白虎汤为主方。方中石膏清阳明经热，知母清热养阴，甘草、粳米养胃生津，具清热、除烦、止渴之功，为治疗中暑气分壮热之良方。玉露散亦可酌用。若身热而渴，汗多，脉大无力者，可予白虎加人参汤，或白虎汤合生脉散化裁；若身热多汗，虚羸少气，气逆欲吐，舌红少苔，脉虚数者，可用竹叶石膏汤。

暑热伤津耗气，以身热、心烦、溺黄、口渴、自汗、肢倦神疲、脉虚无力为主症者，可予王氏清暑益气汤。此方以西洋参、石斛、甘草、粳米益气生津；黄连清心火；知母清阳明；西瓜翠衣、荷梗、竹叶清热涤暑。若暑热伤气，身热不甚，证见恶寒、身重而疼痛，脉弦细或芤迟者，可予东垣清暑益气汤。

暑热夹湿，症见凛凛恶寒、身热烦躁、口渴便溏者，可用黄连香薷饮；症见头痛发热，烦渴引饮，小便不利，呕吐泄泻者，可用桂苓甘露饮；症见壮热烦渴，汗多溺短，脘痞身重，脉洪大者，可用白虎加苍术汤。

2. 中暑阴证

症状：是由中暑阳证转化而来的，由于暑热伤气耗液，最初表现为气阴两虚，以气虚为主，如身热汗出，精神衰惫，四肢困倦，胸闷气短，不思饮食，大便溏泄，脉象洪缓等。若暑热致大汗不止，或呕吐腹泻不止，耗气伤阴，则往往出现四肢厥逆，冷汗自出，面色苍白，烦躁不安，渐则呼吸浅促，脉微细欲绝，甚则昏迷，不省人事，气阴两脱的险症。

病机：暑热耗气，故精神倦怠等气虚表现的症状突出，加之阴液耗损，气阴两虚，终致气阴两脱，故见四肢厥冷；面色苍白，脉微细欲绝，呼吸浅促，最后神志昏愦。

治法：益气固脱。

方药： 可选生脉散合参附龙牡汤为主方。此证多因中暑患者汗出过多，或兼吐泻，出现面色苍白、肢冷汗出、烦躁不安、脉微细欲绝等变证，缘阴液亏损于前，阳气耗伤于后，故一面用生脉散益气救阴，一面用参附龙牡汤回阳固脱。若以阳微欲脱为急，可酌用四逆汤或回阳救急汤；暑邪误治，胃口伤残，延及中下，气塞填胸，躁乱口渴，邪结内踞，清浊交混，上盛下虚者，用来复丹；兼见神昏者，用苏合香丸。

3. 暑热蒙心

症状： 高热烦躁，汗出胸闷，猝然闷倒神昏，不省人事，脉象洪数，舌质红绛。

病机： 暑热之邪由气入营、蒙蔽心包所致。高热烦躁，汗出胸闷，仍是气分暑热的表现，及至闷倒神昏，乃暑热入营犯心。因暑热内甚，故脉象洪数；因邪入营分，故舌质红绛。

治法： 清心开窍。

方药： 可选用安宫牛黄丸、至宝丹或紫雪丹。此三种中成药均有良好的清心开窍作用，其中安宫牛黄丸长于清热兼能解毒，至宝丹长于芳香辟秽，紫雪丹兼能息风。还可酌用行军散。神志清醒者，可选用清宫汤、清营汤清热凉营为治。

4. 暑热生风

症状： 高热，神昏，四肢抽搐，舌质红绛、苔黄燥，脉洪数或弦数。

病机： 暑热引动五脏之火，与外火交织，故见高热；暑热扰心，则见神昏；热极生风，故见四肢抽搐；舌质红绛、苔黄燥，脉洪数或弦数均暑热炽盛之象。

治法： 清热凉肝息风。

方药： 方选羚角钩藤汤，方中羚羊角、钩藤、桑叶、菊花清热平肝，息风解痉；生地、白芍、甘草凉血养肝，缓解挛急；再以贝母、竹茹化痰通络；茯神宁心安神。也可用羚角钩藤汤送服紫雪丹，以清心开窍、息风止痉。

若见热甚伤阴，阴虚风动者，可选用三甲复脉汤，抽搐较甚加用羚羊角；如见瘛疭、神倦、脉虚、舌绛少苔、时时欲脱者，应急予大定风珠。

【疾病的转归和预后】

中暑的转归，一般病情严重者，可以由中暑阳证转变为中暑阴证，最后气阴两脱而死亡。因此，中暑是比较危急的病症，轻症容易自愈，重症则必须紧急处理，因此早期及时治疗，是预防病情发展的重要措施。

中暑的预防要做到以下几点：

1）炎热季节，要做好防暑降温工作，注意室内通风。

2）在烈日下劳动要戴草帽，备用清凉饮料（荷叶水、绿豆汤、薄荷茶等），备好防暑药品如人丹、十滴水、清凉油，并要注意劳逸结合。适时在阴凉通风处休息。

3）注意饮食起居。饮食要清洁，一般以清淡为宜，在夏月不宜多食浓煎厚味或过分油腻的食品，居住地要清凉通风。要避免在高温环境和饥饿情况下长时间劳动。

4）要节制房事。房事过度可以使人虚损，而使暑邪乘虚而入。

5）慢性病要早期治疗。慢性疾病患者，体力虚弱，在夏月天气炎热的条件下，常常因为不能适应而易发生中暑，因此对于慢性病必须早期治疗。《医门法律·热湿暑三气门》说："平素积痰充满经络，一旦感召盛暑，痰阻其气，卒倒流涎，此湿暑合病之最剧者也……平素阳气衰微不振，阴寒久已用事，一旦感召盛暑，邪凑其虚，此湿暑病之得自虚寒者也。"说明平素体虚的人有易于中暑的内因，因此必须从这方面预防。

6）高温或烈日下工作时，如出现头晕、恶心、乏力等中暑先兆症状，应当立即到阴凉处休息，并服用防暑药品、饮用清凉饮料。

【中医药防治研究的现代进展】

近些年来，中医药在治疗中暑，尤其是在配合西医药治疗重症中暑方面取得了一些新的进展，兹述于下。

（一）中药治疗

1. 汤剂

林宪法等以自拟益气清暑饮（人参、生石膏、知母、苍术、白术、藿香、滑石粉、紫苏叶、薄荷叶、豆蔻、葛根、黄芪、麦门冬、泽泻、陈皮、茯苓、香薷、丁香、芦根、淡竹叶、金银花、连翘、甘草）治疗中暑 100 例，其中男 48 例，女 52 例；其中先兆中暑 30 例，轻症中暑 50 例，重症中暑 20 例；年龄 7～52 岁。先兆组和轻症组通过物理降温、益气清暑饮治疗均转为临床治愈。重症组经物理降温、服用益气清暑饮，必要时配合静脉注射葡萄糖酸钙、维生素 C、氯丙嗪等后，20 例转为临床治愈。刘海燕对中暑高热病例在常规治疗上加用通腑泻下药进行观察，治疗组 132 例，对照组 116 例，两组性别构成、年龄、中暑轻重程度均具有可比性。两组患者就诊后即常规物理降温及静脉点滴醒脑静 20～40 mL/人；治疗组加服一清胶囊（主要成分：大黄、黄芩等），9 粒/日，4 天为一个疗程。结果：治疗组治愈率为 74.2%，总有效率为 98.5%；对照组治愈率为 50.9%，总有效率为 97.4%；治疗组退热天数、便秘消除天数均较对照组为优。

2. 中药静脉制剂

彭德华报道以醒脑静注射液治疗重症中暑 34 例，男性 14 例，女性 20 例，体温最高者 41.5 ℃，最低者 39 ℃，平均 39.7 ℃。患者均有意识障碍，其中深昏迷 14 例，浅昏迷 10 例。给予醒脑静注射液 20 mL，加入 5% 葡萄糖注射液 500 mL 静脉滴注，每日 1～2 次，疗程 3～4 日，并配合物理、药物降温及对症治疗。结果：痊愈 25 例，好转 7 例，2 例未愈，总有效率为 91.10%。赵树新等报道应用醒脑静注射液治疗重症中暑，治疗组 38 例，对照组 30 例，两组年龄构成、体温、病情均有可比性，两组患者均有意识障碍。治疗方法：对照组给予物理降温、静滴冬非合剂及防治并发症等常规治疗。治疗组在上述治疗的基础上，给予醒脑静注射液 20 mL 加 0.9% 氯化钠注射液 250 mL 静滴，每日 1 次，疗程 1～4 日。结果：治疗组在降低体温及恢复意识方面均较对照组为优。戴林等两次报道以生脉注射液救治中暑患者，一组观察中暑患者，对照组 52 例，常规治疗（复方氨基比林注射液肌内注射，必要时地塞米松静滴；物理降温；针刺水沟、合谷、足三里，高热加曲池、少商；补液以纠正水、电解质失衡）；治疗组 56 例，在常规治疗基础上加用生脉注射液。另一组治疗糖尿病中暑患者，对照组 30 例，常规治疗（必要时加用胰岛素）；治疗组 38 例，在常规治疗基础上加用生脉注射液（先兆中暑用 50 mL，每日 1 次；轻度中暑用 100 mL，每日 1 次；重度中暑用 100 mL，每日 2 次）。两组资料均表明，在常规治疗基础上加用生脉注射液可明显提高治愈率。周建中等以中西药联用的方法治疗重症中暑 80 例，随机分为治疗组、对照组，各 40 例。两组年龄构成、平均体温、昏迷程度等一般资料具有可比性。对照组入院后予以紧急救治，包括物理降温、维持呼吸与循环功能稳定、防治脑水肿及纠正水、电解质平衡紊乱等常规治疗。治疗组在对照组的基础上予中暑 1 号方（石膏、知母、金银花、连翘、竹叶、藿香、水牛角、西洋参、石菖蒲、荷叶、甘草）煎剂灌肠，每日 2 次。结果：治疗组治愈 39 例，死亡 1 例，治愈率为 97.15%；对照组治愈 35 例，死亡 5 例，治愈率为 87.15%。经统计学处理，两组治愈率比较有显著性差异（$P<0.05$）。朱荣长观察清暑益气汤治疗重症中暑并发多器官功能障碍综合征（MODS）对患者血内毒素与热激蛋白（HSP）水平的影响，对照组 17 例，常规西医治疗；治疗组 14 例，常规西医治疗配合清暑益气汤治疗，分别在治疗第 1、第 3、第 7 日检测血内毒素、血浆 HSP70 水平。结果：对照组死亡 2 例，治疗组无死亡；治疗组血内毒素水平明显低于对照组，血浆 HSP70 水平明显高于对照组。结论：在常规西医治疗基础上加用清暑益气汤治疗可以有效降低患者血内毒素水平，提高患者血浆 HSP70 水平，并改善其预后。

（二）针灸治疗

陈书文等观察针灸疗法对中暑的治疗效果，其中应用四步针罐法治疗中暑65例，应用西医常规治疗对照组60例。四步针罐疗法：取风池、大椎、曲池、足三里、极泉、委中、足太阳膀胱经在背部的两条循行线；第1步，患者取坐位或俯卧位，针风池得气留针；针大椎得气不留针，加拔罐15分钟；第2步，取罐后，在背部足太阳经线上走罐5～10分钟；第3步，经上述两步治疗后，如患者仍有不适感，则针曲池、足三里，留针25～30分钟；第四步，弹拨极泉、委中，并在手、足阳明经上做以揉捏为主的循经按摩手法而结束。经上述治疗后，如感口渴者，服白开水若干。一般患者治疗1次即效，少数病例需每日1次，治疗2次，观察3日统计疗效。结果：经1～3日治疗，两组疗效无明显差异（$P>0.05$）。黄俏敏报道以走罐配合捏脊治疗中暑82例，取得较满意的疗效。选取督脉、足太阳膀胱经肩背部节段穴位为走罐线路（约相当于大椎至腰阳关水平），捏脊治疗则沿督脉从上至下捏提经脉皮肤部位。成人组：在走罐路线局部涂擦润滑油，用闪火法将罐吸附于大椎及肩井穴两侧，然后握住罐，往下推拉，上下反复操作，以局部皮肤潮红或皮下微瘀血为度。拔罐之后，再予以捏脊治疗。伴有发热者，可于大椎穴处用三棱针放血后拔罐；伴有腹痛泄泻者，可于神阙、中脘穴处各拔一火罐。婴幼儿组：用小号抽气罐沿走罐路线走罐，以步步留罐为宜；拔罐之后，再行捏脊手法。伴有发热等上呼吸道感染者，须予抗生素对症治疗；水电解质紊乱者，则配以输液治疗。

【经典病例摘录】

医案1：患者，张某，男，35岁，因“头晕、乏力5小时”来院就诊，入院前5小时在户外工作（高温高湿环境）后出现头晕、心悸，四肢乏力摔倒在地，注意力涣散，对呼唤不应，反应迟钝，动作不协调等症状。工友发现后将患者带至阴凉处休息及刮痧治疗后上述症状无明显缓解，伴大汗淋漓，呕吐4次胃内容物，无畏寒，无头痛，无胸闷、胸痛，无腹痛腹泻等不适。于当地社区医院就诊，社区医院测血压偏低，患者头晕、乏力较前加重，伴口渴心烦、大汗淋漓、神疲体倦，小便少，舌红少苔，脉虚数。为求进一步治疗，患者来我院急诊就诊。到达急诊科后查体：体温39.8 ℃，休克指数>1，神清，精神差，全身皮肤湿冷，背部痉挛性疼痛；查血常规提示：白细胞 18.48×10^9/L，血红蛋白193 g/L，红细胞压积57.2%。予补液、降温等处理后以“热射病，低血容量性休克”收入ICU。既往体健，否认肝炎、结核病等传染病史。否认药物、食物过敏史。诊断为中暑（暑伤津气证），治以清暑益气、养阴生津。处方：王氏清暑益气汤（西洋参 6 g，荷叶 10 g，黄连 5 g，石斛 6 g，麦冬 10 g，淡竹叶 10 g，知母 6 g，甘草 6 g，桑叶 10g，菊花 10 g，石菖蒲 20 g，薄荷 10 g）。3 剂后，患者症状明显缓解。按语：患者起病急，病程短，症见身热汗多，口渴心烦，小便短少，神疲体倦，舌红少苔，脉虚数。暑为阳邪，暑热伤人则身热，暑热扰心则见心烦，暑性升散，致腠理开泄，故见汗多，热伤津液则口渴，尿少而黄，暑热耗气，故见体倦神疲，精神不振，脉虚数。治宜清热祛暑，益气生津。正如王孟英所言“暑伤气阴，以清暑热而益元气，无不应手取效”。本方西洋参益气生津、养阴清热，荷叶清热解暑，石斛、麦冬助西洋参养阴生津、养阴清热，桑叶、薄荷疏风散热，菊花清热解毒，黄连苦寒泻火，以助清热祛暑之力，竹叶甘淡，泻火除烦，知母苦寒质润，泻火养阴，石菖蒲开窍醒神，甘草益胃和中，调和诸药。诸药合用，具有清暑益气、养阴生津之功，使暑热得清。气津得复，诸症自除。

医案 2：患者，张某，女，81 岁，因“意识障碍 3 天，加重伴发热半天”入院。入院 3 天前在田地里干农活时突然晕倒，出现意识障碍，胡言乱语，呼吸急促，手足抽搐，无恶心、呕吐，立即就诊于当地卫生院。入院后完善头胸部 CT 检查，结果提示：①老年性脑萎缩；②双肺少许感染性渗出。予以输液治疗（具体药物及剂量不详）后，患者意识较前稍好转，可简单交流，可自行缓慢行走，精神萎靡，进食差。半天前，患者出现意识障碍加重，高热汗出，呼吸急促，手足抽搐，干呕狂躁，无腹痛、腹泻，舌绛唇焦，脉沉细。出现上述症状后，就诊于我院发热门诊，血气分析：pH 7.402，PCO_2 17.9 mmHg，PO_2 104 mmHg，Lac 7.7 mmol/L，HCO_3^- 11.1 mmol/L，氧合指数 494；血常规：中性粒细胞比率 84.1%，血小板 102×10^9/L，血小板压积 0.113%；床旁心电图提示：①极速型心房颤动（心室率 191 次/分）；②完全性右束支阻滞；③ST–T 改变，肌钙蛋白 2.444 ng/mL。予以控制心率、利尿、纠酸等处理后，患者仍病情危重，家属为求进一步治疗，发热门诊以“热射病，代谢性酸中毒并呼吸性碱中毒”收入 ICU。既往有“老年性痴呆”病史 2 年，未口服药物治疗，否认肝炎、结核病等传染病史。否认药物、食物过敏史。诊断：神昏（疫毒炽盛，内扰清窍），治以清热解毒、凉血开窍。处方：清瘟败毒饮，具体方药如下：生地黄 12 g，黄连 12 g，黄芩 12 g，牡丹皮 12g，生石膏 20 g，炒栀子 12 g，甘草 12 g，淡竹叶 12 g，玄参 12 g，水牛角 12 g，连翘 12 g，赤芍 12 g，知母 12 g，桔梗 12 g。按语：疫毒邪气内侵脏腑，外窜肌表，疫毒火邪，充斥内外，气血两燔，表里俱盛。所谓“气血两燔”的“燔”，是焚烧之意，形容火热之盛。在热性疾病中，气分的热邪未解，而血分的热邪又盛，便称为气血两燔。临床表现为高热汗出，大渴饮冷，口干咽痛，头痛如劈，干呕狂躁，神昏谵语，或吐血，或发斑，四肢或抽搐或厥逆，脉沉细数，或沉数，或浮大而数，舌绛唇焦等。在上述的种种症状中，高热、汗出、大渴、脉浮大而数等症状是热毒在气分，损伤津液的表现，称之为“四大”症；吐血、发斑、发热等症状，则是热毒盛于血分，迫血妄行的结果。其他如咽痛唇焦、头痛如劈等症状是毒热上攻，清窍不利之故；干呕狂躁，神昏谵语等症状是毒热扰动心、胃之故；四肢抽搐是热毒灼肝，筋脉挛急之故；四肢厥逆是热毒内闭，阳逆不能外达四肢之故。本方重用生石膏直清胃热。因胃乃水谷之海，十二经的气血皆源于胃，所以胃热清则十二经之火自消。石膏配知母、甘草是白虎汤，有清热保津之功，加以连翘、竹叶，轻清宣透，驱热外达，可以清透气分表里之热毒；再加黄芩、黄连、栀子（即黄连解毒汤）通泄三焦，可清泄气分上下之火邪。诸药合用，目的在大清气分之热。犀角、生地、赤芍、丹皮共用，为犀角地黄汤，专于凉血解毒，养阴化痰，以清血分之热。连翘、生甘草、栀子、黄芩、竹叶共组为凉膈散，泻火通便，清上泻下。以上四方合用，则气血两清的作用尤强。此外，元参、桔梗同用，清润咽喉，治咽干肿痛。

【中暑的西医综述】

中暑，即热射病。热射病是指人体暴露在高温、高湿环境中，机体体温调节功能失衡，产热大于散热，导致核心温度迅速升高，超过 40 ℃，伴有皮肤灼热、意识障碍（如谵妄、惊厥、昏迷）及多器官功能障碍的严重致命性疾病，是中暑最严重的类型。

（一）热射病的分类及表现

根据发病原因及易感人群的不同，热射病分为劳力型热射病和经典型热射病。

1. 劳力型热射病

该病主要是高强度体力活动引起机体产热与散热失衡而发病，多见于既往健康的年轻人，如参训官兵、消防员、运动员、建筑工人等。具体表现为：在高温高湿环境里进行剧烈体育运动或从事重体力劳动一段时间后，忽感全身不适，发热、头痛、头晕、反应迟钝，或忽然晕倒、神志不清，伴恶心、呕吐、呼吸急促等，继而体温迅速升高达 40 ℃以上，出现谵妄、嗜睡和昏迷；皮肤干热，面色潮红或苍白，可伴有大量出汗或无汗，心动过速、休克等。该病病情恶化快，病死率极高。

2. 经典型热射病

该病多见于体温调节能力不足者（如年老体弱者、儿童）、伴有基础疾病者（如精神障碍、脑出血后遗症等）及长时间处于高温环境者（如环卫工人、交警、封闭车厢中的儿童）等，通常是被动暴露于热环境引起机体产热与散热失衡而发病。一般为逐渐起病，前驱症状不易发现，1～2天后症状加重，出现神志模糊、谵妄、昏迷等，或有大小便失禁，体温高，可达40～42℃，可有心衰、肾衰等表现。

（二）诊断标准

1. 病史信息

①暴露于高温、高湿环境；②高强度运动。

2. 临床表现

①中枢神经系统功能障碍表现（如昏迷、抽搐、谵妄、行为异常等）；②核心温度超过40℃；③多器官（≥2个，如肝脏、肾脏、横纹肌、胃肠等）功能损伤表现；④严重凝血功能障碍或DIC。存在病史信息中任意一条加上临床表现中的任意一条，且不能用其他原因解释时，应考虑热射病的诊断。

（三）鉴别诊断

多数热射病患者以意识状态改变伴高热为首发症状，同时合并凝血功能障碍，继而导致多器官功能衰竭，甚至造成患者死亡，在急诊诊治过程中经常存在误诊漏诊的情况。结合急诊救治现状，延误诊断的原因主要归为三类：一是急诊医务人员没有详细全面询问病史，做出错误诊断；二是发病早期缺乏典型临床表现，一线救护人员未能早期识别；三是尽管多数患者有典型临床表现，但急诊医务人员因临床经验少，对疾病特点的把握不够清楚。抢救时限直接影响患者的转归及预后，因此须加强培训和宣教，提高一线救治人员及急诊救治人员的救治水平，以期做到早期识别、及时救治，保障患者生命安全。

1. 以发热伴意识障碍为主要症状的疾病鉴别要点

急诊常见的以发热伴意识障碍为主要症状的疾病有脑出血、脑炎、糖尿病酮症酸中毒（内分泌疾病危象）、恶性综合征等。

2. 以凝血功能障碍为主要症状的疾病鉴别要点

急诊常见的以凝血功能障碍为主要症状的疾病有脓毒血症、淋巴瘤、再生障碍性贫血等，需要与这些病鉴别。

3. 特殊情况下热射病的鉴别诊断

在一些特殊情况下，如马拉松比赛、大型运动会，常出现劳力型热射病。若相关人员出现不适，急诊人员应警惕热射病的可能。

（四）治疗原则

热射病的治疗首要原则可总结为“十早一禁”。

现场急救：快速脱离高温环境和尽早降温是首要处理举措。如果是非专业人员施救，应在第一时间拨打“120”，并迅速将患者移至通风、阴凉处平卧。如果患者没有意识，需要判断其有无脉搏及呼吸，如果没有，需要立即实施心肺复苏。如果有呼吸及脉搏，应解开衣领扣、腰带，脱去外衣以利于呼吸和散热，有条件者可送至有电风扇或空调的房间，同时测量体温。积极给予有效的降温措施，如采用冰水擦浴，也可以使用冰块、冰袋、冰帽等。

早降温：可单用或联用，如冰敷降温、控温毯、体内降温（生理盐水胃管灌洗或直肠灌洗等）、血液净化等。热射病患者在病情稳定前应持续监测核心温度（最好是直肠温度），至少每 10 min 测量一次；建议维持直肠温度在 37.0 ℃ ~ 38.5 ℃。

早气管插管：建议早期进行气管插管及机械通气；加强管道护理，避免脱管、堵管等。未插管的患者可选择鼻导管吸氧或面罩吸氧，密切关注其病情变化，做好随时开放气道的准备。

早扩容：热射病患者存在大量液体丢失，早期、有效、积极的液体复苏至关重要。建议尽可能建立中心静脉通路。如果患者在充分的液体复苏后仍存在组织低灌注表现，应尽早使用血管活性药物。

早脱水、早抗炎：对于有脑水肿的患者，应给予甘露醇脱水、激素治疗以减轻水肿程度，并使用依达拉、醒脑静和纳洛酮等药物对患者大脑进行保护。

早镇静：如果患者存在抽搐现象，迅速给予有效镇痛及镇静。有效地降低核心温度及控制肌肉抽搐是防止肌肉持续损伤的关键，以避免发生横纹肌溶解综合征，导致肾小管急性坏死。

早血液净化：对于高热持续不退、有横纹肌溶解综合征的患者，建议早期行血液净化治疗。

早肠内营养：肠内营养的时机视病情的严重程度和胃肠道功能的恢复情况而定，只要患者胃肠动力能够耐受，无休克、消化道出血及麻痹性肠梗阻等禁忌证，建议尽早进行肠内营养，可选用鼻饲肠内营养治疗。肠内营养输注应遵守由少到多、由慢到快、由稀到浓、循序渐进的原则。

早补凝抗凝：患者病情稳定前建议每 4 h 查一次凝血功能，根据结果按需补充凝血物质。凝血指标基本正常后，即可停用抗凝药物。

早免疫调理：对于存在免疫紊乱的患者，早期免疫调理亦很重要。可使用免疫球蛋白、激素等相关药物。

禁手术：在凝血功能紊乱期禁止手术。

第三节

中毒

【疾病概述】

中毒指毒物经人体食道、气道、皮肤、血脉等途径侵入人体内，致使气血失调，津液、水精施布机能受阻，甚则导致脏腑机能受损的急性病。

现代医学认为，有毒物质进入人体，达到中毒剂量而产生损害的全身性疾病称为中毒。引起中毒的物质称毒物，可分为化学性毒物、植物性毒物和动物性毒物，因此中毒可分为食物中毒、药物中毒及酒精中毒等。短时间内吸收大量毒物，发病急，症状严重者称为急性中毒。中毒无中西医之分，凡符合中毒症状者，均可参考本节进行论治。

【历史沿革】

在中医漫长的发展过程中，对各种中毒的论述极丰，最早有关中毒的记载见于《金匮要略·禽兽鱼虫禁忌并治》："所食之味，有与病相宜，有与身为害，若得宜则益体，害则成疾，以此致危，例皆难疗。凡煮药饮汁以解毒者，虽云救急，不可热饮，诸毒病，得热更甚，宜冷饮之"，并有"治自死六畜肉中毒方""治食生肉中毒方"的记载，是对食物中毒较早的认识。《金匮要略·果实菜谷禁忌并治》也载有"治食诸菌中毒闷乱欲死方"，记载了蘑菇中毒的救治方法。对于饮酒过度的危害，古人亦早有认识，汉代华佗即有"酒毒"相关论述："酒之发酵，足伤肺翼，害肠胃，唯葛花可解"；对酒精中毒的临床表现更是早有认识，如《诸病源候论·饮酒大醉连日不解候》记载："饮酒过多，酒毒渍于肠胃，流溢经络，使血脉充满，令人烦毒乱，呕吐无度，乃至累日不醒。往往有腹背穿穴者，是酒热毒瓦斯所为。"《普济方·中药毒》篇则指出了药物中毒的定义："凡中药毒及一切毒，皆能变乱，与人为害，亦能杀人。"

中医对中毒的论治，历代医家总结了不少经验，隋代巢元方的《诸病源候论》更是把中毒列为专章论述，把中毒的内容和范围概括为食物中毒、药物中毒、饮酒过量中毒以及中虫兽之毒等，详细阐述了疾病的发病机理、临床表现、证候分类，并记载了急救措施及急救方药。唐代孙思邈的《备急千金要方》把中毒的治疗分为四类，即解食毒、解百药毒、解五石毒以及解虫毒等。宋代的《圣济总录·杂门》进一步对中毒分类、病因、解毒急救等方面作了全面的归纳，列出解毒之方药达百余种之多，为中毒的诊断、治疗作了较为全面的整理。宋代施发的《察病指南·卷下·审诸病生死脉法》则对中毒的脉诊及预后进行了详细论述，为后世医家根据脉象断中毒之危重程度提供了诊断依据。《女科秘旨》和《幼幼新书》更是对妊娠妇女和儿童中毒的危害和救治方法进行了补充，进一步丰富了中毒的诊治内涵。后世著作，如《景岳全书·杂证谟·诸毒》《仁述便览·解诸毒》《长寿一保元·中毒》以及《张氏医通·虫毒门》等，都分别对中毒的治疗和处理作了进一步的补充和阐发，为中医对中毒的辨识和急救处理积累了不少有效的经验。

【中医病因病机归纳】

（一）中毒的病因和毒入途径

1. 中毒的病因

（1）误食

常因误食不洁或有毒之品而中毒，如误食毒蕈、有毒之肉等，一旦发生，则中毒症状的出现急而速。误食是中毒最常见的原因。

（2）误用

由于不知医术和药性之人将有毒之品误用为防病治病之药，而造成药物中毒，如钩吻、斑蝥、马钱子等；也可因药物炮制不当而引起中毒。

（3）过量

药物本是人们用以预防、诊断和治疗疾病的物质，药物和毒药没有明确的界限，很多药物如果用量过大，或用时过久，便会产生毒性作用而成为毒药。我国古代把毒药称为“虎狼药”“将军药”，其药效强劲，用量宜小，而食者或医者对有小毒的食物或药物的限量有所忽视，或长期服用，或配酒服用等而引起中毒。如长期服用强心药可引起积蓄中毒，长期服用罂粟壳可成瘾中毒，有时甚至可危及生命。

（4）虫兽之伤

毒蛇咬伤、毒蜂刺伤、蜈蚣咬伤等，其所含毒液可随伤口进入人体，造成人体中毒。

(5) 其他

如果长期生活或工作在秽浊污染的环境中，加之防护不力，甚至未予以防护，或有意服毒自杀，或有意用有毒之品毒害他人致死等，均是中毒的原因。

2. 毒入途径

毒物进入机体的快慢与进入机体的途径有关，由血道而入者吸收最快，由气道、皮毛而入者次之，经食道而入者则吸收相对较缓慢。

(1) 食道而入

因食用或饮用有毒物质，经口、食管，而后从胃肠吸收，如药物中毒、食物中毒等。

(2) 气道而入

由于秽浊有毒之气污染大气，经气道吸入体内而造成中毒，如长期生活在秽浊有毒的环境中，或因工作和生活住地突然遭受大量有毒之气的侵袭，特别是现代工业生产过程中产生的废气、毒气、毒液等，因其毒性较重，更易引起中毒。

(3) 皮毛而入

有毒之液体或气体，通过皮毛之孔进入体内，吸收后引起中毒，如虫咬伤、毒箭刺伤皮肤、毒物毒气损坏肌肤，或治疗疮面的药物毒性内攻而引起中毒等。

(4) 血道而入

毒物毒液由血道直接进入人体，中毒症状往往出现得最快，易损及重要脏器，若抢救不当，人体常因中毒而致死。如有剧毒的药物直接注入血道，或用量过大或输注速度过快等，均可造成急性中毒。

(二) 病机

毒邪外袭，首先积聚于食道，经食道入胃，使得气血生化无权，毒邪假脾胃之途，侵入气血，内而脏腑，外达肌腠，致正气受损，气血失和，枢机不利，津液输布无权，心、肺、脾、肾、膀胱等脏腑功能失调，甚则出现真阳亡失、真阴耗伤、阴阳离决等证。病位多见于肺胃，累及心脑、肝肾等。

毒物滞塞脾胃，损及脾运，脾失健运而见脘腹胀痛；滋生湿热，湿热下迫，可见腹泻如注；毒物伤及肠络，血溢脉外可见便血；毒邪聚于脾胃，中气败伤，脾郁胃逆，腑气不通，浊阴不降反上逆，故见呕吐；毒邪内侵，燔于气血，扰乱气机，动风动血，可见抽搐、角弓反张等症；毒邪传里，耗伤肺肾，肺不主气，肾失摄纳，可见咳喘不能平卧；毒入于肾，伤及真元，肾失开阖，膀胱气化不利，可见尿少、尿闭等症；毒邪逆传，内陷心包，心失所养，则见元神逆乱；毒入于脑，上扰清宫，闭塞窍络，可见神昏谵语；毒损五脏，致脏腑真阴耗竭，真阳亡失，阴阳离决，出现神情淡漠、昏迷或谵语、项背强直、角弓反张等危重症状。

【中医诊断】

（一）临床特点

1. 临床症状

中毒常见的症状主要表现为面色、神志、呼吸、消化、尿液等的改变。

（1）面色肌肤的改变

1）颜面潮红：常见于曼陀罗中毒和煤气中毒等。

2）颜面青紫：常因食物中毒或吸入污秽毒气所致。

3）颜面发黄：食入有伤肝胆之毒物，如蚕豆，可引起颜面发黄。

4）皮肤出汗：见于毒扁豆碱及毛果芸香碱等所引起的中毒。

5）皮肤干燥：见于曼陀罗中毒。

6）皮肤灼痛：见于斑蝥毒损局部。

7）皮肤破溃：见于含剧毒之金石或虫兽咬伤。

8）皮肤发炎：如光敏性皮炎，常见于灰菜、洋槐叶等引起的中毒。

（2）眼耳的征象

1）瞳孔散大：见于毒芹、曼陀罗、麻黄、钩吻等引起的中毒。

2）瞳孔缩小：见于毛果芸香叶、毒扁豆、阿片、半边莲以及虫兽咬伤引起的中毒。

3）色视的异常：藜芦中毒多出现黄视，洋地黄中毒常出现绿视或黄视，绵马贯众中毒可出现短暂性失明或黄视等异常。

4）耳鸣耳聋：金鸡纳树皮中毒、古柯叶中毒等可造成耳鸣耳聋。

（3）神志的改变

1）惊厥：见于马钱子、马桑、颠茄类、樟脑以及番木鳖引起的中毒。

2）谵妄：见于毒蕈、肉毒杆菌和颠茄类等中毒。

3）麻痹：见于箭毒、河豚、毒芹、醉鱼草等中毒。

4）昏倒：见于含果仁类食物或药物中毒，如杏仁、桃仁、枇杷仁等；烟草中毒呈闪电击样昏倒。

（4）呼吸异常

1）呼吸麻痹：见于蛇毒、阿片、细辛、荜澄茄、秋水仙、闹羊花、百部、钩吻、毒芹等中毒。

2）呼吸过深：见于阿片、萝芙木、钩吻等中毒。

（5）消化功能的异常

1）口干：见于曼陀罗、地瓜子、多穗金粟兰、乌桕等中毒。

2）流涎呕吐：见于毒扁豆、半边莲、毒芹、毛果芸香碱、吐根、石蒜、马桑子、海杧果、莽草子等中毒。

3）呕吐：见于腐蚀性毒物，如砒霜等。

4）泻下或便血：见于狼毒、大戟、苍耳子、商陆、吐根、芫花等中毒。

（6）心脉的异常

1）心动过速：见于曼陀罗、麻黄、颠茄类等中毒。

2）心动过缓：见于夹竹桃、八角枫、蟾酥、乌头等中毒。

3）真心痛：见于烟草或麻黄中毒。

4）心阳亢盛：见于万年青、麦角、烟草、麻黄等中毒。常伴有血压升高。

（7）尿的异常

1）血尿：多见于雷公藤、斑蝥、蓖麻籽、马兜铃等中毒。

2）尿色异常：常见白砒、雄黄及其他金石之剂中毒。

（8）中毒综合征

急性中毒时，由于短期内大量有毒物质进入人体，对组织、脏腑有一定选择性的损害，因此临床上常见多种中毒综合征，如中毒性脑病、呼吸功能抑制、肺炎、肺水肿、心律失常、心搏骤停、急性胃肠炎、中毒性肝炎、急慢性肾功能损害、白细胞增多或减少、血红蛋白变性、溶血性贫血等。

（9）其他

1）流产：孕妇服用麦角、毒蕈、商陆、藏红花等，可引起子宫收缩疼痛而流产。

2）死胎或胎儿畸形：孕妇服用含放射性药物或黄体酮类药物，可造成胎儿畸形或死胎。

2. 中毒的分类

根据历代文献记载和当前临床实际情况，中毒大致可分为以下几类：①食物中毒；②药物中毒；③虫兽伤中毒；④秽浊之气中毒等。

3. 疾病诊断要点

（1）发病时间

短时间内发病，起病急。

（2）发病特点

有毒物接触史和相应的中毒症状，早期多见肺胃症状，极易累及心、脑、肝、肾和血脉，多见脏器受损、脏腑气血功能紊乱，可致暴喘、心悸、抽搐、昏迷、脱证、尿少、尿闭等危急证候，甚至出现阴阳离决危候。

（3）临床表现

1）轻度中毒：患者常以恶心呕吐、头晕、疲倦乏力等为主要症状，此为上焦并中焦病证之轻证。过量药物积聚于胃肠道，致胃失和降，胃气不能下行，浊气上逆而为呕吐；毒邪上扰，蒙蔽清窍，故而出现头晕、疲倦等症。

2）中度中毒：患者临床以呼吸困难、胸闷气促、腹痛腹泻为主，亦考虑为上焦并中焦合病。毒邪蕴结胃肠，水谷精微不能化生气血，脾失健运，肠道功能失司，故可见腹泻；脏腑经脉气机阻滞，不通则痛，故而出现腹痛。又肺与大肠相表里，腑气不通，则肺宣降失调，肺气上逆，水液输布失调，则出现呼吸困难、胸闷气促等症。

3）重度中毒：患者可出现谵妄、狂躁、惊厥、四肢强直、昏迷、水肿、便血、少尿或无尿，肾功能、呼吸、循环等多脏器功能损伤或衰竭，为三焦病之重证。过量药物经食道进入，积聚于胃肠，假脾胃之途，侵入气血，弥漫三焦，内至脏腑，外达肌腠，损伤多个脏腑功能。毒邪蕴于中焦脾胃，中气败伤，脾郁胃逆，甚则出现便血、呕血等症。毒邪逆传，内陷心包，甚则毒闭清窍，则心失所养，元神逆乱，出现谵妄、狂躁、昏迷，项背强直，角弓反张等症。毒邪闭阻于肺，肺气郁闭，不能宣降，故而出现喘促等呼吸衰竭之证。邪毒自上而下传入下焦，肝肾损伤，肾阴虚耗，水不涵木，虚风内动，可出现黄疸、抽搐、水肿、少尿或无尿等肝肾功能衰竭之证。

（二）辨证要点

1. 辨虚实

本病因毒蕴胃肠，犯及血脉，毒损气血，脏腑虚衰引起，临床证候主要分为虚实两证。本病来势凶险，除个别体质素弱者外，早期一般多表现为邪盛标急之实证；若度过危险期，晚期可转为虚实夹杂之证乃至虚证。故早期邪毒炽盛，正气尚足，耐攻伐，当急驱毒邪；后期以虚证或虚实夹杂为主，当清除余毒，扶正固本。

2. 辨标本缓急

急性中毒最主要的表现就是临床症状的急迫、危急，在论治过程中尤重标本缓急的判断，遵循“急则治其标，缓则治其本”的原则。急性中毒患者，毒邪经口鼻、呼吸道等途径进入体内，生痰化热，伤阴耗气，上则蒙蔽清窍，扰乱神明之府；下则影响脾胃运化，三焦受阻，导致气机升降乖戾，甚则耗伤元阴元阳，致阴阳衰竭，危及生命。故其救治，尤当审慎，明辨阴阳气血之虚实，洞悉毒邪之在脏在腑，详查痰浊血瘀之轻重，依据辨证结果，合理用药，多法兼蓄并用。

【中医鉴别诊断】

1. 胃痛

胃痛以痛为主，病势不急，多为隐痛、胀痛，常有反复发作史，常伴有泛恶、脘闷、嗳气、大便不调等症。中毒则有明显的毒物接触史，病势急，突然发生，剧痛难忍，一般不伴有脘闷、嗳气等症。

2. 腹痛

许多疾病都有腹痛症状，但以本病特征为主，常伴有便秘、泄泻等症状。中毒者常伴有或不伴有引起腹痛的其他病，有明显的毒物接触史，常伴有便秘或泄泻。

【中医急救处理】

急性中毒的病情发展急骤，变化快，必须争分夺秒治疗。

（一）原则

1）一旦中毒发生应立即终止食用、药用、吸入和接触有毒之物。

2）迅速去除已经进入体内但尚未被吸收的有毒之物。

3）对已吸收的毒物应及早应用对抗药物以解毒，同时加强机体本身的解毒功能和加速毒物的排泄。

4）由于急性中毒而引起的危重症，如抽搐、厥脱、昏迷、喘促等，必须分秒必争，进行急救处理，必要时行中西医结合治疗。

5）对中毒的患者，不管病情轻重，均应进行留观监护，并做好详细的记录。

6）在抢救中毒的同时，必须注意预防和治疗各种并发症。

（二）方法

1. 除去尚未吸收的毒物

（1）清水外洗法

此法可以迅速阻止毒物经皮肤吸收进入人体内。清洗分为局部清洗和全身清洗，应根据毒物分布而定，尤其对特殊毒物或不明毒物品种者应用清水反复清洗，不可盲目使用肥皂、洗衣粉等物清洗，而对毒物品种明确者可针对性地用药物清洗。

（2）涌吐排毒法

适用于口服有毒药物或食物后 2 ~ 3 小时内，毒物的大部分尚未进入肠道或毒物虽已进入肠道，但吸收较少，症见胃脘疼痛、欲吐而不吐者，应立即施用本法，且本法必须在神志清楚的情况下进行。常用的方法有以下几种：

1）先嘱患者适量饮水，再以手指或压舌板或筷子或干净鸡毛等，刺激咽后壁以探吐，吐后再饮水，反复多次，即可吐出部分毒物。

2）开水一碗，内放食盐 2 匙，连服数碗。

3）白矾 6 g，研末，调开水口服。

4）生鸡蛋 10 ~ 20 个，取其蛋白加明矾 6 ~ 9 g，搅匀灌肠，吐后再灌。

5）三圣散（藜芦 6 g，防风 10 g，瓜蒌 6 g 或胆矾 6 g），以水两碗，煮取一碗半，去渣顿服。

6）催吐解毒汤（甘草 60 g，瓜蒌 7 个，玄参 60 g，地榆 15 g 或苦参 30 g），水煎口服。

（3）洗胃法

服毒后 4 ~ 6 h 内洗胃效果较好。清醒患者可自行吞咽胃管，昏迷者可用开口器将胃管缓缓送入，先注入少量温开水，将胃内容物尽量抽空，再灌入药液，可反复数次。要注意保护胃黏膜，可适当服用牛奶、米汤、蛋清、面糊等保护剂，也可用盐水或绿豆汤反复多次洗胃。以下情况应禁用本法：①伴发抽搐；②食管静脉曲张、溃疡病出血；③主动脉瘤；④因腐蚀性毒物引起的食道及胃肠损伤。而孕妇则应慎用。

（4）中和解毒法

当毒物已进入肠道，或毒物已损伤口腔、食道和胃壁，不能应用涌吐法和洗胃法排毒时，应采用中和解毒法，使毒物毒力减弱并逐渐从肠道排出。常用的中和解毒法如下：

1）榆树面 60 g，鸡蛋清 5 个，调成糊状服下。

2）服用大量牛奶、米汤、豆浆或蛋清。

3）强碱中毒可服弱酸，如稀释的食醋。

4）生黄豆或生黑豆 120 g，生绿豆 60 g，共捣碎，加入米泔水服下，每日 2 次。

5）口服甘草绿豆汤。

6）赤小豆 60 g，炒为末，水送服。

7）马齿苋 60 g，大蒜 30 g，煎汤顿服；藿香正气水一瓶口服，每日 2 ~ 3 次，治腐败肉类或霉变食物中毒。

8）生甘草 120 g，金银花 60 g，蒲公英 30 g，绿豆 30 g，水煎服，每日 1 剂；或白矾 6 g，调香油 1 盅，加开水调匀冲服；山羊血鲜品大量饮服，治各种毒蕈中毒。

9）鲜韭菜汁 100 mL 顿服，解鱼蟹之毒。

（5）通下排毒法

有的毒物虽已进入肠道，但未被完全吸收，可用口服药物导泻，使毒物尽快排出体外，常用方法如下：

1）当归 90 g，大黄 30 g，明矾 30 g，甘草 15 g，煎服。

2）厚朴 10 g，大黄 6 g，加水 100 mL，煎至 60 mL，顿服。

3）番泻叶 15 g，泡水服。

4）大黄、防风、甘草各 30 g，煎服。

5）生莱菔汁冲服大黄 10 g。

6）绿豆 120 g，生甘草 30 g，丹参 30 g，石斛 30 g，金银花 30 g，白茅根 30 g，藿香 15 g，大黄 15 g，水煎服，解霉变食物或腐败肉类中毒。

7）橘皮 10 g，大黄 6 g，朴硝 10 g，加水 100 mL，煎至 60 mL，顿服，可解鱼蟹中毒。

（6）灌肠法

若口服导泻药物仍不能使毒物完全排出者，可使用灌肠法，因有的毒物留于肠内 48 小时仍不能被吸收。

1）温开水 200 ~ 500 mL，高位灌肠。

2）大黄适量或番泻叶适量，煎水 200 ~ 500 mL，灌肠。

2. 已吸收毒物的排泄与解毒

（1）常用解毒中药

1）绿豆：用于解各种药物（如巴豆）和食物中毒。

2）甘草：对细菌毒素、药物中毒、蛇毒以及河豚毒等，均有一定的解毒作用。

3）黄芩：对砒霜、巴豆、斑蝥、曼陀罗等多种中草药中毒，均有一定的解毒作用。

4）生姜 5 g 水煎服，或白矾 6 ~ 10 g 开水冲服，可解半夏、天南星之毒。

5）防风 10 ~ 15 g，水煎服，可解砒霜中毒。

6）葛根 50 g，紫苏 50 g，桂枝 10 g，水煎服，每日 2 ~ 3 次，可解酒精中毒。

7）大蒜 1 枚，雄黄 2 g，混合捣烂，温水冲服，可解腐败肉类中毒。

8）食醋适量饮用，可解发芽马铃薯中毒。

9）白矾 6 g，香油适量，开水冲服，可解毒蕈中毒。

10）甘草 240 g，水煎取汁，倒入滑石粉 60 g，加入黄豆面适量，澄清后顿服，可解有机农药中毒。

（2）常用解毒药方

1）生黄豆 120 g，生绿豆 60 g，煎汁服，用于各种食物或药物中毒。

2）甘草 15 g，大黄 9 g，水煎，口服。

3）防风 60 g，煎水，频频饮用。

4）生绿豆 250 g，甘草 60 g，将绿豆泡水，磨烂取汁，甘草煎水，调绿豆汁服用。

5）野百合 15 g，明矾 15 g，研末，开水冲服。

6）防风 60 g，金银花 60 g，甘草 60 g，岗梅根 125 g，任取 1 ~ 2 味，煎水口服。

7）榆树面 60 g，鸡蛋清 5 个，调成糊状食。

8）兴国解毒药（鸡血藤、田七、青木香、茜草各 15 g，香附子 10 g，冰片 3 g，小叶鸡尾草 150 ~ 250 g）。本方对乌头、苍耳子、马钱子、野毒菌、大茶药、氰化物、亚硝酸盐以及农药中毒等有解毒作用。

（3）利尿解毒法

毒物已被吸收入血脉、脏腑，若毒物分解产物由肾脏排泄，加强利尿，可以解毒，常用方药如下：

1）车前草、白茅根各 30 g，煎水口服。

2）五苓散 18 g，白糖 30 g，调水口服。

3）绿豆、白糖适量，煎汤服。

4）绿豆甘草解毒汤（绿豆 120 g，生甘草、丹参、连翘、石斛、白茅根各 30 g，大黄 15 ~ 30 g），煎汤服，每日 2 剂，必要时每 6 小时 1 剂。

（4）特效药物解毒法

凡一种药物能消除另一种药物的中毒反应叫“相杀”。因此，当某种药物中毒时，可用另一种药物来对抗，称为特效解毒法。如半夏、天南星中毒时，可用生姜、白矾解毒；防风可杀砒霜毒；绿豆杀巴豆毒；天仙子、洋金花中毒时，可用毛果芸香碱解毒等。

3. 注意病情监测

动态监测患者神志、脉搏、呼吸运动、尿量等变化情况：

1）神志：清醒、朦胧、谵妄或昏迷。

2）血压、脉搏、心率与心律、呼吸（频率与节律）、肺部啰音。

3）瞳孔大小及对光反射情况。

4）皮肤及口唇变化情况：着重检测患者皮肤有无腐蚀、花斑、出血，口唇有无紫绀、樱红等。

5）有无肌肉抽搐或痉挛。

6）尿量有无增加。

综上所述，中毒一直为我国历代医家所重视，其论述也尤为丰富。随着历代医家宝贵经验的积累，中医学对中毒的认识不断深化和发展，逐渐形成了一整套包括诊断、治疗、转归预后等较为成熟的中医药治疗中毒性疾病的体系，该体系至今依然有效地指导着临床救治工作。中医中药在中毒的救治方面积累了大量的经验，特别是对于促进毒物排出、加速促醒、减少中毒后遗症的发生、恢复机体功能等方面均具有显著的效果。因此，在中毒的急诊救治过程中应重视中西医结合，充分发挥中医在急诊工作中的作用。

（三）急救处理时的注意事项

1）对任何急性中毒患者，无论病情轻重，均应予以相应的急救和护理，包括询问病史、查体及收集呕吐物、分泌物、大小便等，并立即送检查，以便进行早期诊断，早期治疗。

2）病情、体检和护理记录等，应力求详尽。治疗过程中应提高警惕，若遇患者或家属否认中毒或拒绝治疗时，应分清情况，不要轻易放过，以免造成法律纠纷。

3）急性中毒时，无论病情多危重，都必须分秒必争。如遇呼吸循环功能、肾功能、肝功能等衰竭，立即给予相应的急救措施，包括中西医结合治疗。

4）催吐、洗胃时应严格掌握适应证和禁忌证。虚脱或休克患者不宜催吐、洗胃，而应采取恢复体力的办法，待病情稳定后方可进行催吐、洗胃，否则会加重病情。引吐、洗胃时，注意避免异物误入气管，以免造成窒息或肺部感染。

5）治疗过程中，注意预防呼吸道感染，并注意保护肝肾。对兴奋、躁动和抽搐患者，可用相应的中西药物镇静、抗痉挛等治疗。

【稳定期辨证论治】

（一）食物中毒

1. 坏肉（六畜变质肉）中毒

主证： 恶心呕吐，胸膈饱满、烦闷，腹痛腹泻，甚则发热、震颤。

疗法： ①赤小豆 30 g，烧为末，开水送服。②藿香正气水 10 mL，口服，每日

2～3 次。③马齿苋 60 g，大蒜 30 g，煎汤顿服。④韭菜汁，顿服。

2. 鱼蟹中毒

主证：恶心呕吐，心胸烦闷，面肿，腹痛腹泻，心烦意乱。

疗法：①紫苏叶 60 g，煎浓汁，加生姜汁 10 滴，温水代茶。②橘皮 10 g，大黄 6 g，朴硝 10 g，加水煎至 60 mL，顿服。③厚朴 10 g，大黄 6 g，用白酒 100 mL，煎取 60 mL，顿服。④冬瓜汁 200 mL，口服。⑤韭菜汁 100 mL，顿服。⑥橘皮 60 g，浓煎，顿服。

3. 河豚鱼中毒

主证：初觉上腹部不适，口渴，恶心呕吐，继则腹泻，唇舌尖及指端发麻，逐渐丧失感觉，不知疼痛，进而眼睑下垂，肌肉乏力，甚至出现瘫痪、音调失常、皮肤青紫、呼吸急促。

疗法：①五倍子、白矾各 10 g，研为末，水调服。②鲜芦根 1～2 斤，捣汁服。③生橄榄 20 个，捣汁服。④先洗胃导泻，再用南瓜藤、甘草适量，煎水，口服。

4. 臭米面中毒

主证：恶心呕吐，腹痛腹泻，头昏乏力，颜面潮红，胁肋疼痛，甚则狂躁不安，昏迷抽搐，嗜睡，休克，呼吸衰竭、多处出血，黄疸，蛋白尿，脉数。

疗法：①马齿苋、绿豆各 90 g，煎水，顿服。②大蒜头 1 个，食盐少许，捣烂，温开水冲服。③绿豆 120 g，生甘草 30 g，丹参、石斛、茅根、金银花各 30 g，大黄、藿香各 15 g，煎水口服。④生莱菔汁，适量，口服。⑤赤小豆末，调水，适量口服。

5. 发芽马铃薯中毒

主证：开始可出现唇舌发绀、发痒，或烧灼样感觉，继而出现恶心呕吐，腹痛腹泻，发热，神志不清，昏迷。

疗法：①白萝卜 1 斤，捣汁服。②绿豆、甘草各 60 g，煎水，口服。

6. 毒蕈中毒

主证：恶心呕吐，腹痛腹胀，流涎流泪，呼吸困难，瞳孔缩小，昏迷，躁动，抽搐。

疗法：①白矾 60 g，香油适量，调匀，开水冲服。②绿豆 120 g，煎汤频服。③甘草 120 g，煎汤频服。④金银花 60 g，水煎温服。⑤生石膏 60 g，研末，冲服。⑥六一散 6 g，开水调服。

7. 果仁（苹果仁、杨梅仁、枇杷仁、李仁、桃仁、苦杏仁等）中毒

主证：恶心，头昏眼花，呼吸困难，口唇发绀，突然昏倒。

疗法：①杏树根皮 60～90 g，煎水口服。②鲜萝卜洗净，捣烂，取汁适量，口服。③甘草、黑豆各 120 g，煎水口服。④绿豆 60 g，砂糖适量，煎水口服。

8. 酒精中毒

主证：头昏，站立不稳，恶心呕吐，重者昏迷不醒，胡言乱语。

疗法：①茅根汁 100～200 mL，饮服。②生葛根汁 100～200 mL，饮服。③菊花末 5 g，口服。④黑豆 30 g，煮汁温服。⑤干葛花 60 g，鲜萝卜 5 斤，煎水饮服。

（二）药物中毒

1. 麻黄中毒

主证：开始表现为中枢兴奋，神经过敏，烦躁不安，焦虑，震颤，头昏，谵妄，心慌气短，失眠，恶心呕吐，脉率增快，鼻干、汗出、瞳孔散大，排尿困难以及心痛等，重则视物不清，休克、昏迷，呼吸困难，惊厥等，最后终因呼吸抑制、循环衰竭而死亡。

疗法：①瓜蒌散 0.3 g，开水冲服；或以手指刺激咽部以催吐。②大黄、厚朴各 9 g，木香、甘草各 6 g，元明粉 15 g（冲），煎水两次，混合，分两次服。③绿豆 15 g，甘草 30 g，煎水至 300 mL，每 2 h 服 150 mL。

2. 细辛中毒

主证：头痛，呕吐，汗出，呼吸急促，烦躁不安，脉数，颈强，毛发竖直，瞳孔散大，发热，全身震颤，肌肉紧张，继而出现牙关紧闭，角弓反张，意识不清，狂躁，无规则地不自主运动，眼球突出，终因呼吸麻痹而死亡。

疗法：①枳壳、厚朴、菖蒲、芒硝各 9 g，大黄 15 g，煎水，分两次服。②呼吸困难时，半边莲、茶叶各 15 g，甘草 9 g，煎水，分两次服。③意识不清或昏迷时，安宫牛黄丸 1 粒，或苏合香丸 1 粒，加水 50 mL，溶化后鼻饲。④金银花、连翘各 15 g，生石膏 12 g，西洋参、生甘草、生地、丹皮各 3 g，煎水，口服。

3. 藜芦中毒

主证：恶心呕吐，腹痛腹泻，流涎，汗出，眩晕，瞳孔散大，视力不清，失明或黄视，严重时下肢运动障碍，便血，虚脱，脉律不整，震颤，痉挛，谵语，瘫痪，昏迷，呼吸困难，终因呼吸麻痹而死亡。外用时会引起皮肤黏膜灼痛、流泪等。

疗法：①鲜生地 250 g，榨汁，冲服。②紫草 60 g，煎水，口服。③呕吐不止，葱白 120 g，煎水，凉饮。④黄连 9 g，黄柏 15 g，煎水，早晚各一次。⑤板蓝根、黄柏各 15 g，黄连、甘草各 9 g，煎水，早晚服。

4. 芦荟中毒

主证：恶心呕吐，严重腹痛腹泻，出血，便血，以致胃炎、肾炎、孕妇流产等。

疗法：①党参、白术、陈皮、半夏各 9 g，木香 6 g，砂仁、甘草各 3 g，地榆炭 15 g，煎水两次，混合，分两次服。②大量饮用浓糖茶。③妊娠中毒时，注意保胎，用黄芩、党参、茯苓各 9 g，白术 15 g，甘草 6 g，煎水，口服。

5. 牵牛子中毒

主证：头昏头痛，呕吐，腹泻腹痛，大便带黏液和血，吸收后由尿中排出，产生血尿，舌麻、语言障碍、昏迷。

疗法：①绿豆 120 g，煎汤当茶饮。②黄芪、仙鹤草各 30 g，党参 15 g，白术、茯苓、诃子各 9 g，黄连 6 g，煎水，口服。③血尿时，可服六一散、五苓散等。

6. 商陆中毒

主证：恶心呕吐，腹痛腹泻，肌肉抽搐，语言不滑，手足乱动，站立不稳，甚则昏迷，瞳孔散大，常因呼吸和心跳中枢麻痹而死亡。

疗法：①食醋适量，漱口。②浓茶或绿豆汤频服。③菖蒲、黄柏、川楝子各 9 g，元胡 12 g，煎水早晚分服。

7. 甘遂中毒

主证：腹痛峻泻，水样便，里急后重，腐蚀肠壁时则出现米汤便，恶心，频繁呕吐，头昏头痛，心悸，脉细弱，发绀，谵语，严重者导致脱水，呼吸困难，最后死于呼吸循环衰竭。

疗法：①冷开水 300 mL，多次灌服。②鸡蛋清半碗，灌服。③大青叶 30 g，黑豆 15 g，煎水至 300 mL，顿服。④生绿豆 30 g，生大豆 15 g，黄柏 9 g，黄连 6 g，煎水，口服。⑤下痢不止，人参 9 g，黄连 6 g，煎水，口服。

8. 芫花中毒

主证：恶心呕吐，剧烈腹痛腹泻，头昏头痛，脱水，出血性下痢，肌肉痉挛，昏迷。

疗法：①吃冷冻的粥。②多饮冷浓茶。③黄连、山栀各 9 g，甘草 15 g，黄豆 30 g，煎水，口服。④白芨 9 g，研末，冲服。

9. 大戟中毒

主证：咽部肿胀充血，剧吐，吐出物带血，腹痛腹泻，心悸，重者出现脱水，虚脱，毒素入血后，可见眩晕、痉挛，瞳孔散大，昏迷，常死于呼吸麻痹。

疗法：①甜桔梗 30 g，煎汤，口服。②菖蒲 30 g，黑豆 15 g，煎水，顿服。③芦根 120 g，白茅根 30 g，金银花 15 g，煎水，顿服。

10. 狼毒中毒

主证：口腔和咽部肿痛，恶心呕吐，肠绞痛，腹泻，烦躁，严重时出现精神失常。

疗法：①绿豆 30 g，三颗针 15 g，煎水，口服。②白蔹 6 g，煎水，即服。

11. 巴豆中毒

主证：接触部位可发生皮炎、水泡、烧灼痛；入眼可引起角膜炎和结膜腐蚀；内服则口腔和咽喉肿痛，恶心呕吐，腹部绞痛，水样便，坠胀，呼吸困难，脉细弱，头痛头昏，谵语，发绀，死于呼吸衰竭；重症时肠壁被腐蚀，解米汤样便，脱水等；刺激肾脏则发生血尿、尿闭。

疗法：①反复灌服冷开水。②大豆 500 g，煮汁后饮。③花生油 60 ~ 120 g，内服。

12. 半夏中毒

主证：口、舌和咽喉灼痛，肿大，流涎，声嘶，言语不清，吞咽困难，头痛，发烧，汗出，舌动不灵，味觉丧失，腹痛，心悸，面色苍白，脉弱无力，呼吸不规则。严重时发生痉挛，死于呼吸中枢麻痹。

疗法：①生姜、绿豆各 30 g，防风 60 g，甘草 15 g，煎水至 300 mL，含漱一半后，将剩下的内服。②醋 30 ~ 60 g，姜汁 5 mL，顿服。③绿豆衣、生姜各 15 g，金银花、连翘各 30 g，甘草 9 g，煎水，口服。④生姜汁 5 mL，白矾末 9 g，调匀，即服。⑤生姜 90 g，捣汁，加冷开水适量，漱口，或用鲜姜汁 10 mL，灌服，以后每 3 小时灌服生姜汁 5 mL。

13. 天南星中毒

主证：口腔黏膜和咽喉部可见白色米粒大之糜烂，其余症状与半夏中毒症状基本相同。严重时咽喉痉挛，死于呼吸中枢完全麻痹。

疗法：①食醋 30 ~ 60 g，内服或含漱。②生姜汁 10 mL，即服，以后每 4 小时服姜汁 5 mL。③生姜 30 g，防风 60 g，甘草 15 g，加水煎至 300 mL，含漱一半后，再内服另一半。

14. 白附子中毒

主证：咽喉痛，口舌发麻，胃部有灼痛感，剧吐，剧腹痛，汗出，惊厥，面色苍白，脉细无力，呼吸困难，重时咽喉痉挛，终因呼吸中枢麻痹而死亡。

疗法：①生姜 500 g，榨汁，每半小时服 10 mL。②生甘草 60 g，白矾 6 g，生姜 15 g，煎水，口服。

15. 罂粟壳中毒

主证：烦躁，谵妄，呕吐，头昏，嗜睡，身软乏力，脉率由快减慢，瞳孔初缩小，后散大，四肢发冷，肌肉松弛，反射消失，昏迷，死于呼吸中枢麻痹。

疗法：①甘草 30 g，防风 15 g，煎水，早晚分服。②生脉散，煎服一剂，或用其针剂静脉注射。

16. 曼陀罗中毒

主证：口干，皮肤及眼发红，吞咽困难，红色皮疹，瞳孔散大，脉率速，狂躁，谵语，幻觉，活动失灵，发热，视物昏花，间歇抽搐或惊厥，二便失禁，终因呼吸中枢麻痹而死亡。

疗法：①甘草 120 g，煎水，即服。②绿豆 120 g，金银花 60 g，连翘 30 g，甘草 15 g，煎水，口服。③生姜 30 g，捣汁，加红糖 15 g，开水冲服。④茶叶适量浓煎，配豆腐适量吃下。

17. 附子中毒

主证：口唇、舌及肢体麻木，胸闷，呼吸困难，胃肠灼热，恶心呕吐，烦躁，心慌，流涎，脉缓，神志呆滞，两眼无神，皮肤苍白，瞳孔散大，呼吸急促，痉挛，四肢厥冷，昏迷，重者死于呼吸抑制和急性心衰。

疗法：①黄连 9 g，黑豆 30 g，煎水，口服。②生姜、甘草、金银花各 15 g，煎水，口服。③苦参 30 g，煎水，口服，纠正脉率不齐。④生脉散口服，或用针剂注射。

18. 七叶一枝花中毒

主证：头昏头痛、眼花，恶心呕吐，严重时出现痉挛。

疗法：①甘草 15 g 先煎，再与白米醋和生姜汁各 60 g 混合，一半含漱，一半口服。②痉挛时，乌蛇 9 g，全蝎 3 g，厚朴、甘草各 6 g，煎水，早晚分服。

19. 半边莲中毒

主证：流涎，恶心呕吐，头昏，腹泻，精神错乱，肌肉抽搐，呼吸困难，瞳孔散大，严重时休克，昏睡，阵发性痉挛或惊厥，终因呼吸衰竭或心脏骤停而死亡。

疗法：①桔梗 30 g，煎水即服。②黄豆 120 g，煎水，口服。③生姜适量，榨汁内服，每次一茶匙。④甘草 250 g，煎汤，当茶饮。

20. 全蝎中毒

主证：头昏头痛，心悸心慌，呼吸困难，休克，发绀，昏迷，因呼吸中枢麻痹而死亡。

疗法：①元明粉 18 g，口服。②金银花 30 g，半边莲、甘草各 9 g，土茯苓、绿豆各 9 g，煎水，早晚分服。③五灵脂、生蒲黄、雄黄各 9 g，共研细末，分三次用醋送服。

21. 蜈蚣中毒

主证：恶心呕吐，腹痛腹泻，全身乏力，不省人事，脉缓，呼吸急促，周身发凉。

疗法：①茶叶适量，泡水频服。②脉缓和呼吸急促，以人参、五味子、甘草各 9 g，附子 12 g，煎水，口服。

22. 水蛭中毒

主证：恶心呕吐，妇女阴道出血，重则剧烈腹痛，胃肠出血，血尿，昏迷。

疗法：①轻症：绿豆、甘草适量，煎服。②伴腹剧痛：云南白药 0.3 g，口服，每日 3 次。③伴昏迷、休克：万年青 9 g，半边莲 6 g，煎水，口服。

23. 马钱子中毒

主证：抽搐，强直性痉挛，角弓反张，知觉过敏，胸部有压迫感，呕吐，苦笑面容，双目凝视，呼吸肌痉挛，全身发绀，瞳孔散大，乏力，脉数。若遇外界光线、风、声等刺激，则发生强直性痉挛，每次可持续数分钟，严重者因呼吸肌痉挛而死亡。

疗法：①香油、白糖各适量，混匀后灌肠。②甘草 120 g，煎汤即服。③痉挛，肉桂 9 g，煎汤口服；或蜈蚣 3 条，全蝎 6 g，研末，一次冲服；或僵虫、全蝎各 9 g，天麻、甘草各 12 g，煎水，口服。④黄芩 60 g，煎水，口服。

24. 洋地黄中毒

主证：口服后 30 ~ 60 分钟，即见顽固的恶心呕吐，胃出血，腹痛腹泻，头晕，心悸，胸闷，口唇及四肢发麻，脉律不齐，呼吸浅慢而不规则，口唇发绀，抽搐等症。因呼吸、循环衰竭而死亡。

疗法：芦根 120 g，捣汁内服。

25. 雷公藤中毒

主证：头昏头痛，眩晕，身软乏力，肌肉痛，四肢麻木至抽搐，毛发脱落。胃肠道表现有恶心呕吐，厌食，口干，腹胀，腹痛腹泻，胁肋痛，便秘，黄疸。泌尿系可见少尿，浮肿，腰痛，严重时可见急性肾功能衰竭或尿毒症。心血管系可见心悸，胸闷，气短，脉细弱，唇甲发绀，脉律不齐，心痛。此外，有鼻衄，吐血，身痛，休克等症状。

疗法：①蛇莓（去果实）60 g，绿豆 60 g，用冷开水浸泡，绞汁服。②先服鸡蛋清两个，再用乌蕨 60 g，水煎，口服。③鲜乌蕨 150 ~ 240 g，捣汁，配香附、三七、鸡血藤、茜草、广木香、青木香各 15 g，冰片 1.5 g，共研为细末，每次 3 ~ 9 g，煎水，口服。④绿豆 120 g，甘草 30 g，煎水，口服。⑤羊血一碗，顿服。

26. 钩吻中毒

主证： 眩晕，四肢发麻，肌无力，吞咽困难，昏迷，虚脱，呼吸困难，甚至麻痹，口腔、咽喉灼痛，腹痛腹泻，恶心呕吐，瞳孔散大，复视、睑下垂等。

疗法： ①用羊、鸡、鹅、猪等血适量灌服。②鹅不食草 120 g，煎水内服。③鲜枫树叶 250 g，捣烂取汁，用开水冲服。

27. 水银中毒

主证： 流涎，恶心呕吐，咽喉疼痛，口腔炎，腹痛腹泻，甚至肠出血，胃穿孔。肾脏损害可见血尿、少尿等。循环系统损害表现为休克，中毒性心肌炎，循环衰竭等。呼吸系统损害可见剧咳，气管、支气管炎，呼吸困难，发绀。神志方面则见神志不安，兴奋，易怒，幻觉，全身或局部震颤等。

疗法： ①牛奶、鸡蛋清等，适量，口服。②绿豆汤、麻油适量，混匀，口服。③土茯苓 60 g，煎水，口服。④甘草、防风各 15 g，煎水，顿服。⑤黄连解毒汤加金银花 30 g，土茯苓 60 g，竹沥 400 mL，煎水，口服。⑥土茯苓合剂（土茯苓 30 g，薏苡仁、枸杞、淮山药各 12 g，泽漆、牛膝、重楼、车前草各 6 g）煎水，口服。

28. 砒霜中毒

主证： 口、咽干燥，流涎，腹痛腹泻，吐血便血，继而出现脱水，休克，头昏头痛，烦躁，惊厥，意识障碍，发绀，呼吸困难，全身表现为“七窍流血”。肝损害可见黄疸，肝性昏迷等。脑损害出现昏迷。肾损害出现血尿，尿闭。此外，可见肌肉痉挛，发绀，大多在 24 小时内死于出血，或肝肾功能衰竭，或死于呼吸麻痹。慢性中毒则见各种皮疹，指甲脱落等皮肤损害。

疗法： ①白矾末 4.5 g，加 3 ~ 5 个鸡蛋清，再加冷开水半碗，搅匀内服。用手刺激咽喉部探吐，吐后再服鸡蛋清 10 ~ 15 个。②绿豆汤适量，内服。③小蓟适量，捣汁口服。④败酱草 60 g，捣汁，兑温开水。⑤积雪草 60 g，煎水，口服。⑥白芷 15 g，绿豆 120 g，煎水，口服。⑦防风、大青叶、绿豆各 120 g，煎水，口服。⑧明矾 3 g，大黄 24 g，甘草 15 g，煎水冷服。⑨防风 120 g，煎水，口服。⑩防己 60 g，煎浓汁服。⑪防风、绿豆、红糖各 30 g，甘草 15 g，每天 1 剂，14 天为一疗程。

29. 密陀僧中毒

主证： 急症可见流涎，恶心呕吐，腹痛腹泻，胃肠出血，烦躁不安、贫血，头昏，乏力，出血性休克，肝大，胁痛，黄疸等。损害肾脏可见尿异常或肾功能衰竭。此外还可引起中毒性脑病，顽固性头痛，谵妄，幻觉，狂躁，眼、舌、四肢震颤，癫痫，麻痹性痴呆等。慢性中毒可见腹部绞痛，便结，齿龈变色，贫血，肝大，黄疸，多发性神经炎，尿毒症等。

疗法：①白萝卜汁，白砂糖水，鸭血等，大量口服。②绿豆汤频饮。③白蜂蜜和芝麻，嚼碎，大量食用。④金钱草 30 g，菊花、甘草各 15 g，煎水，口服。

30. 斑蝥中毒

主证：皮肤、黏膜灼痛、糜烂，恶心呕吐，腹痛，便血，还可见斑蝥性肾炎、膀胱炎、子宫出血、流产等。

疗法：①黑豆 50 g，煮汁，冷饮。②益元散 24 g，用凉开水调服。③百部、葱白各 30 g，煎水，口服。④板蓝根 30 g，黄连 3 g，甘草 30 g，煎水，分两次服。⑤甘草 30 g，葱白 5 节，煎水，冷服。⑥绿茶 30 g，煎汤，冷服。⑦黄柏 15 g，煎汤，冲鸡子白，口服。⑧生绿豆 30 g，生甘草 9 g，生黄连 3 g，煎水，口服。⑨泽兰捣汁饮服。

（三）虫兽伤中毒

1. 毒蛇咬伤

按蛇毒的作用类型和临床表现不同，分为以下三种：

（1）神经毒症状

主要由银环蛇、金环蛇和海蛇咬伤引起。

主证：咬伤局部有麻痒感，1～3 小时后出现全身中毒症状，如视力模糊，眼睑下垂，声嘶，语言和吞咽困难，行动不稳，牙关紧闭，严重时肢体瘫痪、惊厥、昏迷，休克，呼吸困难。

（2）循环系统症状

主要由蝰蛇、五步蛇和竹叶青蛇等毒蛇咬伤引起。

主证：咬伤局部刺痛，肿胀，出血，水泡，或局部坏死等，伴发热，心悸，烦躁不安，谵妄，便血，血尿，少尿或无尿。皮肤黏膜出现瘀点和瘀斑，脉律不齐，黄疸，贫血等。严重者出现循环衰竭和肾功能衰竭。

（3）混合中毒症状

主要由眼镜蛇、眼镜王蛇、蝮蛇等咬伤引起。出现对神经系统和血液循环系统均有损害的症状，症状多如上述。

急救处理：①局部结扎：结扎应在伤口上方，以阻止毒液吸收，紧度以阻断淋巴液和血液为度，每 20 分钟放松 3～5 分钟，待急救处理后，方可解除结扎。②冲洗伤口：用泉水或冷开水冲洗，以洗掉外表毒液为度，如遇毒牙残留，应立即拔出。③扩创排毒：切开伤口使淋巴液外流、毒液排出。④在患者的八邪穴、八风穴和伤口附近肿胀部位用粗针刺入，以加速毒液外流。⑤拔火罐或口吸伤口，尽力吸出毒液，吐后要漱口，吸者口腔黏膜应无破损，牙齿应无创伤方可，吸后伤口要消毒。⑥患处以冷盐水浸泡，同时用手指加压挤伤口以排毒，泡 20～30 分钟后，伤口湿敷，以利毒液继续流出。⑦局部降温，减缓毒液吸收。⑧在野外被咬伤，可用火烧灼伤口，以破坏毒液，并立即结扎伤口，急送医院。⑨选用中药七叶一枝花、半边莲、白花蛇舌草、地丁草、青木香、蛇莓、徐长卿、墨旱莲等，取以上新鲜草药一至数种，等量，洗净、捣烂，取汁口服，每次 40～50 mL，每日 4～6 次，首剂加倍，并用其渣外敷伤口周围肿胀部位，不能盖伤口，以免影响毒液外流，干后即换，日敷多次。

2. 蜈蚣咬伤

主证：小蜈蚣咬伤局部，仅刺痛红肿。热带型大蜈蚣咬伤局部可见坏死，发炎、发热，头痛，恶心呕吐等症状。内服中毒时，可见脉缓，呼吸困难。

急救处理：①用肥皂水清洗伤口。②鲜扁豆叶、鲜蒲公英、鱼腥草等任选一种，捣烂外敷。③局部冷敷。④脉缓，呼吸困难，参附汤加五味子、甘草各 10 g，煎水，分两次服。⑤茶叶适量，泡水频服。

3. 蝎子蜇伤

主证：小蝎子蜇伤局部仅有烧灼痛及红肿。大蝎子蜇伤，除局部发炎外，还可见流泪，畏光，恶心呕吐，口和舌肌强直性麻痹，头昏头痛、嗜睡，汗出，呼吸急促，脉细弱，或见胰腺炎，肾损害等。严重者或婴幼儿可出现惊厥，昏迷，呼吸衰竭和循环衰竭。

急救处理：①迅速拔出毒针，局部冷敷，伤口上方结扎，切开伤处，用石灰水冲洗，再用火罐吸出毒汁。②用明矾粉调醋；或大蜗牛一只，连壳捣烂，外敷伤口。③蛇莓、薄荷叶、大青叶等任选 1～2 种，捣烂外敷。④内服中毒时，用元明粉 20 g，内服。⑤金银花 30 g，半边莲、甘草各 10 g，土茯苓、绿豆各 15 g，煎汤，分两次服。⑥五灵脂、生蒲黄各 10 g，共研细末，每次 6 g，以淡醋冲服。

4. 毒蜘蛛蜇伤

主证：一般蜘蛛毒性不大，仅咬伤局部疼痛，发炎或坏死，“黑寡妇”蜘蛛咬伤则病情较重，局部伤口苍白、发红、疼痛或见荨麻疹等，全身症状有眩晕，恶心，汗出，腹痛，发热，双下肢麻木，重者可见休克，呼吸急促，谵妄，惊厥等。

急救处理：①结扎伤口上方，每 15～30 分钟松开 1～2 分钟，若伤口在躯体，则可局部封闭。②大创面，抽吸毒液，再用石炭酸烧灼伤口，再终止结扎。③半边莲适量，洗净，捣烂，外敷于伤口周围。

5. 蜱螫伤

主证：以神经毒反应为主，症见易激动，肢体软弱，常摔倒，出现上升性弛缓性麻痹。吞咽障碍，常发生吸入性肺炎，麻痹上升至延髓，可因呼吸中枢麻痹而死亡。

急救处理：①用烟头烘灸局部。对蜱身滴碘酒一滴，蜱可退出伤口，切不可用手强行拔除，以防蜱针断在皮内。②内服或外敷中草药解毒。

6. 蜂类蜇伤

主证：局部明显红肿和疼痛，若多处被蜂蜇伤，则见头晕，发热，恶心，烦躁不安等。对蜂毒过敏者可产生过敏性休克，或荨麻疹，鼻塞，喉头水肿，腹痛，恶心呕吐，神志不清，昏迷，死于呼吸和循环衰竭。

急救处理：①蜂刺留在皮肤内，应立即拔出。②用肥皂水、苏打水等洗涤伤口，再湿敷伤口。③黄蜂刺伤可用食醋洗敷伤口。④伤口周围可用半边莲、七叶一枝花、紫花地丁等捣碎后外敷。⑤过敏性休克者，按过敏性休克处理。

（四）其他中毒

1. 有机磷农药中毒

主证：恶心呕吐，流涎，大汗淋漓，瞳孔缩小，烦躁，抽搐，昏迷，呼吸困难。

解毒方法：①生绿豆粉适量，凉水调服。或绿豆适量煎汤服。②金鸡尾、金银花各 120 g，甘草 60 g，煎水，口服。

2.DDT、666 中毒

主证：头痛头昏，恶心呕吐，全身乏力，重者出现肌肉震颤、抽搐。

解毒方法：①生鸡蛋 20 个，白矾末 10 g，混匀灌胃，呕吐后再用大黄 10 g，煎服。②生黄豆 120 g，生绿豆 60 g，共捣碎，加入米泔水适量，口服，每日 2 次。③甘草 60 g，金银花 30 g，煎水，口服。④生韭菜 150 g，煎水，口服。⑤鲜紫花地丁适量，捣汁取两杯，开水冲服。⑥银花藤 120 g，菊花 90 g，糖少许，煎水，口服。

3. 煤气中毒

主证：头昏头痛，眼花，昏睡，口唇及面颊均呈樱桃红色。

解毒方法：①立即将患者置于通风处，注意勿受凉。②白萝卜汁灌服，苏醒后服白糖水。③浓茶水灌服。

4. 敌鼠中毒

主证：急性重病，面色青灰，神情萎靡，眼、口、鼻及皮肤可见出血或出血斑块，关节疼痛，发热。

解毒方法：犀角、白芍各 3 g，丹皮、生地、蒲黄、甘草各 6 g，五灵脂、地榆炭各 9 g，每日 1 剂，煎服。

5. 急性五氯酚钠中毒

本药是杀灭钉螺的有效制剂，在农业生产和防治血吸虫病工作中广泛应用。

主证：头昏头痛，汗出，乏力，重者发热，烦躁，呼吸急促，严重者则见高热，神志不清，发绀，呼吸困难。

解毒方法：①绿豆、甘草适量，加白糖水当茶饮。②生薏苡仁、金银花、六一散各 30 g，芦根、野菊花各 15 g，生地 9 g，党参 18 g，煎汤，口服。③藿香、佩兰、黄芩、知母各 9 g，金银花、车前草各 15 g，青蒿 12 g，滑石 30 g，生甘草 6 g，煎汤，口服。

【疾病转归和预后】

急性中毒的预后主要取决于毒物的毒性、中毒时间、中毒剂量。但是决定毒药对人体产生毒性作用的大小，不是吞服量的多少，而是毒药在体内的吸收量的多少。如果毒药会引起剧烈呕吐，使胃内毒药大量排出，最终吸收量低于致死量，则一般不会引起人体死亡。但由于毒物进入人体的剂量不同，进入的途径不同，年龄和体质不同以及机体所处的状态不同，中毒发生的轻重也不同。一般是剂量越小，中毒越轻；剂量越大，中毒越快、越重。老年人和小孩抵抗力低，中毒发生后病情较重。机体对药物的耐受性差或机体营养状况差、胃内空虚时，则中毒一般较重。口服引起的中毒发生较慢，而血道直接注入则中毒发生快且病情重。

急性中毒具有来势凶猛且病情发展快的特点，一旦发生中毒，病情多危重，如果治疗不当，抢救不及时，或延误诊断，常可危及患者生命，甚至造成死亡。如能根据患者具体情况，抓住主要矛盾，争分夺秒，及时采取合理的抢救措施，即可挽回患者生命。

部分中毒患者在救治过程中，往往发生若干并发症或后遗症。如继发感染、神经炎、震颤麻痹，造血器官的损害，高级神经活动障碍，记忆力损害、计算力障碍，无端发笑，发呆，语言障碍，以及神经和精神障碍等。这些并发症或后遗症如能及时发现、早期救治，可以完全恢复，部分患者约经半年或更长时间才能恢复，有的则造成终身残疾。

【中医药防治研究的现代进展】

（一）病因病机

关于中毒性疾病病因病机方面的研究，现代医家多分病做专门论述，主要包括如下内容。

1. 一氧化碳中毒的病因病机

一氧化碳中毒的病机可以概括为：①浊毒侵袭，治节失司：浊毒（一氧化碳）之气，经口鼻、呼吸道进入体内，致肺之治节失司，肺朝百脉，宣发肃降失常，气机运行不利，致气机逆乱，肺主气的功能紊乱。②痰浊阻窍，神明受损：肺朝百脉，治节失司，气机逆乱，积津成痰，痰与浊毒互结，阻塞清窍，则元神失用；另痰浊之毒，郁而化热，热极生风，痰热浊毒夹肝风，肝风内动则抽搐。③阴阳衰竭，神元所倚：痰浊之毒，致气机逆乱，内闭神窍，耗伤元阳，则见内闭外脱之证；亦可使元阳耗竭，表现为阳气欲脱之证。

2. 有机磷中毒的病因病机

根据历代中医典籍及医家的认识，急性有机磷农药中毒的病因病机主要表现为毒邪入胃，胃失和降，而致可见恶心呕吐，腹痛腹泻等；毒邪入胃，上攻头目，而致头昏，头痛等；毒邪闭阻肺气，肺失宣降，可见咳嗽、咳痰，气促等症；毒邪蓄积于肾，耗伤肾气，气化失常，则临床可见尿频尿急，尿少尿闭等症；甚则毒邪内陷厥阴，耗液伤津，阴虚阳亢，肝风内动，可见肌肉震颤，四肢抽搐等症。此外，毒邪上攻于心，心气、心阴被耗，心失所养，临床可见心悸心慌，气急胸闷，脉缓等症；毒邪内陷心包，蒙蔽神明或夹痰蒙蔽神明，则临床可见意识不清，昏迷，惊厥等症。

3. 急性酒精中毒的病因病机

急性酒精中毒的病因病机可概括为以下几个方面：①毒热内郁，扰乱神明：主因酒性喜上升，气必相随，使痰郁积于上，溺涩于下，无节制地饮用则毒热内郁，毒热之邪是本病的启动原因，贯穿病程的始终。②毒热炽盛，热极生风：酒为毒热之邪，郁而不解，毒热炽盛，耗伤津血，肝筋失养，肝风内动，则出现西医共济失调期的表现，此为病情变化的转折点。③毒热互结，元神耗散：酒为毒热之品，毒热炽盛，造成毒随邪入，热乃毒生，致毒热互结，耗气伤津，元神耗散，则见西医昏睡期表现。

（二）辨证论治

1. 一氧化碳中毒的辨证分型

（1）浊毒蒙窍

症状：神志时清时昧，头痛头晕，恶心欲吐，步态不稳，舌苔薄白，舌质淡红，脉滑。

治法：芳香辟秽，降浊开窍。方选菖蒲郁金汤加减。

（2）痰热阻窍

症状：神志昏迷，或昏愦不语，面色潮红，口唇樱红，多汗，舌苔厚腻，舌淡红，脉滑数。

治法：清热涤痰，开窍解毒。静滴清开灵注射液，方选涤痰汤加减。

（3）阴闭证

症状：神志昏迷，不省人事，牙关紧闭，四肢强直，瞳孔缩小，舌质淡红，舌苔厚腻，脉滑。

治法：豁痰开窍，降浊启闭。静滴醒脑静注射液、川芎嗪注射液，方选至宝丹或苏合香丸。

（4）内闭外脱证

症状：神志昏迷，不省人事，四肢强直，二便失禁，壮热不退，面色苍白，四肢厥冷，舌质淡红，苔厚腻，脉细数；神经反射消失，潮式呼吸，血压下降。

治法：清热开窍，回阳固脱。静滴清开灵注射液、生脉注射液，方选安宫牛黄丸合独参汤。

（5）脱证

症状：神志昏迷，不省人事，二便失禁，目合口张，鼻鼾息微，四肢厥冷，大汗淋漓，舌淡苔白，脉微欲绝。

治法：回阳救逆，固脱复脉。静滴参附注射液或生脉注射液，或方选参附汤加减。

2. 有机磷农药中毒的辨证论治

（1）毒邪入胃

症状：恶心呕吐，腹痛腹泻等。

治法：导滞和胃，解毒祛邪。方选枳实导滞丸加减。

（2）毒邪上攻头目

症状：头晕、头痛等。

治法：通腑解毒，通络止痛。方选黄连上清丸加减。

(3) 毒邪闭阻肺气

症状: 咳嗽，喘促等。

治法: 泻毒宣肺，降气定喘。方选定喘汤加减。

(4) 毒邪蓄积于肾

症状: 尿频、尿急、尿少、尿闭等。

治法: 泄毒祛邪，通利小便。方选八正散加减。

(5) 毒邪内陷厥阴

症状: 肌肉震颤，四肢抽搐等。

治法: 凉肝息风，增液舒筋。方选羚角钩藤汤加减。

(6) 毒邪上攻于心

症状: 心悸心慌，胸闷气急等。

治法: 益气养阴生津，清心解毒祛邪。

方药: ①生脉注射液或参麦注射液 20 ~ 50 mL 静滴。②丹参针 16 mL 静滴。③清宫汤加味。

(7) 毒邪内陷心包

症状: 意识不清，昏迷，惊厥，分闭证与脱证，闭证以牙关紧闭、大小便闭、肢体强痉、痰涎壅盛、静卧不烦、四肢不温为特点；脱证以口合目张、手撒肢冷、大小便失禁、肢体软瘫、脉微欲绝为特点。

治法: 扶正醒脑，清心开窍。

方药: ①醒脑静注射液 4 mL 静注。②脱证者治以益气回阳救逆：参附注射液 10 ~ 20 mL 静注。③参麦注射液或生脉注射液 10 ~ 40 mL 静注。④清宫汤加味。

3. 急性酒精中毒的辨证论治

(1) 湿热内蕴，痰火扰心

症状: 高声争吵，胡言乱语，哭笑失常，举止失态，面赤气粗，口齿不清，心烦口渴，便秘尿赤，舌质红，苔黄厚腻，脉弦滑数。

治法: 清湿热，解酒毒，泻火涤痰安神。

方药: 竹茹 20 g，黄连 10 g，黄芩 15 g，半夏 10 g，葛花 10 g，枳椇子 15 g，石菖蒲 15 g，远志 10 g，陈皮 10 g，甘草 5 g。

(2) 心阴不足，心肾不交

症状: 心悸健忘，头晕耳鸣，烦躁不安，幻听幻视，易惊多疑，咽干口渴，腰膝酸软，少寐多梦或夜寐不安，舌质红，苔少欠润，脉弦细数。

治法：清解酒毒，滋阴降火，交通心肾。

方药：生地黄 20 g，麦冬 20 g，五味子 15 g，石菖蒲 15 g，远志 15 g，黄连 10 g，黄芩 15 g，阿胶 20 g，葛根 15 g，生龙骨 30 g，生牡蛎 30 g。

（3）**肝风内动，痰蒙清窍**

症状：心情抑郁，头晕目眩，易惊多恐，少寐多梦，突发性头晕胀痛，肢体及口舌震颤，语言不利或意识不清，情志失常，幻听幻视，不辨亲疏，舌质暗红，苔黄腻，脉弦滑。

治法：平肝息风，解毒豁痰，醒脑开窍。

方药：生地黄 20 g，天麻 15 g，钩藤 20 g，白蒺藜 15 g，半夏 10 g，竹茹 15 g，石菖蒲 15 g，远志 10 g，天竺黄 10 g，黄连 10 g，陈皮 10 g，生石决明 30 g。

（4）**肝肾不足，髓海失养**

症状：智力减退，健忘失眠，头晕耳鸣，神思恍惚或思绪离奇，言语无序或口齿不清，腰膝酸软，疲惫倦怠，手足震颤，动作迟缓，舌质暗红，苔少或剥脱欠润，脉弦细或细数。

治法：滋补肝肾，解毒醒脑，活血通络。

方药：生地黄 25 g，麦冬 20 g，枸杞子 20 g，竹茹 15 g，黄连 10 g，天麻 15 g，川芎 15 g，丹参 20 g，龟甲 20 g，石菖蒲 15 g，元参 15 g，牛膝 10 g。

【经典病例摘录】

张某，男，46 岁，2021 年 12 月 30 日初诊。患者 4 小时前不慎误食菌菇后出现恶心呕吐，呕吐物为胃内容物，伴腹痛，烦躁不安，心悸，无呕血、黑便，无意识丧失，在家中自行休息后无缓解，烦躁不安较前加重，遂拨打 120 送至我院急诊。诊见：双瞳孔等大等圆，对光反射灵敏，舌苔黄腻。实验室检查提示肝功能损害、凝血功能异常，结合患者病史及体征，诊断为蘑菇中毒（急性肝损型）。

中医辨证：食毒侵入人体，蕴于经络组织，气机升降失调，湿浊阻滞胸脘，故见心悸、恶心呕吐，邪气上攻，清窍受扰，故见烦躁不安，治宜理气宽中，驱毒泄浊。予二陈汤合甘草绿豆汤加减。

处方：陈皮、制半夏、黄芩、人参、茯苓、茯神、白术各 15 g，白芍、泽泻各 20 g，枳壳、藿香、厚朴、生甘草各 10 g，绿豆 50g。水煎服，一日 3 次。服药 2 天后，诉烦躁、心悸减轻，恶心呕吐均止，稍能进食。上方加麦冬 20 g，又服用 3 天，复查肝功能明显改善，好转出院，嘱出院后继服 3 天，随诊。

【中毒的西医综述】

进入人体的化学物质达到中毒剂量后引起组织和器官损害，导致全身性疾病，称中毒。急性中毒是由短时间内吸收大量毒物引起，发病急，症状严重，变化迅速，如不积极治疗，可危及生命。

（一）病因和中毒机制

1. 病因

（1）职业中毒

在生产过程中，接触有毒的原料、中间产物或成品，如果不注意劳动保护，就可发生中毒。此外，在保管、使用和运输毒物方面，如不遵守安全防护制度也会发生中毒。

（2）生活中毒

在误食、意外接触毒物，或用药过量，或自杀或被谋害等情况下，过量毒物进入人体，引起中毒。

2. 中毒机制

（1）体内毒物代谢

1）毒物侵入：毒物对机体产生毒性作用的快慢、强度和表现与毒物侵入途径和吸收速度有关。通常毒物可经消化道、呼吸道或皮肤黏膜等途径进入人体引起中毒。

①经消化道侵入：此途径是生活中毒的常见途径，例如有毒食物、OPI 和镇静安眠药等常经口摄入，毒物经口腔或食管黏膜很少吸收，OPI 和氰化物等在胃中吸收较少，主要由小肠吸收，经过小肠液和酶作用后，毒物性质部分发生改变，然后进入血液循环，经肝脏解毒后分布到全身组织和器官。

②由呼吸道吸入：因肺泡表面积较大和肺毛细血管丰富，经呼吸道吸入的毒物能迅速进入血液循环发生中毒，与经消化道吸收入血的速度相比快 20 倍。因此，患者中毒症状往往严重，病情发展快。职业中毒时，毒物常以粉尘、烟雾、蒸气或气体状态经呼吸道吸入。生活中毒的常见原因是一氧化碳中毒。

③经皮肤黏膜侵入：健康皮肤表面有一层类脂质层，能防止水溶性毒物侵入机体。对于少数脂溶性毒物（如苯、苯胺、乙醚、氯仿或有机磷化合物等），皮肤不能很好地发挥屏障作用，导致毒物经皮脂腺或黏膜吸收而致中毒。此外，损伤皮肤的毒物（如砷化物等）也可通过皮肤吸收中毒。而在皮肤多汗或有损伤时，则会加速毒物吸收。有的毒物也可经球结膜吸收中毒。被毒蛇咬伤时，毒液可经伤口入血中毒。

2）毒物代谢：毒物吸收入血后，与红细胞或血浆中某些成分相结合，分布于全身的组织和细胞。毒物主要在肝脏通过氧化、还原、水解和结合等作用进行代谢，然后与组织和细胞内的化学物质作用，分解或合成不同化合物，例如乙醇氧化成二氧化碳和水，苯氧化成酚等。大多数毒物代谢后毒性降低，此为解毒过程；少数代谢后毒性反而增强，如对硫磷氧化为毒性更强的对氧磷。

3）毒物的排泄：进入体内的多数毒物经过代谢后排出体外。毒物排泄速度与其在组织中的溶解度、挥发度以及排泄器官和循环器官的功能状态有关。肾脏是毒物排出的主要器官，水溶性毒物经肾脏排泄较快，使用利尿药可加速肾脏毒物排泄。重金属（如铅、汞和锰）及生物碱主要经消化道排出；一些易挥发毒物（如氯仿、乙醚、酒精和硫化氢等）可以以原形经呼吸道排出，潮气量越大，毒物排泄作用越强；一些脂溶性毒物可由皮肤皮脂腺及乳腺排出，少数毒物经皮肤汗液排出时常引起皮炎。此外，铅、汞和砷等毒物还可由乳汁排出，易引起哺乳婴儿中毒。有些毒物蓄积在体内一些器官或组织内，排出缓慢，当再次释放时又可引起中毒。

（2）**毒物作用机制**

1）局部刺激和腐蚀作用：强酸或强碱吸收组织中的水分，与蛋白质或脂肪结合，使细胞变性和坏死。

2）引起机体组织和器官缺氧：如一氧化碳、硫化氢或氰化物等毒物阻碍氧的吸收、转运或利用。对缺氧敏感的脑和心肌易发生中毒损伤。

3）对机体的麻醉作用：亲脂性强的毒物（如过量的有机溶剂和吸入性麻醉药）易通过血脑屏障进入含脂量高的脑组织，抑制其功能。

4）抑制酶的活力：有些毒物及其代谢物通过抑制酶活力产生毒性作用。例如，OPI 抑制 ChE，氰化物抑制细胞色素氧化酶等。

5）干扰细胞或细胞器的功能：在体内，酚类如二硝基酚、五氯酚和棉酚等可使线粒体内氧化磷酸化作用解偶联，阻碍三磷酸腺苷的形成和贮存。

6）竞争相关受体：如阿托品过量时通过竞争性阻断毒蕈碱受体产生毒性作用。

（3）**影响毒物作用的因素**

包括毒物状态、机体状态，以及毒物之间的相互影响。

（二）临床表现

不同化学物质引起的急性中毒的表现不完全相同，严重中毒时的共同表现有发绀、昏迷、惊厥、呼吸困难、休克和少尿等。

1. 皮肤黏膜表现

①皮肤及口腔黏膜灼伤：见于强酸、强碱、苯酚等腐蚀性毒物灼伤。②发绀：引起血液氧合血红蛋白减少的毒物中毒可出现发绀。亚硝酸盐、硝基苯等中毒时，因血中高铁血红蛋白含量增加而引起发绀。③黄疸：毒蕈、鱼胆中毒，导致肝脏损害可出现黄疸。

2. 眼球表现

瞳孔扩大见于阿托品、莨菪碱等中毒；瞳孔缩小见于 OPI、氨基甲酸酯类杀虫药中毒等。

3. 神经系统表现

①昏迷：见于催眠药、镇静药或麻醉药中毒；窒息性毒物，如一氧化碳、硫化氢、氰化物等；农药，如 OPI、拟除虫菊酯杀虫药中毒。②谵妄：见于阿托品、乙醇或抗组胺药等中毒。③肌纤维颤动：见于 OPI、氨基甲酸酯类杀虫药中毒。④惊厥：见于窒息性毒物、异烟肼或拟除虫菊酯类杀虫药等中毒。⑤瘫痪：见于蛇毒、三氧化二砷或磷酸三邻甲苯酯等中毒。⑥精神失常：见于一氧化碳、酒精、阿托品、有机溶剂、抗组胺药等中毒。

4. 呼吸系统表现

①呼出特殊气味：乙醇中毒时呼出的气体有酒味；氰化物中毒时呼出的气体有苦杏仁味；OPI 中毒时呼出的气体有蒜味等。②呼吸加快：水杨酸类、甲醇等兴奋呼吸中枢，导致中毒后呼吸加快。③呼吸减慢：催眠药或吗啡中毒时过度抑制呼吸中枢导致呼吸麻痹，使呼吸减慢。④肺水肿：刺激性气体、OPI 或百草枯等中毒时常发生肺水肿。

5. 循环系统表现

①心律失常：洋地黄、夹竹桃等中毒时兴奋迷走神经，三环类抗抑郁药等中毒时兴奋交感神经和氨茶碱中毒等通过不同机制引起心律失常。②心搏骤停：心肌毒性作用，见于洋地黄、奎尼丁等中毒；缺氧，见于窒息性气体毒物中毒，如甲烷、丙烷和二氧化碳等；严重低钾血症，见于可溶性钡盐或排钾利尿药中毒等。③休克：三氧化二砷中毒引起剧烈呕吐和腹泻；强酸和强碱引起严重化学灼伤致血浆渗出；严重巴比妥类中毒抑制血管运动中枢，引起外周血管扩张。以上因素都可通过不同途径引起有效循环血容量相对或绝对减少而发生休克。

6. 泌尿系统表现

中毒后肾脏损害有肾小管堵塞、肾缺血或肾小管坏死而导致急性肾衰竭，出现少尿或无尿。

7. 血液系统表现

砷化氢、苯胺或硝基苯等中毒可引起溶血性贫血和黄疸；水杨酸类、肝素或双香豆素过量、敌鼠和毒蛇咬伤等中毒可引起凝血障碍致出血；氯霉素、抗肿瘤药或苯中毒可引起白细胞减少。

8. 发热

发热多见于阿托品或棉酚等中毒。

（三）诊断

对于中毒患者，有时需要向患者同事、家属、保姆、亲友或现场目击者了解情况，蓄意中毒患者往往不能正确提供病史。因此，中毒诊断通常要根据接触史、临床表现、实验室毒物检查分析和调查周围环境有无毒物存在，还要与其他症状相似的疾病进行鉴别诊断。急性中毒患者需要迅速诊断。

1. 病史

病史通常包括接触毒物时间、中毒环境和途径、毒物名称和剂量、初步治疗情况和既往生活及健康状况，其中毒物接触史至关重要。对生活中毒者，如怀疑服毒时，要了解患者发病前的生活情况、精神状态、长期用药种类，有无遗留药瓶、药袋，家中药物有无缺少等，以判断服药时间和剂量。对一氧化碳中毒要了解室内炉火、烟囱、煤气及同室其他人员的情况。患者为食物中毒时，常为集体发病，应调查同餐者有无相同症状。水源或食物污染可造成地区流行性中毒，必要时应进行流行病学调查。对职业中毒者应询问职业史，包括工种、工龄、接触毒物种类和时间、环境条件、防护措施及工作中是否有过类似情况等。总之，对任何中毒患者都要了解发病现场情况，查明接触毒物的证据。

2. 临床表现

对不明原因的突然昏迷、呕吐、惊厥、呼吸困难和休克患者，或不明原因的发绀、周围神经麻痹、贫血、白细胞减少、血小板减少及肝损伤患者，都要想到中毒的可能。对有确切接触毒物史的急性中毒患者，要分析症状和体征出现的时间顺序是否符合某种毒物中毒表现规律。然后迅速进行重点体格检查，根据神志、呼吸、脉搏、血压情况紧急处理。病情允许时，应认真进行系统检查。例如，考虑 OPI 中毒时，要注意呼出气有无蒜味和有无瞳孔缩小、肌纤维颤动、支气管分泌物增多和肺水肿等。经过鉴别诊断，排除其他疾病后，才能做出急性中毒的诊断。

3. 实验室检查

急性中毒时，应常规留取剩余的毒物或可能含毒的标本，如呕吐物、胃内容物、尿、粪和血标本等，必要时进行毒物分析或细菌培养。对于慢性中毒，检查环境中和人体内有无毒物存在，有助于诊断。

(四) 治疗

1. 治疗原则

①立即终止毒物接触；②紧急复苏和对症支持治疗；③清除体内尚未吸收的毒物；④应用解毒药；⑤预防并发症。

2. 急性中毒治疗

(1) 立即终止毒物接触

立即将患者撤离中毒现场，转到空气新鲜的地方；立即脱去被污染的衣服；用温水或肥皂水清洗皮肤和毛发上的毒物；用清水彻底冲洗，清除眼内的毒物，局部一般不用解毒药；清除伤口中的毒物。

(2) 紧急复苏和对症支持治疗

复苏和支持治疗的目的是保护和恢复患者的重要器官功能，帮助危重症患者度过危险期。对急性中毒昏迷患者，要保持呼吸道通畅，维持呼吸和循环功能，观察神志、体温、脉搏、呼吸和血压等情况。严重中毒者出现心脏骤停、休克、循环衰竭、呼吸衰竭、肾衰竭、水电解质和酸碱平衡紊乱时，应立即采取有效急救措施，稳定患者生命体征。

(3) 清除体内尚未吸收的毒物

经口中毒者，早期清除胃肠道尚未吸收的毒物可使病情明显改善，越早、越彻底越好。

1) 催吐：催吐法易引起误吸和延迟活性炭的应用，目前临床上已不常规应用。合作者可选用此法；昏迷、惊厥、休克状态、腐蚀性毒物摄入和无呕吐反射者禁用此法。

①物理法刺激催吐：对于神志清楚的合作患者，嘱其用手指或压舌板、筷子刺激咽后壁或舌根诱发呕吐。未见效时，嘱其饮温水 200 ~ 300 mL，然后再用上述方法刺激呕吐，如此反复进行，直到呕出清亮胃内容物为止。

②药物催吐：阿扑吗啡皮下注射 2 ~ 5 mg/次，5 ~ 10 分钟后即发生催吐作用，为增强催吐效果，给药前可先饮水 200 ~ 300 mL。用于意外中毒不能洗胃者，本品不宜

重复应用或用于麻醉药中毒者。而对于处于昏迷、惊厥状态或吞服石油蒸馏物、腐蚀剂的患者，催吐可能引起出血或食管撕裂、胃穿孔等并发症，不宜催吐。

2）鼻胃管抽吸：应用小口径的鼻胃管经鼻放置于胃内，抽吸出胃内容物，主要用于口服液体毒物者。

3）洗胃：患者取左侧卧位，头稍低并转向一侧。应用较大口径的胃管，涂石蜡油润滑后由口腔向下送进 50 cm 左右，吸出全部胃内容物，留送毒物分析；然后，每次向胃内注入 200 ~ 300 mL 温开水，一次注入量过多则易促使毒物进入肠腔。洗胃时，需要反复灌洗，直至洗出液清亮为止，洗胃液总量 2 ~ 5 L，甚至可用到 6 ~ 8 L，或更多。拔胃管时，要先将胃管尾部夹住，以免在拔胃管过程中管内液体反流入气管。用于自服毒物 1 小时以内者，对于服用吸收缓慢的毒物、胃蠕动功能减弱或消失者，服毒 4 ~ 6 小时后仍应洗胃。吞服强腐蚀性毒物、食管静脉曲张、惊厥或昏迷的患者，不宜进行洗胃。主要选择的洗胃液有胃黏膜保护剂、溶剂、活性炭吸附剂、中和剂、沉淀剂以及解毒药等，根据进入胃内的毒物种类不同，选用的洗胃液也不同。如吞服腐蚀性毒物时，用牛奶、蛋清、米汤、植物油等保护胃肠道黏膜；口服脂溶性毒物（如汽油）时，先用液体石蜡 150 ~ 200 mL，使其溶解不被吸收，然后洗胃；应在摄毒 60 分钟内给予活性炭吸附剂；强酸中毒可用弱碱（如镁乳、氢氧化铝凝胶等）中和，强碱中毒可用弱酸类物质（如食醋、果汁等）中和。

4）导泻：洗胃后，灌入泻药以清除肠道内的毒物。导泻常用硫酸钠或硫酸镁，取 15 g 溶于水内，口服或由胃管注入。一般不用油脂类泻药，以免反而促进脂溶性毒物的吸收。肾或呼吸衰竭、昏迷和磷化锌、OPI 中毒晚期者不宜使用。

5）灌肠：除腐蚀性毒物中毒外，用于口服中毒 6 小时以上、导泻无效及抑制肠蠕动的毒物（巴比妥类、颠茄类或阿片类）中毒者。应用 1% 温肥皂水连续多次灌肠。

（4）促进已吸收毒物排出

1）强化利尿：通过快速大量静脉输注 5% ~ 10% 葡萄糖溶液或 5% 糖盐水溶液，每小时 500 ~ 1000 mL，同时静脉注射呋塞米 20 ~ 80 mg。主要用于以原型由肾脏排出的毒物中毒。有心、肺和肾功能障碍者勿用此疗法。

2）供氧：一氧化碳中毒时，吸氧可促使碳氧血红蛋白解离，加速一氧化碳排出。高压氧治疗是一氧化碳中毒的特效疗法。

3）血液净化：一般用于血液中毒物浓度明显增高、中毒严重、昏迷时间长、有并发症和经积极支持疗法病情仍日趋恶化者。主要的血液净化方法有血液透析、血液灌流和血浆置换等，根据毒物性质选用不同的血液净化方法。

（5）解毒药

1）金属中毒解毒药：常用的有氨羧螯合剂和巯基螯合剂，如依地酸钙钠、二巯丙醇、二巯丙磺钠、二巯丁二钠等。

2）高铁血红蛋白血症解毒药：1% 亚甲蓝 5 ~ 10 mL（1 ~ 2 mg/kg）稀释后静脉注射，根据病情可重复应用。药液注射外渗时易引起组织坏死。

3）氰化物中毒解毒药：中毒后，立即吸入亚硝酸异戊酯，继而缓慢静脉注射 3% 亚硝酸钠溶液 10 mL，随即缓慢静脉注射 50% 硫代硫酸钠 50 mL。

4）甲吡唑：在暴露于甲醇和乙二醇环境后未出现中毒表现前给予甲吡唑，可预防其毒性；出现中毒症状后给予可阻止病情进展。静脉负荷量 15 mg/kg，加入 100 mL 以上生理盐水或 5% 葡萄糖溶液，输注 30 分钟以上。维持量 10 mg/kg，每 12 小时一次，连用 4 次。本品为治疗乙二醇和甲醇中毒的有效解毒药。

5）奥曲肽；成人剂量 50 ~ 100 μg，每 8 ~ 12 小时皮下注射或静脉输注，用于治疗磺酰脲类药物过量引起的低血糖。

6）高血糖素：首次剂量 5 ~ 10 mg 静脉注射。上述剂量可以反复注射。维持用药输注速率 1 ~ 10 mg/h，是钙通道阻断药中毒的解毒剂，常见不良反应为恶心和呕吐。

7）中枢神经抑制剂解毒药：纳洛酮 0.4 ~ 0.5 mg 静脉注射，重症患者 1 小时后重复一次。纳洛酮是阿片类麻醉药的解毒药，对麻醉镇痛药引起的呼吸抑制有特异性拮抗作用，对各种镇静催眠药中毒也有一定疗效。氟马西尼则是苯二氮卓类中毒的解毒药。

8）OPI 中毒解毒药：应用阿托品和碘解磷定。

（6）预防并发症

惊厥时，保护患者避免受伤；卧床时间较长者，要定时翻身，以免发生坠积性肺炎、压疮或血栓栓塞性疾病等。

（五）预防

1. 加强防毒宣传

在厂矿、农村、城市居民中结合实际情况，因时、因地制宜地进行防毒宣传，向群众介绍有关中毒的预防和急救知识。在初冬宣传预防煤气中毒的常识；喷洒农药或防鼠、灭蚊蝇季节，向群众宣传防治农药中毒的常识。

2. 加强毒物管理

严格遵守有关毒物管理、防护和使用规定，加强毒物保管，防止化学物质“跑、冒、滴、漏”。厂矿中存放有毒物的车间和岗位，加强局部和全面通风，以排出毒物。

遵守车间空气中毒物最高允许浓度的规定，加强防毒措施。注意废水、废气和废渣治理。

3. 预防化学性食物中毒

食用特殊的食品前，要了解有无毒性。不要吃有毒或变质的动、植物性食物。不易辨认有无毒性的蕈类，不可食用。河豚、木薯、附子等经过适当处理后，可消除毒性，如无把握不要进食。不宜用镀锌器皿存放酸性食品，如清凉饮料或果汁等。

4. 防止误食毒物或用药过量

盛放药物或化学物品的容器要加标签。医院、家庭和托儿所的消毒液和杀虫剂要严加管理。医院用药和发药要严格执行查对制度，以免误服或用药过量。家庭用药应加锁保管，远离儿童。精神病患者用药，更应有专人负责。

5. 预防地方性中毒病

地方饮水中含氟量过高，可引起地方性氟骨症。经过打深井、换水等方法改善水源可以预防。有的地方井盐中钡含量过高，可引起地方性麻痹病。井盐提取氯化钡后，此病随之消除。棉籽油中含有棉酚，食用后可引起中毒。棉籽油加碱处理，使棉酚转化成棉酚钠盐，即可消除其毒性。

第四节

厥脱（休克）

【疾病概述】

厥脱是各种原因导致的以脏腑阴阳失调、气机逆乱、阴阳气血严重耗损、血运障碍为临床表现的危急之证。其中厥证以突然昏倒，不省人事，手足厥冷为主要特征；脱证除有厥证表现外，尚有汗出如珠，口开目合，手撒遗尿，脉细微欲绝等特点。早期多见面色苍白，四肢厥冷，心悸多汗，短气乏力，尿量减少，精神紧张，烦躁不安，脉搏细弱，血压下降等症状。重者表情淡漠，神志昏迷，口唇、肢端发绀，呼吸浅快，甚者喉间痰鸣，无尿。脉象早期多见细数或沉无力，重则脉微细欲绝，或不能扪及，血压无法测得。

厥脱证与现代医学中由各种原因引起的休克，如出血、创伤、失水、烧伤之低血容量性休克，各类心脏疾病导致的心源性休克，严重感染、严重过敏导致的分布性休克等临床表现近似，故其辨证论治可参考厥脱证进行。

【历史沿革】

中医学中没有休克这一病名，但从西医休克的临床特点和病程演变来看，其可归属于厥证和脱证的范畴。“厥”“脱”首见于《内经》，《内经》有厥论专篇论述寒厥、热厥、六经之厥。如《素问·厥论篇》：“阳气衰于下，则为寒厥；阴气衰于下，则为热厥。”《素问·生气通天论篇》：“阳气者，烦劳则张，精绝，辟积于夏，使人煎厥。……阳气者，大怒则形气绝，而血菀于上，使人薄厥，有伤于筋，纵，其若不容。”后世对厥证的病因、病理、诊断、治疗等方面均有阐述，大体认为厥证属于实证范畴，有寒厥和热厥两种类型。《伤寒论·厥阴病》也有云：“凡厥者，阴阳气不相顺接，便为厥。……厥者，手足逆冷是也。”“脱”在《灵枢·决气》中被分为精脱、气脱、津脱、液脱、血脱等不同类型，详其征象：“精脱者，耳聋；气脱者，目不明；津脱者，腠理开、汗大泄；液脱者，骨属屈伸不利，色夭，脑髓消，胫酸，耳数鸣；

血脱者，色白，夭然不泽，其脉空虚，此其候也。”脱证有气脱与血脱的区别，属虚证范畴。无论是厥证还是脱证都属于临床急症。正如《素问·调经论篇》所云：“厥者暴死，气复反则生，不反则死。”《景岳全书·杂证谟·厥逆》：“厥逆之证，危证也。盖厥尽也，逆者乱也，即气血败乱之谓也。”后世《临证指南医案·脱》徐灵胎评语：“脱之名，惟阳气骤越，阴阳相离，汗出如珠、六脉垂绝，一时急迫之证，方名为脱。”在《景岳全书·杂病谟·厥逆》篇中首次提出了“厥脱”的概念——“气并为血虚，血并为气虚，此阴阳之偏败也，今其气并走于上，则阴虚于下，而神气无根，是即阴阳相离之候，故致厥脱而暴死”，其对于厥脱的理解更为深入，为现代医家理解厥脱概念奠定了理论基础。

【中医病因病机归纳】

中医认为，厥脱证发病主要是外感温邪或疫毒，或是寒邪化热入里，邪毒内陷营血，消耗阴津与气血，导致正气亏损、气血逆乱；或因汗、吐、下、亡血、创伤、药物失宜等耗气伤阴；或久病脏腑虚弱，复遇外邪入侵、饮食失宜、情志刺激等因素，使脏腑气血阴阳更加损伤，致正气耗脱而发为厥脱。厥脱初期多表现为疫毒深入，内陷脏腑，耗伤正气，导致气阴欲脱，继而发展为气阴与阳气俱衰，出现内闭外脱，即瘀、热、湿毒互结，闭阻于内，正气大量耗伤而脱于外，终致阴竭阳脱、阴阳离决而死。其病理特点是正气衰弱、气滞血瘀，与西医的微循环障碍学说和细胞损伤理论相吻合。其主要损害的脏器是心、脑、肾，可波及他脏。

【中医诊断】

1. 临床特点

（1）厥证

厥证以突然昏倒，不省人事，手足厥冷为主要特征，分为寒厥和热厥。

1）热厥：热厥为病，乃阳热亢盛，邪热深伏，阳气郁遏不能通达四肢所致，临床常见身热头痛，继则壮热烦渴，烦躁不宁，唇干舌燥，小便短赤，大便燥结，脉沉滑而数，舌红绛，苔黄燥，四肢逆冷，甚则表现为神昏，谵语，扬手掷足等阳热亢盛症状，多见于严重感染所致的脓毒性休克。

2）寒厥：寒厥为病，以肢体厥冷，唇甲青紫，恶寒蜷卧，神厥欲寐，冷汗出，下利清谷，舌淡，苔滑润，脉沉微细欲绝等为主症，主因阴寒内盛，阳气衰败，肌体失其温养，是一种全身虚寒性危急重症。

（2）脱证

脱证除有厥证表现外，尚有汗出如珠，口开目合，手撒肢冷，遗尿，脉细微欲绝等特点。

1）阳气脱：以突然昏倒，神志不清，面色苍白，口唇发绀，胸闷憋气，呼吸微弱，汗出肢冷，舌质淡，脉微细欲绝为主症。此因气乱气陷，清阳不升，卫气不固，正气外脱所致，治宜补气固脱。

2）阴血脱：见头目眩晕，甚则昏愦，面色苍白，舌质淡，四肢厥冷，心悸口渴，烦躁，脉细数或虚大或芤。此为失血过多，伤其阴分，气随血脱，多见于低血容量性休克。

3）阴阳俱脱：以神志昏迷，目呆口张，瞳孔散大，喉中痰鸣，气少息促，汗出如油，舌卷囊缩，肢身冰冷，二便失禁，舌质淡胖，脉微欲绝为主症。此为阴水与阳气俱衰，出现内闭外脱，即瘀、热、湿毒互结，闭阻于内，正气大量耗伤而脱于外，终致阴竭阳脱之证。

2. 辨证要点

（1）辨虚实

本病虚多实少，或虚实兼夹，辨清虚实，即不致犯“虚其虚”或“实其实”的医疗错误，能够不失时机地抢救患者。实证多见发热烦躁，气壅息粗，喉间痰鸣，牙关紧闭，尿赤便秘，苔黄燥，脉多沉实或沉伏。虚证多见面色苍白，气短息微，口张多汗，手撒遗尿，舌质淡，脉细数或沉细微欲绝等。

（2）辨主症

厥证以突然昏倒、不省人事、四肢厥冷为主症。热厥者身必热，烦躁谵语，苔黄燥，脉数。寒厥者身无热，通身冰冷，精神萎靡，苔白质淡，脉沉迟细微。脱证分三型，均有虚证表现。阴血脱证必见面色苍白，发热烦躁，心悸汗出，皮肤、唇舌干燥少苔，脉多见细数或芤大；阳气脱证多见体温不升，有寒厥之证候；阴阳俱脱，病情最重，多属厥脱晚期，见神志昏迷，瞳孔散大，喉间痰鸣，气少息微，汗出如油，二便失禁，六脉垂绝等症。

（3）辨并病

本证在病程发展中，常见瘀血、喘证、癃闭、心悸、水肿等危急之证。若见痛有定处，状如针刺，肤色紫绀或见瘀斑、出血，应注意瘀血证的发生。若见喘气欲脱，呼吸浅快，张口抬肩，鼻翼扇动，多是喘促急证的出现；若见呕吐频作，与少尿或无尿并现，多属癃闭并发；若见心悸水肿，喘促不能平卧，多为心悸水肿危证。这些均为厥脱证常见的并病，更是本证危重难治的征兆，应特别提高警惕。

【中医鉴别诊断】

许多危急重症，常有本症的类似表现，因此，明确类似病症特征至关重要。

（一）与中风的鉴别

中风发作之时，常突然昏倒，四肢逆冷，易与厥脱证混淆。但其发作之前，多有肝阳上亢的病史，且常与情绪激动有关。中风发作之后，常见口眼歪斜，语言謇涩，半身不遂等症，故不难与厥脱证鉴别。

（二）与痫病的鉴别

痫病是一种发作性神志异常的疾病。痫病发作轻者，可见短暂的失神，面色泛白，双目凝视，局部抽动，迅即恢复常态。痫病重者突然昏倒，口吐涎沫，两目上视、牙关紧闭，四肢抽搐，或口中发出猪羊叫声，移时苏醒，醒后只觉疲倦思睡。而厥证无间歇性发作及痫病的表现。

（三）与暑厥的鉴别

暑厥多因夏季发热，感于暑邪，暑热邪气闭窍，致突然昏倒，昏不知人，身热烦躁，手足厥逆，气喘不语，牙关紧闭，四肢抽搐，有汗或无汗，类似热厥。暑厥具有明显的季节特点，脉多见洪濡、滑数，而厥脱则无季节性，脉象沉伏、沉实、细数，或细微欲绝，故与厥脱证不难区别。

【中医急救处理】

（一）原则

厥脱证属中医的危急重症，此证复杂多变，易陷险境，因此应高度重视，分秒必争，密切观察患者，采取积极有效的急救措施进行救治。

1. 分缓急

厥证和脱证均属危急重症，厥证与脱证相比，脱证更危，厥证可以转变为脱证，如果厥脱并见，应先抢救其脱，后治其厥，或厥脱并治。

2. 察病因

厥脱证可由不同病因所致，病因不同，疗法各异，故应审查厥脱之热毒、疫毒、温邪、出血、痰湿、瘀血、心悸、中毒、亡阴、亡阳、久病宿疾等不同病因，分别论治，才能进行针对性治疗。

3. 分证型

由于机体正气强弱的不同，邪毒的毒性有异，脏腑阴阳气血的耗伤程度有别，故厥脱证有不同的证型，证型不同，立法、遣方、选药亦有差别，故应辨明证型，分别施治。

4. 别并病

厥脱证易并发瘀血、尿闭、心衰、喘促等危候，如不及时发现，及时救治，常致患者死亡，故应细别并病，进行综合全面的紧急处理。

（二）方法

1. 静脉用药急救治疗

（1）益气救阴

用参麦针或生脉针 10～30 mL 加入 5%葡萄糖注射液 50 mL 中静脉快速滴注，每隔 15～30 分钟一次，连续 3～5 次，至血压回升或稳定直至脱离厥脱状态。

（2）解毒泄热

醒脑静注射液 30～40 mL，加入 5%葡萄糖注射液 250～500 mL 中，静滴，每日 1～2 次；或予血必净注射液 100 mL，加入 5%葡萄糖注射液 100～250 mL 中，静滴，每日 1～2 次。

（3）益气温阳

参附注射液 50 mL，加入 5%葡萄糖注射液 100 mL 中，静脉快速滴注，或在血压快速下降不能维持时以参附注射液 100 mL 直接静脉快速推注，可反复推注至 200 mL，使血压回升。

（4）阴阳双补

以参附注射液和生脉注射液联合使用，方法、用量同上。

2. 单方验方

（1）独参汤（《伤寒大全》）

能益气固脱，用于各种休克的治疗。人参用量宜大，一次 15～30 g，煎汁频服。

（2）回阳救急汤（《伤寒六书》）

能回阳固脱，益气生脉。呕吐涎沫或少腹痛，加盐炒吴茱萸；无脉者，加猪胆汁一匙；泄泻不止者，加升麻、黄芪；呕吐不止者，加生姜汁。

（3）破格救心汤

能益气固脱，回阳救逆，尤其适用于心源性休克亡阳型患者。

（4）参附汤

加黄芪、桂枝、肉桂、大枣、陈皮、党参等煎汤，每次口服或鼻饲 40 mL，2 小时一次，可治疗阳虚气脱。

（5）升压汤（黄精、制附片、生甘草）

加苏合香丸，治中毒性休克有效。

（6）大承气汤

具有峻下热结之功效，可用于治疗里热实证之热厥。

3. 辨证论治

（1）热毒耗伤气阴（热厥）

主症： 四肢厥冷，发热不寒，汗出短气，口渴烦躁，谵妄，呕物酸臭，溺赤便秘，苔黄腻，舌质红，脉细数。

治法： 解毒泻热，益气养阴。

疗法： 清气解毒汤合生脉散加减或蚤休汤合生脉散加减。

组成： 前方由鱼腥草、虎杖、败酱草、肿节风、太子参各 30 g，麦冬 24 g，五味子 9 g 组成；后方由蚤休 15 g，大青叶、败酱草、黄芩、鱼腥草、人参叶各 30 g，小蓟 15 g，麦冬 24 g，五味子、生甘草各 9 g 组成。

（2）气虚阳脱证（寒厥）

主症： 手足厥冷，无热恶寒，身冷如冰，精神淡漠，尿少遗溺，下利清谷，颜面青暗，苔白舌淡，脉微欲绝。

治法： 益气补虚，温阳固脱。

疗法： 人参四逆汤加味。

组成： 红参 15 g，制附片 30 g（先煎），干姜 12 g，炙甘草 9 g，肉桂 9 g。

（3）阴血脱证

主症： 面色苍白，发热烦躁，心悸多汗，口渴喜饮，尿少色黄，四肢厥冷，苔少质淡，脉细弱。

治法： 滋阴清热，益气固脱。

疗法： 固阴煎加减。

组成： 白干参 15 ~ 30 g，熟地黄、黄精、黄芪、山药各 30 g，麦冬 24 g，五味子、甘草各 9 g。

（4）阴阳俱脱证

主症： 神志昏迷，目呆口张，瞳孔散大，喉中痰鸣，气少息促，汗出如油，舌卷囊缩，肢身冰冷，二便失禁，舌质淡胖，脉微欲绝。

治法： 补阳救阴。

疗法： 四逆汤合生脉散加味。

组成： 制附片 15 g，干姜 12 g，炙甘草 10 g，肉桂 9 g（后下），红参 15 ~ 70 g，麦冬 15 g，五味子 9 g。

若见瘀血阻滞的兼证，如颜面、口唇、舌质、肢端紫黯或舌有瘀点、皮肤斑疹等症，可酌选丹参 15 g，当归、赤芍、桃仁、红花、川芎、大黄等各 9 g，以活血化瘀、疏通血脉，有助于厥脱证的治疗。

4. 针灸治疗

针灸有疏通经络、调整气血、平衡阴阳的作用，从而能纠正休克。常用穴位有以下几组：

（1）第一组

主穴：素髎、内关。配穴：少冲、少泽、中冲、涌泉。

手法：中度刺激，留针，间断捻转，收缩压升至 80 mmHg 以上时，延长间断捻转时间，使血压稳定在 80 mmHg 以上即可出针。

（2）第二组（针刺或电针）

主穴：足三里、合谷。患者昏迷时加涌泉。

手法：电压 10.5 ~ 14 伏，频率 106 ~ 120 次/分。轻者一根电针、一个穴位，重者两根电针、两个穴位。

（3）第三组

主穴：足三里、涌泉。配穴：内关、人中、素髎。

手法：强刺激。

（4）第四组

主穴：人中。配穴：内关、足三里、十宣。

手法：强刺激。

休克伴发热者宜灸，体温低属阳脱者，宜灸百会、神阙、关元。

5. 耳针

主穴：肾上腺、升压点、皮质下、心等。配穴：甲状腺、激素点、神门、肺、肝、交感等。

方法：以常用穴为主，两耳交叉取穴，间歇留针，留针 1 ~ 2 小时，效果不显著加配穴。

综上，本证虚多实少，虚证较重，实证较轻。热厥为虚中偏实之证；寒厥则属阳虚阴寒内盛之证，故寒厥较重。若厥证转脱，为病情加剧。脱证中之气虚阳脱和阴阳俱脱，是脱证中的重症。故辨清证型、辨别轻重，是治疗成败的关键，一般均应采取综合性的治疗措施。厥脱证是多脏器损害的结果，脏腑功能较弱，故病情复杂多变。密切观察和专门守护患者，能及时发现病情转化，予以及时处理，否则，易发展至阴阳离决而死亡。同时应注重原发病的治疗，厥脱证多由原发病加重而来。故厥脱危证一旦好转，即应注意原发病的治疗，或厥脱与原发病同时并治。

【稳定期辨证论治】

厥脱是机体由于出血或剧烈吐泻、发汗过甚，或剧烈创伤，或外感邪毒炽盛，或气机失常、气血壅滞，或过敏反应等剧烈的致病因素作用下，阴阳气血骤然发生严重的平衡失调。大量失血或剧烈吐泻，可导致伤津血脱；伤津过甚，气不化津，津不化气，也可导致气随血（津）脱；气脱阳微，阳微寒甚之极，可出现亡阳危重证候；血脱津伤之极，导致阴液衰亡，也可出现亡阴的危重证候。阴阳之根本在于肾，阴阳平衡的调节在于心、肾，故厥脱的病变复杂，病变影响遍及五脏六腑，但关键所在还是心、肾。厥脱总的治疗原则为救逆固脱。临床上应结合症状表现，区别气脱、血脱、亡阳、亡阴，分别遣方用药予以救治。另外，气脱与血脱、亡阴与亡阳关系密切，可以相互影响与转化，治疗时应当注意。

（一）内治法

1. 气脱型

证候：骤然发生面色苍白或青灰，四肢厥冷，汗多神疲，气促息微，口淡不甚渴饮，小便色清量少，舌淡，脉细弱。治则：补气固脱。

主方：独参汤（张介宾《景岳全书》）。方药：高丽参，加水 150 mL，盖严炖 20～30 分钟，取汁慢慢呷服，药渣再加水炖服 2～3 次。如无高丽参，可用红参或吉林参等代替。

汗多难止者，加黄芪、糯稻根、煅牡蛎，水煎服。

中成药：高丽参注射液，静推后静脉滴注。

2. 血脱型

证候：多发于失血之后，面色苍白，头晕眼花，汗出，烦躁，心悸，口干口渴，舌淡而干，脉细数或芤大。治则：摄血固脱。

主方：独参汤（张介宾《景岳全书》）加味。方药：吉林参、炙黄芪、阿胶（烊化）。煎水后稍冷，频服。

大便呈柏油样者，加紫珠草；吐血、咯血者，加仙鹤草。

中成药：高丽参注射液，静推后静脉滴注。

3. 亡阴型

证候：大汗淋漓，烦躁不安，面色潮红，口渴咽干，尿少，舌红少津，脉细数。

治则：益气救阴固脱。

主方：生脉散（孙思邈《备急千金要方》）加味。方药：西洋参、麦冬、五味子、枳实、生地黄。水煎服，每日 2～3 剂。

发热、气粗者，加石膏、西瓜翠衣、天花粉。

中成药：参麦注射液，静推后静脉滴注。

4. 亡阳型

证候：大汗淋漓，身凉肢冷，面色苍白，神情淡漠，气息微弱，口淡不渴，舌淡润，脉微欲绝。治则：回阳救逆固脱。

主方：参附汤（陈自明《妇人良方》）加味。方药：红参、熟附子、炮姜、大枣、当归、桂枝、细辛、通草。水煎服，每日 2 剂。

面红、身热者，属阴阳俱亡，加麦冬、五味子、生地黄、枳实。

中成药：参附注射液，静推后静脉滴注。

单方验方：抗寒厥脱方（广州中医药大学第一附属医院《中医临床诊疗常规》）。方药：高丽参、炮附子、黄精、枳实、炙甘草。水煎服。

（二）其他疗法

1. 五绝指针疗法

五绝指针疗法，根据中医阴阳五行学说，视其点打、点压、点揉、点擦、点振五种指法之动所属阴阳，分入不同的经脉，周身多经脉调理加局部选穴刺激以治疗其所主的脏腑病症。

2. 针灸治疗

（1）灸法

直接艾灸或悬灸气海、关元、足三里、膻中穴，每穴 4～5 壮或 20 分钟，适用于亡阳气脱者。直接灸大敦穴 3～5 壮（或隐白穴 1～3 壮），适用于亡阴气脱者。

（2）针法

取左耳肾上腺区配内关穴，持续电针；取人中、中冲、内关、足三里穴，针刺并用间歇刺激手法。

3. 注射升压制剂

药物选用枳实注射液或复方洋金花注射液。枳实注射液：静推接静脉滴注，每分钟 30 ~ 40 滴。复方洋金花注射液：每次 2 ~ 4 mL，肌注或静脉滴注，每日 2 ~ 3 次。

厥脱的病因复杂，病情危重，在积极救逆固脱的同时，必须加强对原发病的治疗，必要时进行中西医结合抢救治疗。

【疾病转归和预后】

本证是由多种病因造成的脏腑功能气机逆乱、阴阳之气失接、气血阴阳耗损所致。故其转归和预后决定于致病因素的强弱、脏腑功能气机逆乱的程度和气血耗损的轻重，亦与发病时间的久暂、抢救是否及时、诊疗措施是否得当紧密相连。一般来说，不论证属热厥、寒厥、阴脱、阳脱，只要辨证准确，针对证型，选用快速有效的静脉给药与口服给药相结合的方案，并注意进行综合治疗，多能使患者转危为安，预后良好。但若致病因素较强，正气虚极，脏腑气血阴阳损伤严重，虽有适当措施，有时亦难阻止其发展至“阴阳俱脱、阴阳离决”的境地。若厥脱并发心悸、水肿、喘促、瘀血、尿闭，则治疗更加困难，预后较差；或者起病即陷入阴阳俱脱，或厥脱反复发作，转归及预后大多不佳。故提高辨证论治水平、抢救技术，早期及时采取中西医综合治疗，将能改善该病的预后。

【中医药防治研究的现代进展】

（一）脓毒性休克

脓毒性休克是脓毒症病情恶化的结果，病死率极高。早期目标治疗是治疗脓毒性休克的基本方案。中医认为，该病属厥脱证范畴，“正气欲脱，瘀毒内盛”是关键病机之一。因此，中医扶正固脱、活血解毒法可与西医治疗优势互补，如减少血管活性药和糖皮质激素的使用。20 世纪 70 年代，以王今达教授、王宝恩教授为代表的中西医结合学者通过大量的临床研究，提出了对严重感染应采用“细菌—毒素—炎性介质”并治的学说，总结了脓毒症治疗的“三证三法”，即毒热证和清热解毒法、瘀血证和活血化瘀法、急性虚证和扶正固本法，使脓毒症及脓毒性休克患者的病死率降低，显示了中西医结合在防治脓毒症及脓毒性休克中的领先地位。血必净注射液是王今达教授等从“菌毒炎并治”理论出发，在 36 组中药复方基础上提取而成的中成药制剂，同时也是首个通过国家食品药品监督管理总局批准并应用于治疗脓毒症的中药剂型。血必净注射液的主要组成药物有丹参、赤芍、红花、川芎以及当归，具有清热凉血、解毒、活血化瘀的作用。血必净注射液的提纯成分主要为川芎嗪、丹参素、红花黄色素等，现代药理机制表明该药的药物成分可抑制由内毒素导致的休克，并且能够改善动脉血压。因此，血必净注射液具有对抗细菌内毒素、减少自由基生成、降低炎症反应、调节免疫、增加外周血液供应、改善微循环、保护血管内皮细胞、平衡凝血等功能。研究表明，对于严重脓毒症患者，越早采用血必净注射液治疗，越能对机体免疫功能产生明显改善，加强免疫调节，继而提高生存率，改善预后。刘玉香等认为，血必净注射液对治疗感染性休克有较积极的效果，它可使患者的血液循环得到显著改善，且能有效抑制炎症反应，促使患者尽早康复。周仙仕等通过对国内关于血必净注射液的 8 项共计包括 399 例受试者的研究系统评价得出：在常规标准治疗基础上加用血必净注射液使脓毒症休克患者 7 d 病死率、14 d 病死率、28 d 病死率最高可分别降低 39% ~ 49%。康健等研究发现血必净注射液能抑制细胞分子转录因子的有效表达，改善促炎或抗炎反应的失衡，进而起到免疫调理的作用，提高机体抵抗力，有效改善严重脓毒症及脓毒性休克患者的病情。

针灸作为中医特色治疗手段，具有安全、简便、不良反应少等特点。针刺治疗可显著降低脓毒症患者血清中 CRP、PCT 水平以及白细胞计数，降低白介素 6 水平，同时能有效改善肠鸣音、胃肠蠕动、腹腔内压和胃肠功能障碍评分，提示针灸可明显减轻脓毒症患者的炎症反应，从而改善胃肠功能障碍。在西医常规治疗基础上加用电针，可明显改善危重症患者的胃肠道消化功能，增加肠内营养喂养量，降低腹内压，有效缩短呼吸机辅助呼吸时间和临床住院时间。

（二）低血容量性休克

低血容量性休克是创伤患者常见而严重的并发症。低血容量性休克能引起运氧功能降低、组织灌注不足、能量代谢障碍以及有害物质产生等后果。液体复苏是休克早期治疗的重要手段之一，对休克后续治疗具有重要影响。中医辨证为“血脱”，为创伤出血，或月经过量，或暴吐暴衄失血如涌，导致血脱气亦脱，气不能摄血，气和血失去了相互依存的作用而发生休克。现代研究显示，参附汤能回阳救逆、益气固脱，袁慧等采用失血性休克模型，将 80 只雄性 Wistar 大鼠随机分为正常对照组、休克对照组、参附治疗组及单纯复苏对照组，用常规方法分离肠上皮细胞，用紫外分光法测定上述各组肠黏膜组织中过氧化物歧化酶（SOD）活性及丙二醛含量，结果与失血性休克组比较，参附注射液可以明显提高实验大鼠肠黏膜组织中 SOD 活性并显著降低丙二醛含量。参麦注射液是由麦冬和人参组成的中药制剂，具有益气固脱、养阴生津等功效，近年来在临床上应用广泛，可以治疗各种心脑血管疾病，如脑梗死、高血压、心律失常、心衰、心功能不全及各种原因引起的休克、心肌梗死、粒细胞减少症、肾功能损害、再生障碍性贫血、突发性耳聋、颈性眩晕、肺癌等多种疾病。方诚等将60例失血性休克患者随机分为实验组和对照组各30例，在心电、血压监测仪监测下，实验组采用参麦注射液50 mL加入5%葡萄糖注射液250 mL中，在10 min内快速滴完，后以乳酸林格氏液维持，对照组快速输入乳酸林格氏液1000 mL，结果实验组血压、心率与对照组比较，均有显著性改善。

（三）心源性休克

现代医家结合本病的病理生理进行研究，虽尚未统一分类及命名，但均不离“厥”与“脱”。郑大为等认为患者出现的血压低、皮肤湿冷、少尿、昏迷甚至死亡等表现，是严重的心肌原发损害引起心室泵功能衰竭而致，属于中医“厥证、脱证、喘证、昏迷、亡阴和亡阳”等范畴。李如英等认为，心源性休克患者除了有冷汗出、四肢厥冷、口唇发绀、脉微欲绝等临床症状外，还有心排量减少、外周阻力增高及微循环障碍等改变，应归类于中医的“真心痛发厥脱”范畴，属真阳衰微、血脉瘀阻。中医认为回阳救逆应为主要治法，现临床主要使用参附注射液及参附汤、四逆汤、参芪附子回阳汤等加减方配合治疗，加用这些中药可以降低死亡率。

参附注射液主要含人参皂苷类及乌头类生物碱，由红参及黑附片的提取物制成，目前临床上被广泛应用于心血管疾病的研究，在休克的治疗中具有疗效及安全性的优势。有文献报道，参附注射液可以通过抑制NF-κB信号通路活化减轻心肌缺血再灌注损伤、抑制炎症因子的表达以保护心肌细胞。现代药理研究表明，人参皂苷类可以减轻心肌细胞再灌注损伤、增强抗氧化酶活性以保护心肌组织免受氧化、抑制缺血再灌注细胞凋亡；乌头类生物碱可以拮抗心肌细胞氧化损伤、抑制心肌凋亡蛋白的表达。姜丽等经实验发现，通过高剂量参附注射液的干预，心源性休克大鼠的血流动力学指标可得到有效改善。

四逆汤以大辛大热之附子与干姜相须为用，佐以炙甘草缓解药毒性，常用于手足厥冷、吐利不止、汗出、脉沉或微等厥脱证候，可温壮元阳、回阳救逆。程丽飞等使用四逆汤及其拆方培育大鼠的缺血缺氧心肌细胞，发现经培育后细胞存活率明显提高，细胞中肌酸激酶同工酶、肿瘤坏死因子-α显著降低，且以附子加干姜给药组及四逆汤给药组效果最佳，指出抑制炎症因子的产生可能是其作用机制。药理研究表明，干姜中所含的姜酚能抗心肌缺血缺氧及血小板聚集，可用于治疗心血管系统疾病。谢有鑫等发现，通过西医结合四逆汤的治疗，可以有效降低心源性休克患者的死亡率。

针对心源性休克之血瘀脉阻，临床治以活血化瘀之疏血通注射液及血塞通注射液，可以改善血流动力学、抗血小板聚集，通常用于发生 AMI 未进行溶栓的患者，但在循环系统方面活血化瘀类药物常具有一定的扩血管作用。对于其他病因如心肌炎、肺心病等引发的心源性休克，此类制剂是否会导致患者血压进一步降低、加重休克，还有待研究。

【经典病例摘录】

魏某，女，81 岁，于 2021 年 4 月 17 日就诊。

主诉：发热伴咳嗽、咯痰 2 天，意识模糊 3 小时。

现病史：患者 2 天前受凉后出现咳嗽、咯痰伴发热，继而出现呼吸困难，精神萎靡，3 小时前出现全身大汗淋漓，意识模糊，遂就诊于我院急诊。查体提示体温测不出，血压下降，嗜睡，双肺大量湿啰音；血气分析提示Ⅰ型呼吸衰竭，高乳酸血症，病情危重，收入重症监护室。

中医望、闻、切诊：神志不清，面色苍白，口唇发绀，呼吸微弱，汗出肢冷，舌质淡，脉微细欲绝为主症。

中医诊断：厥脱。

证候诊断：阳气暴脱。

治法：益气固脱，回阳救逆。

处方：参附注射液合独参汤。

参附注射液，50 mL 静脉滴注，每 12 小时一次；红参 20 g，水浓煎至 20 mL，每 4 小时一次；针刺素髎、内关，每 4 小时一次。

配合西医液体复苏、抗感染治疗、机械通气、血管活性药物等治疗。患者入院 24 小时后血管活性药物去甲肾上腺素由 0.8 μ/kg/min 减量至 0.2 μ/kg/min，平均动脉压可维持在正常水平；患者体温回升后，将参附注射液由每 12 小时一次调整至 6 小时一次，去甲肾上腺素完全减停。可见益气固脱温阳可用于脓毒性休克患者的复苏治疗，并减少血管活性药物的使用，减少并发症的发生，降低死亡率。

【厥脱的西医综述】

（一）概述

休克是由于各种严重致病因素，如严重创伤、失血、感染、心脏功能障碍及过敏等所致的机体有效循环血量不足，组织灌流减少，而出现的以器官功能障碍为主要特征的一种综合征。根据致病原因的不同，一般将休克分为失血性休克、创伤性休克、烧伤性休克、感染性休克、过敏性休克、心源性休克和神经源性休克七类。

失血性休克是因大量失血所致，可见于战伤、创伤出血、消化道溃疡出血、食管静脉曲张破裂出血和异位妊娠及产后大出血等。休克的发生与否取决于机体血容量丢失的速度和程度，一般 15 分钟内失血少于全血量的 10%时，机体能够通过代偿保持血压和组织血液灌流量处于稳定状态，可不发生休克，但若迅速失血超过总血量的 20%左右，即可引起休克。体液大量丢失使有效循环血量锐减，也可导致休克，如剧烈呕吐、腹泻、肠梗阻、大量出汗等。

创伤性休克的发生与创伤所引起的疼痛和失血有关；烧伤性休克则与大面积烧伤伴血浆大量渗出有关。

以上三种休克都有血容量降低的现象，因此统称为低血容量性休克。

感染性休克是由严重感染引起的。最常见的致病原因为革兰阴性菌感染，占感染性休克病因的 70%～80%。细菌内毒素在此型休克中具有重要作用，故此型休克又称内毒素性休克。

过敏性休克是由某些药物、血清制剂过敏所致，属 I 型变态反应。其机制与 IE 及抗原在肥大细胞表面结合，引起组胺和缓激肽等血管活性物质入血，造成血管床容积扩张、毛细血管通透性增加有关。

心源性休克由大面积急性心肌梗死、弥漫性心肌炎、心脏压塞、严重心律失常等疾病引起的心泵功能严重障碍，心排血量急剧减少所致。

神经源性休克可因高位脊髓损伤或剧烈疼痛，影响交感神经的功能。

（二）诊断

1982 年全国急性“三衰”会议制定的休克诊断试行标准为：①有诱发休克的病因；②意识异常；③脉搏细数，超过 100 次/分或不能触及；④四肢湿冷，胸骨部位皮肤指压痕阳性（指压后再充盈时间>2 秒），皮肤花纹、黏膜苍白或发绀，尿量<30 mL/h 或无尿；⑤收缩压<80 mmHg；⑥脉压<20 mmHg；⑦原有高血压者收缩压较原收缩压下降 30%以上。凡符合①，以及②③④项中两项，或⑤⑥⑦项中一项者，即可诊断为休克。

临床上休克可分为轻、中、重三度。轻度休克指循环血量减少低于 20%，患者神志清楚，但烦躁不安，可焦虑或激动；面色、皮肤苍白，肢体湿冷，口唇和甲床略发绀，口渴，心跳加快，脉搏尚有力；收缩压偏低或接近正常，也可因儿茶酚胺代偿性分泌增多而偏高，但不稳定；舒张压升高，脉压减小，尿量减少。中度休克指循环血量减少 20%～40%，组织器官血流灌注受到严重影响，收缩压可降低至 60～80 mmHg

甚至以下，脉压小于 20 mmHg；神志尚清楚，但软弱无力，表情淡漠，反应迟钝，脉搏细数，浅表静脉萎陷，尿量减少至 20 mL/h 以下或无尿；可陷入昏迷状态。如休克不能得到及时纠正，可发展为晚期，即重度休克。此时循环血量减少大于 40%，收缩压低于 60 mmHg 或测不到，无尿，重要生命器官如心、脑的血液供应严重不足，患者可发生昏迷，甚至出现心脏停搏。

（三）救治流程与要点

1. 休克的容量复苏

创伤性休克和其他原因引起的休克均存在有效血容量不足及微循环灌流不足的共同特点，因此容量复苏是休克治疗首先需要解决的问题，而且是必不可少的基本措施。现在认为对控制性出血休克，以恢复有效循环血量为指导原则，对于有活动性出血者（非控制性出血休克），应尽快止血，手术彻底止血前给予适量液体，以维持机体基本需要。

（1）**建立静脉输液通道**

休克患者应立即建立静脉输液通道。首选表浅静脉，如休克较重外周静脉塌陷穿刺困难时，可行静脉切开插管，以满足输液、输血的需要，也可监测上下腔中心静脉压。有条件时，可行锁骨下静脉穿刺插管。严重休克时可以建立 2 ~ 4 条输液通道同时输液。

（2）**控制性和非控制性出血性休克的液体复苏原则**

对出血已控制、无休克表现者，建立静脉通道，伤情稳定者（桡动脉脉搏强）可不予输液，但需密切观察，同时提倡口服补液。对有休克表现者（桡动脉脉搏微弱或缺失），可用乳酸林格液或 6%羟乙基淀粉维持平均动脉压在 70 mmHg 以上（9.33 kPa）。若无其他液体可选择，必要时可用 7.5% 的高渗氯化钠或 6%右旋糖酐溶液。

对未控制出血性休克者，彻底止血前给予小剂量（限制性）补液，可选晶体液，也可选胶体液，最好是晶胶 2∶1 比例混合液。复苏的原则是在彻底止血前满足器官组织的基本灌注需要，以最大限度地减少血液丢失，复苏标准是复苏至桡动脉脉搏可触及，即收缩压 80 ~ 90 mmHg 或平均动脉压 50 ~ 60 mmHg。

（3）**复苏液体选择**

晶体液与胶体液二者兼补为宜。单纯葡萄糖液或生理盐水不能作为扩容剂，单纯输注葡萄糖会导致酸中毒。平衡盐液及高渗盐水有较好的效果，但不能长期单纯使用，应及时输血及补充胶体，常用的晶体液有平衡盐液、高渗氯化钠，胶体液有右旋糖酐和羟乙基淀粉。

（4）严重创伤性休克的分期治疗原则

把严重战（创）伤性休克病程分为活动性出血期、强制性血管外液体扣押期、血管再充盈期三个阶段，根据各阶段的病理生理特点采取不同的复苏原则与方案。

2. 血管活性药物的使用

应用血管扩张剂的适应证包括：①静脉输液后，中心静脉压已上升至正常范围以上，但休克的临床症状并无好转；②患者存在交感神经活动亢进的临床征象（皮肤苍白、肢体厥冷、脉压较小、毛细血管充盈不足等）；③心排血量难以满足正常或已增加的外周阻力的需要；④晚期低血容量性休克导致心力衰竭，心排血量降低，总外周阻力及中心静脉压升高；⑤休克患者存在肺动脉高压及左心衰竭的体征。

3. 改善心脏功能

创伤性休克经液体复苏和应用适量血管活性药物后，血流动力学（包括血压）仍不能得到改善，怀疑有心脏功能不全时可考虑使用心功能改善药物。常用药物有异丙肾上腺素、多巴胺、多巴酚丁胺、洋地黄制剂、胰高血糖素等。

4. 改善微循环

改善微循环在休克治疗中非常重要，其主要措施包括：①适当应用血管扩张剂；②使用低分子右旋糖酐，可稀释血液、抗红细胞凝集及抗凝血，与血管扩张剂同时使用效果较好；③使用适宜剂量的肝素，有 DIC 倾向者应及早启用肝素 0.5 ~ 1.0 mg/kg 加于 250 mL 葡萄糖液中静脉滴注，每 6 小时一次，使凝血时间延长 1 倍，过量应用有出血倾向时可用鱼精蛋白中和。

5. 纠正酸中毒

首选是 5%碳酸氢钠溶液，24 小时用量：轻度酸中毒为 300 ~ 400 mL，重度酸中毒为 600 mL。高血钾也要积极纠正，除可采用碳酸氢钠滴注外，还可使用葡萄糖酸钙静脉滴注，以钙离子拮抗钾离子对心脏的毒性作用。此外，尚可通过葡萄糖、胰岛素和碳酸氢钠联合静脉滴注，使血中 K^+进入细胞内以降低血钾。

6. 改善细胞代谢

常用的改善细胞代谢的药物主要有 GIK 和 1，6–二磷酸果糖（FDP）。GIK 即葡萄糖、胰岛素、氯化钾联合疗法。休克早期因交感—肾上腺髓质系统兴奋，糖原分解，血糖升高，但休克晚期可使糖原耗竭而出现低血糖，而 GIK 临床试用治疗脓毒性休克患者取得了一定效果。

7. 适时使用皮质类固醇

应用皮质类固醇能增强心肌收缩力，保护肝肾功能。较大剂量应用可阻断 a 受体，使血管扩张，降低外周阻力，改善微循环。皮质类固醇可增加细胞内溶酶体膜的稳定性，防止蛋白水解酶的释放，减少心肌抑制因子的产生；还可降低细胞膜通透性，减少毒素进入细胞，并有中和毒素的作用。

8. 抗菌药物的使用

脓毒性休克或创伤性休克有感染及广泛组织损伤者应静脉给予大剂量抗菌药。其使用原则是早期、足量、有效地迅速杀灭细菌，控制感染，有脓肿者应及时引流脓肿。抗菌药可根据病情、机体状态及药物敏感度选用；对暂不能估计菌种者，可根据临床情况，选择广谱抗菌药或联合用药，对未发生感染的严重创伤及休克患者，也可用广谱抗菌药作非特异性预防。

第五节

脓毒血症

【疾病概述】

脓毒血症是指邪毒内陷、内伤脏腑之耗气亡津失血所致的气血逆乱、正气耗脱的一类急危重症，以脉微欲绝，神志淡漠或烦躁不安，大汗淋漓，四肢厥冷为主证。厥脱包括厥证、厥逆和脱证，是内科常见急症。汉代张仲景在《伤寒论·辨厥阴病脉正治》中论述了厥证之病机及临证特点："凡厥者，阴阳气不相顺接便为厥""厥者，手足逆冷是也"。明代张景岳在《景岳全书·杂病谟·厥逆》中论及厥逆的预后时曰："厥逆之证，危证也。"清代徐灵胎在《临证指南医案·脱》的评语中明确了脱证发病之机在于阳气的骤越，并提出临证诊治之要点："脱之名，唯阳气骤越，阴阳相离，汗出如珠，六脉垂绝，一时急迫之证，方名为脱。"

脓毒血症是创伤、烧伤、休克、感染等临床急危重症患者的严重并发症之一，也是诱发脓毒性休克、多器官功能障碍综合征（MODS）的重要原因，其临床表现与本症极为相似，可参阅本节进行辨证论治。

【历史沿革】

"厥""脱"首见于《内经》，"厥"有"寒厥、热厥、煎厥、薄厥、痰厥、六经之厥、风厥、厥逆"之别。就其病因病机而言，《内经》论述较为详尽，概而言之，虚实两端，如《素问·厥论篇》："阳气衰于下，则为寒厥；阴气衰于下，则为热厥。"《素问·生气通天论篇》："阳气者，烦劳则张，精绝，辟积于夏，使人煎厥。""阳气者，大怒则形气绝，而血菀于上，使人薄厥，有伤于筋，纵，其若不容。"对其预后而言，正如《素问·调经论篇》所云："厥则暴死，气复反则生，不反则死。""脱"在《灵枢·决气》中被分为"精脱、气脱、津脱、液脱、血脱"等不同的类型，详其征象，"精脱者，耳聋；气脱者，目不明；津脱者，腠理开，汗大泄；液脱者，骨属屈伸不利，色夭，脑髓消，胫酸，耳数鸣；血脱者，色白，夭然不泽，其脉空虚，此其候也。”厥与脱的治疗方面仅有针刺等方法。后世医家对“厥”多有发挥，汉代张仲景认为：“凡厥者，阴阳气不相顺接、便为厥。厥者，手足逆冷是也。”并提出了“白虎汤、当归四逆汤、四逆汤”等治疗的方剂。张景岳在《类经·疾病类》详细辨别了寒厥、热厥、薄厥、暴厥与中风，并在《景岳全书·杂病谟·厥逆》篇中首次提出了“厥脱”的概念，“气并为血虚，血并为气虚，此阴阳之偏败也，今其气血并走于上，则阴虚于下，而神气无根，是即阴阳相离之候，故致厥脱而暴死”。林佩琴在《类证治裁·溉雄论治》中对厥症进行了详尽的论治，在预后上提出了“凡诸厥，脉大浮洪有力易醒，脉细沉伏数色不连贯，凶。厥仆大指掐拳内，凶；掐拳外，轻。面青，环口青，唇白，鼻青孔黑，人中吊，危也”的论断，贴近临床。“脱”的论述当以林佩琴分“上脱、下脱、上下俱脱”、叶天士的“阴脱、阳脱、内闭外脱”最为精当，对临床最具指导意义。

【中医病因病机归纳】

病因涉及外感、内伤两方面，如六淫、温邪疫毒入侵，汗、吐、下利、大量出血，久病心悸、怔忡，创伤、剧痛，毒物所伤，药物过敏等，俱可导致气机逆乱，由厥致脱。病机总属阴阳之气不相顺接至极而成。如《伤寒论》云：“凡厥者，阴阳气不相顺接，便为厥。”吴鞠通又提出：“厥者，尽也，阴阳极造其偏，皆能致厥”，说明厥有“尽极”之意，为阴阳偏极之变。故发生于各种疾病的危重阶段，若进一步发展，则可出现阴阳离决致脱的危候。人体阴阳升降出入既济互根，以平为期，在疾病过程中，两者的动态平衡失调，出现阳盛阴虚热毒里陷，阳气内郁，不能透达四肢；或阴盛阳虚，阳为阴寒所陷，不能温达四末，皆可致阴阳不相顺接而为厥脱，故其病理表现有寒热之殊。如《素问·厥论》说：“阳气衰于下则为寒厥，阴气衰于下则为热厥。”气化于阳，血属阴类，阴阳不相顺接，必然导致气血失调，气滞则血瘀，血瘀必气滞，于此可知气滞络瘀实是形成厥脱的重要病理基础。但又有气病及血、血病及气的先后、主次。既可由于邪实，因热郁、寒盛所致，亦可由气虚、血虚等所致。气血由脏腑阴阳相互作用而生成，又是供养脏腑功能活动的物质基础。若阴阳不相顺接、气血失调发为厥脱，势必导致多系统、多脏器的整体性失调，脏腑功能衰竭。而其重点在于心肾。因心为火脏，主血脉而藏神明，为十二官之主，主明则下安；肾为水脏，藏阴精而寓元阳，肾阴、肾阳为诸脏阴阳之本，心肾相交，水火既济，在阴阳升降中起着重要作用，若心肾阴阳水火不能互济，必然导致各个脏腑阴阳的整体性失调。就其病性特点而言，多属虚实夹杂，以虚为主。外感多为因实致虚，内伤则可虚中夹实。实为热毒、寒盛，但热毒里陷，势必伤阴耗液，阴寒内盛，必致阳气虚衰；虚为阴阳气血耗竭，但阳衰则寒盛，阴虚生内热，气滞血瘀既可因于邪实，亦可源于正虚。且厥脱的原始病因虽有多端，但常见由厥致脱、由实致虚的演变过程，为此，又总以正虚为其主要方面。

【中医诊断】

1. 临床特点

（1）发病特点

急性起病，常有明确之因，可发于各年龄段。

（2）临床表现

厥脱多系各科（包括内科、外科、创伤、妇科、儿科等）疾病的变证，临床表现较为复杂，或急骤发作，或隐匿而突发，典型表现为汗出、四肢厥冷、烦躁不安、尿少等。早期多见面色苍白，四肢发冷，心悸多汗，短气乏力，尿少，烦躁不安，脉搏细弱，血压下降，神情淡漠；重者可见昏不知人，唇指发绀，四肢厥冷，呼吸短促，脉微欲绝，或不应指，无尿，血压不升。

2. 辨证要点

（1）辨厥之寒热

厥之共同特点为手足厥冷，其不同者如下：

1）热厥：发热，烦渴躁妄，胸腹灼热，溺赤便秘，便下腐臭，苔黄舌燥，脉数，属于阳证。

2）寒厥：无热畏寒，神情淡漠，身冷如冰，尿少或遗溺，下利清谷，面色晦暗，苔白舌淡，脉数欲绝，属于阴证。

（2）辨脱之阴阳

脱分阴脱、阳脱和阴阳俱脱：

1）阴脱：亡阴，多见于热病之中，以面唇苍白，发热烦躁，心悸多汗，口渴喜饮，尿少色黄，肢厥不温，脉细数或沉微欲绝为特征。

2）阳脱：亡阳，多为亡阴之后演变而成，其脉症与寒厥相似而更严重。

3）阴阳俱脱：乃厥脱之重者，多见神志昏迷，目呆口张，瞳孔散大，喉中痰鸣，气少息促，汗出如油，舌卷囊缩，周身俱冷，二便失禁，脉微欲绝。

（3）辨厥脱之轻重

当视其脉象、厥逆程度、气息变化、神志有无异常、尿之有无等而定。一般而论，脉来迟缓而乱者重，滑数有力而不乱者轻；身肢冰凉愈甚、时间愈久者重，反之较轻；气息愈急促并见痰鸣者重，气息平和无痰阻气乱者轻；神志昏迷愈深、愈久者重，无神志异常者轻；无尿者重，少尿、有尿者轻。

【中医鉴别诊断】

1. 中风

中风为病，猝然昏倒，可伴有四肢厥冷，当与本病鉴别。中风多有肝阳上亢等病史，发作与情志激动有关，且伴有口舌歪斜、言语不利、半身不遂等症，故与本病不难鉴别。

2. 痫病

痫病是一种发作性神志异常之病，常突然发病，神志不清，双目凝视，或肢体抽搐；重者猝然昏倒，口吐涎沫，两目上视，牙关紧闭，或口中作猪羊叫声，移时苏醒，醒后无异常，可反复发作，每次相似。厥证无此特点，二者可资鉴别。

3. 暑厥

暑厥因夏季暑热而发病，暑热之邪闭窍，突然昏倒，身热烦躁，手足厥冷，气喘不语，或四肢抽搐，或有汗，或汗闭，与厥脱相似，但发病季节明显，且无脉细数、脉微欲绝和血压下降，可资鉴别。

【中医急救处理】

（一）原则

厥脱病情复杂且多变，临证应高度警惕，严密观察，分秒必争。其处理原则可概括为：

1）细察病因。厥脱乃多种病因所致的内科急症，审明病因，对厥脱的治疗至关重要。若系热毒内陷所致，清热解毒与固脱并重；若出血亡阳所致，当益气摄血，回阳救逆同治；若肝阳暴张或中毒致脱，当平肝、祛秽与救逆兼用。

2）辨明虚实。一般而论，热厥多属实证；寒厥则多属虚证。具体而言，若厥而气壅息粗，喉间痰鸣，或烦热不宁，抽搐反张，脉多实或滑数者，属实证；若厥而气息微弱，自汗淋漓，肤冷肢凉，嗜睡蜷卧，脉沉细而欲绝者，即为脱象，属虚证。辨明虚实，方能避免治疗上“虚其虚”“实其实”之误。

3）综合救治。厥脱之证，虽有轻重之别，寒热之分，阴阳之异，厥与脱之差，但均属危重证候，且可迅速逆变，乃至死亡。因此必须采用多种投药办法，积极进行综合救治，将标本、先后、缓急统一起来，力求辨证确切、用药有力、措施及时。

（二）急救治疗

1. 一般措施

保持安静，开通静脉通路，补液，氧疗等。

2. 益气养阴固脱

生脉注射液 20～40 mL 静脉推注，每 1～2 h 一次，直到脱离厥脱状态；或生脉注射液 100 mL 加入 10% 葡萄糖溶液中稀释后静脉滴注，每日 2 次；或选用参麦注射液，用法与生脉注射液同。

3. 益气回阳固脱

参附注射液 20～40 mL 静脉推注，每 1～2 h 一次，直到患者脱离厥脱状态。

4. 清热解毒开窍

清开灵注射液 40～120 mL 加入 10% 葡萄糖溶液中稀释后静脉滴注；或醒脑静注射液 20 mL 加入 10% 葡萄糖溶液中静脉滴注，每日 1 次。

5. 活血解毒通络

血必净注射液 50～100 mL 加入 10% 葡萄糖溶液中静脉滴注，每日 1～2 次。

6. 中医外治法

（1）针灸

予以疏通经络、气血，调整阴阳平衡。体针取人中、涌泉等穴，配少冲、素髎、内关等穴，强刺激，间断捻转 15 分钟；灸关元、气海等穴，艾条灸 15 分钟，用于寒厥阳亡。耳针取皮质下、肾上腺、内分泌、心、升压点等穴位。两耳交叉取穴，间歇捻转，留针 1 小时。

（2）热熨法

盐、麦麸加醋炒热，用布包热敷神阙、气海。

（3）淬醋熏法

食醋半斤，置烧红的铁器内或炭块上，淬起醋烟，熏蒸患者口鼻。

【稳定期辨证论治】

厥脱是厥与脱的综合征，一般而言多属虚实夹杂。早期以厥为主，多偏实，后期以脱为主，多偏虚；邪盛标实者多偏于实，正虚欲脱者多属虚；厥为脱之先兆，脱为厥之后果。分别言之，厥有寒热之分，脱有阴阳之别，热厥阴伤，寒厥阳亡，病性各异。但热毒内陷三阴，正虚不能抗邪，可见阳证转阴，热厥转为寒厥；阴伤气耗，阴不济阳，阴竭终必阳亡；而阴盛格阳者，又可出现真寒假热之象。临证还当审证求因，辨清病原，明确导致厥脱的原发疾病，把辨证与辨病求因有机结合，以利采取针对性的病因治疗。

1. 热毒内陷证

证候：发热或高热，胸腹灼热，四肢凉或厥冷，烦躁不安，神情淡漠或昏愦，气促息粗，口渴欲饮，尿赤少，或见便秘。舌质红，苔黄或黄燥，脉细数，或沉滑数。证候分析：邪热内郁，阳气不能外达，热深厥深，则发热或高热，胸腹灼热，四肢凉或厥冷；热毒内陷，故烦躁不安，神情淡漠或昏愦；热盛于里，阳盛阴虚，则气促息粗，口渴欲饮，尿赤少，或见便秘。舌质红，苔黄或黄燥，脉细数，或沉滑数，均为热毒伤阴之候。

附：热厥气（阴）脱证

证候：胸腹灼热，四肢厥冷，或身热骤降，肢端汗出清冷，或汗出黏手，神情淡漠、萎靡、反应迟钝，甚至由躁烦而昏昧，目睛呆滞，呼吸浅促，便结，小溲赤少。舌红质干，苔黄，脉细数。证候分析：热毒过盛，骤伤元气，故胸腹灼热，四肢厥冷，进而身热骤降，肢端汗出清冷，或汗出黏手；气虚欲脱，故神情淡漠、萎靡、反应迟钝，甚至由躁烦而昏昧，目睛呆滞，呼吸浅促；若热郁于里，伤阴耗液，则便结，小溲赤少。舌红质干，苔黄，脉细数，为热毒伤正之候。

治法方药：予以清泄热毒，可选白虎承气汤，清热生津，经腑同治；热毒炽盛者，配黄连解毒汤清热泻火解毒；热入营分者，配犀角地黄汤凉营解毒。常用药有生石膏、知母、甘草、大黄、枳实、黄连、连翘心等。腑实者，加芒硝；热入营分，加丹皮、丹参；窍闭昏厥，加郁金、莲子心、鲜石菖蒲，另予安宫牛黄丸或至宝丹。热厥气脱：热闭于里，气耗津伤，而致正脱于外者，酌加生晒参、西洋参、麦冬。

2. 气阴耗伤证

证候：神烦或神萎，倦怠，呈嗜睡状，肢端凉或欠温，身出黏汗，心慌不宁，气短，口渴，尿少。舌质红或淡红，苔薄黄，脉细数无力，或参伍不调。证候分析：热伤元气，则神烦或神萎、倦怠、呈嗜睡状，肢端凉而欠温；热伤阴液，故身出黏汗，心慌不宁，气短，颧红，口渴，尿少。舌质红或淡红，苔薄黄，脉细数无力，或参伍不调，俱为气阴耗伤之征。

治法方药：予以益气养阴，可选生脉散加味，益气养阴，救脱生脉。心肾阴竭，配用加减复脉汤敛阴生津，养血复脉。常用药有人参（西洋参）、麦冬、五味子、玉竹、黄精、山茱萸肉、煅龙骨、煅牡蛎等。热郁于里，配黄连、莲子心、连翘心；阴伤较重，配生地黄；心肾阴竭，心慌不宁，脉促，汗多，酌加白芍、炙甘草、阿胶、山茱萸肉敛阴复脉。

3. 寒厥阳亡证

证候：不发热，畏寒，四肢厥冷，踡卧，面色苍白，唇绀，爪甲青紫，气促息微，甚则冷汗淋漓，神情淡漠或昏愦。舌质淡白，脉微细，模糊不清，或沉伏。证候分析：阴寒内盛，阳气不能温达四末，则不发热、恶寒，四肢厥冷，倦卧；阴盛阳衰，不运血，则面色苍白，唇绀，爪甲青紫；气虚阳亡，故气促息微，甚则冷汗淋漓，神志淡漠或昏昧。舌质淡白，脉微细，模糊不清，或沉伏，均为阳虚气脱之征。

治法方药：予以回阳救逆，可选四逆汤回阳救逆，破阴散寒；若阳气虚衰欲脱，用参附龙牡汤益气回阳固脱。常用药制附子、干姜（脉伏者倍量）、炙甘草、龙骨、牡蛎、红参等。阴寒内盛，加肉桂；元气欲脱，加山茱萸肉；面赤烦躁，阴盛格阳，加黄连、童便反佐从治。

4. 血厥（溢）气脱证

证候：长期反复出血，或突然血出暴急量多，神志昏愦，汗出肢冷，呼吸气促，口唇指甲淡白，面色萎黄。舌质淡，脉数或芤。证候分析：血出气虚，或气随血脱，多为长期反复出血，或突然血出暴急量多所致；血不养心，心气虚衰不为神用，则神志昏愦，汗出肢冷；血气耗伤，不能充养，故呼吸气促，口唇指甲淡白，面色萎黄。舌质淡，脉数或芤，俱为血气不足之征。

治法方药：予以益气摄血，可选独参汤补气摄血，培元固脱，以治气随血脱；血少气虚者，用当归补血汤益气生血。常用药有红参、黄芪、当归、炙甘草、熟地黄、山茱萸肉等。若气脱阳亡，加制附片、炮姜；冷汗淋漓欲脱，加煅龙骨、煅牡蛎固脱；血虚络空不藏，加仙鹤草。

5. 肝厥气脱证

证候：发病前多有强烈精神刺激、创伤、剧痛，突然昏厥，面青，呼吸粗急，或气憋如塞，腹胀，四肢逆冷，舌苔薄白，脉沉弦或伏。证候分析：精神刺激、创伤、剧痛，则肝失疏泄，气血郁闭而致突然昏厥；气机逆乱，则呼吸粗急，或气憋如塞，腹胀；气滞络瘀，而面青，四肢逆冷。舌苔薄白，脉沉弦或伏，为肝郁气滞之象。

治法方药： 予以理气宣郁，可用四逆散疏肝解郁，以治肝气郁结、气机逆乱之证，常用药有柴胡、枳实、白芍、甘草、青皮、陈皮、广郁金、石菖蒲等。若气闭脉伏，另取麝香0.06～0.09 g研散，水调服。

6. 血瘀气脱证

证候： 面色黯，口唇发绀，皮肤有瘀斑，四肢清冷，胸闷，神情躁动不安，或昏沉不清，舌质黯紫，脉沉细涩，或结。证候分析：瘀阻血脉，则面色黯，口唇发绀，皮肤有瘀斑；血瘀气滞，气机郁闭，故四肢清冷，胸闷，神情躁动不安，甚至昏沉不清，由闭至脱。舌质暗紫，脉沉细涩或结，俱为血瘀气滞之象。

治法方药： 予以活血通脉，可用血府逐瘀汤活血理气，以治血瘀气滞欲脱；若阳虚血瘀欲脱，选用急救回阳汤温中回阳，活血化瘀；如热毒瘀郁欲脱，选用解毒活血汤清热凉血化瘀。

常用药有柴胡、枳实、青皮、炙甘草、广郁金、赤芍、桃仁、牛膝等。热郁者，加丹皮、丹参；寒盛者，配红花、川芎；气虚，合人参、黄芪；血虚者，合当归、白芍、熟地。

【疾病转归和预后】

本病多因脏腑气血功能气机逆乱、阴阳气不顺接、气血阴阳耗损所致，故其转归和预后取决于病因及气机逆乱之强弱、气血耗损之轻重。亦与病程长短、救治及时与否相关。①厥和脱可以互相转化，因此两者之界限较难截然划分。一般而论，厥者多属脱之先兆，脱者多为厥之进一步发展。临证时，虽只见厥而未见脱者，也应在治疗用药上，酌加固脱之品，以防病情突变。②因厥脱有寒热和阴阳之别，其属性不同于急救用药的性味，因此必须详加辨识，这是避免误治的重要一环。③临床研究表明，论治热厥，宜早用通腑解毒和活血化瘀之剂，这种治则，有明显地清除炎性介质、改善微循环及增加血容量的作用，对纠正休克状态有良好的作用。因此，治疗此类厥脱患者，可根据中医辨证，在详细观察和综合处理的基础上，逐步推广这些新的经验，并在实践中不断总结提高。

【中医药防治研究的现代进展】

1. 关于病名的讨论

祖国医学中并无“脓毒血症”这一具体病名的记载。传统医学主要依据《伤寒论》和温病学说的有关理论及主要证候特点进行探索。本病属于祖国医学“厥脱”“外感热病”“脱证”“血证”“暴喘”“神昏”“脏竭”等范畴。

2. 病因病机研究

脓毒血症的基本病机为本虚标实，其发病与感受邪毒、毒瘀内阻兼有正气不足等有关。王今达等认为脓毒血症可以被看作一种邪毒入侵、正气虚弱的病变过程，正邪相交使邪毒阻滞于脉络内，血行不通从而造成正虚邪实的证候。若以急性感染为主，出现热毒炽盛的症状，则为毒热证；若以凝血功能障碍为主，出现瘀血阻滞，即为瘀血证；若以急性营养衰竭和急性免疫功能低下为主，出现脏腑虚损、阴阳逆乱，即为急性虚证，根据病情的不同可再细分为气虚、血虚、阴虚、阳虚。赵淳指出脓毒血症基本病机多为素体正气亏虚，脏腑功能失调，阴阳气血失衡，复因外感邪毒、创伤大手术等使热、毒、瘀、湿等内犯机体，正虚邪实，正不胜邪，气机逆乱而发病，严重者脏器受损，甚者阴阳离决。实证的病因主要是毒热、血瘀；虚证则主要涉及气血阴阳及五脏的虚损。刘清泉提出脓毒血症的基本病机为“正虚毒损，络脉瘀滞”，各种致病因素交织为病，影响气机及正气的运行，使正邪斗争于体内，如瘀血、痰湿、热毒等互相交织，阻于脉络，使机体正气受损，损害脏器。将六经和卫气营血辨证相结合作为脓毒血症的根本辨证方法，病在卫分及太阳时，病位较为轻浅，和脓毒血症代偿期的临床表现相似；脓毒血症的失代偿期病位渐深，波及气分，直达阳明，以非特异性临床症状群为特点；而严重脓毒血症，尤其是疾病后期，多脏器功能受损，病位可深及营血及三阴。

3. 治法方药研究

基于中医理论对脓毒血症病因病机的认识，根据疾病不同阶段的主要矛盾的侧重，中医学者拟定了相应的治则治法，临床上可以将其治法归纳为清热解毒、活血化瘀、泻下通腑等。

（1）清热解毒法

根据《伤寒论》和《温病》中所论述的“温热病”，脓毒血症依据症状可归属于中医学“热病”范畴。针对热毒之邪，拟用清热解毒为主要治疗思路，采用黄连解毒汤、栀子金花汤加减等干预脓毒症，发现其不仅具有保护心脏功能，减轻炎症因子对心脏损伤和抑制炎症因子释放的作用，而且可调整血小板活化功能，降低死亡率。

（2）活血化瘀法

凝血机制和微循环的异常贯穿于脓毒血症的始终。传统医学中，桃红四物汤为活血化瘀的代表方，以其加减治疗脓毒血症，可降低 CRP 水平和 APACHEⅡ评分，改善患者的预后。经过试验研究发现，通过加味桃红四物汤保留灌肠的方法，可以通过抵抗炎症因子而减轻患者症状。

（3）泻下通腑法

对于偏重感受邪毒、毒瘀内阻的脓毒血症，常用攻下通腑方大承气汤加减。研究发现，大承气汤具有抗炎、降低炎症影响、调节免疫系统、促进损伤修复等作用。研究发现，大承气汤能抑制炎症反应并可双向调节免疫功能，对于抑制机械通气导致的脓毒血症患者出现的炎症疗效明显，同时也可抑制血浆 TNF-α、CRP、降钙素原水平，对胃黏膜形成保护屏障，增强血液循环，改善患者的胃肠胀气症状。单味药及单体的研究包括：①黄芪。《本经逢原》中记载黄芪“善达表益卫，温分肉，肥腠理，使阳气和利，充满流行，自生津生血”，研究发现黄芪注射液能够有效保护患者心肌细胞，提高心脏收缩与舒张功能。②大黄。近年来，在危急重症领域中，大黄是研究频次最高的单味中药之一。《神农本草经》有云，大黄“主下瘀血、血闭、寒热，破癥瘕积聚，留饮宿食，荡涤肠胃，推陈致新，通利水谷，调中化食，安和五脏，生山谷”。研究表明大黄可以减少体内炎症因子的产生和释放，抑制全身炎症反应。此外，大黄可保护脓毒血症患者肠道黏膜机械、化学、免疫屏障，改善菌群紊乱情况。③川芎嗪。研究发现，川芎嗪能够明显减轻脓毒血症小鼠肺组织病理学损伤，降低脓毒血症小鼠血浆中 IL-6 水平，从而有效抑制脓毒血症小鼠肺内和全身炎症反应，减轻肺组织损伤。中医复方制剂的研究包括：①参附注射液。参附注射液具有益气扶正的作用，对损伤的心肌具有修复作用，能改善患者凝血障碍状态和预后。研究表明，参附注射液通过降低炎症水平从而提高患者生存率。②血必净。以血府逐瘀汤化裁的血必净能够有效抑制炎症反应，提高自身免疫功能。胡晶等应用 Meta 分析的方法，对 25 篇关于血必净注射液治疗脓毒血症的文献进行系统评价，结果显示常规治疗组的病死率、观察期间病死率、平均住院天数、无效率及并发症发生率均高于血必净注射液+常规治疗组；血必净治疗者 7 d 及 14 d 后的 APACHEⅡ评分均优于常规治疗组。在另一项研究中，用血必净治疗后第 7 天，脓毒血症患者的血清 TNF-α、IL-6 较治疗前有明显下降，同时外周血单核细胞表面 TLR4 的表达也有明显下调，提示该药物可能通过抑制体内的内毒素，使单核/巨噬细胞表面 TLR4 表达下降，降低炎症因子如干扰素和白细胞介素的释放水平。③其他制剂。如醒脑静可以有效降低心肌损伤，其机制可能是通过信号转导通路抑制干扰素 α 的表达起作用；痰热清注射液也可以降低脓毒血症大鼠的病死率，其主要是通过调节大鼠血液中 PCT 的水平而实现的。

【经典病例摘录】

患者，女性，91 岁，2022 年 3 月出现意识障碍，浅昏迷状态，呼之不应，肢端凉，身出黏汗，心慌气短，尿少，呕吐咖啡色胃内容物，测得血压68/50 mmHg，心率132次/分，舌淡红，少苔，脉细数，考虑属“气阴耗伤型”。患者体虚、久病、劳倦过度，上下俱虚，病性以虚为主，预后不佳。治疗上首选人参10 g、麦冬25 g、五味子5 g、玉竹10 g、黄精10 g、山茱萸肉10 g、生地黄20 g、知母10 g，该方以孙思邈的生脉散为基础，以人参大补元气、生津液为君药，麦冬养阴清热生津，五味子敛阴生津，一补一润一敛，益气养阴，加以玉竹养阴润燥，黄精补脾益肺，山茱萸肉补益肝肾，生地黄凉血润燥，知母滋阴润燥。水煎服，每剂煎煮成150 mL，一日三次，直至患者心慌气短缓解，四肢复温后停用。本患者通过中西医结合治疗，入院后意识逐渐清醒，尿量逐渐增加至1500 mL以上。

按：本例说明，中医药干预不仅可以有效地缓解临床症状，更重要的是中医药可以改善患者的电解质紊乱，促进患者内环境的稳定，改善患者预后。

【脓毒血症的西医综述】

1. 脓毒血症的诊断

1914年，Schottmuelter将微生物从人体的门户侵入血液引起疾病征象的状态称为脓毒症。1991年8月，在芝加哥举行的美国胸科医师学会和世界危重病医学协会联席会，将其明确定义为感染所致的全身炎症反应（systemic inflammatory response，SIR），临床上不一定存在血培养阳性和局部感染灶。这次会议不仅首次阐述脓毒症的本质，还首次提出“全身炎症反应”的概念。2001年12月，世界危重病医学协会、欧洲危重病协会、美国胸科医师学会、美国胸科学会、外科感染学会在华盛顿举行了一次国际会议，制定了一个脓毒症诊断标准，对感染引起的全身炎症反应综合征（systemic inflammatory response syndrome，SIRS）进行了更为严格的界定。其标准为：已证实或怀疑感染，加上以下临床表现：①生命体征：发热（深部体温>38.3 ℃），体温不升（深部体温<36 ℃），心率>90次/分或>年龄正常值2SD；呼吸急促，意识状态改变；显著水肿或液体正平衡［>20 mL/（kg·d）］；无糖尿病史，高血糖（血糖7.7 mmol/L）。②炎症指标：白细胞增多（WBC>12×10^9/L）；白细胞减少（WBC<4×10^9/L），白细胞计数正常，但幼稚细胞>10%，血浆CRP水平>正常2SD；血浆PCT水平>正常2SD。③血流动力学指标：低血压（收缩压<90 mmHg，或平均动脉压>70 mmHg，或成年人收缩压下降>40 mmHg，或血压低于年龄正常值2SD）；SVO_2>70%；心脏指数>3.5 L/(min·m^2)。④器官功能障碍的指标：动脉血低氧（PaO_2/FiO_2<300），急性少尿［尿量<0.5 mg/dL，凝血异常（国际标准化比值INR>1.5或APTT>60 s），肠梗阻（肠鸣音缺如)，血小板计数<100×10⁹/L，高胆红素血症（血浆总胆红素>70 mmol/L。⑤组织灌注：高乳酸血症（>1 mmol/L）毛细血管再灌注不足或皮肤花斑。

2. 脓毒症的发病机制

细菌侵入机体后，首先被宿主免疫系统识别。脓毒血症最常见的致病菌为革兰阴性细菌（主要包括大肠埃希菌、克雷伯杆菌和铜绿假单胞菌)。近年来，革兰阳性菌脓毒症的发病率逐年上升，其中金黄色葡萄球菌感染位居首位。脓毒血症的致病因素复杂，且细菌耐药性不断增强，特别是中介型耐万古霉素金黄色葡萄菌的出现，使得治疗面临更大挑战。革兰阴性菌都具有脂多糖（lipopoly-saccharide，LPS）结构，细菌外膜中的 LPS 是脓毒性休克最重要的启动因子。革兰氏阴性菌的外膜是由磷脂双层（脂质双层）构成，并通过肽聚糖同内膜相连，LPS 分子埋在外层中并通过脂蛋白 A（类脂 A）锚定在细菌的细胞壁上。革兰阴性菌感染引起的内毒素释放及肠源性 LPS 易位是导致脓毒症的重要因素。LPS 先与单核巨噬细胞膜上的受体 CD14 结合，随后再与受体 TLR4 结合，将信号传递至细胞内，导致细胞活化，释放各种炎症介质（如 TNF-a、IL-1 和 IL-6 等)，产生致死性的生物学效应，这是 LPS 介导脓毒症发生的主要机制。革兰阳性菌都具有肽聚糖（PGN)、脂磷酸（LAT)。另外，革兰阳性菌和革兰阴性菌都具有未甲基化的 DNA 及脂蛋白。这些物质都可以刺激单核细胞表面的 CD14 等受体，通过 TLRs 将信号传入细胞内，启动相关基因的转录。

3. 脓毒血症相关病理生理机制

（1）氧化应激与炎症反应

脓毒症被认为是伴有感染的 SIRS。脂多糖刺激几乎所有的真核细胞发生形态、代谢和基因表达变化，导致宿主细胞因子失控性表达，发生严重感染、脓毒性休克或多器官功能障碍。糖皮质激素、抗内毒素抗体、肿瘤坏死因子（TNF）拮抗剂、白介素-1（IL1）受体拮抗剂等被认为能阻断这种炎症连锁反应。但多项临床试验证实，抗炎症治疗并没有达到预期效果。所以认为，脓毒症患者可能死于失控的炎症反应。于是开始研究更为复杂和多因素的发病机制。脓毒症过程中的氧化应激通过脂质过氧化以及血浆中的抗氧化物反映出来，脓毒症过程中的氧化损伤或许是导致细胞损伤、器官功能失调、机体死亡的重要原因。

（2）凝血机制

感染导致的凝血系统异常激活可能与器官组织的功能异常有关。凝血异常在脓毒症和脓毒症性休克中较为常见，是疾病预后不良的标志。内皮损伤后，组织因子暴露入血。组织因子与血液循环中的因子Ⅶ/因子Ⅶa 结合。组织因子/因子Ⅶa 复合物同时激活因子Ⅸ和因子 X，使凝血酶原转变成凝血酶，从而产生纤维蛋白凝块。在脓毒血症中，内皮细胞的损伤和前炎性激活物的存在（如 TNF-a、内毒素）使血栓调节蛋白和内皮蛋白 C 下降，从而促进血管内凝血。血液处于高凝状态，微血管内微血栓形成，导致微循环障碍，进一步发展为严重脓毒症和脓毒性休克。

（3）免疫机制

脓毒症患者具有免疫抑制特点，早期炎症介质增加，晚期则转变为免疫抑制状态。①抗炎症细胞因子活化。活化的 CD4T 淋巴细胞能分泌两种不同的、相互拮抗的物质，即炎症细胞因子（TNF 和 IL-2）和抗炎症细胞因子（IL-4 和 IL-10）。②无免疫反应状态。T 淋巴细胞在其特异抗原刺激下不能增殖或不能分泌细胞因子的状态即为无免疫反应状态。脓毒症时的无免疫反应状态可能由细胞凋亡诱发。脓毒症时，大量淋巴细胞和胃肠道上皮细胞由于细胞凋亡而死亡。淋巴细胞凋亡可能与应激引起的内源性糖皮质激素释放有关。细胞凋亡引起的无免疫状态和抗炎细胞因子影响机体对病原体的反应。③免疫细胞死亡。根据对脓毒症患者的尸检发现，细胞凋亡引起免疫细胞减少，主要是 B 淋巴细胞、CD4T 淋巴细胞和滤泡样树突状细胞，严重感染时更明显。

（4）细胞冬眠机制

有人在做尸检时发现器官功能障碍程度与组织学所见不一致。心脏、肾脏、肝脏和肺脏细胞的死亡相对较少，与临床明显的器官功能障碍不一致。脓毒症伴急性肾衰竭患者的组织学显示，仅存在局灶性损伤，而肾小球和肾小管正常，上述结果与急性肾衰竭患者的结果一致。大多数存活者肾功能可恢复到基础值，提示脓毒症时肾脏细胞死亡不是无法逆转的。所以，脓毒症时的多器官功能障碍可用细胞冬眠或细胞顿抑来解释。细胞顿抑的分子基础是免疫激活的肠道细胞通过过氧化物或氧化激活 ADP 耗竭烟酰胺腺嘌呤二核苷酸而降低氧耗。脓毒症激活机体防御机制，使细胞维持最基本的功能。

6. 脓毒症的治疗

抗凝剂和活化蛋白 C 治疗：抑制血小板的活化、中性粒细胞的聚集和肥大细胞的降解，抑制栓子生成，减轻炎症反应；阻断单核细胞生成细胞因子生成和细胞黏附；具有抗细胞凋亡的作用。

强化胰岛素治疗：Berghe 等报道，与传统治疗比较，血糖维持在 80～110 mg/dL 能明显降低患者的病死率。纠正高血糖能改善其对细菌的吞噬作用及抗细胞凋亡作用。

容量复苏：River 等研究发现，液体复苏最初目标应是使 CVP 至少达到 8 mmHg

（机械通气患者为 12 mmHg），早期积极调整严重脓毒症和脓毒性休克患者心脏的前/后负荷能显著改善预后。

大剂量糖皮质激素：（30 mg/kg 甲泼尼龙）糖皮质激素并不能改善脓毒症患者的预后，而有可能增加继发感染的发生率。Annane 研究发现，严重脓毒症患者（持续休克、需要血管升压素和持续机械通气维持）应用生理剂量糖皮质激素有可能改善预后。

输注血制品：①一旦成人患者的组织低灌注被纠正，血红蛋白下降至<70 g/L 时，输注红细胞将血红蛋白提高至 70 ~ 90 g/L；②不推荐专门使用红细胞生成素治疗重症脓毒症伴贫血，但是对于因其他原因需要使用红细胞生成素的患者（例如肾功能衰竭）可以考虑使用；③无出血或未行有创性操作时，不推荐使用新鲜冰冻血浆纠正实验室检测的凝血指标异常；④不推荐使用抗凝血酶来治疗重症脓毒症和脓毒症休克；⑤对于重症脓毒症患者，当血小板<5×10^9/L，无论有无出血均推荐输注血小板悬液。

抗生素治疗：尽可能早地应用静脉用抗生素，对可疑为假单胞菌（属）及伴有中性粒细胞减少的严重脓毒症患者实行经验性联合治疗。

第三部分

中医肺系疾病证治

第一节

咳嗽

【疾病概述】

咳嗽是指外感或内伤等因素，导致肺失宣肃，肺气上逆，冲击气道，发出咳声或伴咯痰为临床特征的一种病证。历代将有声无痰称为咳，有痰无声称为嗽，有痰有声谓之咳嗽。临床上多为痰声并见，很难截然分开，故以咳嗽并称。咳嗽是内科中最为常见的病证之一，发病率甚高。据统计，慢性咳嗽的发病率为3%～5%，在老年人中的发病率可达10%～15%，尤以寒冷地区发病率更高。

咳嗽既是独立的病证，又是肺系多种病症的一个症状。西医学的上呼吸道感染、支气管炎、支气管扩张、肺炎等以咳嗽为主症者，可参考本病证进行辨证论治，其他疾病兼见咳嗽者，可与本病证联系互参。一些伴有胸部影像学异常的相关疾病的咳嗽，如慢性阻塞性肺疾病（简称慢阻肺）、典型支气管哮喘（简称哮喘）、肺癌、间质性肺炎的咳嗽等，亦纳入慢性咳嗽研究范畴。

【历史沿革】

《内经》对咳嗽的成因、症状及证候分类、证候转归和治疗等问题已作了较系统的论述，阐述了气候变化、六气影响及肺可以致咳嗽的机理，如《素问·宣明五气》说："五气所病……肺为咳。"《素问·咳论》是论述咳嗽的专篇，指出"五脏六腑皆令人咳，非独肺也"，强调了肺脏受邪以及脏腑功能失调均能导致咳嗽的发生。《内经》对咳嗽的症状按脏腑进行分类，分为肺咳、心咳、胃咳、膀胱咳等，并指出了证候转归和治疗原则。

汉代张仲景所著《伤寒杂病论》不仅拟出了不少治疗咳嗽行之有效的方剂，还体现了对咳嗽进行辨证论治的思想。隋代巢元方的《诸病源候论》在《内经》论述五脏六腑咳的基础上，又把咳嗽分为"风咳""寒咳""支咳""肺咳""肝咳""心咳""脾咳""肾咳""胆咳""厥阴咳"等10种，并对这10种咳嗽做了症状的描述及鉴别，如“一曰风咳，欲语因咳，言不得竟是也；二曰寒咳，饮冷食寒，入注胃，从肺脉上气，内外合，因之而咳是也”等等，对后世有较大影响。唐代孙思邈的《备急千金要方》、王焘的《外台秘要》，宋代的《太平圣惠方》、赵佶的《圣济总录》等，均多宗巢氏之说。

自隋唐以后，对咳嗽病因、病机及辨证治疗的论述更趋完善。宋代陈无择在《三因极一病证方论》中将咳嗽分为内因、外因、不内外因三类。宋代王好古的《此事难知》专文论述了“秋伤于湿，冬必咳嗽”和“湿气所伤论”，阐发《素问·阴阳应象大论篇》“秋伤于湿，冬生咳嗽”、《素问·生气通天论篇》“秋伤于湿，上逆而咳”的经义。至金代刘完素、张子和更明确地把咳嗽与六气联系起来，提出“风、寒、暑、湿、燥、火皆令人咳”及“嗽分六气，无拘以寒说”，进一步阐明咳嗽与自然界“六淫”的关系。刘完素在《素问病机气宜保命集·咳嗽论》中说：“咳谓无痰而有声，肺气伤而不清也；嗽谓无声而有痰，脾湿动而为痰也；咳嗽谓有痰而有声，盖因伤于肺气，动于脾湿，咳而为嗽也”，指出了咳嗽与肺气、脾湿的关系。张子和在《儒门事亲》中则对风、寒、暑、湿、燥、火六种咳嗽分别拟定了相应方剂，并提出“老幼强弱虚实肥实不同，临时审定权衡可也。病有变态，而吾之方亦与之俱变”的论点，指出治疗要因人而异，方随证转。

明代医家对咳嗽的辨证论治更有新的补充。王纶在《明医杂著·论咳嗽证治》中指出：“治法须分新久虚实。新病风寒则散之，火热则清之，湿热则泻之。久病便属虚、属郁，气虚则补气，血虚则补血，兼郁则开郁，滋之、润之、敛之则治虚之法也。”他强调治咳须分六淫、七情及五脏相胜、脾肺虚实。李梴在《医学入门》中首先提出外感、内伤分类，为后世对咳嗽的分类提供了借鉴；他还对内伤咳嗽中的火咳、郁咳、五劳虚咳及瘀血内阻等证的治疗进行了比较详细的论述；同时，他结合脏腑生理功能，并从相互关系方面研究了咳嗽的病机。王肯堂在《证治准绳·杂病·咳嗽》中引用《仁斋直指方》提出的“肺出气也，肾纳气也，肺为气之主，肾为气之本”之说，阐明了肺肾与气的相互关系，为肾虚咳嗽的治疗提供了理论依据。

赵献可《医贯》进一步论述咳嗽与肺、脾、肾三脏的关系，并强调肾的重要，对于火烁肺金之咳，力斥寒凉之弊，力主用六味丸壮水制阳，认为“滋其阴即所以降火，补北方正所以泻南方”，对后世医家多有启发。《景岳全书·咳嗽》对外感咳嗽、内伤咳嗽的病因、病机、证候和治疗，论述颇详，提出外感咳嗽由肺而及他脏，故以肺为本、他脏为标；而内伤咳嗽则由他脏及肺，故以他脏为本、肺为标的见解。这对后世治疗咳嗽起了很大的指导作用。

清代沈金鳌的《杂病源流犀烛》、程钟龄的《医学心悟》等都在继承前人的基础上，对咳嗽有新的创见和心得。如《杂病源流犀烛·咳嗽哮喘源流》在论述咳嗽的病机时说："盖肺不伤不咳，脾不伤不久咳，肾不伤火不炽、咳不甚，其大较也。"不仅指出肺脾肾三脏是咳嗽的主要病变所在，还指出了咳嗽累及的脏腑是随着病情的加重而由肺及脾、由脾及肾的。他所论述的16种咳嗽，脉因证治齐备，全篇共列出咳嗽方84则，并将导引、运动列为治疗方法之一，使咳嗽的治疗方法日趋丰富。程钟龄创制的止嗽散，根据肺为娇脏的特点，配伍"温润和平，不寒不热"，成为治疗外感咳嗽的著名方剂。

综上，自《内经》中论述咳嗽以来，历朝历代医家在有关论述的基础上，不断对咳嗽的证治进行丰富和发展，对咳嗽的分类、病机、治疗原则、方药等均有了广泛而深入的研究，积累了诸多的治疗经验，使有关理论及实践经验不断得到充实。

【中医病因病机归纳】

咳嗽一般分为外感咳嗽与内伤咳嗽，外感咳嗽的病因为外感六淫之邪；内伤咳嗽的病因为饮食、情志等内伤因素导致脏腑功能失调，内生病邪。外感咳嗽与内伤咳嗽均是病邪引起肺气不清，失于宣肃，迫气上逆而作咳。

外感病因为气候突变或调摄失宜，外感六淫从口鼻或皮毛侵入，使肺气被束，肺失肃降，《河间六书·咳嗽论》谓之"寒、暑、湿、燥、风、火六气，皆令人咳嗽"即是此意。由于四时主气不同，因而人体所感受的外邪亦有区别。风为六淫之首，其他外邪多随风邪侵袭人体，所以外感咳嗽常以风为先导，或挟寒，或挟热，或挟燥，其中尤以风邪挟寒者居多。《景岳全书·咳嗽》说："外感之嗽，必因风寒。"

内伤病因包括饮食、情志及肺脏自病。饮食不当，嗜烟好酒，内生火热，熏灼肺胃，灼津生痰；或饮食生冷不节，肥甘厚味，损伤脾胃，致痰浊内生，上干于肺，阻塞气道，致肺气上逆而作咳。情志刺激，肝失调达，气郁化火，气火循经上逆犯肺，致肺失肃降而作咳。肺脏自病者，常由肺系疾病日久，迁延不愈，耗气伤阴，肺不能主气，肃降无权而肺气上逆作咳；或肺气虚不能布津而成痰，或肺阴虚而虚火灼津为痰，痰浊阻滞，肺气上逆作咳。

咳嗽的病位，主脏在肺，无论外感六淫或内伤所生的病邪，皆侵及肺而致咳嗽，故《景岳全书·咳嗽》说："咳证虽多，无非肺病。"这是因为肺主气，其位最高，为五脏之华盖，肺又开窍于鼻，外合皮毛，故肺最易受外感、内伤之邪，而肺又为娇脏，不耐邪侵，邪侵则肺气不清，失于肃降，迫气上逆而作咳。正如《医学三字经·

咳嗽》所说："肺为五脏之华盖，呼之则虚，吸之则满，只受得本脏之正气，受不得外来之客气，客气干之则呛而咳矣；亦只受得脏腑之清气，受不得脏腑之病气，病气干之，亦呛而咳矣。"《素问·咳论》说："五脏六腑皆令人咳，非独肺也。"说明咳嗽的病变脏腑不限于肺，凡脏腑功能失调影响及肺部，皆可称之为与咳嗽病症相关的病变脏腑。

但是其他脏腑所致的咳嗽皆须通过肺脏，肺为咳嗽的主脏。肺主气，咳嗽的基本病机是内外邪气干肺，肺气不清，肺失宣肃，肺气上逆，迫于气道而咳。《医学心悟·咳嗽》指出："肺体属金，譬若钟然，钟非叩不鸣，风寒暑湿燥火六淫之邪，自外击之则鸣，劳欲情志，饮食炙煿之火自内攻之则亦鸣"，提示咳嗽是肺脏为了驱邪外达所产生的一种病理反应。

外感咳嗽病变性质属实，为外邪犯肺、肺气壅遏不畅所致，其病理因素为风、寒、暑、湿、燥、火，以风寒为多，病变过程中可发生风寒化热、风热化燥，或肺热蒸液成痰等病理转化。

内伤咳嗽病变性质为邪实与正虚并见，他脏及肺者，多因邪实导致正虚；肺脏自病者，多因虚致实。其病理因素主要为"痰"与"火"，但痰有寒热之别，火有虚实之分，痰可郁而化火，火能炼液灼津为痰。他脏及肺，如肝火犯肺，每见气火耗伤肺津，炼津为痰。痰湿犯肺者，多因脾失健运，水谷不能化为精微上输以养肺，反而聚为痰浊，上贮于肺，肺气壅塞，上逆为咳。若久病，肺脾两虚，气不化津，则痰浊更易滋生，此即"脾为生痰之源，肺为贮痰之器"的道理。久病咳嗽，甚者延及于肾，由咳致喘。如痰湿蕴肺，遇外感引触，转从热化，则可表现为痰热咳嗽；若转从寒化，则表现为寒痰咳嗽。肺脏自病，如肺阴不足，每致阴虚火旺，灼津为痰，肺失濡润，气逆作咳，或肺气亏虚，肃降无权，气不化津，津聚成痰，气逆于上，引起咳嗽。

外感咳嗽与内伤咳嗽可相互影响为病，病久则邪实转为正虚。外感咳嗽如迁延失治，邪伤肺气，更易反复感邪，而致咳嗽屡作，转为内伤咳嗽；肺脏有病，卫外不固，易受外邪引发或加重，气候变化时尤为明显。久则从实转虚，肺脏虚弱，阴伤气耗。由此可知，咳嗽虽有外感、内伤之分，但有时两者又可互为因果。

【中医诊断】

肺气不清，失于宣肃，上逆作声而引起咳嗽为本病诊断的主要依据。由于感邪的性质、影响的脏腑、痰的寒热、火的虚实等方面的差别，咳嗽有不同的临床表现。

按咳嗽病程的不同，可将其分为急性咳嗽和慢性咳嗽。咳嗽的时间，有白日咳嗽甚于夜间者，有早晨、睡前咳嗽较甚者，有午后、黄昏、夜间咳嗽较甚者。咳嗽的节律，有时作咳嗽者，有时时咳嗽者，有咳逆阵作、连声不断者。咳嗽的性质，有干性咳嗽、湿性咳嗽。咳嗽的声音，有咳声洪亮有力者，有咳声低怯者，有咳声重浊者，有咳声嘶哑者。痰的色、质、量、味等也有不同的临床表现。痰色有白色、黄色、灰色，甚至铁锈色、粉红色等。痰的质地有稀薄、黏稠等。有痰量少甚至干咳者，有痰量多者。痰可伴腥臭味或无明显气味。咳嗽的辨证要点包括辨外感内伤，辨寒热虚实。

（一）辨外感内伤

外感咳嗽，多为新病，起病急，病程短，常伴肺卫表证。内伤咳嗽，多为久病，常反复发作，病程长，可伴见他脏见症。

（二）辨寒热虚实

外感咳嗽以风寒、风热、风燥为主，均属实；内伤咳嗽中的痰湿、痰热、肝火多为邪实正虚，阴津亏耗咳嗽属虚或虚中夹实。另外，咳声响亮者多属实，咳声低怯者多属虚；脉有力者属实，脉无力者属虚。

【中医鉴别诊断】

（一）哮病、喘病

哮病和喘病虽然也会兼见咳嗽，但各以哮、喘为其主要临床表现。哮病主要表现为喉中哮鸣有声，呼吸气促困难，甚则喘息不能平卧，发作与缓解均迅速。喘病主要表现为呼吸困难，甚至张口抬肩，鼻翼煽动，不能平卧。

（二）肺胀

肺胀常伴有咳嗽症状，但肺胀有久患咳、哮、喘等病症的病史，除咳嗽症状外，还有胸部膨满，喘逆上气，烦躁心慌，甚至颜面紫黯，肢体浮肿等症，病情缠绵，经久难愈。

（三）肺痨

咳嗽是肺痨的主要症状之一，但尚有咯血、潮热、盗汗、身体消瘦等主要症状。肺痨具有传染性，X 线、胸部 CT 检查等有助鉴别诊断。

【中医急救处理】

需要紧急处理的咳嗽，往往多见于在咳嗽基础上并发的咯血、喘促、神昏、窒息等。相关内容可参阅暴喘、心衰、咯血、厥脱等章节，在此不赘述。

【稳定期辨证论治】

（一）治疗原则

咳嗽的治疗应分清邪正、虚实。外感咳嗽，为邪气壅肺，多为实证，故以祛邪利肺为治疗原则，根据邪气为风寒、风热、风燥的不同，应分别采用疏风、散寒、清热、润燥的治疗。内伤咳嗽，多属邪实正虚，故以祛邪扶正、标本兼顾为治疗原则，根据病邪为“痰”与“火”，祛邪分别采用祛痰、清火为治，正虚则养阴或益气为宜，又应分清虚实主次。

（二）分证论治

1. 外感咳嗽

（1）风寒袭肺

症状：咳声重浊，气急，喉痒，咯痰稀薄色白，常伴鼻塞，流清涕，头痛，肢体酸楚，恶寒发热，无汗等表证，舌苔薄白，脉浮或浮紧。

病机：风寒袭肺，肺气不宣。

治法：疏风散寒，宣肺止咳。

方药：三拗汤合止嗽散。方中用麻黄、荆芥疏风散寒，合杏仁宣肺降气；紫菀、白前、百部、陈皮理肺祛痰；桔梗、甘草利咽止咳。咳嗽较甚者，加矮地茶、金沸草祛痰止咳；痒甚者，加牛蒡子、蝉蜕祛风止痒；鼻塞声重者，加辛夷花、苍耳子宣通鼻窍；挟痰湿，咳而痰黏，胸闷，苔腻者，加半夏、茯苓、厚朴燥湿化痰；表证较甚者，加防风、苏叶疏风解表；表寒未解，里有郁热，热为寒遏，咳嗽音哑，气急似喘，痰黏稠，口渴心烦，或有身热者，加生石膏、桑白皮、黄芩解表清里。

（2）风热犯肺

症状：咳嗽咳痰不爽，痰黄或稠黏，喉燥咽痛，常伴恶风身热，头痛肢楚，鼻流黄涕，口渴等表热证，舌苔薄黄，脉浮数或浮滑。

病机：风热犯肺，肺失调达。

治法：疏风清热，宣肺止咳。

方药：桑菊饮加减。方中桑叶、菊花、薄荷疏风清热；桔梗、杏仁、甘草宣降肺气，止咳化痰；连翘、芦根清热生津。咳嗽甚者，加前胡、瓜蒌壳、枇杷叶、浙贝母清宣肺气，化痰止咳；表热甚者，加金银花、荆芥、防风疏风清热；咽喉疼痛，声音嘶哑，加射干、牛蒡子、山豆根、板蓝根清热利咽；痰黄稠，肺热甚者，加黄芩、知母、石膏清肺泄热；若风热伤络，见鼻衄或痰中带血丝者，加白茅根、生地凉血止血；热伤肺津，咽燥口干，加沙参、麦冬清热生津；夏令暑湿加六一散、鲜荷叶清解暑热。

（3）风燥伤肺

症状：喉痒干咳，无痰或痰少而黏连成丝，咳痰不爽，或痰中带有血丝，咽喉干痛，唇鼻干燥，口干，常伴鼻塞，头痛，微寒，身热等表证，舌质红干而少津，苔薄白或薄黄，脉浮。

病机：燥邪犯肺，肺气失宣。

治法：疏风清肺，润燥止咳。

方药：桑杏汤加减。方中桑叶、豆豉疏风解表，清宣肺热；杏仁、象贝母化痰止咳；南沙参、梨皮、山栀清热润燥生津。表证较重者，加薄荷、荆芥以疏风解表；津伤较甚者，加麦冬、玉竹以滋养肺阴；肺热重者，酌加生石膏、知母以清肺泄热；痰中带血丝者，加生地、白茅根以清热凉血止血。

另有凉燥伤肺咳嗽，乃风寒与燥邪相兼犯肺所致，表现为干咳而少痰或无痰，咽干鼻燥，兼有恶寒发热，头痛无汗，舌苔薄白而干等症。用药当以温而不燥、润而不凉为原则，方取杏苏散加减；药用苏叶、杏仁、前胡辛以宣散；紫菀、款冬花、百部、甘草温润止咳。若恶寒甚、无汗，可配荆芥、防风以解表发汗。

2. 内伤咳嗽

（1）痰湿蕴肺

症状：咳嗽反复发作，尤以晨起咳甚，咳声重浊，痰多，痰黏腻或稠厚成块，色白或带灰色，胸闷气憋，痰出则咳缓、憋闷减轻；常伴体倦，脘痞，腹胀，大便时溏，舌苔白腻，脉濡滑。

病机：肺气不宣，痰饮内停。

治法：燥湿化痰，理气止咳。

方药：二陈汤合三子养亲汤。二陈汤以半夏、茯苓燥湿化痰；陈皮、甘草理气和中；三子养亲汤以白芥子温肺利气、宽膈消痰；苏子降气行痰，使气降则痰不逆；莱菔子消食导滞，使气行则痰行。两方合用，则燥湿化痰，理气止咳。临床应用时，尚可加桔梗、杏仁、枳壳以宣降肺气；胸闷脘痞者，可加苍术、厚朴以健脾燥湿化痰；若寒痰较重，痰黏白如泡沫，怯寒背冷，加干姜、细辛以温肺化痰；脾虚证候明显者，加党参、白术以健脾益气；兼有表寒者，加紫苏、荆芥、防风以解表散寒。病情平稳后可服六君子汤加减以资调理。

（2）痰热郁肺

症状：咳嗽气息急促，或喉中有痰声，痰多稠黏或为黄痰，咳吐不爽，或痰有热腥味，或咳吐血痰，胸胁胀满，或咳引胸痛，面赤，或身热，口干欲饮，舌苔薄黄腻，舌质红，脉滑数。

病机：肺气不宣，痰饮化热。

治法：清热肃肺，化痰止咳。

方药：清金化痰汤。方中黄芩、知母、山栀、桑白皮清泄肺热；茯苓、贝母、瓜蒌、桔梗、陈皮、甘草化痰止咳；麦冬养阴润肺以止咳。若痰热郁蒸，痰黄如脓或有热腥味，加鱼腥草、金荞麦根、象贝母、冬瓜仁等清化痰热；胸满咳逆，痰涌，便秘者，加葶苈子、风化硝以泻肺通腑化痰；痰热伤津，咳痰不爽，加北沙参、麦冬、天花粉以养阴生津。

（3）肺肾两虚

症状：久咳不止，缠绵难愈，面色白，动则气喘，自汗怕冷，眩晕耳鸣，腰膝酸软，气短难续，倦怠乏力，尿少浮肿，舌淡，苔薄腻，脉弱或濡。

病机：母病及子，相火灼金。

治法：滋水涵木，培土生金。

方药：补肺汤合金水六君煎加减。方中以人参、黄芪益气补肺；熟地、五味子滋肾敛肺，共同起到肺肾双补的作用；配以紫菀、桑白皮以止咳平喘。痰多清稀者，可去桑白皮，加白术、茯苓、款冬花以增强益气健脾、化痰止咳的功效。白术可协同人参、黄芪，增强益气固表的作用。若见痰多、色白易排出，脘腹痞胀，食少便溏，面色萎黄或微浮，舌质淡、苔白腻者，为脾气偏虚。治宜健脾化湿、补肺祛痰，方用六君子汤加味。本方以人参益气补中，扶脾养胃；白术健脾燥湿，以资运化；茯苓渗湿，辅白术以健脾；甘草和胃，佐人参以益气；加半夏、陈皮燥湿化痰，共奏健脾化痰之功；或加厚朴、杏仁以加强降气化痰之力。若中焦阳虚，气不化水，湿聚成饮，而见咳嗽反复发作，痰涎清稀，则治宜温阳化饮，用苓桂术甘汤加味。

【疾病的转归和预后】

咳嗽一般预后良好，尤其是外感咳嗽，因其病轻浅，及时治疗多能在短时间内治愈。但外感挟燥挟湿者，治疗稍难。因夹湿者，湿邪困脾，久则脾虚而积湿生痰，转为内伤之痰湿咳嗽；夹燥者，燥邪伤津，久则肺阴亏耗，转成为内伤之阴虚肺燥咳嗽。内伤咳嗽多呈慢性反复发作过程，其病甚，治疗难取速效，但只要精心调治，亦多能治愈。咳嗽病证若治疗失当，无论外感咳嗽还是内伤咳嗽，其转归总是由实转虚、虚实兼夹，由肺脏而及脾、肾，正所谓“肺不伤不咳，脾不伤不久咳，肾不伤不喘，病久则咳喘并作”。部分患者病情逐渐加重，甚至累及心，最终导致肺、心、脾、肾诸脏皆虚，痰浊、水饮、气滞、瘀血互结而病情缠绵难愈，甚至演变成为肺胀。

【中医药防治研究的现代进展】

（一）外感咳嗽的内治法

游瑞芳等在临床上运用清代程钟龄的《医学心悟》所载的止嗽散加减（荆芥、桔梗、紫菀、白前、百部、陈皮、金银花、连翘、杏仁、浙贝母、款冬花），治疗外感咳嗽 268 例，1～3 日治愈 143 例，4～6 日治愈 106 例，7～9 日治愈 19 例，总治愈率 92.12%。

（二）风热咳嗽的内治法

王怡冰等采用桑白皮汤方加减（基本方：桑白皮、葶苈子、杏仁、黄芩、炙紫菀、浙贝、桔梗、厚朴、半夏、蝉蜕、防风、生甘草），风寒明显者加麻黄、苏叶，咽痒明显者加白僵蚕，咳嗽频作者加地龙、钩藤，发热者加柴胡、葛根，大便干结者加大黄，咽干咽痛者加桔梗、元参，痰多而黏者加礞石（先煎）。治疗外感咳嗽 50 例患者，在 50 例患者中，治愈 43 例（86%），好转 5 例（10%），无效 2 例（4%），总有效率为 96%。

（三）体虚久咳的内治法

梁钢采用止嗽散合生脉散（基本方：百部、紫菀、白前、桔梗、荆芥、陈皮、甘草、人参、麦冬、五味子）加减治疗感冒后久咳不愈，卫外不固加黄芪、防风，甚则再加桂枝；食少纳呆、便溏，为脾气虚弱，加山药、神曲；痰多色微黄加芦根、瓜蒌壳。服药 2～3 个疗程，治愈 91 例，好转 24 例，无效 10 例，治愈率 72.8%，总有效率 92%。景天驰利用补中益气汤的原方（黄芪、人参、白术、升麻、柴胡、当归、陈皮、炙甘草）加减治疗久咳，证属虚证，治法宗《内经》“寒者温之”，予补中益气汤温补肺气，若病久及肾则非补中益气汤所能及，当予四逆辈。

（四）其他类型咳嗽的内治法

王少峰利用苓桂术甘汤加减振奋心阳，治疗咳嗽日久迁延不愈导致的脾肾阳虚、水气凌心型，甚者用真武汤合五苓散以温肾通阳、健脾利水；对于痰迷心窍者，用涤痰汤以涤痰开窍；对于躁动不安者，用羚角钩藤汤以清热开窍、平肝息风；对于阴阳离决者，用生脉饮合参附汤以益气复脉、回阳救逆。

（五）外治法

胡荣对符合治疗条件的 100 例确诊咳嗽患者全部运用针灸及针刀治疗。针灸采取烧山火、透天凉法，针刀采取穴位切割和刺激。结果：临床治愈 67 例，占 67%；好转 25 例，占 25%；见效 7 例，占 7%；无效 1 例，占 1%。总有效率为 99%。一般 1 次见效，2 次为一个疗程；间隔 3 天，重复一疗程，重复次数不超过 3 次。结论：鱼际、丰隆、太渊穴运用针灸及针刀治疗咳嗽以见效快、疗效好、复发率低为特点。虞金龙等根据中医和传统中药的独特药理作用，采用有关穴位中药贴敷的方法治疗外感咳嗽，疗效显著，具体方法如下：治疗时将麝香关节止痛膏剪成 5 cm×7 cm 的小块，在长方形的小块上撒上止咳散（用姚氏白芥子、细辛、元胡等中药制成细末）贴敷任脉（天突、鸠尾）、督脉（大椎、至阳）穴位（根据病情还可贴敷其他穴位），每 2 天更换一次，2 次为一个疗程。此法具有祛风散寒、宣肺止咳的功效。曾莺用代温灸膏敷贴穴位，咳嗽发作期贴敷双风门、肺俞穴，每 3 天一次，连用 3 次后，在农历“三伏”“三九”天加强贴敷，夏季从初伏起每 10 天贴药一次，冬季从一九起每九天贴药一次，穴位选择双定喘、肺俞、脾俞、肾俞 4 对穴位，每次贴药 2 h。两组咳嗽变异性哮喘患儿经治疗后咳嗽均得到缓解，治疗组夜间及晨间咳嗽症状消失所需时间少于对照组。张双胜等研究了穴位贴敷对咳嗽的疗效，治疗组予以祛风利咽润肺方（由桑叶、牛蒡子、蝉衣、僵蚕、杏仁、百部、阿胶、金沸草、白芍、枇杷叶、南沙参、甘草组成），每日 1 剂，水煎分服。另将白芥子、细辛、甘遂、延胡索按 5∶4∶1∶1 的比例共研细末，取药末 10 g 以老姜汁（生姜去皮绞汁过滤）10 mL 调和成 1 cm×1 cm×1 cm 大小的药饼，用 3 cm×3 cm 透气胶布贴于大椎、定喘、肺俞穴位，时间约 1～4 h，以患者自觉热痛难以忍受为度，每 7 日一次，7 次后观察疗效。治疗组 40 例，临床治愈 28 例（70.0%），显效 9 例（22.5%），无效 3 例（7.5%），总有效率 92.5%；对照组 36 例，临床治愈 25 例（69.4%），显效 8 例（22.2%），无效 3 例（8.5%），总有效率 91.7%。

【经典病例摘录】

孙某，女，50 岁，退休人员，于 2022 年 3 月 20 日就诊。

患者素有咳嗽（慢性支气管炎病史 10 余年），去年咳嗽迄今未已，痰多色白夹泡沫，味咸，咽痒，精神一般，纳谷偏少，夜寐不实，二便如常。X 线胸片提示：双肺纹理增多，以右侧为主。

查体： 心率 80 次/分，呼吸 20 次/分，血压 120/60 mmHg。发育正常，营养良好，形体适中，慢性面容，双肺呼吸音偏低，未闻及干、湿性啰音，心脏听诊无异常。全腹无压痛、反跳痛及肌紧张，肝、脾肋下未触及，双下肢无水肿。舌质偏红，苔薄微黄，脉细。血常规未见明显异常。

中医诊断： 咳嗽（脾肾两虚证）。

西医诊断： 慢性支气管炎。

治法： 治以益肾扶脾为主，兼以化痰肃肺，仿金水六君煎、四君子汤加味。

处方： 熟地黄 15 g　当归 10 g　党参 10 g　白术 10 g

款冬花 10 g　麦冬 10 g　法半夏 10 g　紫菀 10 g

白芥子 6 g　五味子 5 g　陈皮 6 g　炙甘草 3g

5 剂，水煎服，一日 1 剂，每日 3 次。

服用上方 5 剂后，患者咳嗽、咯痰较前减少，咸味消失。继续守方 3 剂治疗。

服用上方 3 剂后，咳嗽基本未作，精神可，纳食可，夜寐一般，舌淡红苔薄黄，脉弦细。上方去五味子，加桔梗 15 g、茯苓 30 g。

服用上方 3 剂后，患者诸症均明显好转，精神状态可，咳嗽渐愈。

按： 本例患者结合脉症，乃咳久伤肺，病及脾肾，脾虚水谷精微不归正化，肾虚水泛为痰，上干于肺。生痰之源不断，贮痰之器不清，脾肾双亏，不扶其土，无以生金，不固其下，无以清上。故选用金水六君煎、四君子汤加减。方中熟地黄益气养血、填精益髓，臣以苦温之白术，健脾燥湿，加强益气助运之力。佐以甘淡之茯苓，健脾渗湿，苓、术相配，则健脾祛湿之功显著。使以炙甘草，益气和中，调和诸药。诸药配合，共具益肾健脾、化痰肃肺的功用。服用 5 剂后患者咸味消失，咳嗽、咯痰略减，加用桔梗宣肺、茯苓利湿后，患者诸症均明显好转。

【咳嗽的西医综述】

咳嗽作为一种临床症状，可出现在多种急、慢性疾病过程中。咳嗽是机体的防御性神经反射，有利于清除呼吸道分泌物和有害因子。成人咳嗽通常按时间分为三类：急性咳嗽（<3 周）、亚急性咳嗽（3～8 周）和慢性咳嗽（>8 周）。咳嗽按性质又可分为干咳与湿咳，建议以每天痰量>10 mL 作为湿咳的标准。不同类型的咳嗽具有不同的病因分布特点。不同的流行病学与临床研究采用的慢性咳嗽定义有所不同，通常将以咳嗽为唯一或者主要症状，病程>8 周，且 X 线胸片无明显异常者称为慢性咳嗽。

频繁剧烈的咳嗽，特别是慢性咳嗽，对患者的工作、生活和社会活动造成严重影响。慢性咳嗽可引起心血管、消化、神经、泌尿、肌肉骨骼等多个系统的并发症，如血压升高、心律失常、血管破裂、气胸、尿失禁、晕厥、失眠、抑郁、焦虑等。高达50% 的女性慢性咳嗽患者因为咳嗽诱发尿失禁，严重影响生活质量。

急性咳嗽的诊断及治疗：急性咳嗽的常见病因为普通感冒和急性气管—支气管炎。应注意区分是否伴有危重症疾病，如急性心肌梗死、左心功能不全、肺炎、气胸、肺栓塞及异物吸入，可能表现为急性咳嗽。一些急性传染性呼吸系统疾病，如流行性感冒（简称流感）、严重急性呼吸综合征（SARS）、新型冠状病毒感染等，咳嗽亦是其主要症状，发生率通常可达 70% 或更高，临床上要注意鉴别。这些急性传染性呼吸系统疾病除咳嗽症状外，还常伴随明显的发热、乏力、肌肉疼痛等全身症状，部分病情进展者可出现气促、呼吸困难等症状。咳嗽可导致病毒经飞沫或气溶胶传播的风险增高，因此在疾病大流行期间，尤其需要注重咳嗽礼仪、佩戴口罩、加大社交距离等卫生措施。哮喘、慢性支气管炎和支气管扩张等原有疾病加重也可导致咳嗽加重或出现急性咳嗽。此外，环境因素或职业因素暴露越来越多地成为急性咳嗽的原因。

（一）普通感冒

病毒感染是感冒的主要病因。感冒的诊断主要依靠病史与体格检查，通常不需要进行病原学或影像学检查。临床表现除咳嗽外，还伴有其他上呼吸道相关症状，如流涕、喷嚏、鼻塞和鼻后滴流感、咽喉刺激感或不适，可伴发热，全身症状较少。普通感冒的咳嗽常与鼻后滴流有关。流感除了咳嗽症状外，常有发热、肌痛等全身症状。

普通感冒以对症治疗为主。①抗菌药物：抗菌药物无法缩短感冒病程或减轻症状，且可能出现不良反应，不推荐感冒患者常规使用抗菌药物。②减充血剂与抗组胺药：减充血剂与第一代抗组胺药物联合应用能明显缓解咳嗽，改善打喷嚏、鼻塞等症状，但需注意不良反应，儿童用药需谨慎。单用第一代抗组胺药物治疗无明显临床获益。③解热镇痛药：主要针对普通感冒患者的发热、咽痛和全身酸痛等症状，建议短期应用，且应注意卒中等风险。对乙酰氨基酚是临床上使用最为广泛的非甾体抗炎药物之一。以咳嗽等呼吸道症状为主要表现而无发热、头痛、肌痛等症状的普通感冒患者，不推荐使用非甾体抗炎药物。④镇咳药物：咳嗽剧烈者，必要时可使用中枢性或外周性镇咳药。对于普通感冒所致的咳嗽患者，不推荐常规单独使用中枢性止咳药物（如右美沙芬、可待因）。推荐第一代抗组胺药物、减充血剂联合镇咳药物的复方制剂治疗伴有咳嗽的普通感冒。中医中药治疗感冒有一定的效果，但缺乏高质量的临床研究数据支持。

（二）急性气管—支气管炎

急性气管—支气管炎是由于生物性或非生物性因素引起的气管—支气管黏膜的急性炎症。病毒感染是最常见的病因，以鼻病毒和流感病毒多见，少部分由细菌引起。冷空气、粉尘及刺激性气体也可引起此病。大部分患者呈自限性病程。婴幼儿和年老体弱者有可能发展为迁延性支气管炎。

1. 临床表现

起病初期常有上呼吸道感染症状。随后咳嗽可渐加剧，伴或不伴咳痰，伴细菌感染者常咳黄脓痰。急性气管—支气管炎常呈自限性，全身症状可在数天内消失，但咳嗽、咳痰一般持续 2 ~ 3 周。X 线胸片检查无明显异常或仅有肺纹理增加。体格检查发现双肺呼吸音粗，有时可闻及湿性或干性啰音。

2. 治疗

治疗原则：以对症处理为主。剧烈干咳者可适当应用镇咳药物，有痰而不易咳出者推荐使用祛痰药物或黏痰溶解剂。缓释愈创甘油醚可缓解急性呼吸道感染的症状。国外证据表明，抗菌药物治疗对急性气管—支气管炎患者的咳嗽缓解、病程无明显影响，但国内尚缺乏这方面的研究证据。不推荐常规使用抗菌药物治疗急性气管—支气管炎。对于咳黄脓痰的急性气管—支气管炎患者，建议给予抗菌药物治疗。如有细菌感染，如咳脓性痰或外周血白细胞增高者，可依据感染的病原体及药物敏感试验选择抗菌药物。在未得到病原菌阳性结果之前，可选用 β-内酰胺类、喹诺酮类等口服抗菌药物。对于伴咳喘的成人急性气管—支气管炎患者，建议使用 β_2 受体激动剂。中草药治疗急性气管—支气管炎的有效性和安全性目前尚没有高质量的证据支持。

在处理亚急性咳嗽时，首先要明确咳嗽是否继发于先前的呼吸道感染，并进行经验性治疗。治疗无效者，再考虑其他病因，并参考慢性咳嗽诊断流程进行诊治。

由于抵抗力低下、排痰不畅、细菌耐药或抗感染疗效不佳等原因，细菌在支气管内不能被及时有效清除，一些细菌性急性支气管炎患者可能病程迁延超过 3 周，即为迁延性细菌性支气管炎（protracted bacterial bronchitis，PBB）。PBB 多见于婴幼儿，但成人有时亦可见到，致病细菌常为流感嗜血杆菌和肺炎链球菌。除了细菌外，肺炎支原体、肺炎衣原体等感染气管、支气管亦可造成迁延性感染性咳嗽，但临床上常不容易获得病原学诊断，故多称为迁延性感染性支气管炎（protracted infectious bronchitis，PIB）。对于 PIB，建议抗感染治疗 1 ~ 2 周甚至更长时间。

对于青少年、成人咳嗽患者，若百日咳血清抗体 IgG 滴度较高，应考虑百日咳的可能。对于成人急性或亚急性咳嗽患者，如果存在咳嗽后呕吐以及鸡鸣样回声，应考虑百日咳的可能。聚合酶链反应（PCR）、细菌培养可确诊百日咳。一旦诊断百日咳，建议尽早（起病后 1～2 周的卡他期）开始使用大环内酯类药物治疗，虽然治疗不能改变疾病进程，但能够降低疾病的传染性。对于非卡他期（迁延期）百日咳患者，不推荐使用抗菌药物治疗。不建议使用皮质类固醇、β_2肾上腺素受体激动剂、百日咳特异性免疫球蛋白和抗组胺剂药物治疗百日咳。

慢性咳嗽多见于感染性疾病，也可见于肿瘤。

（三）慢性支气管炎

慢性支气管炎是指咳嗽、咳痰连续 2 年以上，每年累计或持续发作至少 3 个月，并排除其他引起慢性咳嗽的病因。咳嗽、咳痰一般晨间明显，咳白色泡沫痰或黏液痰，加重期亦有夜间咳嗽，常与吸烟和环境暴露相关。

在社区流行病学调查中，慢性支气管炎是常见疾病，然而在专科门诊诊治的慢性咳嗽患者中，慢性支气管炎患者只占少数。这种差异可能与目前慢性支气管炎的诊断缺乏客观标准，在流行病学调查时易将许多其他病因引起的慢性咳嗽误诊为慢性支气管炎有关。慢性支气管炎型慢阻肺是慢阻肺的一个特殊表型，慢性咳嗽伴咳痰与其急性加重率增加、病死率增加相关。

戒烟或者避免环境危险因素暴露是慢性支气管炎的重要管理方法。两项亚洲的研究结果表明，慢性支气管炎急性发作患者多为流感嗜血杆菌、卡他莫拉菌、肺炎球菌、肺炎克雷伯菌、铜绿假单胞菌和不动杆菌感染，应对当地细菌耐药情况进行流行病学调查并指导抗菌药物选择。因具有广谱抗菌活性且药物相关不良反应少，建议将莫西沙星作为慢性支气管炎急性发作时的主要治疗药物。

（四）支气管扩张症

支气管扩张症是慢性炎症引起气道壁破坏，导致支气管扩张和管腔变形的不可逆性病症。支气管扩张症的主要病变部位为亚段支气管。其典型临床表现为慢性咳嗽、大量咳脓痰及间断性咯血，常合并慢性鼻窦炎。有典型病史者诊断并不困难，无典型病史的轻度支气管扩张症则容易被误诊。X 线胸片改变（如卷发样征）对诊断有提示作用，怀疑支气管扩张症时，最佳诊断方法为胸部高分辨率 CT。

不推荐稳定期支气管扩张症患者常规吸入 ICS，但对存在慢性气流阻塞或气道高反应性的稳定期支气管扩张症患者，推荐联合吸入 ICS+LABA 以改善咳嗽症状。体位引流对支气管扩张症患者具有一定的作用。对于重度支气管扩张症的患者，静脉滴注抗菌药物治疗可能有助于减轻咳嗽症状、避免急性加重，建议在患者一般情况差和需要住院治疗时，或所感染的病原菌对口服抗菌药物治疗无反应，或口服抗菌药物治疗失败时应用。大环内酯类药物有助于改善稳定期支气管扩张症患者症状，减少急性加重风险，但要注意长期应用导致的细菌耐药性及药物不良反应等问题。吸入性抗菌药物治疗支气管扩张可以有效降低痰液细菌负荷和急性发作的风险，延缓疾病的进展，并且患者对药物具有良好的耐受性。不推荐常规应用吸入性气道黏液溶解剂。他汀类药物、甘露醇吸入，也可能有助于支气管扩张症的治疗，但不推荐常规临床应用。高渗盐水雾化有助于缓解支气管扩张症患者的临床症状，减少细菌定植。

（五）气管—支气管结核

在我国，气管—支气管结核引起的慢性咳嗽并不罕见，且多数合并肺结核，也有不少患者仅表现为单纯性支气管结核。其主要症状为慢性咳嗽，可伴有低热、盗汗、消瘦等结核中毒症状，部分患者咳嗽是其唯一的临床表现，体格检查有时可闻及局限性吸气期干啰音，X 线胸片无明显异常，临床上容易被误诊或漏诊。

对怀疑气管—支气管结核的患者应首先行痰涂片找抗酸杆菌检查。部分患者结核杆菌培养可呈阳性。X 线胸片的直接征象不多，可发现气管、主支气管的管壁增厚、管腔狭窄或阻塞等病变。胸部 CT 检查（特别是高分辨率 CT）显示支气管病变征象较 X 线胸片更为敏感，尤其能显示叶以下支气管的病变，可以间接提示诊断。支气管镜检查是确诊气管—支气管结核的主要手段，镜下常规刷检和组织活检阳性率高。治疗原则参考结核相关指南。

（六）支气管肺癌

咳嗽常为中心型肺癌的早期症状和常见症状，发生率为 25%～86%。早期 X 线胸片检查常无异常，故容易漏诊、误诊。因此，在详细询问病史后，对于有长期吸烟史，出现刺激性干咳、痰中带血、胸痛及消瘦等症状或原有咳嗽性质发生改变的患者，应高度怀疑肺癌的可能，进一步行影像学检查和支气管镜检查。肺癌咳嗽的治疗关键在于原发灶的治疗，放疗、化疗、射频消融术及手术切除肺部肿瘤能够缓解肺癌患者的咳嗽症状。肺部手术后咳嗽是临床上的常见问题，机制不清，可能涉及麻醉方式、手术切除、淋巴清扫、术后支气管扭曲等。右美沙芬、甲磺司特（一种新型的选择性 Th2 细胞因子抑制剂）对肺癌术后的咳嗽可能有一定的治疗效果。顽固性咳嗽可应用中枢性或周围性镇咳药物对症治疗。

第二节

哮证

【疾病概述】

哮病是一种发作性的痰鸣气喘疾患，发时喉中有哮鸣声，呼吸困难，甚则喘息不能平卧，呈反复发作性，常因气候突变、饮食不当、情志失调、劳累等因素诱发。发作前多有鼻痒、喷嚏、咳嗽、胸闷等先兆。

现代医学中的支气管哮喘、哮喘性支气管炎、嗜酸性细胞增多症（或其他急性肺部过敏性疾患）引起的哮喘，因肺系或其他多种疾病引起的痰鸣气喘症状，虽属于喘证、肺胀等病证范围，但亦可与本节辨证论治内容联系互参。

【历史沿革】

哮证别称呷嗽，最早在《素问·阴阳别论》中有记载：“阴争于内，阳扰于外，魄汗未藏，四逆而起，起则熏肺，使人喘鸣。”书中无哮病之名，但有关哮病症状、病因病机的记载，病名为“喘鸣”和“喘喝”。

东汉张仲景在《金匮要略》中将本病称为“上气”，不仅具体描述了本病发作时的典型症状，提出了治疗方药，而且从病理上将其归属于痰饮病中的“伏饮”，堪称后世“顽痰伏肺为哮病夙根”的渊薮。

隋代《诸病源候论》称本病为“呷嗽”，明确指出本病病理为“痰气相击，随嗽动息，呼呷有声”，治疗“应加消痰破饮之药”。

宋代王执中在《针灸资生经》中曰：“因与人治哮喘，只缪（刺）肺俞，不缪他穴”，首次提到“哮喘”二字。

元代《丹溪心法·哮喘》，首创哮喘病名，第一次将哮喘作为独立的疾病专论成篇，阐明病理因素“哮喘必用薄滋味，专注于痰”。明代戴元礼在《秘传证治要诀及类方》中记载：“喘气之病，哮吼如水鸡之声，牵引胸背，气不得息，坐卧不安，此谓嗽而气喘，或宿有此根”，明确提出哮喘之“宿根”学说。

明虞抟《医学正传》则进一步对哮与喘作了明确的区别，指出“哮以声响言，喘以气息言”，认为呼吸急促为喘证，而喘气出入，喉间有声为哮证，哮必兼喘而喘不一定兼哮。李中梓在《医宗必读》中提出“哮证”的病名，一直沿用至今。

哮证的发病机制复杂，致病因素多，各代医家对于该病的病因病机的认识不尽相同，但是均认为痰饮是该病的主要致病原因之一。清代李用粹在《证治汇补·哮病》中记载：“哮即痰喘之久而常发者，因内有壅塞之气，外有非时之感，膈有胶固之痰，三者相合，闭拒气道，搏击有声，发为哮病”，指出哮病的基本病机为痰气搏击，壅阻气道，肺失宣降。明代张景岳《景岳全书》：“哮有夙根，遇寒即发，或遇劳即发者，亦名哮喘。”清代叶天士《临证指南医案·哮》：“宿哮……沉痼之病，寒入背腧，内合肺系，宿邪阻气阻痰。”清代何梦瑶《医碥·喘哮》：“哮者……得之食味酸咸太过，渗透气管，痰入结聚，一遇风寒，气郁痰壅即发。”《症因脉治·哮病》：“哮病之因，结成窠臼，潜伏于内，偶有七情之犯，饮食之伤，或有时令之风寒束其肌表，则哮喘之症作矣。”上述经典均指出寒、燥、热、湿等外邪，饮食、劳倦、七情、久病体虚及禀赋不足是哮证发病的因素。

张仲景在《金匮要略》中记载“咳而上气，喉中水鸡声，射干麻黄汤主之”，论述了寒饮又挟表邪之肺胀证的治疗，根据异病同治原则，本方又用于素体痰饮内伏，又复感风寒邪，使肺气宣降失司，水气相搏，上气喘息，喉中痰鸣之哮证。射干麻黄汤药物组成：射干、麻黄、紫菀、款冬花、半夏、生姜、细辛、五味子、大枣，全方共奏散寒、平喘、止咳、化痰之功。此经方沿用至今，众多医家将其称为治疗哮证的祖方。《伤寒论》第 40 条曰：“伤寒表不解，心下有水气……或喘者，小青龙汤主之。”小青龙汤主治外寒内饮证，是治疗寒哮的代表方剂。此方的药物组成有麻黄、白芍、细辛、桂枝、干姜、甘草、五味子、半夏。方中多以温药为主，以化痰饮为目的，体现了“当以温药和之”的治疗原则。

巢元方在《诸病源候论》中指出本病病理为“痰气相击，随嗽动息，呼呷有声”，治疗“应加消痰破饮之药”。元代朱丹溪在《丹溪心法·哮喘》中第一次将哮喘作为独立的疾病专论成篇，阐明病理因素“哮喘必用薄滋味，专主于痰”，提出“未发以扶正气为主，既发以攻邪气为急”的治疗原则，论述其理、法、方、药。

清代医家李用粹《证治汇补·哮病》：“邪实为哮，固宜祛散，然亦有体弱质薄之人，及曾经发散，屡用攻劫，转致脉虚形减者，治当调补之中兼以清肺利气。”

国医大师晁恩祥认为“风邪犯肺，肺失宣肃，气道挛急”是哮证的主要病机，主要病邪为风邪，将哮证称为“风咳”，治疗上以“疏风宣肺，缓急解痉”为治疗大法。

著名医家周平安则认为哮证发病主要责之于风邪，内风责之于肝，外风责之于肺，内外相合，导致肺络痉挛，气失宣降，哮病即发，治疗时予自拟柴胡脱敏汤养血柔肝，息风缓痉，宣肺平喘。

【中医病因病机归纳】

哮证总的病机为“伏痰”遇感引触，痰随气升，气因痰阻，相互搏结，壅塞气道，肺气宣降失常，引动停积之痰，而致痰鸣如吼，气息喘促。历代医家多认同哮证因夙根学说，《病因脉治·哮病》写道：“哮病之因，痰饮留伏，结成窠臼，潜伏于内，偶有七情之犯，饮食之伤，或外有时令之风寒束其表，则哮喘之症作矣。”书中直接论述了“痰饮伏肺”是哮证病机，夙根即为痰饮，每因外邪侵袭、饮食不节、情志刺激、体虚劳倦等诱因引动而触发，认为痰是哮病发病的关键内部发病机制。

（一）外邪侵袭

《素问·风论》早有记载：“风为百病之长”“风为六淫之首”。临床常见寒、燥、热、湿等诸邪依附于风邪而侵犯人体，如风寒、风热等，而肺为华盖，属上焦，娇脏也，风为阳邪，其性开泄，易袭于肺，引动宿体痰饮，发为哮喘。《景岳全书·喘促》有曰：“喘有夙根，遇寒即发，或遇劳即发，亦名哮喘。”外感风寒或风热之邪，未能及时表散，邪蕴于肺，壅阻肺气，气不布津，聚液生痰。

（二）饮食不节

当脾气不足时，过食生冷，寒饮内停，或嗜食酸咸甘肥，积痰蒸热，或进食海膻发物，以致脾失健运，痰浊内生，上干于肺，壅塞气道，而致诱发。《内经》有云：“脾为生痰之源，肺为储痰之器……肺为水之上源，肾为水之下源。”《病因脉治·哮病》曰：“水饮停积，结聚为痰，人皆有之，少者不能为害，若多则成病。”两书均指出了脾、肺、肾三脏失常，助湿生痰，凝结聚集，生痰则伏于肺内，而成宿根痰饮。

（三）情志内伤

《内经》最早论述哮病与情志相关，后明代薛己在《内科摘要》中记载了“喘急之证，因暴惊而触心”，即突发惊吓诱发哮喘。

（四）体虚、病后、素禀赋不足

正虚体弱易受邪侵，如幼儿由于禀赋不足所致哮病，亦称“幼稚天哮”或者“天哮”。病后体弱，如反复感冒、咳嗽日久可致肺虚。肺气不足，阳虚阴盛，气不化津，痰饮内生；阴虚阳盛，热蒸液聚，痰热胶固，均可致哮。

哮证的病位主要在肺，与脾、肾关系密切。病理因素以痰为主，肺脾肾三脏对津液的运化失常，凝聚成痰，伏藏于肺，成为夙根。朱丹溪云："哮喘专主于痰。"以哮证而言，伏痰为其主因，故痰为哮证之"夙根"。但痰的生成，在于脏腑功能失调，与个体素体虚弱密切相关。发作时的基本病理变化为"伏痰"遇感引触，痰随气升，气因痰阻，相互搏结，壅塞气道，通畅不利，肺气宣降失常，引动停积之痰，而致痰鸣如吼，气息喘促。《证治汇补·哮病》说："哮即痰喘之久而常发者，因内有壅塞之气，外有非时之感，膈有胶固之痰，三者相合，闭拒气道，搏击有声，发为哮病。"

哮证总属邪实正虚之证，发时以邪实为主，当分寒、热、寒包热、风痰、虚哮五类，正虚邪实，脏腑阴阳失调，素体偏盛偏虚，对津液的运化失常，肺不能布散津液，脾不能输化水精，肾不能蒸化水液，而致凝聚成痰，若痰伏于肺则成为潜在的病理因素。发作期以邪实为主，缓解期以正虚为主。若长期反复发作，寒痰伤及脾肾之阳，痰热耗灼肺肾之阴，则可从实转虚，平时表现为肺、脾、肾等脏气虚弱之候。病机转化若因于寒或素体阳虚，痰从寒化，则发为冷哮；病因于热，或素体阳盛，痰从热化，则发为热哮；若痰热内郁，风寒外袭，则发为寒包火证。寒热之间可相互转化，寒痰可以化热；热证久延或治不得法，可病从寒化。哮证反复发作，寒痰每伤脾肾之阳，热痰耗灼肺肾之阴，常互为因果，如肺虚不能主气，气不布津，则痰浊内蕴，肃降无权，并因卫外不固而易招外邪侵袭。脾虚失运，积湿生痰，上贮于肺，影响肺气升降。肾虚摄纳失常，阳虚水泛为痰，或阴虚虚火灼津为痰，上干于肺。由于肺脾肾三脏相互影响，可致合病或并病，表现为肺脾气虚、脾肾阳虚、肺肾阴虚，更致病情反复发作，迁延不愈。病情严重时，因肺不能朝百脉，六脉运行不畅，命火不能上济于心，或痰饮凌心，痰浊蒙闭心窍，心气心阳受累，则可发生喘脱危候。气机不运，气血瘀闭，则可发生喘闭昏厥之危候。

【中医诊断】

（一）发病特点

多幼儿时发病，有家族史，呈反复发作性，发作时常多突然，可见鼻痒、喷嚏、咳嗽、胸闷等先兆症状。

（二）临床表现

发作时喉中哮鸣有声，呼吸困难，甚则张口抬肩，不能平卧，或口唇指甲紫绀。

（三）辨证要点

1. 首辨已发、未发

已发病者，则平静时可突发胸部满闷，呼吸喘促，喉中哮鸣，伴咳嗽，咯痰不利，甚则张口抬肩，唇甲青紫，额汗，心悸，烦躁不宁等症。未发病者，可无明显的症状与体征；或仅有轻微的咳嗽、咯痰、呼吸急促等；日久反复发作，可见气喘、咳嗽、咯痰、呼吸时喉间哮鸣有声、自汗、畏风、神疲形衰、腰酸浮肿等症。

2. 发作时以邪实为主，辨其寒热

辨寒热在分清虚实的基础上，实证须辨寒痰、热痰以及有无表证的不同。寒痰证内外皆寒，谓之冷哮。除有实证的表现外，多伴胸膈满闷，咯痰稀白，面色晦滞，或有恶寒、发热、身痛等表证，苔白滑，脉浮紧等症。

【中医鉴别诊断】

（一）哮病与喘证

哮病和喘证都有呼吸急促、困难的表现，哮必兼喘，但喘未必兼哮。哮指声响言，喉中哮鸣有声，是一种反复发作的独立性疾病；喘指气息言，为呼吸急促困难，是多种肺系急、慢性疾病的一个症状。

（二）哮病与支饮

支饮亦可表现为痰鸣、气喘的症状，大多由于慢性咳嗽经久不愈，逐渐加重而成咳喘，病情时轻时重，发作与间歇的界限不清，以咳嗽和气喘为主；而哮病间歇发作，突然起病，迅速缓解，喉中哮鸣有声，轻度咳嗽或不咳。

【中医急救处理】

哮证可分为发作期、慢性持续期和缓解期三个疾病阶段，治以“发作期治标，稳定期治本为主”为原则，区分寒热虚实，分别论治。然发作时，虽以邪实为主，亦有正虚。以豁痰利气祛邪为主，寒痰当温化，热痰当清化，表邪明显者兼以解表。大发作有喘脱倾向时，更应重视回阳救脱，急固其本。朱丹溪提出“未发以扶正气为主，既发以攻邪气为急”，以“发时治标，平时治本”为基本治疗原则。

（一）寒哮

症状：喉中哮鸣有声，胸膈满闷，咳痰稀白，面色晦滞。或有恶寒、发热、身痛。舌质淡，苔白滑，脉浮紧。

治法： 宣肺散寒，化痰平喘。

方药： 射干麻黄汤或小青龙汤加减。射干、麻黄、细辛、半夏、杏仁、生姜、紫菀、款冬花、甘草等。或具有同类功效的中成药。

（二）热哮

症状： 喉中哮鸣如吼，气粗息涌，胸膈烦闷，呛咳阵作，痰黄黏稠，面红，伴有发热、心烦口渴等。舌质红，苔黄腻，脉滑数。

治法： 清热宣肺，化痰定喘。

方药： 定喘汤或麻杏石甘汤加减。麻黄、黄芩、桑白皮、苏子、半夏、银杏、杏仁、款冬花、甘草等。

（三）风哮

症状： 反复发作，喉中哮鸣有声，咳嗽痰少或无痰，发前多有鼻痒、咽痒、喷嚏，或伴恶风。舌质淡或舌质红少津，苔薄白或无苔，脉浮或弦细。

治法： 祛风解痉，宣肺平喘。

方药： 黄龙舒喘汤加减。炙麻黄、地龙、蝉蜕、紫苏子、石菖蒲、白芍、五味子、白果、甘草、防风等。

（四）阳虚喘脱危证

症状： 哮病反复久发，喘息鼻煽，张口抬肩，气短息促，烦躁，昏蒙，面青，四肢厥冷，汗出如油。舌质青暗、苔腻或滑，脉细数不清，或浮大无根。

治法： 化痰开窍，回阳固脱。

方药： 回阳救急汤加减。人参、炮附片、甘草、山茱萸肉、石菖蒲、白果、葶苈子、煅龙骨、煅牡蛎、蛤蚧等。

注意事项：

1）反复发作，发时正虚邪实，不可拘泥于攻邪而须兼顾扶正。

2）注意治痰。

3）慎用辛散之品，汗出伤正，易致复发。

【稳定期中医辨证论治】

哮证缓解期常以正虚为主，但其痰饮留伏的病理因素仍然存在，故对哮证的治疗，又当标本兼顾。平时当重视治本，区别肺、脾、肾的主次，在补益的同时，适当兼顾舒畅气机。

（一）慢性持续期

1. 痰哮证

症状：喉中痰涎壅盛，声如拽锯，喘急胸满，但坐不得卧，痰多易出，面色青暗。舌苔厚浊或黄腻，脉滑实。

治法：健脾化痰，降气平喘

方药：三子养亲汤加减。炙麻黄、苦杏仁、橘红、半夏、茯苓、紫苏子、莱菔子、白芥子、诃子、甘草等。

2. 虚哮证

症状：气短息促，动则喘甚，发作频繁，甚则持续喘哮，口唇、爪甲青紫，咯痰无力，痰涎清稀或质黏起沫，面色苍白或颧红唇紫，口不渴或咽干口渴，形寒肢冷或烦热。舌质淡或偏红，或紫黯，脉沉细或细数。

治法：补肺纳肾，降气平喘

方药：平喘固本汤加减。黄芪、胡桃肉、五味子、紫苏子、法半夏、款冬花、陈皮、地龙等。或用补肾益气方加减，药用黄芪、淫羊藿、生地等。

注意事项：慢性持续期证型较复杂，往往虚实夹杂；实证有寒热之分，虚证当分清肺脾气虚或肺肾气虚，同时还应分清阴阳；另外还需重视兼夹证。

（二）临床缓解期

1. 肺脾气虚证

症状：气短声低，喉中时有轻度哮鸣，痰多质稀，色白，自汗，怕风，常易感冒，倦怠乏力，食少便溏。舌质淡，苔白，脉细弱。

治法：健脾补肺益气。

方药：玉屏风散和六君子汤加减。黄芪、白术、防风、党参、茯苓、甘草、陈皮、半夏。

2. 肺肾两虚证

症状：气短息促，动则为甚，吸气不利，咳痰质黏起沫，脑转耳鸣，腰膝酸软，心慌，不耐劳累，或五心烦热，颧红，口干，舌质红，少苔，脉细数；或畏寒肢冷，面色苍白，舌苔淡白，质胖，脉沉细。

治法：补益肺肾，纳气平喘。

方药：补肾益气颗粒和生脉地黄汤。黄芪、淫羊藿、茯苓、葶苈子、白术、山药、山茱萸肉、枸杞子、甘草、熟地黄、川贝等。

中成药： 金水宝、补肾防喘片、六味地黄丸等。

【非药物疗法】

（一）针灸治疗

实证，风寒取手太阴经穴为主，毫针用泻法，风寒可酌用灸法；痰热可兼取足阳明经穴，选穴以膻中、列缺、肺俞、尺泽为主，风寒加风门，痰热加丰隆，喘甚加天突、定喘。

虚证，毫针用补法，可酌情用灸法。选穴以肺俞、膏肓、肾俞、气海、足三里、太渊、太溪为主。

（二）穴位贴敷疗法

根据病情需要，可选择定喘、风门、肺俞、天突、膏肓、膻中等穴位，脾虚加脾俞，肾虚加肾俞。参考《张氏医通》白芥子膏组方：炒白芥子、延胡索各 20 g，细辛、甘遂、肉桂、天南星各 10 g，共研细末，用生姜汁调成糊状，将药糊贴敷于穴位上。

（三）拔罐

急性发作期和慢性持续期患者，根据病情需要，可选择大椎、风门、肺俞、定喘、丰隆等穴位，每日或隔日拔 1 次，每次更换部位，拔罐时间 5 ~ 8 分钟，10 日为一疗程。

（四）耳穴贴压（耳穴埋豆）

急性发作期和慢性持续期患者，根据病情需要，可选择肺尖、肾上腺、气管、皮质下、交感、肺等穴位，用磁珠或王不留行固定于相应穴位，每天按 4 ~ 6 次，每次 3 ~ 5 分钟，以有酸胀感为度，保留 3 ~ 7 天。

（五）膏方

哮喘发病，其标在肺，其本在肾，虚实夹杂，故临床在扶正补虚的同时，宜兼顾祛邪治病；同时应重视顾护脾胃，不可滋腻太过。方以二陈汤、七味都气丸、人参养荣汤等为主加减。

治疗宜忌：

1）反复发作，发时正虚邪实，须兼顾扶正，不可拘泥于攻邪。

2）注意治痰。

3）慎用辛散之品，汗出伤正，易致复发。

4）忌烟，避免接触刺激性气体、灰尘、花粉等各种诱因。

5）饮食忌生冷、肥腻、辛辣、海膻等物，以杜绝生痰之源。

6）防止过度疲劳和情志刺激，以减少急性发作的次数。

【疾病转归、预后和预防】

哮证是一种反复发作、缠绵难愈的疾病。部分青少年患者，随着年龄的增长，正气渐充，肾气日盛，体质强壮，辅以药物治疗可以终止发作而治愈；而中老年及体弱患者，肾气渐衰，发作频繁，则不易根除。哮证反复发作，日久则痰瘀互结，病及于心。本病较为顽固，迁延难愈，寒哮、痰哮痰郁化热，可转化为热哮。哮证反复发作，导致内脏虚损，在缓解期也表现为肺脾肾虚损之候；长期反复发作，致肺燥津伤或肺气虚冷，可转为肺痿；肺脾肾受损，可转为肺胀；长期反复发作，心肾受累，可发为喘脱危候。

本病应重视预防，“未发时扶正为主”“已发时攻邪为主”，扶助正气、祛除宿痰为预防本病之首要措施。尤其是持续或大发作时，应及时救治，密切注意病情变化，防止喘脱危候发生。哮证患者平素注意保暖，戒烟酒，防止感冒，避免因寒冷空气的刺激而诱发，适当进行体育锻炼，以增强体质；饮食宜清淡，忌肥甘油腻、辛辣甘甜之品，防止生痰生火、避免海膻发物，避免烟尘异味；保持心情舒畅，避免不良情绪的影响，劳逸适当，防止过度疲劳。

【中医药防治研究的现代进展】

国医大师周仲瑛将哮喘分为五个证型：重寒证，治以辛温散寒蠲饮，方选小青龙汤；寒包热证，治宜辛温散邪、清里热，以定喘汤为主方；痰火证，治以苦寒荡涤、通降阳明，主方以麻杏甘石汤加减；湿痰证，治宜通阳泄浊、疏化痰湿，以桂枝加厚朴杏子汤或枳实薤白桂枝汤加减；虚哮证，治以清痰本，自拟平喘固本汤加减。

名医胡学军，在临床工作中将支气管哮喘分为发作期、迁延期、缓解期三期。他认为发作期以风邪束肺为主，当以祛风宣肺为主，自拟黄龙平喘汤加减；迁延期，患者病邪未解，正气已虚，治疗以祛风化痰、补肺健脾为主，自拟平喘止咳汤加减；缓解期及无症状阶段，病程短以肺脾气虚为多，病久则肺脾肾俱虚，以补益肺肾、健脾和胃为主，以自拟调肺汤加减。余小萍将哮喘分为急性发作期和缓解期，急性发作期以化痰祛瘀、平喘定哮为主，予以定哮方治疗；缓解期应注重扶正固本断夙根，方选健脾益肺汤和补肾益肺汤。

沪上儿科的泰斗徐小圃先生通过十余年的临床验证，研制出了珍珠定喘方这一验方，用治热哮型支气管哮喘。药物组成：珍珠母、炙麻黄、胡颓子叶、黄芩、甘草、冰片、白僵蚕。该方治疗哮喘时可减少复发，副作用小。跟西医常规的治疗方案进行对比研究，该方在改善喘息、咳痰、咳嗽等症状方面的疗效很好，可明显改善患者的第一秒用力呼气量、最大呼气流速等指标。河南省第三人民医院利用哮平方治疗小儿支气管哮喘，哮平方药物组成：黄芪、白术、当归、黄精、莪术、白果、陈皮、僵蚕。全方以扶正祛邪、补肺健脾、化痰祛瘀为主，能改善患儿的临床症状，还能调节患儿免疫功能。孙宁宁等治疗哮病时根据六经辨证论治：辨证为太阳太阴合病时，选用小青龙汤解表温里；咳痰多者，加紫菀、款冬花、皂荚；喘而无力者，加生晒参、黄芪等补气之品；喘者，去麻黄，加杏仁半斤去皮尖。辨证为太阳阳明合病，选用麻杏石甘汤解表清里；咳吐黄痰多者，加鱼腥草、天竺黄、瓜蒌等清热化痰；咳喘甚者，加苏子、枇杷叶、桑白皮等降气化痰。辨证为少阳阳明合病时，选用大柴胡汤和解少阳，清解阳明；阳明内热盛者，可加生大黄、芒硝；哮病日久，夹有瘀血者，可以大柴胡汤合桂枝茯苓丸治疗。孙菲菲、孔静等通过实验观察哮喘发作期应用小青龙汤治疗的疗效，得出此方可明显改善患者的肺功能，降低白细胞介素 8、嗜酸性粒细胞趋化因子等炎性因子的水平。

李耀荣等对支气管哮喘给予常规治疗的基础上联合参麦注射液。结果显示，该方案可明显改善肺功能。涂雪松等研究发现支气管哮喘热哮患者吸入布地奈德时，静脉注射痰热清注射液治疗，有较好的临床疗效，可改善肺功能，提高其生活质量。在治疗哮病急性期，痰热证还可静滴清开灵注射液，气虚或气阴两虚明显者可选用生脉注射液、黄芪注射液。

名老中医田从豁在哮喘治疗方面有 50 年的治疗经验，他推崇的是针药并用，结合中医传统非药物疗法，如灸法、穴位贴敷。田老认为治疗哮病时以“平喘为先，治肺为主，扶正为重”为总纲，将哮喘分为虚、实两大类，实证有寒、热之分，虚证多以肺虚、脾虚、肾虚三型为主。田教授的“多疗法结合”治疗方法值得我们借鉴。

除了中药内服法治疗哮证外，外治法也有独特的优势。中药外治法早在清代就有医家应用，张璐在《张氏医通》中创立了消喘膏，三伏天时将贴敷药物外敷于肺俞、膏肓、天突等穴，可提高哮喘患者的免疫力，疗效独特。

苏晶等运用灸法治疗哮喘慢性持续期患者，选用关元、足三里、肺俞等穴位行隔姜灸治疗，选用丰隆、血海、三阴交等穴位行艾条灸治疗，有效率高达 95%。

高维银通过临床中对哮喘缓解期患儿进行冬病夏治穴位贴敷治疗，结果显示穴位贴敷可明显减少患儿哮喘急性发作的次数。

黎杨爱用中药保留灌肠防治慢性持续期的支气管哮喘，研究证明了灌肠治疗支气管哮喘的可行性，且疗效显著。

秦晓娟等运用针刺联合沙美特罗替卡松有效控制了支气管哮喘患者的临床症状，改善了其肺功能，抑制了机体炎症反应，提高了机体免疫力。

除此之外，头皮针、穴位注射以及三九火针的应用也比较广泛，均取得了较好的疗效，使中医外治法在哮喘的防治上占有了一席之地，值得我们进一步进行基础研究和临床实践。

蒲春阳等通过临床观察发现，固本平喘膏可以提高支气管哮喘的临床疗效，减少其发作次数。

徐则林等用补肺益肾膏治疗支气管哮喘缓解期患者时，发现该膏方能够明显改善患者的症状，能减少患者 1 年内哮喘的发作次数。

【经典病例摘录】

患者，男，44 岁，工人，于 2019 年 2 月 21 日就诊，诉咳喘频作，喉中嘶鸣半年余。患者半年前因感冒而出现咳嗽喘息，初始痰量不多，渐则咳吐白色稀痰泡沫状，晚间加重，不得平卧。院外诊断为“支气管哮喘”，曾服用氨茶碱、可的松，并用平喘气雾剂等，效果不佳，用过小青龙汤加减方仍未获效。现咳嗽喘息，喉中痰鸣，不得平卧，痰白质稀泡沫状。查体：舌红苔白，脉沉数。心率 89 次/分，血压 130/70 mmHg，双肺呼吸音粗，可闻及散在的哮鸣音，心腹未见明显异常。

中医诊断：哮证（冷哮）。

辨证：寒饮伏肺，肺失宣降。

治法：温肺化饮，平喘止哮。

处方：射干麻黄汤加减。

射干 10 g　炙麻黄 6 g　炮姜 10 g　紫菀 10 g

款冬花 10 g　清半夏 10 g　杏仁 10 g　炙甘草 10 g

葶苈子 15 g　生桑白皮 15 g　猪苓 15 g　茯苓 15 g

地龙 15 g　僵蚕 10 g　地骨皮 15 g

服药 3 剂，哮喘痰鸣大减。再服 7 剂，病近痊愈。随访患者，几年来哮喘病未见复发。

患者哮喘频作半年，证属饮邪伏肺无可置疑。但前投之小青龙汤为何不效？思之：小青龙汤治疗饮邪，其温化效果显著，但其驱逐饮邪之力尚感稍逊。故选用射干麻黄汤为主方加减，意在宣肺逐饮、祛痰平喘。《金匮要略·肺痿肺痈咳嗽上气篇》第 6 条：“咳而上气，喉中水鸡声，射干麻黄汤主之。”

方中炙麻黄宣肺平喘；射干祛痰利咽而止哮；炮姜温肺化饮而又不过于辛散；紫菀、款冬花、清半夏、杏仁止咳平喘、降气化痰；葶苈子、生桑白皮、猪苓、茯苓泻肺逐饮；地龙、僵蚕、甘草解痉平喘。

因患者舌红脉数，提示已化热伤阴，因此组方仍为小青龙汤，通过合理的化裁，疗效显著。方中麻黄：麻黄一般多用炙品，取其宣肺平喘之功效，为治疗哮喘病之要药，适用于各种类型的哮喘病。现代药理学认为，麻黄有缓解支气管平滑肌痉挛的作用，一般用量为 3 ~ 10 g，但素有高血压病、心脏病患者应酌情减量，以不超过 3 g 为宜。杏仁止咳平喘，一般与麻黄同用，可加强宣肺止哮平喘之功。葶苈子、生桑白皮均为祛痰、逐饮的主要药物，且在寒、热哮中均可使用，可用于改善哮喘患者喘息不得平卧的症状。生桑白皮一般用量为 15 ~ 30 g，葶苈子用量为 10 ~ 15 g。地龙、僵蚕二药合用有解痉平喘化痰的作用，对哮喘患者喉中痰鸣有声有很好的治疗效果。现代药理学研究认为，地龙具有显著的舒张支气管作用，能使气道舒畅，故有解痉平喘之效。地龙一般用量为 10 ~ 15 g，个别患者用后有过敏现象，应禁用。甘草有甘平缓急之意，一般要从常用量逐渐加至 30 g。现代药理研究提示：甘草有类似肾上腺皮质激素样作用，可抗炎及抗过敏。甘草还有明显的镇咳祛痰作用，可用于平喘止哮。但甘草大量使用有导致水肿的副作用，可加茯苓 15 ~ 30 g 佐之。猪苓、茯苓二药均有淡渗利水作用，有助于祛痰化饮，对寒哮或寒热互结哮中的稀泡沫状痰有很好的疗效，又可防止因大量应用甘草而引起的水肿。

【支气管哮喘的西医综述】

（一）定义

支气管哮喘是由多种细胞（如嗜酸性粒细胞、肥大细胞和 T 淋巴细胞、中性粒细胞、平滑肌细胞、气道上皮细胞等）和细胞组分参与的气道慢性炎症性疾病。

（二）病因

哮喘的病因还不十分清楚，大多认为是与多基因遗传有关的疾病，同时受遗传因素和环境因素的双重影响。哮喘的发病具有家族集聚现象，亲缘关系越近，患病率越高。具有哮喘易感基因的人群，其发病与否受环境因素影响较大。环境因素包括变应原性因素，如尘螨、花粉、真菌、动物毛屑、油漆、食物、药物等，以及非变应原性因素，如感染、气候变化、运动、妊娠、吸烟、肥胖等。

（三）药物治疗

哮喘治疗药物分为控制性药物和缓解性药物。前者指需要长期使用的药物，主要用于治疗气道慢性炎症，使哮喘维持临床控制，亦称抗炎药。后者指按需使用的药物，通过迅速解除支气管痉挛，从而缓解哮喘症状，亦称解痉平喘药。

1. 糖皮质激素

糖皮质激素是目前控制哮喘最有效的药物。

（1）吸入剂

吸入性糖皮质激素由于其局部抗炎作用强、全身不良反应少，已成为目前哮喘长期治疗的首选药物。常用药物为倍氯米松（beclomethasone，必可酮）、布地奈德（budesonide，普米克气雾剂或都保）、氟替卡松、环索奈德、莫米松等。为减少吸入大剂量激素的不良反应，可采用低、中剂量ICS与长效β_2受体激动剂、白三烯调节剂或缓释茶碱联合使用。

（2）口服型

用于吸入激素无效或需要短期加强治疗的患者。常用药物为泼尼松（强的松）、泼尼松龙（强的松龙）、甲泼尼龙。起始剂量为30～60 mg/d，症状缓解后可逐渐减量至<10 mg/d，然后停用或改用吸入剂。

（3）静脉用药

重度或严重哮喘发作时应及早静脉给予激素，可选择琥珀酸氢化可的松100～400 mg/d或甲泼尼龙80～160 mg/d 。地塞米松因在体内半衰期较长、不良反应较多，宜慎用，一般10～30 mg/d。无激素依赖倾向者，可在短期（3～5天）内停药；有激素依赖倾向者应适当延长给药时间，待症状缓解后逐渐减量，然后改口服和吸入剂维持。

2. β_2受体激动剂

β_2受体激动剂可兴奋β_2受体，舒张支气管，是控制急性发作症状的首选药物。长期应用可引起β_2受体功能下调和气道反应性增高，不宜长期、单独使用。剂型有口服、吸入、雾化及静脉注射。药物作用持续时间有短效、中效及长效。

口服型：短效药为沙丁胺醇、特布他林、非诺特罗，长效药（包括缓释控释片）为沙美特罗、福莫特罗、特布他林缓释片。

注射型：沙丁胺醇可用于严重哮喘，其他疗法无效时。

3. 白三烯调节剂

白三烯调节剂是目前除 ICS 外唯一可单独应用的哮喘控制性药物，可作为轻度哮喘 ICS 的替代治疗药物和中、重度哮喘的联合治疗用药，尤其适用于阿司匹林哮喘、运动性哮喘和伴有过敏性鼻炎的哮喘患者的治疗。常用药物有扎鲁司特、孟鲁司特等。不良反应通常较轻微，主要是胃肠道症状，少数有皮疹、血管性水肿、转氨酶升高，停药后可恢复正常。

4. 茶碱类药物

口服型茶碱类药物可用于轻至中度哮喘急性发作以及哮喘的维持治疗，常用药物有氨茶碱和缓释茶碱，常用剂量为每日 6～10 mg/kg。口服缓释茶碱尤其适用于夜间哮喘症状的控制。小剂量缓释茶碱与 ICS 联合是目前常用的哮喘控制性药物治疗之一。

静脉用药：主要用于重症及危重症哮喘。注意剂量和注射速度：静脉注射氨茶碱首次剂量为 4～6 mg/kg，注射速度不超过 0.25 mg/(kg·min)，静脉滴注维持量为 0.6～0.8 mg/(kg·h)，日注射量不超过 1.0 g（维持血浆浓度在 6～15 μg/mL 之间）。副作用：胃肠道症状（恶心、呕吐），心血管症状（心动过速、心律失常、血压下降），偶可兴奋呼吸中枢，严重者可引起抽搐乃至死亡。

5. 抗胆碱药物

优点：可局部雾化，平喘作用接近或稍弱于 $β_2$激动剂；疗效维持时间长；可减少痰液分泌；与 $β_2$激动剂联合吸入有协同作用；副作用少。短效（SAMA）药为异丙托溴铵，长效（LAMA）药为噻托溴铵（选择性 M1、M3 受体阻滞剂），SAMA 主要用于哮喘急性发作的治疗，多与 $β_2$受体激动剂联合应用。LAMA 主要用于哮喘合并慢阻肺以及慢阻肺患者的长期治疗。

6. 抗 IgE 抗体

抗 IgE 抗体是一种人源化的重组鼠抗人 IgE 单克隆抗体，具有阻断游离 IgE 与 IgE 效应细胞表面受体结合的作用，主要用于经吸入 ICS 和 LABA 联合治疗后症状仍未控制且血清 IgE 水平增高的重症哮喘患者，使用方法为每 2 周皮下注射 1 次，持续至少 3～6 个月。

（四）急性发作期的治疗

1. 轻度

经 MDI 吸入 SABA，在第 1 小时内每 20 分钟吸入 1～2 喷。轻度急性发作时可调整为每 3～4 小时吸入 1～2 喷。

2. 中度

吸入 SABA（常用雾化吸入），第 1 小时内可持续雾化吸入。联合应用雾化吸入短效抗胆碱药、激素混悬液，也可联合静脉注射茶碱类药物。如果治疗效果欠佳，尤其是在控制性药物治疗的基础上发生急性发作，应尽早口服激素，同时吸氧。

3. 重度至危重度

持续雾化吸入 SABA，联合雾化吸入短效抗胆碱药、激素混悬液以及静脉茶碱类药物；吸氧；尽早静脉应用激素，待病情得到控制和缓解后改为口服给药。注意维持水、电解质平衡，纠正酸碱失衡，当 $pH<7.20$ 且合并代谢性酸中毒时，应适当补碱。经过上述治疗，临床症状和肺功能无改善甚至继续恶化者，应及时给予机械通气治疗，其指征主要包括呼吸肌疲劳、$PaCO_2 \geq 45$ mmHg、意识改变（需进行有创机械通气）等。此外，应预防呼吸道感染等。

第三节

喘证

【疾病概述】

喘是以气息急迫为其主要临床表现的一种证候，也称气喘、喘息，可见呼吸困难，甚至张口抬肩，鼻翼煽动，不能平卧。喘作为临床症状，可出现在许多急、慢性疾病过程中，主要为肺系病的常见证候，如咳嗽、肺胀、哮证等；也可出现在其他脏腑病变影响肺脏时，如心衰、水肿、鼓胀等。当喘成为上述疾病某一阶段的主要证候时，即称作喘证。

喘证严重者，可由喘致脱，出现喘脱之危重证候，称为“暴喘”。其主要表现为气息喘促、呼吸困难、痰鸣如吼、不能平卧、胸胁胀闷、大汗淋漓、面色发暗等；危重者甚至可出现痉厥和脱证。

喘证可见于西医学的多系统疾病，最常见于慢性支气管炎、慢性阻塞性肺病、肺源性心脏病、心源性哮喘以及癔病等。当此类疾病病程中出现呼吸困难时，可参照喘证辨证论治。暴喘为喘证危重者，多见于西医学的急性肺损伤（ALI）和急性呼吸窘迫综合征（ARDS），上述疾病出现暴喘类似症状时，可参照本节辨证论治。

【历史沿革】

喘之名，最早见于《内经》。《灵枢·五阅五使》记载：“肺病者，喘息鼻张。”《素问·脏气法时论篇》：“肾病者，腹大胫肿，喘咳身重。”《灵枢·经脉》记载：“肾足少阴之脉……是动则病饥不欲食……咳唾则有血，喝喝而喘。”《内经》最早记载了肺为喘证的主病之脏。此外，喘证还与肾有关。

汉代张仲景对喘的病因病机做了进一步论述，《伤寒论》中记载了麻黄汤证之风寒束肺、小青龙汤证之外寒内饮、桂枝加厚朴杏子汤证之“下之微喘者，表未解”、麻杏石甘汤证之余热迫肺等致喘原因，还记载了有因医而喘的现象，告诫后世医者误下、误汗均可致喘。《金匮要略》中“肺痿肺痈”“虚劳”“胸痹”“痰饮咳嗽上气”

“水气”以及妇人篇等诸多篇章里，都有关于喘的论述。张仲景治疗喘证的经验，一直为后世医家所尊奉。

隋代巢元方在《诸病源候论》一书中记载：“虚劳之病，或阴阳俱伤，或血气偏损，今是阴不足，阳有余，故上气也”“邪乘于肺……故气上喘逆”，首次提出喘有虚、实之分。

早在唐代即有对于喘证的药物治疗的记载，《外台秘要》曰：“肘后疗咳上气，喘息便欲绝，以人参末之，方寸匕，日五次”，此为独参汤医治肺虚气脱之喘的起源。

宋代《济生方》曰：“将理失宜，六淫所伤，七情所感，或因坠堕惊恐，渡水跌仆，饱食过伤，动作用力，遂使脏气不和，营卫失其常度，不能随阴阳出入以成息，促迫于肺，不得宣通而为喘也……更有产后喘急，为病尤亟，因产后所下过多，营血暴竭，卫气无所主，独聚于肺，故令喘急。”宋代刘完素论喘因于火热；张子和则认为亦有“寒乘肺者，或因形寒饮冷，冬月坐湿地，或冒冷风寒，秋冬水中感之，嗽急而喘”。宋代《圣济总录》曰：“盖肺为五脏之华盖，肾之脉入肺中，故下虚上实，则气道奔迫，肺叶高举，上焦不通，故喘急不得安卧。”明确提出了喘证“下虚上实”的病机。元代《丹溪心法·喘》记载：“六淫七情之所感伤，饱食动作，脏气不和，呼吸之息，不得宣畅而为喘急，亦有脾肾俱虚，体弱之人，皆能发喘。”对内伤诸疾及外感引起喘证的病因病机做了进一步补充。

后世医家对喘证的病因、特点、分类及治疗有了更加详尽的记载。明代《证治准绳·杂病·喘》云：“喘者，促促气急，喝喝息数，张口抬肩，摇身撷肚。”《脉因证治》对喘证进行了证候分类，分作外感三条、内伤六条、产后两条；其中“实喘气实肺盛”与痰、火、水气有关，“虚喘有肾虚，亦有肺虚者”，提出实喘宜以泻肺为主，虚喘宜以补肾为主。张景岳在《景岳全书》中记载：“实喘者有邪，邪气实也；虚喘者无邪，元气虚也；实喘者，气长而有余；虚喘者，气短而不续。实喘者，胸胀气粗，声高息涌，膨膨然若不能容，惟呼出而快也；虚喘者，慌张气怯，声低息短，惶惶然若气欲断……劳动则甚”，首次主张以实喘、虚喘分辨喘证以扼其要。清代叶天士总结前人证治经验，在《临证指南医案》中进一步将喘的证治纲领扼要总结为“在肺为实，在肾为虚”。清代林佩琴在《类证治裁》中提出：“喘由外感者治肺，由内伤者治肾。”清代方仁渊提出：“实喘治肺，须兼治胃；虚喘治肾，宜兼治肺。”张聿青、蒋宝素则指出，“喘因痰作”“欲降肺气，莫如治痰”，强调治喘应治痰降气。

暴喘之名最早见于汉代华佗所著《中藏经》，曰：“不病而暴喘促者死。”汉代张仲景在《金匮要略·痰饮咳嗽病》中云：“夫病人饮水多，必暴喘满。”明代王肯堂在

《证治准绳》中亦有对喘之重者的记载，曰："喘者，促促气急，喝喝息数，张口抬肩，摇身撷肚。"

综上，自《内经》记载喘证以来，历朝历代医家通过实践，在有关论述的基础上，不断对喘证的证治进行丰富和发展，积累了诸多的治疗经验，促进了喘证论治的发展。

【中医病因病机归纳】

喘证的根本原因在于人体肺、肾等脏的功能失调，因脏器虚损，或外感六淫、七情所伤、饮食劳倦、水饮潴留、痰热内蕴等诱因作用于上述脏器而起病。喘证的病机主要分为虚、实两类。实喘在肺，以肺失宣肃为病机要点，因外邪（风寒燥热）、痰浊、水饮或肝郁气逆、壅塞肺气而宣降不利；虚喘在肾或肺肾两脏，精气不足，或气阴亏耗，以肾不摄纳、肺失宣肃为病机要点。病情错杂者，可出现上实和下虚并见，即叶天士所谓"在肺为实，在肾为虚"。具体分述如下：

（一）外感六淫

肺合皮毛，开窍于鼻。六淫之邪从口鼻而入，侵袭肺卫，卫表闭塞，肺气失于宣发，壅滞于肺，肃降不行，气逆为喘。六淫之邪常相合致病，以风寒与燥热为主。素体阳虚者，卫表不固、脾失健运，感受外寒，同时又易内蓄水饮寒痰，内外相引而发病。素有痰热内蕴者，或外感风燥热邪，或风寒入里化热，致肺胃热盛，火灼肺金，炼液为痰，阻塞气道，宣肃失司，亦常见。

（二）七情所伤

喘证起病，与七情失调亦相关。七情致病，多从肝起，所欲不遂，忧思气结，肝失调达，气失疏泄，肺气郁闭。七情太过，郁怒伤肝，肝气上逆于肺，肺气不得肃降，气逆而喘。此外，肝气乘脾，脾失健运，痰湿内生；肝郁化火，炼津为痰，甚至反侮肺金，暗耗肾水，致肺实肾虚。

（三）饮食劳倦

平素饮食失调，多食肥甘厚味，积滞不化，胃失和降，脾胃运化功能失调，化生痰浊，闭阻肺络；且食积日久而化热，气机升降失常，为喘证的内在病因。

（四）水饮痰热

水饮和痰都是人体的病理产物，且两者之间互为因果，"痰即煎炼之饮，饮即稀薄之痰”。饮邪迫肺，可使肺气上逆而为喘。水饮久蓄体内，受阳气煎熬，或内有蓄热，蒸炼津液为痰，而形成痰火，胶结于肺，阻闭肺络，使肺气的宣降失常。

（五）劳欲久病

肺居上焦，主气，司呼吸，肺气不足则呼吸失司。肾居下焦，主纳气，为气之根。肺系久病，或久咳伤肺，或久病脾气虚弱，肺失充养，肺之气阴不足，以致气失所主而喘促。若久病迁延，由肺及肾，或劳欲伤肾，精气内夺，肺之气阴亏耗，不能下滋于肾，肾之真元伤损，气失摄纳，上出于肺，出多入少，逆气上奔为喘。若肾阳衰弱，肾不主水，水邪上犯，干肺凌心，肺气上逆，心阳不振，亦可致喘，此属虚中夹实之候。

综上所述，喘证的发病虽主要责之肺、肾，但与五脏相关。心阳虚衰，不能下归于肾，可致阳虚水泛、凌心射肺之喘；脾虚痰阻、上干于肺，或肝失疏泄、逆乘于肺等，均可致喘。

【中医诊断】

喘证以喘促短气，呼吸困难，甚至张口抬肩，鼻翼煽动，不能平卧，口唇发绀为特征，常见于呼吸、心血管等多个系统疾病，各个年龄段人群均可发病。喘证的主要辨证要点包括辨虚实、辨缓急、辨寒热。

（一）辨虚实

从患者年龄辨别，青壮年人发生喘证多为实证，中老年人则多见虚证。从既往病史辨别，既往体健者，多为实喘；平素多病者，喘证遇劳、遇寒发作或加重，多为虚喘。从病因辨别，因受寒或饮食不当而发病者，多属实喘；精神紧张，或因劳而喘者，多属虚喘。从临床表现及舌脉象辨别，喘而呼吸深长，面赤身热，舌质红，舌苔厚腻或黄燥，脉象浮大滑数者，为实喘；呼吸微弱浅表，呼多吸少，慌张气怯，面色苍白或青灰，额有冷汗，舌质淡，舌上无苔或有苔而白滑或黑润，明显消瘦或浮肿，脉象微弱或浮大中空者，为虚喘。从病因及病位辨别，呼吸系统疾病发生喘证常因感染诱发，多表现为实喘；继发于阻塞性肺气肿的慢性病患者，多表现为虚喘。

（二）辨缓急

从病程辨别，慢性肺病、慢性心衰病或平素多病的慢性病程者，长期存在喘促短气、呼吸困难等症，近期无急性加重，病情多缓。若病势急骤，声粗息高，或病情进展迅速，出现气喘痰鸣，张口抬肩，不得卧，四肢厥冷，面色苍白，汗出如珠如油，六脉似有似无者，如心衰急性加重存在肺水肿、妇女产后失血、突发气喘，则病情多属急症，易出现危重之候，表现为暴喘或喘脱，甚至出现亡阳、亡阴的危候。

（三）辨寒热

面色青灰，口不渴或喜热饮，痰清稀如水或痰白有沫，舌质淡，苔白滑，脉象浮紧或弦迟者，属寒；面赤，口渴引饮或腹胀便秘，痰黄、黏稠或色白而黏，咯吐不利，舌质红，苔黄腻或燥，脉象滑数者，属热。

【中医鉴别诊断】

（一）哮病

喘，针对气息而言，表现为呼吸急促困难，甚则张口抬肩、摇身撷肚等，是一个临床症状，是多种急、慢性疾病的一个症状。哮，针对声响而言，为喉中有哮鸣音，是一种反复发作的疾病。一般说来，哮病必兼喘，喘未必兼哮。

（二）短气

喘病与气短同为呼吸异常，但喘病以呼吸困难，张口抬肩，甚至不能平卧为特征；气短亦即少气，呼吸微弱而浅促，或短气不足以息，似喘而无声，亦不抬肩撷肚，不像喘病呼吸困难之甚。但气短进一步加重，亦可呈虚喘表现。

【中医急救处理】

暴喘为喘证致脱出现的危重证候，甚至可出现痉厥和脱证，常见于西医学的急性呼吸窘迫综合征（ARDS）、急性肺损伤（ALI），或导致 ARDS 的原发病或诱因，如脓毒症、肺挫伤、重症肺炎、急性左心衰和急性胰腺炎等。暴喘病情危急，须尽快积极救治，其治疗关键在于治疗原发病及其病因，尽快纠正严重缺氧，给予呼吸支持及必要时机械通气治疗，进行液体管理，减轻肺水肿，积极抗感染、抗炎治疗等，维持生命体征平稳，赢得治疗基础疾病的宝贵时间。

暴喘的中医病机以虚实夹杂为主，热毒、痰湿、瘀血壅滞于肺，则以邪实为主；阴阳两虚，或失血气脱、正虚喘脱，则以本虚为主，治疗当以“急则治标，缓则标本同治”为原则，以“清热解毒、活血化瘀、化痰利水、宣肺平喘、滋阴扶阳”为治法。

（一）分证论治

1. 热毒壅肺

症状：喘促气急或张口抬肩，不能平卧，高热烦渴，烦躁不宁，面唇发绀。舌质绛，苔薄白或黄，脉洪数。

病机：热毒壅肺，肺失宣降。

治法：清热解毒，宣肺降逆。

方药：清瘟败毒饮合麻杏石甘汤加减。生地、黄连、黄芩、丹皮、石膏、栀子、甘草、竹叶、玄参、犀角、连翘、芍药、知母、桔梗、麻黄、杏仁等。热入营血，舌绛，可合犀角地黄汤清营凉血；痰热瘀互结者，加法半夏、胆南星、赤芍、丹参；痰黄黏稠难以咯出者，加全瓜蒌、海蛤粉、川贝母以清化痰热；神昏谵语者，加用醒脑静注射液静脉点滴治疗。

2. 痰湿阻肺

症状：喘促气急或张口抬肩，不得平卧，胸胁胀满，心胸憋闷，咯唾痰涎，量多色白。舌淡红，苔白腻，脉弦滑。

病机：痰湿阻肺，肺气壅塞

治法：化湿豁痰，降气平喘

方药：三子养亲汤合宽胸理肺汤加减。紫苏子、白芥子、莱菔子、法半夏、全瓜蒌、薤白、炙麻黄、杏仁、陈皮、茯苓、桃仁、地龙、甘草等。寒重者，加生麻黄、干姜；胸闷者，加川芎、桃仁；痰黏者，加姜汁、竹沥汁；脾虚者，加用四君子汤；心肾阳虚证者，加苏子降气汤或参蛤散。

3. 瘀血阻肺

症状：喘促气急，呼吸窘迫，张口抬肩，喉中痰鸣，胸胁作痛，面色赤紫，唇绀。舌暗、有瘀斑，脉涩。

病机：瘀血阻肺，肺络壅阻。

治法：活血祛瘀，豁痰平喘。

方药：血竭散合血府逐瘀汤加减。血竭、没药、桃仁、红花、当归、生地黄、牛膝、川芎、桔梗、赤芍、枳壳、甘草、柴胡等。痰瘀互结者，加苏子、厚朴、杏仁，以降气化痰平喘；咯血、便血者，加三七粉、花蕊石，以祛瘀止血；瘀血夹水湿犯肺者，加用葶苈大枣泻肺汤。

4. 阴阳两虚

症状：喘逆，鼻煽气促，张口抬肩，呼多吸少，心慌悸动，烦躁不安，面青唇紫，汗出如珠，四肢厥冷，血压下降。舌质淡，脉沉细无力，脉微欲绝。

病机：阴阳两虚，阴竭阳脱。

治法：益气养阴，扶阳固脱。

方药： 生脉散合参附汤加减。人参、附子、五味子、麦冬等。喘汗不止者，加龙骨、牡蛎以敛汗固脱；阳虚水泛者，加用真武汤。

5. 正虚喘脱

症状： 喘逆剧甚，张口抬肩，鼻煽气促，端坐不能平卧，稍动则咳喘欲绝，或有痰鸣，心慌动悸，烦躁不安，面青唇紫，汗出如珠，肢冷，脉浮大无根，或见歇止，或模糊不清。

病机： 阳气厥脱，肾不纳气。

治法： 扶阳固脱，镇摄肾气。

方药： 参附汤送服黑锡丹。人参、黄芪、炙甘草、山茱萸肉、冬虫夏草、五味子、蛤蚧粉、龙骨、牡蛎等。

（二）单方验方急救法

1. 针刺疗法

取内关、人中、膻中、肺俞、丰隆、气舍等穴联合治疗。清泻热邪，取大椎、十二井、曲池、合谷等；平喘取定喘、大椎、天突、肺俞等穴；化痰取丰隆、鱼际、气海等穴。血虚者，加三阴交、肝俞、脾俞；肾虚者，加太溪、肾俞、悬钟。

2. 强刺激会阴穴

留针 1～2 小时，每 10～20 分钟捻转一次。或交替取气舍、太冲、涌泉等穴。

【稳定期辨证论治】

（一）治疗原则

喘证稳定期以平喘治疗为主，辨别虚实进行分证论治。实喘者，以祛邪治肺为主：在表者解之，在里者清之；寒痰宜温化宣肺，热痰宜清化肃肺，湿痰宜燥湿理气。虚喘者，以扶正培本、补肺纳肾为主：或补肺，或健脾，或补肾；阳虚则温补之，阴虚则滋养之。至于虚实夹杂、寒热错杂者，当分清虚实及标本，视具体情况辨证选方用药。

此外，喘证的治疗还需明辨病因，不能一味见喘平喘，应治病求本。

（二）分证论治

1. 实喘

（1）风寒袭肺

症状： 起病初期见恶寒、发热，无汗，头痛、身痛，伴喉痒、鼻痒等症。咳嗽，喘息，气促，胸闷，痰白而清稀，口不渴或喜热饮。舌质淡红，舌苔薄白，脉浮紧。

病机：风寒袭肺，肺气不宣。

治法：辛温解表，宣肺平喘。

方药：麻黄汤加减。麻黄、桂枝、杏仁、甘草等。喘息症重者，加苏子、前胡降气平喘；咳痰较多者，加半夏、橘红，或制天南星、白芥子燥湿化痰；胸闷症状明显者，加用枳壳、桔梗、苏梗。若外感风寒，内有痰饮者，可合用小青龙汤加减。若风寒入里化热，或里有蕴热、复感风寒者，可合用定喘汤加减解表清里、化痰平喘。

（2）**风热犯肺**

症状：咳嗽、喘促，甚则鼻张肩息，发热，恶风，有汗，口渴欲饮，痰黄，质地黏稠。舌质红，苔薄黄或薄白而干，脉浮数。

病机：风热犯肺，肺气郁闭。

治法：祛风清热，宣肺平喘。

方药：桑菊饮加减。桑叶、菊花、杏仁、连翘、薄荷、桔梗、芦根、甘草等。若存在口渴欲冷饮，舌燥唇红，面赤等肺热甚者，加用生石膏、知母。若喘息、气促症状重者，应清热宣肺平喘，合用麻杏石甘汤加减。若存在痰少而咯吐不易，痰中带血，口鼻干燥等燥热之症，合用清燥救肺汤加减。

（3）**痰湿蕴肺**

症状：喘息，咳嗽，咳痰，痰多而黏，胸闷，气促，肢倦，乏力，便溏。舌边有齿痕，舌苔白腻，脉滑。

病机：痰湿蕴肺，肺气失宣。

治法：祛痰降逆，宣肺平喘。

方药：三子养亲汤合二陈汤加减。紫苏子、白芥子、莱菔子、半夏、橘红、茯苓、炙甘草等。若兼见咳嗽痰多，色白易咯，喜热饮，胸闷，或见喘息痰鸣，畏寒肢冷等寒痰之症，可合用苏子降气汤加减以温化寒痰、降气平喘。若见口干，痰黄，质地黏稠，咯吐不利，舌红，苔黄腻，脉滑数等痰热之象，可合用麻杏石甘汤加减，或辨证加用黄芩、瓜蒌仁、胆南星、海蛤壳、桑白皮等清热化痰。

（4）**肺气郁痹**

症状：多因情志失调而诱发，发时突然呼吸短促，咳嗽、咳痰，喘息、气逆，甚至咳吐鲜血，胸胁疼痛，心烦口苦，或伴失眠、心悸。舌苔薄或黄，脉弦。

病机：肝气犯肺，肺气郁结。

治法：行气开郁，降逆平喘。

方药：五磨饮子加减。沉香、木香、槟榔、乌药、枳壳、白酒等。该证治疗以情志调节为主，嘱患者保持心情舒畅，避免剧烈情绪波动。若兼见心悸、失眠等心神不宁之症，可加百合、合欢花、酸枣仁、远志等宁心安神。若肝气郁而化火，可改用丹栀逍遥散加减疏肝泻火。

2. 虚喘

（1）肺气虚耗

症状：喘息、气促，乏力，咳声低弱，吐痰稀薄，自汗畏风，或见痰少而黏，烦热而渴，咽喉不利，盗汗。舌质淡红，脉细弱或细数。

病机：肺气亏虚，宣降失常。

治法：补肺益气，养阴固表。

方药：生脉散合补肺汤加减。人参、黄芪、五味子、熟地、桑白皮、冬虫夏草、麦冬、紫菀、款冬花、竹叶、大枣、炙甘草等。若见咯痰稀薄，畏寒、肢冷，可去麦冬，加干姜温肺祛寒。若兼见痰多、食少、腹胀、纳差、便溏等脾气虚之症，可改用补中益气汤加减。

（2）肾虚不纳

症状：喘促日久，动则喘甚，呼多吸少，呼则难升，吸则难降，气不得续，形瘦神惫，跗肿，汗出肢冷，面青唇紫，舌淡苔白或黑而润滑，脉微细或沉弱；或见喘咳，面红烦躁，口咽干燥，足冷，汗出如油，舌红少津，脉细数。

病机：肾气亏虚，摄纳无权。

治法：补肾纳气，降气平喘。

方药：金匮肾气丸合参蛤散加减。附子、肉桂、山茱萸肉、冬虫夏草、胡桃肉、紫河车（2020 版《中国药典》已删除紫河车，但中医古籍及经典方剂中曾以其治疗虚劳等病症，书中相关内容仅用于研究其药用历史与价值，不作为用药指导）、熟地、当归、蛤蚧等。若因阳虚水泛、上凌心肺致喘，可用真武汤合苓桂术甘汤，并重用附子以温阳利水。兼痰多壅盛，上实下虚者，可酌加苏子、前胡、海蛤壳、杏仁、橘红、车前子等以降气豁痰。若见腰膝酸软、耳鸣、喘促乏力，或五心烦热、盗汗潮热、尿黄、舌红、脉细数之象，可改用七味都气丸加减或河车大造丸加减以滋阴填精、纳气平喘。

【疾病的转归和预后】

喘证的转归和预后，视疾病的性质、治疗等不同而有差异。实喘日久，可由实转虚，或虚喘再次感邪而虚实兼夹，上实下虚；痰浊致喘者，因治疗因素而有寒热的转化。初起多为实喘，其病位主要在肺，治疗以祛邪为主，邪去则喘自平，预后一般良好；部分患者上气身热，不得平卧，喘急鼻煽，张口抬肩，烦躁不安，病情为重，但仍易于治疗。病程日久，因肺气不能调节心脉，肺气不能布散津液，常因喘而致痰瘀痹阻，又进一步加重喘病。喘病日久，可转成肺胀，病程缠绵，经久难愈。

暴喘属危重病，但其预后不尽相同，其预后与基础疾病的严重程度和治疗是否及时得当有关。一般说来，实喘因邪气壅阻，只要祛邪利气，一般易治愈；但若邪气极甚，高热，喘促不得卧，脉急数者，病情重，预后差。虚喘因根本不固，气衰失其摄纳，补之不能速效，故治疗难；若虚喘再感新邪，且邪气较甚，则预后差；若发展至喘脱，下虚上实，阴阳离决，孤阳浮越之时，病情极险，应积极抢救，或可救危亡于万一。

【中医药防治研究的现代进展】

喘证作为一种证候，可出现在多种急、慢性疾病过程中，最常见于肺系疾病。目前中医药防治喘证的进展主要集中在中药汤剂、中成药及非药物治疗方面。

目前，口服中药治疗喘证常见基本治法主要有以下几类：①补肺固本。钟南山院士团队等多家研究机构进行的随机、双盲、平行、安慰剂对照、多中心临床研究结果证实，玉屏风颗粒可显著减少喘证急性加重次数、提高患者生活质量，同时验证了玉屏风颗粒治疗的有效性和安全性。同正卫等将 104 例喘证患者随机分为参芪补肺汤联合西医常规治疗干预组和西医常规治疗对照组，采用参芪补肺汤联合西医常规治疗干预组 3 月，研究结果显示，治疗有效率、肺功能、CAT 评分、6MWD、中医症候积分等指标均优于对照组（$P<0.05$），提示补肺固本治疗喘证稳定期疗效明确。②培土生金。胡涛等将 58 例喘证患者随机分为参苓白术散联合西医常规治疗干预组和西医常规治疗对照组，采用参苓白术散联合西医常规治疗干预组 4 周；华志等将 58 例喘证（肺脾两虚型）患者随机分为六君子汤联合西医常规治疗干预组和西医常规治疗对照组，治疗 3 个月后，干预组肺功能、治疗有效率、6 分钟步行距离、肝肾功能等指标均优于对照组（$P<0.05$），提示培土生金法治疗喘证（稳定期）安全有效。③肺肾同调。刘希文等将 80 例喘证患者随机分为百令胶囊联合西医常规治疗干预组和西医常规治疗对照组，疗程 12 周；向大开等将 80 例喘证患者随机分为金水平喘膏联合西医常规治疗干预组和西医常规治疗对照组，疗程 3 个月；两项研究结果均显示，干预组治疗后肺功能、SGRQ 评分、ADL 评分、TNF-α、IL-8 等指标均优于单纯西医常规治

疗组（$P<0.05$），提示肺肾同调治疗喘证疗效确切。还有其他临床观察，采用肺脾肾三脏同调，兼顾活血化瘀、祛湿化痰、疏肝解郁等治疗均获得较好临床疗效。

针刺疗法是常用的治疗喘证的非药物治疗方法。针刺疗法通过刺激穴位，激发经气，调整脏腑功能，调畅气机，起到通调水道、运化痰湿、宣肺平喘的疗效。童娟等将30例喘证患者随机分为针刺联合常规有氧运动的干预组和单纯有氧运动督导的对照组，疗程5周，研究结果显示，干预组治疗后肺功能、6MWD等指标均优于对照组（$P<0.05$），提示针刺在提高喘证患者运动耐量方面疗效确切。邓创豪等将44例喘证患者随机分为腹针联合常规西药治疗的干预组和常规西药治疗的对照组，疗程6个月，临床观察显示，干预组在年发病次数、单次发病住院时间、肺功能及6分钟步行试验等指标均优于对照组（$P<0.05$），提示腹针在改善喘证患者生活质量、减少发病次数方面疗效明显。

穴位贴敷是中医外治法治疗喘证的重要方式。王培东采用双息咳喘膏穴位贴敷联合常规西药治疗喘证患者，研究结果显示，在降低炎性因子方面，效果优于常规西药治疗组（$P<0.05$）。龚雪等给予穴位贴敷联合沙美特罗氟替卡松吸入治疗喘证患者，研究结果显示，在降低炎性因子、改善肺功能、临床疗效，减少急性加重次数等方面均优于单纯沙美特罗氟替卡松吸入治疗（$P<0.05$），提示穴位贴敷在改善喘证患者免疫及肺功能，减少复发次数等方面有确切疗效。

穴位埋线以临床操作简便、不良反应小、干预措施规范化等特点，成为临床治疗及试验研究的常用治疗手段，通过穴位封闭、针刺效应及长期理化刺激三位一体的综合作用达到对局部穴位的长期刺激。吴熙等采用参附注射液穴位埋线联合西药常规治疗喘证，观察结果显示，治疗后有效率、急性加重次数、中医证候积分、肺功能等指标均优于单纯西药常规治疗组（$P<0.05$）。廖毓香等采用穴位埋线联合西药常规治疗喘证1年，研究结果显示，治疗后干预组在CAT评分、中医证候积分、肺功能等方面明显优于单纯西药常规治疗组（$P<0.05$），提示参附注射液穴位埋线及穴位埋线能减少喘证患者急性加重次数，改善肺功能，提高机体免疫功能，提高患者生活质量。

穴位注射作为针刺和现代医学相结合的治疗方式，因其起效迅速而备受临床关注。袁古治采用自血穴位注射疗法联合西医常规治疗喘证患者1个月，研究结果显示，干预组治疗后6MWD、CAT评分、mmRC评分等指标均优于单纯常规西医治疗组（$P<0.05$）。梁翠芬予以穴位注射足三里联合西医常规治疗喘证患者12周，研究结果显示，干预组治疗后肺功能、TNF-α、IL-8、CAT评分等均优于常规西医治疗组（$P<0.05$），提示自血穴位注射疗法及穴位注射足三里疗法能有效改善喘证患者肺功能、临

床症状及调节免疫功能。

此外，传统的六字诀呼吸操、八段锦、五禽戏等健身气功功法也广泛用于喘证患者的康复治疗中。邓丽金等采用六字诀呼吸操联合全身呼吸操训练治疗喘证患者 12 周，观察结果显示，干预组治疗后 MRC 呼吸困难评分、6MWD、SGRQ 评分等指标均优于单纯给予全身呼吸操训练的对照组（$P<0.05$）。吴艳等将 150 例 COPD 患者随机分为 A 组、B 组、C 组，三组均给予常规基础治疗，A 组加以八段锦运动康复锻炼联合中药小青龙汤内服干预，B 组仅给予八段锦运动康复锻炼，C 组作为对照组，疗程 3 个月，研究结果显示，治疗后 A 组和 B 组两个干预组的 6MWD、Borg 评分等指标均优于 C 组（$P<0.05$），提示六字诀呼吸操、八段锦、五禽戏等传统功法在喘证患者康复治疗方面疗效确切，能提高患者活动耐力、减轻临床症状及改善焦虑抑郁状态。

【经典病例摘录】

张某，男，72 岁，于 2021 年 10 月 16 日就诊。

患者因“反复咳嗽、喘促 10 余年，加重 1 周”入院。患者于入院前 10 余年反复受寒后出现咳嗽、喘促，伴咳痰、乏力，动则气促，间断出现双下肢水肿。既往曾多次于外院就诊，诊断为“慢性阻塞性肺病，肺源性心脏病”，间断给予解痉平喘、抗感染、利尿等相关治疗，但上述症状反复且逐渐加重。入院前 1 周，患者受寒后喘息、咳嗽、咳痰等症状较前加重，活动后气促、胸闷，伴双下肢水肿、夜间阵发性呼吸困难，端坐呼吸，偶有心悸、口干，饮水量一般。刻症：患者精神状态较差，倦怠乏力，腰酸腿软，食纳一般，胃纳稍减少，夜间失眠、多梦，大便偏干，小便少。

既往史：患有“高血压病 3 级”“2 型糖尿病”等慢性病，长期接受规范药物治疗。

查体：体温、血压正常，呼吸急促（呼吸 28 次/分），神志清楚，对答切题。胸廓对称，呈桶状，双肺叩诊呈过清音，双肺呼吸音偏低，双侧中下肺可闻及湿性啰音，未闻及哮鸣音及胸膜摩擦音。叩诊心界稍向右扩大，心率 106 次/分，律齐，各瓣膜听诊区未闻及病理性杂音，未闻及心包摩擦音。腹平软，全腹无压痛，无反跳痛，无肌紧张，肝脾肋下未触及，肝区、肾区无叩击痛，移动性浊音（–）。肠鸣音 4 次/分。舌质偏红，苔薄黄，脉滑。

辅助检查：胸部 CT 提示双肺符合慢性阻塞性肺病征象，双肺下叶可见炎性病灶，右室扩大。

西医诊断：①慢性阻塞性肺病急性加重期；②肺源性心脏病；③高血压病 3 级很高危；④2 型糖尿病。

中医诊断：喘证（痰湿郁肺，肺气失宣）。

治法：化痰降逆，宣肺平喘。

处方：苏子降气汤加减。苏子 20 g、半夏 12 g、当归 12 g、厚朴 10 g、陈皮 10 g、茯苓 20 g、甘草 6 g、党参 15 g、五味子 6 g、麦冬 12 g、盐牛膝 15 g、女贞子 12 g、夜交藤 15 g、墨旱莲 12 g、牡蛎（生）30 g，共 5 剂，水煎服，取药汁 450 mL 分 3 次口服，每日 1 剂，一天 3 次，餐后温服。

患者服药后咳嗽、喘息症状缓解，咳痰减轻。患者服完 5 剂药后复诊，咳嗽、咳痰明显好转，乏力减轻，仍有活动后胸闷、气促，双下肢仍有水肿，以双膝以下为主，食少、眠差略改善，舌质暗红，苔薄白，脉滑。遂守前方，将半夏减量，加用黄芪 20 g、桃仁 12 g、红花 6 g，同时嘱患者注意避寒保暖，遵嘱服药治疗及进行适量康复运动。

上方再服 7 剂后，患者咳嗽明显缓解，痰少易咳出，喘息、胸闷较前缓解，活动后胸闷、气促改善，活动耐量较前增加，可在病房内适量活动，未再出现夜间阵发性呼吸困难及端坐呼吸。双下肢水肿明显消退，以双足及双踝水肿为主，大便正常，小便量增加。舌质淡红，苔薄白，脉细。

后继续服该方 14 剂，咳嗽、咳痰基本缓解，喘息、气促、胸闷均明显改善后出院。患者院外坚持每月复诊一次，均以该方为基础，随证加减，现患者可居家进行一般轻体力日常家务活动。

按：该患者为老年男性，有多种基础疾病，此次以咳嗽、咳痰、喘促症状加重就诊，伴胸闷、心悸，考虑属于虚实夹杂，以痰湿郁肺为主，兼肺肾阴虚，治疗应以化痰降逆、宣肺平喘为主，同时兼顾补肾纳气。故处方苏子降气汤加减，方中苏子降气化痰、止咳平喘，兼润肠通便；半夏降气化痰；当归养血平喘；厚朴燥湿化痰；陈皮、茯苓健脾化痰行气；党参健脾益肺、养血生津；五味子补肾纳气；麦冬养阴生津；牛膝补肝肾、强筋骨；女贞子、墨旱莲滋养肝肾；夜交藤养心安神；牡蛎益气潜阳、安神助眠；甘草调和药性。复诊时患者咳嗽、咳痰减轻，胸闷、气促、下肢水肿仍存在，结合舌脉象，考虑气虚不利水行，瘀水互结，故加用黄芪益气健脾，桃仁、红花活血通络，诸证皆平。

【喘证的西医综述】

喘作为一种临床症状，可出现在多种急、慢性疾病过程中，当喘成为疾病某一阶段的主要证候时，即为喘证。喘证可见于西医学中的多系统疾病，其中最常见于呼吸系统疾病，以慢性支气管炎、慢性阻塞性肺病为主，还可见于肺源性心脏病、心源性哮喘、癔症等其他系统疾病。因不同疾病出现喘证的诊断和治疗有所不同，依据喘证发病的常见疾病，此部分主要对慢性支气管炎和慢性阻塞性肺病进行叙述。

（一）慢性支气管炎

慢性支气管炎是由感染或非感染因素导致的气管、支气管黏膜及周围组织的慢性非特异性炎症，以咳嗽、咳痰、喘息或气急为主要临床表现，每年发病持续 3 个月，连续 2 年或 2 年以上。

慢性支气管炎的病因尚不完全清楚，可能是多种因素长期相互作用的结果。感染、吸入有害气体和有害颗粒（如香烟、烟雾、粉尘、刺激性气体）、免疫、年龄和气候等因素均与慢性支气管炎发病有关，而病毒、支原体、细菌等感染因素是慢性支气管炎发生发展的重要原因之一。

慢性支气管炎的治疗措施：该病需进行分期论治，分为急性发作期和慢性迁延期。其中急性发作期以控制感染、止咳、祛痰及平喘为主，慢性迁延期则以戒烟、提高免疫力及对症治疗为主。

1. 慢性支气管炎急性发作期治疗

急性发作期的治疗主要以抗感染、止咳化痰为主。喘息性支气管炎则需给予吸氧治疗，以及加用解痉平喘类药物。李新源等研究显示，在抗感染治疗方面，慢性支气管炎急性发作期采用左氧氟沙星联合头孢哌酮/舒巴坦钠抗感染治疗，临床疗效优于单纯使用头孢哌酮/舒巴坦钠，且能降低不良反应发生率。张永超采用盐酸氨溴索联合抗生素治疗的临床疗效显著优于单纯使用盐酸氨溴索治疗的临床疗效。吴术其等临床研究结果显示，盐酸氨溴索和乙酰半胱氨酸联合用药治疗慢性支气管炎，较单用盐酸氨溴索或乙酰半胱氨酸治疗慢性支气管炎能进一步改善患者肺功能（FEV1、FVC、FEV1/FVC）及临床疗效。由此可见，对于慢性支气管炎急性发作期的治疗，在抗感染、止咳、化痰等对症治疗的基础上，应根据患者的临床情况适当采取联合用药方式，以提高临床疗效。

2. 慢性支气管炎慢性迁延期治疗

该期的治疗以避免诱发因素、提高机体免疫能力及对症治疗为主。大量研究表明，吸烟和年龄是慢性支气管炎发病的两大主要影响因素。其中，戒烟为减少慢性支气管炎急性发作最重要的方法之一。流行病学调查显示，吸烟人群的慢性支气管炎患病率较不吸烟人群明显增加，且与吸烟指数成正比，吸烟时间越长、吸烟量越大，其患病率越高。此外，减少吸烟量或戒烟可以有效减少慢性支气管炎发作次数，缓解临床症状，提高生活质量，说明戒烟可有效减轻慢性支气管炎的症状及延缓其发展。其次，肌内或皮下注射酪蛋白、皮下注射气管炎菌苗，以及肌内注射冻干卡介苗进行预防性治疗，可有效降低慢性支气管炎发病率，延缓病程进展。另外，大量临床研究发现，皮下或肌内注射胸腺五肽、皮下注射胸腺法新等可提高机体免疫功能，减少老年慢性支气管炎的发作次数、减轻临床症状及降低复发率。

综上，对于慢性支气管炎慢性迁延期的治疗，对于吸烟的患者，应以戒烟为主，同时提高患者免疫功能，并尽量进行预防性治疗。

（二）慢性阻塞性肺疾病

慢性阻塞性肺疾病（chronic obstructive pulmonary disease，COPD），是一种常见的、可预防和治疗的慢性气道疾病，其特征是持续存在的气流受限和相应的呼吸系统症状。慢性阻塞性肺疾病多由慢性支气管炎和（或）肺气肿发展而来，可进一步发展为肺心病和呼吸衰竭。

慢性阻塞性肺病的发病是遗传与环境因素共同作用的结果，其主要危险因素包括吸烟、环境中有害烟雾、空气污染、职业粉尘和化学品、基因、感染和人口老龄化等，其中吸烟是 COPD 最重要的危险因素。慢性阻塞性肺疾病的主要发病机制与炎症介质和细胞因子增多、肺蛋白酶—抗蛋白酶功能失调、氧化—抗氧化功能失衡、凋亡/抗凋亡失调、植物神经系统功能紊乱等因素有关。

慢性阻塞性肺疾病主要分为稳定期和急性加重期，临床治疗可根据疾病分期予以相应的治疗措施。

1. 稳定期 COPD 的治疗

稳定期 COPD 的治疗主要包括常规治疗和按需治疗，前者又分为药物治疗和非药物治疗，非药物治疗提倡适当的运动锻炼以增强呼吸肌功能，合理的饮食营养，给予健康教育支持，避免香烟、空气污染、职业粉尘等暴露，给予氧疗改善低氧状态，给予无创人工通气等。稳定期 COPD 的西药主要有支气管扩张剂（长/短效 β_2 激动剂、抗胆碱能药、茶碱等）、磷酸二酯酶（PDE-4）抑制剂（如罗氟司特等）、白细胞三烯拮抗剂（如孟鲁司特等）；糖皮质激素对重度 COPD 疗效显著，可单用吸入激素或与支气管扩张剂联合应用。其他药物，如抗生素、抗氧化剂、止咳祛痰剂、免疫调节剂等，在稳定期 COPD 的治疗中也发挥着重要作用。

稳定期 COPD 的按需治疗主要包括肺大疱切除术、肺减容术、肺移植等。

2. 慢性阻塞性肺病急性加重期（AECOPD）的治疗

AECOPD 多由感染引起，因此在其治疗中特别要重视抗生素的应用，使用指征是患者呼吸困难加重、咳嗽且痰液增加，甚至排脓痰。一般先静脉给抗生素 3 ~ 5 天后，若病情稳定，可改口服，总疗程为 7 ~ 10 天。同时给予雾化吸入支气管扩张剂和糖皮质激素，若患者耐受性好则可给予口服或静脉滴注短效糖皮质激素治疗。在 AECOPD 治疗期间需密切监测患者的水、电解质平衡和营养状态，对于卧床、红细胞增多和有脱水迹象的患者，无论是否合并血栓栓塞症，均需给予肝素抗凝治疗，同时给予痰液引流，必要时依据病情进行机械辅助通气。其他主要治疗措施还包括静脉应用茶碱、控制性氧疗等。

第四节

咳血

【疾病概述】

咳血是血自肺中经气道咳嗽而出，以痰中带血，或痰血相兼，或纯血鲜红，间夹泡沫为临床特征，又称为嗽血、咯血。主要由外邪袭肺、肝火犯肺、肺肾阴虚或气不摄血等病因，致肺络损伤、血液妄行、溢入气道而形成。

咳血在西医学中被称为咯血，常见于支气管扩张、肺癌、肺结核、肺炎等肺部疾病。此外，咯血也可见于部分心血管疾病及血液系统疾病。本篇主要讨论杂病范围内的咳血，温热病引起的咳血不在本篇讨论范围。上述疾病出现咳血症状时，可参照本节内容进行辨证论治。

【历史沿革】

有关咳血的记载，最早见于《内经》，并对引起咳血的原因做了论述。《素问·至真要大论篇》曰："少阳司天，火淫所胜，则温气流行，金政不平。民病……咳唾血。"指出外邪侵袭可导致咳血。《灵枢·经脉》曰"肾足少阴之脉……是动则病饥不欲食，面如漆柴，咳唾则有血，喝喝而喘"，指出咳血也可由内伤诸疾引起。

汉代张仲景在《金匮要略》中对咳血的临床症状做了记载，并将咳血归于吐血范畴。《金匮要略·惊悸吐衄下血胸满瘀血病脉证治》提及"烦咳者，必吐血""夫酒客咳者，必致吐血，此因极饮过度所致也"。

隋代巢元方所著的《诸病源候论·咳嗽病诸候》记载"嗽伤于阳脉，则有血"，指出脉络损伤为咳血的病机。

唐代孙思邈的《备急千金要方》已有治疗各种血证的方剂记载，至今仍广泛应用的犀角地黄汤即首载于该书。

宋代的《圣济总录·吐血门》对嗽血、咯血的病证名作了阐述，并记录了一些治疗方药。宋代的《济生方·失血论治》指出"所致之由，因大虚损，或饮酒过度，或强食过饱，或饮啖辛热，或忧思恚怒”，认为失血可由多种原因导致，而对血证的病机，强调因于热者多。金代张从正在《儒门事亲·咯血》中指出“夫男子妇人，咯血、衄血、嗽血、咳脓血，可服三黄丸、黄连解毒汤、凉膈散”，提出了清热凉血为治疗咯血的治法。

元代朱丹溪首先明确记载了咳血的病名，并列专篇讨论。《丹溪心法·咳血》曰：“咳血者，嗽出痰内有血者是。”

明代戴思恭首次对不同病因导致咳血的不同预后进行了记载。《证治要诀·嗽血》曰：“热壅于肺能嗽血；火嗽损肺亦能嗽血。壅于肺者易治，不过凉之而已；损于肺者难治，已久成劳也。”孙一奎在《医旨绪余·论咳血》中曰：“咳血多是火郁肺中，治宜清肺降火，开郁消痰，咳止而血亦止也。不可纯用血药，使气滞痰塞而郁不开，咳既不止，血安止哉！……下午身热而脉细数，此真阴不足，当清上补下。”他提出咳血多为火热之邪引起，强调了清肺降火、开郁消痰治疗咳血的重要性。

明代张景岳首次对咳血的病位是出于脏或出于喉做出了鉴别。《景岳全书·血证》曰：“咳血、嗽血皆从肺窍中出，虽若同类而实有不同也，盖咳血者少痰，其出较难；嗽血者多痰，其出较易……咯血者，于喉中微咯即出，非若咳血、嗽血之费力而甚也。大都咳嗽而出者出于脏，出于脏者其来远；一咯而出者出于喉，出于喉者其来近。”此外，张景岳还着重强调了肾水亏虚在咳血病因病机中的重要性。《血证·咳血论治》曰：“凡病血者，虽有五脏之辨，然无不由于水亏。水亏则火盛，火盛则刑金，金病则肺燥，肺燥则络伤而嗽血，液涸而成痰，此其标际固在肺，而病本则在肾也。”秦景明在《症因脉治·嗽血论》中明确指出“咳血即嗽血”，并将咳血病因分为“外感”和“内伤”两类，同时指出外感咳血易治，内伤咳血难治。《症因脉治·嗽血论》曰：“外感咳血之症，乃是邪壅于肺，择其何邪而施治，则愈矣。故丹溪曰，壅于肺者易治，不过散之清之而已，不比内伤门损于肺者之难治也。”

清代唐容川认为咳血与咳嗽关系密切，并将咳血分为虚证和实证两大类。《血证论·咳血》曰：“人必先知咳嗽之原，而后可治咳血之病。盖咳嗽固不皆失血，而失血则未有不咳嗽者”。清代唐宗海的《血证论》是论述血证的专书，对各种血证的病因病机、辨证论治均有精辟论述，该书所提出的止血、消瘀、宁血、补血的治血四法，实为通治血证之大纲。

综上，自《内经》中记载咳血以来，历朝历代医家不断对咳血的病因病机、辨证论治等方面进行阐述和完善。

【中医病因病机归纳】

咳血病因主要分为外感和内伤两大类，其主要病机为不同病因扰及肺，损伤肺络而致咳血。

（一）外邪袭肺

肺主气，司呼吸，为脏腑之华盖，开窍于鼻，外合皮毛，故易受外邪侵袭。寒、热、燥等外感邪气袭击卫表，壅遏肺气，使肺气失于宣肃而上逆为咳。肺络损伤，血溢气道，则引起咳血。在外邪之中，以热邪、燥邪引起者居多。

（二）肝火犯肺

情志不遂，肝郁化火，或暴怒气逆，致肝气横逆，气有余便化火，肝火上逆犯肺，损伤肺络而导致咳血。

（三）肺肾阴虚

它病日久，耗伤气阴，致阴虚肺燥，虚火内炽；或先病肺阴亏虚，日久病及肾；或先病肾水不足，以致肺失滋润，均可形成肺肾阴虚，虚火内炽，灼伤肺络而导致咳血。

（四）气虚不摄

因劳倦过度，或饮食失节，或情志内伤，或外邪不解，耗伤人体正气，均可致气虚而血无所主，血不循经而错行，从肺络溢出而咳血。

上述病因病机中，由外邪袭肺及肝火犯肺所致者，属于实证；由肺肾阴虚及气虚不摄所致者，属于虚证。实证咳血者，若病久不愈，也可转化为虚证。

【中医诊断】

咳血的病位在肺，血自肺中经气道咳嗽而出，以痰中带血，或痰血相兼，或鲜红纯血、间夹泡沫为主要临床表现。咳血患者多有咳嗽、喘证或肺痨等肺系疾患的病史，咳血之前常有胸闷、喉痒等症。

咳血的主要辨证及诊治要点包括辨外感内伤、辨病性、辨病情轻重。

（一）辨外感内伤

依据咳血病因分类，咳血可分为外感咳血及内伤咳血两类。通常来说，外感咳血病程短，起病较急，初起均有恶寒、发热等表证；内伤咳血病程长，起病较缓，均有脏腑、阴阳、气血虚衰或偏盛的表现，如肺肾阴虚、正气亏虚或肝火上炎等。两者在临床表现、预后及治疗等方面均有差别，应注意辨别。

（二）辨病性

咳血的主要病变性质，以火热熏灼致肺络受损引起者为多，但火热之邪有虚实之别，外感之火和肝郁之火属于实火；阴虚火旺之火则为虚火。故在辨证时首先须辨明火之有无，其次辨别其虚实。属虚者均由内伤所致，常见阴虚及气虚，阴虚则火灼肺络，气虚则不能摄血，而导致咳血。

（三）辨病情轻重

从望诊辨，言语清晰，对答切题，目光灵活，呼吸平稳者，提示病情较轻，出血量少；躁扰不安，语无伦次，出血不止，表情淡漠，意识模糊，呼吸急促且伴有神志异常者，提示并发了脱证，出血量大，病情危重，应随时准备积极抢救。从面色和肤色辨，面色和肤色（包括四肢、爪甲）红润者，提示出血少，病情较轻；面色和肤色苍白者，提示出血多，病情危重；面色和肤色苍白，唯面颊泛红者，应警惕虚阳上浮的戴阳现象。从患者应答反应辨，呼唤患者听其应答反应，如患者应答切题，语音洪亮，提示病情相对较轻；如应答语音低弱，提示虚证，应警惕由出血量较大引起；如无应答，提示意识丧失，病情危重。从触诊辨，触摸患者四肢，四肢温暖，干湿适中，脉搏和缓有力，提示失血量较小，病情较轻；四肢厥冷，伴冷汗出者，脉数伴血压偏低，提示有厥脱征象，出血量大，病情危重，须严密观察，积极抢救。

【中医鉴别诊断】

（一）吐血

咳血与吐血，两者血液均经口出，但又截然不同。咳血是血由肺来，经气道随咳嗽而出，血色多为鲜红，常混有痰液，咳血之前多有咳嗽、胸闷、喉痒等症状，大量咳血后，可见痰中带血数天，大便一般不呈黑色。吐血是血自胃而来，经呕吐而出，血色紫黯，常夹有食物残渣，吐血之前多有胃脘不适或胃痛、恶心等症状，吐血之后无痰中带血，但大便多呈黑色。

（二）口腔出血

鼻咽部、齿龈及口腔其他部位出血的患者，常为纯血或随唾液而出，血量少，并有口腔、鼻咽部病变的相应症状可寻，可与咳血相区别。

（三）肺痈

肺痈虽可兼见咳血，但为脓血相兼。肺痈初期亦可见风热袭于卫表的症状，一般不伴咳血；但肺痈演变至吐脓血时，多有壮热、烦渴、胸痛、咳嗽、脉滑数、舌质红、苔黄腻等痰热壅肺之症，吐痰量多，气味腥臭，脓血相兼。

【中医急救处理】

咳血起病急、出血量大时，气随血脱，易出现危重之症。一旦发生急性大量出血，应立即救治。减少搬动，保持适当体位，以维持生命体征平稳为先，为止血治疗争取时间。

此外，血从口鼻出者易将血误吸入气道造成窒息，可迅速危及生命。血从口鼻溢出者，可将头偏向一侧，谨防血液误吸入气道造成窒息。

（一）咳血急救措施

1）发现患者大咳血后，如果出现失神，面色苍白，出血不止，喉头作响，肢端湿冷，呼吸浅促或骤停，脉细数或浮大，尿少或无尿等症，应立即撬开患者的口腔，尽量掏出口腔、咽喉部积存的血块，恢复呼吸道通畅。

2）让患者取头低脚高位，家属可用手掌拍击背部，倒出气管或肺内的血液和血块，同时用毛毯给患者保温。

3）如果存在意识丧失、呼吸停止等症状，应保证呼吸道通畅，积极进行人工呼吸及心肺复苏等生命支持治疗。

4）咳血患者最危险的是发生失血性休克，在救治过程中应特别注意是否存在休克相关症状，并及时予以输血、补液等抗休克治疗。

（二）分证论治

1. 肺热伤络

症状：咳嗽，痰中带血或咳血、血色鲜红，咳血量多，甚或从口涌出，咳而气逆，胸胁隐痛，头痛眩晕，口苦而干，目赤，或胸闷胸痛，气急，口渴心烦，便秘溲赤，或伴发热。舌质红，苔薄黄，脉弦数。

病机：肺热伤络。

治法：清肺泄热，凉血止血。

方药：黛蛤散合泻白散加减。桑白皮、地骨皮、海蛤壳、青黛、甘草等。痰热较重者，加用黄芩、鲜竹沥、鱼腥草，或合千金苇茎汤清热化痰；咯血较重者，加白芨粉、三七粉吞服以止血；大便干结者，加大黄以泻热通便、凉血止血。

2. 阴虚肺热

症状：咳嗽阵作，反复咳血，血色鲜红或淡红，或痰中带血，咳嗽痰少，或干咳无痰，常伴有口干咽燥，潮热盗汗，五心烦热，颧红，或兼耳鸣，腰膝酸软。舌红乏津，少苔或无苔，脉细数。

病机：阴虚肺热。

治法：滋阴清热，润肺止血。

方药：百合固金汤加减。生地黄、熟地黄、玄参、当归、白芍、百合、麦冬、贝母、生甘草、桔梗等。咳血重者，去桔梗的宣肺作用，加用白芨、茜草、仙鹤草、侧柏叶或十灰散凉血止血；反复咳血者，加阿胶、三七养血止血；潮热、颧红等阴虚发热者，加青蒿、鳖甲、地骨皮、白薇以退虚热；由肺痨所致者，可用月华丸加减治疗。

3. 气不摄血

症状：痰中带血或咳吐纯血，或兼见衄血、便血，或咳或不咳，面色无华，神疲乏力，头晕目眩，耳鸣心悸，或肢冷畏寒。舌质淡，脉虚细或滑。

病机：气不摄血。

治法：益气摄血，健脾养血。

方药：人参甘草汤加减。人参、甘草煎汤频服，以补气摄血。

（三）综合救治

1）针刺治疗，取穴鱼际、尺泽，前者用泻法，后者用补法。

2）咳血初起，予鲜藕节 60 ~ 100 g、生白芍 60 ~ 100 g，水煎频频冷服，虚证、实证皆可使用。

3）凡失血过多，出现气虚欲脱，汗出肢冷，脉细微者，静脉予生脉注射液、参附注射液益气固脱，可 1 ~ 2 小时重复给药一次，以脱证得到控制为度。

【稳定期辨证论治】

（一）治疗原则

咳血主要以火热熏灼肺络引起者为多，但火有虚实之别，实火治当清热泻火、凉血止血；虚火治当滋阴清热、宁络止血。少数由风寒袭肺及气虚不摄所致者，又当分别以疏风散寒、宁络止血及益气摄血之法治之。由于离经之血有可能停聚体内形成瘀血，因此，在止血的同时，必须考虑到活血化瘀，勿使瘀血停留，引起后患。在血止之后，还须针对出血的原因进行治疗，防止再度出血。

（二）分证论治

1. 风寒犯肺

症状：初起恶寒、发热、头痛、鼻塞、咳嗽痰稀，渐至咳嗽不已，痰中夹血，血量一般不多。脉浮或浮缓，苔白。

病机：风寒犯肺，损伤肺络。

治法：疏风散寒，肃肺止血。

方药：金沸草散加减。金沸草、前胡、荆芥、细辛、生姜、茯苓、半夏、仙鹤草、茜草根、茅根、蒲黄等。若风寒已解，而咳嗽不止，痰中带血者，可合用止嗽散加减治疗。

2. 风热犯肺

症状：初起恶寒发热，咳嗽痰黄，痰中夹血，血色鲜红，口渴，咽痛，或头痛。舌苔薄黄，脉浮数。

病机：风热犯肺，热伤阳络。

治法：清宣肺热，凉血止血。

方药：银翘散加减。金银花、连翘、竹叶、芦根、牛蒡子、荆芥、薄荷等。原方去桔梗的宣散升提之效，可加贝母、杏仁肃肺止咳，加旱莲草、茅根、藕节、茜草根凉血止血。咳血甚者，加云南白药或三七粉冲服。

3. 燥气犯肺

症状：身热，咳嗽，痰量不多，咯痰不爽，痰中带血，咽喉干燥，鼻燥，心烦口渴。苔薄白而燥，脉浮数。

病机：燥气犯肺，损伤肺络。

治法：清肺润燥，宁嗽止血。

方药：清燥救肺汤或桑杏汤加减。杏仁、桑叶、枇杷叶、石膏、甘草、麦冬、阿胶、火麻仁、人参等。咳血甚者，可加生地炭、藕节炭、旱莲草、十灰散等凉血止血之品。燥热已退而咳嗽不已，痰中带血，治疗当滋阴润肺、宁嗽止血，用沙参麦冬汤加凉血止血药。

4. 肝火犯肺

症状：咳嗽，痰中带血或咳吐纯血，血色鲜红，胸胁疼痛，头痛眩晕，烦躁易怒，口苦咽干。舌质红，苔薄黄，脉弦数。

病机：肝火犯肺，灼伤血络。

治法：泻肝清肺，凉血止血。

方药：泻白散合黛蛤散加减。桑白皮、地骨皮、海蛤壳、青黛、藕节、茅根、旱莲草、茜草根、甘草等。头晕、目赤者，可加龙胆草、代赭石清热平肝。出血量较多者，可另吞服白芨粉、三七粉。肝火犯肺，火盛迫血，血来盈口，色鲜红者，治宜清热凉血，可用犀角地黄汤。

5. 阴虚火旺

症状：干咳痰少，口干咽燥，痰中带血或反复咳血，颧红，午后潮热，盗汗，或兼耳鸣、腰膝酸软。舌质红，少苔，脉细数。

病机：肺阴亏虚，灼伤肺络。

治法：养阴清热，凉血止血。

方药：百合固金汤加减。百合、麦门冬、熟地、生地、玄参、当归、白芍、贝母、甘草等；原方桔梗于咳血不利，宜去。加茅根、藕节、旱莲草、侧柏叶或十灰散以凉血止血。潮热甚者，加地骨皮、秦艽、白薇清退虚热。阴虚火旺由肺痨所致者，改用月华丸加减治疗。

6. 气不摄血

症状：面色少华，神疲乏力，头晕目眩，耳鸣，心悸，或咳或不咳，痰中带血或咳吐纯血，或兼见衄血、便血等。舌质淡，脉虚细。

病机：气不摄血，血溢肺外。

治法：益气摄血，健脾养血。

方药：拯阳理劳汤加减。人参、黄芪、白术、甘草、当归、陈皮、肉桂等；无寒象者可去肉桂，加熟地滋阴养血。咳血较甚者，在益气摄血的同时，可加仙鹤草、白芨、阿胶珠、三七粉等以收敛止血、养血止血。

【疾病的转归和预后】

咳血是一个以症状为名的病证，其转归及预后取决于引起咳血的原发疾病、病情的轻重及咳血量的多少。外感咳血一般预后良好，经及时治疗后多可痊愈。少数反复发作者，则可转化为内伤咳血。内伤咳血则病程较长，多有反复发作的病史，往往需要较长时间才能治愈，总体预后稍差，容易复发。

发生急性大量咳血者，如果急性大出血不能得到有效控制，即使积极地进行输血等抢救治疗，也可能因失血继发弥漫性血管内凝血而死亡。一旦急性出血得到控制，患者生命体征稳定，则应积极针对原发疾病进一步治疗，治病求本，尽量降低出血量及复发风险。

【中医药防治研究的现代进展】

咳血是支气管扩张、肺癌等肺系疾病最常见的临床症状之一，以反复咳血痰甚至咯鲜血为主要特征的一种常见急症。目前中医药防治咳血的进展主要集中在辨证分型、专方治疗及其他综合治疗方面。

（一）辨证分型治疗

辨证论治是中医治疗咳血的精髓，近年来，不少医家采取辨证分型治疗取得了显著效果。吴志华等认为，咳血因肺热络伤而引起，但与肝、胃二脏关系甚大，且临床有虚实之分，故临床辨证需分清病位、病性，遣方用药才能切中病机。其辨证分为：肺胃实热、肺虚内热、肝火犯肺三型，分别选用清胃散、生脉散合百合固金汤、泻青丸合黛蛤散加减，其临床研究结果显示，给予辨证分型治疗的干预组患者总有效率高于对照组。冯高华等认为，咳血多为肝火上炎，采用泻肝清金、凉血活络法治疗，并与单用西药常规治疗做对照，临床试验结果显示，治疗组的显效率和总有效率均明显优于对照组。易桂生等认为，五脏六腑皆令人咳，其中尤以肝与肺的关系最为密切。他将咳血辨证分为痰热壅肺、肝火犯肺、阴虚火旺三型，分别用千金苇茎汤合清金化痰汤、旋覆代赭石汤合黛蛤散、百合固金汤加减治疗；王敏等将本病辨证分为痰热壅肺、肝火犯肺、阴虚火旺、气虚血瘀四型，分别予以清气化痰丸加减、泻白散合黛蛤散加减、百合固金汤加减及补阳还五汤加减治疗；临床观察结果均显示，给予辨证分型治疗的患者治愈率、好转率、有效率明显提高，且复发率明显降低。

大部分医家认为本病多为痰热、瘀血、阴虚、火旺、气虚等病因所致，临床医家在临证治疗中各有其思路，临床辨证分型各异，正是这种个体化的辨证治疗才是中医的精髓，因此临床辨证分型治疗才能取得较好的临床效果。

（二）专方治疗

在近代临床研究中，不少医家采用专方治疗咳血，收效良好。熊晶辉等应用泻心汤加味治疗本病，基本方为大黄 6～15 g，黄连、黄芩、白芨、地榆各 10 g，小蓟、仙鹤草各 15 g，白茅根 15～30 g。该方临床治疗 63 例，随访治疗 1 年余，均获痊愈。吴宗元等采用《丹溪心法》之咳血方加味治疗咳血，方药组成：诃子 10 g，瓜蒌仁 10 g，海浮石 10 g，黑山栀 10 g，青黛粉（包煎）4 g，墨旱莲 10 g，白茅根 10 g，阿胶（烊化）15 g，白芨 10 g，藕节 2 枚。该方治疗 78 例，52 例获得显效。莫江峰等用补络补管汤加减治疗咳血，认为治疗咳血不能一味地凉血止血、见血止血、见痰治痰。该法有平肝、养肝之用，使肝恢复藏血之责，血有所归；有润肺、清胃之用，使肺恢复宣发肃降之能，气机顺畅；有健脾、益肾之用，可固护后天之本，扶助正气。基本方：生龙骨（打碎先煎）30 g，生牡蛎（打碎先煎）30 g，三七粉（冲服）6 g，紫菀 10 g，阿胶（烊化）10 g，花蕊石 10 g，钟乳石 15 g，生赭石（先煎）15 g，丝瓜络 10 g，冬瓜仁 15 g。临床观察显示，该方治疗 18 例患者，临床治愈 12 例，有效 5 例，无效 1 例，效果显著。陈青等以止嗽散加味治疗咳血，基本方：桔梗、荆芥、紫菀、百部、白前各 10 g，陈皮、甘草各 5 g，白茅根、仙鹤草各 30 g，侧柏叶 20 g，白芨 15 g。采用该方联合西药常规治疗与单纯西药常规治疗对照，结果治疗组有效率明显优于对照组。丛振日等认为咳血久病伤阴，累及于肾，肺肾两虚，水亏火旺，故临床采用百合固金汤加减治疗咳血日久者，药用生地黄、熟地黄、麦冬、百合、玄参、阿胶（烊化）、党参、生甘草、仙鹤草、藕节、薏苡仁、鱼腥草等。临床研究显示，治疗组总有效率优于对照组。

此外，尚有诸多医家采用不同的专方或自拟专方治疗咳血，均收效良好。但这些研究也存在疗效标准不统一、样本量小、缺乏中长期跟踪随访等问题。因此，在临证治疗中，尚需进一步观察研究。

（三）其他治疗

咳血尤其是急性大咯血时，针灸疗法显示出很大的时间优势，与汤剂比较针灸能更早地应用于患者，使患者及时得到治疗。孔最穴为手太阴肺经郄穴，是治疗本经所属脏腑急重症、出血性疾病和顽固性疾病等的特效穴。宋代王执中在《针灸资生经》中指出孔最穴可“疗唾血”。血海和膈俞穴可治疗血证，故可选用。本病病程长，久病及肾，肺肾金水相生，故还可选用肾经穴位，同时结合辨证，选用相应经脉穴位，且针、灸、药并用更能发挥中医药优势及特色。故周佐涛等给患者于双侧孔最穴注射清热解毒药、止血药；章进等以咯血贴敷贴患者双侧涌泉穴；朱枫等辨证的同时配合艾灸、针刺穴位（定喘、内关、足三里等）给患者治疗，疗效显著。

综上，中医药治疗本病时，急性期当以辨证止血治其标为主，剂型上当选用散剂及免煎剂型，以保证治疗的及时性；缓解期当以求因治本为主。同时，除药物治疗外，还可配合针、灸及调节饮食、起居、情志等综合治疗，以充分发挥中医整体观与辨证论治的特色。

【经典病例摘录】

刘某，女，58 岁，于 2021 年 8 月 22 日就诊。

患者因“间断咳嗽、咯血 9 年，再发 5 天”入院。患者于入院前 9 年出现咳嗽、咯血，曾于外院就诊，诊断为“支气管扩张”，予以抗感染、止血、止咳化痰等治疗后病情好转。后患者仍时有咳嗽、咯血症状再发，并间断到医院诊治。入院前 5 天，患者再次出现咳嗽、咯血症状，痰黄偏稠，以痰中带血为主，呈暗黑色瘀块或少量鲜红色血液，咯血次数较频，伴胸闷，时有胸隐痛不适。

刻症：患者精神状态稍差，稍感乏力、气促，胃纳尚可，大便干结，舌质暗红，苔黄腻，脉滑细。

既往史：患有支气管扩张病史 9 年。

查体：生命体征正常，神志清楚，对答切题。双肺呼吸音清，右侧中下肺可闻及湿啰音，未闻及哮鸣音及胸膜摩擦音。心率 86 次/分，律齐，各瓣膜听诊区未闻及病理性杂音。腹平软，全腹无压痛，无反跳痛，无肌紧张，肝、脾肋下未触及，肝区、肾区无叩击痛，移动性浊音（–）。肠鸣音 4 次/分。舌质暗红，苔黄腻，脉滑细。

西医诊断：1. 咯血；2. 支气管扩张。

中医诊断：咳血（痰热蕴肺，肺络受损）。

治法：清肺化痰，凉血止血。

处方：十灰散合千金苇茎汤加减

大蓟 10 g，小蓟 10 g，荷叶 10 g，侧柏叶 10 g，茅根 15 g，茜根炭 10 g，山栀 10 g，大黄 6 g，黄芩 10 g，牡丹皮 10 g，棕榈皮 10 g，苇茎 30 g，薏苡仁 15 g，桃仁 9 g，三七粉（冲服）3 g，共 5 剂，水煎取汁 450 mL，分 3 次口服，每日 1 剂，餐后温服。

患者服完 5 剂后复诊：咳嗽、咳痰较前减轻，痰由黄转白，痰易咳出，仍有痰中带血，以暗红色瘀块为主，未再出现鲜红色血液或血丝，胸闷及胸部隐痛较前减轻，大便通畅。舌质暗红，苔白，脉滑。患者肺热已去，瘀血未除，后续治疗在原方基础上去大黄、山栀、苇茎、薏苡仁，加用血余炭 10 g、失笑散 10 g（包煎）、赤芍 10 g、生地 10 g，继续服药 1 周。

患者复诊时诉咳嗽、咳痰减轻，痰中带少量暗红色血块，胸痛已除，胸闷缓解。后多次复诊，在该方基础上，随症加减，止血及活血化瘀药渐减，增入滋阴润肺、清化热痰之药。3 个月余后，患者咳嗽基本缓解，咯血未作，病情平稳。

【咳血的西医综述】

咳血在西医学中称为咯血，是指喉部以下的呼吸器官出血经咳嗽动作从口腔排出，常见于呼吸系统疾病，如肺结核、支气管扩张、肺炎、肺脓肿、肺癌等，其次是心血管疾病，如风湿性心瓣膜病、二尖瓣狭窄等。另外，流行性出血热、钩端螺旋体病、肺吸虫病、白血病、血小板减少性紫癜等，也可引起咯血。鼻咽癌肿瘤出血也可能导致咳血。我国最常见的咯血原因是肺结核、支气管扩张、支气管肺癌、肺脓肿。

（一）咯血量的判断

对咯血量的估计有不同的定义，通常规定：①小量咯血：每日咯血量在 100 mL 以内；②中等量咯血：每日咯血量在 200 至 300 mL；③大量咯血：24 h 咯血量大于 500 mL（或 1 次咯血量在 100 mL 以上）。

临床上准确估计咯血量有时很困难。一方面，咯血时血中可能会混有痰液或唾液，另一方面，患者咯出来的血量并不一定等于其肺内真正的出血量。应注意疾病的严重程度与咯血量有时并不完全一致，对于咯血量的估计除了出血量以外还应当考虑咯血的持续时间、咯血的频度以及机体的状况，综合考虑咯血的预后和危险性。如果咯血后发生窒息，来势凶猛，如不能及时发现和实施有效抢救，患者可以在几分钟内突然死亡。咯血发生窒息危及生命通常与下列因素有关：①单次咯血量；②咯血时患者高度紧张、焦虑、恐惧，不敢咳嗽；③反复咯血，咽喉部受血液刺激，加上患者情绪高度紧张，容易引起支气管痉挛，血液凝块淤积在气管、支气管内，堵塞呼吸道；④长期慢性咯血导致混合性感染。慢性纤维空洞型肺结核以及毁损肺会导致呼吸功能衰竭；⑤不合理应用镇咳药物抑制了咳嗽反射；⑥老年体弱咳嗽反射减弱；⑦反复咯血的患者，当其处于休克状态再次咯血时，虽然咯血量不大，因无力将血咳出，容易造成窒息死亡；⑧咯血最严重的并发症是气道阻塞窒息，其次还有肺不张、失血性休克、感染播散和继发性感染等。

（二）咯血的发病机制

根据不同系统疾病，咯血的发病机制分述如下：

1. 支气管疾病咯血

①病灶毛细血管通透性增加；②病变损伤支气管黏膜内血管；③黏膜下动脉破裂；④血管遭到机械性破坏。通常，一种疾病引起的咯血可以涉及多种出血机制。

2. 肺源性疾病咯血

①毛细血管通透性增加；②小血管破裂；③小动脉瘤破裂；④动静脉瘤破裂；⑤肺

—体循环交通支形成并出血。

3. 心肺血管疾病咯血

①肺淤血导致肺泡壁或支气管内膜毛细血管充血破裂；②支气管黏膜下层支气管静脉曲张破裂；③静脉或右心房内血栓脱落，栓塞肺动脉，导致肺动脉组织缺血坏死出血；④血管畸形。

4. 血液系统疾病咯血

原发性或继发性血小板的质和量发生变化，均可引起凝血功能障碍。常见的疾病为原发性血小板减少性紫癜、急性白血病、血友病等，通常除咯血外还常伴有全身其他部位出血。

此外，咯血的病因还包括血管炎疾病、各种有创性检查和治疗、抗凝药物使用不当及毒物损伤等。

（三）临床诊断思路

确定咯血的病因和过程涉及许多复杂的因素，在这个过程中始终要贯彻“系统、有序、快捷、准确”八字方针。

1）首先确定是咯血而不是口腔鼻腔出血，也不是上消化道出血（呕血）。

2）确定咯血量，观察生命体征。

3）之后需要进一步确定是肺源性出血还是由肺外或全身性疾病引起的咯血。

4）肺源性出血中特别要注意的是容易发生大咯血而导致死亡。

5）肺外的病因中要特别注意风湿性心脏病二尖瓣狭窄引起的大咯血，全身性疾病中要特别注意钩端螺旋体病、流行性出血热引起的咯血，血液系统疾病中要特别注意白血病、血小板减少性紫癜、再生障碍性贫血引起的咯血。

6）注意询问有无应用抗凝药物及灭鼠药物，是否为药物或毒物引起的咯血。

7）鉴别诊断的重点是务必尽快确定或除外以下几种情况：①可以造成大咯血危及生命的疾病；②具有传染性的疾病；③预后不良的恶性肿瘤。

（四）治疗

1. 治疗原则

应根据患者病情严重程度和病因确定相应的治疗措施，包括止血、病因治疗、预防咯血引起的窒息及失血性休克等。原则上咯血患者不用镇咳药物，鼓励患者将血痰咳出。频繁剧烈咳嗽后发生咯血者，考虑咳嗽可能为咯血原因时，可给予可待因 15 ~ 30 mg/次，每天 2 ~ 3 次；或给予含有可待因的复方制剂，如止咳糖浆 10 mL/次，每日

3 次；或给予右美沙芬 15 ~ 30 mL/次，每日 3 次口服。禁用吗啡等中枢性镇咳药，以免抑制咳嗽反射，引起血块堵塞气道造成窒息。帮助患者消除紧张焦虑情绪，必要时给予小剂量镇静剂，如口服地西泮（商品名安定）2.5 mg/次、每日 2 ~ 3 次，或 5 ~ 10 mg 肌内注射，心肺功能不全或全身衰竭咳嗽无力者禁用。

2. 一般治疗

进行吸氧、监护、止血、输血、输液及对症和病因治疗。

3. 药物治疗

1）垂体后叶素：是治疗咯血，尤其是大咯血的首选药物。

2）酚妥拉明。

3）6-氨基己酸。

4）氨甲苯酸（止血芳酸）：促凝血药物，通过抑制纤维蛋白溶解起到止血作用。

5）酚磺乙胺（止血敏）。

6）巴曲酶（立止血）：该药是从蛇毒中分离提纯的凝血酶，可以静脉注射或肌内注射。

7）其他药物：包括肾上腺色腙（安络血）、维生素 K_1、鱼精蛋白等。

鉴于临床上咯血多由支气管动脉或肺动脉血管破裂所致，故咯血的药物选择以垂体后叶素、催产素及血管收缩剂为主，其他止血药物只能作为辅助治疗措施。止血药物的应用应注意个体化，特别是应注意患者咯血的发生机制以及并发症。

4. 非药物治疗

1）支气管动脉栓塞治疗。

2）经支气管镜治疗。

3）手术治疗。

5. 大咯血的抢救

大咯血要及时抢救，否则患者生命会受到威胁。大咯血对人体的影响，除咯血的量和出血的速度外，还和患者的一般状况有关，如久病体弱，即使出血量小于 300 mL 也可能是致命的。

大咯血造成的直接危险主要是窒息和失血性休克，间接危险是继发肺部感染或血块堵塞支气管引起肺不张，如为肺结核患者还可通过血行播散。

（1）体位

保持镇静，不要惊慌，令患者取卧位，头偏向一侧，鼓励患者轻轻将血液咯出，以避免血液滞留于呼吸道内。如已知病灶部位，则取患侧卧位，以避免血液流入健侧肺内。如出血部位不明，则取平卧位，头偏向一侧，防止窒息。

（2）镇静

避免精神紧张，给予精神安慰，必要时可给少量镇静药，如口服安定。

（3）镇咳

咳嗽剧烈的大咯血患者，可适量给予镇咳药，但一定要慎重，禁用剧烈的镇静止咳药，以免过度抑制咳嗽中枢，使血液淤积气道，引起窒息。

（4）观察病情

密切观察患者的咯血量、呼吸、脉搏等情况，防止休克的发生。

（5）勿用力排便

防止用力排便而加重咯血。

（6）保持呼吸道通畅

如患者感胸闷、气短、喘憋，要帮助患者清除口鼻分泌物，保持室内空气流通，有条件时给予吸氧。

（7）窒息患者的抢救

如若发生大咯血窒息，立即体位引流，取头低足高位（可将床尾抬高45°左右），或侧头拍背。

经初步处理，咯血稍有缓和，患者的血压、脉搏、呼吸相对平稳时，应尽快护送患者到附近医院，以便进一步救治；如出血不止，请急救中心急救医师进行就地抢救，一旦病情稍微平稳，允许转运时，仍须送医院进行吸氧、监护、止血、输血、输液及对症和病因治疗。

第四部分

中医心系疾病证治

第一节

心悸

【疾病概述】

心悸是指以自觉心中悸动，心慌不安，心跳剧烈，甚则不能自主，或脉见迟、数、三五不调为主要特点的一种病证。心悸多因情志因素、劳累过度而诱发或加重，常伴有失眠、健忘、胸闷、胸痛、眩晕、耳鸣等症，时作时止，不发时一如常人。心悸包括惊悸、怔忡两大类，病情较轻者为惊悸，病情较重者为怔忡。惊悸日久不愈，可发展为怔忡，可呈持续性。

西医学中各种原因引起的心律失常（如心动过速、心动过缓、期前收缩、病态窦房结综合征等）、心功能不全、心肌炎及一部分心脏神经官能症等，如以心悸为主症者，可参照本病辨证论治，同时结合辨病处理。

【历史沿革】

《内经》虽无心悸或惊悸、怔忡之病名，但已有关于其临床证候及脉象的相关论述。如《素问·平人气象论》曰："胃之大络，名曰虚里，贯膈络肺，出左乳下，其动应衣，脉宗气也。盛喘数绝者，则病在中；结而横，有积矣；绝不至，曰死。乳之下其动应衣，宗气泄也。"《素问·痹论》曰："心痹者，脉不通，烦则心下鼓。"书中阐述了脉象在本病诊断和预后判断上的重要价值。此外，《内经》中有较多关于脉搏异常的记载，其脉象变化多属于惊悸、怔忡范畴。如《灵枢·根结》曰："持其脉口，数其至也……四十动一代者，一脏无气；三十动一代者，二脏无气……不满十动一代者，五脏无气。"《素问·三部九候论》曰："三五不调者病。"《素问·平人气象论》曰："人一呼脉一动，一吸脉一动，曰少气……人一呼脉四动以上曰死……脉绝不至曰死……乍疏乍数曰死。"

惊悸之病名，始见于汉代张仲景所著《金匮要略》。《金匮要略·惊悸吐衄下血胸满瘀血病脉证治》曰："寸口脉动而弱，动即为惊，弱则心悸。"书中对因惊而脉动，因弱而悸的病因病机进行了阐述。另外，其对水饮作悸的病机也进行了论述。《金匮要略·痰饮咳嗽病脉证并治》曰："水在心，心下坚筑……水在肾，心下悸。"张仲景不仅对惊悸的病因病机进行了论述，还对心悸的辨证论治进行了阐述，如《伤寒论·辨太阳病脉证并治》曰："发汗过多，其人叉手自冒心，心下悸，欲得按者，桂枝甘草汤主之。……脉结代，心动悸，炙甘草汤主之。……发热，心下悸，头眩，身瞤动，振振欲擗地者，真武汤主之。"炙甘草汤作为治疗心悸的重要方剂之一，一直沿用至今。

至隋唐时期，医家对惊悸的病因病机及治疗进行了进一步的探讨，巢元方在《诸病源候论》中据惊悸的病因设"金疮惊悸候""心病候""虚劳惊悸候"等。孙思邈在《备急千金要方·心脉论》中曰："阳气外击，阴气内伤，伤则寒，寒则虚，虚则惊，掣心悸，定心汤主之。"

宋代严用和在《济生方·惊悸怔忡健忘门》中明确提出了"怔忡"病名，并对惊悸怔忡的病因病机、病情演变、治疗方药等方面作了比较详细的论述。《济生方·惊悸怔忡健忘门》曰："心虚胆怯之所致也。……或因事有所大惊，或闻虚响，或见异相，登高涉险，惊忤心神，气与涎郁，遂使惊悸。惊悸不已，变生诸证，或短气悸乏，体倦自汗，四肢浮肿，饮食无味，心虚烦闷，坐卧不安，皆心虚胆怯之候也。"他认为怔忡因心血不足所致，亦有因感受外邪及饮邪停聚而致者，治疗"当随其证，施以治法"，治宜"宁其心以壮胆气"，予温胆汤、定志丸等方。

金元时期，诸多医家对惊悸、怔忡有了更为深入的认识。刘完素在《素问·玄机原病式》中记载了惊悸的病机和怔忡的临床表现，曰："悸为怔忪，皆热之内作。……心胸躁动，谓之怔忡。"成无己提出心悸病因可分为"气虚""停饮"两类。《伤寒明理论·悸》曰："悸者，心忪是也，筑筑惕惕然动，怔怔忪忪，不能自安者是矣。"李东垣在《内外伤辨惑论》中提出惊悸、怔忡病因"皆膈上血中伏火，蒸蒸而不安"，并创立了著名的心悸治疗方剂——朱砂安神丸。朱丹溪在《丹溪心法·惊悸怔忡》中曰："惊悸者血虚，惊悸有时，以朱砂安神丸。……怔忡者血虚，怔忡无时，血少者多；有思虑便动，属虚；时作时止者，痰因火动。……肥人属痰，寻常者多是痰"，提出了血虚致病的理论，强调心悸主要责之虚与痰。

明代虞抟在前世医家对心悸的认识上，进一步对惊悸和怔忡之间的区别与联系做了详尽的描述。《医学正传·惊悸怔忡健忘证》曰："怔忡者，心中惕惕然动摇而不得安静，无时而作者是也；惊悸者，蓦然而跳跃惊动，而有欲厥之状，有时而作者是也。"张景岳认为怔忡主要由劳损所致，提出心悸病本在肾。《景岳全书·怔忡惊恐》曰："盖阴虚于下，则宗气无根而气不归原，所以在上则浮撼于胸臆，在下则振动于脐旁”“凡治怔忡惊恐者，虽有心脾肝肾之分，然阳统乎阴，心本乎肾，所以上不宁者，未有不由乎下，心气虚者，未有不因乎精”，关于证治他提出宜“安养心神，滋培肝胆，当以专扶元气为主”“速宜节欲节劳，切戒酒色”“速宜养气养精，滋培根本”。

清代医家叶天士对心悸病因的认识更为深刻，认为病因主要有七情失调，劳倦内损，痰饮或水湿上阻；或本脏阳气自虚，痰浊乘侮，水湿内盛，上凌于心；或宿哮痰火，或暑热时邪，内扰心神，并由此提出了相应的治法。医家王清任和唐容川则对瘀血作悸进行了补充论述。《医林改错·血府逐瘀汤所治症目》曰：“心跳心忙，用归脾安神等方不效，用此方（血府逐瘀汤）百发百中。”《血证论·怔忡》曰：“凡思虑过度及失血家去血过多者，乃有此虚证，否则多挟痰瘀，宜细辨之。”

【中医病因病机归纳】

心悸（惊悸、怔忡）的病因较为复杂，多因体质虚弱、饮食劳倦、七情所伤、感受外邪及药食不当等，以致气血阴阳亏损，心神失养，心神不安；或痰、饮、火、瘀阻滞心脉，扰乱心神。

（一）体虚劳倦

先天禀赋不足，素体虚弱，或久病耗气伤阴，或劳倦伤脾，生化乏源，致气血阴阳亏损，脏腑功能失调，心神失养，发为心悸。

（二）七情所伤

各种原因致心虚胆怯者，遇情志突变，心惊神摇，不能自主，惊悸不已，渐次加剧，稍遇惊恐，即作心悸，而成本病。长期忧思不解，心气郁结，阴血暗耗，不能养心而心悸；或化火生痰，痰火扰心，心神失宁而心悸。此外，大怒伤肝，大恐伤肾，怒则气逆，恐则精却，阴虚于下，火逆于上，动撼心神，亦可发为惊悸。

（三）感受外邪

感受风寒湿邪，合而为痹。痹证日久，复感外邪，内舍于心，痹阻心脉，心血运行受阻，发为心悸；或风寒湿热之邪，由血脉内侵于心，耗伤心气、心阴，亦可引起心悸；或温病、疫毒等毒邪犯心，灼伤营阴，耗伤气血，心神失养，亦可见心悸。

（四）药食不当

嗜食醇酒厚味、煎炸油腻，郁热化火生痰，或伤脾而滋生痰浊，痰火上扰心神则为悸。或因药物过量或毒性较剧，耗伤心气，损伤心阴，引起心悸。中药如乌头、附子、雄黄、蟾酥、麻黄等，西药如洋地黄、奎尼丁、阿托品、肾上腺素等。

心悸（惊悸、怔忡）的病位主要在心，由于心神失养或不宁，引起心神动摇，从而悸动不安。但其发病与肝、肾、脾、肺四脏的功能失调亦密切相关。如肝气郁滞，气滞血瘀，或气郁化火，火邪伤阴，阴虚阳亢，致使心脉不畅，或心神受扰，引起心悸。肾阴不足，不能上济心火，肾阳亏虚，心阳失于温煦，均可发为心悸。脾不生血，心血不足，心神失养则动悸；或脾失健运，痰湿内生，扰动心神。肺气亏虚，不能助心治节以“朝百脉”，心脉运行不畅则心悸不安。

心悸的病性主要分虚实两方面，虚者为气、血、阴、阳亏虚，心失所养；实者为痰火扰心，水饮上凌或心血瘀阻，气血运行不畅，致邪扰心神，心神不宁。以虚证居多，也可因虚致实，虚实夹杂，虚实之间亦可相互转化。需注意的是，老年患者怔忡多病程日久，进而可发展为气虚及阳，或阴虚及阳而出现心肾阳衰，甚则心阳欲脱，更甚者心阳暴脱而成厥脱之变。

总之，心悸为本虚标实之证，其本为气血不足、阴阳亏损，其标为气滞、血瘀、痰火、水饮。

【中医诊断】

心悸以自觉心搏异常，或快速，或缓慢，或跳动过重，或忽跳忽止，呈阵发性或持续不解，神情紧张，不能自主为主要临床表现，可伴有胸闷不舒，易激动，心烦寐差，颤抖乏力，头晕等症。中老年患者，发作频繁者，可伴有心胸疼痛，甚则喘促，汗出肢冷，或见晕厥。脉象可见数、促、结、代、缓、沉、迟等变化。

心悸的主要辨证要点包括辨虚实、辨惊悸和怔忡、辨气血阴阳之亏虚。

（一）辨虚实

本病证候特点多为虚实相兼，虚者系指脏腑气血阴阳亏虚，实者多指痰饮、瘀血、火邪上扰。辨证时，既要注意正虚一面，亦应重视邪实一面，并分清虚实之偏重。

（二）辨惊悸与怔忡

惊悸、怔忡虽同属心悸，但两者在临床表现、病因、病机和轻重程度等方面均有区别。惊悸起病，常由外因引起，如情绪激动、惊恐、恼怒或劳累等，实证居多，但也存在正虚因素，时发时止，不发时一如常人，病来虽速，但全身情况较好，病情较轻；怔忡每因内因而起，多由久病体虚、心脏受损所致，无精神因素亦可发生，终日自觉心中惕惕，稍劳尤甚，病来虽渐，但全身情况较差，病情较重。两者之间亦有密切的联系，惊悸日久不愈可发展为怔忡，而怔忡患者也易受外惊所扰，使动悸加重。

（三）辨气血阴阳之亏虚

心悸病性以虚为主，主要表现为气血阴阳的亏虚。除心悸的主症外，气虚者，兼见气短乏力，自汗，每遇劳累则病情加重，舌淡红，苔薄白，脉弱；血虚者，兼见面色皖白，疲乏倦怠，头晕失眠，舌淡苔白，脉细；阴虚者，兼见口干口渴，五心烦热，大便秘结，舌红少苔，脉细数；阳虚者，兼见畏寒肢冷，胸闷胸痛，舌淡苔薄白，脉迟。如临床表现为气血两虚、气阴两虚、阴阳两虚或气血阴阳俱虚等复杂情况，病情亦较为严重。

【中医鉴别诊断】

（一）奔豚

奔豚发作之时，患者自觉胸中躁动不安，气自小腹上冲咽喉。其鉴别要点为：心悸属于心中剧烈跳动，发自于心；而奔豚乃上下冲逆，发自小腹。《金匮要略·奔豚气病脉证并治》曰："奔豚气从小腹起，上冲咽喉，发作欲死，复还止，皆从惊恐得之。"

（二）卑惵

卑惵的主症为"胸中痞塞，不能饮食，如痴如醉，心中常有所歉，爱居暗室，或倚门后，见人则惊避，似失志状"，见于《杂病源流犀烛》。卑惵与怔忡相似，鉴别要点在于卑惵之胸中不适由于痞塞，而怔忡缘于心悸，有时坐卧不安，并不避人。且卑惵一般无促、结、代、疾、迟等脉象。

【中医急救处理】

（一）察变证以明危重

本病虚多实少，或虚实兼夹，易出现变证，多见于心脉跳动过速型及心脉跳动过缓型心悸证。若心悸伴有心痛、胸闷、憋气、气短欲落、头昏眩欲呕者，为变证的早期表现，应特别警惕其进一步发展。若证见喘累水肿，起卧不安，甚者迫坐，脉疾数而微，多为心肾阳衰之危证。若见颜面苍白，大汗淋漓，四肢厥冷，喘气欲脱，甚或遗溺，脉微细欲绝，神志淡漠，此乃心悸加重，转入厥脱之危候。若见脉搏极乱、极疾、极迟，面色苍白、口唇发绀、意识突然丧失，或时清时昧等，常易并发抽搐、昏厥。

（二）急救处理和救治原则

1）停止使用可能引起严重心动过速的药物。

2）很多疾病会导致心悸，在处理心悸的同时应针对原发病进行治疗，如真心痛导致的心悸，应尽快开通心脉。

3）密切观察生命体征，给予休息、吸氧、心电监测、开通静脉通道等处理，非药物治疗可予刺激迷走神经的动作（如压迫眼球、按摩颈动脉窦、捏鼻用力呼气和屏气等）。重症心悸时应予除颤仪监护，中西药物综合抢救治疗。

4）去除诱因，如设法消除紧张、恐惧、忧虑、烦恼、愤怒等不良情绪，保持正常心态。

5）分清虚与实孰轻孰重，然后依据辨证施治行补、泻之法。

（三）分证论治

1. 心脉瘀阻证

症状：心中悸动，胸闷不舒，胸部刺痛，入夜尤甚，或见唇甲发绀。舌质紫黯或有瘀斑，脉涩或结代。

病机：瘀血痹阻，心脉不通。

治法：活血化瘀，通脉定悸。

方药：活血复脉汤加减。桃仁、红花、赤芍、生地黄、香附、丹参、当归、延胡索、三七末、青皮、甘草等。兼气虚者，可加党参、黄芪益气养心；兼阳虚、畏寒肢冷者，可加淫羊藿、熟附子、肉桂以温通心阳。

2. 痰扰心脉证

症状：心悸怔忡，胸闷烦躁，眩晕恶心，头重身倦，痰多。舌苔浊腻，脉弦滑或结代。

病机：痰浊内阻，上扰心神。

治法：通阳泄浊，涤痰开结。

方药：涤痰复脉汤加减。法半夏、陈皮、佛手、胆南星、党参、茯苓、石菖蒲、甘草等。若气虚者，加党参、黄芪益气豁痰；痰浊郁久化热者，加黄连、竹茹、枳实清热豁痰。

3. 气阴两虚证

症状：心悸怔忡，虚烦多梦，或五心烦热，自汗盗汗。舌淡苔薄白，脉虚数或促涩、结代。

病机： 气阴两虚，心神失养。

治法： 益气养阴，养心安神。

方药： 生脉散加减。人参、麦冬、五味子等。若气虚较甚、气短乏力者，加黄芪益气补心；若见阴虚而有低热者，加天冬、生地、黄连、莲子心、苦参养心清热；若见肾阴不足，加冬虫夏草、龟甲、鳖甲以滋肾养心。

4. 心阳不振证

症状： 心悸不安，胸闷气短，面色苍白，畏寒肢冷，乏力气短。舌淡苔白，脉虚微或兼迟缓，或涩或结代。

病机： 心阳不振，心失所养。

治法： 补益阳气，温振心阳。

方药： 温阳复脉汤加减。熟附子、干姜、淫羊藿、冬虫夏草、甘松、炙甘草等。若兼心气不足、气短乏力者，加人参、黄芪以补益心气；若兼阳虚水泛、肢体浮肿者，加茯苓皮、猪苓、泽泻、桂枝温阳利水消肿。

（四）综合治疗

1. 耳针

如为室性心动过速，取穴心、神门、交感点。毫针刺入穴内，留针 30 min，10 min 行针 1 次，中等刺激。对于反复发作者，可于发作终止之后，改用耳穴埋针或耳穴压丸（用王不留行籽），每 3 天更换一次。如为缓慢性心律失常，可采用耳穴压丸，取穴内分泌、心、神门、交感、皮质下，每天按压 2 ~ 3 次，每次 5 min，10 次为一个疗程。

2. 针刺法

对于室性心动过速者，取穴膻中、内关、神门、心俞、厥阴俞，用平补平泻法，对新发病及年轻患者用重刺激，留针 3 ~ 5 min；对久病体虚者用补法，轻刺激，留针 15 ~ 30 min。

3. 艾灸法

用于心气、心阳不足或心阳气虚脱者，灸百会、气海穴。如果阳虚欲脱，灸气海、神厥以回阳救逆。

4. 穴位按摩

患者仰卧，医生以拇指端顺时针按压左神藏穴或灵墟穴，可治疗阵发性室性心动过速。

5. 抗心律失常药

【稳定期中医辨证论治】

（一）治疗原则

心悸的病变部位主要在心，证候特点是虚实相兼、以虚为主，补虚是治疗本病的基本治则。故心悸的治疗首先应分虚实，虚证分别予以补气、养血、滋阴、温阳；实证则应祛痰、化饮、清火、化瘀。但本病又以虚实错杂多见，且虚实的主次、缓急各有不同，故治当相应兼顾。同时，由于心悸以心神不宁为其病理特点，故常在补虚及祛邪的基础上，酌情配伍养心安神或镇心安神的方药。

（二）分证论治

1. 心虚胆怯证

症状：心悸不宁，坐卧不安，善惊易恐，失眠、多梦，易惊醒，恶闻声响，食少纳呆。苔薄白，脉细数或细弦。

病机：心虚胆怯。

治法：益气养心，镇惊安神。

方药：安神定志丸加减。人参、茯苓、茯神、石菖蒲、远志、龙齿等。若见心气虚损明显者，重用人参、黄芪等益气养心；兼见心阳不振者，加肉桂、炮附子以振奋心阳；兼心血不足，加阿胶、制何首乌、龙眼肉补血养心。

2. 心血不足证

症状：心悸气短，倦怠乏力，面色无华，头晕目眩，失眠健忘，纳呆食少。舌淡红，苔薄，脉细弱。

病机：心血不足。

治法：补血养心，益气安神。

方药：归脾汤加减。白术、当归、茯神、炙黄芪、龙眼肉、远志、酸枣仁、木香、炙甘草、人参、生姜、大枣等。若兼见气阴两虚者，可以炙甘草汤加减益气养血，滋阴安神；兼阳虚、肢冷者，可加炮附子、黄芪、煅龙骨、煅牡蛎温通心阳；兼阴虚者，重用麦冬、生地黄、阿胶，加北沙参、玉竹、石斛养阴生津。

3. 阴虚火旺证

症状：心悸易惊，五心烦热，口干，盗汗，心烦失眠，思虑劳心则症状加重，伴耳鸣腰酸，头晕目眩，急躁易怒。舌红少津，苔少或无，脉细数。

病机：阴虚火旺。

治法：滋阴清火，养心安神。

方药：天王补心丹合朱砂安神丸加减。人参、茯苓、玄参、丹参、桔梗、远志、当归、五味子、麦冬、天冬、柏子仁、酸枣仁、生地黄、朱砂、黄连、炙甘草等。若肾阴亏虚，虚火妄动者，加龟甲、熟地黄、知母、黄柏以滋阴补肾；若阴虚而火热不明显者，可单用天王补心丹加减；若阴虚兼有瘀热者，可加用赤芍、牡丹皮、桃仁、红花、郁金等活血化瘀。

4. 心阳不振证

症状：心悸不安，面色苍白，胸闷气短，动则尤甚，形寒肢冷。舌淡苔白，脉虚弱或沉细无力。

病机：心阳不振。

治法：温补心阳，安神定悸。

方药：桂枝甘草龙骨牡蛎汤合参附汤加减。桂枝、炙甘草、煅龙骨、煅牡蛎、人参、炮附子、生姜等。若见大汗出者，重用人参、黄芪、煅龙骨、煅牡蛎、山茱萸肉，或用独参汤益气固本；若兼有血瘀者，可加丹参、赤芍、川芎、桃仁、红花以活血化瘀；兼见阴伤者，可加麦冬、枸杞子、玉竹、五味子益气养阴。

5. 水饮凌心证

症状：心悸眩晕，胸闷痞满，渴不欲饮，小便短少，肢体浮肿，形寒肢冷，伴恶心，欲吐，流涎。舌淡胖，苔白滑，脉象弦滑或沉细而滑。

病机：水饮凌心。

治法：温阳利水，宁心安神。

方药：苓桂术甘汤加减。茯苓、桂枝、白术、甘草等。兼见恶心呕吐者，加半夏、陈皮、生姜温胃止呕；兼见肺气不宣，咳喘胸闷者，加杏仁、前胡、桔梗、葶苈子、五加皮、防己宣肺平喘；兼见瘀血者，加当归、川芎、刘寄奴、泽兰、益母草活血化瘀行水；若见阳虚水泛致全身浮肿、尿少、阵发性夜间咳喘或端坐呼吸者，须重用温阳利水之品，以真武汤加减。

6. 瘀阻心脉证

症状：心悸不安，胸闷不舒，心痛时作，痛如针刺，唇甲发绀。舌质紫黯或有瘀斑，脉涩或结或代。

病机：瘀阻心脉。

治法：活血化瘀，理气通络。

方药：桃仁红花煎加减。丹参、赤芍、桃仁、红花、香附、延胡索、青皮、当归、川芎、生地黄、乳香等。若见气滞血瘀者，可加用柴胡、枳壳疏肝行气；兼气虚者，加黄芪、党参、黄精益气固本；兼血虚者，加制何首乌、枸杞子、熟地黄益气生血；兼阴虚者，加麦冬、玉竹、女贞子养阴生津；兼阳虚者，加炮附子、肉桂、淫羊藿等温阳益气；胸痛甚者，可加乳香、没药、五灵脂、蒲黄、三七粉等活血止痛。

7. 痰火扰心证

症状：心悸怔忡，时发时止，受惊易作，胸闷烦躁，失眠多梦，口干，口苦，大便秘结，小便短赤。舌红，苔黄腻，脉弦滑。

病机：痰火扰心。

治法：清热化痰，宁心安神。

方药：黄连温胆汤加减。半夏、陈皮、茯苓、甘草、枳实、竹茹、黄连、生姜、大枣等。若见痰热互结者，可加生大黄清火泻热；若心悸重者，可加珍珠母、石决明、磁石以安神定悸；兼见脾虚者，加党参、白术、谷芽、麦芽、砂仁以健脾益气。

（三）非药物疗法

1. 体针

主穴选郄门、神门、心俞、巨阙。随证配穴。

2. 耳针

选交感、神门、心、耳背心。毫针刺，或用揿针埋藏或王不留行籽贴压，每 3 ~ 5 日更换一次。

3. 穴位注射

取心俞、脾俞、肾俞、肝俞、内关、神门、足三里、三阴交等穴。药用复方当归注射液，或复方丹参注射液，或维生素 B_{12}，每次选 2 ~ 3 穴，每穴注射 0.5 ~ 1 mL，隔日注射一次。

【疾病的转归和预后】

心悸发作为偶发、阵发或每次发作时间短暂者，或病情初起，一般病变较轻，易治或不药而解，预后较好；发作频繁或呈持续性发作者，或长期反复发作者，多为病变较重，较为难治，预后较差。心悸发作时脉象变化不显著者，病变多较轻，经治疗后常能痊愈；若心悸发作伴有脉象过数、过迟、频繁结代或乍疏乍数者，提示病情重，治疗较难，预后较差。此外，依据伴随症状评估，若心悸兼见胸痛、喘促、不能平卧、肢体浮肿、头晕、眼花甚至晕厥者，表现为心阳暴脱或水气凌心、脉微欲绝之候，则病势险恶，提示病情危重，预后不良。

因心悸常兼见于多种心系疾病，积极治疗原发疾病，如胸痹、痰饮、肺胀、喘证、痹证等，对预防心悸再发及改善预后有重要意义。

【中医药防治研究的现代进展】

（一）关于病名的研究

在病证结合的大环境下，现代中医诊疗心悸病时突破了传统范畴。有专家提出中医的“心悸”应当涵盖“有心悸症状同时有心律失常体征者，或是有心律失常体征但无心悸症状者，以及有心悸症状但无心律失常体征者”三类。现代医学手段的加入使得中医诊疗心悸不再局限于患者的主诉。

（二）病因病机研究

现代中医在中西医结合的背景下，对于心悸的病因病机有了更进一步的认知和阐释。传统中医认为，心悸的病因归纳起来可以概括为体虚劳倦、七情所伤、感受外邪、药食不当以及他病失养等。心悸的发生与心、肝、脾、肺、肾、胆及胃等多脏腑相关。有学者从现代医学的角度归因，认为心悸分属于心血管疾病、非心系疾病及自主神经功能紊乱三类。心悸的基本病机是本虚标实，本虚表现为气、血、阴、阳的不足；标实则除传统的水饮凌心、肝郁气滞、肝胆郁热、痰瘀闭阻心脉等病机外，现代又增加了内风的病机。近些年来，一些中医学者对心悸又有了更深的认识，如吴以岭提出络病学说，认为心悸的病机为络虚不荣，络脉瘀阻心络，并且该理论得到了一系列研究的证明。现代医学辨病与中医辨证相结合不仅是中西医结合的结果，更是中医疗效客观化评价的需要。当前，心悸的辨证论治多以神经官能症和心律失常等相关疾病作为现代西医学的诊断依据。

针对快速性心律失常的发病机制，有医者认为其病机不外乎“虚”“瘀”“热”，即气阴亏虚、热毒瘀血、心神失养，同时强调心神不宁为本病的主证。多数中医学者认为，快速性心律失常的主要病机是心气不能主血脉，血脉运行失畅。气阴两虚是基础，而气滞血瘀、瘀血阻滞、痰热瘀阻等则是快速性心律失常的病理改变，二者相互影响，互为因果。

对于缓慢性心律失常的病机讨论，部分医者认为心悸的基本病机是心、肾、脾的阳气虚弱，阴寒内盛，兼有血瘀、痰凝致使脉道不畅，鼓动无力而致脉来迟缓或结代。也有医者认为，病机以虚为本，心肾阳虚为主，病位在心，但病本在肾，当以温补心肾治之，佐以豁痰化瘀之品。此外，也有医者认为其病因病机主要为心气亏虚、心阳不振，而脾气亏虚、肾阳不足是导致心阳不振的主要原因。近年来，血瘀的地位越来越受到重视，有医者通过临床观察，发现患者多表现为阳气虚弱、心血瘀滞，属本虚标实。

（三）辨证分治

关于快速性心律失常的辨证分型，有医者将其分为气阴两虚型、气滞血瘀型、心肾阳虚型、温邪侵滞型和痰热内阻型，以气阴两虚兼心脉瘀阻型多见。另有医者在临床上大体分为气血两虚型、气阴两虚型、阴虚火旺型、心阳不足型、心血瘀阻型、痰饮阻塞型、肝气郁结型、痰火扰心型、心神不宁型和阴阳两虚型。

对于缓慢性心律失常的辨证分型，有医者将其分为心阳不振、心血瘀阻、气阴两虚三种证型。另有医者通过临床观察，将其分为气阴两虚、气滞血瘀、痰湿阻遏三种证型。此外，有医者通过回顾性分析，将缓慢性心律失常患者分为气阴两虚型、脾肾阳虚型、心阳瘀阻型、痰浊闭阻型四类。

（四）治法方药研究

自 20 世纪六七十年代起，已开始有小样本的临床试验，观察中药复方制剂对心律失常患者的临床疗效，研究结果提示中药复方可有效缓解患者的临床症状；同时对单味中药如苦参、人参、三七、延胡索、甘松、附子等抗心律失常的作用机制进行了探索研究。到 20 世纪 80 年代，研究者尝试应用中西药联合治疗心律失常，中药以辨证论治汤药为主，研究结果显示中西药联合应用疗效优于单一应用西药。自 20 世纪 90 年代起，国内相继开展了中成药或中药注射剂与抗心律失常药物联合应用的随机对照临床试验，显示了一定的疗效，但中药注射剂不良反应的临床报道也偶有发生。21 世纪伊始，较大规模的中成药治疗心律失常的随机对照试验纷纷开展，结果显示中西药联合应用对于各类心律失常的治疗效果较为明显。近年来，抗心律失常中成药的开发也成为药物研究的新热点。中医在药物治疗心律失常的同时，也采用推拿、针刺、穴位贴敷、埋线等非药物治疗方法辅助治疗，在临床上达到了一定的疗效，在研究方面也取得了一定的成果，积累了一定的研究基础。例如，有病例系列研究报道，以手指直肠法治疗室上性心动过速，达到较高转复率；运用针刺治疗心气虚型心律失常也取得了较好效果。但鉴于药物治疗仍然是心律失常治疗的主要手段，加之当前已获得的研究资料的证据强度不高，中医非药物治疗心律失常的应用和研究仍然需要进一步的探索。

快速性心律失常指心脏起搏点在窦房结或窦房结以外，心室率>100 次/分的心律失常。发作时有心悸、胸闷等症状，严重者可出现晕厥。目前，西医抗心律失常药亦有致心律失常作用，给临床用药带来一定的影响。李炳茂教授擅长诊治快速性心律失常，他认为该病“证属阴血亏虚、心失所养”。杨积武教授将房颤辨证为“心血不足证”“阴虚火旺证”“心阳不振证”“心脉瘀阻证”等，并依据房颤发生的不同阶段分而论治。对于初起心气不足者，常治以炙甘草汤，少佐温阳之肉桂、附子；气虚血瘀者，则用补阳还武汤加生脉散为基本方；气滞血瘀者，则用血府逐瘀汤加生脉散为基本方；心阴虚者，治以甘麦大枣汤、天王补心汤、黄连阿胶鸡子黄汤。陈可冀则“多从虚、瘀、痰、火论治”，临证时以“辨证基础上结合辨病用药，重视宁心安神”为原则。其自创新补心丹可作为治疗病毒性心肌炎、甲状腺功能亢进、高血压病等证属心悸气阴两虚、阴虚内热者的通用法。白瑞娜等从风性善行而数变的特性出发，探讨了快速心律失常风证病机，认为风为百病之长，风性善行而数变，因此外风、内风皆可导致快速心律失常。临床应用时，若心律失常时发时止，节律不一，考虑为痰热生风，扰动心神者，可加黄连以清热祛风、元胡活血祛风、苦参解毒祛风，对于肝风内动者，可加用羌活、钩藤、甘松、防风等药。王显等则从更细微处的“络风”内动论治快速性心律失常，指出“络风内动是阵发性房颤的核心病机”。

缓慢性心律失常是指在静息、清醒状态下心室率小于60次/分的心律失常，包括病态窦房结综合征，窦性心动过缓，逸搏或逸搏心律，窦房阻滞，房内、房室或室内传导阻滞等疾病。对于缓慢性心律失常，现代中医的辨证分型尚不统一，但多认为本病以阳虚居多，治疗以辨病与辨证相结合为纲，多采用温阳益气之法。李炳茂认为缓慢性心律失常多见于心阳不振、气血运行无力、心失所养，治宜“温补心阳、祛痰湿、通心络”，自拟“救心汤”治疗。马春等则将缓慢性心律失常辨为心阳虚损、心脾两虚、心肾阳虚、气阴两虚、气虚血瘀、痰浊阻滞等6型。张聪等基于关联规则分析了20余年的相关文献，研究发现，缓慢性心律失常的常见症状是心悸、胸闷、头晕。缓慢性心律失常多为寒证、虚证、瘀证，治疗以温阳、补益、活血为主。对于缓慢性心律失常心悸症状采用的药物有附子、黄芪、桂枝、丹参。其中附子是治疗缓慢性心律失常使用频率最高的单味药。王志栋等则从络脉的结构特点及络脉以血为主、气血运行缓慢的生理特点，分析络脉的病理特点为易滞易瘀、易入难出，从而得出“络病”为缓慢性心律失常的病机关键，并以此病机提出治缓慢性心律失常当应用入络、通络之药。而梁君昭提出治疗缓慢性心律失常当“脏络同治，瘀浊并祛”，即以扶正通络、祛瘀化浊为治疗大法。两相比较，前者重视祛络中之邪，后者则虚实并重。李鲤教授则强调心与脾胃在生理与病理上的联系，主张从心、脾（胃）论治心律失常，对于缓慢性心律失常主要治以培土益母法，方用保和丸合生脉散加丹参、川芎、淫羊藿、巴戟天、仙茅等药。

经典方剂在治疗心悸方面，炙甘草汤对于室性早搏、房性早搏、缓慢性心律失常等心律失常疗效佳。炙甘草汤，又名复脉汤，载于《伤寒论·辨太阳病脉证并治下》。金海浩在对比了古今炙甘草汤的应用后提出，该方的古今应用虽均针对心悸、脉结代，但有所不同，古代侧重阴虚内热，治以外感温热病为主；现代则重在气阴两虚，治以心悸病、胸痹为主。事实上，现代应用炙甘草汤要更加广泛，凡是虚损病证的心悸均可应用该方。麻黄附子细辛汤出自《伤寒论》，主治少阴里虚兼太阳表实证。近年来，该方被广泛应用于心系疾病的治疗，主要用于治疗心阳不足证。在心悸病证中，该方被用于治疗缓慢性心律失常，例如房室传导阻滞导致的心律失常、病窦综合征导致的缓慢性心律失常等。逍遥散方出自《太平惠民和剂局方》，具有疏肝解郁、养血健脾之功，主治肝郁脾虚之证。杨素婷认为心悸的发生与心、肝两脏密切相关，故以逍遥散加减治疗心悸，以心律平治疗为对照组。研究结果显示，逍遥散治疗组疗效优于对照组。李晓芳和龙友红则分别以该方治疗围绝经期心悸和心脏神经官能症，其疗效分别优于西药对照组。归脾汤方出自《严氏济生方》，主治思虑过度、劳伤心脾、健忘、怔忡等症，方以补脾养心为主。吕劲松以此方加减治疗心悸，常能获得满意疗效。近年来，亦有学者以该方与美托洛尔或普罗帕酮联用治疗心悸，疗效均较单纯使用西药更好。补阳还五汤常用治中风之气虚血瘀证，心悸亦可见气虚血瘀证，崔莹以加味补阳还五汤治疗冠心病并缓慢型房颤，观察组房颤次数和持续时间的改善均明显优于对照组，观察组总有效率为87.5%。升陷汤出自《医学衷中参西录》，具有益气升陷之功，主治大气下陷之证。栗锦迁以此方治疗心悸兼有气短、胸闷、气息难以接续的气陷证。

经临床及实验研究证实，许多单味中药都有较好的抗心律失常作用。据玉本祥所著《现代中药药理学》统计，具有抗实验性心律失常药理作用的中药就有42种之多，涉及多种功能分类。如解表药（羌活、葛根）、清热解毒药（山豆根、北豆根）、清热泻火药（莲子心）、清热燥湿药（黄连、黄柏、苦参）、清热凉血药（牡丹皮）、祛风湿药（独活、槲寄生）、温里药（附子、荜茇、荜澄茄）、理气药（柿蒂、甘松）、止血药（三七）、化痰药（瓜蒌、沙棘）、止咳平喘药（洋金花）、安神药（酸枣仁、缬草）、平肝息风药（钩藤、地龙、水芹、罗布麻）、补气药（人参、西洋参、甘草）、补阳药（淫羊藿、蛇床子）、补血药（当归、阿首乌）、补阴药（麦门冬）和其他类药（羊角拗、福寿草、石蒜、天仙子）等。通过现代药理研究，部分中药的抗心律失常有效成分得以分析，作用机制得以阐明。参照西药分类方法，可将中药按阻滞钠通道药（苦参、甘松、延胡索等）、阻滞钙通道药（蝙蝠葛碱、汉防己甲素、丹皮酚等）、阻滞钾通道药（苦参碱、延胡索碱、木防己碱等）、阻钠促钾药（麦冬总皂苷、白花前胡、东莨菪碱等）、阻滞β受体药（葛根、淫羊藿、三七二醇苷等）、兴奋β受体药（附子、麻黄、去甲乌药碱等）、强心苷性药（罗布麻、胡桃夹、福寿草等）进行归类。临床上通常按心率快慢将心律失常分为快速型及缓慢型，以指导用药。

【经典病例摘录】

范某，女，34岁，于2021年5月15日就诊。

患者因“反复心悸1年，加重2周”入院。患者于入院前1年因工作长期熬夜、加班劳累后开始出现心悸不适，每次持续半小时左右逐渐缓解。之后患者反复熬夜、劳累或情志改变时均可诱发，曾多次于西医院就诊，反复行心电图及24小时动态心电图等检查后，诊断为频发室性早搏。患者先后口服心律平、美西律、美托洛尔等药物治疗，心悸仍是时作时止，且服用西药后出现了明显不良反应，遂就诊于我院，拟求中医治疗。

刻症：心悸时作，偶有停搏感，遇劳而发，休息可缓，伴胸闷、气短，倦怠乏力，胃纳一般，夜寐差，大便溏，小便调。舌质淡红，苔薄黄，脉细。

西医诊断：心律失常（频发室性早搏）。

中医诊断：心悸（气阴两虚证）。

治法：益气养阴，清心安神。

方药：桂枝甘草龙骨牡蛎汤合酸枣仁汤加减。炙桂枝12 g，炙甘草6 g，生龙骨（先煎）30 g，生牡蛎（先煎）30 g，熟枣仁20 g，合欢皮15 g，远志12 g，灯芯草3 g，菖蒲9 g，郁金12 g，党参12 g，麦冬15 g，五味子9 g，丹参15 g，苦参9 g。共5剂，水煎服，取药汁450 mL分3次口服，每日1剂，早上、下午及睡前服。

二诊：患者服药5剂复诊，心悸发作时间稍有减少，活动后感心悸、气短，仍稍口干，尽量避免熬夜，但劳累、情志失调时仍易诱发，苔黄稍退。仍维持原方，加用玉竹12 g、天花粉12 g，10剂，用法同上。

三诊：患者诉心悸发作次数及每次持续时间较前明显减少，活动后心悸、气短改善，夜寐尚可，胃纳可，舌质淡红，苔薄偏黄，脉细。复查心电图提示“窦性心律，偶发室性早搏”。仍维持原方继续口服15剂后，患者心悸症状基本缓解，复查24小时动态心电图结果提示室性早搏已由“频发”变为“偶发”。

此案心悸因工作劳倦所致，心悸时作，遇劳或情志失调易发，休息可缓，伴胸闷、气短，口干，乏力，苔薄黄，属气阴两虚之证，以桂枝甘草龙骨牡蛎汤合酸枣仁汤加减调和阴阳，丹参、合欢皮、石菖蒲、酸枣仁等宁心安神助眠，生脉散益气养阴，药证相合，疗效显著。

【心悸的西医综述】

心悸主要见于西医学心律失常以及其他合并出现心悸症状的心系疾病。心律失常是指心脏激动的起源异常和（或）传导异常引起的心电活动的频率、节律、传导次序及传导速度的异常，可表现为心律不齐、心动过缓、心动过速或心脏停搏。心悸为心律失常最常见的症状，轻者可无任何症状，仅在行心电图检查时得以发现，重者可因重要脏器灌注不足出现黑蒙、晕厥，诱发加重心衰、心绞痛等症，恶性心律失常通常为心脏性猝死的直接原因。

多数心律失常伴随明显脉象变化，部分有特异脉症，但心律失常类型繁多，各类型之间可有交织重叠，且同一患者可并存多种心律失常，单凭中医脉症难以做出准确判断。尤其在急诊、危急重症临床工作中，要求医生尽可能快速、准确评估病情，故心电图检查在诊断心律失常时具有不可替代的作用。重点关注心律失常危险程度评估，须对血流动力学产生影响及有潜在影响的心律失常进行急诊处理。

（一）心律失常急诊处理的总体原则

1. 首先识别和纠正血流动力学障碍

心律失常急性期的处理原则主要由血流动力学状态决定。血流动力学状态不稳定包括进行性低血压、休克、急性心力衰竭、进行性缺血性胸痛、晕厥、意识障碍等。严重血流动力学障碍者须立即纠正心律失常。对快速心律失常应采用电复律，见效快又安全，电复律不能纠正或纠正后复发者，须兼用药物。心动过缓者须使用提高心率的药物或植入临时起搏器。血流动力学相对稳定者，根据临床症状、心律失常性质，选用适当的治疗策略，必要时可观察。所选药物以安全为主，即使不起效，也不要加重病情或使病情复杂化。

2. 基础疾病和诱因的纠正与处理

基础疾病、心功能状态与心律失常，尤其是室性心律失常的发生关系密切。心律失常病因明确者，在紧急纠正心律失常的同时应兼顾基础疾病的治疗。心律失常病因不明者或无明显基础疾病者，也应改善患者的整体状况，消除患者紧张情绪，如适当采用 β 受体阻滞剂。应用抗心律失常药物时要注意安全性，警惕促心律失常作用的发生。

3. 评估获益与风险

面对危及生命的心律失常时，应采用积极措施加以控制，追求抗心律失常治疗的有效性，以挽救生命为目的。对非威胁生命的心律失常，需要更多考虑治疗措施的安全性。在心律失常紧急处理时经常遇到治疗矛盾，应首先顾及对患者危害较大的方面，而对危害较小的方面处理须谨慎，采取不使病情复杂化的治疗。

4. 治疗与预防兼顾

心律失常易复发，纠正后应采取预防措施，以减少复发。根本措施是加强基础疾病的治疗，控制诱发因素，须结合患者病情决定是否采用抗心律失常药物的治疗。

5. 对心律失常本身的处理

若心律失常本身造成严重的血流动力学障碍，终止心律失常是首要任务。有些心律失常可造成患者不可耐受的症状，也需采取终止措施，如室上性心动过速、症状明显的心房颤动等。有些心律失常不易立刻终止，但快速心室率会使血流动力学状态恶化或伴有明显症状，如伴有快速心室率的心房颤动、心房扑动。减慢心室率可稳定病情，缓解症状。

6. 急性期抗心律失常药物应用原则

根据基础疾病、心功能状态、心律失常性质选择抗心律失常药物。应用一种静脉抗心律失常药物后疗效不满意，应先审查用药是否规范、剂量是否足够。一般不建议短期内换用或合用另外一种静脉抗心律失常药物，宜考虑采用非药物的方法，如电复律或食管调搏等。

（二）各种心律失常的紧急处理

1. 窦性心动过速

窦性心动过速可由多种生理因素或病理因素引起。临床常见于贫血、缺氧、发热、甲状腺功能亢进、血容量不足、休克、心肌缺血、心力衰竭等情况。

诊治要点：

1）注意与室上性心动过速、房性心动过速鉴别。窦性心动过速常表现为心率逐渐增快和减慢，在心率减慢时可暴露出 P 波，这一点有助于鉴别。

2）寻找引起窦性心动过速的原因，病因治疗是根本措施。

3）可使用兼顾基础疾病治疗并可减慢窦性心律的药物，如心肌缺血时使用 β 受体阻滞剂。在无病因可查、窦性心动过速又引起相关症状时，也可选用 β 受体阻滞剂。

2. 室上性心动过速

室上性心动过速可分为狭义和广义两类。狭义室上性心动过速特指房室结折返性心动过速（AVNRT）和旁路参与的房室折返性心动过速（AVRT）。

诊治要点：

1）阵发性室上性心动过速多见于无器质性心脏病的中青年，突发突止，易反复发作，老年或有严重器质性心脏病患者多出现窄 QRS 室上性心动过速。

2）室上性心动过速应与其他快速心律失常相鉴别，如心房扑动伴 2∶1 房室传导阻滞。

3）一般发作期处理。首先可采用刺激迷走神经的方法终止发作。药物治疗中，维拉帕米或普罗帕酮终止室上性心动过速疗效好，推荐首选，室上性心动过速终止后即刻停止使用，使用时应注意避免低血压、心动过缓等不良反应的发生。腺苷具有起效快、作用消除迅速的特点，对窦房结和房室结传导有很强的抑制作用。心动过速终止后可出现窦性停搏、房室传导阻滞等缓慢性心律失常，但通常仅持续数秒至数十秒，一般不需特殊处理，但冠心病、严重支气管哮喘、预激综合征患者不宜选用腺苷。地尔硫卓、β 受体阻滞剂也有效。

4）食管心房调搏可用于所有室上性心动过速患者，特别适用于因各种原因无法用药者，如心动过缓病史。

5）特殊情况下室上性心动过速的治疗：伴明显低血压和严重心功能不全者，应使用电复律终止发作。不接受电复律者可试用食管调搏。

3. 房性心动过速

房性心动过速可见于器质性心脏病，尤其是心房明显扩大者，也可发生于无器质性心脏病者。

诊治要点：

1）注意鉴别诊断。房性心动过速节律一般整齐，但短阵发作，持续发作的早期或同时伴有不同比例下传时，心律可不规则，听诊心律不齐，易误为心房颤动。

2）短阵房性心动过速如无明显血流动力学影响，可观察。纠正房性心动过速的病因和诱因。

3）持续性房性心动过速可选择药物治疗。药物可用普罗帕酮、胺碘酮，但效果不肯定。当发作无法终止或有药物禁忌时，可考虑控制心室率治疗，使用洋地黄类药物、β 受体阻滞剂、非二氢吡啶类钙拮抗剂（如维拉帕米、地尔硫卓）。

4）慢性持续性房性心动过速是造成心动过速性心肌病的主要原因，凡临床表现或检查结果酷似扩张型心肌病，伴慢性持续性房性心动过速者首先应考虑心动过速性心肌病。急性处理以维持血流动力学稳定、治疗心力衰竭为主。对心律失常本身，可使用洋地黄或胺碘酮控制心室率。

4. 心房颤动

心房颤动是最常见的心律失常之一，可发生于器质性心脏疾病患者或无器质性心脏病的患者。按其发作频率和持续时间分为四种类型：发作后 7 天内自行或经干预终止的为阵发性房颤；持续时间超过 7 天的为持续性房颤；持续时间超过 1 年的为长程持续性房颤；患者和医生共同决定放弃恢复或维持窦性心律的房颤为永久性房颤。上述任一种类型出现症状急性加重的，称为急性心房颤动或心房颤动急性加重。

诊治要点：

1）诊断注意点：心房颤动伴快速心室率（超过 150 次/分），听诊或心电图表现节律偏整齐，易被误诊为室上性心动过速。较长时间心电图监测可发现明显心律不齐，有助于诊断。心房颤动伴有差异性传导时，应与室性心动过速相鉴别。若宽 QRS 波宽窄形态不一，其前有相对较长的 RR 间期，有利于差异性传导的诊断。心房颤动常因房室交界区的隐匿性传导而出现较长的 RR 间期，以休息及夜间睡眠时常见，也见于药物作用引起的。如心房颤动总体心率缓慢，或出现规整的长 RR 间期，或出现超过 5 秒的停搏，或伴有头晕、黑矇或晕厥等症状，在排除药物及其他因素影响后，应考虑起搏治疗。

2）心房颤动急性发作期的治疗目的：评价血栓栓塞的风险并确定是否给予抗凝治疗，维持血流动力学稳定，减轻心房颤动所致的症状。

3）急性期抗凝治疗：预防血栓栓塞是心房颤动急性发作期治疗的首要措施。对非瓣膜病心房颤动患者，应根据血栓栓塞危险因素评估（CHA2DS2-VASC 评分）决定是否进行抗凝治疗。评分≥1 分的男性及评分≥2 分的女性均应接受抗凝治疗。

4）心房颤动的心室率控制：心房颤动伴快速心室率易导致患者出现临床症状，因此心室率控制是一项基本治疗措施。心房颤动急性发作期心室率控制的目标为 80～100 次/分。

5）心房颤动的复律治疗：急性复律的指征为伴有血流动力学障碍的心房颤动；血流动力学稳定但症状不能耐受的初发或阵发性心房颤动（持续时间<48 小时），没有转复的禁忌证，可予复律。复律方法有电复律和药物复律。

5. 心房扑动

心房扑动有关的症状主要取决于心室率的快、慢以及是否伴有器质性心脏病。

诊治要点：

1）与其他心律失常相鉴别。心房扑动伴 2∶1 方式传导，心室率一般在 150 次/分左右，心电图的扑动波有时难以辨认，易误辨为室上性心动过速。

2）心房扑动的总体治疗原则和措施与心房颤动相同，包括抗凝。

3）心房扑动的心室率较难控制，所需要的药物剂量较大。

4）心房扑动电复律所需的能量小于心房颤动，可从双相波 50 J 开始。

5）某些药物（如普罗帕酮）在试图转复心房扑动时，可因心房率减慢、房室传导加速而使心室率突然加快，如导致症状加重，应立即电复律。

6. 预激综合征合并心房颤动与心房扑动

预激综合征合并心房颤动时可造成极快的心室率，出现严重症状，少数患者还可诱发严重室性心律失常。心电图可见经旁路下传的快速宽 QRS 波。

诊治要点：

1）预激综合征合并心房颤动的心电图需与室性心动过速相鉴别。若患者有显性预激的窦性心律心电图，可明确诊断为预激伴心房颤动。

2）由于预激综合征合并心房颤动或心房扑动血流动力学常不稳定，若短时间内不能自行终止，应首选同步电复律。其方法与心房颤动电复律相同。

3）预激综合征合并心房颤动或心房扑动时药物治疗效果一般不理想。可以使用胺碘酮或普罗帕酮。药物效果不好时应尽早进行电复律。

4）须特别注意：禁用洋地黄、β 受体阻滞剂、非二氢吡啶类钙拮抗剂。这些药物可导致经旁路前传增加，进一步增快心室率。

5）复律后建议患者接受射频消融治疗。

7. 室性早搏

室性早搏是一种常见的心律失常，可见于各种心脏病，可有诱因，也见于心脏结构正常者。

诊治要点：

1）治疗基础疾病，纠正内环境紊乱等诱因。

2）判断室性早搏是否可诱发其他严重心律失常。如诱发室性心动过速或心室颤动，可按照相应严重心律失常处理。

3）合并器质性心脏病（包括急性冠脉综合征）的室性早搏，如不诱发其他严重心律失常，在处理基础疾病和诱因的前提下可考虑口服 β 受体阻滞剂、血管紧张素转换酶抑制剂等，不建议常规应用抗心律失常药物。

4）不伴有器质性心脏病的室性早搏，不建议常规应用抗心律失常药物治疗，更不应静脉应用抗心律失常药。

8. 宽 QRS 波心动过速

宽 QRS 波心动过速以室性心动过速最为常见，也可见于快速室上性心律失常伴有束支或室内传导阻滞、房室旁路前传。

诊治要点：

1）首先判断血流动力学状态，若不稳定，直接同步电复律。

2）血流动力学稳定者，询问病史，查阅既往病历资料，了解既往发作情况、诊断和治疗措施。陈旧性心肌梗死伴有新发的宽 QRS 波心动过速，极可能为室性心动过速。

3）通过普通心电图和（或）食管心电图寻找房室分离的证据。

9. 非持续性室性心动过速

非持续性室性心动过速是指心电图上连续出现 3 个及以上室性期前收缩，持续时间小于 30 s 的心律失常。

诊治要点：

1）无器质性心脏病的非持续性单形性室性心动过速一般不是恶性心律失常的先兆，没有预后意义，除注意纠正可能存在的诱发因素外，一般不需特殊急诊处理，症状明显者可口服 β 受体阻滞剂。

2）无器质性心脏病的非持续性多形性室性心动过速，应注意评价是否存在离子通道疾病（如尖端扭转型室性心动过速等）。详见多形性室性心动过速的处理。

3）发生于器质性心脏病患者的非持续性室性心动过速很可能是恶性心律失常的先兆，应寻找并纠正可能存在的病因及诱因。在此基础上，β 受体阻滞剂有助于改善症状和预后。上述治疗措施效果不佳且室性心动过速发作频繁、症状明显者，可按持续性室性心动过速应用抗心律失常药。

10. 持续性单形性室性心动过速

持续性室性心动过速是指发作持续时间>30 s，或虽<30 s 但伴血流动力学不稳定的心动过速，分为伴有器质性心脏病的单形性室性心动过速和不伴有器质性心脏病的特发性室性心动过速。

诊治要点：

1）有器质性心脏病的持续性单形性室性心动过速，应治疗基础心脏病、纠正诱发因素。血流动力学障碍者立即同步直流电复律。血流动力学稳定者可首先使用抗心律失常药物，也可进行电复律。

2）不间断室性心动过速是特殊类型的持续性室性心动过速，多数为持续性单形性室性心动过速，血流动力学相对稳定，电复律也不能终止，一般药物治疗无效。不间断室性心动过速较难终止，只能维持血流动力学稳定，胺碘酮和β受体阻滞剂联合治疗较安全，也可试用消融治疗。

3）无器质性心脏病的单形性室性心动过速也称特发性室性心动过速，较少见，发作时有特征性心电图图形，治疗首选维拉帕米，也可使用普罗帕酮，终止后建议行射频消融治疗。

11. 加速性室性自主心律

加速性室性自主心律的心室率大多为60～80次/分，很少超过100次/分，常见于急性心肌梗死再灌注治疗时，也可见于洋地黄过量、心肌炎、高血钾、外科手术、完全性房室传导阻滞应用异丙肾上腺素后。少数患者无器质性心脏病。加速性室性自主心律发作短暂，极少发展成心室颤动。血流动力学稳定，心律失常本身是良性的，一般不需特殊治疗。如心室率超过100次/分，且伴有血流动力学障碍时，可按照室性心动过速处理，同时治疗基础疾病。

12. 多形性室性心动过速

多形性室性心动过速常见于器质性心脏病。持续性多形性室性心动过速可转变为心室扑动或心室颤动。不同类型多形性室性心动过速的抢救治疗措施完全不同。

诊治要点：

1）血流动力学不稳定的多形性室性心动过速应按心室颤动处理。血流动力学稳定者或短阵发作者，应鉴别是否QT间期延长，分为QT间期延长的多形性室性心动过速（尖端扭转型室性心动过速，TDP）、QT间期正常的多形性室性心动过速和短QT间期多形性室性心动过速，给予相应治疗。

2）伴QT间期延长的多形性室性心动过速称为尖端扭转型室性心动过速，临床上常表现为反复发作的阿斯综合征，重者发生心脏性猝死。心电图显示QT间期延长（校正的QT间期女性>480 ms，男性>470 ms），可分为获得性和先天性QT间期延长综合征，获得性多见。治疗应积极纠正病因和诱因，如对急性冠脉综合征患者纠正缺血，有利于室性心律失常控制。偶尔出现的短阵多形性室性心动过速者，若无严重血流动力学障碍，可观察或口服β受体阻滞剂治疗，一般不需静脉输注抗心律失常药物。纠正病因和诱因的同时，若室性心动过速发作频繁，可应用β受体阻滞剂、静脉使用胺碘酮或利多卡因。血流动力学不稳定或蜕变为心室颤动者即刻电复律。植入

ICD 是预防心源性猝死的有效方法。

13. 心室颤动/无脉性室性心动过速

心室颤动或无脉性室性心动过速是心脏骤停的常见形式。

诊治要点：

1）尽早进行规范的心肺复苏（CPR）。高质量的 CPR 是抢救成功的重要保障。

2）尽早电复律，予最大能量（双相波 200 J，单相波 360 J）非同步直流电复律。

3）心脏骤停治疗中，CPR 和电复律是首要任务，其次才是用药。

14. 室性心动过速/心室颤动电风暴

室性心动过速/心室颤动电风暴是指 24 小时内自发的室性心动过速或心室颤动 2 次及以上，并需紧急治疗的临床症候群。

诊治要点：

1）纠正诱因、加强病因治疗。

2）室性心动过速电风暴发作时，若血流动力学不稳定，应尽快电复律。

3）抗心律失常药物：首选胺碘酮，胺碘酮无效或不适用时可考虑利多卡因，必要时联用其他抗心律失常药物。

4）对持续单形性室性心动过速，频率<180 次/分且血流动力学相对稳定者，可置入心室临时起搏电极，在发作时进行快速刺激以终止室性心动过速。

5）应给予镇静、抗焦虑药物等治疗，必要时行冬眠疗法。

6）必要时予以循环辅助支持，如主动脉内球囊反搏、体外膜肺氧合等。

15. 缓慢性心律失常

缓慢性心律失常是指窦性心动过缓、窦性静止、传导阻滞（主要指窦房传导阻滞、房室传导阻滞）等以心率减慢为特征的疾病。轻者可无症状，严重的心动过缓可引起低血压、心绞痛，加重心力衰竭，还可引起晕厥前兆或晕厥等。有些心动过缓（如三度房室阻滞）可继发 QT 间期延长而发生 TDP。

诊治要点：

1）积极寻找并治疗可逆性诱因，包括肺栓塞、急性下壁心肌梗死、心肌炎、低血容量、低氧和高钾血症等。

2）轻度的心动过缓（如心率 50～60 次/分）若无症状或仅有轻微症状，可观察，不需紧急处理。

3）症状性心动过缓的药物治疗：窦性心动过缓、窦性停搏、二度Ⅰ型房室阻滞可用阿托品，老年前列腺肥大者不宜使用阿托品。多巴胺、肾上腺素、异丙肾上腺素可用于阿托品无效或不适用的症状性心动过缓患者，也可用于起搏治疗前的过渡。

4）对症状性心动过缓，应尽早进行起搏治疗。

5）心室停搏或无脉性电活动为无灌注节律，往往是疾病终末期的表现，应立即实施心肺复苏。无有效心肺复苏，药物和临时起搏器不能发挥作用。

（三）心律失常急诊救治常用技术

1. 临时起搏术

（1）适应证

①血流动力学障碍的缓慢型心律失常；②长间歇依赖的尖端扭转型室性心动过速；③终止某些持续性单形性室性心动过速。

（2）起搏方法

分为经皮起搏和经静脉起搏两种方式。

2. 电复律术

（1）非同步电复律

适应证：适用于心室颤动/无脉室性心动过速的抢救和某些无法同步的室性心动过速。

（2）同步直流电转复

适应证：适用于心房颤动、阵发性室上性心动过速、阵发性室性心动过速，尤其适用于伴心绞痛、心力衰竭、血压下降等血流动力学障碍及药物治疗无效的患者。

第二节

胸痹心痛

【疾病概述】

胸痹心痛，亦称心痛或胸痹，是指以胸部闷痛，甚则胸痛彻背，喘息不得卧为主症的病证。轻者仅感胸闷如窒，呼吸欠畅，历时数秒至数分钟，经休息或治疗后症状可迅速缓解，但多反复发作；重者则有胸痛，严重者心痛彻背，背痛彻心，持续不能缓解，伴心悸、气短等症。

真心痛，是胸痹心痛进一步加重的危重病证，其特点为剧烈而持久的胸骨后疼痛，伴喘促、汗出、面色苍白，喘不得卧，或大汗淋漓，唇青肢厥，脉微欲绝，甚至危及生命。

胸痹心痛主要与西医学中的冠状动脉粥样硬化性心脏病之心绞痛、心肌梗死等心系疾病密切相关，凡出现胸闷、胸痛，甚或胸痛彻背等症状者，可参照本节内容辨证论治。真心痛与西医学中的急性心肌梗死类似。此外，严重心绞痛、主动脉夹层、急性肺梗死等类似于本病的临床表现时，亦可参照本节辨证论治。

【历史沿革】

心痛的病名，最早见于马王堆（西汉初期）出土的《五十二病方》。《五十二病方·足臂十一脉灸经》记载："足少阴脉……病足热……心痛，烦心。"胸痹一词，最早见于《内经》。《灵枢·本藏》曰："肺大则多饮，善病胸痹。"《素问·脏气法时论》曰："心病者，胸中痛……膺背肩胛间痛，两臂内痛。"《内经》记载，胸痹多与肺系疾病有关，并对胸痹的症状进行了描述。汉代张仲景在《金匮要略》中正式提出"胸痹"的病名，并设"胸痹"专篇论治。《金匮要略·胸痹心痛短气病脉证治》曰："胸痹之病，喘息咳唾，胸背痛，短气，寸口脉沉而迟，关上小紧数……胸痹不得卧，心痛彻背。"

真心痛的病名最早见于《内经》，书中将心痛严重并迅速导致死亡者称为"真心痛”。《灵枢·厥病》曰：“真心痛，手足青至节，心痛甚，旦发夕死，夕发旦死。”《素问·缪刺论》又有“卒心痛”“厥心痛”之称。

历代医家对胸痹和真心痛的病因病机也做了较多论述。《金匮要略》曰“夫脉当……阳微阴弦，即胸痹而痛……责其虚也……所以胸痹、心痛者，以其阴弦故也”，把胸痹病机概括为“阳微阴弦”，即上焦阳气不足而下焦阴寒气盛，确立了本病的发病基本机制为本虚标实。虚者责之气虚、阳衰、阴伤，实者责之血瘀、痰浊、气滞、寒凝，其病位在心，累及肝、脾、肺、肾。隋代巢元方对胸痹的起病做了进一步补充，除心、肺相关疾病外，还涉及胸膈痹阻等病变。《诸病源候论》曰：“胸痹之候……胸前皮皆痛，手不能犯，胸满短气，咳唾引痛。”《圣济总录·心痛总论》指出胸痹的发生外由六淫侵犯，内为正气亏虚所致，曰：“复因风寒暑湿客忤邪恶之气，乘虚入于机体，流注经络，伏留脏腑。”明代虞抟在《医学正传·胃脘痛》中记述：“有真心痛者，大寒触犯心君。”清代林佩琴在《类证治裁·胸痹》中曰：“胸痹，胸中阳微不运，久则阴乘阳位，而为痹结也。”林氏认为寒邪收引，血行瘀滞，发为本病。宋代陈言在《三因极一病证方论》中对心痛的病因做了进一步扩展，提出外感六淫、七情所伤、饮食不节、劳役所伤皆可发为心痛。

关于胸痹的治疗，早在《内经》中即有相关记载。《灵枢·五味》曰：“心病宜食薤。”此外，《内经》中还记录了针刺治疗该病的内容。汉代张仲景根据胸痹“阳微阴弦”的病机创立的治疗胸痹的瓜蒌薤白半夏汤、瓜蒌薤白白酒汤等方流传至今。宋金元时期胸痹的治法也颇为丰富，如《太平圣惠方》收集了诸多治疗胸痹的方剂，芳香、温通、辛散之品多与益气、养血、滋阴、温阳之药相互为用；元代危亦林在《世医得效方》中提出用苏合香丸“治卒暴心痛”。明代王肯堂在《证治准绳》中提出用失笑散及大剂量桃仁、红花、降香等治疗死血心痛。清代陈念祖在《时方歌括》中提到以丹参饮治心腹诸痛，王清任在《医林改错》中提出以血府逐瘀汤治胸痹心痛等，这些诊疗经验至今沿用不衰。

【中医病因病机归纳】

本病证的发生多与寒邪内侵、情志失调、饮食失节、气血不足、肾阳不足等因素有关。其病机有虚实两方面，实为寒凝、血瘀、气滞、痰浊痹阻胸阳，阻滞心脉；虚为气虚、阴伤、阳衰，心、脾、肝、肾亏虚，心脉失养。在本病证的形成和发展过程中，大多因实致虚，亦有因虚致实者。

寒邪内侵：风寒暑湿燥火六淫邪气均可诱发或加重本病，然尤以风寒邪气最为常见。寒主收引，既可抑遏阳气，即所谓“暴寒折阳”，又可使血行瘀滞，发为本病。素体心气不足或心阳不振，复因寒邪侵袭，“两虚相得”，寒凝胸中，胸阳失展，则心脉痹阻。《素问·调经论篇》曰：“寒气积于胸中而不泻，不泻则温气去，寒独留则血凝泣，凝则脉不通。”《医门法律·中寒门》曰：“胸痹心痛，然总因阳虚，故阴得乘之。”《类证治裁·胸痹》曰：“胸痹，胸中阳微不运，久则阴乘阳位，而为痹结也。”故患者常易于气候突变，特别是遇寒冷时卒然发生心痛。

情志失调：郁怒伤肝，肝失疏泄，肝郁气滞，心肝之气郁滞，血脉运行不畅，而致心痛。忧思伤脾，脾运失健，津液不布，遂聚为痰，而致痰浊痹阻心脉。气滞或痰阻，均可使血行失畅，脉络不利，致气血瘀滞，或痰瘀交阻，心脉痹阻，不通则痛，而发胸痹。《灵枢·口问》曰：“忧思则心系急，心系急则气道约，约则不利。”《杂病源流犀烛·心病源流》曰：“总之七情之由作心痛，七情失调可致气血耗逆，心脉失畅，痹阻不通而发心痛。”

饮食失节：过食肥甘厚味，或嗜烟酒而成癖，日久损伤脾胃，运化失司，聚湿生痰，上犯心胸清旷之区，阻遏心阳，胸阳失展，气机不畅，心脉痹阻，遂致胸痹心痛。《素问·经脉别论》曰：“食气入胃，浊气归心，淫精于脉。”

气血不足：劳倦内伤或久病之后，脾胃虚弱，脾虚运化失健，气血生化乏源，无以濡养心脉，以致心脏气血不足。或失血致血脉不充，心脏阴血亏乏，心脉失于濡养，拘急而痛。心气虚可致心阳不足，阳气亏虚，鼓动无力，清阳不展，血气行滞，发为心痛。

肾阳不足：肾阳亏虚，不能鼓舞心阳，心肾阳微，血脉失于温运，痹阻不畅，胸阳失展，阴寒内侵，血气阻滞，而发胸痹。张仲景在《金匮要略》中记载：“夫脉当……阳微阴弦，即胸痹而痛……责其虚也……所以胸痹、心痛者，以其阴弦故也。”

综上，胸痹心痛的主要病机为心脉痹阻，其病位主要在心，亦与肝、脾、肺、肾功能失调有关，其表现多为本虚标实、虚实夹杂。其本虚可有阳虚、气虚、阴虚、血虚；标实有痰、饮、气滞、血瘀之不同，同时又有兼寒、兼热之分。本病多于中年发病，如治疗及时得当，可获较长时间的稳定缓解，如反复发作，则病情较为凶险。病情如若骤变，可见心胸猝然大痛，出现真心痛，甚则“旦发夕死，夕发旦死”。胸痹病机转化可因实致虚，亦可因虚致实，临床证候复杂多变，必须根据证候变化，详察细辨。

【中医诊断】

胸痹心痛以突发胸部憋闷痛为主症，发病部位多为左侧胸膺或膻中处，疼痛性质表现为压榨样痛、绞痛、刺痛或隐痛等。疼痛常可引及肩背、前臂、胃脘部等，甚至可沿手少阴、手厥阴经循行部放射至中指或小指，并兼心悸，呈反复发作性。疼痛一般持续几秒到十余分钟，休息或用药后可缓解，或痛彻肩背，持续不解。本证可卒然发作，或发作有时，经久不瘥；操劳过度、抑郁恼怒、饮食劳倦、七情过极、气候变化等因素常可诱发本证。

胸痹心痛的辨证要点包括辨标本虚实、辨病情轻重、辨病势顺逆。

（一）辨标本虚实

胸痹心痛总属本虚标实之证，辨证应首先辨别虚实，分清标本。标实应区别气滞、痰浊、血瘀、寒凝的不同；本虚当注意阴阳、气血亏虚之异；同时还要辨清有无兼夹以及兼夹的多寡、主次。标实者：闷重而痛轻，兼见胸胁胀满，善太息，憋气，苔薄白，脉弦者，多属气滞；胸部窒闷而痛，伴唾吐痰涎，苔腻，脉弦滑或弦数者，多属痰浊；胸痛如绞，遇寒则发，或遇冷加剧，伴畏寒肢冷，舌淡苔白，脉细，为寒凝心脉所致；刺痛固定不移，痛有定处，夜间多发，舌紫黯或有瘀斑，脉结代或涩，由心脉瘀滞所致。本虚者：心胸隐痛而闷，因劳累而发，伴心慌、气短、乏力，舌淡胖嫩，边有齿痕，脉沉细或结代者，多属心气不足；若绞痛兼见胸闷气短，四肢厥冷，神倦自汗，脉沉细，则为心阳不振；隐痛时作时止，缠绵不休，动则多发，伴口干，舌淡红少苔，脉沉细而数，则为气阴两虚。

（二）辨病情轻重

一般情况下，胸痹心痛病情轻重的判别，可以根据以下几点分辨：①心痛发作次数：偶尔发作者轻，反复发作或发作频繁者重；但亦有发作次数不多而病情严重者。②每次心痛发作的持续时间：瞬息即逝者轻；持续时间长者重；心痛持续数小时或数日不止者更重。此外，心痛在安静或睡眠时发作者较重。③心痛的程度与部位固定与否：疼痛程度轻，部位不固定者，病情较浅、较轻；疼痛程度重，疼痛部位固定，病情较深、较重。④证候的虚实：证候属实者较轻；证候虚象明显者较重。⑤病程长短：一般说来，初发者较轻；病程迁延日久者较重；但亦有初次发作即表现为病情危重者，故须结合临床表现，具体分析判断。

（三）辨病势顺逆

疼痛遇劳发作，休息或服药后能缓解者多为顺证；服药后难以缓解者常为危候、逆证。

真心痛为胸痹心痛的危重证候，胸痹心痛一旦发展成为“真心痛”，则属危重症，临床须辨其顺逆，以便及时掌握病情发展变化趋势，采取有效的救治措施。辨真心痛的顺逆，关键在防厥、防脱，应重点注意以下几方面：

真心痛常见神萎和烦躁等表现，若精神委顿或烦躁不安逐渐加重，应密切注意。如出现神志模糊，则病已成危候。

真心痛多伴有气短、汗出之症，若气短、汗出加重，出现端坐喘促、全身大汗，提示病情加重，须防厥脱之变。

阳虚和阴虚都可能发生厥脱之变，但阳虚者更易发生。

剧烈疼痛可致厥，于真心痛尤其如此。若见心胸疼痛较剧烈而持续不缓解者，应谨防其变。

若四肢逆冷过肘而青紫者，表明病已垂危。脉象变大或越来越细，越来越无力，或越变越速，越变越迟，或脉象由匀变不匀，或新出现结代脉等，都提示正气羸弱、心气虚脱，病情危重。

总之，判断胸痹心痛病情的轻重，应把心痛的局部表现与全身状况结合起来进行综合分析，及时掌握病情发展的顺逆趋势，才能给予及时合理的诊治。

【中医鉴别诊断】

（一）胃脘痛

本病多与饮食相关，因饮食失节、情志郁结，或外感寒邪，或脾胃虚寒等所致。疼痛以胀痛为主，部位主要在胃脘部，局部有压痛，持续时间较长，常伴有泛酸、嘈杂、嗳气、呃逆等胃部症状，多与胃经本病参杂而见。而心痛则少有此类症状，多兼见胸闷、气短、心悸等症状。

（二）胁痛

胁痛部位主要在两胁部，为胸胁胀痛，持续不解，且少有引及后背者，其疼痛特点为刺痛不移，或胀痛不休，或隐痛悠悠，鲜有短暂即逝者；其疼痛诱因常为情绪激动引起，常兼见胁满不舒，善太息，善嗳气，纳呆腹胀或口干、咽干、目赤等症；也可伴有咳喘，与肺系证候兼见，转侧、呼吸时疼痛加重，肋间饱满。这些都是胸痹心痛少见的伴随症状。

（三）胸痞

胸痞指胸中满闷而不痛，多由湿浊上壅，痰凝气滞，胸阳不展所致。胸痹心痛亦有胸闷，但因胸痞无痛，故易于鉴别。

【中医急救处理】

（一）中医急救原则

胸痹心痛证候严重或真心痛者，病情危重，甚至可危及生命，急性期须积极救治，以改善预后。临证治疗首先须辨明标本虚实。邪实方面，血瘀气滞为基本病变，寒邪是重要的促发因素，故以血瘀、寒凝为主；同时尚须辨别是否兼夹痰浊、郁热等。正虚方面，气血阴阳亏虚，以气虚、阳虚为主，甚则虚阳欲脱。

本病急性期须注意标实本虚的特点，标本兼顾，分清主次，适当处理。针对本病的主要病机，其基本治则是通痹补虚，治法以活血化瘀为主，疏通心脉及全身血脉，阻断病势，减轻病损。当瘀血、痰阻、寒凝、气滞所致疼痛发作之际，应治其标，常用活血化瘀、芳香温通、宣痹通阳、豁痰开窍等法，急解其疼痛。当疼痛缓解之后，则以补虚治本为主，常以益气、养阴、通阳、救脱为治法。

（二）分证论治

本病急性期一般都抓住活血化瘀这一主要矛盾，配合“理气活血”“芳香温通”等法治疗。以正虚为主时，侧重扶正，常用益气、温阳、固脱等法。

1. 气滞血瘀证

症状：心胸闷胀、刺痛，或痛如刀绞，引及肩背，痛甚则汗出，爪甲、口唇发绀。舌质暗，或见瘀点、瘀斑，脉细弦或涩或结代。

病机：气滞血瘀。

治法：理气活血，化瘀通络。

方药：血府逐瘀汤加减。丹参、红花、桃仁、当归、赤芍、降香、川芎、生地黄、牛膝、桔梗、枳壳、甘草、柴胡、郁金、五灵脂、蒲黄等。若气滞明显，酌加姜黄、檀香、延胡索、枳壳；血瘀重，加三棱、莪术；疼痛明显，加乳香、没药，吞服三七粉以化瘀止痛；手足欠温，加桂枝以通阳；舌质偏红，加生地、麦冬以养阴；气短，加太子参或人参以益气。若兼见胸闷、脘痞、恶心呕吐、烦热、大便秘结、苔黄腻、舌暗红、脉弦数等痰热症状，可改用血府逐瘀汤合黄连温胆汤加减治疗。

2. 寒凝心脉证

症状：心胸疼痛剧烈，可引及肩背，遇寒加重，心悸、气短，手足不温，冷汗淋漓，面色苍白，唇舌紫黯，脉沉细或迟。

病机：寒凝心脉。

治法：温通祛寒，活血通络。

方药：乌头赤石脂丸加减。制附子、蜀椒、干姜、乌头、赤石脂、细辛、肉桂、川芎、高良姜、荜茇、檀香等。若出现痛厥、气闭神昏者，可改用苏合香丸理气开窍止痛。如兼气滞，可加用木香、枳实行气；血瘀明显者，可加用红花、桃仁、桂枝、五灵脂、蒲黄活血化瘀；若兼气虚者，可加用人参、黄芪益气；若兼痰浊，可合用瓜蒌薤白半夏汤加减治疗，常用瓜蒌、薤白、半夏、厚朴、石菖蒲等药。

3. 阳虚气脱证

症状：心胸闷痛，四肢厥冷，手足爪甲青紫或淡白，大汗淋漓，或喘促不宁，或怔忡不安，神情淡漠或模糊不清，舌淡紫或舌红少津，脉微欲绝或细数不清。

病机：阳虚气脱。

治法：回阳固脱。

方药：参附汤、四逆汤、生脉散加减。参附汤温阳益气，心肾阳微者又宜合四逆汤回阳救逆。兼阴津耗竭者，合生脉散以益气养阴复脉。常用红参、黄芪、炙甘草、附子、肉桂、干姜温阳益气救脱，用玉竹、白芍、五味子、龙骨、牡蛎养阴复脉固脱。

（三）综合治疗

1. 中成药治疗

1）麝香保心丸：芳香温通，益气强心，理气止痛。每次 2～4 片，每日 3 次。

2）速效救心丸：行气活血，祛瘀止痛。急性发作时，一次 10～15 粒，含服；日常预防，一次 4～6 粒，每日 3 次。

3）复方丹参滴丸：活血化瘀，理气止痛，芳香开窍。每次 10 粒，每日 3 次。

4）通心络胶囊：益气活血，通络止痛。每次 3 粒，每日 3 次。

2. 中药提取物静脉制剂

1）丹参注射液：活血化瘀，通脉养心。肌内注射，每次 2～4 mg，每日 1～2 次；静脉推注，每次 4 mg，加入 50% 葡萄糖注射液 20 mL 稀释后使用，每日 1～2 次；静脉滴注，每次 10 mg，加入 5% 葡萄糖注射液稀释后使用，每日 1 次。

2）复方丹参注射液：活血化瘀，行气止痛。肌内注射，每次 2～4 mL，每日 1～2 次；静脉推注，每次 4 mL，加入 50% 葡萄糖注射液，每日 1 次；静脉滴注，10～16 mL，加入 5% 葡萄糖注射液稀释后使用，每日 1 次。

3. 针灸治疗

主穴取心俞、厥阴俞，可配内关、足三里、间使等穴。

（四）注意事项

1）在治疗过程中，对部分病情较严重的心痛患者，因可危及生命，必须分秒必争，尽快予以西医的介入及药物治疗开通心脉等综合救治措施。

2）心痛常可出现变证。变证治疗不当，则可迅速转劣，直至死亡。一旦出现变证，必须高度重视，立即进行抢救。

3）在治疗中，除了加强中医的四诊资料收集外，还要及时进行心电图、心肌损伤标志物、血电解质、NT-proBNP 等物理和实验室检查，为正确选方用药提供参考数据。

4）重症患者多属大虚大实之证，断非急攻急补所能速效，故应标本同治，通补兼施。需注意去实不伤元气，补虚不助邪气，用药不宜大燥大润。

【稳定期辨证论治】

（一）治疗原则

基于本病的病机为本虚标实，虚实夹杂，发作期以标实为主，缓解期以本虚为主的特点，故治疗原则总不外“补”“通”二法，然临证具体运用时，又须根据病症的虚实缓急而灵活掌握。总的治疗原则应先治其标，后治其本，先祛邪，再扶正。然本证多虚实夹杂，在治疗上尤须审度证候之虚实偏重，抑或虚实并重，而予补中寓通、通中寓补、通补兼施等法。标实当泻，以活血通脉治法为主，针对气滞、血瘀、寒凝、痰浊而予以疏理气机、活血化瘀、辛温通阳、泄浊豁痰；本虚宜补，权衡心脏阴阳气血之不足，有无兼见肺、肝、脾、肾等脏之亏虚，补气温阳，滋阴益肾，纠正脏腑之偏衰，尤其重视补益心气之不足。在胸痹治疗中，必须辨清证候之重危顺逆，一旦发现脱证之先兆，必须尽早投用益气固脱之品或采用中西医结合治疗。

（二）分证论治

1. 瘀血痹阻证

症状：心胸疼痛剧烈，如刺如绞，痛有定处，甚则心痛彻背，背痛彻心，或痛引肩背，胸闷，日久不愈。舌质暗红、紫黯，或有瘀斑，或舌下络脉青紫，苔薄，脉涩或结代。

病机：心血瘀阻。

治法：活血化瘀，通脉止痛。

方药：血府逐瘀汤加减。桃仁、红花、川芎、赤芍、牛膝、柴胡、桔梗、枳壳、甘草、当归、生地等。若心痛较剧，可加乳香、没药、郁金、延胡索、丹参、五灵脂、蒲黄等以加强活血止痛；兼寒者，可加细辛、桂枝等以温通散寒；兼气滞者，可加沉香、檀香等以理气止痛；兼气虚者，加黄芪、党参、白术等以补中益气。

2. 气滞心胸证

症状：心胸满闷不适，阵阵隐痛，痛无定处，善太息，情绪不畅时易诱发或加重，或可兼脘腹胀闷，得嗳气或矢气则舒。苔薄或薄腻，脉细弦。

病机：气滞心胸。

治法：疏调气机，理脾和血。

方药：柴胡疏肝散加减。柴胡、香附、檀香、枳壳、川芎、降香、延胡索、白芍、甘草等。若胸闷心痛明显，为气滞血瘀之象，可合用失笑散，以增强活血行瘀、散结止痛之功；兼有脘胀、嗳气等脾虚气滞者，可用逍遥散疏肝行气、理脾和血；气郁日久化热者，可合用丹栀逍遥散疏肝清热。

3. 痰浊闭阻证

症状：胸闷重而心痛微，遇阴雨天易发或加重，咳唾痰涎，肢体沉重，形体肥胖，伴有倦怠乏力、气短，纳呆便溏，舌体胖大或边有齿痕，苔白腻或白滑，脉滑。

病机：痰浊闭阻。

治法：通阳泄浊，豁痰开结。

方药：瓜蒌薤白半夏汤合涤痰汤加减。瓜蒌、薤白、制半夏、胆南星、枳实、陈皮、石菖蒲、桂枝、干姜等。若痰浊闭塞心脉，卒然剧痛，可用苏合香丸芳香温通止痛；若为痰热闭塞心脉，用猴枣散，清热化痰，开窍止痛；若兼痰浊郁而化热，可用黄连温胆汤清热化痰；若痰瘀互结为患，可加用郁金、川芎以理气活血、化瘀通脉。

4. 寒凝心脉证

症状：卒然心痛如绞，形寒肢冷，冷汗自出，常因气候骤冷或感寒而心痛发作或加重，或心痛彻背，背痛彻心，喘不得卧，短气心悸。苔薄白，脉沉紧或沉细。

病机：寒凝心脉。

治法：辛温散寒，宣痹通阳。

方药：枳实薤白桂枝汤合当归四逆汤加减。桂枝、细辛、当归、白芍、甘草、通草、大枣、瓜蒌、薤白、延胡索、郁金等。若为阴寒极盛之胸痹心痛重症，可处方乌头赤石脂丸、苏合丸或冠心苏合丸，以芳香化浊，理气温通开窍，发病时含化以迅速缓解心痛。若疼痛不著，伴神疲、乏力等阳虚之象，可加用仙灵脾、仙茅、山茱萸肉等温补阳气。

5. 心气不足证

症状：心胸阵阵隐痛，胸闷气短，动则喘息，心中动悸，倦怠乏力，神疲懒言，面色白，或易出汗。舌质淡红，舌体胖且边有齿痕，苔薄白，脉虚细缓或结代。

病机：心气不足。

治法：补养心气而振胸阳。

方药：保元汤合甘麦大枣汤加减。人参、黄芪、炙甘草、肉桂、丹参、当归、小麦、大枣、麦冬、玉竹、黄精等。若兼见心悸气短，头昏乏力，胸闷隐痛，口燥咽干，心烦失眠，舌红或有齿痕等气阴两虚者，可处方养心汤以养心宁神。若胸闷明显而伴心痛者，可加旋覆花、桔梗、红花，以补中下气、宽胸活血。

6. 心肾阴虚证

症状：心痛憋闷，心悸怔忡，心烦不寐，头晕盗汗，腰酸膝软，耳鸣，口干，大便不爽，或有面红升火之象。舌红少津，苔薄或剥，脉细数，或细涩，或结代。

病机：心肾阴虚。

治法：滋阴清火，养心和络。

方药：天王补心丹合复脉汤加减。生地、玄参、天冬、麦冬、人参、炙甘草、茯苓、柏子仁、酸枣仁、五味子、远志、丹参、当归、芍药、阿胶等。若虚火内扰心神，虚烦不寐，可加用酸枣仁汤清热除烦以养血安神；若气阴两虚者，治当益气养阴并施，可用生脉散，症状较重者可在天王补心丹的基础上，加黄芪、黄精之类。

7. 心阳亏虚证

症状：心悸动而痛，胸闷气短，神倦怯寒，自汗，遇冷则心痛加剧，动则更甚，面色白，四肢欠温或肿胀。舌质淡胖，边有齿痕，苔白或腻，脉虚细迟或结代。

病机：心阳亏虚。

治法：补益阳气，温振心阳。

方药：参附汤合桂枝甘草汤加减。人参、附子、桂枝、炙甘草等。若见心肾阳虚，兼腰膝酸软，小便清长，可合用肾气丸温补肾阳；若肾阳虚衰，不能制水，水饮上凌心肺，症见水肿，喘促，心悸，可用真武汤加减温阳化气行水。

【疾病的转归和预后】

胸痹心痛一证，以膻中或左胸部反复发作疼痛为特点。病性为虚、实，多为本虚标实，虚实夹杂，变化多端。若见心胸剧痛，持续不解，伴见气短喘息，四肢不温或逆冷青紫，烦躁，神志不清，尿少水肿，脉微细等阳虚阴竭之证，称为“真心痛”，为胸痹心痛中的危重不治证候。真心痛病情危急，临床诊治必须仔细、果断、正确，稍有疏忽，则易于贻误病情。

胸痹心痛及真心痛虽属内科急重症，但只要诊断处理及时，辨证论治正确，患者又能良好配合，一般都能控制或缓解病情。若临床失治、误治，或患者不遵医嘱，失于调摄，则病情进一步发展，瘀血闭塞心脉，心胸卒然大痛，持续不解，伴有气短喘促，四肢不温或逆冷青紫等真心痛表现，则预后不佳，但若能及时、正确抢救，也可转危为安。若心阳阻遏，心气不足，鼓动无力，可见心动悸、脉结代，甚至可致晕厥或猝死，必须高度警惕。临证治疗中应充分发挥中医药治疗本病的综合效应优势，并配合西医抢救手段积极救治，以改善预后。

【中医药防治研究的现代进展】

胸痹心痛是指以胸部闷痛，甚则胸痛彻背为主症的病证。其轻者仅感胸闷、心痛、气短，重者则有心痛彻背、背痛彻心的症状。而真心痛为胸痹心痛中的危重证候。本病主要见于西医学中的冠状动脉粥样硬化性心脏病（心绞痛、心肌梗死、急性冠脉综合征），综合现代研究，中医药对该病的防治研究进展主要体现在病因、病机、证候分布、治法方药等方面。

（一）病因病机研究

中医学认为胸痹心痛的病机主要为痰浊、瘀血阻于心脉，闭塞不通，营气不行，内陷腠理，心失所养而发病。近代医家对于胸痹心痛的病因病机有着不同的认识。崔文平等认为，气为血之帅，气行则血行，气虚则血滞，阳虚则血凝，血行不畅则血瘀，闭阻心脉，遂致胸痹。李金华等认为真心痛的发生是由于年老体衰，阳气不足，加之外邪侵袭，致使胸口瘀阻，寒凝经脉，内生痰浊，从而导致心脉受阻，产生瘀血，进而发为真心痛。田飒等认为，真心痛的病因病机是外邪侵袭心脉，血液运行障碍，闭塞不通，不通则痛，心失所养，进而导致真心痛的发生。张春霞等认为，由于瘀血、痰浊、气滞等，心脏气血运行不畅，甚或闭阻，经脉失养，从而引发真心痛。王新东在分析冠心病的发病机制的基础上结合中医理论，提出伏毒损脉的病机假说，认为饮食、体质、社会心理、六淫外邪与气候等因素导致的脏腑功能失调会酿生各种伏毒之邪（包括脂毒、糖毒、痰毒、瘀毒、热毒）。伏毒损伤心脉，脉络功能失调，血瘀、痰浊蕴结，心脉瘀阻，心失所养，不通则痛，不荣则痛，发为胸痹心痛；倘若毒损心脉，痰浊、血瘀随毒引动，堵塞心脉，甚者扰动心神、伤阴亡阳，则发为心肌梗死。尚青华继承了其师陈可冀院士的“瘀毒”致病观点，认为血瘀是贯穿于胸痹心痛发生发展过程的中心环节，也是患者处于稳态的基础病理状态，如果瘀久化热、酿生毒邪，或从化为毒，会导致瘀毒内蕴，蕴久则正消邪长，一旦外因引动、蕴毒骤发，则损肌伤肉，进而瘀和毒相互搏结，痹阻心脉，发为真心痛。并且他运用蛋白质组学进行高效解码，为找寻瘀毒病机转化的生物学基础提供了技术支持。张杉杉等认为胸痹心痛的病机主要是心火炽盛，在对古代和现代医家的观点进行总结之后，提出胸痹心痛心火炽盛的发病基础是阴虚阳盛，病理因素则是体内的痰和瘀在阴虚阳盛之体中久蕴化热形成的痰热、瘀热。卢红蓉等通过调研文献对于胸痹心痛的病因病机做了总结性研究，发现代表性学说有血瘀论、瘀毒从化论、痰瘀互结论、心脾痰瘀相关论、脾胃相关论、络病学说等，其中以血瘀论为主，涵盖气虚血瘀、阳虚血瘀、气滞血瘀、痰阻血瘀等不同类型，而且各种学说无论侧重于邪实还是正虚，均强调了胸痹心痛本虚标实的本质。

（二）证候分布研究

毛静远等检索文献数据库进行分析，纳入文献 308 篇，总病例数 34640 例，研究表明胸痹心痛中医证候分布以心血瘀阻、痰阻心脉、气阴两虚、气虚血瘀、心气不足、气滞血瘀、阳气亏虚、寒凝心脉、痰瘀互结等为常见证型，相关中医证候要素以血瘀、气虚、痰浊、阴虚、气滞、阳虚为多见。本虚中以气虚为首（18949 例次，占 24.10%），阴虚、阳虚次之；标实中以血瘀为首（22101 例次，占 28.10%），痰浊、气滞次之。血瘀证、痰浊证所占比例近年呈逐渐上升趋势。李彬等提取了 8 种中医证候要素，其中血瘀、气虚所占比例最高；其次为阴虚、痰浊、热蕴、气滞、寒凝、阳虚。双证素组合中，气虚血瘀、气阴两虚多见；三证素组合中，气阴两虚兼血瘀证最多见。高铸烨等对 744 例急性心肌梗死（中医诊断为真心痛）病例进行中医辨证分型的聚类研究，其中血瘀证占 72.85%、痰浊证占 47.31%、气虚证占 31.27%、气阴两虚证占 18.11%，这四类证型占样本的 95% 以上。李彬等对 65 例女性真心痛患者进行了回顾性分析，发现女性真心痛患者病位在心，与其他四个脏腑都相关，相关程度由高到低依次是肝、肾、脾、肺；证素方面血瘀证最多，由高到低依次为血瘀>气虚>阴虚>痰浊>热蕴=气滞>寒凝>阳虚；证候方面双证素证候有 6 种，其中气虚血瘀证最多，其他由高到低依次是气阴两虚、痰浊血瘀、气滞血瘀、气滞寒凝、阳虚血瘀证；三证素证候主要有 3 种，其中气阴两虚兼血瘀证最多，其他依次为痰浊血瘀兼热蕴、气虚血瘀兼痰浊证；9 种证候中单纯实证有 4 种，单纯虚证只有 1 种，虚实夹杂证也有 4 种。吴伟等发现，339 例真心痛病例中，证型方面实证最多（73.75%），虚实夹杂证其次（20.35%），单纯虚证最少（5.90%）；实证中又以热毒血瘀证最多（37.46%），热毒血瘀、热毒血瘀痰阻、血瘀痰阻 3 证共占 63.71%。其证型又可分成 5 个实证证素（血瘀、热毒、痰阻、气滞、寒凝）和 3 个虚证证素（气虚、阴虚、阳虚），则实证中以血瘀最多，由高到低是血瘀、热毒、痰阻、气滞、寒凝；虚证中以气虚最多，由高到低是气虚、阴虚、阳虚。由此吴伟等认为真心痛的病机中实证最多，单纯虚证最少，热毒、血瘀、痰阻为主要病机。赵璐等对 125 例真心痛患者进行了回顾性分析，结果显示真心痛的单一证候分布为血瘀证（92%）、痰浊证（61.6%）、气虚证（57.6%）、阴虚证（20%）、阳虚证（7.2%）、风证（1.6%）。其中痰浊证和血瘀证不同病变支数之间具有统计学意义，提示血瘀证和痰浊证可能以多支病变为主；真心痛的组合证候以两证组合最为多见（54.4%），其次为三证组合（29.6%）；而在两证组合中以痰瘀互结证和气虚血瘀证最多，在三证组合中则以气虚痰瘀为多。

（三）治法方药研究

1. 分型论治研究

任继学教授将真心痛分成三期证候，初期证候治以活络行瘀、清心解毒法，方用《验方新编》四妙勇安汤；中期证候一般病程已过 15 天，治宜益气养阴、活络和营，方用《医宗粹言》滋阴生脉散；恢复期多在发病 35 天后，治宜益气和中、养心和营，方用生脉建中汤。郑惠伯认为真心痛以气血瘀滞证为主，治宜逐瘀通脉止痛、养心阴、通心阳，药用人参、麦冬、五味子、桂枝、白术、姜黄、丹参、三棱、延胡索、细辛，重症者可加用人参、田七。严群将 28 例急性心肌梗死（中医诊断为真心痛）患者随机分成对照组和治疗组，对照组给予常规西药治疗，治疗组在对照组基础上给予中医辨证论治，以桃红四物汤为基础方，气阴两虚证加五味子、玉竹、西洋参、酸枣仁，心阳虚衰证加桂枝、附子、薤白，痰瘀痹阻证加丹参、厚朴、法半夏、砂仁，肝肾阴虚证加枸杞子、黄柏、麦冬、女贞子、知母、山茱萸肉，气滞血瘀证加柴胡、延胡索、香附、桔梗，每日服 1 剂，早晚各服 1 次，1 个月为一个疗程，经过观察发现治疗组临床疗效明显高于对照组。崔宽德等把胸痹心痛分为实证和虚证两类。实证包括痰浊内阻证，治用瓜蒌薤白半夏汤、导痰汤加减；气机郁滞证，常用逍遥散、柴胡疏肝散来行气化瘀；心脉瘀阻证，常用丹参饮、血府逐瘀汤以活血化瘀。虚证包括气阴两虚证，治宜益气养阴、活血通络，方用生脉饮加减；心肾阴虚证，治宜补肾气、活血养血，方用真武汤或者右归饮加减；阳气欲脱证，方用参附汤以补气固脱。王阶等总结急性 STEMI 患者 PCI 术后 1～2 周的证候要素主要有气虚、瘀血、内热、痰浊等。气虚：主症为乏力、神疲、多汗；治疗以益气为法；用四君子汤加减，常用药物有黄芪、党参（或太子参）、甘草、白扁豆。瘀血：主症为胸痛、舌暗、瘀斑；

治疗以活血为法；用桃红四物汤加减，常用药物有当归、川芎、桃仁、红花、丹参、元胡、三七等。内热：主症为心烦、身热、便干、舌红、苔黄；治疗以清热为法；用黄连温胆汤加减，常用药物有黄连、黄芩、栀子、赤芍、大黄、竹茹、连翘等。痰浊：主症为胸闷、腹胀、咯痰、苔腻；治疗以化痰为法；用平胃散加味，常用药物有苍术、陈皮、枳实、厚朴、瓜蒌、半夏、茯苓、甘松、薤白、杏仁；腑实者用小承气汤加味。2021年《急性心肌梗死中医临床诊疗指南》将急性心肌梗死（AMI）证候分为气虚血瘀证、痰瘀互结证、气滞血瘀证、寒瘀心脉证、气阴两虚证、正虚阳脱证6种临床复合证型。气虚血瘀型患者治以益气活血、祛瘀止痛，给予保元汤合血府逐瘀汤；痰瘀互结型患者治以活血化痰、理气止痛，给予瓜蒌合桃红四物汤；气滞血瘀型患者治以疏肝理气、活血通络，给予柴胡疏肝散合失笑散；寒凝血脉型患者治以散寒宣痹、芳香温通，给予当归四逆汤；气阴两虚型患者治以益气养阴、通络止痛，给予生脉散加人参养荣汤；正虚阳脱型患者治以回阳救逆、益气固脱，给予参附龙牡汤合四逆加人参汤。

2. 中成药及静脉制剂治疗相关研究

中成药使用方面，通心络胶囊适用于胸痹心痛气虚血瘀证者，可降低AMI患者心源性死亡及主要心血管不良事件的风险，改善左室重构与心功能，改善冠脉微循环，降低无复流发生率，缩小心肌梗死面积。①复方丹参滴丸：适用于胸痹心痛气滞血瘀证者，可用于缓解冠心病心绞痛，同时可降低AMI患者的心源性死亡风险，改善患者心功能及生活质量。②麝香保心丸：适用于胸痹心痛气滞血瘀证者，能扩张冠脉，缓解胸痛症状，长期服用可改善血管内皮功能和心功能，改善微血管病变，减少心绞痛发作频次。③丹蒌片：适用于胸痹心痛痰瘀互结证者，能降低围手术期心肌损伤及30天主要心血管不良事件发生率，延缓AMI患者心室重构等。④麝香通心滴丸：适用于胸痹心痛气虚血瘀证者，可改善血管内皮功能，改善经皮冠状动脉介入治疗（PCI）术后心肌血流灌注。⑤丹七软胶囊：适用于胸痹心痛气滞血瘀证者，可抗心肌缺血，缓解临床症状。⑥丹红注射液：适用于胸痹心痛血瘀证者，能缩小心肌梗死面积，降低AMI患者病死率，减少心力衰竭及微循环障碍等并发症。⑦丹参酮ⅡA磺酸钠注射液：适用于胸痹心痛血瘀证者，能辅助改善患者心功能，降低主要心血管不良事件（MACE）的发生率。⑧注射用红花黄色素：通过清除氧自由基、抗氧化、抑制钙离子内流及抗炎等作用机制改善心肌缺血缺氧，提高AMI后的心功能。⑨疏血通注射液：可提高AMI的疗效，减少心力衰竭等并发症。⑩参芎葡萄糖注射液：可减少心绞痛发作，缩小梗死范围，改善心室重塑。

李井涛通过结扎犬冠状动脉左前降支复制急性模型，分别给予2.4 g/kg和4.8 g/kg两种剂量的生脉注射液，结果表明生脉注射液对犬急性心肌梗死具有明显的保护作用，能明显缩小心肌梗死面积，减轻心肌缺血程度指标（AEST），降低血清心肌酶（CK、AST、LDH）的活性（对抗CO、MBF、SBP、DBP、MAP、LVP的降低），减小LVEDP升高幅度，降低心肌耗氧量。柯峰等通过研究发现冠心Ⅴ号合剂可以明显提高急性心肌梗死模型大鼠的EF、FS，使LVMI明显降低，并且还能减少大鼠血清炎症因子（IL-6、TNF）释放，从而改善急性心肌梗死模型大鼠心脏结构及心功能，干预急性心肌梗死后心室重构。薄华本等观察葛花提取物对急性心肌梗死小鼠心肌的作用，结果表明，葛花提取物能通过减少心肌梗死面积、降低血清中心肌酶含量、升高血清中SOD含量、降低血清中MDA含量和心肌中B-ARKI表达来保护急性心肌梗死心肌。杨广龙等通过临床随机对照实验发现麝香保心丸可显著降低急性心肌梗死患者血小板聚集率和血小板活化因子水平，从而有效抑制急性心肌梗死患者的血小板聚集。王树东等通过结扎冠状动脉前降支建立大鼠AMI模型观察银丹心脑通软胶囊对AMI大鼠Bcl-2、Bax水平的影响，结果发现给药组的凋亡指数及左心室梗死范围明显降低，左心室梗死区Bax mRNA表达明显减少，Bcl mRNA表达明显增加，提示银丹心脑通软胶囊可改善梗死后心肌细胞凋亡。沈炜毅等研究发现，复脉汤可通过增加大鼠心肌缺血区域血流循环减少心肌细胞BNP分泌，来减缓大鼠心肌细胞损伤，对大鼠心肌细胞起到保护作用。

随着社会和经济的发展，人们的生活方式发生了很大的变化，人口老龄化趋势加剧，胸痹心痛发病率也随之升高，成为威胁人类健康的主要疾病之一。研究者将现代医学科学技术引入中医药治疗胸痹心痛的研究中并取得了丰厚的成果，各种中成药制剂疗效确切、服用方便、安全性高，不仅克服了传统中药剂型的缺陷，还表现出现代医药的特有优势。应用中西医结合手段治疗冠心病，一方面减少了西药及西医治疗技术的巨大毒副作用，另一方面提高了中医药治疗冠心病的疗效。针灸疗法在冠心病治疗中的应用、针药结合疗法的产生并应用于冠心病的治疗，均为患者提供了新的选择。

【经典病例摘录】

刘某，男，45岁，因“反复劳累、活动后胸痛1年，加重2天”于2021年5月18日就诊。

症见：活动后心胸疼痛加剧，如刺如绞，痛有定处，伴有胸闷，日久不愈，剧烈情志波动时可诱发心胸疼痛。舌质暗红，苔薄白，脉弦涩。

辨证：此因于寒凝、痰阻、气滞等因素，致血脉郁滞而为瘀血。血瘀停着不散，心脉不通，故作疼痛如刺如绞，痛处不移。血为气母，瘀血痹阻，则气机不运，而见胸闷；情志剧烈波动，则肝气上逆，气与瘀交阻，闭塞心脉，故作卒然剧痛；痛则脉弦，舌质暗红为瘀血之候，瘀血蓄积，心阳阻遏则脉涩。

治法：活血化瘀，通脉止痛。

处方：血府逐瘀汤加减。

组方：桃仁 15 g，红花 12 g，当归 12 g，生地黄 9 g，牛膝 9 g，川芎 9 g，桔梗 6 g，赤芍 9 g，乳香 3 g，没药 3 g，枳壳 9 g，柴胡 6 g，甘草 6 g。

服用上方 5 剂后胸痹心痛症状逐渐缓解，后复诊去乳香、没药，再服 5 剂后胸痛症状极少发作，后患者未再复诊。

5 个月后患者因再发心痛复诊，伴有活动后憋气、心悸、怔忡，自觉有气上冲于胸，呼吸困难，动则汗出，舌质淡，苔白，脉弦而结。

辨证：此系心阳虚衰，坐镇无权，水气上冲，阴来搏阳，胸阳痹塞，引起心胸作痛；水气凌心，心悸而动；心律不齐，脉弦而结；胸阳不振，胸中憋气；水邪发动，肾阳失于约束，反复怔忡。

治法：通阳下气，利水宁心。

处方：苓桂术甘汤加减。

组方：茯苓 18 g，桂枝 10 g，炙甘草 6 g，龙骨、牡蛎各 12 g。

上方服 3 剂后患者心神安定，憋气、心悸得舒，但脉仍有结代，伴畏寒肢冷不适。此下焦肾阳未复，水寒之势尚未平复，畏寒肢冷，阳虚生外寒也，转用上方加附子 10 g、生姜 10 g、白芍 10 g，又服 3 剂，下肢转温。但心悸，胸痛偶发，转用茯苓 12 g、桂枝 10 g、五味子 6 g、肉桂 3 g、炙甘草 6 g，又服 6 剂后，诸症皆缓。

【胸痹心痛的西医综述】

胸痹心痛主要与西医学中的冠状动脉粥样硬化性心脏病之心绞痛、心肌梗死等病症密切相关，而真心痛与西医学中的急性心肌梗死类似，为胸痹心痛之危重症。因此，此部分内容主要对急性冠脉综合征进行综述。

急性冠脉综合征（acute coronary syndromes，ACS）是冠心病一种严重类型，指冠状动脉内不稳定的粥样硬化斑块破裂或糜烂继发新鲜血栓形成所导致的心脏急性缺血综合征，涵盖了 ST 段抬高型心肌梗死（ST-elevation myocardial infarction，STEMI）、非 ST 段抬高型心肌梗死（non-ST-elevation myocardial infarction，NSTEMI）和不稳定型心绞痛（unstable angina，UA），其中 NSTEMI 与 UA 合称非 ST 段抬高型急性冠脉综合征（NSTE-ACS）。

（一）ST 段抬高型心肌梗死（STEMI）

1. 概念

STEMI 是指急性心肌缺血性坏死，大多是在冠脉病变的基础上，冠脉血供急剧减少或中断，使相应的心肌发生严重而持久的急性缺血所致，通常原因为在冠脉不稳定斑块破裂、糜烂基础上继发血栓形成导致冠状动脉血管持续、完全闭塞。

2. 主要临床表现

（1）疼痛

胸痛是最先出现的症状，多发生于清晨，疼痛部位和性质与心绞痛相同，但诱因多不明显，且常发生于安静时，程度较重，持续时间较长，可达数小时或更长，休息和含用硝酸甘油片多不能缓解。

（2）全身症状

有发热、心动过速、白细胞增高和红细胞沉降率增快等症状，由坏死物质被吸收所引起。

（3）胃肠道症状

疼痛剧烈时常伴有频繁的恶心、呕吐和上腹胀痛，这与迷走神经受坏死心肌刺激和心排血量降低、组织灌注不足等有关。

（4）心律失常

多发生在起病 1～2 天，以 24 小时内最多见，可伴乏力、头晕、晕厥等症状。各种心律失常中，以室性心律失常最多见，尤其是室性期前收缩。室颤是急性心肌梗死早期，特别是入院前的主要死因。房室传导阻滞和束支传导阻滞也较多见，室上性心律失常则较少，多发生于心力衰竭患者。前壁心肌梗死者发生房室传导阻滞，表明梗死范围广泛，情况严重。

（5）低血压和休克

疼痛时血压下降常见，未必是休克。如疼痛缓解而收缩压仍低于 80 mmHg，有烦躁不安、面色苍白、皮肤湿冷、脉细而快、大汗淋漓、尿量减少（<20 mL/h）、神志迟钝，甚至晕厥等表现，则为休克表现。休克多在起病后数小时至数日内发生，见于约 20% 的患者，主要是心源性，为心肌广泛（40% 以上）坏死，心排血量急剧下降所致，神经反射引起的周围血管扩张属次要原因，有些患者尚有血容量不足的因素参与。

（6）心力衰竭

主要是急性左心衰竭，可在起病最初几天内发生，或在疼痛、休克好转阶段出现，为梗死后心脏舒缩力显著减弱或不协调所致，发生率为32%~48%。患者出现呼吸困难、咳嗽、发绀、烦躁等症状，严重者可发生肺水肿，随后可出现颈静脉怒张、肝大、水肿等右心衰竭表现。右心室心肌梗死者可一开始即出现右心衰竭表现，伴血压下降。

根据有无心力衰竭表现及其相应的血流动力学改变严重程度，急性心肌梗死引起的心力衰竭按Killip分级法可分为：

Ⅰ级：尚无明显心力衰竭；

Ⅱ级：有左心衰竭，肺部啰音<50%肺野；

Ⅲ级：有急性肺水肿，全肺大、小、干、湿啰音；

Ⅴ级：有不同程度的血流动力学变化。

3. 主要辅助检查

（1）心电图

心电图常有进行性改变。对心肌梗死的诊断、定位、定范围、估计病情演变和预后都有帮助。

（2）血清心肌标志物

1）cTnT（肌钙蛋白T）或cTnI（肌钙蛋白I）的出现和增高是反映急性坏死的指标。cTnT在AMI后3~4小时开始升高，2~5天达到峰值，持续10~14天；其动态变化过程与MI时间、梗死范围大小、溶栓治疗及再灌注情况有密切关系。

2）其他血清心肌标志物。以往用于临床诊断MI的血清酶学指标包括肌酸磷酸激酶（CK或CPK）及其同工酶CK-MB、门冬氨酸氨基转移酶（AST，曾称GOT）、乳酸脱氢酶（LDH）及其同工酶等。

3）血肌红蛋白增高。其出现得最早而恢复也快，但特异性差。

4. 诊断与鉴别诊断、危险分层

世界卫生组织（WHO）的急性心肌梗死诊断标准：典型的临床表现、特征性的ECG改变、血清心肌标志物水平动态改变。3项中具备2项，特别是后两项即可确诊，一般并不困难。无症状患者的诊断较困难。凡年老患者突然发生休克、严重心律失常、心衰、上腹胀痛或呕吐等表现而原因未明者，或原有高血压而血压突然降低且原因未明者，都应想到急性心肌梗死的可能。此外，有较重而持续较久的胸闷或胸痛者，即使ECG无特征性改变，也应考虑本病的可能，都宜先按急性心肌梗死处理，并在短期内反复进行 ECG 观察和血清心肌标志物等测定，以确定诊断。

鉴别诊断：STEMI 应与主动脉夹层、急性心包炎、急性肺动脉栓塞、气胸和消化道疾病等引起的胸痛相鉴别。

危险分层：危险分层是一个连续的过程，有以下临床情况应判断为高危 STEMI：①高龄：尤其是高龄女性；②有严重的基础疾病：如糖尿病、心功能不全、肾功能不全、脑血管病、既往有心肌梗死或心房颤动等；③重要脏器出血病史：如脑出血或消化道出血等；④大面积心肌梗死：广泛前壁心肌梗死、下壁合并右心室和/或正后壁心肌梗死、反复心肌梗死；⑤合并严重并发症：恶性心律失常、急性心力衰竭、心源性休克和机械并发症等；⑥院外心脏骤停。

5. 治疗

（1）一般治疗

早期、快速并完全地开通梗死相关动脉（infarct related artery，IRA）是改善 STEMI 患者预后的关键。应尽量缩短心肌缺血总时间，包括患者自身延误、院前系统延误和院内救治延误。一般治疗措施包括：

1）减少患者自身延误，缩短从发病至首次医疗接触（FMC）的时间。

2）减少院前系统和院内救治延误，缩短自 FMC 至导丝通过 IRA 的时间。

3）生命体征监测及复苏。

4）缓解疼痛、呼吸困难和焦虑。

5）吸氧。

（2）再灌注治疗

1）再灌注治疗的主要方式包括：经皮冠状动脉介入术（PCI）、溶栓治疗、冠状动脉旁路移植术（CABG）等。

2）再灌注策略选择：经救护车收治且入院前已确诊为 STEMI 的患者，若 120 min 内能转运至 PCI 中心并完成直接 PCI 治疗，则应首选直接 PCI 治疗；若 120 min 内不能转运至 PCI 中心完成再灌注治疗，最好于入院前在救护车上开始溶栓治疗，溶栓后具备条件时应直接转运至具有直接 PCI 能力的医院，根据溶栓结果进行后续处理。

若患者就诊于无直接 PCI 条件的医院，如能在 FMC 后 120 min 内转运至 PCI 中心并完成再灌注治疗，则应将患者转运至可行 PCI 的医院实施直接 PCI，且患者应在就诊后 30 min 内转出。若 FMC 至导丝通过 IRA 时间>120 min，则应在 FMC 后 30 min 内开始溶栓。

患者自行就诊于可行直接 PCI 的医院，应在 FMC 后 90 min 内完成直接 PCI 治疗。

再灌注治疗时间窗内，发病<3 h 的 STEMI，直接 PCI 与溶栓同效；发病 3～12 h，直接 PCI 优于溶栓治疗，优选直接 PCI。

对于 IRA 明确但解剖结构不适合行 PCI 且存在大面积受损心肌、严重心力衰竭或心源性休克风险的 STEMI 患者，应考虑急诊 CABG。存在心肌梗死相关机械并发症的患者需要进行血运重建时，建议行外科修补术的同时行 CABG。

（3）**住院治疗**

STEMI 患者无论是否接受再灌注治疗，均建议收住冠心病监护病室（coronary care unit，CCU）进行持续的病情监护、治疗和专科护理，尽早启动心脏康复。CCU 医护人员应熟练掌握 STEMI 的管理、药物治疗、机械循环支持、侵入性和非侵入性血液动力学监测、呼吸监测和机械通气。

（4）**药物治疗**

1）抗栓治疗：所有 STEMI 患者均应接受抗栓治疗，并根据再灌注策略选用抗血小板治疗方案。

2）β 受体阻滞剂：有利于缩小心肌梗死面积，减少复发性心肌缺血、再梗死、心室颤动及其他恶性心律失常的发生，对降低急性期病死率有肯定的疗效。

3）血管紧张素转化酶抑制剂（angiotensin-converting enzyme inhibitor，ACEI）/血管紧张素Ⅰ受体阻滞剂（angiotensin Ⅱ receptor blocker，ARB）：ACEI/ARB 通过影响心肌重塑、减轻心室过度扩张而减少心力衰竭的发生，降低死亡率。在 STEMI 最初 24 h 内，对有心力衰竭证据、左心室收缩功能不全、糖尿病、前壁心肌梗死，但无低血压（收缩压<90 mmHg）或明确禁忌证者，应尽早口服 ACEI；对非前壁心肌梗死、低危（LVEF 正常、心血管危险因素控制良好、已接受血运重建治疗）、无低血压的患者应用 ACEI 也可能获益。发病 24 h 后，如无禁忌证，所有 STEMI 患者均应给予 ACEI 长期治疗。如患者不能耐受 ACEI，可考虑给予 ARB 治疗。

4）醛固酮受体拮抗剂：STEMI 后已接受 ACEI 和/或 β 受体阻滞剂治疗，但仍存在左心室收缩功能不全（LVEF≤40%）、心力衰竭或糖尿病，且无明显肾功能不全的患者，应给予醛固酮受体拮抗剂治疗。

5）硝酸酯类药物：尚无临床随机对照试验显示在 STEMI 患者中应用硝酸酯类药物能改善患者长期预后。STEMI 急性期持续剧烈胸痛、高血压和心力衰竭的患者，如无低血压、右心室梗死或在发病 48 h 内使用过 5 型磷酸二酯酶抑制剂，可考虑静脉使用硝酸酯类药物。如患者收缩压<90 mmHg 或较基础血压降低>30%、疑诊右心室梗死的 STEMI 患者不应使用硝酸酯类药物。

6）钙通道阻滞剂：目前尚无证据提示在STEMI急性期使用二氢吡啶类钙通道阻滞剂能改善预后。对无左心室收缩功能不全或房室阻滞的患者，为缓解心肌缺血、控制心房颤动或扑动的快速心室率，如果β受体阻滞剂无效或禁忌使用，则可应用非二氢吡啶类钙拮抗剂。STEMI后合并难以控制的心绞痛时，在使用β受体阻滞剂的基础上可加用地尔硫卓。

7）他汀类药物：所有无禁忌证的STEMI患者入院后均应尽早开始高强度他汀类药物治疗，且无须考虑胆固醇水平。

（5）常见并发症

1）心力衰竭：心力衰竭可发生在STEMI的急性期或亚急性期，由心肌顿抑或心功能永久受损所致。心力衰竭不仅是STEMI最为常见的并发症，也是最重要的预后不良指标之一。应结合患者的症状、体征以及辅助检查结果尽早诊断，并采用Killip心功能分级进行描述。

2）心源性休克：STEMI患者心源性休克的发生率约为6%～10%，可为STEMI的首发表现，也可发生在急性期的任何阶段，通常是由于大面积心肌梗死或合并严重的机械并发症所致，是STEMI患者最主要的死亡原因。心源性休克定义为在心脏充盈状态合适的情况下，仍有严重持续的低血压（收缩压<90 mmHg）伴有组织低灌注（静息心率增快、意识状态改变、少尿、四肢湿冷）。血液动力学监测心指数≤2.2 L/(min/m^2)、肺毛细血管楔压≥18 mmHg。需使用升压/正性肌力药物或机械循环辅助装置才能维持收缩压>90 mmHg的患者也应考虑为心源性休克。

3）心律失常：STEMI发病早期心律失常较为常见，且与预后密切相关，院前发生的VT及VF是心脏性猝死的主要原因。早期再灌注治疗可降低室性心律失常和心血管疾病的死亡风险。

4）机械并发症：再灌注治疗虽使STEMI患者合并机械并发症的发生率明显降低，但机械并发症仍然是STEMI患者致死的主要原因。机械并发症多发生在STEMI早期，需及时发现和紧急处理。STEMI患者如有突发低血压、反复发作胸痛、新出现的提示二尖瓣反流或室间隔穿孔的心脏杂音、肺淤血或颈静脉充盈等情况，应尽快行超声心动图评估以明确诊断。常见机械并发症包括游离壁破裂、室间隔穿孔、乳头肌或腱索断裂、心包并发症等。

（二）非ST段抬高型急性冠脉综合征（NSTE-ACS）

1. 概念

NSTE-ACS是冠状动脉严重狭窄和（或）易损斑块破裂或糜烂所致的急性血栓形

成，伴或不伴血管收缩、微血管栓塞，引起冠状动脉血流减少和心肌缺血。根据心肌损伤生物标志物（主要为心肌肌钙蛋白）测定结果分为非 ST 段抬高型心肌梗死（non-ST-elevation myocardial infarction，NSTEMI）和不稳定型心绞痛。

2. 主要临床表现

典型胸痛的特征是胸骨后压榨性疼痛，并且向左上臂（双上臂或右上臂少见）、颈或颌放射，可以是间歇性或持续性的。

以加拿大心血管病学会（CCS）的心绞痛分级为判断标准，NSTE-ACS 患者的临床特点包括：长时间（>20 min）静息型心绞痛；新发心绞痛，表现为自发性心绞痛或劳力性心绞痛（CCSⅡ或Ⅲ级）；过去稳定型心绞痛最近 1 个月内症状加重，且具有至少 CCSⅢ级的特点（恶化性心绞痛）；心肌梗死后 1 个月内发生的心绞痛。

3. 主要辅助检查

（1）心电图

心电图不仅可帮助诊断，而且根据其异常的范围和严重程度可提示预后。通常，心电图的动态改变可随着心绞痛的缓解而完全或部分消失。

（2）血清心肌标志物

肌钙蛋白是 NSTE-ACS 最敏感和最特异的生物标志物，也是诊断和危险分层的重要指标之一。

（3）无创影像学检查

包括无创药物或运动负荷检查、超声心动图检查、冠状动脉 CT 血管成像等。

4. 危险分层

建议结合患者病史、症状、生命体征和体检发现，以及心电图和实验室检查，给出初始诊断和最初的缺血性及出血性风险分层。

缺血风险评估常用的评分模型包括 GRACE 风险评分和 TIMI 风险评分。

出血风险评估，对接受冠状动脉造影的 ACS 患者，CRUSADE 和 ACUITY 评分对严重出血具有合理的预测价值，而 CRUSADE 评分的鉴别价值较高。但尚不明确药物治疗或口服抗凝药（oral anticoagulant，OAC）在治疗时上述评分方法的价值。

5. 治疗

（1）一般治疗

对 NSTE-ACS 合并动脉血氧饱和度<90%、呼吸窘迫或其他低氧血症高危特征的患者，应给予辅助氧疗。对没有禁忌证且在给予最大耐受剂量抗心肌缺血药之后仍然有持续缺血性胸痛的 NSTE-ACS 患者，可静脉注射硫酸吗啡。

对 NSTE-ACS 患者，住院期间不应给予非甾体类抗炎药物（阿司匹林除外），因为这类药物会增加主要心血管事件的发生风险。

（2）抗心肌缺血药物治疗

1）硝酸酯类：推荐舌下或静脉使用硝酸酯类药物缓解心绞痛。如患者有反复心绞痛发作、难以控制的高血压或心力衰竭的情况，推荐静脉使用硝酸酯类药物。

2）β 受体阻滞剂：存在持续缺血症状的 NSTE-ACS 患者，如无禁忌证，推荐早期使用 β 受体阻滞剂，并建议继续长期使用，争取达到静息目标心率 55 ~ 60 次/分，除非患者心功能 Killip 分级为Ⅰ级或以上。β 受体阻滞剂可竞争性抑制循环中的儿茶酚胺对心肌的作用，通过减慢心率、降低血压和减弱心肌收缩力，从而降低心肌耗氧量。

3）钙通道阻滞剂（CCB）：持续或反复缺血发作，并且存在 β 受体阻滞剂禁忌的 NSTE-ACS 患者，非二氢吡啶类 CCB（如维拉帕米或地尔硫卓）应作为初始治疗，除外临床有严重左心室功能障碍、心源性休克、PR 间期>0.24s 或二、三度房室传导阻滞而未置入心脏起搏器的患者。

4）尼可地尔：尼可地尔兼有 ATP 依赖的钾通道开放作用及硝酸酯样作用。推荐尼可地尔用于对硝酸酯类不能耐受的 NSTE-ACS 患者。

5）肾素—血管紧张素—醛固酮系统抑制剂：所有 LVEF<40% 的患者，以及高血压病、糖尿病或稳定的慢性肾脏病患者，如无禁忌证，应开始并长期持续使用血管紧张素转化酶抑制剂（ACEI）。对 ACEI 不耐受的 LVEF<40% 的心力衰竭或心肌梗死患者，推荐使用血管紧张素Ⅱ受体拮抗剂（ARB）。

心肌梗死后正在接受治疗剂量的 ACEI 和 β 受体阻滞剂且合并 LVEF≤40%、糖尿病或心力衰竭的患者，如无明显肾功能不全或高钾血症，推荐使用醛固酮受体拮抗剂。

（3）抗血小板治疗

1）阿司匹林：阿司匹林是抗血小板治疗的基石，如无禁忌证，无论采用何种治疗策略，所有患者均应口服阿司匹林，首剂负荷量 300 mg（未服用过阿司匹林的患者）并以 100 mg/d 的剂量长期服用。

2）P2Y12 受体抑制剂：除非有极高出血风险等禁忌证，在阿司匹林基础上应联合应用 1 种 P2Y12 受体抑制剂，并维持至少 12 个月。选择包括替格瑞洛（180 mg 负荷剂量，90 mg，2 次/天维持）或氯吡格雷（负荷剂量 300 mg，75 mg/d 维持）。

3）GPI：国内目前使用的 GPI 主要为替罗非班。和阿昔单抗相比，小分子替罗非班具有更好的安全性。

（4）抗凝治疗

1）急性期的抗凝治疗：抗凝治疗是为了抑制凝血酶的生成和（或）活化，减少血栓相关事件发生。研究表明，抗凝联合抗血小板治疗比任何单一治疗都更有效。

拟行 PCI 且未接受任何抗凝治疗的患者使用普通肝素 70～100 U/kg（如果联合应用 GPI，则给予 50～70 U/kg 剂量）。初始普通肝素治疗后，PCI 术中可在活化凝血时间（ACT）指导下追加普通肝素（ACT≥225 s）。术前用依诺肝素的患者，PCI 时应考虑依诺肝素作为抗凝药。不建议普通肝素与低分子肝素交叉使用。PCI 术后停用抗凝药物，除非有其他治疗指征。

2）急性期后的抗凝治疗：无卒中/短暂性脑缺血发作、高缺血风险，有低出血风险的 NSTEMI 患者，可停用肠外抗凝药，接受阿司匹林、氯吡格雷或低剂量利伐沙班（2.5 mg，2 次/天）治疗，持续约 1 年。

［注］需长期口服抗凝药（OAC）治疗的患者抗血小板治疗的建议：对有 OAC 指征的患者，建议 OAC 与抗血小板治疗联合使用。对中至高危患者，无论是否使用 OAC，均应早期（24 h 内）行冠状动脉造影，以尽快制订治疗策略并决定最佳抗栓方案。

（5）他汀类药物治疗

如无禁忌证，应尽早启动强化他汀治疗，并长期维持。大量研究结果显示，PCI 术前使用负荷剂量他汀不优于常规剂量，因此不建议 PCI 术前使用负荷剂量他汀。

（6）血运重建治疗

1）侵入性治疗策略：合并顽固性心绞痛、ST 段改变或心源性休克的急性心力衰竭患者，建议进行紧急冠状动脉造影及必要时进行侵入性治疗，治疗方式包括 PCI 或 CABG。

2）保守治疗：主要针对不适合血运重建治疗的冠心病患者：部分 ACS 患者常因病变严重或弥漫性病变而不适合进行血运重建治疗，该类患者死亡率较高。缓解顽固性心绞痛是药物治疗的主要目的之一。

3）合并心源性休克的治疗：合并心源性休克的患者，如果冠状动脉解剖条件适合，建议采取即刻 PCI；若冠状动脉解剖条件不适合 PCI，建议行紧急 CABG。因机械性并发症导致血液动力学不稳定和（或）心源性休克时，应行主动脉内球囊反搏术。合并心源性休克的患者可短时间应用机械循环支持。主动脉内球囊反搏可应用于强化药物治疗后仍有持续性或反复发作的心肌缺血患者，尤其适用于等待血管造影和血运重建治疗的 NSTE-ACS 患者。少量国内外经验表明，体外膜肺氧合系统等左心室辅助装置，可降低危重复杂患者 PCI 的病死率，有条件时可选用。

第三节

心衰（心水病）

【疾病概述】

心衰是以乏力、心悸、气喘、水肿等为临床特征的疾病。本病多发生在心痛、心悸等疾病后期，是各种心脏疾病的最终归属，亦见于其他脏腑疾病的危重阶段。稳定期表现为乏力、气短、劳则气喘、心悸等；急性心衰每因内伤或外感等因素诱发，可见喘悸加重，端坐不得卧，卧则喘甚，肢体水肿，小便不利，腹胀纳呆等，病情急剧加重，甚至猝死。

心衰相当于西医学中循环系统疾病的心力衰竭部分内容，由冠心病、病毒性心肌炎、心肌病、心瓣膜疾病、肺心病等导致的急、慢性心力衰竭，其临床表现与本证的特点相符者，均可参照本节进行辨证论治。

【历史沿革】

古代中医文献中没有将“心衰”作为疾病病名进行论述的记载。西晋王叔和最早提出“心衰”一词，但并非作为疾病病名提出，而是作为对心气衰微脉象的描述。《脉经·脾胃病》曰：“心衰则伏，肝微则沉，故令脉伏而沉。”《圣济总录·心脏门》曰：“心衰则健忘，心热则多汗，不足则胸腹胁下与腰背引痛，惊悸恍惚。”该书中也有提及“心衰”一词，但仍是作为一种症状，而非作为疾病进行描述。上述关于心衰的记载，与现代的心衰病有较大差异。

心衰病在古代文献中虽无相关的确切病名记载，但早在《内经》的“胀论”“痹论”篇中已有与心衰病相关的症状描述。如，《灵枢·胀论》曰：“心胀者，烦心短气，卧不安。”《素问·痹论》曰：“脉痹不已，复感于邪，内舍于心……心痹者，脉不通，烦则心下鼓，暴上气而喘。”《素问·水热穴论》云：“水病，下为胕肿大腹，上为喘呼不得卧者，标本俱病。”《内经》中虽未提及心衰病名，但其描述的“心胀”“心痹”表现与现代心衰病表现相符。

汉代张仲景对《内经》中水气为病的思想做了进一步发展，并第一次提出了与心衰相关的“心水”病名。《金匮要略·水气病脉证并治》曰：“心水者，其人身重而少气，不得卧，烦而躁，其人阴肿。”《金匮要略·痰饮咳嗽病脉证并治》曰：“水在心，心下坚筑，短气，恶水不欲饮……水停心下，甚者则悸，微者短气。”张仲景对“心水”的记载则与现代心衰病较为契合。隋代巢元方在《诸病源候论·心病候》中提及：“心气不足则胸腹大，胁下与腰相引痛，惊悸，恍惚……是为心气之虚也”，强调心水以心气虚为本，以水饮内停为标。《中藏经》曰：“心有水气，则身肿不得卧，烦躁。”金代刘完素在《河间六书》中提及“其肿，有短气，不得卧，为心水”，至此，“心水”作为疾病病名被后世医家推崇并一直沿用至今。

心衰作为一种独立的疾病加以系统研究始于近数十年，民国《中医内科全书》提出“心体肿胀”及“心脏本体之阳薄弱”为该病之本，开始关注心体结构变化对心之用的影响，认为该病乃心之体用俱病，但以心体为本。由于心衰是各种心脏病变的最终归宿，具有患病率高、致残率高、死亡率高的特点，日益受到医家学者的广泛重视。随着对疾病认识的逐步加深，国医大师任继学教授在《悬壶漫录》中首次提到“心衰”病名，并对其病因、病机、症状、治疗、预后等作了系统论述。最终在 1997 年，心衰被定为国家标准的中医病名。

【中医病因病机】

心衰的发生，多为内外相因。因久患各类心系疾病，如心痹、真心痛、心悸、怔忡或先天性心脏疾病，日久不愈，引起心气内虚；复因感受外邪、情志刺激、饮食不节、劳逸失度或脏腑病变更伤心体，心之阳气亏虚，血行无力，导致气滞痰阻血瘀，气血阴阳失调，心失所养，心力衰竭而发病。

（一）心病耗伤

心衰乃久患心系疾病渐积而成，始时病轻，年盛不觉，或既觉之后，未得有效治疗，疾病迁延，日久病深损及心之体用；或血脉瘀阻，心体失荣，心气衰弱，气不行血，血不利则为水，瘀水互结，损及心阳，气血衰败，发展为心衰之病。

（二）感受外邪

心气内虚，复感六淫、疫毒之邪，乘虚内犯于心。风寒湿气内侵，损伤脉络，则血瘀内阻，心阳鼓动乏力，以致心气亏虚，心脉痹阻；风热疫毒之邪内陷心包，损及心体，以致心阴耗伤，心气衰竭。心衰病常因外感诱发，或进一步加重心血瘀阻，致脏腑失养、水津外泄。

（三）劳倦内伤

劳倦伤脾或房劳伤肾，气血生化乏源，心体失养，而致心气亏虚。已虚之体，骤然气耗，则虚者愈虚，运血无力，血脉瘀滞，水津外泄。劳倦内伤是心衰加重的关键诱因。《素问・举痛论》曰：“劳则喘息汗出，外内皆越，故气耗矣。”此外，情志失调，七情内伤，可致脏腑气机紊乱，血行受扰；心血为之逆乱，致心脉痹阻，心体失养，水饮内生。

（四）饮食不节

钠盐摄入过多，耗心气，伤血脉，血行瘀滞，化而为水，进而导致心衰或急性心衰发作。如《素问・五脏生成篇》曰：“多食咸，则脉凝泣而变色。”《素问・生气通天论篇》曰：“味过于咸……心气抑。”

（五）脏腑病传

五脏生克乘侮密切关联，共同维持气血生化运行，阴阳平衡协调。若正虚邪犯，脏腑受损，疾病传变，五脏受累。《灵枢・口问》曰：“心者，五脏六腑之主也……心动则五脏六腑皆摇。”心衰可致脏腑相继受病，同时心衰亦常由他脏疾病传变累及心脏所致。其中主要包括心肺同病、心脾同病、心肝同病、心肾同病等。

综上所述，心衰病位在心，涉及肺、肝、脾、肾等脏。既可由心脏自身疾病发展而来，也可因他脏疾病损及心脏所致。其病性总属本虚标实，本虚指气血阴阳亏虚，标实指瘀血、痰浊与水饮。瘀血、痰浊和水饮可出现在心衰的各个阶段，与气血阴阳虚损互为因果，成为心衰标本虚实的重要组成部分，直接关系到心衰的形成、发展与预后。

【中医诊断】

心衰多由心痛、心痹、心悸、怔忡或先天性心脏病等各种心脏疾病发展而来，或继发于伤寒、温病、肺胀、水肿、虚劳等病，也可见于一些危重疾病的终末阶段。

心衰以乏力、心悸、气喘、水肿为主要临床表现，早期表现为乏力、神疲和虚弱感，可伴有气短、心悸，活动耐力下降。随着病情进展，出现心悸频发，怔忡不已，心烦不安；动则喘甚，或端坐呼吸，不能平卧，咳嗽咯痰，或痰中带血；水肿呈下垂性，以下肢为甚，病重则全身水肿，小便不利，夜尿频数；胁痛，或胁下积块，腹胀纳呆，大便异常；面色白或青灰，自汗肢冷，唇舌紫黯，脉虚数或微弱。各年龄段人群均可发病，以中老年人居多。感受外邪、饮食不节、劳倦过度、五志过极是导致心衰急性发作或病情加重的主要诱因。

心衰的主要辨证要点包括辨轻重缓急、辨阴阳虚实和辨脏腑病位。

（一）辨轻重缓急

心衰是多种慢性心系疾患的终末阶段，临床需首辨病情的轻重缓急。轻者仅表现为气短、乏力，活动耐量下降，重者则可见喘息、气促、心悸、尿少肢肿、口唇发绀，不能平卧，甚至端坐呼吸、汗出肢冷等厥脱危象。病轻者可缓治其本，病重者须急治其标。

（二）辨阴阳虚实

心衰属本虚标实之证，本虚以气虚为基础，往往兼有阴虚、阳虚，也可合并血虚，终致阴阳两虚；标实主要是痰、瘀、水三种病理产物，临证须当明辨，权衡轻重缓急。

（三）辨脏腑病位

心衰以心为本，五脏相关。但就具体病例而言，脏腑病位不同，病情预后各异，故立法处方，必明辨脏腑病位。

此外，超声心动图、血清脑钠肽（BNP）或 NT-proBNP 测定等辅助检查有助于明确心衰的诊断。

【中医鉴别诊断】

心衰多由心悸、胸痹心痛等心系疾病发展而来，临床表现又多见心悸、胸闷、喘咳、水肿等症，临床诊断时应当注意鉴别。

（一）心悸

心衰是心悸恶化的结果，除心悸症状外，还有疲乏、喘累、腹胀、水肿等症。心悸以惊悸、怔忡为主症，时作时止，未发时可如常人。

（二）胸痹心痛

该病是导致心衰形成及急性发作最重要的原发疾病，以突发短时间的膻中部位及左胸膺部憋闷、绞痛为特征，在未发展为心衰之前，无喘息不得卧和肢体水肿等症。心衰也可出现胸闷、胸痛，但症状持续时间较长，并伴有明显的喘累、心悸、水肿等。

（三）喘证

喘证属于肺系疾病，有实喘与虚喘之分。实喘病机为肺失肃降，肺气上逆；虚喘病机为肺肾亏虚，肾不纳气。该病常伴随其他肺系病证，如咳嗽、咯痰、胸痛、肺痨等，而无心悸、怔忡、胸痹心痛以及水肿、腹胀。心衰多有气喘，其特点是因劳而喘，喘不得卧，并伴有心悸、水肿等症，可资鉴别。

（四）哮病

哮病与心衰都有气喘，甚则喘不得卧，临床易于混淆。哮病属于肺系疾病，为发作性痰鸣气喘疾患，多有伏痰宿根，复因外感、食物、花粉或情志等因素诱发。而心衰则有心脏疾病基础，症状主要为喘息气短，动则尤甚，喉间痰鸣较为少见。

（五）鼓胀、水肿

心衰后期出现阳虚水泛时，可见浮肿、尿少，或胁下痞块坚硬，或颈脉显露等水饮内停、瘀血阻滞之证，易与鼓胀、水肿混淆。心衰之肿是因心之阳气亏虚导致“先病血结而水随蓄”，水肿后期影响及心则多是“先病水肿而（心）血随败”所致。鼓胀是气、血、水结于腹中，以腹大、肢细、腹壁脉络显露为主，病在肝脾，晚期方伴肢体浮肿和尿少等症，类似《金匮要略》“五脏水”之“肝水”。水肿是因肺、脾、肾功能失调，全身气化功能障碍，而致水湿泛溢。五脏水之“肺水”“脾水”“肾水”可兼见，以身肿、腹大、小便难为主要见症，病轻者无喘促、心悸表现，后期水凌心肺才并见“喘、悸”之症。

【中医急救处理】

（一）急性心衰的分型论治

急性心力衰竭患者往往症状严重，病情进展较快，危及生命，须立即进行医疗干预；同时，患者因喘促明显，甚至烦躁，很难常规进行中医病史采集和望闻问切。因此，急性心力衰竭的中医治疗有其特殊性，不能完全照搬慢性心力衰竭的中医辨证论治的常规，而应该根据临床客观实际，寻找一套迅速、简便和有效的中医救治方案。1999 年，Stevenson LW 提出急性心力衰竭救治的 Nohria-Stevenson 分类救治方案。该方案根据肺淤血情况，即根据肺部啰音情况，分为“湿”和“干”两种类型；根据外周组织的灌注情况，即外周皮肤的温度，分为“暖”和“冷”两种类型。这样就将急性心力衰竭的患者划分为 4 种类型——“干暖”“干冷”“湿暖”和“湿冷”，并且分别总结了 4 种类型患者的病理生理特点，提出了相应的简便易行的救治策略。迄今为止，该方案受到全世界的广泛认同，不同地区的多项临床指南都沿用该方案来指导急性心力衰竭的救治。方案中“干”与“湿”的分类主要用于评估肺淤血的情况。“干”提示患者肺淤血程度较轻，主要以喘累、气促为临床表现，气虚是其核心病机，水湿程度相对较轻，治疗以益气为主，兼顾利水化湿。“湿”则提示患者肺淤血程度较重，喘累、气促症状更加严重，往往还合并更加明显的体循环淤血症状，如双下肢水肿、颈静脉怒张等，这类患者的核心病机除了气虚，水凌心肺非常突出，治疗上应该更加突出利水化湿消肿，兼顾益气。“暖”与“冷”主要是评估患者是否存在低心排血量和全身低灌注。“暖”的患者，心排血量和灌注较好，提示气虚程度较轻，阳虚症状不明显，治疗上以益气为主，可少量辅以温阳药物，微微生火，鼓动心气的运行。“冷”的患者，心排血量较低和（或）全身灌注较差，气虚和阳虚均较明显，治疗上应大量使用益气温阳之品，温补心肾，益气强心，甚则回阳救逆，防止气脱、阳脱之危象。通过上述分析，在 4 种分型中，“干暖”型病情最轻，核心病机为气虚，较为单纯。随着病情程度的加重，“干暖”型患者会呈现出“干冷”型和“湿暖”型的临床表现，“干冷”型是在气虚基础上的病情进展，心气亏虚，气血鼓动乏力，不能温煦脏腑，导致心肾阳虚；而“湿暖”型亦是以气虚为基础，出现津液代谢失常，水凌心肺，病机、病性呈现出本虚标实的特点。病情到最危重的阶段，患者就出现了“湿冷”型的特点，气虚、阳虚兼见水凌心肺，津液在上焦滞留、停积、泛滥，肺失宣发和肃降；心气不足，心阳亏虚，心主血脉功能失常，气血津液不能输布全身；本虚与标实互为因果，形成恶性循环。因此，Nohria-Stevenson 方案的分类方法亦可指导急性心力衰竭的中医治疗，迅速明确患者的中医核心病机，评估气虚、阳虚和水湿三者各自的严重程度及相互关系，有针对性地指导治疗。

“干暖”型：患者没有明显的肺循环、体循环淤血症状，血压稳定，外周灌注正常，西医治疗以调整心衰的口服药物、增加利尿剂强度为主。这类患者的核心病机以气虚为主，阳虚和水湿相对较轻，治疗上以益气强心为主，兼顾温阳、利水。保元汤较为常用，方中重用人参、黄芪补益心肺，为治疗心衰之主药，辅以桂枝、甘草温通心阳，合用五苓散或苓桂术甘汤利水化湿。

“干冷”型：患者存在有效循环血容量不足，血压偏低，全身灌注较差，西医治疗以补液为主，如果循环衰竭持续则使用强心药物。中医的核心病机为气虚、阳虚，没有水湿内停表现，治疗原则为益气温阳，亦可以保元汤为基础，气虚较甚者，人参可使用红参或高丽参，同时以附子、干姜增强温煦心肾的作用。

“湿暖”型：此类是临床最常见的类型，患者存在明显的肺淤血，但血压、心排血量和全身灌注基本正常，西医治疗以利尿和扩张血管为主。这类患者的中医核心病机以水凌心肺为主，兼有气虚，治疗上应突出泻肺利水，常用真武汤、五苓散和葶苈大枣泻肺汤，并可加用车前子、毛冬青、泽兰、益母草、冬瓜仁、鸡血藤等药物增加利水效果，辅以少许益气温阳之品，温心肾、暖脾土，共奏利水消肿之功。

“湿冷”型：此类是急性心力衰竭中病情最为危重的类型，患者常合并心源性休克，病死率极高。该型患者肺淤血严重，伴有严重低心排血量、全身低灌注和低血压，西医以强心、升压等药物治疗和（或）器械辅助支持治疗为主。中医的核心病机为气虚、阳虚、水凌心肺，甚者心气、心阳衰微，最终导致亡阳、阴阳绝离，治疗上应以回阳救逆固脱为急，选用参附汤、参附龙牡汤或破格救心汤实施急救。待病情稳定后，可考虑合用真武汤和葶苈大枣泻肺汤温阳利水。在药物使用方面，还应该遵循以下三个原则：首先，益气要心气、肺气、脾气兼顾，肺朝百脉，肺气充沛助心运行气血，脾气健旺则心气得养；其次，温阳须顾全心、肾经络，温阳散寒、温通经络才能纠正心肾阳虚和寒凝脉中；最后，利水必须兼顾活血化瘀，久病入络，气血运行迟滞，津液难以正常输布和排泄。总之，急性心力衰竭的中医药治疗，抓住核心病机是关键，巧妙处理好益气、温阳和利水的关系和权重，才能取得较好的临床疗效。

（二）特殊类型心系疾病所致心衰急性发作的救治要点

心脏瓣膜疾病、病毒性心肌炎、代谢性疾病（比如甲状腺功能亢进）导致的心衰急性发作，由于有比较特殊的病理生理机制和血流动力学特点，急性期的中医药救治，应在认真分析上述疾病特点的基础上辨证论治，方可取得较好疗效。

心脏瓣膜疾病过去以风湿性心脏病为主，近 20 年来，老年性心脏退行性瓣膜疾病成为心脏瓣膜病的主要病因，发病率逐年上升，是临床亟待解决的重要问题。临床流行病学资料显示，二尖瓣狭窄、二尖瓣关闭不全、主动脉瓣狭窄、主动脉瓣关闭不全是目前最主要的瓣膜疾病类型，它们各自有不同的血流动力学类型。二尖瓣狭窄的药物治疗关键是减慢心室率，延长心脏舒张期，改善血流动力学，因此在使用中医药时，较强的温助心阳药物如附子、干姜应该慎用，避免加快心率和心室无效收缩，而应强化滋养心阴药物如磁石、鳖甲、麦冬、紫石英等的运用，这样既可发挥 β 受体阻断剂的作用，又可保护心肌、防御缺血缺氧损伤。而对于主动脉瓣狭窄的患者，应温助心阳，以加强心肌收缩力，从而改善血流动力学、减轻症状。总之，在心脏瓣膜疾病的中医药防治中，厘清疾病导致的血流动力学改变最为关键，要以充分发挥中医药的作用减轻患者的临床症状为主要治疗目标。

对于病毒性心肌炎和甲状腺功能亢进所致的心衰急性发作，中医药防治应避免无指征地使用附子、干姜等温阳药物，以免过度兴奋心肌细胞，而导致受损但仍存活的心肌细胞受到进一步的打击。若心肌细胞数量减少，则心脏整体功能将进一步下降，最终导致急性心衰难以纠正。在类似疾病的中医药防治中，均应强调阴阳的协调，实现心脏整体功能的改善，而不能一味追求温阳益气，以免过度兴奋心肌。

（三）分证论治

心衰急性期病性为“本虚标实，虚实夹杂”，当以“急则治其标，补虚祛邪”为治则，采用“回阳固脱，温阳利水”等治法，扶正为主，兼以祛邪。

1. 喘脱危证

症状：面色晦暗，喘悸不休，烦躁不安，或表情淡漠，意识模糊，汗出如雨或如油，四肢厥冷，尿少浮肿，舌淡苔白，脉微欲绝或疾数无力。

病机：阳衰气脱。

治法：益气固脱，回阳救逆。

方药：参附龙牡汤合真武汤加减。人参、干姜、煅龙牡、白术、茯苓、炙甘草、山茱萸等。

2. 阳虚水泛证

症状：心悸气喘，动则加重，喘息不得卧，尿少肢肿，畏寒肢冷，腹胀，便溏，口唇发绀，胸部刺痛，颈脉显露；舌淡胖有齿痕，或有瘀点、瘀斑，舌苔水滑或白腻水滑，脉沉细或结代。

病机：阳气虚衰，水气上泛。

治法：温阳利水，泻肺平喘。

方药：真武汤合葶苈大枣泻肺汤加减。茯苓、炒白术、炙甘草、制附片、赤芍、生姜、葶苈子、大枣等。

（四）综合治疗

1. 中成药

心宝丸：由人参、附子、鹿茸、麝香、三七、蟾酥等组成，功用益气温阳，强心通脉，适用于心肾阳虚型心衰。用法：每次 1～2 丸，每日 1～2 次，温开水送服。

补肾强心片：由人参、黄芪、五加皮、丹参、麦门冬、葶苈子等组成，功用益气养阴，活血利水，适用于气阴两虚型心衰。用法：每次 4 片，每日 3 次，温开水送服。

2. 静脉输液

静脉滴注参附注射液、生脉注射液。

3. 针刺法及艾灸法

针刺法：取穴内关、素髎、涌泉、十宣、会阴、肺俞、足三里、中府、三阴交等。每次选用 2～3 个穴位，手法用强刺激之泻法，留针半小时，也可使用电针。

艾灸法：若出现脱证，可用艾灸涌泉、百会、足三里、心俞等穴。

【稳定期辨证论治】

（一）治疗原则

1. 补虚泻实，权衡缓急

心衰病多为虚实夹杂的病症，治疗时应权衡邪正关系，标本缓急，或补或攻或攻补兼施。一般以补虚固本为基础，兼以祛邪泻实。

2. 固护阳气，平衡阴阳

补益心气、温补心阳是治疗心衰的首要治法。但是，临证不能片面孤立地强调温阳益气，因为心衰是体用俱病、体阴用阳，心衰也不乏阴血亏虚之证。根据气血相生、阴阳互根的生理特点，治疗当阴中求阳，调血益气，以平为期。

3. 养心为本，兼治五脏

心衰治疗重点在心，但不局限于心。心衰病机表现出五脏相关的特点，或起因于他脏之疾，或病后损及他脏，临证当视脏腑病变情况综合治疗。

4. 消除病因，防治结合

心衰源于各种心脏疾病，并因外感、劳倦、七情失调而诱发或加重。治疗心衰必须消除病因，治疗原发疾病，不论原发病是心脏病抑或他脏疾病。仅仅治疗心衰，只能获得一时的缓解，不能阻止病情的发展。因此，积极治疗原发病，消除各种危险因素，防治结合，对心衰治疗具有重要意义。

（二）分证论治

1. 气虚血瘀证

症状：神疲乏力，心悸怔忡，胸闷气短，甚则喘咳，动则尤甚，面白或暗红，自汗，口唇发绀，甚者胁痛积块，颈脉怒张。舌质紫黯或有瘀斑，脉虚涩或结代。

病机：心肺气虚，心血瘀阻。

治法：养心补肺，益气活血。

方药：保元汤合桃红饮加减。人参、黄芪、肉桂、生姜、甘草、当归、生地黄、桃仁、红花、枳壳、赤芍、柴胡、桔梗、川芎、牛膝等。若胸痛甚者，可加桂枝、檀香、降香等活血止痛；心悸频发者，可加龙骨、牡蛎、醋鳖甲等安神定悸；若兼有肢肿尿少，可合用防己黄芪汤或五苓散化裁。

2. 气阴两虚证

症状：心悸气短，身重乏力，心烦不寐，口咽干燥，小便短赤，甚则五心烦热，潮热盗汗，眩晕耳鸣，肢肿形瘦；兼血虚者，面白无华，唇甲色淡。舌质红，少苔或无苔，脉细数或促或结。

病机：气阴亏虚。

治法：益气养阴。

方药：生脉散加减。人参、麦冬、五味子等。若心动悸、脉结代者，可合用炙甘草汤加减。若阴虚甚者，可加用二至丸或黄精、石斛、玉竹等；若见内热之象或由外感诱发者，可酌加连翘、白花蛇舌草、重楼等；若伴肺热壅盛、咳吐黄痰者，可加清金化痰汤或越婢加半夏汤加减。

3. 阳虚水泛证

症状：心悸怔忡，气短喘促，动则尤甚，或端坐而不得卧，精神萎靡，乏力懒动，腰膝酸软，形寒肢冷，面色苍白或晦暗，肢体浮肿，下肢尤甚，甚则腹胀脐突，尿少或夜尿频多。舌淡苔白，脉沉弱或迟。

病机：心肾阳虚，水湿泛滥。

治法：温肾助阳，化气利水。

方药：真武汤合五苓散加减。附子、干姜、桂枝、茯苓、白术、泽泻、猪苓、芍药等。若水饮上凌心肺、胸闷气急、不得卧者，合用葶苈大枣泻肺汤；若以本虚为主，心肾阳虚突出，而水肿轻微者，可用参附汤合金匮肾气丸，温补心肾，益气强心，滋阴利水，攻补兼施。

【疾病的转归和预后】

心衰继发于心脏或其他脏腑疾病之后，在心衰之初临床证候已是复杂多样，随着病变发展，更是虚实夹杂，多脏受损，阴阳俱虚。一般来说，初期多属心肺气虚，或气阴两虚，兼夹痰浊、瘀血。心衰之初常气虚痰瘀并见。气虚与痰浊、瘀血互为因果，或起因于痰浊壅肺、心脉瘀阻，导致心肺气虚；或因心肺气虚，累及脾胃，失于健运，痰湿内生；或心气不足，鼓动无力，以致心脉不畅。另外，原发疾病亦是心衰初期证候的相关因素。如因胸痹致心衰疼痛者，多痰瘀；因心痹致病者，多气虚血瘀；因肺病致病者，多气虚痰浊，痰浊壅肺。随着病情发展，气损及阳，心病及肾，心肾阳虚为心衰中后期的病机关键。肾阳不足，肾不纳气，则气壅于肺，喘逆加重；

肾阳不足，气化不利，水液代谢紊乱，致水饮内停，阳虚水泛；心肾阳虚，失于温煦，脾阳不振，运化失健，水谷不能化生气血，反而聚湿生痰，导致病情恶化；心肾阳虚，脾失健运，又可影响到肝的疏泄与藏血功能，导致肝郁气滞，肝血瘀阻。至心衰后期，已是五脏同病，气血两虚，阴阳失衡，水饮泛滥，痰瘀互结。

心衰是各种心脏疾病的最终归宿，总体预后不好，致残率、病死率都很高，尤其重度心衰，一年内病死率达 50% 以上。但是，早中期的轻中度心衰经有效治疗，病情可以控制，若结合病因治疗，则有治愈的可能。

【中医药防治研究的现代进展】

（一）关于病名的讨论

西医学的心力衰竭在中医系统中一直没有相对应的疾病种类与病名，相关证治内容散见于喘证、水肿、心悸、积聚、虚劳等病篇中。近几十年来，随着中医防治心力衰竭研究的深入，理法方药理论体系逐步形成，人们开始关注心力衰竭中医病名问题。中医用何病名为妥，不同医家有不同观点，其中具有代表性的主要有四种：一是采用《内经》的病名“心痹”，二是采用《金匮要略》的病名“心水”，三是根据心衰的主要症状立名“悸—喘—水肿联证”，四是采用“心衰”为病名。李氏撰文对这四种观点进行分析，结合中医文化背景、理论习惯和临床实际，认为用“心衰”病名最为适合。至 1997 年，心衰正式被定为国家标准的中医病名。

（二）病因病机研究

心衰的病因病机特点是内外相因、本虚标实。心衰之病因，外有风寒湿热疫毒之邪，内因有情志失调、饮食不节、劳逸失度、脏腑损伤。心衰的病性属于本虚标实。心脏之气血阴阳损伤是心衰之本，这种损伤可能因为外感或内伤直接损及心脏，也可能由于他脏之病变日久累及于心。初期以气虚为主，逐步发展成气阴两虚或心阳亏虚，进而导致阴阳两虚，最终出现亡阴亡阳、阴阳离决。瘀血、痰浊和水饮可以出现在心衰的各个时期，与气血阴阳虚损互为因果，成为心衰标本病机的重要组成部分，直接关系到心衰的形成、发展与预后。目前，本虚标实学说已经成为心衰病机的共识，为绝大多数人所接受，是指导临床的基本观点与思路。因此，中医对于心力衰竭稳定阶段的疾病认识及诊治研究均已较为深入，且已形成了较为完善的诊疗体系；然而对急性心衰或者心衰急性阶段的病机认识、辨证分型及治疗用药研究尚处于起步阶段，还未能系统及规范。关于急性心衰的病因病机研究，陈伯钧教授认为本病为本虚标实之病，本虚以心阳亏虚为主，并将其视为病理基础，标实主要为痰、瘀、湿、水、气滞，气滞血瘀贯穿始终，提出治疗以温补心阳、健脾益气、疏肝理气、活血化瘀、利水行湿等为法。王通使用德尔斐（Delphi）法编制的急性心力衰竭（AHF）相关调查表并进行专家咨询，试图初步确立急性心力衰竭证型分类的专家共识，汇总结果显示：AHF 病位在心，涉及脾、肾、肝；证型主要包括阳虚水泛证、阳虚喘脱证、痰饮壅肺证、水饮凌心证、心肾阳虚证、血瘀水停证等。谢航用同样的调查方法整理得到：AHF 主要包括阳虚水泛证、阳虚喘脱证、痰饮壅肺证、痰热阻肺证。治疗分别以温阳利水、泻肺平喘，回阳固脱，宣肺化痰、蠲饮平喘，清热化痰、宣肺平喘为主。韩红通过对 72 例 AHF 患者的观察和分析，认为 AHF 的发生主要与心肾阳虚、饮凌心肺相关。综上，AHF 病位在心，涉及肝、脾、肾，病机可概括为心失所养、血脉瘀滞；病理性质总属本虚标实，本虚以心肾阳虚为主，标实无外乎痰、瘀、湿、滞；主要证型为阳虚水泛证、痰饮壅肺证、血瘀水停证、阳虚喘脱证。

（三）治法方药研究

中医药防治心衰的临床研究报道甚多，内容涉及辨证论治、单方、验方、单味药物与药物单体研究等诸多方面。把握心衰本虚标实的病机特点，辨证论治、补虚泻实是心衰治疗的基本思路。但由于对虚实认识的差异，报道所用治法方药各不相同，或重补虚，或重泻实，主要治法则不外补气、养阴、温阳、活血、利水、泻肺等，中西医结合治疗效果优于单用西药治疗。

名老中医李可善用毒性药、重剂药来救治急重症患者，其所创破格救心汤可在急性心衰患者阳脱阴竭之时收回阳救逆、益阳和阴之效。方药组成：制附子 30 ~ 200 g，干姜 60 g，炙甘草 60 g，高丽参 10 ~ 30 g（另煎浓汁），生山茱萸肉 60 ~ 120 g，生龙骨 30 g，生牡蛎 30 g，活磁石粉 30 g，麝香 0.5 g（分次冲服）。该方重用附子。李可认为，古今本草，已有定论，附子有大毒，但附子为强心主将，其毒性正是其起死回生药效之所在。当心衰垂危之际，患者全身功能衰竭，五脏六腑、表里三焦已被重重阴寒所困，生死存亡系于一发之际，阳回则生，阳去则死，非破格重用大辛大热之性的纯阳之品附子、以雷霆万钧之力，不能斩关夺门，破阴回阳，而挽垂绝之生命。

全国名中医黄永生教授继承和发扬了《内经》中五味入五脏理论，提出应用“酸、甘”药物治疗重症心衰，根据多年治疗重症心衰的经验，创立救心汤方（药物组成：附子、山茱萸肉、干姜、高丽参、丹参、砂仁、降香、生龙牡、磁石、紫石英、炒枣仁）。黄永生教授认为，心主血脉，血液在脉道中营周不休地运行，主要靠心气以推动，而心阳根于肾阳，心衰的患者由于心之气力衰竭，不能帅血以行，导致周身血行瘀滞，津血同源，血瘀则水津外渗，则见肝脾肿胀。而阳虚则膀胱气化失司，水液内蓄外渗，出现浮肿等症。重症心衰患者可表现为“虚—瘀—水”相兼为病。病机关键为“心肾阳虚、肺肝血瘀”，挽救垂危心阳是治疗的关键。在临证中，由于阳虚气化不及，阴津蓄而为水，泛而成邪，如果患者肿甚，尿少，可加淡渗利水的茯苓、泽泻之属，或加峻下利水的商陆、牵牛子、大黄等以急则治标。

曹洪欣教授认为，心衰是一种慢性进展性疾病，属本虚标实、虚实夹杂之证，其在慢性稳定期以心之阳气亏虚为主，而在急性加重期以标实邪盛为患，其病机关键是心阳衰惫，心阳虚衰贯穿心衰病始终。心阳虚衰日久常累及肾阳，肾阳衰惫不能运化水饮，则水气上逆，凌心犯肺。心衰之生理病理亦与肺密切相关，一者百脉朝会于肺，故全身血液皆须经肺，血不利则为水；其二，肺主通调水道，心病及肺，可致气血循行不畅，水气泛滥，水饮内停。因此，在治疗中应详察病因，把握疾病发展过程中不同阶段的证候特征，辨证施治。在心衰病的治疗方面，曹洪欣教授强调温阳益心，兼治标实。如患者胸憋闷甚，伴咳嗽喘促、呼吸困难，甚者出现少尿、下肢及全身浮肿，常由水饮凌心射肺所致，治疗常选用温阳化气、利水消肿、泻肺逐饮等治法。临床常用温心方合用五苓散、葶苈大枣泻肺汤、猪苓汤、苓桂术甘汤等方剂，最常用的中药包括茯苓、猪苓、泽泻、车前子、冬瓜子、益母草、葶苈子等。如心衰重症累及肾阳则须温心益肾，临床常用方剂有温心方、保元汤、养心汤、四逆汤、参附汤、生脉散、桂附八味丸、二仙汤等，常用药物包括附子、人参、黄芪、桂枝、肉桂、薤白、仙茅、仙灵脾、干姜、蛤蚧等。心阳不振，鼓动血脉无力，变生瘀血；津液不得输布，聚湿成痰，痰浊瘀血痹阻心阳，阴寒凝滞则进一步加重胸闷、喘憋、胸痛、心悸等症状。治疗当痰瘀同治，常合用方剂包括二陈汤、瓜蒌薤白白酒汤、瓜蒌薤白半夏汤、三子养亲汤、血府逐瘀汤、丹参饮、枳实薤白桂枝汤等，常用的活血化痰药物有半夏、陈皮、竹茹、瓜蒌、赤芍、川芎、桃仁、红花、丹参、地龙等。

全国名中医郭维琴教授认为，心衰属于中医心悸、喘证、水肿、积聚等范畴。患者心病日久，心气虚，气虚血瘀，可出现心悸，爪甲、口唇发绀，伴有瘀斑，颈部青筋暴露。久病失于濡养，脾肾气虚，水液不化，上凌心肺，出现心悸加重，伴有咳嗽气喘，呼吸短促难续，咳吐稀白泡沫痰，甚则粉红色泡沫痰；进一步发展为脾肾阳虚，水液泛溢肌肤脏腑，故而出现水肿，肿势多自下而上；心衰日久则腹胀纳呆，右胁下常可扪及积块，固定不移，患者乏力肢冷，四肢不温。多数患者的舌质紫黯、苔薄白或水滑；有的出现五心烦热、口干喜冷、舌红苔少等阴虚内热之象，甚则出现阳脱、脉微欲绝、喘促息微、汗出肢冷等。因此，郭老认为心衰的主要病机为气虚血瘀水泛，主要病位在心、脾、肾，涉及肺、肝。郭老认为，纵观心衰的脉、舌、症表现，可分为气虚、阳虚、气血两虚、阳脱及气阴两虚等证候类型。各证型之间不是孤立不变，而是相互关联和相互转化的。同一患者，在整个病程中，以上各型都可能出现，但无论如何，气虚血瘀、阳虚水泛却是其最主要的病机。郭老认为，在治疗心衰的过程中，要紧紧抓住益气活血、温阳利水这个重要的治疗原则。郭老治疗心衰常用的基本方组成为：黄芪 30 g，党参 30 g，益母草 10～15 g，泽兰 10 g，桂枝 6～10 g，北五加皮 4～10 g，制半夏 10 g。方中以党参、黄芪益气，益母草、泽兰活血利水，桂枝、北五加皮温阳利水，制半夏化痰止呕。随症加减：咳嗽喘息不得卧者，加苏子、葶苈子、桑白皮、白果等；水肿明显伴咳吐稀白痰涎者，加白术、茯苓、猪苓、车前子、白芥子等健脾利水、祛痰之品；若阳虚畏寒肢冷明显者，加附子、菟丝子、仙茅、补骨脂等温补肾阳；久服桂枝者，加麦冬以防桂枝过于温燥；有阴虚表现者，去桂枝，加麦冬、五味子；顽固性心衰、心脏扩大者，与强心药地高辛同用时北五加皮用量减少；呕吐者，加竹茹、生姜；若见阳脱，可用生脉饮、四逆汤合方以益气回阳救逆。

在中成药使用方面，参附注射液是由古方“参附汤”经现代工艺加工而来，具有回阳救逆、益气固脱的功效，用以救治阳虚性厥脱证，且对急性心衰有确切疗效。其现代药理学机制可能与降低机体交感神经、ATP 酶的活性，抑制免疫系统激活等因素相关，由此减轻患者的水肿，延缓心室重构，保护心肌细胞。人脑利钠肽是一种外源性脑利钠肽，在治疗心衰方面具有优势，其与参附注射液联合应用治疗急性心衰已成为近年来的研究热点。多项研究表明，在常规治疗基础上联合应用二者，可使 LVEF、FS、LVIDd 等指数明显改善，具有良好的心脏保护作用，且能确切改善肾功能及血气指标。宋永欣等将 120 名急性心衰患者随机分为 4 组，在常规治疗基础上分别给予不同剂量的参附注射液，观察治疗前后 1 周患者心率、血氧饱和度及脑钠肽水平等变化，发现此药可改善急性心衰患者的心功能，缓解患者的心力衰竭症状，且大剂量治疗效果更佳。此外，贾梦贤等汇总 17 篇文献，对该药治疗急性心衰的疗效进行 Meta 分析，发现在常规治疗的基础上加用参附注射液可更好地提高急性心衰的临床疗效。

大株红景天具有扶正固本、补气养血、活血化瘀等功效，主要应用于冠心病心绞痛的治疗，近期多项研究证实大株红景天注射液在控制心衰方面同样具有良好效用，这扩大了其临床治疗范围。大株红景天注射液是通过微波协助提取及分离精制膜过滤而成的。雷晓兰等通过检测患者治疗前后血清 PAB、BNP 和 hsCRP 水平，发现在常规治疗基础上联用大株红景天注射液，可改善急性心衰患者的心功能与血清水平，同时具有较高的安全性。其机制可能与对 PI3K/AKT/GSK3β 通路中蛋白的磷酸化、Col Ⅰ、

Profilin-1 蛋白表达及心肌纤维化的抑制有关。

根据临床与药理研究，已知具有强心抗心衰作用的中药有人参、三七、黄芪、川芎、川乌、女贞子、木通、五味子、牛膝、玉竹、龙葵、仙鹤草、玄参、杜仲、连翘、补骨脂、灵芝、陈皮、附子、细辛、罗布麻、枳壳、枳实、茯苓、香附、黄花夹竹桃、葶苈子、毛冬青、鹿茸、鹿衔草、蟾酥、麝香等；中成药有参麦注射液、参附注射液、黄芪注射液等。

【经典病例摘录】

刘某，男，38 岁，于 2019 年 9 月 22 日就诊。

患者因“反复活动后喘息、气促 1 年余，加重伴心悸 1 天”入院。患者 1 年前因反复活动后喘息、气促，曾于某三甲医院诊治，诊断为“扩张型心肌病，全心扩大，心力衰竭，心功能Ⅲ ~ Ⅳ级”，院外间断治疗。入院前 1 天，患者出现喘息、气促较前加重，伴明显心悸，就诊于我院门诊，心电图提示“室性心动过速”，出现心源性休克，遂收治入院。经电复律转复为窦律后，患者出现神情萎靡，持续喘累，不能平卧等临床表现，双肺满布湿啰音，双下肢冰凉，血压持续低于 90/60 mmHg。

刻症：心悸气喘，喘息不得卧，尿少肢肿，口唇发绀，胸部刺痛，颈脉显露，舌质紫黯，苔白腻，脉促。

西医诊断：①心源性休克（心功能Ⅳ级）；②扩张型心肌病；③室性心动过速。

中医诊断：心衰（阳虚水泛证）。

治法：温阳利水。

方药：破格救心汤加减。

红参 30 g，制附片 15 g，生龙骨 15 g，生牡蛎 15 g，干姜 30 g，山茱萸 30 g，淫羊藿 30 g，大枣 15 g，葶苈子 30 g，车前子 60 g。浓煎，每剂煎煮成 180 mL 药汤待用，每 2 小时服用 30 mL，直至患者喘累症状缓解、四肢温暖后停用。

该患者经过中西医结合治疗，入院后 48 h 之内喘累症状明显缓解，四肢恢复温暖，每日尿量逐渐增加至 1500 mL 以上，5 d 后停用了血管活性药物和正性肌力药物。

该患者按急性心衰分型属“湿冷”型，病情危重，心气、心阳衰微，兼见水凌心肺，三者并重。治疗上以李可教授的破格救心汤为基础，以红参大补元气；附子、干姜皆为纯阳之品，破阴回阳；山茱萸为救脱第一要药，能敛将散之气血阴阳；淫羊藿温补肾阳，以助心阳；葶苈大枣泻肺汤泻肺祛痰、利水平喘，加用车前子增强利水作用；龙骨、牡蛎的加入既增强了扶正固脱功效，又具有益心宁神的作用，有助于纠正患者的过度烦躁。

按：中医药干预不仅可以有效地缓解临床症状，更重要的是中医药可以兴奋和激活心肌，改善血流动力学，促进和心脏整体功能的恢复，改善患者预后。

【心衰的西医综述】

（一）概述

急性心力衰竭（心衰）是指心衰症状和体征迅速发生或恶化的临床综合征。急性左心衰是指急性发作或加重的左心功能异常所致的心肌收缩力明显降低、心脏负荷加重，造成急性心排血量降低、肺循环压力突然升高、周围循环阻力增加，引起肺循环充血，从而出现急性肺淤血、肺水肿，以及伴组织器官灌注不足的心源性休克的一种临床综合征。急性右心衰是指某些原因使右心室心肌收缩力急剧下降或右心室的前后负荷突然加重，从而引起右心排血量急剧降低的临床综合征。

急性心衰已成为年龄>65 岁患者住院的主要原因，其中 15% ~ 20% 为新发心衰，大部分则为原有慢性心衰的急性加重，即急性失代偿性心衰。

新发心衰的常见病因为急性心肌坏死和/或损伤（如急性冠脉综合征、重症心肌炎、心肌病等）和急性血液动力学障碍（如急性瓣膜功能障碍、高血压危象、心脏压塞、严重心律失常等）。此外，中国心衰注册登记研究分析结果显示，心肌缺血（30.1%）是引起新发心衰的主要原因，而在高血压引起的心衰中有 74.5% 为新发心衰。

慢性心衰急性失代偿常有一个或多个诱因，中国心衰注册登记研究分析结果显示，感染是促使心衰患者住院的主要诱因（45.9%），其次为劳累过度或应激反应（指情绪激动、饱食及外伤等原因，26.0%）及心肌缺血（23.1%），有 25.9% 的患者存在两种或两种以上心衰诱因。合并慢性阻塞性肺疾病的患者更容易因感染（83.2%）而诱发心衰。

（二）主要临床表现

急性心衰的临床表现是以肺淤血、体循环淤血以及组织器官低灌注为特征的各种症状及体征。大多数患者有各种心脏疾病病史，存在引起急性心衰的各种病因。疾病可表现为劳力性呼吸困难，夜间阵发性呼吸困难，不能平卧，端坐呼吸等。查体可发现心脏增大、舒张早期或中期奔马律、肺动脉瓣区第二心音（P2）亢进、两肺部干湿啰音、体循环淤血体征（颈静脉充盈、肝颈静脉回流征阳性、下肢和骶部水肿、肝肿大、腹腔积液）。

急性肺水肿：突发严重呼吸困难、端坐呼吸、烦躁不安，并有恐惧感，呼吸频率可达 30～50 次/分，咳嗽并咳出粉红色泡沫痰，心率快，心尖部常可闻及奔马律，两肺满布湿啰音和哮鸣音。

（三）诊断

根据基础心血管疾病、诱因、临床表现（症状和体征）以及各种检查（心电图、胸片、BNP）结果作出急性心衰的诊断。

1. 基础治疗

（1）体位

静息时明显呼吸困难者应半卧位或端坐位，双腿下垂以减少回心血量，降低心脏前负荷。

（2）吸氧

适用于低氧血症和呼吸困难明显的患者，尤其是指端血氧饱和度<90% 的患者。无低氧血症的患者不应常规应用，这可能导致血管收缩和心排血量下降。如需吸氧，应尽早采用鼻导管吸氧、面罩吸氧等方式，使患者 SaO_2 维持在 95% 以上，必要时还可采用无创性或气管插管呼吸机辅助通气治疗。

（3）出入量管理

肺淤血、体循环淤血及水肿明显者应严格限制饮水量和静脉输液速度。无明显低血容量因素者，每天摄入液体量一般宜在 1500 mL 以内，不要超过 2000 mL，保持每天出入量负平衡约 500 mL，严重肺水肿者水负平衡为 1000～2000 mL/d，甚至可达 3000～5000 mL/d，以减少水钠潴留，缓解症状。治疗过程中，注意防止发生低血容量、低血钾和低血钠等并发症。同时限制钠摄入，<2 g/d。

（4）控制感染

进展期的急性心力衰竭患者易并发呼吸或消化系统感染，甚至出现败血症。如有感染指征，应及时应用抗生素。

（5）控制血糖

合并糖尿病的急性心力衰竭常并发高血糖，应停止使用常规降糖药，并根据多次血糖测定结果使用胰岛素来控制血糖。

2. 药物治疗

（1）基础治疗

阿片类药物（如吗啡）可减少急性肺水肿患者的焦虑和呼吸困难引起的痛苦。此类药物也被认为是血管扩张剂，可降低前负荷，也可减少交感兴奋。应用吗啡时应密切观察疗效和呼吸抑制的不良反应，且伴明显和持续低血压、休克、意识障碍、慢性阻塞性肺疾病等的患者禁用。洋地黄类药物能轻度增加心排血量、降低左心室充盈压和改善症状。伴快速心室率心房颤动的患者可应用毛花苷C 0.2～0.4 mg缓慢静脉注射，2～4 h后可再用0.2 mg。

（2）血管扩张剂

硝酸盐类、硝普钠、重组人脑钠肽等。

（3）利尿剂

袢利尿剂（呋塞米等）、醛固酮受体拮抗剂（螺内酯等）、噻嗪类利尿剂（氢氯噻嗪等）、托伐普坦等。

（4）正性肌力药及活血药

多巴胺、多巴酚丁胺、去甲肾上腺素、肾上腺素、磷酸二酯酶抑制剂、左西孟旦、洋地黄类药物等。

3. 非药物治疗

（1）主动脉内球囊反搏（IABP）

可有效改善心肌灌注，又可降低心肌耗氧量和增加心排血量。

（2）机械通气

指征为心跳、呼吸骤停而进行心肺复苏或合并Ⅰ型或Ⅱ型呼吸衰竭的患者。机械通气包括无创呼吸机辅助通气、气道插管和人工机械通气。

（3）血液净化治疗

符合急性血液透析指征的其他情况，可行血液透析治疗。超滤对急性心力衰竭有益，但并非常规手段。

（4）心室机械辅助装置

急性心力衰竭经常规药物治疗无明显改善时，有条件的可应用该技术，如ECMO。

（四）救治流程与要点

1. 控制基础病因和矫治引起心衰的诱因

应用静脉和/或口服降压药物控制高血压；选择有效抗菌药物控制感染；积极治疗各种影响血流动力学的快速性或缓慢性心律失常；应用硝酸酯类药物改善心肌缺血。糖尿病伴血糖升高者应有效控制血糖水平，又要防止低血糖。

2. 缓解各种严重症状

①低氧血症和呼吸困难：给予吸氧。②胸痛和焦虑：应用吗啡。③呼吸道痉挛：应用支气管解痉药物。④淤血症状：利尿剂有助于减轻肺淤血和肺水肿，亦可缓解呼吸困难。

3. 稳定血流动力学状态，维持收缩压≥90 mmHg

纠正和防止低血压可应用各种正性肌力药物和/或血管收缩药物。血压过高者的降压治疗可选择血管扩张药物。

4. 纠正水、电解质紊乱和维持酸碱平衡

静脉应用袢利尿剂时应注意补钾和保钾治疗；血容量不足、外周循环障碍、少尿或伴肾功能减退的患者要防止高钾血症。

5. 保护重要脏器

如肺、肾、肝和大脑，防止其功能损害。

6. 降低死亡风险、改善近期和远期预后

第四节

不寐

【疾病概述】

不寐，在古代书籍中有“不得眠”“目不瞑”“不得卧”等名称，是指以经常不易入寐，或寐而易醒，时寐时醒，或醒而不能再寐，甚至彻夜不寐为特点的一类病证。主要表现为睡眠时间不足，或睡眠深度不够。轻者入睡困难，或睡眠不酣，时寐时醒，或早醒之后不能再寐；重者辗转反侧，彻夜不眠。常伴神疲乏力、头晕头痛、心悸健忘、心神不宁、多梦等症。

不寐与西医学中的失眠症表现基本相同，此外，抑郁症或焦虑症伴有的失眠症状，神经官能症、心脏神经症、围绝经期综合征等疾病，若以不寐为主要症状，亦可参考本节内容辨证论治。

【历史沿革】

《内经》中虽无“不寐”之病名，但已有“不得卧”“目不瞑”的详细描述，还对老年人“夜不瞑”的病因病机进行了论述，提出了该病的具体治法。《素问·逆调论》曰：“胃不和则卧不安。”《灵枢·营卫生会》曰：“老者之气血衰，其肌肉枯，气道涩，五脏之气相搏，其营气衰少而卫气内伐，故昼不精，夜不瞑。”《灵枢·邪客》曰：“补其不足，泻其有余，调其虚实以通其道而去其邪。饮以半夏汤一剂，阴阳已通，其卧立至。”

“不寐”之名，最早见于汉代《难经》。《难经·四十六难》曰：“老人卧而不寐，少壮寐而不寤者，何也？老人血气衰，肌肉不滑，荣卫之道涩，故昼日不能精，夜不能寐也，故知老人不得寐也。”其所记载老人不寐的病因病机与《内经》的记载较为一致。

汉代张仲景在前辈医家基础上，对不寐的临床证候和治法有了进一步详细的论述，对少阴病热化伤阴后的阴虚火旺证和虚劳病虚热烦躁的不寐证分别处方黄连阿胶汤和酸枣仁汤治疗。《伤寒论·辨少阴病脉证并治》曰："少阴病，得之二三日以上，心中烦，不得卧，黄连阿胶汤主之。"《金匮要略·血痹虚劳病脉证并治》曰："虚劳虚烦不得眠，酸枣仁汤主之。"此二方在临床上得到广泛应用，至今不衰。

隋代巢元方对不寐的病机作了初步分类，认为不寐的主要病机分为脏腑功能失调和营卫不和。《诸病源候论·卷三·大病后不得眠候》曰："大病之后，脏腑尚虚，营卫不和，故生于冷热。阴气虚，卫气独行于阳，不入于阴，故不得眠。若心烦不得眠者，心热也。若胆虚烦，而不得眠者，胆寒也。"

唐代孙思邈在治疗不寐的药物和方剂方面，在前人基础上增加了新的内容。《千金翼方》中记载有丹砂、琥珀等重镇安神药，并选用温胆汤等治疗"大病后虚烦不眠"。唐代王焘则补充了在热病后引起失眠的常见原因是阴血耗损。《外台秘要·伤寒不得眠方四首》曰："复病后仍不得眠者，阴气未复于本故也。"

宋代许叔微认为，肝经血虚，魂不守舍，影响心神，则发生不寐，并创制真珠圆以育阴潜阳。《普济本事方》曰："平人肝不受邪，故卧则魂归于肝，神静而得寐。今肝有邪，魂不得归，是以卧则魂扬若离体也。"

明代张景岳明确提出以邪正虚实作为不寐辨证的纲要，并针对不同病机提出相应的治则。《景岳全书·不寐》曰："不寐证虽病有不一，然唯知邪正二字则尽之矣。盖寐本乎阴，神其主也。神安则寐，神不安则不寐。其所以不安者，一由邪气之扰，一由营气之不足耳；有邪者多实证，无邪者皆虚证。……无邪而不寐者……宜以养营气为主治……即有微痰微火皆不必顾，只宜培养气血，血气复则诸证自退""有邪而不寐者，祛其邪而神自安也……仍当于各门求法治之。"此外，张景岳还指出，生活中饮浓茶可致不寐。《景岳全书》曰："饮浓茶则不寐……而浓茶以阴寒之性，大制元阳，阳为阴抑，则神索不安，是以不寐也。"明代李中梓在前辈医家基础上，对不寐的病因和分证治法作了更为详尽的论述。《医宗必读·不得卧》曰："愚按《内经》及前哲诸论，详考之而知不寐之故，大约有五：一曰气虚，六君子汤加酸枣仁、黄芪；一曰阴虚，血少心烦，酸枣仁一两，生地黄五钱，米二合，煮粥食之；一曰痰滞，温胆汤加南星、酸枣仁、雄黄末；一曰水停，轻者六君子汤加菖蒲、远志、苍术，重者控涎丹；一曰胃不和，橘红、甘草、茯苓、石斛、半夏、神曲、山楂之类。大端虽五，虚实寒热，互有不齐，神而明之，存乎其人耳。"明代戴思恭在《证治要诀·虚损门》中提及"年高人阳衰不寐"，指出老年人不寐的病机与阳虚有关。明代秦景明在《症因脉治》中详细描述了心血虚与心气虚所致不得卧的辨证论治。

清代冯兆张提出，不寐的病因又与不同年龄人群肾阴的强弱有关。《冯氏锦囊秘录·方脉不寐合参》曰：“壮年肾阴强盛，则睡沉熟而长；老年阴气衰弱，则睡轻而短。”此外，清代林佩琴、程国彭、叶天士、唐容川等医家结合历代医家观点和自身临床经验，对不寐证的病因病机、治法方药等进行了发挥和补充，使不寐从理论到实践均有了较为系统的阐述。

【中医病因病机归纳】

人的正常睡眠，是阴阳之气自然而有规律地转化的结果，如饮食失节、情志失常、劳倦、思虑过度及病后、年迈体虚等，影响营卫阴阳的运行，导致心神不安，神不守舍，则引起不寐。

（一）饮食失节

暴饮暴食，宿食停滞，脾胃受损，酿生痰热，壅遏于中，痰热上扰，影响胃气和降，而不得安寐。此外，过饥过饱、睡前饮浓茶、咖啡、酒之类的饮料也是造成不寐的因素。

（二）情志失常

情志不遂，影响五脏，可导致不寐，尤以过喜、过怒、过思、暴受惊恐为常见。过喜或喜笑无度，使心气涣散，心神激动不能收敛，神魂不安，则夜难入静而不寐；过怒伤肝，气郁化火，使魂不能藏，扰动心神，神不安而不寐；思虑过多，伤及心脾，脾失健运，气血生化乏源，心神失养，心伤则阴血暗耗，神不守舍，亦致不寐；暴怒伤肝，肝气郁结，肝郁化火，邪火扰动心神，或由暴受惊恐，致心虚胆怯，神魂不安，也可致夜不能寐。

（三）劳逸失调

劳体过度伤气，劳心过度伤血，或过逸少动亦致脾虚气弱，运化不健，气血生化乏源，不能上奉于心，以致心神失养而失眠。房劳过度则伤精，可致肾阴亏损、精耗阳伤，阴衰于下，不能上奉于心，水火不济，心火独亢，火盛神动，则心肾失交而神志不宁。

（四）病后体虚

久病血虚，或病后误治，如大吐、大泻，伤及脾胃，使胃气不和，或妇女崩漏日久，产后失血；或行大手术后，或年迈血少等，均可致气血化生不足，无以奉养心神而致不寐；亦可因年迈体虚，阴阳亏虚而致不寐。

不寐的病位主要在心，与肝、脾、肾关系密切。因心主神明，神安则寐，神不安则不寐。血之来源，由水谷精微所化，上奉于心，则心得所养；受藏于肝，则肝体柔和；统摄于脾，则生化不息；调节有度，化而为精，内藏于肾，肾精上承于心，心气下交于肾，阴精守于内，卫阳护于外，阴阳协调，则神志安宁。若饮食、情志、劳倦、思虑、体衰等因素伤及诸脏，精血内耗，心神失养，神不内守，阳不入阴，每致顽固性不寐。

不寐的病理变化，总属阳盛阴衰、阴阳失交。一为阴虚不能纳阳，一为阳盛不得入于阴。不寐的病性有虚有实。虚者为心失所养，实者为邪扰心神。心脾两虚、阴虚火旺、心肾不交、心胆气虚，多属虚；肝郁化火、痰热内扰、胃气不和、瘀血停滞，则以实为主。久病多表现为虚实夹杂。

【中医诊断】

不寐以经常不能得到正常睡眠为主要表现。轻者入寐困难或寐而易醒，醒后不能再寐，重者彻夜难眠，还可以有易醒多梦、早醒、醒后不易再睡等多种表现，可兼见头痛头昏、神疲乏力、心悸健忘、心神不宁、多梦噩梦等症，常有饮食不节、情志失常、过度劳倦、思虑过度、病后体虚等病史，经各系统和实验室检查未发现有影响睡眠的其他器质性病变。

【中医鉴别诊断】

（一）一过性失眠

该情况可因一时性情志不舒、生活环境改变，或因饮咖啡、浓茶、酒和服用药物等引起。一般有明显诱因，且病程不长。一过性失眠不属于病态，去除诱因后不需任何治疗，可通过身体自然调节而复常。

（二）百合病

百合病临床也可表现为“欲卧不能卧”，但与不寐易区别，它以精神恍惚不定、口苦、尿黄、脉象微数为主要临床特征，多由热病之后余热未尽所致，其与不寐的伴随症状也有差别。

【中医急救处理】

（一）急救处理原则

1）不寐主要因脏腑阴阳失调、气血失和而致，治疗原则应着重于调治所病脏腑及其气血阴阳。

2）不寐的诊治应审其虚实而施治：虚证以补为要，养心以安神；实证以祛邪为主，排除对心神的干扰。

3）不寐主病在心，与肝、肾、脾、肺等脏均密切相关。临证中养心安神是处方用药的重点，还须辨明归属，以协调脏腑，标本同治，达到脏腑协调、心神自安的目的。

（二）治疗方法

1. 中药治疗

对于彻夜难眠的重症睡眠障碍患者，可予以朱砂、琥珀、磁石、龙骨等重镇安神之药，如朱砂安神丸、磁朱丸等，同时兼治头晕、头痛、心悸等合并症。无论是何证型的不寐均应佐以安神定志之品，如茯神、柏子仁、珍珠母、龙齿、夜交藤、远志、合欢皮等，但要在辨证的基础上应用，实证应泻其有余，或清肝火，或消痰热，或泻心火；虚证应补其不足，或补益气血或健脾补肝益肾。

2. 精神治疗

对于情志骤变所致不寐，在治疗上应给予患者心理指导，尽量消除顾虑及紧张情绪，保持精神舒畅，以畅达气机。因此，心理疏导对不寐的治疗有着重要的作用。

3. 针刺治法

主穴选四神聪、神门、三阴交。心脾两虚者，加心俞、脾俞、足三里；阴虚火旺者，加太溪、大陵、肾俞、心俞；肝郁化火者，加肝俞、大陵、行间；胃腑失和者，加中脘、足三里、内关；心胆气虚者，加心俞、胆俞、阳陵泉、丘墟。

4. 穴位按摩法

取涌泉、太溪、失眠三穴，按掐穴位各 3～5 分钟。结合温水洗足后按掐效果更佳。

5. 外治法

珍珠粉、丹参粉、硫黄粉等比例各适量，拌匀，加麻油调拌，敷于脐部，外盖塑料薄膜，胶布固定，3～5 天更换。

【稳定期辨证论治】

（一）治疗原则

1. 补虚泻实

虚证者应补其不足，或补益气血，或健脾补肝益肾。血虚者养血，气虚者益气，阴虚者滋阴，阳虚者温阳。实证者应泻其有余，或清肝火，或消痰热，或泻心火。气机郁滞者当予以疏解；痰热内扰者当予以清化；胃气不和者则应和胃；瘀血阻滞者当活血化瘀。

2. 调和阴阳

用药上注重调整阴阳，使阴阳达到平衡，阴平阳秘，气血调和，脏腑功能恢复正常，阴交于阳，则睡眠改善。总之，以阴阳调和、营卫畅通为目的。

3. 注重心理治疗的作用

对于不寐患者，给予及时的心理指导，消除顾虑及紧张情绪，保持精神舒畅，特别是因情志不舒或紧张而造成的不寐，精神治疗更有特殊作用。

（二）辨证要点

1. 辨受病脏腑

由于受累脏腑不同，临床表现的兼证亦有差异。不寐主要病位在心，但肝、胆、脾、胃、肾等脏腑若出现阴阳气血失调，亦可扰动心神而发不寐。若兼有急躁易怒多为肝火内扰；若有不思饮食、腹胀、便溏、面色少华多，为脾虚不运；若有腰酸、心烦、心悸、头晕、健忘，多为肾阴亏虚，心肾不交；若有嗳腐吞酸，多为胃气不和。

2. 辨虚实

虚证多属阴血不足，责之于心、脾、肝、肾。实证多为肝郁化火、食滞痰浊、胃腑不和。

3. 辨轻重

患者少寐或失眠，数日即安者，属轻症；若彻夜不眠，数日不解，甚至终年不眠者，病情较重。

4. 辨病程长短

病程短、舌苔腻、脉弦滑数者，以实证为主。病程长、易反复发作、舌苔较薄、脉沉细无力者，多以虚证为主。

（三）分证论治

1. 心脾两虚证

症状：患者不易入睡，或睡中多梦易醒，醒后再难入寐，或兼见心悸、心慌、神疲、乏力、口淡无味，或食后腹胀，不思饮食，面色萎黄。舌质淡，舌苔薄白，脉缓弱。患者可有崩漏、月经过多、贫血、大手术等病史。

病机：心脾两虚。

治法：补益心脾，养血安神。

方药：归脾汤加减。人参、黄芪、当归、龙眼肉、白术、木香、陈皮、茯神、酸枣仁、远志等。若见脾虚便溏者，可合用参苓白术散加减；若气虚甚者，可加用六君子汤加炒酸枣仁、黄芪；若心血不足甚者，加熟地、白芍、阿胶以养心血；不寐较重者，加五味子、夜交藤、合欢皮、柏子仁以养心安神，或加生龙骨、生牡蛎、琥珀末以镇静安神；产后虚烦不寐，或老人夜寐早醒而无虚烦者，多属气血不足，亦可用本方。

2. 阴虚火旺证

症状：失眠，心烦，入睡困难，健忘，腰酸腿软，手足心热，盗汗，口渴，咽干，或口舌糜烂。舌质红，或舌尖红，少苔，脉细数。

病机：阴虚火旺。

治法：滋阴降火，清心安神。

方药：黄连阿胶汤加减。黄连、黄芩、生地、白芍、阿胶、鸡子黄、朱砂、琥珀等。若心经有热、心火偏亢者，可加当归、莲子心清心除热；若属阴血不足、肝阳偏亢者，则加珍珠母、生龙齿滋阴平肝潜阳。

3. 心肾不交证

症状：心烦不寐，失眠多梦，头晕耳鸣，烦热盗汗，咽干，精神萎靡，健忘，腰膝酸软，男子滑精阳痿，女子月经不调。舌尖红，苔少，脉细数。

病机：心肾不交。

治法：滋阴降火，交通心肾。

方药：六味地黄丸合交泰丸加减。熟地黄、山茱萸肉、山药、泽泻、茯苓、丹皮、黄连、肉桂等。若以心阴虚为主者，可用天王补心丹滋阴养血、补心安神；如以肾阴虚为主者，可用六味地黄丸加夜交藤、酸枣仁、合欢皮、茯神之类。

4. 肝郁血虚证

症状：难以入寐，即使入寐，也多梦易惊，胸闷叹气，胁胀，不欲饮食，便秘或便溏；甚者伴有头晕头胀，目赤耳鸣，口干而苦，平时性情内向抑郁，或急躁易怒；舌质红，苔白或黄，脉弦数。

病机：肝郁血虚。

治法：疏肝解郁，养血安神。

方药：逍遥散加减。柴胡、薄荷、当归、白芍、白术、茯苓、甘草等。肝郁化火者，可加牡丹皮、栀子、夏枯草清热除烦；肝郁阳亢者，可加龙胆草、黄芩、天麻清泻肝胆，平肝潜阳；平素性情内向抑郁者，可加合欢皮、郁金解郁安神。

5. 心虚胆怯证

症状： 虚烦不得眠，入睡后又易惊醒，终日惕惕，心神不安，胆怯恐惧，遇事易惊，并有心悸、气短、自汗、倦怠乏力等症。舌质正常或淡，苔薄白，脉弦细。

病机： 心虚胆怯。

治法： 益气镇惊，安神定志。

方药： 安神定志丸合酸枣仁汤加减。人参、茯苓、甘草、茯神、远志、龙齿、石菖蒲、川芎、酸枣仁、知母等。若见心胆血虚者，加用人参、白芍、当归、黄芪以补养肝血；兼脾失健运者，可加柴胡、陈皮、山药、白术以疏肝健脾；若心悸甚，惊惕不安者，可加生龙骨、生牡蛎、朱砂以重镇安神。

6. 痰火内扰证

症状： 心烦不寐，胸闷脘痞，恶心，嗳气，目眩，头重，痰多，口苦，舌质偏红，舌苔黄腻，脉滑数。

病机： 痰火内扰。

治法： 清热化痰，养心安神。

方药： 清火涤痰汤加减。胆南星、贝母、竹沥、姜汁、柏子仁、茯神、麦门冬、丹参、僵蚕、菊花、杏仁、橘红等。若痰热症状较重，也可用黄连温胆汤加减；若不寐伴胸闷嗳气、脘腹胀满者，可加用半夏秫米汤和胃健脾，交通阴阳。

7. 胃气不和证

症状： 失眠兼胃脘不适之症，如脘腹胀满或胀痛，时有恶心或呕吐，嗳腐吞酸，大便异臭，或便秘，腹痛等。舌苔黄腻，脉弦滑或滑数。

病机： 胃气不和。

治法： 和胃化滞。

方药： 保和丸加减。神曲、山楂、莱菔子、陈皮、半夏、茯苓、连翘等。若大便秘结或臭秽异常者，可加大黄、枳实、火麻仁以清泻肠胃；若积滞已消，而胃气未和，仍不能入睡者，可用半夏秫米汤以和胃气。

（四）中医非药物疗法

1. 体针

主穴：神门、三阴交、百会。配穴：四神聪。

2. 皮内针

在心俞、肾俞穴埋入皮内针，可单侧或双侧埋之，取皮内针或5分细毫针，3天换一次，注意穴位清洁。

3. 耳针

常用穴：皮质下、交感、神门、枕、心、脾、肝、肾，埋压王不留行籽或绿豆，3～5天换压一次。

4. 电针

常用穴：百会、印堂、足三里、阳陵泉、内关、三阴交、四神聪。

5. 刮痧治疗

①头颈部：太阳穴、额旁、额顶带后1/3，顶颞后斜下1/3（双侧）；胆经的双侧风池穴。奇穴——四神聪、安眠穴。②背部：膀胱经——双侧心俞、脾俞、肾俞。③上肢：心经——双侧神门穴。④下肢：脾经——双侧三阴交穴。

【疾病的转归和预后】

不寐的预后一般较好。但因病情轻重不一，患者预后当视具体病情而定。病程短、病情单纯者，在治疗上能突出辨证求本、迅速消除病因，且愿意配合治疗者，则疗效较好；病程较长、证见虚实夹杂、病情复杂者，特别是疗效欠佳且时有骤复而邪实又不易速去者，则病情往往易于反复，疗效欠理想。如果病因不除，或治疗不当，又易产生变证和坏证，甚至转变为郁证，使病情更加复杂，治疗难度增加。长期不寐，病情加重，也可成狂或癫之势，甚至严重抑郁，导致自杀等恶性事件的发生，应当予以重视。

【中医药防治研究的现代进展】

（一）不寐的病因病机研究

1. 心与不寐

明代的《景岳全书》记载："盖寐本乎阴，神其主也，神安则寐，神不安则不寐"，明确指出睡眠由神主宰，而神又藏于心，为心神所主，心主乎神，离不开血与脉的充实与畅通。《素问》曰："心主血脉，藏神""诸血者，皆归于心""心者，其充在血脉"，从而将心血脉三者联系在一起，共助心与神的相互作用。有学者提出不寐之为病，不止于心，又不离于心，结合现代人的生活特点，入夜不寐，耗伤心肝之阴血；心情急躁，郁而化火，火曰炎上，扰乱心神，故发为不寐，失眠的形成离不开营卫气血阴阳、五脏六腑、痰火之实，临证又当抓乎其主，不止于心，又不离于心，总责之于心神受扰。

2. 肺与不寐

中医学者认为肺脏功能失调可间接导致失眠，其因概括为四点：一是肺主一身之气，肺气宣降失调，气血失于运行，而影响肝之疏泄，肝郁化火，上扰心神而致失眠，故当从肺治郁，郁解则寐安。二是肺主宣发卫气，卫气白昼行于外，主乎卫阳，顾护体表，夜间入于阴，阴阳交合，则目得瞑，寐得安。肺气过盛，可致卫气的升降出入失常，阴阳失于交合，导致失眠的发生。《灵枢·邪客》曰："卫气者，昼日行于阳，夜行于阴。若卫气独卫其外，行于阳，不得入于阴，故目不瞑。"三是肺性属金，以肃降为顺，可肃降浮越于上之阳气，使其收藏于阴，阴阳相交，则可夜寐安。四是肺朝百脉，主治节，助心行血，肺脏功能正常，则心神得养，寐得安；总之，肺脏功能失调往往间接导致失眠，治疗上当从五脏一体观入手，以调和阴阳气血为中心。

3. 肝与不寐

《内经》曰："肝者，将军之官，谋虑出焉。肝藏魂，主情志，喜条达，恶抑郁。若数谋不决，或情志不畅则肝气郁结，气枢不转，欲伸则内扰神魂而致不寐。"睡眠具有生物节律性，与肝藏血关系密切，肝所藏之血根据各脏腑的生理需求进行血流量灌溉，若因情志刺激、五志过极导致肝失疏泄、藏血失调，生物节律被打乱，人不能按时入睡。胡磊等在总结王耀献教授论治失眠经验中提到，王老认为百病皆从气而生，肝主疏泄，主调畅气机，失眠的形成不外乎气和血，认为其与肝脏密切相关，将失眠的中医证型概括为肝郁气滞型、心肝火旺型、肝阳上亢型、肝血不足型、肝胆气虚型，无论失眠是肝脏功能失调引起，还是他因所致，都可通过调肝诊治。

4. 脾胃与不寐

《素问·逆调论》曰："人有逆气不得卧……是阳明之逆也。……阳明者，胃脉也。胃者，六腑之海，其气亦下行。阳明逆，不得从其道，故不得卧也。"即"胃不和则卧不安"。在解剖位置上，心与胃仅有一膈相隔，生理功能相互影响；《灵枢·经别》记载胃经之经别上通于心，阳明经脉不畅，引发心脉不通，故可致不寐。《灵枢·五味》曰："谷始入胃，其精微者，先出胃之两焦，以溉五脏，别出两行，营卫之道。"即胃为卫气之本，脾胃通过影响卫气运行而致失眠。此外，《灵枢·平人绝谷》曰："神者，水谷之精气也。"神以水谷精微、气血为物质基础，而气血及精微物质依靠脾胃生化之源，气血不足，心神不养，故脾胃的运化功能与人之寤寐有直接关系。

5. 肾与不寐

《灵枢·口问》曰："阳气尽，阴气盛则目瞑，阴气尽而阳气盛则寤矣。"当代医家大多认同不寐病机为阳不入阴，心肾之间阴阳、水火存在动态平衡，水火相济方可寐安。肾阳与肾精，以交通心肾、温阳安神、滋养精血为法则，兼以疏肝，以清代名医陈士铎的理念为指导，“心欲交于肾，而肝通其气；肾欲交于心，而肝导其津，自然魂定而神安”。郑寿全在《医法圆通》中曾阐述“不卧一证，因内伤而致者，由素禀阳衰，有因肾阳衰而不能启水上升以交于心，心气即不得下降，故不卧”，即治疗肾虚不寐须兼顾肾阴亏虚与肾阳亏虚。

6. 营卫、阴阳与不寐

《内经》中记载：“卫气昼行于体外，固护周身肌表，夜行于内入于营阴，营卫相合，阴阳相交，则目瞑，寐安。”由此可将阴阳失交导致不寐的病因归为三类：阴虚、阳盛、邪阻。所谓邪阻，即邪气阻碍阳入于阴之道，而阳跷脉是卫气从阳入阴的通路，又以手足阳明经脉为关键，脾胃为气机升降的枢纽，对卫气的出入循行起统摄作用，若脾胃功能失调，卫气独留于外，不入营阴，阴阳失交，可致不寐。

综上所述，后世医家大多认同五脏六腑皆可令人不寐，阳盛阴衰、阴阳失交是其总病机，但不论从何论治，总以阴阳调和为要。

（二）名老中医治疗不寐的经验总结

在现代中医不寐的病因证治内容中，有一部分精华，就是名老中医治疗不寐的经验，往往更能体现现代不寐病因证治的特点。

张珍玉经验：不寐应当明确辨证，恰当治疗，并指出：属“胃不和而卧不安”之失眠者，以疏肝和胃为主，方用：炒白芍、柴胡、川芎、炒枳壳、党参、炒白术、茯苓、佛手、生龙骨、夜交藤、砂仁、甘草；属有痰热者，治宜温胆汤加减，处方：制半夏、陈皮、茯苓、竹茹、炒枳壳、桔梗、炒白术、炙远志、甘草；属心脾两虚者，治宜归脾汤加减，处方：党参、炒白术、黄芪、当归、茯苓、木香、陈皮、炙远志、莲子肉、甘草；属肾阴虚，心肾不交者，若临床表现以肾阴虚为主者，可以六味地黄丸加减，肾阴虚兼见心火旺，心神不安者，可施以黄连阿胶汤。

裘昌林经验：强调从整体出发，临床按邪正虚实辨证将不寐分为九型，其中虚证分为心脾两虚型、心胆气虚型；实证分为肝郁气滞型、心火亢盛型、痰热扰心型、肝胆湿热型、食积胃气不和型。虚实夹杂者分为阴虚火旺型、心肾不交型。虚证以补气养血、养心安神为法；实证以疏肝理气、清热泻火、涤痰化湿、消食和胃、活血化瘀等为治则；虚实夹杂则补虚泻实，调其虚实，揆度阴阳以安心神。常用的方药有归脾汤、天王补心丹、黄连阿胶汤、朱砂安神丸、交泰丸、龙胆泻肝汤、丹栀逍遥散、六郁丸、安神温胆丸等。

张琪经验：治疗不寐，首先要治病求本，首明病机。心肾不交，应清心滋水，方选黄连阿胶汤加减；心肾两虚，应用十四友丸，用熟地、人参、茯苓、茯神、酸枣仁、柏子仁、紫石英、龙齿、辰砂、当归、远志、阿胶（烊化）、肉桂，水煎服，补肾养心安神；心阴虚损，运用百合地黄汤；虚烦不寐，则用酸枣仁汤，但要重用酸枣仁；胃腑实热，宜选承气汤类，常用调胃承气汤或大承气汤，泻热通便；痰热内扰，则用礞石滚痰丸；血瘀不寐，则用血府逐瘀汤。

何任经验：脉络痹阻、心失涵养之不寐兼心悸，宜用复脉汤为基本方，佐以甘麦大枣汤治之。肝郁血盛、心神不宁之不寐宜先以血府逐瘀汤加减，活血养血，后以温胆汤理气化痰、清胆和胃，佐以化裁后的左金丸，以疏肝健脾。湿滞中焦、胃不和畅之不寐，采用鸡内金、焦六曲、川厚朴、炒谷芽以健脾化积调中；蔻仁、佛手花以理气降逆和胃，使逆降寐安；合欢皮、夜交藤、百合以舒郁安神，交通心胃之阴阳，此即《脾胃论》“安养心神，调治脾胃”之意也；芍药、甘草以缓其中，顺其气，则清阳自升，浊阴自降。证药相投，其病乃愈。心肾阴亏、肝阳上亢之不寐，何老认为此即《金匮》所谓“虚烦不得眠”，主张壮水之主，以制阳光，盖水壮则火熄，心静肝平则神藏寐安，采用杞菊地黄丸，旨在撤离火而滋坎水，补阴敛阴以和阳。至于心虚胆怯、魄不系宅之不寐，何老以甘麦大枣汤安养心神、柔肝缓急，此三味纯甘之品，加入琥珀，以物之灵行人之灵，诚为善治之法。彼四逆散之疏肝解郁，柔肝藏魄；百合、丹参、麦冬等补心安神；栀子豉汤之清心解烦；更加合欢皮、石菖蒲、远志等疏郁安神，化痰定惊，交通心肾，使五脏安和而收良效。

吴立文经验：失眠火热上扰型，治宜清心为先，一般多用黄连导赤散加牡丹皮、栀子、夏枯草清肝。肝火盛者，酌加龙胆草以清泻肝火，再酌加重镇安神药物，如磁石、生龙骨、生牡蛎等。阴虚火旺型，治疗重在交通心肾。治阴虚失眠，多以张仲景百合地黄汤为基础加味。心阴虚为主者，合天王补心丹加减，药用百合、生地黄、麦冬、当归、白芍、柏子仁、酸枣仁、五味子组方，滋阴养心安神；心烦者，稍加黄连或栀子以清心除烦。心肾阴虚火旺者，合黄连阿胶汤加味，药用百合、地黄、白芍、阿胶、麦冬、元参、黄连、黄芩、鸡子黄、柏子仁、五味子组方。血不养神型，治当补虚化瘀，血虚失眠，若以血虚证候为主者，以四物汤合酸枣仁汤加减；应用时重用熟地黄、当归、白芍，减川芎用量，加何首乌或夜交藤，多能取效。证属心脾气血两虚者，用归脾汤加减，应注意酌加养血之品，如何首乌、阿胶等，增强养血安神之功；配用益气药物，目的在于健脾益气以生血。若是血瘀而失眠，以血府逐瘀汤加丹参，再酌加安神之品。失眠病久，凡兼见瘀血之证，则应在辨证用方中，适当加当归、丹参以活血。痰热内蕴型治当和胃降逆，以清热化痰为主，多选用温胆汤为主方。应用该方需适当重用竹茹，以增强清热化痰的作用。但该方清热之力不足，尚应加瓜蒌、竹沥汁等清热化痰之品；心烦热重者，酌加黄连或栀子清心除烦。以上各型均需合理选用安神药，方能取得良好的疗效。

颜德馨经验：提出以气血失调立论，以“衡法”调和气血为大法、分阶段动态辨证论治失眠的观点。根据临床表现，失眠可分为肝郁气结、气郁化火、气滞血瘀、气血两虚四型，即四个不同的阶段。治疗应谨守各阶段病机，进行针对性的治疗。肝郁气结型，方用丹栀逍遥散加减。气郁化火型，用柴胡加龙骨牡蛎汤加减。气滞血瘀型，用血府逐瘀汤加减。气血两虚型，用归脾汤加减，临床施用时可酌加夜交藤、柏子仁；另外，木香不可多用，3～5 g 为宜。

卢化平经验：不寐的病机与情志变化密切相关，主要涉及心、肝、脾三脏，其病机为气机阻滞，阴阳失衡，阳热亢盛，不入于阴。治疗方法以镇静安神为首要任务，补其不足，泻其有余，治疗不寐的药物选择上有轻、中、重之分。轻者多选用黄连合肉桂、生地合百合、栀子合枳实药对。中度者则用酸枣仁、夜交藤、远志、合欢皮、菖蒲等。重者则用重镇之品，如生龙牡、生龙齿、磁石、赭石等。痰湿内扰型多用温胆汤加远志、菖蒲；肝血不足、肝郁化火型用丹栀逍遥散加味，重者用柴胡加龙骨牡蛎汤；阴虚火旺型用酸枣仁汤、交泰丸、栀子枳实汤加减；气血不足、心脾两虚型宜归脾汤加味。以上各型还需注意精神心理治疗。

（三）单味中药治疗不寐的研究

1. 酸枣仁

《本草纲目》中记载酸枣仁主心烦不得眠，有养血安神之效，赵秋贤等通过小鼠实验证实酸枣仁发挥镇静催眠作用的有效成分很可能是酸枣仁油，后期吴尚霖等发现酸枣仁油对小鼠有直接催眠作用，可缩短睡眠潜伏期，延长睡眠时间。酸枣仁皂苷是从酸枣仁成熟种子中提取的成分，经黄胜英等系列研究证实其对中枢神经系统有抑制作用，可减少小鼠的自发活动，延长戊巴比妥钠的睡眠时间，并与异戊巴比妥钠产生协同催眠效果。

2. 五味子

五味子中主要含木脂素类化合物，包括五味子醇甲、五味子醇乙、五味子甲素、五味子乙素等成分。胡竞一等发现五味子醇甲能明显提高小鼠脑内 5-羟色胺的浓度，延长戊巴比妥钠实验小鼠的睡眠时间，对中枢神经系统有抑制作用，从而发挥镇静、催眠作用。葛会奇等进行动物实验，结果提示，五味子生品与炮制品均可延长戊巴比妥钠实验小鼠的睡眠时间，而炮制品催眠效果更显著。

3. 半夏

半夏气味俱薄，能升能降，有协调脏腑、调和阴阳之功。《内经》中记载半夏秫米汤治疗不寐，而单味半夏在治疗失眠的研究中侧重于其炮制、浓度、剂量等。方媚媚等研究半夏不同的炮制品对小鼠镇静作用的影响，得出生半夏、姜半夏的镇静作用更好。赵江丽等发现半夏醇提物是其镇静、催眠的活性部位，以浓度95%，60%的乙醇提取部位作用明显。黄和等认为半夏发挥明显的镇静、催眠作用，当用重剂，重在配伍，谨慎其毒性。

4. 刺五加

刺五加是五加科植物刺五加提取的有效成分，具有益气健脾、平补肝肾、活血化瘀的功效。现代药物研究证实，刺五加对中枢神经系统具有兴奋及抑制的双重作用，有重建正常睡眠—觉醒周期之功，可明显改善失眠症状。

5. 其他

丹参具有活血化瘀、凉血安神之功效。现代药理研究表明，丹参可以改善脑部微循环，有效缓解失眠症状。白晓莉等将60例失眠患者分为2组，分别予以丹参注射液和安定治疗，试验组有效率达100%，明显高于对照组。三七叶总皂苷是从三七中提取的主要成分，可缩短入睡时间，延长睡眠时间。郑桂芝等以此治疗失眠，效果显著。

（四）中医外治法

1. 针刺疗法

（1）单纯针刺疗法

司玲等认为，针刺强刺激足三里穴可以提高治疗失眠症的临床疗效。杨氏等总结赵军教授针刺治疗心肾不交型失眠的临床经验，根据病因病机，运用了泻南补北针法，自创四水穴，在取穴上有独到创新之处，临床疗效肯定。

（2）电针疗法

阮氏等研究电针头穴和体穴对慢性失眠患者睡眠结构的影响，头穴取四神聪、印堂及太阳穴，体穴取内关、神门、三阴交、太溪、照海及申脉。

（3）飞针疗法

董博将30例失眠症患者，采用方氏头皮针治疗，选取伏象头、伏脏上焦、思维、信号、记忆等穴，进针时施以飞针法，行针手法运用重压震颤法，总有效率为96.67%。

（4）皮肤针疗法

时国臣认为，梅花针叩刺百会、印堂、安眠穴，配合常规针刺，可使阴阳平衡，神志清明，络通神宁，从而改善睡眠质量。治疗失眠患者41例，总有效率为93.00%。

（5）皮内针疗法

李颖等应用飞针联合俞穴埋皮内针治疗失眠。主穴：三阴交、安眠、神门；配穴：心脾两虚证取足三里、内关，配合心俞、脾俞埋皮内针。获效良好。

2. 艾灸疗法

陈氏透灸背俞穴治疗心源性失眠52例临床观察。取穴心俞、肝俞、膈俞、脾俞、神道、神堂；肝郁化火者加太冲；心脾两虚者加足三里、三阴交；心肾不交者加太溪。治疗总有效率为94.23%。

3. 推拿疗法

推拿按摩治疗失眠可起到激发经气、平衡阴阳的作用。吕明用推拿二步七法治疗失眠（肾阴虚型），疗效显著，治疗组总有效率为100%。

4. 其他疗法

（1）耳穴疗法

王氏对39例失眠患者进行耳穴埋籽，选单耳交感、神门、心、脑穴，肾气亏虚加肾穴，肝阳上亢加肝穴，痰热内扰加三焦、肺穴，持探棒在选穴区由上而下找敏感点进行埋籽，总有效率为94.00%。

（2）穴位注射疗法

包志伟等观察神门、安眠穴位注射刺五加注射液配合穴位按摩对虚证顽固性失眠有较好的疗效。石氏应用穴位注射（维生素B_{12}注射液）结合耳穴贴压法（神门、皮质下、交感、心、肾、脑点）治疗失眠59例，有效率高达93.20%。

（3）穴位贴敷

陈菲等自制安眠贴（莲子心、黄连、茯神、酸枣仁等药物），穴位贴敷均取双侧三阴交穴、神门穴，每3 d更换一次，配合穴位埋线，取三阴交穴、心俞、肾俞、安眠穴，有效率较单纯西药组明显提高。

（4）埋线疗法

王氏运用埋植羊肠线治疗失眠患者30例，取三阴交、心俞、脾俞、肝俞、肾俞，2周治疗一次，共治疗2次。结果：痊愈28例，总有效率为93.33%。

（5）拔罐疗法

刘兴勤应用背部走罐配合中药治疗顽固性失眠患者100例，总有效率为91.00%。

(6) 刮痧疗法

贾氏等采取循经刮痧疗法，刮拭部位为头颈部、背部、四肢远端穴位，手法从轻到重。

(7) 疗法

中药足浴可借助水蒸气扩张足部毛细血管，使中药有效成分由足部皮肤渗透，发挥功效，充分循环至全身经络。

【经典病例摘录】

谢某，女，52岁，因“反复失眠1年余，加重2月余”于2021年9月22日就诊。

症见： 近2个月工作劳累，感压力较大，夜不能寐，伴心悸，烦闷，头昏，耳鸣，健忘，精神不振，口干纳减，间断服用“艾司唑仑”，睡前1片，治疗收效甚微。舌质偏红，苔薄黄，脉沉弱稍数。

西医诊断： 失眠。

中医诊断： 不寐（心阴亏虚证）。

辨证施治：工作过劳，生活失常，损及心阴；心阴不足，阴虚生内热，心火亢盛，心神为热所扰，神不守舍而致不寐。

治法： 滋阴清火，宁心安神。

处方： 天王补心丹加减。生地15 g，玄参12 g，天冬12 g，麦冬15 g，黄连6 g，丹参12 g，菊花9 g，白芍9 g，当归9 g，远志6 g，茯苓9 g，夜交藤15 g，龙骨30 g，牡蛎30 g，共5剂，水煎服，取药汁450 mL分3次口服，每日1剂，1天3次，餐后温服。

二诊： 服药5剂，夜间睡眠有改善，能间断入眠，头昏、心悸、烦闷稍减轻，但仍多梦、易醒，苔黄部分改善，遵上方去菊花、茯苓，加合欢花12 g、茯神9 g。

三诊： 上方服15剂，入睡情况好转，夜间能间断入眠4～6小时，但仍不实，多梦，其他诸症皆改善，脉沉弱，苔薄白，遵上方去黄连、菊花，改生地12 g以巩固疗效。连续服药1月余，失眠、多梦缓解。

【不寐的西医综述】

(一) 概述

失眠症是指患者持续相当长时间对睡眠的质和量不满意的状况，不能以统计上的正常睡眠时间作为诊断失眠的主要标准。失眠症的定义，其目的之一是要同偶尔失眠或短时失眠（1个月以下）区别开来，以避免滥用药物或给患者造成不必要的负担。若是因精神、神经和躯体等疾病引起的失眠或失眠仅作为伴发症状，则称之为失眠综合征，而不能诊断为失眠症。失眠通常指患者对睡眠时间和（或）质量不满足并影响白天社会功能的一种主观体验，表现为以下一个或多个特征：入睡困难，睡眠维持困难，早醒，无舒适睡眠。失眠也包括白昼的症状，例如疲劳、缺乏精力、注意力不集中、兴奋性降低。目前认为，失眠症的确切定义应从失眠的主观感受，失眠所致的日间不良后果（如疲劳、注意力下降、打盹等）与客观检测（多导睡眠脑电图等）三方面结合来描述。

（二）主要临床表现

失眠包括入睡困难、睡眠维持困难、早醒，是睡眠量不足和质的不佳。

1. 睡期失眠（入睡困难）

睡眠潜伏期≥30 min。

2. 睡眠维持期失眠（睡眠不实）

指觉醒的次数过多和（或）时间过长，包括以下一项至数项：全夜≥5 min 的觉醒次数在 2 次以上；全夜觉醒时间≥40 min；觉醒时间占睡眠总时间的 10% 以上。由于频繁觉醒，睡眠周期紊乱，称为睡眠破碎。

3. 睡眠表浅

主要指 NREMs、Ⅲ期、Ⅳ期深睡眠减少，不到总睡眠时间的 10%。NREMs 所占比例减少，也表明睡眠深度不足。睡眠质量下降，睡眠浅，多梦。

4. 早醒（睡眠结束期失眠）

睡眠觉醒时间较正常时间提前 30 min 以上，甚至比平时早醒 1～2 h，总的睡眠时间少于 6 h。

5. 日间残留效应

次日晨起感到头昏、精神不振、嗜睡、乏力等。

（三）诊断

1. 一般情况问诊及检查

（1）临床症状

包括以下 1～2 项：入睡困难、睡眠维持障碍（或早醒伴再入睡困难）；临床症状严重，影响觉醒时的躯体和社会功能或导致明显不安。

（2）体格检查及实验室检查

除常规检查外，脑电图检查也是必需的。

（3）寻找可能的病因

发现内科及精神科伴发的失眠；药物治疗；排除物质滥用（如咖啡、可乐、酒精、烟草等）。

2. 专项睡眠情况问诊及检查

1）①睡眠习惯：睡眠参数（睡眠潜伏期、觉醒次数、早醒、睡眠质量，如噩梦等）；失眠发生的频率及持续时间。②诱发因素：突发事件使情绪受打击，过于兴奋，旅游或疲劳过度等。③残留效应。④睡眠卫生（午休、睡眠形式和习惯、工作及节假日时的就寝和起床时间等）。⑤既往治疗效果（自我调节的方法及能力）。

2）睡眠日记、睡眠问卷、视觉类比量表（VAS）等。

3）多导睡眠图（Poly somo graphy，PSG）不作为诊断的常规检查。

4）多次睡眠潜伏期试验（MSLT）：出现睡眠麻痹、睡眠猝倒时应考虑做多次睡眠潜伏期试验（MSLT），以排除发作性睡病。

5）体动记录仪（Actigraph）：失眠患者出现夜间肢体运动障碍时，应当考虑进行体动记录。

6）催眠药物使用情况：仔细询问患者曾经用过的药物和现在正在服用的药物情况，如剂量、服法、持续服用时间、有否换药、有否突然停药、药物疗效如何等。

7）其他（包括睡眠剥夺脑电图 EEG、时辰疗法等）：阿森斯（Athens，AIS）失眠量表、匹兹堡睡眠质量量表、失眠症临床观察调查表（SPIE-GEL 量表）。

3. 失眠的诊断标准

（1）失眠的主观标准

主诉睡眠障碍；白天疲乏、头胀、头昏等症状系由睡眠障碍干扰引起；仅有睡眠量减少而无白天不适不视为失眠。

（2）失眠的客观标准

根据多导睡眠图结果判断，睡眠潜伏期延长（长于 30 min）；实际睡眠时间减少（每夜不足 6 h 30 min）；觉醒时间增多（每夜超过 30 min）。

（3）诊断标准

1）睡眠障碍包括难以入睡，久不能眠，或间断多醒，整夜多梦，似睡非睡或早醒，醒后不能再入睡，或通宵难眠等。

2）上述睡眠障碍每周至少发生 3 次，并持续 1 周以上。

3）白天出现精神疲乏、头晕头胀、心慌心烦等症状，影响工作、学习和社会活动功能。

4）不是躯体疾病，或其他精神疾病的并发症状。

5）按国际通用的 SPIEGEL 量表 6 项内容（入睡时间、总睡眠时间、夜醒次数、睡眠深度、做梦情况、醒后感觉）检测评分≥9 分，<12 分为失眠，≥12 分为失眠症。失眠症程度：12～17 分为轻度失眠症；18～24 分为中度失眠症；≥24 分为重度失眠症。

（四）治疗

1. 总体目标和干预策略

（1）总体目标

①改善睡眠质量和（或）增加有效睡眠时间；②恢复日间社会功能，提高生活质量；③防止短期失眠转化成慢性失眠；④减少与失眠相关的躯体疾病或与精神疾病共病的风险；⑤尽可能避免包括药物在内的各种干预方式带来的负面效应。

（2）干预方式

失眠的干预方式主要包括心理治疗、药物治疗、物理治疗和中医治疗。

（3）不同类型失眠的干预策略

短期失眠患者应该积极寻找并消除可能的诱发因素，同时积极处置失眠症状。药物治疗能发挥良好的催眠效能，快速消除失眠症状，避免病程迁延。慢性失眠患者在建立良好睡眠卫生习惯的基础上，应当首选失眠认知行为疗法（CBT-I）。药物治疗慢性失眠缺乏符合标准的长期临床对照研究。已经接受药物治疗的慢性失眠患者，除无法依从者之外，应当同时给予心理治疗，即使是那些已经长期服用镇静催眠药物的失眠患者亦是如此。

2. 失眠的药物治疗

临床实践中所应用的具有催眠作用的药物种类繁多。药物治疗的关键在于把握获益与风险的平衡，同时要兼顾药物获取的容易程度、经济负担以及患者主观意愿上的依从性。目前临床治疗失眠的药物，主要包括苯二氮卓受体激动剂（benzodiazepine receptor agonists，BZRAs）、褪黑素受体激动剂、食欲素受体拮抗剂和具有催眠效应的抗抑郁药物。处方药加巴喷丁、喹硫平、奥氮平治疗失眠的临床证据薄弱，不推荐作为失眠治疗的常规用药。抗组胺药物（如苯海拉明）、普通褪黑素以及缬草提取物等非处方药虽然具有催眠作用，但是现有的临床研究证据有限，因此这类药物不宜作为治疗普通成人失眠的常规用药。酒精（乙醇）不能用于治疗失眠。

（1）BZRAs

分为苯二氮类药物（benzodiazepine drugs，BZDs）和非苯二氮类药物（nonbenzodiazepine drugs，non-BZDs）。BZDs 于 20 世纪 60 年代开始使用，可非选择性激动 γ-氨基丁酸受体 A 上不同的 γ 亚基，具有镇静、催眠、抗焦虑、肌肉松弛和抗惊厥的药理作用。20 世纪 80 年代以来，以唑吡坦（zolpidem）和右佐匹克隆（eszopiclone）为代表的 non-BZDs 先后应用于失眠的临床治疗，它们对 γ-氨基丁酸受体 A 上的 α1 亚基选择性激动，主要发挥催眠作用，不良反应较 BZDs 轻，已经逐步成为临床治疗失眠的常用药物。

（2）褪黑素和褪黑素受体激动剂

褪黑素参与调节睡眠觉醒周期，可以改善时差变化所致的睡眠觉醒障碍、睡眠觉醒时相延迟障碍等昼夜节律失调性睡眠觉醒障碍，但使用普通褪黑素治疗失眠尚无一致结论，故不推荐将普通褪黑素作为催眠药物使用。褪黑素受体激动剂雷美替胺（ramelteon）属于褪黑素 MT1 和 MT2 受体激动剂，能够缩短睡眠潜伏期、提高睡眠效率、增加总睡眠时间，可用于治疗以入睡困难为主诉的失眠以及昼夜节律失调性睡眠觉醒障碍。雷美替胺对于合并睡眠呼吸障碍的失眠患者安全有效，不会引起药物依赖，也不会产生戒断症状，故已获准用于长期失眠的治疗。阿戈美拉汀既是褪黑素受体激动剂，也是 5-羟色胺 2C 受体拮抗剂，因此具有抗抑郁和催眠的双重作用，能够改善与抑郁障碍相关的失眠，缩短睡眠潜伏期，增加睡眠的连续性。褪黑素受体激动剂可以作为不能耐受前述催眠药物的患者和已经发生药物依赖患者的替代治疗药物。

（3）食欲素受体拮抗剂

食欲素又称下丘脑分泌素，具有促醒作用。针对食欲素双受体发挥抑制作用的拮抗剂苏沃雷生（suvorexant），已获得美国食品药品监督管理局批准用于治疗成人失眠（入睡困难和睡眠维持障碍）。其发挥催眠作用的靶点不同于其他催眠药，现有研究数据显示其具有较好的临床疗效和耐受性。

（4）抗抑郁药物

部分抗抑郁药具有镇静作用，在失眠伴随抑郁、焦虑心境时应用较为有效。

1）三环类抗抑郁药物：小剂量的多塞平（3 ~ 6 mg/d）因有特定的抗组胺机制可以改善成年和老年慢性失眠患者的睡眠状况，具有临床耐受性良好，无戒断效应的特点，近年已作为治疗失眠的推荐药物之一。阿米替林能够缩短入睡潜伏期、减少睡眠中觉醒、增加睡眠时间、提高睡眠效率，但其同时减少慢波睡眠和快速眼动睡眠，不良反应多（如抗胆碱能作用引起的口干、心率加快、排尿困难等），因此，老年患者和心功能不全患者慎用。阿米替林不作为治疗失眠的首选药物。

2）曲唑酮：小剂量曲唑酮（25～150 mg/d）具有镇静催眠效果，可改善入睡困难，增强睡眠连续性，可以用于治疗失眠和催眠药物停药后的失眠反弹。

3）米氮平：小剂量米氮平（3.75～15.00 mg/d）能缓解失眠症状，适合睡眠表浅和早醒的失眠患者。

4）选择性5-羟色胺再摄取抑制剂（selective serotonin reuptake inhibitor，SSRI）：虽无明确催眠作用，但可以通过治疗抑郁和焦虑障碍而改善失眠症状。部分SSRI能够延长睡眠潜伏期，增加睡眠中的觉醒，减少睡眠时间和睡眠效率，减少慢波睡眠，多用于治疗共病抑郁症状的失眠患者；SSRI可能增加周期性肢体运动，某些患者在服用时甚至可能加重其失眠症状。因此，一般建议SSRI在白天服用。

5）选择性5-羟色胺和去甲肾上腺素再摄取抑制剂：包括文拉法辛和度洛西汀等，可通过治疗抑郁和焦虑障碍而改善失眠症状，更适用于疼痛伴随失眠的患者，不足之处与SSRI相似。

6）抗抑郁药物与BZRAs联合应用：慢性失眠常与抑郁症状同时存在，部分SSRI与短效BZRAs（如唑吡坦、右佐匹克隆）联用，可以快速缓解失眠症状，提高生活质量，同时协同改善抑郁和焦虑症状。

（5）药物治疗注意事项

1）失眠患者药物治疗的具体策略（可视为序贯方案）：①首选non-BZDs，如唑吡坦、右佐匹克隆等；②如首选药物无效或患者无法依从，可更换为另一种短—中效的BZRAs、褪黑素受体激动剂、食欲素受体拮抗剂；③添加具有镇静催眠作用的抗抑郁药物（如多塞平、曲唑酮、米氮平或帕罗西汀等），尤其适用于伴有焦虑和抑郁症状的失眠患者（Ⅱ级推荐）。

2）长期应用BZRAs的慢性失眠患者至少每4周进行1次临床评估（Ⅰ级推荐）。

3）推荐慢性失眠患者在医师指导下采用间歇治疗或按需治疗方式服用non-BZDs（Ⅲ级推荐）。

4）抗组胺药物、抗过敏药物以及其他辅助睡眠的非处方药不宜用于慢性失眠的治疗（Ⅰ级推荐）。

3. 失眠的心理治疗

心理治疗的本质是改变患者的信念系统，提高其自我效能，进而改善失眠症状。要完成这一目标，常常需要专业医师的参与。心理治疗通常包括睡眠卫生教育、刺激控制疗法、睡眠限制疗法、认知疗法和放松疗法。

4. 失眠的物理治疗

如光照疗法、经颅磁刺激、生物反馈治疗、经颅微电流刺激疗法等。

5. 失眠的中医治疗

中医辨证论治、饮食疗法、芳香疗法、按摩、针灸疗法等，可作为辅助治疗方式。

6. 特殊人群失眠的治疗

（1）老年

老年失眠患者应首选非药物治疗，当患者无法依从非药物治疗时，可以考虑药物治疗。

（2）妊娠期及哺乳期

妊娠期妇女使用镇静催眠药物的安全性缺乏资料。哺乳期应用镇静催眠药物以及抗抑郁药物需谨慎，避免药物通过乳汁影响婴儿。

（3）围绝经期和绝经期患者

对于围绝经期和绝经期的失眠患者，应首先鉴别和处理同时存在的影响睡眠的常见疾病，如抑郁、焦虑和睡眠呼吸暂停综合征等，依据症状给予相应的诊断和处理。应当关注患者的激素水平，必要时经专科会诊给予激素替代治疗。

（4）伴有呼吸系统疾病

伴有呼吸系统疾病的失眠患者适用于心理治疗，伴有 COPD 和轻中度 OSA 的失眠患者推荐选择 non-BZDs（右佐匹克隆、唑吡坦）、褪黑素受体激动剂（雷美替胺）治疗；COPD 和 OSA 患者应慎用 BZDs，对高碳酸血症明显的 COPD 急性加重期患者和限制性通气功能障碍失代偿期的患者禁用 BZDs，必要时需在有创或无创机械通气支持下应用。

（5）共病精神障碍

共病精神疾病的失眠患者应当由精神科专业医师会诊，同时对精神疾病和失眠进行干预；共病抑郁的失眠患者应当采用组合治疗，包括抗抑郁剂（单药或组合）加镇静催眠药物（如 non-BZDs 药物或褪黑素受体激动剂），以及采用心理治疗的同时应用具有镇静作用的抗抑郁剂。

第五部分

中医脾胃系疾病证治

第一节

呕吐

【疾病概述】

呕吐是由于胃失和降、胃气上逆所致的以饮食、痰涎等胃内之物从胃中上涌，自口而出为临床特征的一种病证。对呕吐的释名，前人有两说：一说认为有物有声谓之呕，有物无声谓之吐，无物有声谓之干呕；另一说认为呕以声响名，吐以吐物言，有声无物曰呕，有物无声曰吐，有声有物曰呕吐。呕与吐常同时发生，很难截然分开，因此无细分的必要，故近世多并称为呕吐。

呕吐可见于西医学的多种疾病，最常见的如急性胃炎、贲门痉挛、幽门痉挛、肝炎、胰腺炎、胆囊炎，以及某些急性传染病或颅脑疾患等。当此等疾病以呕吐为主症时，可参考本节有关辨证论治的内容。至于肠梗阻、消化道肿瘤、尿毒症等伴发呕吐时，除可参考本节外，尚可参照反胃、噎膈、关格、癃闭等节内容进行辨证论治。

【历史沿革】

早在《内经》中即有对呕吐的论述。诚如《素问·脉解篇》云：“所谓食则呕者，物盛满而溢，故呕也。”《素问·厥论篇》又云：“太阴之厥……食则呕，不得卧。”可见过食、太阴脾虚、脾阳不振，不能腐熟水谷，可致气逆而呕；或热病伤阴，或久呕不愈，以致胃阴不足，胃失濡养，不得润降，而成呕吐。如《证治汇补·呕吐》所谓：“阴虚成呕，不独胃家为病，所谓无阴则呕也。”

历代医家和经典著作对呕吐的病因病机有较多阐释。如《素问·举痛论篇》曰：“寒气客于肠胃，厥逆上出，故痛而呕也。”《素问·六元正纪大论篇》曰：“火郁之发……疡痱呕逆。”《素问·至真要大论篇》曰：“燥淫所胜……民病喜呕，呕有苦……厥阴司天，风淫所胜，……食则呕。”《灵枢·经脉》认为足厥阴肝所生病者，可见“胸满呕逆”之证；因肝火胆邪犯胃者，《灵枢·四时气》云“邪在胆，逆在胃，胆液泄则口苦，胃气逆则呕苦”，证称“呕胆”。可见呕吐的病因包括外感寒、热、燥、风等邪。另外，脾胃相表里，胃受水谷，若脾虚不能运，或胆热上逆，亦可见呕吐。

《三因极一病证方论·呕吐叙论》曰："呕吐虽本于胃，然所因亦多端，故有寒热饮食血气之不同，皆使人呕吐。如气属内因，则有七种不同，寒涉外因，则六淫分异，皆作逆，但郁于胃则致呕，岂拘于忧气而已，况有宿食不消，中满溢出，五饮聚结，随气翻吐，痼冷积热，及瘀血凝闭，更有三焦漏气，走哺吐利泄血，皆有此证，不可不详辨也。"书中指出寒热、六淫、宿食皆可致呕吐。

《脉因证治·呕吐哕》曰："吐有三，气、积、寒也。上焦吐者，皆从于气，气者天之阳也，脉浮而洪。其证食已暴吐，渴欲饮水，大便燥结，气上冲胸而发……中焦吐者，皆从于积，食与气相瘕为积而痛，脉浮而匿。其证或先吐而后痛，或先痛而后吐……下焦吐者，从于寒也，脉沉迟。其证朝食暮吐，暮食朝吐，小便清利，大便不通。"书中提出了从上、中、下三焦辨治呕吐的思路，并从理气、消积、驱寒三方面指出了治疗的方向。

《济生方·呕吐》云："夫人受天地之中以生，莫不以胃为主。盖胃受水谷，脾主运化，生血生气，以统四体者也。若脾胃无所伤，则无呕吐之患，其或饮食失节，温凉不调，或喜餐腥脍乳酪，或贪食生冷肥腻，露卧湿处，当风取凉，动扰于胃，胃即病矣，则脾气停滞，清浊不分，中焦为之痞塞，遂成呕吐之患焉。"书中指出，因饮食不当或起居失调，损伤脾胃，是导致呕吐的重要诱因。不良饮食包括过温或过凉的食物，气味过重、油腻不易消化的食物，起居失调主要指感受风寒湿之邪气。

《诸病源候论·呕哕病诸候》："呕吐者，皆由脾胃虚弱，为风邪所为也。若风邪在胃则呕；膈间有停饮，胃内有久寒，则呕而吐，其状，长长太息，心里澹澹然，或烦满而大便难，或溏泄，皆其候也。"书中指出，脾胃本虚，饮停胸膈，加外邪特别是寒邪传里，是导致呕吐的最常见病机。

除了寒邪，呕吐的病机亦有热证，《诸病源候论·时气病诸候》曰："胃家有热，谷气入胃，与热相并，气逆则呕。……热气在于脾胃，或发汗解后，或大下之后，胃内不和，尚有蓄热，热气上熏，故心烦而呕也。"《诸病源候论·热病诸候》："胃内有热，则谷气不和，新谷入胃，与热气相搏，胃气不平，故呕。"《素问玄机原病式·六气为病》："呕，胃膈热甚则为呕，火气上炎之象也。……呕，疮疡，与君火化同。……呕涌溢，食不下，火气炎上，胃膈热甚，则传化失常也。"书中指出胃脘灼热、疮疡、心烦伴呕吐者，多属热证之呕。

总的来说，外感六淫、内伤七情、饮食不节，均可作为呕吐的病因，其中感受寒邪导致呕吐最为常见，内伤致呕多见脾虚气滞，饮食生冷肥腻，痰饮内停。

呕吐的治疗方法也非常丰富。《诸病源候论·伤寒病诸候上》曰："少阴病，下利，脉微涩者呕而汗出者……当温其上，灸之。"《景岳全书·呕吐》曰："中阴寒之毒而吐泻不止者，宜解以温热之剂。"除了用温热药物治疗寒性呕吐，还可用灸法。除了温法，对热证呕吐还有清热法。《景岳全书·呕吐》曰："察其真有火邪，但降其火，呕必自止。……盖中热毒而吐者，宜解以苦寒之剂。"《南病别鉴·湿热论》曰："肺胃不和，最易致呕。盖胃热移肺，肺不受邪，还归于胃，呕恶不止。若以治肝胆之呕治之，误矣。故必用川连以清湿热，苏叶以通肺胃，则投之立愈。以肺胃之气，非苏叶不能通也，分数轻者，以轻剂能治上焦之疾故耳。"热性呕吐，虽说当以黄连清热，但也常与苏叶相配，并非一味苦寒止呕，此黄连苏叶汤配伍之要也。

邪实正虚是呕吐发病的重要病机，脾胃虚弱，自当用补，可用温胃散寒、健脾除湿之法治疗呕吐。《景岳全书·呕吐》曰："胃虚作呕……必皆宜补，是固然矣。然胃本属土，非火不生，非暖不化。是土寒者，即土虚也；土虚者，即火虚也。故曰：脾喜暖而恶寒，土恶湿而喜燥。……虚呕之治，但当以温胃补脾为主，宜人参理中汤为正治。"除了补脾，还可补肾。《慎斋遗书·吐》曰："有食即吐，气虚所致，宜补命门之火。"《石室秘录·腑治法》曰："呕吐之证，人以为胃虚，谁知出于肾虚？无论食入即出，是肾之衰。凡有吐证，无非肾虚之故，故治吐不治肾，未窥见病之根也……肾火生脾，脾土始能生胃，胃气一转，吐呕始平。"对正虚邪留，祛邪尤恐伤正者，可用和法治呕。《医学心悟·少阳经证》曰："呕吐何以是半表半里证？……仲景云：伤寒三日，三阳为尽，三阴当受邪，其人反能食而不呕，此为三阴不受邪也。由此观之，是知呕吐者，邪气入阴之机，然犹在将入未入之间，故和解可愈也。"《类证活人书·问里证》曰："呕吐者，不可下。仲景云：呕多虽有阳明证，不可下，阳明病胁下硬满，不大便而呕，舌上白苔者，宜与小柴胡汤。上焦得通，津液得下，胃气因和，身濈然汗出，得屎而解。"《类证活人书·问呕者》曰："大抵呕证不一，各有治法，要之小柴胡汤。"少阳呕吐不可用下法，凡三阴未受邪，病仍在少阳者，当用和法，小柴胡汤是和法治呕的常用方。

治疗呕吐，历代医家多以温中健脾止呕为上，即使热证呕吐，亦以苦寒泻热之黄连配散寒解表、理气宽中之品（如苏叶），同时还运用灸法治疗少阴病之呕吐。除了健脾，还可补肾，除了用补法，还可用和解之法，体现了中医的辨证思维和治疗的灵活性。

呕吐的调养，古代医家提出喝粥及服用流质（羊奶、鹅血、甘蔗汁、生姜汁、羊血）的方法。如《景岳全书·呕吐》曰："治呕吐之极，或反胃粥汤，入胃即吐垂死者，用人参二两，水一升，煮四合，热服，日再进。兼以人参煮粥食之，即不吐。”《医宗必读·呕吐哕》曰：“吐后中气久虚，必借谷食以和之。”《备急千金要方·呕吐哕逆》曰：“治病人干呕方，取羊乳汁饮一杯。……一主干呕，取羊乳一盏，空心饮之。……梅师方主胃反，朝食暮吐，旋旋吐者，以甘蔗汁七升，生姜汁一升，二味相和，分为三服。”《类证治裁·呕吐》曰：“呕而绝粒者，取生鹅血热饮之，留食必吐者，煮羊血熟食之，皆立止。”

《素问·藏气法时论》曰：“五谷为养。”呕吐患者最好吃清淡、易消化的食物，粥为最常选用之品，不吃辛辣、刺激、生冷及油腻食物，注意不要一次吃太多，以免引起反复呕吐。

呕吐患者服药亦当有所注意，不宜大口吞药导致呕吐发作，当以试探性的缓缓服药法。《备急千金要方·呕吐哕逆》曰：“凡服汤呕逆不入腹者，先以甘草三两，水三升，煮取二升服之，得吐，但服之不吐，益佳。消息定，然后服余汤，即流利更不吐也。”《重校赵氏医贯·中暑伤暑论》曰：“又有因冒暑吐极，胃虚，百药不入，粒米不下，入口即吐，病甚危笃。急用人参一钱，黄连五分，姜汁炒焦糯米一撮，水一盅，煎一小酒盏，候冷，用茶匙徐徐润下，少顷，再入一匙，得入数匙，不吐，尽一小盏，便可投药食矣。”

试探性给药是呕吐患者的常用服药方法，呕吐频繁特别是危重患者，常因病情难以快速服药，治疗也不易速效，这就要求患者和看护者具有充分的耐心，采取少量频服的方式服药。如此，一方面可以观察患者用药后的反应，另一方面也可保证用药的效果。

【中医病因病机归纳】

呕吐的病因是多方面的，且常相互影响，兼杂致病，如外邪可以伤脾，气滞可致食停，脾虚可以成饮等。呕吐的病机无外乎虚实两大类，实者由外邪、饮食、痰饮、气郁等邪气犯胃，致胃失和降，胃气上逆而发；虚者由气虚、阳虚、阴虚等正气不足，使胃失温养、濡润，胃失和降，胃气上逆所致。

（一）外邪犯胃

由于感受风寒暑湿火热之邪或秽浊之气侵犯脏腑，使胃失和降，水谷随气上逆，即发生呕吐。一般来说，卒然而呕吐的，多是邪客胃腑，在长夏多为暑湿之邪所干，在秋冬多为风寒所犯。然而，在外邪所致呕吐中，又以寒邪致病最为常见，这是因为寒邪最容易损耗中阳，使邪气凝聚胸膈、动扰胃腑之故。

（二）饮食所伤

由于饮食不节，温凉失调，饥饱无常，过食生冷、油腻、不洁的食物，停滞不化，伤及胃腑，致胃气不能下行，而上逆为呕吐；或因脾胃运化失常，导致水谷不能化生精微，停痰留饮，积于中脘，痰饮上逆，亦可发生呕吐。

（三）肝郁犯胃

情志怫逆，木郁不达，肝气横逆犯胃，以致肝胃不和，胃气上逆而作呕吐。如张景岳所云："气逆作呕者，多因郁怒致动肝气，胃受肝邪，所以作呕。"（《景岳全书·呕吐》）至于忧思伤脾，脾失健运，食难运化，胃失和降而发生呕吐的，是情志失调所致呕吐的另一种表现。

（四）脾胃虚弱

由于脾胃虚寒，中阳不振，不能腐熟水谷、化生气血，造成运化与和降失常，可引起呕吐。或因病后胃阴不足，失其润降，亦可引起呕吐。

一般来说，初病多实，日久损伤脾胃，中气不足，可由实转虚；脾胃素虚，复为饮食所伤，或成痰生饮，则因虚致实，出现虚实并见的复杂病机。但无论是邪气犯胃，还是脾胃虚弱，呕吐的基本病机都在于胃失和降、胃气上逆。

【中医诊断】

呕吐常有恶心之先兆，其作或有声而无物吐出，或吐物而无声，或吐物伴有声音；或食后即吐，或良久复出；或呕而无力，或呕吐如喷；或呕吐新入之食，或呕吐不消化之宿食，或呕吐涎沫，或呕吐黄绿苦水；呕吐之物有多有少。呕吐常有诱因，如饮食不节、情志不遂、寒暖失宜以及闻及不良气味等因素，皆可诱发呕吐，或使呕吐加重。本病常伴有恶心厌食、胸脘痞闷不舒、吞酸嘈杂等症。呕吐多偶然发生，也有反复发作者。

呕吐的辨证要点包括辨虚实、辨兼症和辨治法，治法之辨包括辨下法和辨吐法。

（一）辨实呕与虚呕首先应详辨虚实

实证呕吐，多因外邪、饮食、七情犯胃所致，发病急骤，病程较短。虚证呕吐，常因脾胃虚寒，或胃阴不足，失其和降而成。其发病缓慢，病程较长。实证有邪，去其邪则愈；虚证无邪，全由胃气之虚所致，当以温中健脾、滋养胃阴、扶正降逆为主，待胃气恢复，升降得宜，呕吐便可自愈。

（二）辨主症和兼症

呕吐是以食物或痰涎水液诸物从胃中上逆而出为主症，但其所因不同，兼症也不相同。如因寒滞者兼腹痛，因食滞者兼胀闷，因气逆者兼见胀痛连于胁下，因外感者兼头痛恶寒；虚寒呕吐，则必兼一派虚寒征象。

（三）辨可下与禁下

就一般而论，呕吐不宜用下法，其理为呕吐病在胃，不应用下药攻肠。同时，呕吐能使胃中停滞之宿食或不洁之物从上排出，下之无益。若呕吐之属于虚者，下之更有虚虚之弊。若呕吐之属于外邪者，当逐邪外达，其呕自止，亦不宜攻里而引邪深入。所以《金匮要略·呕吐哕下利病脉证治》中曾有“病人欲吐者，不可下之”之训。《医宗金鉴·呕吐哕总括》亦谓：“初吐切不可下，恐逆病势也。”但下法并非所有呕吐都绝对禁忌，如呕吐因于肠胃实热，又兼大便秘结的，必要时就可用下法。因为人体是一个整体，上下相互联系，下既不通，势必上逆而呕，通其大便可折其上逆之势。《金匮要略·呕吐哕下利病脉证治》就有“食已即吐者，大黄甘草汤主之”的记载，《医宗金鉴·呕吐哕总括》亦指出：若“大小二便闭而不行，宜攻下也”。可见，呕吐禁用下法，既有原则性，又有灵活性。可下与否，当因证而宜。

（四）辨可吐与止吐

呕吐大多属于病理现象，故一般均可选用降逆止呕之剂，冀其胃气调和，呕吐自止。但也不是对所有呕吐一概不问病因而均用止呕之剂。例如，有些呕吐是机体驱邪外出的抗病表现，此时应因势利导，使其邪去正安，无须止呕。胃有痈脓、痰饮、食滞或误吞毒物等所引起的呕吐，是机体排除胃内有害物质的一种反应，可让其吐出，则邪去病除。所以何者可吐、何者不可吐，亦应当严格辨证来掌握。

【中医鉴别诊断】

（一）反胃

反胃与呕吐同系胃部病变，同系胃失和降，胃气上逆，同有呕吐，故反胃亦可归属呕吐范畴，但反胃又有其特殊的临床表现和病机，因此呕吐应与反胃相区别。反胃病机为胃之下口障碍，幽门不放，多系脾胃虚寒所致，其症状特点是食停胃中，经久复出，朝食暮吐，暮食朝吐，宿谷不化，食后或吐前胃脘胀满，吐后转舒，呕吐与进食时间相距较长，吐出量一般较多；呕吐的病机为胃失和降，胃气上逆，其症状特点是呕吐与进食无明确的时间关系，吐出物多为当日之食，呕吐量有大有小，食后或吐前胃脘不一定胀满。

（二）噎膈

噎膈虽有呕吐症状，但其病位在食管、贲门，病机为食管、贲门狭窄，贲门不纳，症状特点是饮食咽下过程中梗塞不顺，初起并无呕吐，后期格拒时出现呕吐，系饮食不下或食入即吐，呕吐与进食时间关系密切，因食停食管，并未入胃，故吐出量较小，多伴胸膈疼痛，噎膈病情较重，病程较长，治疗困难，预后不良；呕吐病位在胃，病机为胃失和降，胃气上逆，症状特点是进食顺利，食已入胃，呕吐与进食无明确的时间关系，呕吐量有大有小，可伴胃脘疼痛。

（三）关格

关格是以小便不通、呕吐不止为主要临床表现的病证。关格虽可见呕吐，但同时伴有长时间小便不通。小便不通，名曰关；呕吐不止，名曰格；两者并见，名曰关格。关格一般起病较缓，此前多有水肿、淋证、癃闭、消渴等慢性病史，渐进出现倦怠乏力，尿量减少，纳呆呕吐，口中气味臭秽及多种复杂兼症。晚期可见神昏、抽搐、出血、尿闭、厥脱等危候。呕吐病位在胃，预后多良好；关格病位在肾，病情迁延且易反复，预后较差。

【中医急救处理】

呕吐病机主要是胃失和降、气逆于上。对于邪实所致呕吐者，治疗重在祛邪，冀其邪去正安。如外邪犯胃者，宜疏邪解表和胃；饮食停积者，宜消食导滞；痰饮内阻者宜，温化痰饮；肝气犯胃者，宜调肝解郁，兼以和胃降逆。偏于虚者，重在扶正。脾胃虚寒者，宜温运脾胃；胃阴不足者，宜养阴润燥，并兼降逆止呕。

治疗呕吐要注意药物的配伍宜忌，一般含油质多及有腥臭气味的药物不宜用作止呕之药，如瓜蒌仁、桃仁、阿魏等。而陈皮、生姜、半夏、代赭石等，多为治呕要药，可辨证选用。

急性的呕吐一定要注意保持气道通畅，特别是伴意识不清和吞咽功能不全者，警惕误吸甚至窒息的发生，大量的呕吐可导致胃液大量丢失，患者水、电解质失衡可能性非常大，必要时应积极纠正，不可一味拘泥于中药口服等治疗方式。

急性发作的呕吐多见实证，以外邪犯胃、饮食停滞、肝气犯胃最多见。

1. 外邪犯胃

突发呕吐，脘腹满闷，如感受风寒，可兼有发热恶寒，头痛，周身酸楚或酸痛，舌苔薄白，脉浮紧；如感受风热，可兼有恶风，头痛身疼，汗出，舌尖红，苔薄白或薄黄，脉浮数；如感受暑湿，可兼有胸脘痞闷，身热心烦，口渴，舌质红，苔黄腻，脉濡数。

病机：外邪犯胃，胃失和降。

治法：解表疏邪，和胃降逆。

方药：外感风寒，藿香正气散加减。广藿香、紫苏、白芷、姜半夏、陈皮、生姜、厚朴、白术、茯苓。外感风热，银翘散加减：金银花、连翘、竹叶、薄荷、荆芥、芦根、竹茹、陈皮、清半夏。外感暑湿，黄连香薷饮加减：香薷、厚朴、白扁豆花、荷叶、黄连、陈皮、清半夏。加减：若兼食滞、脘闷腹胀、嗳腐吞酸者，加神曲9 g、鸡内金9 g、莱菔子15 g以消食化滞。

2. 饮食停滞

呕吐酸腐，脘腹满闷，吐后得舒，嗳气厌食，大便臭秽，或溏薄或秘结，舌苔垢腻，脉滑实。

病机：饮食不节，胃气壅滞。

治法：消食导滞，和胃降逆。

方药：保和丸加减。山楂、神曲、莱菔子、陈皮、姜半夏、茯苓、连翘、生姜。加减：腹满便秘，加枳实9 g、大黄6 g（后下）以导滞通腑；胃寒，去连翘，加干姜6 g、桂枝9 g以温胃散寒；胃热，加知母9 g、蒲公英15 g以清泄胃热。

3. 肝气犯胃

呕吐吞酸，嗳气频频，胃脘不适，胸胁胀痛，每遇情志刺激而病情加剧，苔薄白，脉弦。

病机：肝气郁结，横逆犯胃。

治法：疏肝和胃，降逆止呕。

方药：四逆散合半夏厚朴汤加减。柴胡、枳壳、白芍、姜半夏、厚朴、紫苏、郁金、茯苓、甘草。加减：气郁化火，心烦、口苦、咽干者，合左金丸以辛开苦降；兼腑气不通，大便秘结者，加大黄（后下）6 g、枳实9 g等以清热通腑；气滞血瘀，胁肋刺痛者，可加三七粉（冲服）3 g、赤芍9 g等以活血化瘀。

4. 单方验方急救法

1）生姜嚼服。适用于干呕，吐逆不止。

2）饮伏龙肝汤。制伏龙肝汤，有以下两种方法：①取火砖一块，洗净放入炉内烧红后，立即置入开水中，待澄清后，取上层清液服用。②取柴灶内泥土一块，重约

50 g，水浸煎汤，澄清去渣，取上层清液服用。前人述妊娠期剧烈之呕吐，饮伏龙肝汤后，即可顿觉心中宽舒，呕逆渐减。

3）豆蔻 15 g 研末，用生姜汁 1 匙为丸，每次服 1 ~ 3 g，开水送服，适用于胃寒呕吐。党参 15 g，生姜 10 g，法半夏 6 g，水煎取汁，每日 1 剂，分 3 次服，适用于脾胃虚弱型。紫苏、黄连各等分，共研细末，每次服 1 g，每日服 3 次，适用于脾胃不和，寒热错杂型。焦麦芽、焦谷芽、焦山楂各 15 g，水煎取汁，分 2 次服，适用于饮食所伤型。

4）普通针刺：穴位选内关、中脘、胃俞、足三里。外邪犯胃者，加外关、大椎；饮食停滞者，加梁门、天枢；肝气犯胃者，加太冲、期门；痰饮内阻者，加丰隆、公孙；脾胃虚弱者，加脾俞、公孙；胃阴不足者，加脾俞、三阴交。实证针刺用泻法，虚证针刺用补法或平补平泻法。

5）平衡针：针刺主穴头痛穴，辅穴升提穴。头痛穴：定位：足背第 1、2 跖骨前凹陷处中点；针刺手法：上下提插，斜向涌泉穴 15° ~ 45°以内；针感：以局部性针感出现的局部酸、麻、胀为主。升提穴：定位：头顶两耳尖连线中点前 2 寸处；针刺手法：沿皮下骨膜外向前平刺，角度 15° ~ 45°，进针约 1.5 ~ 2 寸；针感：局部酸紧沉痛。

6）灸法：常规取穴足三里、中脘以及内关，脾胃不和者加关元，肝胃不和者加太冲。脾胃虚寒者，宜灸隐白、脾俞。患者取仰卧位，双臂及双腿伸直，双手掌向上，点燃艾条，在穴位上方距皮肤 2 ~ 3 cm 处进行温和灸，直至皮肤微红，以患者有温热感而无灼痛感为宜，每次治疗 10 ~ 15 min。在《备急千金要方》中，有灸法治疗严重呕吐的记载："干呕不止，粥食汤药皆吐，灸手间使三十壮。若四厥，脉沉绝不至者，灸之便通。病患干呕，灸心主尺泽佳。"

7）穴位按摩：剪短拇指指甲，洗净双手，用拇指指腹按揉中脘、内关、足三里、合谷穴，手法由轻到重，以局部感觉酸、麻、胀为度；每次 3 ~ 5 min，每日次数不限（>3 次）。

【稳定期辨证论治】

（一）治疗原则

根据胃失和降、胃气上逆的基本病机，其治疗原则为和胃降逆止呕。但应分虚实辨证论治，实者重在祛邪，分别施以解表、消食、化痰、理气之法，辅以和胃降逆之品以求邪去胃安呕止之效；虚者重在扶正，分别施以益气、温阳、养阴之法，辅以降逆止呕之药，以求正复胃和呕止之功；虚实并见者，则予攻补兼施。

稳定期多见虚证、寒证，若为痰湿、饮邪内停等实证，其病机往往互相兼夹：

1. 脾胃虚弱

饮食稍多即易呕吐，时作时止，面色少华，倦怠乏力，四肢不温，大便溏薄，舌质淡，苔薄白，脉细弱。病机：脾虚不运，胃气上逆。治法：温中健脾，和胃降逆。方药：香砂六君子汤加减［党参 12 g，白术 9 g，干姜 6 g，砂仁（后下）6 g，陈皮 6 g，姜半夏 9 g，甘草 6 g］。加减：呕吐清水痰涎，加桂枝 9 g、吴茱萸 3 g，以振奋脾阳；脘冷肢凉，加附子（先煎）9 g、肉桂 6 g，以温补脾肾。

2. 痰饮内阻

呕吐痰涎清水，脘闷不适，不思饮食，头晕心悸，舌苔白腻，脉滑。病机：痰饮内阻，胃气上逆。治法：温化痰饮，和胃降逆。方药：小半夏汤合苓桂术甘汤加减（姜半夏 9 g，生姜 3 g，白术 9 g，茯苓 12 g，桂枝 9 g，陈皮 6 g，甘草 6 g）。加减：痰饮内阻，郁久化热，可去苓桂术甘汤，加黄连温胆汤以清热化痰。

3. 胃阴不足

呕吐量少，反复发作，或时作干呕，口干咽燥，饥不欲食，舌红少苔，脉细数。病机：胃阴不足，不得润降。治法：滋养胃阴，降逆止呕。方药：麦门冬汤加减（麦冬 9 g，太子参 9 g，大枣 6 g，姜半夏 6 g，竹茹 9 g，甘草 3 g）。加减：大便干结，加火麻仁 12 g、白蜜 9 g、瓜蒌仁 9 g 以润肠通便；若呕吐较甚，可加枇杷叶 6 g、旋覆花（包煎）6 g 以和胃降逆。

（二）中成药治疗

1. 保和丸

适用于四时感冒，见发热头痛，消化不良，肠胃不适，恶心呕吐等症，每服 6～9 g，每日 2～3 次，开水送服。

2. 藿香正气丸

适用于外感风寒、内伤湿滞所致恶心呕吐，每次服 6～9 g，每日 3 次，开水送服。但伤暑气虚伴呕逆者，不宜选用。

3. 理中丸

适用于中焦虚寒，健运失职，喜唾涎沫，呕吐腹痛，每次服 5～8 g，每日 3 次，开水送服，胃阴不足者不宜用。

【疾病的转归和预后】

一般来说，实证呕吐，病程短，病情轻，易治愈；虚证及虚实并见者，则病程长，病情重，反复发作，时作时止，较为难治。若失治误治，由轻转重，久病久吐，脾胃衰败，化源不足，则易生变证。所以，呕吐应及时诊治，防止后天之本受损。

【中医药防治研究的现代进展】

呕吐作为一种症状，不是一个独立的疾病，很多疾病都可出现呕吐的表现。目前中医药防治呕吐的进展主要集中在肿瘤患者化疗后的呕吐恶心（chemotherapy induced nausea and vomiting，CINV）和术后恶心呕吐（postoperative nausea and vomiting，PONV）。

（一）中医药防治 CINV

CINV 发病原因为肿瘤疾病患者化疗后，毒邪入体、损伤脾胃，导致浊阴不降、清阳不升；加之肿瘤疾病患者化疗期间运动量少，大部分时间卧床休息，导致内湿易生、湿邪入侵，最终出现呕吐症状。大量临床中医治疗结果显示，在肿瘤疾病患者化疗后给予中药汤剂治疗，可有效预防 CINV 的发生；进行中药配伍用药治疗有助于改善患者的生理机能，提升人体正气。陈敏等报道，他们对恶性肿瘤患者化疗后的胃肠反应，使用半夏泻心汤进行了随机对照治疗研究，其中观察组 36 例患者化疗期间给予半夏泻心汤加减治疗，对照组 36 例患者给予盐酸托烷司琼（常规 5 mg）静脉推注治疗。结果显示，对照组患者胃肠反应的治疗总有效率（63.9%）显著低于观察组（97.2%），差异有统计学意义（$P<0.05$）。陈桂芬等采用参苓白术散加减对乳腺癌术后化疗患者进行辅助治疗，结果显示给予辅助治疗（观察组 30 例）的患者的腹泻、食欲降低、呕吐恶心等症状等级明显低于不给予辅助治疗的患者（对照组 30 例），差异有统计学意义（$P<0.05$）。因此认为参苓白术散具有渗湿止泻、益气健脾的功效。目前，临床研究上 CINV 的中医辨证分型治疗多以虚证为主，治疗上主要采用经方或名方加减，诸如旋覆代赭汤、吴茱萸汤、小半夏加茯苓汤、小柴胡汤等，剂型有汤剂、胶囊等，但以汤剂为主。

针灸是我国特有的“内病外治”方法，其对防治肿瘤患者化疗后 CINV 的效果得到了医学界的认同与推荐。针灸作为古中医的一种外治手法，在临床中应用其对 CINV 患者进行治疗，具有副作用小、起效快等优点。智明等报道，采用温和悬灸法对 138 例肿瘤化疗后 CINV 患者进行治疗，针刺穴位取双侧三阴交、足三里，1 次/天，持续治疗 6 d 为一疗程，共治疗 3 个疗程。结果显示，138 例恶性肿瘤患者 CINV 的治疗总有效率高达 99.28%。沈宝玉等对胃肠肿瘤化疗后患者进行了针刺防治胃肠道反应的随机对照研究，针刺穴位选取内关、足三里。结果显示，给予针刺防治的观察组患者的 CINV 防治效果明显优于不给予针刺防治的对照组患者（$P<0.05$），针刺治疗安全性高。

穴位注射又称“水针”，注射液一般为中西药制剂，通过将适量药液注射于人体皮肤阳性反应点、压痛点、穴位、经络而达到治疗目的。穴位注射疗法始于 20 世纪 50 年代，近年来在临床中被应用于各种疾病的防治并取得了巨大成果。闫宁等报道，对化疗所致的呕吐恶心患者应用穴位注射疗法进行观察研究，观察组 30 例患者双侧足三里穴位注射胃复安治疗，对照组 30 例患者静脉滴注胃复安、格雷司琼治疗。结果显示，观察组患者的治疗总有效率（93.3%）显著优于对照组（70.0%），差异有统计学意义（$P<0.05$）。鲍丽自报道，对顺铂化疗后患者使用静脉注射格雷司琼+胃复安穴位注射防治呕吐，注射穴位取足三里。结果显示，非穴位治疗组患者的呕吐发生率（78.7%）显著高于穴位注射治疗组患者（49.2%），差异有统计学意义（$P<0.05$）。

中医联合疗法防治 CINV，即对肿瘤化疗后 CINV 患者采用多种中医防治方法联合治疗，其效果相比单一方法治疗的效果更佳。例如，耳穴贴压联合针刺疗法、中药贴脐联合耳穴压豆治疗、穴位按摩配合生姜按摩治疗等。何文等报道，他们对原发性肺癌患者化疗后使用耳穴贴压联合针刺防治急性上消化道反应进行了随机对照试验，观察组患者取交感、贲门、神门、皮质下、肝、脾等耳穴，取公孙、足三里、手三里、内关、中脘等体穴。结果显示，观察组患者的治疗总有效率（79.2%）显著优于仅给予常规治疗的对照组（56.0%），差异有统计学意义（$P<0.05$）。

（二）中医药防治 PONV

中医防治 PONV，可分为有创和无创治疗，其中有创治疗包括应用毫针、电针针刺与穴位注射、埋线等；无创治疗包括经皮穴位电刺激，穴位按压、贴敷，芳香疗法等。

有创治疗方面：Albooghobeish 等开展了一项随机对照试验，比较针灸和甲氧氯普胺对妇科腔镜手术患者 PONV 的疗效，结果显示与甲氧氯普胺组比较，针刺组术后 1 h、2 h PONV 发生率显著降低。因此，针刺能控制妇科腔镜手术患者的 PONV，可作为一种有效的替代防治方法。Ralston-Wilson 和 Karlikl 研究发现，给予 PONV 高风险儿童于术中进行 5～8 个穴位的针灸刺激，并留针一定时间，可防治术后早期和晚期 PONV 的发生。妇科手术患者给予内关穴 2 Hz 电针刺激，术后 30 min 恶心发生率低于对照组。电针具有镇痛作用，术后 24 h 吗啡的需求量减少，可能是电针防治 PONV 原因之一。Li 等研究表明，术前 24 h 给予 PC6 和 ST36 电针刺激安全可行，既可以减轻术后早期疼痛，也可降低 PONV 发生率，加速胃肠道功能恢复。甲氧氯普胺联合双侧足三里注射新斯的明 0.25 mg 可以缩短消化道手术后肠蠕动恢复时间，改善胃肠功能优于单纯使用促胃动力药物疗效，因此穴位注射可纠正胃肠道功能紊乱，加速术后康复。林江海等将双“00”羊肠线通过针灸针注入同侧内关和足三里，观察穴位埋线疗法对甲状腺手术 PONV 的影响，结果发现常规药物止吐辅以穴位埋线，可降低急性期和延迟期的 PONV 的发生率，提高患者围术期安全性和舒适度。

无创治疗方面：经皮穴位电刺激可以缓解 PONV、改善腹胀、缩短术后肠功能恢复时间、缩短术后住院时间，该研究提示 TEAS 通过增加迷走神经张力改善胃肠道功能，从而防治 PONV 发生。研究发现，内关穴位按压能缓解早孕恶心呕吐，效果优于药物治疗，在妇科手术后 12 h 内给予内关穴腕带按压刺激，预防 PONV 的效果与止吐药相当。耳穴压籽法对老年患者髋关节置换术后、妇科腹腔镜手术后以及乳腺区段切除术后发生的 PONV 均有一定疗效，但有学者认为耳穴疗法可能与心理暗示有关，具体机制仍需要进一步研究证实。

另外，其他汤药、芳香疗法具有无创、无针和无痛的特性，患者容易接受。芳香疗法可作为 PONV 的辅助治疗方法，或者常规止吐药物的补充疗法。

【经典病例摘录】

顾某，女，75 岁，于 2021 年 1 月 7 日入院。

现病史：患者因“呕吐 2 周，加重 2 天”入院。患者于入院前 2 周无明显诱因出现进食后呕吐，呕吐物为胃内容物，呈非喷射状，未见咖啡样物，伴腹胀、呃逆，无反酸、嗳气，无腹泻、腹痛。患者于当地诊所就诊，予以护胃药物治疗（具体药物不详），上述症状稍有缓解，但间断反复。入院前 2 天患者上述症状加重，少量进食即吐，伴呃逆、头部闷胀，无反酸、腹泻、腹痛，无胸痛、心悸，无头痛、头昏等。

刻症：精神状态较差，倦怠乏力，恶心、呕吐，语声低微，进食即吐，伴口干、反酸、嗳气，饮食欠佳，夜寐欠安。

既往史：有高血压、糖尿病、脑梗死病史。

查体：生命体征平稳，神志清楚，对答切题，双肺呼吸音清晰，双侧肺未闻及干、湿啰音。心率 79 次/分，律齐，各瓣膜听诊区未闻及病理性杂音，无心包摩擦音。腹稍膨隆，全腹无压痛，无反跳痛，无肌紧张，肝、脾肋下未触及，肝区、肾区无叩击痛，移动性浊音（-）。肠鸣音5次/分。舌淡红，苔少，脉细软无力。

辅助检查：头颅+全腹CT平扫：①颅内多发缺血、梗死灶，部分病灶软化。②胃窦壁稍增厚。③左肾结节影，考虑错构瘤可能。④轻度脂肪肝。⑤升结肠壁局限性稍增厚，结肠内较多气粪影。⑥腹主动脉及脾动脉壁钙化。胃镜：慢性浅表性胃炎伴糜烂。

中医诊断：呕吐（脾胃虚弱证）。

西医诊断：①慢性胃炎；②2型糖尿病；③高血压病3级（极高危）；④脑梗死后遗症；⑤脂肪肝；⑥高甘油三酯血症。

处方：理中汤合香砂六君子汤。人参15 g，炮姜15 g，炙甘草15 g，白术15g，砂仁（后下）10 g，姜半夏10 g，木香10 g，茯苓20g，陈皮6g。共2剂，水煎服，每日3次。

患者服药开始时即呕吐，改少量频服后呕吐减轻，2剂服完后进少量饮食后暂未再呕吐，呃逆好转，口干，喜冷饮，胸中有灼热感，食欲差，仍觉乏力，头部闷胀感明显改善，夜寐尚可，大便不成形，小便频数。舌淡红，苔薄白，脉细滑。将前方炮姜减量至10 g，加黄连3 g以清热和胃止呕。

再服上方3剂后，患者无恶心、呕吐，食欲尚可，基本恢复正常食量，进食后未再呕吐，小便可、通畅，大便稍溏，呕吐愈而出院。

该患者基础疾病多，入院时即食入即吐，伴精神倦怠，少气懒言，结合舌淡红、苔少、脉细软无力，脾胃虚弱之呕吐诊断明确，处方以理中汤合香砂六君子汤健脾化湿，降逆止呕。方中人参、炙甘草大补中气，白术、茯苓健脾利湿，砂仁、姜夏、陈皮燥湿降逆止呕，木香行气、炮姜开胃醒脾止呕，全方补中有运，补而不滞，故药后诸证皆减。唯患者服药后出现胸中灼热、口干等热化表现，故减炮姜之温燥，少加黄连之苦降，而诸证皆平。

【呕吐的西医综述】

呕吐症状产生的主要病理基础是：①炎症：细菌或毒素感染，常以沙门菌属和嗜盐菌（副溶血弧菌）感染最常见，毒素以金黄色葡萄球菌常见，病毒亦可见到。细菌或毒素感染引起的呕吐常有集体发病或家庭多发的情况，如吃了被污染的家禽、家畜的肉、鱼，或吃了嗜盐菌生长的蟹、螺等海产品，或吃了被金黄色葡萄球菌污染了的剩菜、剩饭等。②物理化学因素刺激：进食生冷食物，或某些药物，如水杨酸盐类、磺胺、某些抗生素等；或误服强酸、强碱及农药等均可引起本病。

以呕吐为主要临床症状的疾病包括急性胃炎、贲门痉挛、幽门梗阻、胰腺炎、胆囊炎，以及某些急性传染病或颅脑疾患等。上述不同疾病出现呕吐症状的诊断和治疗方法不同，现分别叙述。

（一）急性胃炎

急性肠胃炎是胃肠黏膜的急性炎症，临床表现主要为恶心、呕吐、腹痛、腹泻、发热等。本病常见于夏秋季，其发生多由于饮食不当，如暴饮暴食，或食入生冷腐馊、秽浊不洁的食物。

呕吐症状的治疗措施：①去除病因，卧床休息，停止一切对胃有刺激的饮食和药物。酌情短期禁食，然后给予易消化的、清淡的、少渣的流质饮食，有利于胃的休息和损伤的愈合。②鼓励饮水，由于呕吐失水过多，患者在尽可能的情况下多饮水，补充丢失的水分，以糖盐水为好（白开水中加少量糖和盐而成），不要饮用含糖多的饮料，以免产酸过多加重腹痛。呕吐频繁的患者可在一次呕吐完毕后少量饮水（50 mL左右），多次饮用，不至于呕出。③呕吐伴腹痛明显者，应止痛。应用间苯三酚、阿托品、山莨菪碱等药均可，还可局部热敷腹部止痛（有胃出血者不能用）。④呕吐伴严重腹泻、脱水明显者，应及时送医院静脉输液治疗，一般一两天内可恢复。⑤预防为主，节制饮酒，勿暴饮暴食，慎用易损伤胃黏膜的药物。

（二）贲门痉挛

贲门痉挛，又称贲门失弛缓症或者巨食管，是由于食管、胃交界部神经、肌肉功能障碍所引起的功能性疾病。呕吐的主要原因是食管缺乏蠕动、食管下括约肌高压和对吞咽动作的松弛反应减弱，临床表现主要有吞咽困难、呕吐、胸骨后疼痛或阻塞感，食用温热食物比冷冻食物更容易咽下是其特征。

目前药物可以暂时缓解症状，口服药物包括钙离子拮抗剂、硝酸酯类药物、抗胆碱能药物等，其中最常用的是钙离子拮抗剂和硝酸酯类药物。但是症状严重的患者需要在内镜下进行药物注射、球囊扩张或者经口内镜下切开术。

（三）幽门梗阻

呕吐的原因是位于幽门或幽门附近的溃疡，因为黏膜水肿或溃疡引起反射性幽门环形肌收缩所致。更常见的原因是慢性溃疡所引起的黏膜下纤维化，形成瘢痕性狭窄。一般患者都有较长时间的溃疡病史，随病变的进展，胃痛逐渐加重，并有嗳气、反胃等症状。患者往往因胃胀而厌食，对抗酸药亦渐无效。胃逐逐渐扩张，上腹部饱满，并有移动性包块。由于呕吐次数增加，脱水日渐严重，体重下降。患者头痛、乏力、口渴，但又畏食，重者可出现虚脱。

一般幽门梗阻的患者不宜施行紧急手术，如经过 3 ~ 5 天胃肠减压，患者能恢复饮食，病情逐渐好转，说明痉挛和水肿的因素已消除，可继续观察。必要时可重复进行钡餐检查。如减压无效，则说明为瘢痕性狭窄，必须采取手术治疗。如有恶性肿瘤的证据，须积极手术治疗。

内科治疗纠正失水与电解质紊乱是治疗幽门梗阻的首要问题，因为丢失胃酸多，存在不同程度的碱中毒。因此，入院后可以先给生理盐水，待尿量增加后，便须加入氯化钾溶液。低钾性碱中毒严重者甚至每天应补充氯化钾。水分的补充则用 5% ~ 10% 葡萄糖溶液。按每天基础需要量 2500 mL 计算，外加每天从胃管吸出的量和失水量的一部分。因此每天输入液体量，除按血生化测定结果输入适量的电解质溶液外，不足水分以葡萄糖液补充。其次，使扩张的胃经持续减压直到复原。炎症水肿消失使胃壁肌层的张力得以恢复。如梗阻为幽门痉挛或黏膜水肿所致，则于梗阻消除后，按溃疡病的治疗要求调节饮食和使用相应的药物。

外科治疗经短期内科治疗无效，说明瘢痕挛缩为引起幽门梗阻的主要因素。或经检查诊断为胃溃疡，尤其是可疑有恶变者，局部炎症水肿消失后，应择期行手术治疗。

（四）胰腺炎

急性胰腺炎是多种病因导致胰酶在胰腺内被激活后，引起胰腺组织自身消化、水肿、出血甚至坏死的炎症反应。临床以急性上腹痛、恶心、呕吐、发热和血胰酶增高等为特点。急性胰腺炎呕吐的主要原因是胆汁反流、酒精作用、胰腺血流因素、外伤、感染等，这些因素导致胰腺泡破裂，胰酶进入腺泡之间的间质而促发急性胰腺炎，强烈的炎症刺激消化道而导致呕吐。

急性胰腺炎非手术治疗：①防治休克改善微循环：应积极补充液体、电解质和热量，以维持循环的稳定和水电解质平衡。②抑制胰腺分泌：选用 H_2受体拮抗剂、抑肽酶、5-氟尿嘧啶，禁食和胃肠减压。③解痉止痛：应定时给以止痛剂，传统方法是静脉滴注 0.1% 的普鲁卡因以静脉封闭；并可定时将哌替啶与阿托品配合使用，既止痛又可解除 Oddi 括约肌痉挛。禁用吗啡，以免引起 Oddi 括约肌痉挛。另外，亚硝酸异戊酯、亚硝酸甘油等可在剧痛时使用，特别是用于年龄大的患者，既可一定程度地解除 Oddi 括约肌痉挛，同时对冠状动脉供血也有好处。④营养支持：急性重型胰腺炎时，机体的分解代谢高、炎性渗出、长期禁食、高热等，使患者处于负氮平衡及低蛋白症状态，故须营养支持，而在给予营养支持的同时，又要使胰腺不分泌或少分泌。⑤抗生素的应用：急性胰腺炎患者不推荐静脉使用抗生素以预防感染。针对部分易感人群（如胆道梗阻、高龄、免疫力低下等）可能发生的肠源性细菌易位，可选择喹诺酮类、头孢菌素、碳青霉烯类及甲硝唑等预防感染。⑥腹膜腔灌洗：对腹腔内有大量渗出者，可做腹腔灌洗，使腹腔内含有大量胰酶和毒素物质的液体稀释并排出体外。

急性胰腺炎手术治疗适应证：①胆道梗阻，且病程<3天；②急性病程稳定，水电解质及酸碱平衡基本正常；③胰腺脓肿或假囊肿；④诊断未定，疑有穿孔或肠坏死。

（五）急性胆囊炎

急性胆囊炎是由于胆囊管阻塞和继发细菌感染而引起的胆囊炎症，其典型临床表现为右上腹阵发性绞痛，伴恶心呕吐。最常见的病因是结石阻塞胆囊管，从而造成胆囊内胆汁不能排出，胆囊肿大，压力增高，黏膜充血水肿、渗出增加。如果梗阻未解除或炎症未控制，胆囊内可充满脓液，成为急性化脓性胆囊炎。

急性结石性胆囊炎最终需手术治疗，原则上应争取择期手术。急性非结石性胆囊炎一经诊断，应及早手术治疗，因其易发生胆囊坏疽穿孔等并发症。

1. 非手术治疗

非手术治疗也可作为术前的准备。方法包括禁食、解痉、止痛、利胆、输液、营养支持、补充维生素、纠正水电解质及酸碱失衡等。

2. 手术治疗

急诊手术并非立即手术。在实施手术前，需要4～8 h的快速准备，以控制感染、稳定血压及改善微循环的灌注，保护重要器官，使患者更好地承受麻醉和手术，以免发生顽固性低血压及心搏骤停，更有利于手术后恢复。尤其对年老体弱、合并多个重要脏器疾病者，选择手术方法更应慎重，手术方式应以简单、快速、有效为原则。

第二节

吐血病

【疾病概述】

吐血是指血由胃而来，经口呕吐而出，血色鲜红或紫黯，常夹有食物残渣，也称为呕血，是临床上常见的危重病症之一。本病相当于西医肝硬化门脉高压所致的食管胃底静脉曲张破裂，消化性溃疡，急、慢性胃炎，胃癌等引起的上消化道出血。

吐血主要见于上消化道出血，其中以消化性溃疡出血及肝硬化所致的食管、胃底静脉曲张破裂最为多见，其次为食管炎，急、慢性胃炎，胃黏膜脱垂症以及某些全身性疾病（如血液病、尿毒症、应激性溃疡）引起的出血。其临床表现与本证的特点相符者，均可参照本节辨证论治。

【历史沿革】

早在《内经》中即有对血的生理及病理的较深入认识，书中也论及各种出血。东汉张仲景在《金匮要略·惊悸吐衄下血胸满瘀血病脉证治》中首先对吐血、衄血、便血进行辨证论治，将数种血证列为一个篇章，并记载了泻心汤、柏叶汤、黄土汤等方剂，这些方剂至今仍被沿用。隋巢元方在《诸病源候论·血病诸候》中将血证称为血病，对各种血证的病因病机作了较详细的论述。唐代孙思邈在《备急千金要方》中收载了一些较好的治疗血证的方剂，至今仍广泛应用的犀角地黄汤即首载于该书。宋代的《太平圣惠方》《圣济总录》等书，对各类血证在简要论述的基础上，分门别类地汇集了众多的治疗方剂，大大丰富了血证的治疗方法。明代虞抟在《医学正传·血证》中率先将各种出血病证归纳在一起，并以“血证”之名概之，认为热盛所致血证者为多，谓“诸见血为热证”。自此之后，“血证”之名即为许多医家所采用。清代唐容川的《血证论》是论述血证的专书，书中对各种血证的病因病机、辨证论治均有精辟论述。清代何梦瑶在《医碥·吐血》中说：“吐血即呕血。旧分无声曰吐，有声曰呕。”其发病盖由胃络受损所致，因胃腑本身或受他脏疾患的影响，导致胃络损伤，血溢胃内，以致胃气上逆，血随气逆，经口吐出，其中以暴饮暴食、饥饱失常、过食辛辣厚味，致使胃中积热，胃络受损；或肝气郁结，脉络阻滞，郁久化火，逆乘于胃，胃络损伤；以及劳倦过度，中气亏虚，气不摄血，血溢胃内等三种情况所致的吐血为多见。吐血治疗当辨证候之缓急、病性之虚实、火热之有无。吐血初起以热盛所致者为多，故当清火降逆，但应注意治胃、治肝之别；吐血量多时容易气随血脱，当急用益气固脱之法；气虚不摄者，则当应用大剂益气固摄之品，以复其统摄之权；吐血之后或日久不止者，则须补养心脾，益气生血。

【中医病因病机归纳】

引起吐血的原因较多，如暴饮暴食、饥饱失常、过食辛辣厚味之物，致使胃中积热，胃络受损；或肝气郁结，脉络阻滞，郁久化火，逆乘于胃，胃络损伤；以及劳倦过度，中气亏虚，气不摄血，血溢胃内等三种情况所致的吐血为多见。

饮食辛热，血脉受损：饮酒过多，或嗜食辛辣厚味，导致湿热内蕴，阳明热盛，热灼胃络，血溢胃中，随胃气上逆，则见吐血。

情志过极，气乱血溢：郁怒忧思、情志过极，则气机逆乱，迫血妄行，溢于脉外，而成血证。若郁怒伤肝，气郁化火，横逆犯胃，损伤胃络，则吐血；若思虑伤脾，脾不统血，亦可发为吐血。

体虚久病，统血无权：劳倦纵欲太过，或久病体虚，导致心、脾、肾气阴不足，血不循经而致出血。若损伤于气，则气虚不能摄血，以致血液外溢而见吐血；若久病入络，使血脉瘀阻、血行不畅、血不循经，也可致出血。

归纳起来，吐血病机可分为虚、实两大类。虚证主要是气虚不能摄血和阴虚火旺灼伤血络，血溢脉外而出血；实证主要是气火亢盛、血热妄行而致出血。此外，出血后的“留瘀”也使血脉瘀阻、血行不畅、血不循经，成为出血不止或反复出血的原因之一。

关于吐血的病因病机，还须重视三个关系：一是气、火与血的关系。《景岳全书·血证》载：“血动之由，惟火惟气耳。故察火者，但察其有火无火，察气者，但察其气虚气实……动者多由于火，火盛则迫血妄行，损者多由于气，气伤则血无以存。”二是吐血的虚实及其转化关系，实热证是基本证候，阴虚证多由实热证演变而成，而气虚证多属变证，三者有时还可错杂并见。三是吐血与脏腑之间的病理关系，可以是本脏腑病变产生的结果（如胃热炽盛的吐血），也可以是其他脏腑病变损伤本脏腑而产生的出血（如肝火犯胃的吐血）。

【中医诊断】

（一）发病特点

发病急骤，吐血前多有恶心、胃脘不适、头晕等症。血随呕吐物而出，常伴有食物残渣等胃内容物。血色多为咖啡色或紫黯色，也可为鲜红色。大便呈暗红色或黑如柏油。患者多有胃痛、胁痛、黄疸、癥积等病史。

（二）临床表现

血自胃或食道而来，发病急骤，吐血之前多有胃脘不适或胃痛、恶心、头晕、心悸等症，血经呕吐而出，常夹有食物残渣，色鲜红或紫黯，粪便多呈黑色。

（三）辨证要点

其发病盖由胃络受损所致，因胃腑本身或他脏疾患的影响，导致胃络损伤，血溢胃内，以致胃气上逆，血随气逆，经口吐出。

吐血当辨证候之缓急、病性之虚实、火热之有无。

吐血初起以热盛所致者为多，故当清火降逆，但应注意治胃、治肝之别；吐血量多时容易气随血脱，当急用益气固脱之法；气虚不摄者，则当用大剂益气固摄之品，以复其统摄之权；吐血之后或日久不止者，则需补养心脾，益气生血。

【中医鉴别诊断】

（一）吐血与咳血、口腔出血

血液均从口而出，但咳血之血由肺而来，咳血之前多有咳嗽、胸闷、喉痒等症状，血色多鲜红，经气道随咳嗽而出，常混有痰液；大量咳血后，可见痰中带血数天；少量咳血或没有将较多咳到口腔的血吞咽入胃，则粪便不呈黑色。吐血之血自胃而来，吐血之前多有胃脘不适或胃痛、恶心等症，血经呕吐而出，常夹有食物残渣，色鲜红或紫黯，粪便多呈黑色，吐血之后无痰中带血之症。口腔出血是鼻咽部、齿龈及口腔其他部位的出血，常为纯血或随唾液而出，血量少，并有口腔、鼻咽部病变的相应症状可寻。

（二）吐血与鼻腔、口腔及咽喉出血

吐血经呕吐而出，血色紫黯，夹杂食物残渣，患者多有胃病史。鼻腔、口腔及咽喉出血，血色鲜红，不夹食物残渣，到五官科做相关检查即可明确具体部位。

【中医急救处理】

（一）急性吐血的分型论治

急性吐血患者往往症状严重，病情进展较快，危及生命，需要立即进行医疗干预；同时，患者因乏力汗出、心悸、头晕，甚至休克、昏迷，很难常规进行中医病史采集和望闻问切。因此，急性吐血的中医治疗有其特殊性，不能够完全照搬慢性吐血中医辨证论治的常规，而应该根据临床实际，寻找一套迅速、简便和有效的中医救治方案。

1. 饮食不节，嗜酒无度

饮食不节，嗜酒无度，损伤脾胃，湿热内生，蕴于阳明，则阳明热盛，损伤血络，迫血妄行，血溢脉外，而成吐血。如《金匮要略·惊悸吐衄下血胸满瘀血病脉证治》云："夫酒客咳者，必致吐血，此因极饮过度所致也。"《张氏医通·诸血门·诸见血证》亦云："酒性大热伤胃，胃气不守……中焦之血，不布于经络……随气溢出也，此即千金所谓伤胃吐血也。"《诸病源候论·血病诸候·诸血》中亦记载，因饱食后，脾胃运化不及，饮食不能消化，强呕吐之，损伤胃口，而致吐血。或因外感风火暑燥之邪，或外邪入里化热，损伤上部血络，迫血妄行，血溢脉外，可致吐血。

临床表现：吐血色红或紫黯，常夹有食物残渣，伴脘腹胀闷，嘈杂不适，甚则作痛，口臭便秘，大便色黑；舌质红，苔黄腻，脉滑数。

治法：清胃泻火，化瘀止血。

代表方：泻心汤合十灰散。

泻心汤由大黄、黄连、黄芩组成；十灰散由大蓟、小蓟、侧柏叶、荷叶、茜根、栀子、白茅根、大黄、牡丹皮、棕榈皮组成。前方清胃泻火；后方清热凉血，收涩止血，为治疗血证的常用方剂，有止血而不留瘀的优点。若胃气上逆而见恶心呕吐者，加代赭石、竹茹、旋覆花；热伤胃阴而表现为口渴、舌红而干、脉象细数者，加麦冬、石斛、天花粉。

2. 情志不畅

若恼怒过度，肝失疏泄，肝气郁滞，日久郁而化火，肝火横逆犯胃，胃气上逆，血随气逆，可致吐血。如《素问·举痛论》曰："怒则气逆，甚则呕血及飧泄，故气上矣。"若忧思太过，耗伤心脾，脾虚则气血生化无源，中气亏虚不能固摄营血，血溢脉外，引起吐血。张介宾《景岳全书·杂证谟·血证》指出："忧思过度，损伤心脾，以致吐血、咯血者……是皆中气亏损不能收摄所致。"

临床表现：吐血色红或紫黯，伴口苦胁痛，心烦易怒，寐少梦多；舌质红，脉弦数。

治法： 泻肝清胃，凉血止血。

代表方： 龙胆泻肝汤。

本方由龙胆草、柴胡、栀子、黄芩、木通、泽泻、车前子、地黄、当归、甘草组成。若胁痛甚者，加郁金、制香附；血热妄行，吐血量多，加水牛角、赤芍。

气为血之帅，血为气之母。若吐血暴作，失血如涌，则气无所依而随血而脱，病情危重。对此，张景岳认为："有形之血不能即生，无形之气所当急固。"浓煎独参汤徐服，不仅可以益气固脱，同时可以达到阳生阴长的效果。

3. 中成药物治疗

（1）归脾丸

益气健脾，养血安神。适用于气虚不摄之吐血。口服，一次 8 ~ 10 丸，每日 3 次。

（2）龙胆泻肝丸

清肝胆，利湿热。适用于肝火旺盛之吐血。口服，一次 3 ~ 6 g，每日 2 次。

4. 单验方治疗

云南白药、白芨粉等口服。

（1）云南白药

口服，一次 0.5 g，每日 4 次。

（2）白芨粉

口服，一次 5 ~ 10 g，每日 3 次。

（二）稳定期中医辨证论治

1. 治疗原则

（1）补虚泻实，权衡缓急

吐血病多为虚实夹杂的病症，治疗时应权衡邪正关系、标本缓急，或补或攻或攻补兼施。一般以补虚固本为基础，兼以祛邪泻实。

（2）益气固脱，平冲降胃

吐血责之于胃，脾胃又是气血生化之源、后天之本，在吐血治疗中，治胃颇为重要。同时，气为血之帅，血为气之母，若吐血暴作，失血如涌，则气无所依而随血而脱，病情危重。

（3）脾胃为本，兼治五脏

吐血的治疗重点在脾胃，但不局限于脾胃。吐血病机表现出五脏相关的特点，或起因于他脏之疾，或病后损及他脏，临证当视脏腑病变情况综合治疗。

(4) 消除病因，防治结合

吐血源于各种脾胃疾病，并因外感、劳倦、七情失调而诱发或加重。治疗吐血必须消除病因、治疗原发疾病，不论原发病是脾胃病抑或他脏疾病。仅仅治疗吐血，只能获得一时的缓解，不能阻止病情的发展。因此，积极治疗原发病，消除各种危险因素，防治结合，对吐血的治疗具有重要意义。

2. 辨证论治

(1) 胃热壅盛

症见：吐血色红或紫黯，常夹有食物残渣，伴脘腹胀闷，嘈杂不适，甚则作痛，口臭便秘，大便色黑；舌质红，苔黄腻，脉滑数。

病机：饮食不节，嗜酒无度，损伤脾胃，湿热内生，蕴于阳明，则阳明热盛，损伤血络，迫血妄行，血溢脉外，而成吐血。胃热壅盛，灼伤血络，故见吐血色红或紫黯，脾胃受损，内热壅盛，气机郁滞，不通则痛，故脘腹胀闷，嘈杂不适，甚则作痛；湿热内盛，循经上炎，下迫肠道，故口臭便秘，大便色黑；舌质红，苔黄腻，脉滑数为胃热壅盛之表现。

治法：清胃泻火，化瘀止血。

代表方：泻心汤合十灰散。

泻心汤由大黄、黄连、黄芩组成；十灰散由大蓟、小蓟、侧柏叶、荷叶、茜根、栀子、白茅根、大黄、牡丹皮、棕榈皮等组成。前方清胃泻火；后方清热凉血，收涩止血，为治疗血证的常用方剂，有止血而不留瘀的优点。若胃气上逆而见恶心呕吐者，加代赭石、竹茹、旋覆花；热伤胃阴而表现为口渴、舌红而干、脉象细数者，加麦冬、石斛、天花粉。

(2) 肝火犯胃

症见：吐血色红或紫黯，伴口苦胁痛，心烦易怒，寐少梦多；舌质红，脉弦数。

病机：肝失疏泄，肝气郁滞，日久郁而化火，肝火横逆犯胃，胃气上逆，血随气逆，可致吐血，吐血色红或紫黯；肝气郁滞，气机郁结，不通则痛，故两胁疼痛；肝火循经上炎，故口苦；情志不遂，心火亢盛，故心烦易怒，寐少梦多；舌质红，脉弦数均为肝火上炎之表现。

治法：泻肝清胃，凉血止血。

代表方：龙胆泻肝汤。

本方由龙胆草、柴胡、栀子、黄芩、木通、泽泻、车前子、地黄、当归、甘草组成。若胁痛甚者，加郁金、制香附；血热妄行，吐血量多，加水牛角、赤芍。

（3）气虚血溢

症见：吐血缠绵不止，时轻时重，血色暗淡，伴神疲乏力，心悸气短，面色苍白；舌质淡，脉细弱。

病机：体虚久病，统血无权，劳倦纵欲太过，或久病体虚，导致心、脾、肾气阴不足，血不循经而致出血。气虚无力固摄，故吐血缠绵不止，时轻时重；气随血脱，濡养失司，故神疲乏力，心悸气短；舌质淡，脉细弱，均为气虚血溢之表现。

治法：健脾益气摄血。

代表方：归脾汤。

本方由黄芪、人参、白术、茯神、当归、酸枣仁、远志、龙眼肉、木香、甘草、生姜、大枣组成。若气损伤阳，脾胃虚寒，症见肤冷、畏寒、便溏者，可加侧柏叶炭、干姜。

【疾病转归和预后】

吐血是涉及多个脏腑组织，而临床又极为常见的一类病症，既可以单独出现，又常伴见于其他病症。

血证的预后，主要与三个因素有关。首先与出血量最为密切。出血量少者病轻；出血量多者病重，甚至可形成气随血脱的危急重症。其次是引起血证的原因。一般来说，外感易治，内伤难愈；新病易治，久病难疗。三是与伴随症状有关。伴有发热、咳喘、脉数等症者，一般病情较重，正如《景岳全书·血证》云：“凡失血等证，身热脉大者难治，身凉脉静者易治，若喘咳急而上气逆，脉见弦紧细数，有热不得卧者死。”

预防方面，首先要注意气候变化。相关研究显示，上消化道出血在处暑至次年春分、气候（气温）变化剧烈或急骤时，尤其是大雪节气前后容易发病，应“虚邪贼风，避之有时”。其次要注意饮食卫生。血证者饮食宜清淡，忌烟酒及辛辣动火、油腻炙煿之物；吐血、便血者宜少量进食易于消化、富有营养的食物。三是避免情志过极，保持精神愉快，劳逸适度，防止气机郁滞。血证护理，应当根据出血量多少辨别疾病轻重缓急，进行辨证施护。无论何种血证，轻度出血应注意休息，重症则应卧床甚至绝对卧床休息。注意观察出血的颜色、性状、次数，以及伴随症，若出血急、量多、鲜红，伴随头昏心慌、烦躁不安、汗出肢冷、面色苍白、脉细数等症状，常为大出血的征兆，应积极抢救。

【中医药防治研究的现代进展】

上消化道出血相当于中医急症血证“吐血”（又称呕血），已得到医学界公认。祖国医学认为，吐血（上消化道出血）的病位主要在于胃，病变部位还可涉及肝心脾肺肾。祖国医学对消化道出血诱因的认识历史悠久，归纳起来主要有外感六淫、内伤七情、饮食不节、劳倦体虚（久病）等几个方面。对本病的病机认识，医家历来强调“惟火惟气”。亦有学者认为本病病机以胃热脾虚为主，胃热为标，脾虚为本。夏氏通过对 327 例青年、老年患者进行分析，发现患者以脾虚不摄为多，但老年人多兼瘀血痰湿，且更易发生阳气虚脱。陈氏认为本病出血期的主要病机是火热熏灼，迫血妄行。上消化道出血的中医辨证分型，以胃中积热、肝火犯胃、脾虚不摄、气虚血脱四型多见，但临床上血瘀证型也可见。近年来，全国各地积极开展中医药治疗上消化道出血的临床研究，努力寻找速效、高效的止血药。

（一）辨证分型治疗

罗军将 112 例上消化道出血患者分为四型：胃热炽盛型治以泻心汤合十灰散加减，瘀血阻滞型治以四逆散、桃红四物汤合失笑散加减，脾气亏虚型治以补中益气汤加减，阴虚火旺型治以玉女煎加减，辨证方浓煎 150 mL 调服参三七粉、白芨粉；对照组用温水 150 mL 调服三七粉、白芨粉，每天分 3 次口服。治疗组总有效率为 94.6%，显著高于对照组的 85.2%（$P<0.05$）。周丽等辨证治疗本病 40 例，胃热炽盛型以大黄泻心汤化裁，脾不统血型以归脾汤化裁，每日 1 剂，加用黄芪注射液 100 mL 静滴，每日 1 次；西药组用西咪替丁静滴，每日 2 次，加服去甲肾上腺素；中药组总有效率为 97.5%，显著优于西药组的 85%（$P<0.01$）。陆志强等以辨证论治加用生大黄粉治疗本病 58 例：胃中积热型以清胃汤加减，肝火犯胃型以龙胆泻肝汤加减，肝郁脾虚型以逍遥散加减，脾胃虚寒以黄土汤加减；对照组以安络血肌注，6-氨基己酸 8 g 或抗血纤溶芳酸静滴。治疗组治愈率为 58%，显著高于对照组的 52%（$P<0.005$）。韩汉意等将 462 例患者随机分为两组，治疗组按辨证分为：胃中热毒型用土大黄 15 g 煎服，每日 3 次；瘀血停滞型用失笑散 30 g 煎服，每日 3 次，阴虚血热型用旱莲草 30 g 煎服，每日 3 次。对照组予西药止血敏，酌情输血。治疗组总有效率为 98.3%，显著优于治疗组的 90.5%（$P<0.01$）。

（二）专方治疗

王菲用自拟建中汤加减（饴糖 30 g、附子 10 g、桂枝 10 g、生姜 10 g、枳壳 10 g、砂仁 10 g、吴茱萸 10 g、藕节炭 15 g、仙鹤草 10 g、三七粉 3 g、黄芪 20 g、党参 20

g、当归 15 g、芍药 20 g、炙甘草 5 g）治疗 UGIH 患者 90 例，总有效率为 92.22%，优于对照组（垂体后叶素）90 例的 81.11%（$P<0.05$）。忻胜芳用自拟七黄粉（三七粉 2 g、生大黄粉 3 g）治疗 UGIH 患者 65 例，总有效率为 92.3%，显著优于对照组（奥美拉唑、血凝酶）65 例的 80.0%（$P<0.01$）。邓志刚等用宁络止血汤（当归、仙鹤草、白芍药、蒲黄、生地黄、山茱萸、三七粉、清半夏、生龙骨、黄连、甘草、赤石脂），治疗 UGIH 患者 100 例，总有效率为 96.0%，显著优于对照组（常规西药治疗）50 例的 84.0%（$P<0.05$）。李盛开用三黄止血汤（炒栀子 10 g、黄连 10 g、丹皮 10 g、仙鹤草 10 g、石斛 10 g、黄芩 10 g、象皮末 10 g、三七粉 10 g、知母 20 g、五倍子 15 g、制大黄 5 g、乌贼骨 10 g）治疗 UGIH 患者 50 例，总有效率为 92%，显著优于对照组（西咪替丁、止血敏）50 例的 74%（$P<0.05$）。

（三）基本方加减治疗

欧阳星以健脾摄血汤（黄芪 40 g、三七 6 g、白芨 10 g、炒白术 15 g、山药 20 g、茯苓 10 g、生甘草 5 g）为基本方，湿热重加地榆 10 g、生山栀 10 g、黄芩 10 g，虚寒重加灶心土 15 g、淡附片 10 g、炮姜 5 g，腹胀加炒枳壳 10 g，纳差加炒谷芽 20 g、麦芽 20 g，每日 1 剂，分 2 次服；西药对照组予止血敏 3 g、氨甲苯酸 0.6 g、西咪替丁 0.8 g，静滴，每日 1 次；疗程均为 7 天。中药组总有效率为 97.5%，显著优于对照组的 84.4%（$P<0.05$）。郑校生以仙白三黄汤（黄芪 20 g、生地黄 20 g、白芨粉 20 g、生大黄 10 g、蒲黄炒 10 g、阿胶珠 10 g、乌贼骨 10 g、仙鹤草 30 g、三七 3 g）为基本方，厥脱加人参、制附子；呕吐加代赭石、吴茱萸、黄连，胃热甚加黄连、黄芩；每日 1 剂；对照组静滴西咪替丁 0.8 g、氨甲苯酸 0.6 g、止血敏 3 g。治疗组总有效率为 98.1%，显著高于对照组的 91.1%（$P<0.025$）。李明兰以白芍 30 g、甘草 10 g、炒地榆 20 g、炒槐花 15 g、乌贼骨 20 g、贝母 15 g、大黄 10 g、白芨 20 g 为基本方，胃胀痛加延胡索 15 g、川楝子 15 g、厚朴 15 g、黄芩 30 g，肝郁加柴胡 10 g、枳壳 12 g、川楝子 12 g、延胡索 15 g，脾虚加党参 30 g、炒当归 20 g、白术 15 g、黄芪 20 g，每日 1 剂，分 3 次服；对照组在常规补液抑酸基础上加服去甲肾上腺素。治疗组粪 OB 转阴时间为 3.6 天，优于对照组的 6.5 天（$P<0.05$）。

（四）单味药治疗

传统的止血药物主要有白芨、紫珠草、三七、苎麻根、地榆、侧柏叶、血竭、云南白药、大黄、虎杖、番泻叶等十多种。其中以对大黄及大黄类药物的止血机理研究较多。如洪氏认为大黄能增加结肠蠕动，而不使胃、十二指肠蠕动加强。故对溃疡灶无害，并通过大便次数的增加，迅速清除瘀血，有助于吸收热的消退，使胃肠局部血管收缩而止血。梁子均等经研究指出，大黄的止血成分在结合蒽醌内，能促进骨髓制造血小板，且能增加纤维蛋白原，并使毛细血管致密，改善血管脆性。大黄中含鞣质和钙，可使凝血时间缩短。实验证明大黄还可引起红细胞压积降低和全血比黏度降低，也有类似输液治疗的血液稀释作用，即利用药物本身的渗透压作用调节机体的自身反应，使其向血管内转移而达到解除微循环障碍，恢复组织和细胞正常代谢及正常血液供应的目的。王晓俐治疗本病用生大黄粉每次 5～10 g，每日 3 次；西药组予安络血 10 mg 肌注，每日 2 次，氨甲环酸 0.4 g 静滴，每日 1 次；中药组总有效率为 88.83%，高于西药组的 22.38%（$P<0.05$）。刘松敏用白芨粉冷开水冲服治疗本病，治疗组总有效率为 90%，显著优于对照组的 63.3%。

（五）胃镜下中药治疗

向爱民通过胃镜局部喷洒大黄白芨合剂治疗本病 60 例，治疗组 30 例，总有效率为 93.33%；对照组 30 例予洛赛克 40 mg 或西咪替丁 0.6～0.8 g 静滴，每日 1 次，总有效率为 73.33%，治疗组疗效明显优于对照组（$P<0.01$）。刘华汉将 60 例 UGIH 患者随机分 2 组，各 30 例，实验组在对照组（口服去甲肾上腺素冰盐水、质子泵抑制剂强力制酸等）基础上施行内镜下局部喷洒中药止血散：地榆炭 30 g、白芨 15 g、大黄炭 50 g、三七 9 g，其止血率为 86.7%，显著高于对照组的 56.7%（$P<0.01$）；再次出血率为 10.0%，明显低于对照组的 33.3%（$P<0.05$）；平均止血时间为（14.2±2.3）min，明显短于对照组的（23.1±1.8）min（$P<0.01$），实验组疗效优于对照组（$P<0.01$）。

（六）其他治疗

毕莹等将 234 例 UGIH 患者随机分为两组，每组 117 例。治疗组在西医常规治疗基础上同时予针刺治疗，治疗组的患者均在 10 d 内止血，短者 2 d 即止血，长者 10 d。对照组短者 4 d 止血，长者超过 15 d。治疗组总有效率显著高于对照组（$P<0.05$）。武箭将 84 例 UGIH 患者随机分为治疗组 43 例、对照组 41 例，治疗组在内科常规处理上加予音乐疗法，其再出血率 61% 显著优于对照组（内科常规治疗）的 23.2%（$P<0.01$）；治疗组总治愈率 88.3% 明显优于对照组（内科常规治疗）的 73.1%（$P<0.05$）。

综上所述，中医药对上消化道出血有较好的临床疗效，在症状改善方面、大便隐血阴转所需时间方面，均与西药治疗相近。中医药与现代技术相结合诊治本病，亦取得长足进展。目前，治疗上消化道出血的中药剂型虽较多，但临床上疗效确切、给药方便、作用迅速的中药剂型有待进一步开发。而如何充分利用内镜结合中医药救治上消化道出血的危重症状，是中西医结合治疗本病有可能取得突破进展的新领域。

【经典病例摘录】

李某，男，40岁，工人，于2020年5月15日就诊。

患者吐血1次，色黑，质稀，约50 mL，无血凝块，伴胃脘部疼痛不适，嗳气反酸，疼痛多发生于空腹时，近3个月以来胃脘痛反复发作，且症状逐步加重，开始服用奥美拉唑等药可缓解，以后则逐渐失效。1个月前在外院查胃镜，结果提示十二指肠球部溃疡。现胃脘处疼痛，以下午及夜间较甚，时或呕吐痰液，不思饮食，夜寐不安。此次查胃镜，结果提示十二指肠球部溃疡伴出血。

查体：慢性病容，形体消瘦，贫血貌，舌体胖，质暗，舌边有齿痕并两处瘀斑，苔根中薄腻微黄，脉沉弦略数。心率96次/分，血压120/80 mmHg，心肺未见明显异常，胃脘处有压痛，肝脾未触及。血常规：血红蛋白90 g/L。大便隐血：阳性。

诊断：吐血，十二指肠球部溃疡伴出血。

此系肝胃不和、气滞血瘀，治宜疏肝和胃、化瘀止血。

处方：丹参15 g　砂仁12 g　延胡索20 g　佛手10 g
法半夏10 g　茯苓30 g　白芍15 g　海螵蛸10 g
白芨10 g　大黄炭6 g　炙甘草6 g

3剂，水煎服，每日1剂。

服用上方3剂后，患者未再吐血，且胃脘痛减轻，但仍吐痰涎，不欲食。上方加代赭石20 g、三七粉6 g。

服用上方3剂后，疼痛明显好转，呕吐已停止，饮食增加，夜寐安，精神较前改善，舌苔黄腻已退，大便隐血阴性。上方去三七粉，大黄炭改为3 g，代赭石改为10 g，延胡索改为9 g。

服用上方3剂后，患者诸症均明显好转，复查大便隐血，结果为阴性，5月24日好转出院。

本例患者，结合脉症，系肝胃不和，气滞血瘀，且有痰热，故选用丹参饮、乌及散、二陈汤等加减组成复方。方中丹参活血化瘀，延胡索活血行气止痛，佛手、砂仁行气开胃，半夏、茯苓化痰止呕，海螵蛸、白芨收敛止血，芍药、甘草酸甘化阴，缓急止痛，大黄祛瘀泄热，炒炭后并能止血，赭石有保护胃黏膜作用，与半夏同用能治呕，三七祛瘀止血。诸药配合，具有化瘀止血、理气止痛、除痰止呕的功用，因此诸症好转。本例说明，中医药不仅可有效地缓解临床症状，还可改善患者预后。

【疾病的西医内容综述】

上消化道出血（吐血）是指屈氏韧带以上的消化器官病变导致的急性出血，胃空肠吻合术后的空肠上段出血也属这一范畴。该病是临床最常见的一种内科急症，发病率为（50～100）/10万，病死率8%～13.7%。呕血和便血是其主要临床表现，或者胃镜下见胃内血性液体。由于现代临床诊疗技术的进步，本病的病死率已经控制在10%以下，较前明显下降。但是本病的病情十分凶险，因此在治疗上必须按一定的程序及步骤来严格处理，在临床上除了运用内科药物保守治疗方法的抢救措施外，还可根据疾病和患者的具体情况进行个体化诊疗，适当联合采用外科手术、介入手术、胃镜下止血等治疗手段。

（一）病因

消化性溃疡、食管胃底静脉曲张破裂、急性糜烂出血性胃炎和胃癌被认为是 上消化道出血（UGIH）最常见的原因。近年来国内外对此有很多研究，由于缺乏大样本资料，研究结果不是完全一致，但以胃酸相关疾病为首，仍占目前临床报道的主要部分。有研究表明，UGIH首发病因为十二指肠球部溃疡，占48.87%，其次为食管胃底静脉曲张（16.40%）、胃溃疡（14.98%）、急性糜烂出血性胃炎（8.85%）、胃癌（5.24%）和复合性溃疡（3.25%），与李玉英等报道相近。陈良言认为，十二指肠球部溃疡导致UGIH最多见，占47.21%，其次为食管胃底静脉曲张、胃溃疡、胃癌，发生率分别为15.82%、13.76%、5.04%。此外，应激性溃疡及服用NSAIDs类药物引发出血事件有所增加，可达5%，不应忽视。

（二）诱因

上消化道出血大多无明显诱因，有明确诱因者以饮食不当最为多见。饮食不当可破坏胃、十二指肠黏膜的屏障作用，易划破曲张静脉，使食管黏膜血容量增加，损伤食道黏膜，导致出血。服药为另一常见诱因，以NSAIDs类药物为代表，多见于老年患者。长期服用非甾体类抗炎药可抑制前列腺素分泌，使黏膜失去保护，并通过抑制重碳酸盐和黏液的分泌，降低黏膜的血流量及通透性。此外，剧烈咳嗽、用力排便、精神紧张、过度劳累等也是上消化道出血不多见的诱因，交感神经兴奋可间接导致门静脉压力升高，从而诱发出血。消除诱发因素，做好健康指导是预防再出血的关键措施。

（三）临床表现

上消化道出血的临床表现取决于出血量、出血部位、出血速度及性质，还与患者的年龄及循环代偿能力有关。上消化道出血的特征性表现为呕血与黑便，此外，可有失血性周围循环衰竭、发热、氮质血症及血常规异常等。

（四）诊断

1. 确定消化道出血

排除消化道以外的出血因素后，根据呕血、黑便、失血性周围循环衰竭的临床表现以及血常规等实验室证据可诊断为消化道出血。

2. 估计出血量

确切地计算失血量是制订治疗方案的依据之一。大便隐血试验呈阳性说明患者每日出血量在 5～10 mL；每日出血量在 60～100 mL 患者可出现黑粪；胃内积血达 250～300 mL 时可引起呕血；出血量<400 mL，可代偿，患者无症状；急性失血量在 400 mL 以上，患者可出现心慌、头晕、冷汗等症状；若出现失血性休克，则说明出血量在 1600 mL 以上。此外，收缩压（SBP）、脉搏（P）、休克指数（P/SBP），血液检查指标如 RBC、Hb、红细胞压积（Ht）、网织 RBC、WBC、PLT、血 BUN、PT、APTT 等也有助于失血量的估计。失血量达 800～1600 mL 时脉率可增至 100～120 次/分，收缩压可降至 70～80 mmHg，脉压变小；若出血量已达 1600 mL 以上，则脉搏细微，甚至摸不清，收缩压可降至 50～70 mmHg，更严重者可降至零。脉率与收缩压的比值为休克指数，正常值为 0.58，休克指数等于 1，估计失血量达总血量 20%～30%；指数大于 1，提示失血量占总血量 30%～50%。上述指标虽易观察，但干扰因素多，缺乏敏感性和可靠性，如 P 与 SBP 改变固然与有效血容量有关，但也与体位及神经因素有关。血液检查指标也可用来评估出血量，但也有其局限性，如 RBC、Hb、WBC、血 BUN 等指标改变在失血 3～5 h 后才能体现，且 Hb、RBC、Ht 等受原有贫血的影响，BUN 受肾功不全与脱水的干扰，WBC 受有无脾功亢进及感染的影响，故也非衡量失血及时可靠的指标。

3. 出血部位的初步判断

胃及十二指肠球部出血，多见于溃疡、胃癌、急性胃黏膜病变等，出血较急，但一次出血量一般不大，很少引起休克。食管和（或）胃底出血，多因曲张静脉破裂所致，出血急，且一次出血量可达 500～1000 mL，常引起休克等并发症；球部以下出血以胆道出血多见，出血量一般在 200 mL 左右，以便血为主，很少引起休克。

4. 活动性出血的判断

活动性出血（AH），包括继续出血和再出血，判断失血量的临床与血液学标准均有助于 AH 的观察，但都非十分可靠的指标。在一项研究中表明，CVP 测定是简单有效的方法，且 CVP 判断 AH 远较 SBP 和 P 改变敏感。内镜检查对预测再出血也有价值，如内镜检查有血管显露或基底有血凝块者易再出血，红色征是出血的重要征象，对预测再出血有重要意义。有下列情况之一时，提示活动性出血：①反复呕血或黑便次数增加、粪质稀薄、肠鸣音活跃；②Hb、RBC、Ht 继续下降，网织 RBC 持续增高者；③周围循环状态经输血及充分补液未见明显好转，或虽暂时好转但又继续恶化；④补液与尿量足够的情况下 BUN 持续或再升高者；⑤内镜示病灶处或周围有新鲜出血或渗血；⑥选择性动脉造影（SCA）阳性者。

5. 判断出血是否停止

经观察，无新的呕血、便血，且血压脉搏平稳；中心静脉压监测，其值稳定在 113 kPa 以上；一次出血后 48 h 之内，未再有新的出血，可能出血已停止；排便间隔时间延长，黑便次数和量减少、由稀转稠考虑出血停止。由于肠道内积血需数日排净，故不能以黑粪作为单独判断指标。

（五）治疗

上消化道出血中约 75.8% 是自限性的，仅需给予支持治疗，再出血及持续出血的患者病死率较高，故治疗应着重迅速止血、纠正低血容量、预防再出血。

1. 一般治疗

绝对卧床休息，保持呼吸道通畅，避免呕血时吸入引起窒息，吸氧，活动性出血期间禁食禁水，监测生命体征，记录血压、脉搏、出血量及每小时尿量，保持静脉通路通畅，必要时进行中心静脉压测定和心电监护。

2. 药物治疗

目前内镜下止血、介入等治疗方法较多，但受医疗条件、技术水平、患者自身等因素的限制，药物治疗仍是最基本的治疗措施。在积极补充血容量、纠正酸碱平衡失调和水、电解质紊乱后，根据不同出血原因，针对性选择止血药物。

（1）非静脉曲张性上消化道出血

NVUGIB 常见于消化性溃疡、急性胃黏膜病变等，药物治疗首选抑酸药，包括质子泵抑制剂（PPI）和 H_2 受体拮抗剂，而 PPI 较 H_2 受体拮抗剂能更有效维持胃内 pH>6，当 pH>6 时，才会触发凝血机制、抑制胃蛋白酶的消化作用，利于纤维蛋白酶血栓的稳定。止血药物因确切效果未能证实，不作为一线药物使用，但近年随着此药在临床的广泛应用证明其在治疗上消化道出血中确有肯定疗效，如静注维生素 K_1 可用于凝血功能障碍者；氨甲苯酸、氨基己酸等抗纤溶药可防止继发性纤溶；口服去甲肾上腺素可减少胃液分泌、通过收缩胃肠道出血小动脉而达到止血目的。此外，云南白药等中药也有一定疗效。

（2）食管胃底静脉曲张破裂出血（EGVB）

多因肝硬化引起，出血量大，病死率高，药物治疗首选降低门静脉和曲张静脉压力的药物。①生长抑素及其类似物：生长抑素及奥曲肽为最常用药物，短期使用无严重不良反应，用法为生长抑素 250 μg 静脉注射后，以 250 μg/h 静脉滴注维持 3 ~ 5 d。②血管升压素：代表药物为垂体后叶素，可收缩内脏小动脉，减少内脏血流量以达到止血目的，同时可使汇入门静脉的血流减少，以达到降低门脉压力的作用，EGVB 首选生长抑素联合血管升压素。③非选择性 β 受体阻滞剂：以普萘洛尔为代表，可减少门脉系统的压力，该药目前被认为是预防食管胃底静脉曲张出血和再出血的标准药物。此外，除了传统止血、保肝等治疗外，应积极针对病因进行抗病毒治疗。

3. 内镜治疗

随着内镜技术的发展，内镜下止血患者依从性高，成功率可达 78% ~ 90%，是上消化道出血较理想的选择。

（1）非静脉曲张破裂出血

根据病因不同，治疗方法主要分以下几种：①药物喷洒：可用于溃疡边缘渗血、出血性糜烂性胃炎、息肉摘除后表面渗血等，总效率可达 95%，但对动脉喷射性出血效果较差，常用喷洒药物有去甲肾上腺素、凝血酶等。②局部药物注射：急性溃疡所致出血可用，通过对局部黏膜下层组织的液体浸润，使血管收缩和栓塞，从而止血，常用注射剂有无水乙醇、生理盐水、凝血酶等。国外文献报道，用凝血酶注射止血有效率可达 94.4%。③热凝固法：常用的有高频电凝法、Nd-YAg 激光照射法、微波法和热探头法。通过使局部产生高热，使组织水肿、膨胀，血管内腔变小或闭塞、血栓形成而达到止血效果。④机械止血法：主要有内镜下皮圈结扎法、缝合止血法和金属止血夹。⑤其他：冷冻止血法和超声探头止血法。

（2）食管胃底静脉曲张破裂出血（EGVB）

针对 EGVB 主要有三种治疗方法：①胃镜下硬化剂注射治疗：通过注射硬化剂，使局部血管周围黏膜发生凝固性坏死，形成纤维化，并且静脉血管壁增厚，静脉内血栓形成，堵塞住出血血管，从而达到止血，常用硬化剂有 1% 乙氧硬化醇（食管）、5% 鱼肝油酸钠（胃底），本法存在严重并发症即食管穿孔或远端脏器被硬化剂浸润、栓塞等。②胃镜下套扎疗法：通过套扎曲张血管，使黏膜及黏膜下层局部组织缺血坏死，形成瘢痕组织，血管纤维化，曲张静脉管腔闭塞，达到止血。是目前治疗食管静脉曲张最有效手段之一，首次止血有效率可达 95%。③内镜下组织黏合剂注射治疗：

此对胃底静脉曲张效果最好，在曲张静脉处注射黏合剂和碘油可减轻曲张血管压力，从而止血。

4. 介入治疗

介入治疗的优点是创伤小、恢复快、并发症少。针对 NVUGIB，可对有明确造影剂外溢的直接出血征象患者进行动脉栓塞治疗以达到止血目的。对于 EGVB 患者，介入治疗具有重要的发展价值，不仅可为患者接受肝移植赢得宝贵时间，还可以迅速止血，挽救生命。其中，经颈静脉肝内门腔静脉分流术（TIPs）很早就作为国内外内镜下治疗无效时的一种治疗方法，对急性大出血的止血率可达 95%。

5. 手术治疗

如果药物、内镜、介入治疗仍不能止血，应不失时机地进行手术治疗。针对 EGVB 患者常用的术式为分断联合术，如脾切除加贲门周围血管离断术。

6. 其他治疗

在活动性大出血的抢救过程中，三腔二囊管具有非常重要的意义，是食管胃底静脉曲张破裂出血十分有效的止血措施，有报道称其止血率可达 82%～90%，然其因不良反应较多而较少用于临床。

综上所述，目前本病的治疗方法繁多，针对不同病因可选择不同的治疗方法。而本病的病因较多，因此，在抢救本病患者时，在采取积极的内、外科急救治疗的同时，还要积极查找病因，针对病因选择不同的治疗方法，如果因为不及时明确诊断而导致治疗不及时，其病死率极高。因此，在抢救急性上消化道出血患者的同时，还应在短时间内根据患者具体病情进行认真分析，探求其病因，以便及时做出准确的诊治，如此方可降低其出血再发甚至大出血的概率及病死率。

第三节

腹痛

【疾病概述】

腹痛是指以胃脘以下、耻骨毛际以上部位疼痛为主症的病证。感受六淫之邪，虫积、食滞所伤，气滞血瘀，或气血亏虚、经脉失荣等，均可导致腹痛。

腹痛也是一个症状，西医学中的多种疾病，如急性胰腺炎、胃肠痉挛、嵌顿疝早期、肠易激综合征、消化不良、不完全性肠梗阻，以及腹型过敏性紫癜、腹型癫痫等引起的腹痛均可参考本节内容辨证论治。

【历史沿革】

腹痛病名最早见于《内经》，在规范病名之前，仍有多种称谓。按照腹痛部位命名的有环脐而痛、绕脐痛、当脐痛等，如《素问·腹中论篇》："帝曰：人有身体髀股胻皆肿，环脐而痛，是为何病？岐伯曰：病名伏梁，此风根也。其气溢于大肠而著于肓，肓之原在脐下，故环脐而痛也。"按照自我感觉进行称谓的有腹中干痛、腹中绞痛、腹满痛、腹中刺痛等，如《医方考·腹痛门》："腹中干痛有时者，虫痛也。……干痛者，不吐不泻而但痛也。"《脉经·平阳毒阴毒百合狐惑脉证》："阴毒为病，身重背强，腹中绞痛，咽喉不利，毒气攻心，心下坚强，短气不得息，呕逆，唇青面黑，四肢厥冷。"但此时腹痛与胃脘痛经常混称，到了明代以后才将两者明确分开，专立腹痛病名，如《症因脉治·腹痛论》指出："痛在胃之下，脐之四旁，毛际之上，名曰腹痛。若痛在胁肋，曰胁痛。痛在脐上，则曰胃痛，而非腹痛"，确立了腹痛病位，并沿用至今。

《内经》提出腹痛由邪气客于胃肠导致，到了张仲景时代，虽然没有对腹痛专门成篇，但从中可看出，张氏认为腹痛的病因不仅有感受外邪，也有饮食不洁、肠虫滋生、暴饮暴食等损伤脾胃。腹痛的病机或是邪气阻滞，气血运行不畅，经脉痹阻导致"不通则痛"，或是气血阴阳不足导致"不荣则痛"。

到隋唐时期，《诸病源候论》首次提出毒邪致腹痛，毒邪可分阴毒及阳毒，常见的毒邪有外感毒邪、食物中毒、蛊毒、鬼毒之气等；孙思邈在《备急千金要方》中提出寒邪客于脏腑是心腹卒痛的主要病因，这一论述对现在腹痛的防治仍有较大的临床意义。到明清时期，医家更加重视瘀血导致的腹痛，以王清任及唐容川为代表，医家们创立了血府逐瘀汤及膈下逐瘀汤等名方。

随着现代诊疗技术的发展及中西医的会通，临床更加强调中西医结合诊疗。有研究急诊内科常见的腹痛患者，主要包括消化性溃疡、急性胰腺炎、急性胃肠炎、肠易激综合征、阑尾炎、泌尿系结石及妇科疾患。肠易激综合征的主要病因有先天禀赋不足和（或）后天失养、情志失调、饮食不节、感受外邪等。肝郁脾虚是腹痛发生的重要病机，脾肾阳虚、虚实夹杂是疾病迁延难愈的关键因素，此病初期，多以肝气郁结、横逆乘脾为主，日久则多见脾肾阳虚。急性阑尾炎是发生于肠道的痈肿，以转移性右下腹疼痛为主要临床表现，主要因饮食不节、食后奔走或损伤、情志所伤、寒温不适等导致肠道传导失司，糟粕停滞，气滞血瘀，瘀久化热，热盛肉腐而成。泌尿系结石以腰腹部绞痛和血尿为主要表现，多由下焦湿热、气滞血瘀或肾气不足导致，病位在肾、膀胱，肾虚为本，湿热、气滞血瘀为标，肾虚则膀胱气化不利，加之感受湿热之邪或湿热内生，蕴结膀胱，煎熬尿液，结为砂石，石阻脉络，不通则痛，结石损伤血络，故尿血。

【中医病因病机归纳】

腹痛病因很多，外感风、寒、暑、湿，或内伤饮食，或手术外伤等均可导致腹痛，总体均可归纳为气机阻滞或脏腑失养两端。

（一）感受寒邪，阻逆为痛

外受寒邪风冷，侵袭于中，或寒冷积滞阻结胃肠，或恣食生冷太过，中阳受戕，均可导致气机升降失常，阴寒内盛作痛。《素问·举痛论篇》指出：“寒气客于脉外则脉寒，脉寒则缩蜷，缩蜷则脉绌急，绌急则外引小络，故卒然而痛。”又说：“寒气客于肠胃，厥逆上出，故痛而呕也；寒气客于小肠，小肠不得成聚，故后泄腹痛矣。”以上均说明感受外寒与腹痛有密切的关系。

（二）素体阳虚，寒从内生

患者多有脾阳不运，脏腑虚寒；或因中阳虚馁，寒湿停滞；或因气血不足，脏腑失其温养而致腹痛；亦有房室之后为寒邪所中而致阴寒腹痛。

（三）饮食不节，邪滞内结

恣饮暴食，肥甘厚味停滞不化，或误食腐馊不洁之物，脾胃损伤，为腹痛之因；里热内结，积滞胃肠，壅遏不通；或恣食辛辣，湿热食滞交阻，使气机失其疏利，传导之令不行而痛；此外，湿热内侵，使肠胃功能逆乱，亦可导致腹痛。

（四）情志失调，气滞腹痛

情志不畅，恼怒伤肝，肝失疏泄，气失条达，肝郁气滞，横逆攻脾，肝脾不和，气机失畅，可引起气滞腹痛。正如《类证治裁·腹痛》曰："七情气郁，攻冲作痛。"《证治汇补·腹痛》谓："暴触怒气，则两胁先痛而后入腹。"可见，情志失调、气机郁滞是引起腹痛的重要因素之一。

（五）跌仆创伤，瘀阻为痛

跌仆创伤或腹部手术可致脏腑经络受损、气血瘀滞不通。《丹溪心法·腹痛》曰："如跌仆损伤而腹痛者，乃是瘀血。"血络受损，络脉不通，则腹部疼痛如针刺，痛处固定不移，痛而拒按。

总之，腹痛最主要的病机特点是"不通则痛"或"不荣则痛"。外邪侵袭、饮食不节、情志失调、跌仆创伤等因素导致腹内脏腑气机郁滞、血行受阻，或腹部经脉为病邪所滞，络脉痹阻，不通而痛，此属实痛。而素体阳虚，气血不足，脏腑失养所产生的腹痛，此属虚痛。与腹痛的相关病理因素有寒凝、湿热、瘀血、积食等。

腹痛之虚、实、寒、热、气、血之间常相互转化，兼夹为病。若寒痛日久，郁而化热，可致郁热内结；气滞作痛，迁延不愈，由气入血，可致血瘀腹痛；实证腹痛，经久不愈，耗伤气血，可由实转虚，或虚实夹杂；虚痛或夹食滞，则成虚实夹杂、本虚标实之证。

【中医诊断】

（一）临床表现

腹痛以胃脘以下、耻骨毛际以上部位疼痛为主要表现。急性发作时常伴有呕吐、腹泻、便秘、发热等症状。腹痛由癫病引起者，发作中止后可出现意识障碍，嗜睡，腹部或肢体肌肉跳动或抽动，流涎，偏头痛和吞咽咀嚼动作表现等症状。

（二）发病特点

本病发作多以外感、劳作、饮食不节或情志抑郁等为诱因，部分患者有基础疾病。

（三）辨证要点

1. 注意分辨腹痛的性质

寒痛：寒主收引，寒气所客，则痛多拘急，腹鸣切痛，寒实可兼气逆呕吐，坚满急痛；虚寒则痛势绵绵。

热痛：多痛在脐腹，痛处亦热，或伴有便秘、喜冷饮等症。

瘀血痛：多痛而不移其处，刺痛，拒按，经常在夜间加剧，一般伴有面色晦暗、口唇色紫。

气滞痛：疼痛时轻时重，以胀痛、绞痛为主，部位多不固定，攻冲作痛，伴有胸胁不舒，嗳气，腹胀，排气之后暂得减轻。

伤食痛：多因饮食过多，或食积不化，肠胃作痛，嗳腐，痛甚欲便，得便则减。

虚痛：一般久痛属虚，虚痛多痛势绵绵不休，喜按。

实痛：暴痛多属实；实痛多有腹胀、呕逆、拒按等表现。

2. 注意区别腹痛的部位

少腹痛：腹痛偏于少腹，或左或右，或两侧均痛，痛处多位于肝经。少腹痛偏于右侧，按之更剧，常欲蜷足而卧，发热，恶心，大便欲解不利，此为“肠痈”。

少腹近脐左右痛：按之有长形结块（大者如臂、如黄瓜，小者如指），劲如弓弦，往往牵及胁下，名为“痃癖”。

脐腹痛：肠内绞痛，欲吐不吐，欲泻不泻，烦躁闷乱，严重者面色青惨，四肢逆冷，头汗出，脉沉，名为“干霍乱”。时痛时止，痛时剧烈难忍，或吐青黄绿水，或吐出蛔虫，痛止又饮食如常，为“虫积痛”，多见于小儿。腹中拘挛，绕脐痛，冷汗出，怯寒肢冷，脉沉紧者，名为“寒疝”。

小腹痛：小腹痛偏在脐下，痛时拘急结聚硬满，小便自利，甚至发狂，为下焦蓄血。

【中医鉴别诊断】

（一）胃脘痛

胃居上脘，其疼痛部位在胃脘近心窝处。而腹痛在胃脘以下、耻骨毛际以上的部位。胃脘痛多伴嗳气、吐酸、嘈杂或得食痛减，或食后痛增等特征。而腹痛常少有这些症状，但胃痛与腹痛因部位相近，关系密切，故临证时须谨慎鉴别。

（二）胁痛

胁痛的疼痛部位在单侧或双侧季肋下，很少有痛及脐腹及小腹者，故不难与腹痛鉴别。

（三）淋证

淋证之腹痛，多在小腹，并伴有排尿窘迫、茎中涩痛等症。

（四）痢疾、霍乱、癥积

痢疾之腹痛与里急后重、下痢赤白黏冻同见；霍乱之腹痛往往卒然发病，上吐下泻互见；癥积之腹痛与腹内包块并见，但有时也可以腹痛为首发症状，须注意观察鉴别。

（五）内科、外科、妇科腹痛

内科腹痛常先发热，后腹痛，一般疼痛不剧，痛无定处，难以定位，压痛不明显，腹部柔软。而外科腹痛，一般先腹痛，后发热，疼痛较剧，痛有定处，部位局限，压痛明显，常伴有肌紧张。妇科腹痛多在小腹，常与经、带、胎、产等有关。

【中医急救处理】

（一）全面评估病情，处理及时、正确、有效

腹痛常仅仅是病情的局部表现，因疼痛剧烈而掩盖其他症状，因此应首先对患者进行全面评估，再对腹部疼痛症状进行评估，观察病情的变化。如果合并少神、四肢厥逆、大汗淋漓、脉促气喘、高热等危急症状，须进行紧急处理以稳定患者的生命体征；如患者生命体征尚平稳，可再次进行腹部及其他部位的评估。

（二）及早明确病因

部分腹痛患者根据疼痛部位及疼痛性质可明确病因。如出现典型的转移性右下腹疼痛，结合麦氏点压痛阳性，则考虑肠痈；如右上腹疼痛，伴有右侧肩膀疼痛，墨菲氏征阳性，需考虑胆石症；如进食肥甘厚味或饮酒后感上腹部持续性疼痛，伴有腰背部疼痛，需考虑脾心痛；如有腹部手术病史，出现肛门停止排气、排便，腹痛、腹胀，恶心呕吐等症状，需考虑肠结可能；如腹部疼痛伴有腰部疼痛，疼痛向会阴部放射，伴有血尿或尿频、尿急，需考虑石淋的可能。女性因经、带、胎、产等生理特点，需特别关注。生育年龄妇女，停经后出现腹痛如撕裂样，或同时伴有阴道流血，多考虑与妊娠有关的疾病，如流产、异位妊娠等。未婚女性，既往如有过痛经史，在经前期出现明显下腹痛，伴头晕、恶心呕吐多考虑为痛经；如两侧下腹痛压痛明显，合并白带异常，伴发热、尿频、尿急、尿痛，无停经史、妊娠史，在排除内科疾病如

急性肾盂肾炎的基础上，一般多见于急性盆腔炎；如在排卵期出现下腹部触痛明显，多考虑黄体破裂的可能。更年期以后女性下腹痛时，还应考虑肿瘤的可能。但在临床中，仍有较多患者腹部疼痛症状不典型，其中不乏急性心肌梗死、尿毒症、动脉血栓等疾病，这些疾病不能经过单纯问诊及查体明确诊断，需借助现代检查技术进行诊断。有研究提示，急诊内科腹痛诊疗过程中使用频率较高的辅助检查依次是血常规、腹部彩超及腹部 CT，部分患者完善相关检查后仍不能明确病因，须动态观察病情变化。

（三）治疗中的动态评估

对于不明病因的非手术腹痛患者，可边治疗边观察病情变化：①评估诊断是否正确，当出现新的症状、体征，或经特殊检查有新的证据发现时，应及时补充及修正诊断，采取相应治疗措施；②评价治疗是否有效，治疗无效应及时调整；③评价治疗过程中症状、体征及其他生化指标的变化规律，为判断诊疗及探讨诊疗效果机制提供依据。

【稳定期辨证论治】

对于病情相对稳定的、无外科手术指征的患者，可采用中医辨证论治。

（一）寒邪内阻证

症状：腹痛较剧烈，得温痛减，遇寒加重，恶寒身冷，手足厥逆，小便清长，大便不通。舌苔白腻，脉弦紧。

病机：寒实内结，升降之机痞塞，阳气不通，故腹痛；手足厥逆，为阳气不能布达之象；大肠为传道之官，寒邪积滞阻结于内，传化失司，故大便秘结；苔白为主；脉弦主痛，紧主寒。

治法：温里散寒，通便止痛。

方药：大黄附子汤加味。本方主在温散寒凝而开闭结，通下大便以除积滞，故用附子辛热以温里散寒治疗心腹痛。大黄荡除积结，细辛辛温宣通，散寒止痛，协助附子以增加散寒作用，共成温散寒凝、苦辛通降之剂。寒实腹痛，在非温不能避其寒，非下不能去其实时，使用本方最为恰当。腹胀满，可加厚朴、木香以加强行气导滞作用；体虚而有积滞者，可用制大黄，以缓其峻下之力；如体虚较甚，可加党参、当归益气养血。恶寒腹痛，绵绵不已，手足厥冷者，亦可选五积散温通经脉。突然心腹胀痛，痛如锥刺，口噤暴厥者，可用三物备急丸；如脐中痛不可耐，手足厥逆，脉微欲绝，为肾阳不足，寒邪内侵，宜用通脉四逆汤以温通肾阳。

（二）中脏虚弱（寒）证

症状：腹痛绵绵，时发时止，喜温按，按之则痛减，纳差，大便稀溏，伴见面色无华，神疲乏力，少气懒言，形寒肢冷等症。舌淡苔白，脉细无力。

病机：中阳虚寒，络脉不和，故腹中时痛或绵绵不休，寒得温散则痛减，虚痛得按则松；中虚不运，清气下陷，故纳差、便溏，面色无华，伴神疲乏力，少气懒言；中阳不足，卫外之阳亦虚，故形寒畏冷。舌淡苔白，脉来无力，均为虚寒之征。

治法：温中补虚，缓急止痛。

方药：小建中汤加减。本方以桂枝温阳，芍药益阴，饴糖补脾缓急，生姜辛温散寒，炙甘草、大枣甘温补中。其中芍药倍炙甘草为芍药甘草汤，有缓急止痛之效。若失血虚羸不足，腹中疼痛不止，或少腹拘急，痛引腰背，不能饮食，属营血内虚，可于本方加当归，名当归建中汤；若兼气虚，自汗、短气困倦者，本方加黄芪，名为黄芪建中汤；若腹痛下利，脉微肢冷，脾肾阳虚者，可用附子理中丸。

（三）湿热壅滞证

症状：腹部疼痛，拒按，大便不通，或下利清水，并见口干渴引饮，身热汗出，小便短赤。舌红，苔黄燥或黄腻，脉滑数。

病机：湿热壅滞，腑气不通，故腹痛拒按，胀满不舒，湿热熏蒸于内，故身热汗出、小便短赤，烦渴引饮，大便不畅或热结旁流，下利清水。

治法：通腑泄热，行气导滞。

方药：大承气汤加减。方中大黄苦寒泄热通便，荡涤肠胃；辅以芒硝咸寒泻热，软坚润燥；积滞内阻，每致气滞不行，故以厚朴行气散结，消痞除满，使积滞迅速得以外泄；如少阳阳明合病，腹痛剧烈，寒热往来，恶心呕吐，大便秘结者，可用大柴胡汤；如右侧少腹疼痛，为肠痈，可用大黄牡丹汤。

（四）气机郁滞

症状：腹部疼痛，胀满不舒，痛无定处，攻窜两胁，常痛引少腹，时聚时散，得嗳气、矢气则解，遇忧思恼怒则加重。舌淡苔白，脉弦。

病机：肝气郁结，疏泄失司，气机郁滞不通，故腹部胀痛。气属无形，走窜不定，故攻窜两胁，时聚时散，嗳气或矢气后可缓解，遇怒则气机更甚，故腹痛加剧。

治则：疏肝解郁，理气止痛。

方药：四逆散加减。本方具疏肝行气解郁、调和肝脾之功。柴胡苦平，条达肝木而疏少阳之郁；芍药微苦寒，平肝止痛；枳实苦辛破积行滞；甘草性平，缓急而和诸药，共成疏肝理气、和中缓急之剂。本方加川芎、香附，枳实易枳壳，名柴胡疏肝散，兼有活血作用；如腹痛肠鸣，气滞腹痛者，可用痛泻要方；如少腹绞痛，阴囊寒疝，可用天台乌药散；若腹痛拘急，可加芍药甘草汤缓急止痛；肝郁日久化热者，可加用牡丹皮、栀子、川楝子以清肝泄热。

（五）瘀血阻滞

症状：腹部疼痛，部位固定不移，痛势较剧，痛如针刺，甚则腹部包块，经久不愈。舌质紫黯，脉细涩。

病机：气滞日久，瘀血内阻，脉络不通，则腹部痛势较剧，部位固定不移，痛如针刺，甚至积聚不散成包块，久经不愈。

治则：活血化瘀。

方药：少腹逐瘀汤加减。方中当归、川芎、赤芍养血和营，小茴香、肉桂、干姜温通下焦而止痛；生蒲黄、五灵脂、没药、延胡索活血化瘀，和络定痛。亦可选用活血汤和营通络止痛。下焦蓄血，大便色黑，可用桃核承气汤；胁下积块，疼痛拒按，可用膈下逐瘀汤；瘀血积于腹部，连及胁间刺痛，用小柴胡汤加香附、姜黄、桃仁、大黄等。

（六）饮食停滞

症状：脘腹胀满，疼痛拒按，嗳腐吞酸，厌食，或恶心呕吐，痛而欲泻，泻后痛减，大便臭秽如败卵，或大便秘结。舌苔厚腻，脉滑。

病机：饮食不节或暴饮暴食，以致食积不化，气机阻滞，故脘腹满痛拒按；浊气上逆，故厌食呕吐、嗳腐吞酸；食滞中阻，运化无权，故腹痛而泻；泻而食减气消，故泻后痛减；宿食腐败，化生湿热，则大便臭秽如败卵；宿食燥结生热，故大便秘结。

治则：消食导滞，理气止痛。

方药：枳实导滞丸。方中大黄、枳实、神曲消食导滞；黄芩、黄连、泽泻清热化湿；白术、茯苓健脾和胃。食滞较轻者，可用保和丸；寒食积滞者，去黄连、黄芩，加干姜以温中散寒；恶心呕吐者，可加用陈皮、姜半夏以降逆止呕。

【疾病的转归和预后】

腹痛一证，病情复杂，包括内科腹痛、外科腹痛及妇科腹痛，涉及五脏六腑，如治疗不及时，常可产生多种变证，甚至危及生命。如因暴饮暴食，进食大量肥甘厚味，或酗酒过度，致使湿热壅滞，宿食停滞，腑气不通，疼痛剧烈，若治不及时，湿热蕴而化毒，气滞血瘀，痛处固定拒按，腹肌紧张如板，痛引后背，甚至演变为脱证；因湿热熏蒸而见黄疸、发热，可转为重症胆瘅、脾心痛，病情危急，死亡率可达5%。若腹痛日久，气机阻滞，血行不畅，气滞血瘀，日久不散，可逐步形成积聚，预后欠佳。

腹痛的预后尚取决于患者的体质、病程、病变的性质等因素。若因感受外邪、饮食不节、情志抑郁等致病，倘若正气不虚、邪气不盛，病情可较快缓解，患者可逐渐康复；如邪气较盛、正气虚衰，则正退邪进，病情迁延，可导致中焦虚弱、气血生化不足，转变为慢性腹痛，甚至可变为虚劳。

【中医药防治研究的现代进展】

腹痛与“不通则痛”有关，且腑以通为顺，以降为和，故诊疗腹痛以“通”为要点，须在辨证论治的基础上，辅以理气通导之品；但在辨病的基础上进行辨证论治，效果更佳。

肠痈是常见的腹痛疾病，对于无明显坏死、穿孔的患者，可行中西医诊疗，具有较好的效果。研究证实大黄牡丹皮汤加减治疗阑尾周围脓肿临床效果较好，可明显缩短脓肿以及腹痛消退时间，明显降低复发率。现代研究发现，大黄牡丹汤可抑制血清炎性因子的释放，并能改善肠管毛细血管微循环，从而减轻肠壁水肿渗出。49例急性阑尾炎非手术患者口服中药（大黄、丹皮、桃仁、枳壳、芒硝、川楝子各15 g，金银花、冬瓜仁、红藤各30 g），每4小时1次，中药灌肠（大黄30 g，桃仁、赤芍、枳实、厚朴各15 g），6小时一次，12小时后评估病情变化，其中症状消失及减少者36例，24小时内症状消失及明显减轻者42例，未治愈者3例。王春研究显示，以抗生素抗感染及补液等治疗为对照，内服中药结合阑尾区外敷中药（主要成分为大黄、侧柏叶、黄柏、蒲公英）以及中药组方灌肠，可使体温下降、压痛减轻、腹痛减轻、恶心呕吐减轻的时间均短于对照组，提示中医治疗急性阑尾炎具有较好的效果。

泌尿系结石急性发作时疼痛明显，西医主要以解痉止痛等对症诊疗为主，但因结石不能排出，长期再发风险高，采用中医治疗可促进结石排出，降低手术率及再发风险。王强在研究中把120例泌尿系结石患者随机分为2组，试验组患者口服加味知柏地黄汤（知母、黄柏各15 g，枣皮、生地、三棱、云苓、泽泻各10 g，金钱草、鸡内金、川牛膝、海金沙、滑石、山药、车前子、冬葵子、薏苡仁各30 g），对照组予山莨碧碱 10 mg、呋塞米 20 mg 诊疗，观察 30 天，结果试验组排出结石者予 40 例，对照组 20 例，试验组疗效明显优于对照组。吴伟斌把 178 例泌尿系结石患者随机分为对照组及试验组，每组均 89 例患者，试验组口服泌尿排石汤（金钱草 60 g，海金沙 15 g，车前草 15 g，鸡内金 15 g，穿山甲 10 g，滑石 10 g，小蓟 15 g，延胡索 15 g，甘草 6 g），配合针灸诊疗（主穴：肾俞、京门、阳陵泉、飞扬，关元、水道、阴陵泉、三阴交，两组穴位交替，每日 1 次，每次留针 30 分钟。配穴：血尿、尿痛加血海、太冲，发热配曲池、大椎，体虚配足三里、太溪），对照组仅服用泌尿排石汤，结果提示试验组症状缓解、结石排出者有 70 例，对照组有 60 例，试验组疗效明显优于对照组。

【经典病例摘录】

刘某，女，27 岁，2019 年 6 月 14 日初诊。

患者有胆囊结石病史，同年 4 月产下一健康男婴，产后患者每日进食油腻食物较多，6 月 10 日患者出现上腹痛伴有恶心、呕吐，自认为是进食不洁饮食所致，后腹痛加重，查血淀粉酶：1104 U/L。查体腹痛拒按，大便 3 日未解，时有恶心欲吐，伴有发热，舌红边有紫气、苔黄厚腻，脉数有力。腹部 CT 提示胰腺头体部弥漫性肿大，胰周有絮状渗出，肾前筋膜增厚，胆囊结石，肝内外胆管无明显扩张。

西医诊断：①急性胰腺炎；②胆囊结石。

中医诊断：腹痛（辨证属胃肠气滞、热结血瘀）。

治疗：入院后置入鼻腔肠管，并予以胃肠减压。方选桃仁承气汤加减。

处方：桃仁 10 g　红花 10 g　生大黄 10 g　芒硝 10 g
枳实 10 g　厚朴 10 g　柴胡 10 g　金钱草 30 g
海金沙 30 g

用法：浓煎，空肠管注入，3 次/天。约 6 小时后患者出现排便，排便后腹痛减轻，3 日后患者腹痛缓解，大便通畅，热退，舌红、苔黄，脉数。复查血淀粉酶正常，表明患者湿热仍然留恋中焦，但腑气已通，血瘀已散，予以停胃肠减压，开放无脂流质。调整中药方：

大黄 10 g　枳实 10 g　厚朴 10 g　木香 10 g
陈皮 10 g　金钱草 30 g　海金沙 30 g

用法同上。

1 周后复查 CT 提示胰腺头体部肿大，胰周渗出较前明显吸收，伴胆囊结石。血清淀粉酶正常，考虑病情好转，予以出院。

【腹痛的西医综述】

腹痛是指由于各种原因引起的腹腔内外脏器的病变，而表现在腹部的疼痛。而急性腹痛（简称急腹痛）是临床最常见急症之一，其病因繁杂，病情多变，涉及内、外、妇产、儿及传染病等多个学科，诊断处理不当，常可造成严重后果，因而对急性腹痛必须尽快做出定位、定性及病因诊断，以防误诊、漏诊，从而改善预后。对生育期女性的急性腹痛须请妇产科医生会诊，以排除妇产科急腹症。

（一）病因

引起腹痛的病因颇多，大体可分为腹腔内脏器疾病及腹腔外脏器疾病两大类，每类又可分为器质性病变及功能性失调；器质性病变包括脏器的急性炎症、损伤、破裂、穿孔、梗阻、扭转、出血、坏死等；功能性失调有痉挛、麻痹、神经功能紊乱及功能暂时性失调等。

（二）发病机制

腹痛依发生机制分为三型：①真性内脏痛（内脏痛），由内脏本身病变所致；②类似内脏痛（体性痛，体壁性内脏痛），由内脏病变累及壁层腹膜，经躯体神经传入引起疼痛；③放射痛（牵涉痛），内脏病变引起某一局部疼痛，痛处常非病变部位。

1. 内脏痛

内脏痛多由消化道管壁平滑肌突然痉挛或强力收缩，管壁或脏器突然扩张，急性梗阻、缺血等刺激内脏传入神经末梢产生冲动所致，常为脏器本身的疼痛。

2. 体性痛

壁层腹膜分布着脊髓感觉神经，脏层腹膜上虽无感觉受体，但近脏器的肠系膜、系膜根部、小网膜及膈肌等均有脊髓性感觉神经，当脏器病变累及其感觉神经时产生冲动，经上行传导达丘脑，再经交换神经元达大脑皮质。丘脑可感知疼痛，大脑可识别疼痛的部位、程度和性质。故体性痛多剧烈，疼痛及压痛部位明确，与体位有关，变换体位常可使疼痛加重。

3. 放射痛

放射痛，亦称牵涉痛或感应性痛。由于某种病理情况致身体某一局部发生疼痛，且痛处常非病变所在，因为放射痛部位与病变脏器的感觉常来自同一节段段神经纤维。如胆绞痛向右肩背部放射；小肠绞痛可放射到脐周；胃、十二指肠病变可放射到剑突与脐间等。

（三）急性腹痛的分类与临床特点

1. 分类

根据疼痛的性质可将急性腹痛分为七类。

（1）炎症性急性腹痛

1）基本特点：腹痛+发热+压痛或腹肌紧张。

2）临床特点：①一般起病较缓慢，多由轻渐重。②持续性腹痛。因脏器或腹膜的炎症、充血、水肿，刺激神经而引起急性腹痛，多呈持续性且进行性加重。因发病部位、病变程度及病理变化不同，疼痛多发生于病变所在的部位。③当炎症病变波及脏器浆膜和壁层腹膜时，则呈典型的局限性或弥漫性腹膜刺激征，尤其是病变所在部位最明显。④早期可出现全身感染征象，如寒战、发热、脉快和白细胞增高等。⑤腹腔穿刺和灌洗可抽出腹腔炎性渗出物。⑥可有明显的胃肠道刺激症状。此类急腹痛常见的有急性阑尾炎、急性胆囊炎、急性腹膜炎、急性胰腺炎、急性盆腔炎、急性肠系膜淋巴结炎等。

（2）穿孔性急性腹痛

1）基本特点：突发持续腹痛+腹膜刺激征，可伴有肠鸣音消失或气腹。由外伤、炎症或癌肿侵蚀等导致空腔脏器破裂。

2）临床特点：①突然剧烈的刀割样腹痛，后呈持续性，腹痛范围迅速扩大。②板状腹，有明显腹膜刺激征，常伴有休克。③常见膈下游离气体和腹部移动性浊音。④肠鸣音消失。例如，消化性溃疡穿孔、胆囊穿孔、伤寒肠穿孔、外伤性肠穿孔等。

（3）梗阻性急性腹痛

1）基本特点：阵发性腹痛+呕吐+腹胀+排泄功能障碍。肠道、胆道、输尿管等空腔管道内结石、肿瘤和位置改变（如扭转、套叠）等因素阻塞，腔内压增高促使管腔道平滑肌强烈收缩导致腹痛，发展到血运障碍（如绞窄性疝等），或始发于血运障碍（如肠系膜血管阻塞等），继发缺血、坏死等变化，即发生梗阻性急腹痛。

2）临床特点：①阵发性腹部剧痛是其特征，多突然发生，呈阵发性剧烈绞痛，往往使患者难以忍受。②恶心、呕吐，早期是反射性呕吐，后期是逆流性呕吐。因梗阻发生的部位不同，呕吐的内容和量亦不同。胃肠道高位梗阻则早发频吐，多为胃及十二指肠内容物；低位梗阻则晚发溢吐，严重者可呕吐粪性内容物。③腹胀和梗阻的器官管型明显，此因梗阻的器官、部位、程度和病变性质不同而表现各异：如幽门梗阻表现为上腹胀、振水音，可见胃蠕动波；肠梗阻可见腹胀、肠型、蠕动波等体征；胆道梗阻出现胆囊肿大或胆管扩张；泌尿系梗阻出现膀胱区域或肾区的囊性肿块等。④排泄功能障碍。胃肠道梗阻出现呕吐、肛门停止排便排气；胆道梗阻会出现黄疸；泌尿系梗阻则表现为尿少或尿潴留、肾积水等症。⑤除泌尿系疾病外，多伴有水、电解质与酸碱平衡失调、休克等并发症。此类急性腹痛常见的有肾结石、输尿管结石、肠梗阻、肠套叠等。

（4）出血性急性腹痛

1）基本特点：腹痛+失血性休克与急性贫血+隐性（内）出血或显性（外）出血（呕血、便血或尿血）。

腹内实质脏器或血管因外伤或病变发生破裂引起腹腔内出血，大量积血刺激可导致急性腹膜炎，同时伴有急性失血症状。

2）临床特点：①可有肝癌、消化性溃疡、腹主动脉瘤、输卵管妊娠以及肝、脾外伤等病史。②起病较急骤，腹痛为持续性，但不及炎症性或穿孔性腹痛剧烈。③外观可见的出血，如呕血、便血、尿血等。④虽无外观出血，但证实有内出血，进行性贫血；腹部有移动性浊音，腹腔穿刺抽出不凝固的血液。⑤有失血性休克表现。⑥B超可探及腹腔内液性暗区及受损伤的脏器。此类急性腹痛常见的有消化性溃疡出血、外伤性肝脾破裂出血、肝癌破裂出血、腹主动脉瘤破裂大出血、异位妊娠破裂出血等。

（5）损伤性急性腹痛

1）基本特点：外伤+腹痛+腹膜炎或内出血综合征。腹部损伤，因暴力及着力点不同，可有腹壁伤，如腹壁挫伤、肌肉撕裂伤、腹壁血肿形成等；空腔脏器伤，如胃、小肠、大肠、胆囊、膀胱破裂等；实质性脏器损伤，如肝、脾、胰、肾损伤等。

2）临床特点：①有外伤史，尤其是腹部、腰部和下胸部外伤史。②腹痛，原发性休克恢复后，常出现急性持续性剧烈腹痛，伴恶心、呕吐。③内出血征象：烦躁不安、面色苍白、口渴、脉搏细速、血压进行性下降，重者出现休克；腹部有移动性浊音，腹穿可抽出新鲜或暗红色不凝固的血液。④腹膜炎综合征：恶心、呕吐、腹痛、腹肌紧张，压痛、反跳痛明显；腹穿抽出物可为消化道分泌物或腹腔分泌物。⑤X线检查：膈下游离气体、腹内积液或积气。

（6）绞窄与扭转性急性腹痛

1）基本特点：肠道（如小肠、乙状结肠）、较活动的脏器（如游离的脾、肾等）、有蒂肿瘤（如卵巢囊肿）、腹内疝、腹外疝等发生扭转及绞窄，或血管闭塞引起缺血、组织坏死，亦称缺血性急腹痛。

2）临床特点：①腹痛为持续性，因受阵发性牵拉，可有阵发性加剧。②部分可触及压痛性包块。③早期无腹膜刺激征，随着坏死的发生而出现腹膜刺激征。④可有频繁干呕或腹泻等症状。

（7）功能性紊乱及全身性疾病所致的急性腹痛

临床特点：①常有精神因素或全身性疾病史。②腹痛常无明确定位，呈间歇性、一过性或不规则性。③腹痛虽严重，但体征轻，腹软，无固定压痛和反跳痛。如肠易激综合征、胃肠神经症等；全身性疾病，如肠系膜动脉硬化或缺血性肠病，结缔组织病累及胃肠道、血卟啉病、腹型癫痫、过敏性紫癜等。

2. 处理原则

（1）快速评估

迅速检查生命体征及神志、瞳孔，把急性腹痛分为三类：①危重型：先救命后治病，如腹痛伴有生命体征不平稳，随时有死亡可能。②重型：诊断与治疗相结合，此类患者虽目前生命体征平稳，但有短时间内转为危重型的可能。③普通型（可有潜在危险）：短时间内无生命危险，此类患者应寻找危及生命的潜在原因，如胃肠炎、消化道溃疡、慢性炎症、腹壁神经性或肌肉疼痛等。

（2）急性腹痛病因未明者的处理

对病因不明的急性腹痛患者，应密切观察，辅以必要的辅助检查，尽早作出诊断，同时给予积极的对症治疗。

（3）急性腹痛病因明确者的处理

对病因明确的急性腹痛患者，应立即进行病因治疗（包括手术治疗等）。对肠梗阻、内脏穿孔或出血、急性阑尾炎等患者，应及时手术治疗。对腹痛尚可忍受者，一般不用镇痛剂，但对病因已明确且不需手术治疗、疼痛较剧烈的患者，应适当使用镇痛剂，有利于病情恢复。

附：脾心痛

脾心痛相当于现代医学中的急性胰腺炎（acute pancreatitis，AP），是指多种病因引起胰酶激活，以胰腺局部炎症反应为主要特征，伴或不伴其他器官功能改变的疾病。临床以急性上腹痛、恶心、呕吐、发热和血清淀粉酶增高等为特点，大多数患者病程呈自限性，20%～30% 患者临床经过凶险，总体病死率为 5%～10%。本病具有起病急、病情重、并发症多、病死率高等特点，是临床常见的消化系统疾病之一。目前，中西医结合已成为本病主要的治疗手段。根据其发病部位及临床特点，在中医也可属于“腹痛”“胃心痛”“胰瘅”等范畴。

目前认为，急性胰腺炎的主要病因有胆石、虫积、素体肥胖、饮食不节（主要包括暴饮暴食、饮酒、嗜食肥甘厚腻）及创伤等。其基本病机是“腑气不通”，上述各种致病因素均可引起气机不畅，脾胃运化失司，痰湿内蕴，郁久化热，久则血瘀、浊毒渐生，有形实邪阻滞中焦，从而导致“腑气不通，不通则痛”。病位在脾，与肝、胆、胃密切相关，并涉及心、肺、肾、脑、肠。病理性质为本虚标实，但以里、实、热证为主。临床上可分为初期、进展期、恢复期，初期多为食积、气滞，正盛邪轻；进展期湿、热、瘀、毒兼夹，正盛邪实，或痰热、或瘀热、或热毒之邪内陷、上迫于肺、热伤血络，成气血逆乱之危症；恢复期则正虚邪恋，耗阴伤阳，气血不足，阴阳失调，虚实夹杂。

（一）诊断标准

急性胰腺炎的诊断须符合下列 3 项指标中的 2 项：①上腹部持续疼痛（疼痛发病急、较重，并常常向后背部放射）；②血清淀粉酶或脂肪酶至少高于正常值上限的 3 倍（其中血清脂肪酶于起病后 24～72 h 开始升高，持续 7～10 d；血清淀粉酶于起病后 2～12 h 开始升高，48 h 开始下降，持续 3～5 d）；③CT 显示有特征性急性胰腺炎表现［根据 CT 表现将胰腺炎症反应的严重程度分为 A～E 级。A 级：影像学为正常胰腺；B 级：胰腺实质改变，包括胰腺局部或弥漫性肿大，胰腺内小范围的积液（侧支胰管或直径<3 cm 的胰腺坏死所致）；C 级：胰腺实质及周围炎症反应改变，除 B 级所述胰腺实质的变化外，胰腺周围软组织也有炎症反应改变；D 级：胰腺外的炎症改变，以胰腺周围改变为突出表现而不是单纯的液体积聚；E 级：广泛的胰腺外积液和脓肿，包括胰腺内显著的积液坏死，胰腺周围的积液和脂肪坏死，胰腺脓肿］。

（二）分类

急性胰腺炎按照临床表现和预后的不同，可分为以下三类：

1. 轻症胰腺炎

轻症胰腺炎（mild acute pancreatitis，MAP）具备 AP 的临床表现和生化改

变，不伴有器官功能衰竭及局部或全身并发症，通常在1～2周内就可恢复，不需反复的胰腺影像学检查，病死率极低。

2. 中度重症胰腺炎

中度重症胰腺炎（moderately severe acute pancreatitis，MSAP）具备AP的临床表现和生化改变，伴有一过性器官衰竭（48 h内可以恢复），或伴有局部或全身并发症。对于有重症倾向的AP患者，要定期监测各项生命体征并持续评估。

3. 重症胰腺炎

重症胰腺炎SAP（severe acute pancreatitis，SAP）具备AP的临床表现和生化改变，必须伴有持续（>48 h）的器官功能衰竭，如果后期合并感染则病死率极高。

（三）治疗

1. 治疗目标

①解决引起AP的原发病因；②争取早发现、早治疗，减少并发症，防止复发，提高生活质量；③降低手术率，减少病死率。

2. 治疗原则

腑气不通是本病的基本病机，通里攻下应贯穿本病治疗的始终。根据"急则治标，缓则治本"的原则，急性期针对肝郁气滞、肝胆湿热、腑实热结、瘀毒互结及内闭外脱的病机特点，分别予疏肝解郁、清热化湿、通腑泻热、祛瘀通腑、回阳救逆的基本治疗原则，缓解期针对肝郁脾虚、气阴两虚的病机特点，分别予疏肝健脾、益气养阴的治疗原则，在上述治疗原则的指导下，可将内治法和外治法相结合多途径治疗。

3. 辨证论治

（1）急性期

1）肝郁气滞证：

主症：脘腹胀痛，腹胀得矢气则舒。次症：善太息，恶心或呕吐，嗳气，大便不畅。舌脉：舌淡红，苔薄白或薄黄，脉弦紧或弦数。

治法：疏肝解郁，理气通腑。

方药：柴胡疏肝散（《景岳全书》）。陈皮（醋炒）、柴胡、川芎、香附、枳壳（麸炒）、芍药、炙甘草。加减：因胆道蛔虫病引起者，加乌梅、苦楝根皮；痛甚者，加青皮、佛手、延胡索；大便干结者，加芦荟、芒硝。

2）肝胆湿热证：

主症：脘腹胀痛，大便黏滞不通。次症：胸闷不舒，发热，烦渴引饮，小便短黄，身目发黄。舌脉：舌质红，苔黄腻或薄黄，脉弦数。

治法：清热化湿，利胆通腑。

方药：茵陈蒿汤（《伤寒论》）合龙胆泻肝汤（《医方集解》）。茵陈、大黄（后下）、龙胆草（酒炒）、黄芩（酒炒）、山栀子（酒炒）、泽泻、木通、车前子、当归、生地黄、柴胡、甘草。加减：黄疸热重者，加蒲公英、败酱草、紫花地丁；大便黏滞不爽者，加滑石、薏苡仁。

3）腑实热结证

主症：腹满硬痛拒按，大便秘结不通。次症：日晡潮热，胸脘痞塞，呕吐，口臭，小便短赤。舌脉：舌质红，苔黄厚腻或燥，脉洪大或滑数。

治法：清热通腑，内泻热结。

方药：大柴胡汤（《伤寒论》）合大承气汤（《伤寒论》）。柴胡、枳实、半夏、黄芩、生大黄（后下）、芒硝（冲服）、白芍、栀子、连翘、桃仁、红花、厚朴、黄连。加减：呕吐重者，加紫苏梗、竹茹。

4）瘀毒互结证：

主症：腹部刺痛拒按，痛处不移；大便秘结不通。次症：躁扰不宁，皮肤青紫有瘀斑，发热，小便短涩。舌脉：舌质红或有瘀斑；脉弦数或涩。

治法：清热泻火，祛瘀通腑。

方药：泻心汤（《伤寒论》）或大黄牡丹汤（《金匮要略》）合膈下逐瘀汤（《医林改错》）。大黄、黄连、黄芩、当归、川芎、桃仁、红花、赤芍、延胡索、生地黄、丹参、厚朴、炒五灵脂、牡丹皮、水牛角（先煎）、芒硝（冲服）。加减：便血或呕血者，加三七粉、茜草根；瘀重者，加三棱、莪术。

5）内闭外脱证：

主症：意识模糊不清，大便不通。次症：肢冷抽搦，呼吸喘促，大汗出，小便量少甚或无尿。舌脉：舌质干绛，苔灰黑而燥，脉微欲绝。

治法：通腑逐瘀，回阳救逆。

方药：小承气汤（《伤寒论》）合四逆汤（《伤寒论》）。生大黄（后下）、厚朴、枳实、熟附子、干姜、甘草、葛根、赤芍、红花、生晒参（另炖）、代赭石（先煎）、生牡蛎（先煎）。加减：大便不通者，加芒硝；汗多亡阳者，加煅龙骨、煅牡蛎。

（2）恢复期

1）肝郁脾虚证：

主症：胁腹胀满，便溏。次症：纳呆，恶心，善太息。舌脉：舌苔薄白或白腻，脉弦缓。

治法：疏肝健脾，和胃化湿。

方药：柴芍六君子汤（《医宗金鉴》）。人参、炒白术、茯苓、陈皮、姜半夏、炙甘草、柴胡、炒白芍、钩藤。加减：食积者加焦三仙、莱菔子；腹胀明显者加莱菔子、木香。

2）气阴两虚证：

主症：少气懒言，胃脘嘈杂。次症：神疲，口燥咽干，饥不欲食，大便干结。舌脉：舌淡红少苔或无苔；脉细弱。

治法：益气生津，养阴和胃。

方药：生脉散（《医学启源》）或益胃汤（《温病条辨》）。人参、五味子、沙参、麦冬、冰糖、生地黄、玉竹。加减：口渴明显者，加玄参、天花粉。

4. 外治法

（1）灌肠治疗

生大黄 30 g 或大承气汤，加水 200 mL 煮沸后再文火煎 5 min，过滤去渣，冷却至 38～40 ℃后灌肠，插管深度为 30～35 cm，保留 1～2 h，每天 2 次。

（2）腹部外敷

将芒硝 500～1000 g 研磨成粉末状，放于专门的外敷袋中，随后将外敷袋均匀平铺于患者的中上腹部，当芒硝出现结晶变硬后更换，每日更换 2～4 次。

（3）针灸治疗

常用穴：足三里、下巨虚、内关、胆俞、脾俞、胃俞、中脘等，一般采用强刺激，也可电刺激。临床上可酌情选取公孙、神阙、天枢、合谷、章门、气海、内庭、阳陵泉、期门、血海、膈俞、太冲、膻中等穴，以增强疗效。

5. 西医治疗

对于轻症 AP 患者，可单独采用中医辨证治疗，若未能取效，可结合西医治疗。对于中、重度急性胰腺炎，需中西医结合治疗。无论轻症或重症胰腺炎，入院后均需监测生命体征及心、肺、肾等器官功能状态。

重症胰腺炎，首先应积极进行液体复苏，采用“目标导向治疗”策略，复苏目的是改善有效循环血容量和器官灌注不足，具体补液措施可分为快速扩容和调整体内液体分布 2 个阶段，必要时使用血管活性药物（如去甲肾上腺素或多巴胺）维持血压。复苏成功的指标包括：尿量>0.5～1 mL/(kg·h)，平均动脉压（MAP）>65 mmHg，心率<120 次/分，BUN<7.14 mmol/L（如果 BUN>7.14 mmol/L，在 24 h 内下降至少 1.79 mmol/L），Hct 35%～44%。入院后的 24～48 h，应每隔 4～6 h 评估液体需求。在达到复苏指标后，应控制液体输注速度和输液量，并可小剂量应用利尿剂避免组织水肿。

急性胆源性胰腺炎（acute biliary pancreatitis，ABP）如伴发胆总管结石嵌顿且有急性胆管炎，推荐入院 24 h 内行 ERCP；伴发胆总管结石嵌顿但无明确胆管炎的患者，推荐在入院 72 h 内行 ERCP。

血清甘油三酯水平大于 11.30 mmol/L，或虽为 5.65～11.30 mmol/L 但血清呈乳糜状，再次排除 AP 的其他病因的患者可考虑高脂血症性胰腺炎诊断，治法为口服贝特类药物或联合使用低分子肝素降脂，其目标是尽快将血清甘油三酯水平降到 5.65 mmol/L 以下。通过静脉泵入胰岛素 0.1～0.3 U/(kg·h)，将血糖维持在 11.1 mmol/L 以下，可激活脂蛋白酯酶，从而达到降脂作用，最佳血糖控制范围为 6.1～8.3 mmol/L。经上述诊疗，入院 24～48 h 后血清甘油三酯水平仍大于 11.3 mmol/L 或降幅未达到 50% 者，可考虑实施血液净化治疗。

重症胰腺炎，可使用生长抑素及其类似物（奥曲肽）或蛋白酶抑制剂（乌司他丁、加贝酯），主张早期足量应用，此外也可使用 PPI 类药物预防应激性溃疡。对于 AP 患者，不建议预防性使用抗生素，如确定合并有感染，可先经验性使用抗菌药物，后期可根据药敏结果调整抗菌方案。胰腺感染的致病菌主要为革兰阴性菌和厌氧菌等肠道常驻菌。抗菌药物的应用应遵循“降阶梯”策略，选择抗菌谱主要针对革兰阴性菌和厌氧菌、脂溶性强、可有效通过血胰屏障的药物，如碳青霉烯类、喹诺酮类、第三代头孢菌素、甲硝唑等。

SAP发生急性肺损伤时应给予鼻导管或面罩吸氧，维持血氧饱和度在95%以上。当进展至急性呼吸窘迫综合征时，应及时采用机械通气、呼吸机支持治疗。连续肾脏替代治疗（CRRT）可用于伴有肾功能衰竭的SAP的治疗。CRRT的指征是伴有急性肾功能衰竭，或尿量≤0.5 mL/(kg·h)；早期伴有2个或2个以上器官功能障碍；全身炎症综合征伴心动过速、呼吸急促，经一般处理后效果不明显；伴严重水、电解质紊乱；伴胰性脑病等。腹腔间隔室综合征也是SAP的严重并发症，当腹腔压持续或反复≥12 mmHg时，推荐采取保守治疗，包括胃肠减压、腹内减压（引流腹腔积液）、改善腹壁的顺应性、适量补液以及控制循环容量、改善肠道功能，目标是将腹腔压力维持在<15 mmHg，必要时施行开腹减压手术。AP患者在可耐受的情况下可尽早开放饮食，如果无法耐受经口饮食，须放置胃肠道营养管输注营养物质，如能量不足，可辅以肠外营养。

第四节

泄泻

【疾病概述】

泄泻是常见的急症之一，指大便次数增多（超过 3 次/天），粪质溏薄或完谷不化（水分超过 80%），甚至泻出如水样的病证。泄者，泄漏之意，大便稀溏，时发时止，病势较缓；泻者，倾泻之意，大便如水倾注直下，病势较急。现在临床上一般将两者统称为泄泻。急性腹泻发病周期一般为 2～3 周，大多数有自限性。泄泻主要由于湿盛与脾胃功能失调，而致清浊不分，水谷混杂，并走大肠而成，一年四季均可发生，但以夏秋两季较为多见。

西医学中急性肠炎、慢性肠炎、功能性腹泻、腹泻型肠易激综合征、肠结核等感染性或非感染性疾病，以腹泻为主要表现者，均可参考本节辨证论治。其他疾病伴有腹泻者，除诊疗原发疾病外，亦可参考本节辨证论治。

【历史沿革】

自古对本病的论述较多，名称亦颇多。《内经》始谓“泄”，如《素问·气交变大论篇》中记有“鹜溏”“飧泄”“濡泄”“注下”等病名。《难经·第五十七难》提出了五泄，谓“泄凡有五，其名不同：有胃泄、有脾泄、有大肠泄、有小肠泄、有大瘕泄，名曰后重。胃泄者，饮食不化色黄；脾泄者，腹胀满，泄注，食即吐逆；大肠泄者，食已窘迫，大便色白，肠鸣切痛；小肠泄者，溲而便脓血，少腹痛；大瘕泄者，里急后重，数至圊而不能便，茎中痛”。其中小肠泄与大瘕泄属痢疾范畴，但其余三泄多属泄泻范畴。汉代张仲景在《金匮要略》中立“呕吐哕下利病脉证治”一篇，将痢疾与泄泻统称为下利，并分为虚寒、实滞、气利三种类型，但在汉代及以前泄与痢常常混称。到隋代巢元方《诸病源候论》首次提出泻与痢分论，列诸泻候及诸痢候，再细论证候特点，根据病因及病机不同提出“暑泄”“寒泄”“久泄”等。到宋代以后，本病才被统称为泄泻。

《内经》对泄泻病因病机等有一定的概述，如《素问·举痛论》曰："寒气客于小肠，小肠不得成聚，故后泄腹痛矣。……怒则气逆，甚则呕吐即飧泄"，《素问·至真要大论》曰"暴注下迫，皆属于热"，《素问·阴阳应象大论》云"湿盛则濡泄"，"春伤于风，夏生飧泄"，《素问·生气通天论篇》提到"长夏善病，洞泄寒中"，可见在当时医家就认识到风、寒、湿、热及情志等均可导致泄泻，在季节上长夏容易发病；在病位上亦有提及，如《素问·宣明五气》曰"大肠小肠为泄"，《素问·脏气法时论》曰"脾病者……虚则腹泻肠鸣，飧泄食不化"，《素问·脉要精微论》曰"胃脉实则胀，虚则泄"，这为后世对泄泻的认识奠定了重要的基础；在病机上，《素问·阴阳应象大论》曰"清气在下，则生飧泄"，这一论述对现在治疗泄泻亦有重要的指导意义。

继《内经》之后，《难经·第五十七难》提出了五泄的病名和症状，即胃泄、脾泄、大肠泄、小肠泄、大瘕泄。五泄是从脏腑辨证角度提出的，其中小肠泄与大瘕泄可能属于痢疾，其余三泄多属泄泻范畴，从中可看出在东汉时期医家即认为泄泻与脾胃、大小肠有密切的关系。

汉代张仲景在《金匮要略》中立"呕吐哕下利病脉证治"一篇，首次提出辨证论治泄泻，文中说："下利清谷，里寒外热，汗出而厥者，通脉四逆汤主之。"指出虚寒下利的症状与治法；又说："下利，三部脉皆平，按之心下坚者，急下之，宜大承气汤""下利谵语者，有燥屎也，小承气汤主之"，提出实滞下利用"通因通用"法。

晋代王叔和在《脉经》中论述泄泻从脉象上的诊断和预后，如"尺脉细微，溏泄，下冷利""泄注脉缓，时小结者生，浮大数者死"等。宋代陈无择的《三因极一病证方论》载有"泄泻叙论"，认为不仅外邪可以导致泄泻，情志失调亦可引起泄泻，如"喜则散，怒则激，忧则聚，惊则动，脏气隔绝，精神夺散，以致溏泄"。

明代张景岳在《景岳全书·泄泻》中说："泄泻之本，无不由于脾胃。……泄泻之因，惟水火土三气为最。……凡泄泻之病，多由水谷不分，故以利水为上策。"张氏认为泄泻之病，多见小水不利，若水谷分利，则泻自止，所以利水是治疗的上策。张氏更认识到，分利之法也不是所有泄泻患者都适用，他指出"有寒泻而小水不利者……有命门火衰作泻而小水不利者"，然分利之法，"惟暴注新病者可利，形气强壮者可利，酒湿过度、口腹不慎者可利，实热闭塞者可利……若病久者不可利，阴不足者不可利，脉证多寒者不可利，形气虚弱者不可利，口干非渴而不喜冷者不可利"，即新病、实证、热证可利，久病、虚证不可利，这是对仲景辨证论证泄泻的进一步完善。

李中梓在《医宗必读·泄泻》中对泄泻的治法作了进一步的概括，提出了著名的治泻九法，即淡渗、升提、清凉、疏利、甘缓、酸收、燥脾、温肾、固涩，认为“夫此九者，治泻之大法，业无遗蕴，至如先后缓急之权，岂能预设，须临证之顷，圆机灵变”。其论述系统而全面，是泄泻治疗的一个发展，其实用价值为临床所证实。

清代诸家论述泄泻的文献很多，如《医学传灯》《医学集成》等。《医学集成》较为详细地论述了泄泻的病因、病机，如“泄泻之证，无不本于脾胃。脾胃强，则水谷腐熟，而化气化血。脾胃弱，则水谷不能运化，各随人之寒热虚实，而泄泻作矣。治泄之法，初宜分利，后宜实脾土，益元气，自无不愈”，并提出根据大便形状辨证论治，如“腹痛泄水，湿也，胃苓汤……泄如热汤，火也，白芍五钱、甘草二钱汤……五更作泄，肾虚也，四神丸……泄如鸭屎，鹜溏泄也，桂附理中……久泄不止，脾肾两虚也，黄芪六君”。《医学传灯》亦列举健脾丸、四神丸、分消饮、参苓白术散等一系列治疗泄泻的方剂。叶天士在《临证指南医案》中论述泄泻“阳明胃土已虚，厥阴肝风振动”，创泄木安土之法，用甘以理胃、酸以制肝，方中每多人参、乌梅相配，或甘草、白芍同用，既继承前人的经验，又给后人以启迪。

【中医病因病机归纳】

（一）外邪、饮食所伤，情志失调，病后体虚，禀赋不足等是泄泻的主要病因

六淫皆可致泄泻，但以湿邪为主，即所谓“无湿不成泻”，常夹寒、夹暑、夹热，影响脾胃升降功能；饮食过量、嗜食肥甘、生冷或误食不洁之物而伤脾胃；郁怒伤肝或忧思伤脾亦可致泻；病后体虚，劳倦年老，脾胃虚弱，肾阳不足；或先天禀赋不足等皆能使脾运失职而致泄泻。

（二）肠为泄泻的病位所在，脾为其主病之脏，与肝、肾密切相关

脾主运化功能失常，则生湿生滞，脾为湿困，不得升清，肠道传导失司，而致泄泻。肝气郁滞日久，肝失疏泄，肝木横逆，克犯脾土，脾失健运而致泄泻。若禀赋不足，或后天失调，饥饱失常，劳倦过度及久病正虚等，脾失健运，脾土反侮肝木，肝失疏泄而致泄泻。脾为后天之本，肾为先天之本，二者互促互助，共司水液代谢平衡。肾阳即命门之火，肾阳不升，脾失温煦，水湿下注而致泄泻。脾阳不足，寒从中生，肾失温养，脾肾阳虚而致泄泻。

（三）脾虚湿盛为泄泻的主要病机，脾失运化，肠道分清泌浊、传导功能失司

脾喜燥恶湿，为后天之本，主运化食物及水液。脾主升清，不宜下陷。外感寒湿、长期饮食不节、劳倦内伤等皆可引起脾胃受损，湿困脾土，脾失健运，脾胃运化失常，而致泄泻。小肠主受盛化物、分清泌浊，大肠主传化糟粕，小肠受盛及大肠传导功能失常，小肠无以分清泌浊，大肠无法传化，水谷停滞，合污而下，即可发生泄泻。

（四）迁延日久，泄泻由实转虚，脾病及肾，虚实之间相互转化、夹杂

暴泻多实，以湿盛为主；久泻多虚，且往往虚中夹实，其中以虚夹湿邪最为常见。无湿不成泻，湿盛困脾，脾虚生湿，脾虚湿盛，共致泄泻。肾藏先天水火，水不足则干，火不足则湿。肾火不旺，不能温化积水，蒸腾寒气，导致肠中多水，而成泄泻。此外，久泻脾虚，脾虚日久亦可累及肾脏，导致肾阳不足，脾肾阳虚，完谷不化，而致五更泻。情志不畅，肝郁失于疏泄，久必横逆犯脾，肝强脾弱，而成泄泻。脾病日久入络，加之情绪忧郁，病情可向气滞血瘀转变。

【中医诊断】

（一）临床表现

以粪便稀溏或次数增多为主要表现，每日三五次至十数次或更多，粪质稀溏，或如水注，或完谷不化，腹痛肠鸣。

（二）发病特点

暴泻多发于夏秋季节，但一年四季均可发病，多有感受外邪、暴饮暴食或误食不洁之物的病史；而久泻则长期反复发作。

（三）辨证要点

1. 辨暴泻与久泻

暴泻发病急骤，病程较短，常以湿盛为主；久泻发病缓慢，病程较长，迁延日久，每因饮食不当、劳倦过度或情志异常而复发，常以脾虚为主。或病久及肾，出现五更泄泻，腰酸怕冷等症状；肝郁脾虚，在紧张时发作，表现为腹痛、腹泻。

2. 辨病情轻重

一般泄泻，若脾胃不败，饮食如常，多属轻症，预后良好。若暴泻致脱，或泄泻不能食，形体消瘦，泄泻无度，或久泻滑脱不禁，致津伤液竭，则每有亡阴、亡阳之变，多属重证。

3. 辨寒热虚实

凡病势急骤，脘腹胀满，腹痛拒按，泻后痛减，小便不利者，多属实证；凡病程

较长，腹痛不甚，或腹痛喜按，小便利，不渴者，多属虚证。粪质清稀如水，腹痛喜温，畏寒，完谷不化，手足欠温者，多属寒证。如粪便黄褐，臭味较重，肛门灼热，泻下急迫，小便短赤，口渴喜冷饮者，多属热证。

4. 辨兼夹症

外感泄泻，多夹表证，当进一步辨寒湿、湿热或暑湿。寒湿泄泻，泻多鹜溏，苔白腻，脉濡缓；湿热泄泻，泻多如酱黄色，舌苔黄腻，脉濡数；暑湿泄泻，多发于夏暑炎热时，除泄泻外，尚有胸脘不适，口干，舌苔黄腻。食滞泄泻，粪便臭如败卵，泻后腹痛减轻的特点。肝气乘脾的泄泻，以胸胁胀闷，嗳气食少，多因情志郁怒而发的特点；脾胃虚弱的泄泻，以大便时溏时泻，夹有不消化食物，进食肥甘厚味时易发，伴纳差、面黄肢倦的特点；肾阳虚致泻，为五更泻，多发于黎明之前，以腹痛、肠鸣，泻后痛减，形寒肢冷，腰膝酸软为特点。

泄泻变化过程复杂，临床上多虚实夹杂、寒热并见，严重时可导致亡阴亡阳，故临床诊疗时需全面分析。

【中医鉴别诊断】

（一）与痢疾相鉴别

痢疾以腹痛、里急后重、痢下赤白脓血为主症，是一类具有传染性的疾病，为邪蕴肠腑，气血凝滞，大肠脂膜血络损伤，传导失司所致，好发于夏秋季节。张景岳（《景岳全书·泄泻》）认为，泄泻和痢疾的区别是“但泻浅而痢深，泻轻而痢重；泻由水谷不分，出于中焦；痢以脂血伤败，病在下焦。在中焦者，湿由脾胃 而分于小肠，故可澄其源，所以治宜分利；在下焦者，病在肝肾大肠，分利已无所及，故宜调理真阴，并助小肠之主，以益气化之源。此泻痢之证治有不同，而门类亦当有辨，然病实相关，不可不兼察以为治也”。

（二）与霍乱相鉴别

霍乱是一种上吐下泻同时并作的病证，亦有少数病例不见腹痛而专为吐泻者。其发病特点是来势急骤，变化迅速，病情凶险，起病时先突然腹痛，继则吐泻交作，所吐之物多为未消化食物，气味酸腐；所泻之物多为黄色粪水，或如米泔，常伴恶寒发热，部分患者在吐泻之后，津液耗伤，迅即消瘦，或发生转筋，腹中挛痛；若吐泻剧烈，则见面色苍白、目眶凹陷、汗出肢冷等津竭阳亡危候；而泄泻仅以排便次数增多或粪质稀溏为主要表现，其发病有急有缓，多数预后较好，故与痢疾可鉴别。

【中医急救处理及稳定期辨证论治】

（一）快速评估和处理

泄泻一般预后较好，但部分暴泻可出现亡阴亡阳，危及生命，特别是年老体弱合并较多基础疾病者。因此，对于泄泻患者不仅要评估泄泻的情况，也应评估患者整体的健康状况。

1. 监测评估

监测血压、脉搏、呼吸、血氧饱和度及体温等生命体征。如果患者脱水严重，须完善电解质、肾功能、血气分析等监测；如怀疑有感染，须完善血常规、C-反应蛋白、降钙素原等炎症指标以及大便培养等检查；如有血流动力学不稳定，如低血压、心动过速、皮肤湿冷、少尿、呼吸急促及精神意识改变等，须紧急处理。

2. 急诊处理

病情较重者须中西医结合治疗，对循环不稳定者，须立即建立静脉通道并予生理盐水补液。如出现亡阴亡阳，可予参附注射液、生脉注射液回阳救逆；如病情尚稳定者，可予口服补液治疗；如果泄泻考虑合并感染，可使用抗生素。

3. 对暴泻的处理

辨证应用藿香正气液、枫蓼肠胃康颗粒、香连丸等药物，久泻可辨证服用参苓白术颗粒、理中丸、四神丸、痛泻宁颗粒、保和丸等中成药。

（二）中医辨证论治

1. 治疗原则

治疗应以运脾化湿为原则。暴泻以湿盛为主者，宜用化湿，佐以分利。再根据寒湿和湿热的不同，分别采用温化寒湿、清化湿热与清暑祛湿之法。挟有表邪者，佐以疏解；兼有伤食者，佐以消导。久泻以脾虚为主者，当予健脾。因肝气乘脾者，宜抑肝扶脾；因肾阳虚衰者，宜温肾健脾；中气下陷者，宜升提；久泻不止，宜固涩。暴泻不可骤用补涩，以免闭门留寇；久泻不可漫投分利之品，以免劫其阴液。

2. 辨证论治

（1）暴泻

1）寒湿证：

症状：大便清稀，甚如水样，腹痛肠鸣，脘闷食少，苔白腻，脉濡缓。若兼外感风寒，则恶寒发热头痛，肢体酸痛。苔薄白，脉浮。

病机：寒湿之邪，侵犯脾胃，致脾胃升降失司，清浊不分，水谷并走大肠，故大便清稀，甚则如水样；寒湿内盛，肠胃气机受阻，则腹痛肠鸣；寒湿困脾，故脘闷食少；苔白腻，脉濡缓，是寒湿内阻之证。而恶寒发热头痛，肢体酸疼，脉浮，是外感风寒之证。

治法：芳香化湿，解表散寒。

方药：藿香正气散加减。藿香正气散中紫苏、白芷解表散寒；藿香辛温散寒，芳香化浊；厚朴、大腹皮燥湿理气除满；半夏、陈皮理气化痰，和中止呕；茯苓、白术健脾化湿。本方既能疏风散寒，又能化湿除满，健脾宽中，调理肠胃，使湿浊得化，风寒外解，脾胃功能得到恢复，而泄泻自止。若表寒重者，尚可加荆芥、防风，增强疏散风寒之力；亦可使用平胃散或胃苓汤。

2）湿热证：

症状：泄泻、腹痛，泻下急迫，或泻而不爽，粪色黄褐，气味臭秽，肛门灼热，烦热口渴，小便短赤。舌红，苔黄腻，脉滑数或濡数。

病机：湿热下注肠道，故泻下急迫，粪黄而臭，肛门灼热；湿热黏滞，故泻而不爽；湿热伤津，故口渴。苔黄腻、脉滑数或濡数均为湿热之征。

治法：清热利湿。

方药：葛根芩连汤加减。本方具有解表清里之效，方中葛根解肌清热，煨用能升清止泻；黄芩、黄连苦寒清热燥湿；甘草甘缓和中。湿重者宜偏于祛湿；热重者宜偏重清热；挟暑者宜清暑祛湿；挟滞者宜消食导滞。偏湿重者加薏苡仁、厚朴；挟食滞者加神曲、山楂、麦芽。如在暑热天，证见发热头重，烦渴自汗，小便短赤，脉濡数等，是暑湿入侵、表里同病，用新加香薷饮合六一散以解暑清热、利湿止泻。

3）伤食证：

症状：腹痛肠鸣，泻后痛减，大便臭如败卵，夹杂有不消化食物，脘腹胀满，嗳腐酸臭，不思饮食。苔垢浊或厚腻，脉滑。

病机：宿食内停，阻滞肠胃，故腹痛肠鸣；宿食不化，浊气上逆，则嗳腐酸臭；食积不化而腐败，则泻下臭如败卵；泻后浊气得以下泄，故泻后痛减；胃肠为饮食所伤，则不思饮食。苔垢浊或厚腻，脉滑均为食滞之象。

治法：消食导滞。

方药：保和丸加减。方中神曲、山楂、莱菔子消食和胃；半夏、陈皮和胃降逆；茯苓健脾渗湿；连翘清热散结。如果食滞较重，脘腹胀满，可因势利导，根据“通因通用”的原则，用枳实导滞丸，以大黄、枳实为主，推荡积滞，使邪有出路；积滞化热者，加黄连、山栀；呕吐剧烈者，加生姜、竹茹和胃降逆。

（2）久泻

1）脾胃虚弱证：

症状：大便时溏时泻，迁延反复，完谷不化，饮食减少，食后脘闷不舒，稍进油腻食物，则大便次数明显增加，面色萎黄，神疲倦怠。舌淡苔白，脉细弱。

病机：脾气虚弱，清阳之气不能升发，运化失常，故大便时溏时泻，完谷不化；脾虚运化无权，故饮食减少，或食后脘闷不舒，久泻不已；脾胃益虚，化源不足，故面色萎黄，疲乏倦怠。舌淡苔白、脉细弱均是脾胃虚弱之象。

治法：健脾益气。

方药：参苓白术散加减。方中人参、白术、茯苓、甘草健脾益气；砂仁、陈皮、桔梗、扁豆、山药、莲子肉、薏苡仁，理气健脾化湿。若脾阳虚衰，阴寒内盛，亦可用附子理中汤以温中散寒。若久泻不愈，中气下陷，而兼有脱肛者，可用补中益气汤，并重用黄芪、党参以益气升清，健脾止泻。

2）肾阳虚衰证：

症状：黎明之前脐腹作痛，肠鸣即泻，完谷不化，即五更泻，泻后则安，形寒肢冷，腰膝酸软。舌淡，苔白，脉沉细。

病机：肾阳虚衰，不能温脾助运，而黎明之前，阳气未振，阴寒较盛，故脐腹作痛，肠鸣即泻，形寒肢冷，腰膝酸软；舌淡苔白，脉沉细，均为脾肾阳气不足之象。

治法：温补脾肾，固涩止泻。

方药：理中汤合四神丸加减。四神丸重用补骨脂补肾阳；肉豆蔻、吴茱萸温中散寒；五味子收敛止泻。配合理中汤温中健脾，可治脾肾虚寒之泄泻。

3）肝气乘脾证：

症状：肠鸣腹痛，腹痛即泻，泻后痛减，每因抑郁恼怒或情绪紧张而诱发，平素有胸胁胀闷，嗳气纳差，矢气频频，舌淡，苔白或白腻，脉细弦。

病机：平素脾虚，加之肝失疏泄，横逆犯脾，脾失健运，故泄泻，气机不畅，故腹痛，气随泻消，故泻后痛减，肝失疏泄，故胸胁胀闷、嗳气纳差。

治法：疏肝健脾。

方药：痛泻要方加减。白芍养血柔肝，白术健脾益气，陈皮理气醒脾，防风升清止泻。脾虚甚者，神疲乏力，纳呆，加党参、茯苓、白扁豆健脾化湿；泄泻反复发作者，加乌梅、石榴皮、秦皮收涩止泻；肝郁明显者，加用柴胡、郁金、香附疏肝理气。

【疾病的转归和预后】

泄泻是一个常见病证，其转归根据暴泻及久泻而不同。一般来说，暴泻病情较轻者，多能治愈，部分患者不经诊疗，仅通过饮食调护即可痊愈；若病情较重者，暴泻无度，伤阴耗气，很快造成亡阴亡阳之变，甚至引起死亡；少数患者暴泻不止，损伤气血津液，可导致痉、厥、脱等证，特别是伴有高热、多汗、泻下无度等情况者。少数暴泻患者，或因失治，或治不对证，迁延日久，由实转虚，变为久泻。久泻患者经治疗多能获愈，但也有少数患者由于反复泄泻，致脾胃益虚，脾病日久及肾，脾肾同病。若久泻脾肾衰败，纳食呆滞，形体消瘦，为脾气下陷之象。若肾虚进一步发展，既不能温养于脾，又不能固摄于下，致使泄泻无度，气血精微外泄不止，可出现营养不良。《医宗金鉴·泄泻总括》在论述泄泻危候时指出："泄泻形衰脉实大，五虚哕逆手足寒，大孔直出无禁制，下泻上嗽命多难。"五虚是指脉细、皮寒、气少、水浆不入、大便失禁。泄泻若见上述表现，预后多不良。

【中医药防治研究的现代进展】

李琪、孙悦等通过肠道菌群 DNA 测序发现，健康人肠菌中拟杆菌门下的拟杆菌属显著富集，而肠道湿热证泄泻患者肠菌中变形菌门下的埃希氏志贺杆菌属、放线菌门下的双歧杆菌属及厚壁菌门下的毛螺菌科和丹毒丝菌属显著增多，寒湿困脾证泄泻患者肠菌中厚壁菌门下的 Negativicutes 纲及瘤胃球菌属显著增多，提示肠道菌群失调是泄泻发病的病因之一，不同证型表现可能与菌群分布有关。江苏赵艳钧等认为脑肠轴与腹泻型肠易激综合征有关，不同证型的 IBS 其异常分泌的脑肠肽比例大不相同，而不同证型涉及的主要脏腑也不相同，脑肠轴主要与中医肝脾两脏相关。脾虚是久泻的主要发病机制之一，朱萱萱等认为脾虚证泄泻与体内消化酶功能下降、肠道菌群失调及胃动素、胃泌素等激素水平下降有关。刘杰民等认为，腹泻型肠易激综合征的主要病机为木郁土湿，肝脾两脏功能失调在其发生发展过程中起着至关重要的作用，因其常表现为阵发性腹泻、腹痛，往往急迫、难以抑制，多自行缓解，与"风邪之为病，善行而数变""风盛则挛急"的证候相合，故风邪为肠易激综合征的重要原因之一。杨小军等认为五脏为整体，魄门为五脏使，魄门开启功能是否正常与五脏关系密切，故慢性腹泻不仅与脾虚有关，亦与肝气失调、肾阳虚衰、肺失宣降、心失所主有关。

国医大师杨春波认为"脾胃湿热"是慢性泄泻的重要病机，湿热久稽、脾肾不足、肝失疏泄是慢性泄泻缠绵难愈、易于复发的关键，认为应从"三因制宜"角度辨识慢性泄泻，善以虚实寒热、体质脏腑为辨证纲目，强调辨证过程需重视虚实主次关系，处方用药善清化湿热，并灵活佐以健脾益肾、理气舒络、运脾消导、安神之法。杨小军认为腹泻型肠易激综合征主要病机为脾阳下陷、心肝之气郁结不解，进而提出“升阳除湿解郁法”，运用大剂量黄芪配合党参、升麻、柴胡升举脾阳，运用轻剂量茯苓、白术、薏苡仁、防风、黄连之类从多方面祛除湿邪，配伍合欢皮、郁金、玫瑰花等解郁安神，具有较好的临床效果。李延萍在治疗泄泻时，提倡详细询问患者病史，认为暴泻多由感受外邪及酒食所伤导致，久泻多因情志不和、内伤劳倦、久病体虚等引发脾胃失调，日久可合并气郁、瘀血、水湿、食积等，或出现寒热错杂、虚实夹杂等症状。她认为，临证时应首分阴阳，完谷不化，腹中冷痛，腹痛不甚且喜按，肠鸣，畏寒喜温，小便利，口不渴，舌淡，苔白，脉沉弱细涩弦小多为阴证，大便色黄褐，臭味较重，泻下急迫，肛门灼热，脘腹胀满，腹痛拒按，泻后痛减，舌红，苔黄，脉浮滑数大多为阳证；次分在脏在腑，三阳下利，属实属热，其病以腑为主，多邪实正不衰，如葛根汤、葛根芩连汤、黄芩汤、调胃承气汤、大小承气汤证，三阴下利，属虚属寒，其病以脏为主，正衰邪尚存，如四逆汤、四逆加人参汤、理中丸、赤石脂禹余粮汤证，最后根据兼杂证不同随证加减，具有较好的临床效果。余华、张安仁等将 112 例患者随机分为治疗组（56 例）和对照组（56 例），治疗组采用麦粒灸，取脾俞、胃俞、足三里穴，每定 3 壮，隔日 1 次，连续治疗 30 天；对照组接受中药汤剂参苓白术散口服，结果麦粒灸能显著改善患者脾虚泄泻症状，并显著提高唾液淀粉酶活性、尿 D-木糖排泄率及降低血清 SlgA，其作用优于对照组。刘翠英等认为，参苓白术散可通过改善肠道黏膜修复、提高免疫力、促进肠道水分吸收，具有很好的治疗慢性泄泻的作用。

【经典病例摘录】

患者李某，女，71 岁，2020 年 3 月 26 日因“腹泻 3 个月余”前来门诊就诊。

患者诉 3 个月前因晚餐进食过多后出现腹泻，一日 5～7 行，予以口服思密达可控制，停药则复发。

症见：患者神志清楚，精神差，面色苍白，腹泻，大便一日 5～7 行，恶寒明显，四肢厥冷，心慌、短气、乏力，头昏，口干喜热饮，纳差，睡眠差，小便正常，舌淡，苔白，脉沉细。患者诉近 3 个月体重下降约 7 kg。患者既往有肠易激综合征病史。辨证为肾阳虚证，予以温肾助阳、健脾益气、疏肝理气。方药如下：

黄芪 50 g　太子参 15 g　茯苓 15 g　炒白术 15 g

山药 15 g　白扁豆 15 g　莲子 10 g　肉豆蔻 20 g

补骨脂 30 g　五味子 15 g　吴茱萸 12 g　炮附子 10 g（先煎）

肉桂 8 g　干姜 10 g　炒白芍 15 g　炒陈皮 10 g

防风 10 g　葛根 10 g　桔梗 10 g　甘草 10 g

予以 15 剂饮片，患者自行煎煮，每日 1 剂，煎煮 2 次，温服。2020 年 4 月 14 日复诊，患者腹泻明显好转，但下肢畏寒。继续予以前方 15 剂，后随访，患者诉上述症状消失，目前排便正常。

【腹泻的西医综述】

（一）概述

正常人一般每日排成形大便 1 次，粪便平均重量为 150～200 g；而腹泻是指排便习惯和粪便性状发生变化，排便次数增多（每天 3 次以上），粪质稀薄，水分增加（水分超过 85%），粪便量增加（超过 200 g/d），便质不成形、稀溏或呈液状，有时含有脓血或带有未消化食物及脂肪。腹泻可根据病程分为急性腹泻和慢性腹泻两种，也可依病因分为感染性腹泻和非感染性腹泻两大类。急性腹泻起病急骤、病程较短，病程在 2～3 周之内，极少超过 6～8 周。慢性腹泻指病程在 4 周以上，常超过 6～8 周，或间歇期在 2～4 周内的复发性腹泻。腹泻常伴有排便紧迫感、肛门不适或大便失禁。腹泻可导致水、电解质丢失，严重时可引起大量失水，导致低血容量性休克和急性器官功能衰竭，甚至因电解质严重紊乱引起严重心律失常而死亡。

（二）发病机制

在正常饮食下，人体每天约有 9 L 液体进入肠道，其中 2 L 来自进食的食物和饮料，其余来自消化道分泌液，进入胃肠道的食糜在通过小肠时，食糜的渗透压变得与血浆相同，其中 90% 的水分被水肠吸收。食糜在到达回肠末端时，已呈等渗状态，每天仅有 1～2 L 的液体进入结肠，而结肠也具有强大的吸收水分的功能，使大便最终含水量只有 100～200 mL。若胃肠道的分泌、消化、吸收和运动等功能障碍，使消化道分泌的液体量增加，食物不能完全分解，吸收量减少和肠胃蠕动加速等，最终可导致粪便性状稀薄、次数增加而形成腹泻。从病理生理角度分为四类，部分腹泻的发病可能有多个因素并存，具体如下：

1. 分泌性腹泻

肠道液体主要由黏膜隐窝细胞分泌，大部分经肠绒毛腔面上皮细胞吸收。当各种刺激因子刺激肠黏膜细胞分泌的量超过其吸收能力时，所引起的腹泻称为分泌性腹泻。刺激肠黏膜分泌的因子可分为五类：①细菌的肠毒素，如霍乱弧菌、大肠埃希菌、沙门菌等产生的毒素；②神经体液因子，如血管活性肠肽（VIP）、血清素、降钙素等；③免疫炎性介质，如前列腺素、白三烯、肿瘤坏死因子、白介素等；④去污剂，如胆盐和长链脂肪酸，通过刺激阴离子分泌和增加黏膜上皮通透性而引起分泌性腹泻；⑤各种通便药，如蓖麻油、酚酞、芦荟、番泻叶等均可引起分泌性腹泻。

分泌性腹泻的特点是：①禁食不减轻腹泻；②肠液与血浆的渗透压相同；③大便呈水样，量多，无脓血；④一般不伴有腹痛；⑤肠黏膜组织学基本正常。

2. 渗透性腹泻

肠腔内含有大量不能被吸收的溶质，导致肠腔内渗透压升高，大量液体被动进入肠腔而引起的腹泻，称为渗透性腹泻。渗透性腹泻的特点是：①当引起腹泻的原因除去（如禁食）之后，腹泻即可停止或减轻；②肠腔内的渗透压可超过血浆渗透压；③粪中含有大量未被完全消化吸收的食物残渣。渗透性腹泻的病因如下：

（1）服用高渗性药物

口服镁盐、乳果糖、甘露醇或山梨醇等高渗性药物。

（2）食用高渗性食物

某些碳水化合物因人体缺乏相应水解酶或其他原因而难以被消化吸收，在肠道内形成高渗透压性肠内容物而引起腹泻。

（3）消化不良

胃大部分切除术后、萎缩性胃炎和胃癌患者的胃液分泌减少，慢性胰腺炎、胰腺切除术后使胰液分泌减少，严重肝病或胆管梗阻可导致胆汁分泌或排泄减少，使食物不能充分被消化，营养物质不能被吸收，致使高渗性肠内容物增多而造成腹泻。

（4）吸收不良

①黏膜透过性异常：小肠黏膜细胞的特殊病变，如绒毛或微绒毛的变形、萎缩等，可致小肠的有效吸收面积缩小和黏膜透过水和电解质减少，从而引起腹泻，多见于小儿乳糜泻等疾病。②肠吸收面积减少：如短肠综合征等。③肠黏膜充血、水肿：门静脉内压力增加，引起肠道黏膜广泛充血与水肿，影响肠道内营养物质的吸收而引起腹泻。④细菌繁殖过多：在某些疾病状态下，如肝硬化、小肠浸润性疾病引起的部分性肠梗阻或某些小肠失蠕动（如系统性硬皮病）、盲袢等，小肠内细菌可以过多繁殖。一方面细菌分泌的毒素可影响消化酶的作用，另一方面细菌分解物可结合胆盐，使其失去形成微胶粒的能力，这些均可导致脂肪等食物的消化和吸收障碍，最终引起腹泻或脂泻。⑤吸收抑制：如先天性氯泻是由于氯的主动吸收功能不全而钠的吸收过

程正常，以致于肠内容物中氢和氯化物增加，但缺乏碳酸氢钠与之中和而使肠液呈酸性，回肠和结肠内液体积聚而引起腹泻。

3. 动力性腹泻

许多药物、疾病和胃肠道手术可改变肠道的正常运动功能，促使肠蠕动加速，以致肠内容物过快通过肠腔，从而影响消化与吸收而发生腹泻。肠动力过缓亦可导致腹泻，其原因为结肠内的细菌在小肠定植和过度生长，从而使脂肪、胆盐和碳水化合物的吸收受到影响。此类腹泻可见于淀粉样变性、硬皮病、糖尿病性神经病变、胃大部切除术后、肠易激综合征、情绪性腹泻、甲状腺功能亢进症、恶性类癌综合征等。

动力性腹泻的特点是粪便稀烂或水样，肠鸣音亢进，常伴有腹痛，但大便中很少有炎症细胞。

4. 渗出性腹泻

渗出性腹泻又称炎症性腹泻，肠黏膜炎症时渗出大量黏液、脓血可致腹泻。此类腹泻可见于：①炎症性肠病，如克罗恩病和溃疡性结肠炎；②感染性炎症：来自侵入性病原体及其毒素，如志贺痢疾杆菌、沙门菌属、弯曲杆菌、结核杆菌、阿米巴原虫、艰难梭菌等的感染；③缺血性炎症；④放射性肠炎；⑤嗜酸性肠炎。

渗出性腹泻的特点是：①粪便松散或水样，含有黏液和脓血，左侧结肠病变所致者常带有肉眼可见的脓血便，小肠病变一般无肉眼可见的脓血便；②腹泻和全身症状、体征的严重程度因肠受损程度而异。

（三）辅助检查

大多数腹泻都是自限性的，不需要相关检查。但对于病情较重、病程较长和保守治疗无效的患者须选择相应的辅助检查，以评估病情及明确病因诊断。

1. 粪便检查

完善大便常规检验、隐血实验，粪便涂片查脓细胞、寄生虫及虫卵、脂肪、未消化食物等，大便致病菌培养等。对分泌性腹泻测定粪便的电解质和渗透压等，对腹泻的定位和定性诊断非常重要。粪便镜检出现白细胞往往提示肠道细菌感染，当粪便中的白细胞计数>15/HP，同时伴有红细胞时，临床可诊断为痢疾；而动力试验检查可以发现弧菌感染，这是诊断霍乱最简单的方法；大便培养可明确感染的具体细菌，药敏试验可指导抗感染方案，但应在使用抗生素前留取标本。

2. 常规及生化检查

对于有发热的患者，须完善血常规、C-反应蛋白、降钙素等炎症指标；腹泻较重者，须完善电解质、血气分析等评估电解质及酸碱平衡情况。

3. 胃肠内镜检查

对腹泻病因、部位不明者，可酌情进行胃镜、结肠镜或小肠镜检查。根据在直视下病变的性质、范围、严重程度以及活检的病理结果，明确腹泻的病因诊断，尤其对胃肠炎症性疾病、肿瘤等的诊断和鉴别诊断具有肯定价值。

4. 影像学检查

胃肠钡餐检查可以观察胃肠道的运动功能状态，发现器质性病变，对结肠癌、炎症性肠病具有较高诊断价值；腹部 B 超是了解有无肝胆胰疾病最常用的方法；腹部 CT 或 MRI 对诊断肝、胆、胰等内脏疾病有肯定的价值。

5. 小肠功能检查

可行小肠吸收功能试验、呼气试验、小肠黏膜活检以检查小肠吸收不良。

（四）诊疗

腹泻是常见症状之一，针对病因治疗是根本性治疗，在未明确病因前，根据腹泻的病理生理特点给予对症和支持治疗也很重要，但必须谨慎使用止泻药物。

1. 病因治疗

（1）抗感染治疗

因大多数急性腹泻患者不使用抗生素也可以在 3 天内恢复，且使用抗生素会导致细菌耐药及菌群失调，因此不建议常规使用抗生素治疗。但在下列急性腹泻患者推荐经验性地使用抗菌药物：①有明确细菌感染征象者，如发热伴粪便镜检中有白细胞者；②临床诊断的痢疾（粪便镜检白细胞>15/HP，同时出现红细胞）患者；③发生危及生命的感染，如霍乱；④免疫缺陷或免疫功能低下者。抗感染治疗以针对病原体的抗菌治疗最为理想，如环丙沙星、诺氟沙星、左氧氟沙星、加替沙星等喹诺酮类适用于志贺菌属、沙门菌、弯曲杆菌、大肠埃希菌等所致的腹泻；甲硝唑或万古霉素适用于难辨梭状芽孢杆菌感染引起的伪膜性肠炎。

（2）其他治疗

主要是针对发病机制治疗，如对乳糖不耐受症者不宜用乳制品或应剔除食物中的乳糖成分，而成人乳糜泻患者则须禁食麦制品（包括大麦、小麦、燕麦和裸麦）或剔除食物中的麦胶类成分。分泌性腹泻须同时补充葡萄糖以保证热量的吸收；渗透性腹泻可暂时禁食禁饮；慢性胰腺炎患者应补充多种消化酶。生长抑素类似物奥曲肽可抑制肿瘤分泌激素，可用于类癌综合征及神经内分泌肿瘤引起的腹泻。炎症性肠病可选用柳氮磺吡啶或 5-氨基水杨酸制剂。

2. 对症支持疗法

1）急性腹泻时的饮食应以易消化、易吸收的流质或半流质食物为宜，避免牛奶和乳制品。

2）严重的急性腹泻患者，多有不同程度的脱水及电解质与酸碱平衡紊乱，轻症者可用口服补液，严重腹泻伴失水者应立即静脉补液。应根据脱水的性质和血清电解质情况补充氯化钠、氯化钾等；若伴有酸碱平衡紊乱，也应及时纠正。

3）微生态制剂及改善肠黏膜代谢药物常用双歧杆菌嗜酸乳杆菌肠球菌三联活菌、嗜酸乳杆菌、双歧杆菌、地衣芽孢杆菌活菌等以调节肠道菌群；改善肠黏膜代谢的药物有复方谷氨酰胺肠溶胶囊。

4）止泻：排便太频或失水、电解质过多时宜用止泻剂，使用止泻剂应注意以下原则：严格掌握指征，主要针对严重失水者、非感染性腹泻者，以免影响腹泻时将胃肠的有害物质排出体外；因止泻药可引起肠动力障碍，使致病菌定植和侵袭，延长排泄时间，故在诊断不明又不能排除感染时需慎用，明确感染性腹泻者禁用。常用止泻剂有：

洛哌丁胺： 可抑制平滑肌收缩，抑制肠蠕动。口服后易吸收，4～6小时达高峰，分布于肝、肾，并从尿、粪中排出。其作用还有：①阻断钙通道，抑制肠运动；②抑制分泌；③抑制钙调蛋白，增加 Na^+、Cl^-吸收。每次 2 mg，口服，每天 2～3 次。

奥曲肽： 可有效治疗胃肠激素失常性腹泻（如 VIP 瘤、胃泌素瘤、生长抑素瘤和类癌综合征等所致的腹泻），常用剂量为 0.3～0.75 mg/d，分 3 次皮下注射。

收敛吸附剂： 如鞣酸蛋白、碱式碳酸铋、药用炭等，可选择性用于炎症性腹泻。

双八面体蒙脱石： 是一种高效消化道黏膜保护剂，主要通过保护肠黏膜屏障功能达到抗腹泻作用。其作用机制是：蒙脱石散对消化道内的病毒、病菌及其产生的毒素有极强的选择性固定、抑制作用；对消化道黏膜有很强的覆盖能力，并通过与黏液糖蛋白相互结合，修复、提高黏膜屏障的防御功能。它不进入血液循环系统，6 小时左右连同所固定的攻击因子随消化道蠕动排出体外。基本无副作用，极少数患者产生轻度便秘，减量后可继续服用。用法：成人每次 1 袋（3 g/袋）冲服，每日 3 次，治疗急性腹泻时首剂量应加倍。

抗胆碱药： 适用于功能性及痉挛性腹痛者，可与镇静药合用。

第五节

便血

【疾病概述】

便血系胃肠脉络受损，血不循经，溢入胃肠，随大便而下，或大便色黑呈柏油样为主要临床表现的病证。患者常有胃肠疾病或肝病病史。便血有远近之别，远血病位在胃（上消化道：胃、十二指肠），血与粪便相混，血色如黑漆或呈暗紫色；近血来自肠道（下消化道：结肠、直肠、肛门），血便分开或便外裹血，血色多鲜红或暗红。

便血主要见于下消化道出血，其中以胃肠道炎症、溃疡、肿瘤、息肉、憩室炎等最为多见。凡临床表现与本证的特点相符者，均可参照本节辨证论治。

【历史沿革】

《五十二病方》在公元前五六世纪便记载了炭类药止血（头发、蒲叶炒炭）的医案，具体阐述了痔血的治疗方案：用茜草及青蒿等药物口服，配合外用熏洗治疗，中医治疗便血的方法自此萌芽。便血病名最早见于《内经》，《素问·阴阳别论》载“结阴者，便血一升、再结二升、三结三升”。《灵枢·百病始生》揭示了便血的可能诱因，载“卒然多饮食，则肠满，起居不节，用力过度则络脉伤，阴络伤则血内溢，血内溢则后血”。《素问·五脏生成篇》首提“心主血脉”的概念，载“诸血者皆属心”；《素问·至真要大论》载“少腹痛溺赤，甚则血便”，按出血部位的不同首次提出了“便血”的名称，将便血的病机概括为阳逆、结阴，阴络损伤、暑热及火邪等。《伤寒杂病论》首次提出“远血”与“近血”的概念，总结远血的特点为先便后血，对于肠道瘀血内结主张破血逐瘀，代表方为桃仁承气汤及抵当汤，善用和解法并提出了“汗血同源”理论，勤求古训，博采众方。《中藏经》以脉证为中心的辨证体系应用于便血的治疗，提出了肺病迁延不愈可传入大肠，风中大肠则下血的观点，并使用槐子散治疗便血，疗效显著。《肘后备急方》治疗便血多采用简单方，用药精练且效果确切，并配合针灸及外治法治疗急性便血颇具特色。《诸病源候论》认为便血的病机以虚劳内伤为主，提倡保养身体，不可过于操劳，调节情志可最大程度避免血证的发生。《诸病源候论》载："冷热交击，乘于血，动血气，血渗入大肠，肠虚则泄，大便血。"《备急千金要方》是一部医学百科全书，其中包含6首便血方及17种常用药物。金元时期多发战乱，金元四大家均提出了与便血相关的观点。刘河间提出"火热为病"概念，认为治疗须全面协调各个脏腑，这与便血的发病密切相关；李东垣认为脾胃受损是诸多疾病的根源，这与远血的病机不谋而合；张从正阐述了出血与养血之间的联系；朱震亨则认为湿热是致病的常见因素，热证便血疾病过程中容易伤阴，治疗时须重视滋阴养血。这些观点极大促进了便血治疗的进步。《脾胃论·肠澼下血论》记载，对于腹部满闷且小便涩以及大便后重不易治愈的患者，应使用下法；对于血虚风燥，他提出了至今仍被广泛运用的当归补血汤，其学术思想主要是补脾土、升中阳以止血。王清任认为气有虚实、血有亏瘀，疾病初期首伤气血，对于便血治疗提出"唯血府之血，瘀而不活"，难以区分其病因。

【中医病因病机归纳】

引起便血的原因较多，多与风热燥邪，侵犯脏腑，饮食辛热，血脉受损，情志过极，气乱血溢，体虚久病，统血无权等因素有关。归纳起来，便血病机可分为虚、实两大类。虚证主要是脾虚不能摄血，血溢脉外而出血；实证主要是气火亢盛，血热妄行，胃肠脉络受损而致出血。

（一）风热燥邪，侵犯脏腑

若邪热犯于中焦，与肠中湿毒夹杂为患，损伤肠道，则见便血。

（二）饮食辛热，血脉受损

饮酒过多，或嗜食辛辣厚味，导致湿热内蕴，阳明热盛，热灼胃络，血溢胃中，随胃气上逆，则见吐血；随粪便而下，或热郁肠道，灼伤肠络，则见便血。

（三）情志过极，气乱血溢

郁怒忧思、情志过极，则气机逆乱，迫血妄行，溢于脉外，而成血证。若郁怒伤肝，气郁化火，横逆犯胃，损伤胃络，则吐血、便血；若思虑伤脾，脾不统血，还可致吐血、便血、尿血等。

（四）体虚久病，统血无权

劳倦纵欲太过，或久病体虚，导致心、脾、肾气阴不足，血不循经而致出血。若损伤气，则气虚不能摄血，以致血液外溢而见便血、吐血。

【中医诊断】

（一）发病特点

发病急骤，大便色鲜红、暗红或紫黯，甚至黑如柏油样，次数增多。患者有胃肠疾病或肝病病史。

（二）临床表现

大便色鲜红、暗红或紫黯，甚至黑如柏油样，次数增多。便血有远近之别，远血病位在胃（上消化道：胃、十二指肠），血与粪便相混，血色如黑漆色或暗紫色；近血来自肠道（下消化道：结肠、直肠、肛门），血便分开或便外裹血，血色多鲜红或暗红。

（三）辨证要点

其发病系胃肠脉络受损，血不循经，溢入胃肠，随大便而下。

便血当辨证候之缓急、病性之虚实、火热之有无。

便血为热盛所致者，当以清热凉血为主；脾虚不摄所致者，健脾温中为便血的主要治法。

【中医鉴别诊断】

便血当与痢疾、痔疮出血相鉴别，远血与近血亦当鉴别。

（一）便血与痢疾、痔疮

痢疾时的便血为脓血相兼，且有腹痛、里急后重、肛门灼热等症，初起有发热、恶寒等。而普通的便血无腹痛、里急后重、脓血相兼，与痢疾不同。痔疮属外科疾病，其特点为便时或便后出血，常伴有肛门异物感或疼痛，做肛门直肠检查时，可发现内痔或外痔。

（二）远血与近血

便血之远近是指出血部位距肛门的远近而言，除便色、便与血的混合状况外，两者还有不同。清代吴谦《医宗金鉴》云："先便后血，此远血也，谓血在胃也，即古之所谓结阴，今之所谓便血也；先血后便，此近血也，谓血在肠也，即古之所谓肠澼为痔下血，今之所谓脏毒、肠风下血也。"

【中医急救处理】

轻症便血者应注意休息，重症者则应卧床。应注意观察便血的颜色、性状及次数，并详细记录。若出现头昏、心慌、烦躁不安、面色苍白、脉细数等症状，常为大出血的征兆，应积极救治。动态观察临床症状：吐血、黑便、面色、冷汗、畏寒、神志、头昏、心悸、少尿、口渴等。

对于急性便血危重症，主要病机乃实热、虚寒两证，对实热，针对妄行之血，选用泻心汤加减；对虚寒，针对血不循经之出血，可用黄土汤加味，重则用独参汤或参附汤加减。两证都可加收敛止血之药，但应遵循中医急救时“药少量多，直达病所”的原则，药味不宜过于繁复，否则反而削弱疗效。同时，应辨明近血与远血。近血病位在胃，可静脉使用金不换注射液、生大黄注射液、三七注射液等中成药注射液止血，或口服大黄粉、白芨粉、云南白药等。远血病位在肠，可予以中药或中成药保留灌肠：对热毒内结之便血者，可使用中成药双黄连 3 g 配以锡类散 1 g，加入 100 mL 0.9% 氯化钠注射液中保留灌肠，每日 1～2 次，以清热解毒；对有血瘀者，可单独使用中成药云南白药 4 g，或配以锡类散 1 g，加入 100 mL 0.9% 氯化钠注射液中保留灌肠，每日 1～2 次，以化瘀止血。

气为血之帅，血为气之母。若便血暴作，失血如涌，则气无所依而随血而脱，病情危重。对于大失血致气随血脱的“脱证”，张景岳认为“有形之血不能即生，无形之气所当急固”，可浓煎独参汤徐服，不仅可以益气固脱，同时可以达到阳生阴长的效果。清代唐容川《血证论》曰：“血尽气亦尽也，危脱之证，以独参汤救护其气，使气不脱则血不奔也。”

【稳定期辨证论治】

（一）治疗原则

1. 补虚泻实，权衡缓急

便血病多为虚实夹杂的病证，治疗时应权衡邪正关系、标本缓急，或补或攻或攻补兼施。一般以补虚固本为基础，兼以祛邪泻实。

2. 益气固脱，健脾温中

便血责之于胃肠，脾胃乃气血生化之源，后天之本，在便血治疗中，固护脾胃颇为重要。同时，气为血之帅，血为气之母，若便血重症，失血如涌，则气无所依而随血而脱，病情危重。

3. 消除病因，防治结合

便血源于各种脾胃疾病，并因外感、劳倦内伤而诱发或加重。治疗便血必须消除病因，治疗原发疾病，不论原发病是脾胃病抑或他脏疾病。仅仅治疗便血，只能获得一时的缓解，不能阻止病情的发展。因此，积极治疗原发病，消除各种危险因素，防治结合，对便血的治疗具有重要意义。

（二）辨证论治

1. 肠道湿热

症见：血色红黏稠，伴大便不畅或稀溏，或腹痛，口苦；舌质红，苔黄腻，脉濡数。

病机：平素饮食不节，嗜酒无度，损伤脾胃，湿热内生，蕴于阳明，则阳明热盛，损伤血络，迫血妄行，血溢脉外，而成便血。邪热犯于中焦，与肠中湿毒夹杂为患，损伤肠道，灼伤阴液，故见便血，血色红且黏稠；脾胃受损，纳运失司，湿热内盛，气机不畅，故见大便不畅或稀溏；内热壅盛，气机郁滞，不通则痛，故腹痛；湿热内盛，循经上炎，故口苦；舌质红，苔黄腻，脉濡数均为肠道湿热之表现。

治法：清化湿热，凉血止血。

方药：地榆散合槐角丸。地榆散由地榆、黄连、犀角屑（用水牛角代）、茜根、黄芩、栀子仁组成；槐角丸由黄芩、槐角、地榆、当归、防风、枳壳组成。前方清化湿热之力较强，后方则兼能理气活血，可根据临床需要酌情选用或合用。

2. 热灼胃络

症见：便色如柏油，或稀或稠，常有饮食伤胃史，伴胃脘疼痛，口干；舌淡红，苔薄黄，脉弦细。

病机：饮酒过多，或嗜食辛辣厚味，导致湿热内蕴，阳明热盛，热灼胃络，血溢胃中，随粪便而下，或热郁肠道，灼伤肠络，则见便血；阳明热盛，耗气伤津，故见胃脘疼痛，口干；舌淡红，苔薄黄，脉弦细均为热灼胃络之表现。

治法：清胃止血。

方药：泻心汤合十灰散。泻心汤由大黄、黄连、黄芩组成；十灰散由大蓟、小蓟、侧柏叶、荷叶、茜根、栀子、白茅根、大黄、牡丹皮、棕榈皮组成。前方清胃泻火；后方清热凉血，收涩止血。也可以选用生大黄粉调蜂蜜口服。若出血较多，可增加大蓟、小蓟的用量，酌加仙鹤草、白芨、地榆炭、紫草等止血药。

3. 气虚不摄

症状：便血淡红或紫黯不稠，伴倦怠食少，面色萎黄，心悸少寐；舌淡，脉细。

病机：久病体虚，导致心、脾、肾气阴不足，统摄无权，血不循经而致出血。气虚无力固摄，故便血淡红或紫黯不稠；气随血脱，濡养失司，故倦怠食少，面色萎黄，心悸少寐；舌淡，脉细，均为气虚不摄之象。

治法：益气摄血。

方药：归脾汤。本方由黄芪、党参、白术、茯苓、当归、酸枣仁、远志、龙眼肉、木香、甘草组成。若中气下陷，神疲气短、肛坠者，加柴胡、升麻、黄芪。

4. 脾胃虚寒

症状：便血紫黯，甚则色黑，伴脘腹隐痛，素喜热饮，面色不华，神倦懒言，便溏；舌淡，脉细。

病机：禀赋素弱，失治误治，过服寒凉克伐药物，致脾阳受损，久病失养致营养不良，情志过极或饮食生冷，损伤脾胃，进而出现畏寒怕冷，素喜热饮，四肢不温，完谷不化，先血后便，便血不止等症状。舌淡，脉细，均为脾胃虚寒之象。

治法：健脾温中，养血止血。

方药：黄土汤。本方由灶心黄土、白术、炮附子、干地黄、阿胶、黄芩、甘草组成。若阳虚较甚，畏寒肢冷者，去黄芩、地黄，加鹿角霜、炮姜、艾叶。

【疾病转归和预后】

便血是涉及多个脏腑组织且临床极为常见的一类病证。便血的预后主要与三个因素有关。首先，与出血量最为密切。出血量少者，病轻；出血量多者，病重，甚至可加重为气随血脱的危急重证。其次是引起血证的原因。一般来说，外感易治，内伤难愈；新病易治，久病难疗。三是与伴随症状有关。伴有发热、脉数等症者，一般病情较重，正如《景岳全书·血证》云："凡失血等证，身热脉大者难治，身凉脉静者易治，若喘咳急而上气逆，脉见弦紧细数，有热不得卧者死。"

在预防方面，首先要注意气候变化。相关研究显示，消化道出血在处暑至次年春分，气候（气温）变化剧烈或急骤时，尤其是大雪节气前后容易发病，应"虚邪贼风，避之有时"。其次，要注意饮食卫生。血证者饮食宜清淡，忌烟、酒、辛辣动火及油腻炙烤之物；便血者宜少量多餐进食易于消化、富有营养的食物。三是避免情志过极，保持精神愉快，劳逸适度，防止气机郁滞。血证护理，应当根据出血量多少辨别疾病轻重缓急，进行辨证施护。无论何种血证，轻度出血应注意休息，重症则应卧床甚至绝对卧床休息。注意观察出血的颜色、性状、次数，以及伴随症状，若出血急、量多、鲜红，伴随头昏心慌、烦躁不安、汗出肢冷、面色苍白、脉细数等症状，常为大出血的征兆，应积极抢救。

【中医药防治研究的现代进展】

中医急症血证“便血”相当于西医学的下消化道出血。祖国医学认为，便血（下消化道出血）的病位主要在于胃肠，若病位在胃，因其远离肛门，血色变黑，故又称远血；若病位在肠，出血色多鲜红，则称为近血。便血的原因多样，但以热灼血络和脾虚不摄两类为多。故清热凉血、健脾温中为便血的主要治法。内科杂病的便血主要见于胃肠道的炎症、溃疡、肿瘤、息肉、憩室炎等疾病。便血的中医辨证分型，以肠道湿热、热灼胃络、气虚不摄、脾胃虚寒四型多见。但临床气滞血瘀、肝胃郁热证型也可见。近年来，全国各地积极开展了中医药治疗下消化道出血的临床研究，并取得了较好的临床疗效。

（一）辨证论治

2013 年便血中医诊疗方案中将便血分为 6 个证型进行论治。

1. 胃中积热证

治法：清胃泻火，化瘀止血。

方药：泻心汤合十灰散。大黄 15 g、黄连 10 g、黄芩 10 g、大蓟 10 g、小蓟 10 g、侧柏叶 10 g、荷叶 10 g、茜草根 10 g、栀子 10 g、白茅根 10 g、丹皮 10 g、棕榈皮 10 g。

加减：胃热伤津，口干喜饮者，加石斛、天花粉等以养阴生津；大便秘结加玄参、麦门冬、生地以增液润燥。出血过多，气阴两亏者加用生脉散以益气养阴。而对于阴虚火盛，迫血妄行所致的便血，治用黄连阿胶汤以滋阴清火。方中黄连、黄芩苦寒清火，白芍凉血敛阴，阿胶滋阴止血；可加旱莲草、白茅根、藕节以滋阴凉血止血。

2. 肝胃郁热证

治法：泻肝清胃，凉血止血。

方药：丹栀逍遥散。当归 15 g、白芍 10 g、白术 10 g、柴胡 10 g、茯苓 10 g、甘草 10 g、生姜 10 g、薄荷 10 g、丹皮 10 g、栀子 10 g。

加减：肝火急迫，灼伤胃络，兼见吐血色鲜量多、血出如涌者，宜清热凉血，可用犀角地黄汤，并以参三七末调服。火邪伤阴者，亦可加石斛、天花粉、麦门冬等以养阴生津。

3. 热毒内结证

治法：清热解毒，凉血止血。

方药：约营煎加减。生地 15 g、芍药 10 g、甘草 10 g、断续 10 g、地榆 10 g、黄芩 12 g、槐米 2 g、荆芥穗 10 g、乌梅 10 g。

加减：大便不畅加白薇、大黄清热通腑；气滞腹胀加枳壳、木香行气消胀；热毒内盛、便血夹脓者，加红藤、金银花清热解毒散结。

4. 中气不足证

治法：益气健脾，养血止血。

方药：补中益气汤。人参 20 g、黄芪 20 g、白术 10 g、甘草 10 g、当归 10 g、陈皮 10 g、升麻 10 g、柴胡 10 g。

加减：出血较多者，可吞服三七粉或云南白药以化瘀止血。如见面色苍白、汗出肢冷、脉细弱者，乃气随血脱之象，急用独参汤益气固脱。

5. 脾胃虚寒证

治法：温阳健脾，坚阴止血。

方药：黄土汤加味。灶心土 15 g、甘草 10 g、干地黄 10 g、白术 10 g、炮附子 10 g、阿胶 10 g、黄芩 10 g。

加减：出血日久不愈，脾虚及肾，出现大便滑泄不禁、面色苍白、腰膝酸软、舌质淡胖、脉虚细无力者，宜加温补固涩之品，如仙茅、淫羊藿、补骨脂等，并可加重附子的用量。

6. 气滞血瘀证

治法：行气解郁，活血化瘀。

方药：膈下逐瘀汤。五灵脂 10 g、当归 10 g、川芎 10 g、桃仁 10 g、丹皮 10 g、赤芍 10 g、乌药 5 g、延胡索 10 g、香附 10 g、红花 10 g、枳壳 10 g、甘草 5 g。

加减：胁下有癥块者，可加郁金、丹参、鳖甲以活血祛瘀、消癥化积。瘀血内停，郁而化热，热扰心营，症见便血、发热，入夜热势加重者，可用犀角地黄汤凉血止血。如出血过多而致气阴两伤者，可用生脉散益气养阴。

（二）专方治疗

罗清使用复方槐榆合剂（槐花 30 g、生地 12 g、黄连 15 g、枳实 9 g、地榆 9 g、升麻 9 g、槟榔 9 g、泽泻 9 g、甘草 9 g。每剂水煎 2 次，共煎出 150 mL，每日 3 次口服；痔术后少量出血者，每次服用 50 mL，每日 3 次；出血量多者，可适当增加药量）治疗便血患者 674 例，总有效率为 99.11%。朱秉宜使用三黄凉血汤（黄芩 10 g、黄柏 10 g、制大黄 5 g、赤芍 15 g、牡丹皮 10 g、生地黄 15 g、炒槐花 10 g、地榆炭 15 g、大蓟 15 g、生甘草 3g），治疗湿热下注、血热妄行之便血疗效显著。焦莹等使用健脾柔肝凉血法（常用药物为党参 15 g、败酱草 15 g、陈皮 15 g、生白术 15 g、茯苓 15 g、黄连 15 g、生白芍 25 g、生地黄 15 g、芡实 15 g、郁金 20 g、马齿苋 30 g、生侧柏叶 15 g、地榆炭 15 g、茜草炭 15 g、白芨 15 g、生甘草 6 g）治疗慢性肠炎便血患者 32 例，治疗组治疗总有效率为 93.75%，明显高于对照组的 77.42%，差异具有统计学意义（$P<0.05$）。

（三）基本方加减治疗

徐晨等使用黄土汤加减（药物组成：灶心土 40 g、干姜 15 g、白术 15 g、炙甘草 10 g、黄芩 10 g、阿胶 10 g、生地黄 15 g、黄芪 10 g、血竭 20 g、白芨粉 25 g、荆芥炭 15 g，水煎浓缩剂，100 mL/次，2 次/天）直肠滴注治疗脾虚气弱型便血患者 43 例，治疗组治疗总有效率为 88.4%，明显高于对照组的 78.0%，差异具有统计学意义（$P<0.05$）。李逸蓝等使用补中益气汤加减（生晒参 6 g、黄芪 30 g、麸炒白术 15 g、茯苓 15 g、陈皮 15 g、当归 10 g、柴胡 6 g、炒鸡内金 15 g、升麻 15 g、血余炭 15 g、仙鹤草 15 g、甘草 6 g）治疗结肠癌便血，临床疗效显著。马保华等使用知柏地黄丸加味（知母 3 份、黄柏 1 份、熟地 3 份、丹皮 1 份、山茱萸 1 份、泽泻 1 份、山药 2 份、白花蛇舌草 5 份、莪术 1 份、三七粉 0. 3 份。以上药物除三七粉外，予以煎煮后取汁、浓缩成浸膏，后加三七粉，经 60 ℃恒温烘干、制成片剂。每片 0.3 g，每次 5 片，每日 3 次）治疗肠道血管畸形所致便血，疗效显著。

（四）静脉滴注中成药制剂

益气健脾扶正类：生脉注射液、参麦注射液、黄芪注射液、参附注射液均可用于虚证便血者，尤其是中气不足及脾胃虚寒之便血，有增益气、健脾、温阳止血之功效。

活血化瘀类：香丹注射液、血栓通注射液，可用于气滞血瘀证之便血。

清热解毒类：注射用双黄连（冻干），可用于胃中积热、肝胃郁热、热毒内结之便血。

（五）中成药、单方验方

云南白药是目前研究最多的治疗消化道出血的中成药。云南白药具有化瘀止血、止痛等功效，临床广泛用于消化道出血的治疗。现代药理研究显示，云南白药的凝血作用是通过提高血小板通透性，引起血小板成分释放而产生的；另外，腺苷酸和钙离子的释放也起到一定的止血作用。云南白药可用于气滞血瘀、中气不足、热毒内结、肝胃郁热、胃中积热之便血。三七可促进血管收缩，改善内源性及外源性凝血途径的凝血因子，缩短凝血酶时间，增加血小板活性成分及数量，促进血小板聚集；同时三七皂苷能改善内皮功能，降低血小板表面活性防止其大量黏附、聚集，从而改善微循环、抗血栓，尤适用于出血伴有瘀滞者，具有止血而不留瘀、活血而不伤正的双向调节作用。三七粉，可用于气滞血瘀之便血。现代药理研究证实，大黄可以保护胃黏膜，减轻胃蛋白酶对胃壁的刺激，降低胃肠黏膜毛细血管的通透性及脆性，促进出血周围毛细血管平滑肌的收缩及血小板聚集和黏附功能，同时能提高血浆胶体渗透压，增加血容量，改善微循环。温胃胶囊可用于脾胃虚寒之便血。

（六）其他疗法

针灸治疗：脾胃虚寒者应温经散寒止痛，针灸并用，虚补实泻。取穴：中脘、内关、公孙、足三里，可加神阙、气海、脾俞、胃俞，以温中散寒。

中药或中成药保留灌肠：对热毒内结之便血者，可使用中成药双黄连 3 g 配以锡类散 1 g，加入 100 mL 0.9% 氯化钠注射液中保留灌肠，每日 1～2 次，以清热解毒；对有血瘀者，可单独使用中成药云南白药 4 g，或配以锡类散 1 g，加入 100 mL 0.9% 氯化钠注射液中保留灌肠，每日 1～2 次，以化瘀止血。

综上所述，中医药对下消化道出血有较好的临床疗效。中医药与现代技术相结合诊治本病，亦取得长足进展。但仍存在一些不足之处，今后应该充分利用现代科技手段，从不同角度着手，综合研究得出更全面、更可靠、重复性更强的中医治疗方法。

【经典病例摘录】

张某，男，40 岁，个体，于 2022 年 7 月 12 日就诊。

患者便血 1 天，解鲜红色血便 5 次，质稀，量约 50～100 mL/次，偶有血凝块，伴左下腹部疼痛不适，疼痛呈持续性，阵发性加重，精神差，不思饮食，夜寐不安。入院后查胃镜，结果提示慢性非萎缩性胃炎；肠镜结果提示炎症性肠病（溃疡性结肠炎?）。

查体：慢性病容，形体适中，贫血貌，舌质红，苔黄，脉数。心率 100 次/分，血压 120/70 mmHg，心肺未见明显异常，左下腹压痛明显，肝脾未触及，血常规：血红蛋白 95 g/L。大便隐血：阳性。

诊断：便血（肠道湿热证）。

法治：以清化湿热、凉血止血为法，选用地榆散合槐角丸加减治疗。

处方：地榆 15 g　槐角 15 g　黄芪 30 g　赤芍 30g
黄芩 10 g　当归 10 g　防风 10 g　枳壳 15 g
延胡索 20 g　炙甘草 9g

3 剂，水煎服，每日 1 剂。

服用上方 3 剂后，患者便血次数及每次便血量较前减少，腹痛症状缓解。继续守方 3 剂治疗。

服用上方 3 剂后，疼痛明显好转，未再继续便血，精神较前明显改善，纳差，夜寐一般，舌苔薄黄，大便隐血阴性。上方去延胡索，加党参 15 g、茯苓 30 g、黄芩减至 6 g。

服用上方 3 剂后，患者诉诸症均明显好转，复查大便隐血阴性，7 月 22 日出院。

按： 本例患者结合脉症，系肠道湿热所致，故选用地榆散合槐角丸加减。方中地榆、槐角清肠道湿热，凉血止血；黄芩清热燥湿止血；佐以赤芍清热凉血，散瘀止痛，使止血而不留瘀；黄芪健脾补中，补气行滞，益气摄血；当归补血活血；防风疏风止血；枳壳理气行滞；患者腹痛症状明显，用延胡索行气止痛；炙甘草调和诸药；诸药配合，共具清化湿热、凉血止血的功用。服用 3 剂后患者仍感纳差，恐攻伐太过伤及脾胃，故加用党参、茯苓健脾益气，其后患者诸症均明显好转。

【疾病的西医内容综述】

下消化道出血（LGIB）是指发生在 Treitz 韧带以下消化道的出血，包括小肠和结直肠的出血。其年发病率为 $33/10^5 \sim 87/10^5$，约占全消化道出血的 20%。

（一）下消化道出血的诊断

1. 出血严重程度与预后判断

病情严重程度与失血量呈正相关。当患者出现周围循环衰竭的征象时，也提示失血量较大。休克指数（心率/收缩压）是判断失血量的重要指标。下列因素可能与患者预后不良有关：血流动力学不稳定、持续性出血、年龄大于 60 岁、合并症多、血肌酐升高和严重贫血等，患者出现这些高危风险因素越多，则病情越严重，需要更积极的抢救治疗。

2. 小肠出血的诊断

小肠出血曾称为不明原因消化道出血，指经常规内镜（包括胃镜与结肠镜）检查不能明确病因的持续或反复发作的消化道出血。2015 年，美国胃肠病学会提出以“小肠出血”替代 OGIB，定义为 Trietz 韧带起始部至回盲瓣之间的空肠及回肠出血。小肠出血包括显性出血及隐性出血：显性出血以黑便、便血为主要症状，同时通过检查手段可明确出血部位；隐性出血表现为反复发作的缺铁性贫血，大便隐血试验阳性，同时通过检查手段明确出血部位。小肠出血症状通常较隐匿，缺乏特异性，且小肠具有长度较长、排列复杂、腹腔内活动度较大等解剖学特点，胃镜及结肠镜检查难以全面探及，故小肠出血的诊断仍十分困难，漏诊、误诊率较高。

（1）小肠出血的病因

1）常见病因：①小于40岁者，多为炎症性肠病（克罗恩病）、肿瘤、Meckel憩室、Dieulafoy病以及息肉综合征等。②大于40岁者，多为血管畸形、Dieulafoy病、非甾体抗炎药相关性溃疡、应激性溃疡、肿瘤、小肠憩室以及缺血性肠病等。

2）少见病因：过敏性紫癜、小肠血管畸形和（或）门脉高压、肠道寄生虫感染、淀粉样变性、蓝色橡皮疱痣综合征、遗传性息肉综合征、血管肠瘘和卡波西肉瘤等。

（2）小肠出血的诊断方法

1）临床表现：根据出血的部位、速度、出血量及相关病因，可表现为缺铁性贫血、大便隐血试验阳性、黑便、血便、呕血或全身循环衰竭，具体症状有头晕、乏力、心悸、晕厥等。肿瘤及小肠钩虫病引起的出血多表现为缺铁性贫血、粪便隐血试验阳性或黑便，恶性肿瘤可同时伴有消瘦、腹部包块及肠梗阻；血管病变引起的出血多为无痛性血便及黑便为主；炎性病变多为间歇性大出血或慢性少量出血，常伴有发热、腹痛或腹泻，其中克罗恩病可同时伴有腹部包块及瘘管形成；息肉、肠套叠及憩室则常表现为腹痛及血便。

2）体格检查：对于怀疑小肠出血的患者，需进行详细的体格检查，包括生命体征及全身体格检查。

3）辅助检查：①全消化道钡餐造影。此检查对小肠出血的总检出率为10%～25%，对肿瘤、憩室、炎性病变、肠腔狭窄及扩张等疾病的诊断价值较高，同时价格低廉、并发症少、技术要求相对简单。气钡双重造影对小肠的诊断更加准确，但随着内镜技术及CT重建的应用，此方法在小肠疾病检查中的应用逐渐减少。②小肠造影。CT小肠造影、血管造影，磁共振小肠造影，CTE集小肠造影和CT检查的优点于一体，能够同时显示肠腔内外病变。对于肿瘤性小肠出血，增强CTE能清楚显示肿瘤病灶的大小、形态、向腔内和腔外侵犯的范围以及肿瘤的血液供应情况等。CTA对急性小肠出血的诊断价值较高，适用于活动性出血（出血速率≥0.3 mL/min）。③选择性肠系膜动脉数字减影血管造影（DSA）。此检查为有创性检查，对小肠出血有定性及定位作用，造影剂外溢是出血部位的直接征象，异常血管是小肠出血的间接征象，对消化道出血的定位诊断率为44%～68%。④核素显像（ECT）。此检查主要用于出血病变的初筛和大致定位。⑤内镜检查：胃镜、结肠镜、小肠镜。

3. 结直肠出血的诊断

结直肠出血是消化科常见的临床危重症之一。虽然大多数急性下消化道出血患者出血会自行停止，并且预后良好，但在老年患者和有并发症的患者中，死亡率有所增加。

（1）结直肠出血的病因

1）常见病因：结肠肿瘤、缺血性结肠炎、结肠憩室病、急性感染性肠炎、结肠溃疡性病变、结肠病变外科或者内镜治疗术后出血等。近年来，服用非甾体抗炎药、阿司匹林或其他抗血小板药物、抗凝药物也逐渐成为结直肠出血的重要病因。

2）少见病因：结肠血管畸形、Dieulafoy 病、放射性肠炎、孤立性直肠溃疡、直肠静脉曲张及物理化学损伤等。某些全身性疾病，如肝肾功能障碍、凝血机制障碍、血液系统恶性肿瘤、结缔组织病等，也可引起结直肠出血。

（2）结直肠出血诊断方法

1）临床表现：突然发作的便血，即暗红色或鲜红色血液通过直肠排出，出血量较大时可以伴有头晕、黑矇、面色苍白、心率增快、血压下降等周围循环衰竭征象。然而，在少数情况下，来自右半结肠的出血患者可表现为黑便。此外，便血也见于急性上消化道出血患者，约 15% 的假性急性下消化道出血患者最终明确出血源在上消化道。痔疮、肛裂等肛门疾病引起的出血在临床上也非常常见，诊断急性下消化道出血（结直肠）时须排除外肛门疾病引起的出血。结肠恶性肿瘤常有乏力、消瘦、大便习惯改变等表现，药物相关的结直肠出血患者多有明确的用药史，缺血性结肠炎患者在便血前多有突发的痉挛性腹痛。

2）体格检查：皮肤黏膜检查，是否有皮疹、紫癜、毛细血管扩张，是否存在浅表淋巴结肿大；腹部体格检查；是否存在腹部压痛及包块；详细的肛门指检。

3）辅助检查：①常用的影像学检查手段是腹部增强 CT 或者腹部 CT 血管重建。CT 检查有助于发现结肠占位性病变以及肠壁增厚水肿等炎症性改变，并能提示可能的出血部位。②内镜检查：结肠镜检查是明确结直肠出血原因和部位的最重要手段，并且可以在内镜直视下进行止血治疗。

（二）下消化道出血的治疗

下消化道出血的基本处理原则为快速评估、稳定血流动力学、定位及定性诊断以及按需治疗。治疗措施包括支持治疗、药物治疗、内镜下治疗、血管栓塞治疗及外科治疗等。

1. 支持治疗

对于下消化道出血患者，尤其是急性大出血患者，应先复苏再治疗。首先要根据患者的生命体征、循环容量缺失程度、出血速度、年龄和并发症情况，建立有效的静脉通路（深静脉置管），给予适当的止血、补液、输血等治疗，以维持生命体征稳定，防止并发症出现。同时建议尽快启动包括消化、内镜、重症医学、影像及外科在内的多学科协作诊治。紧急输血的指征为血红蛋白低于 70 g/L，对于大量出血合并心血管基础疾病或者预估短期内无法进行止血治疗的患者，应维持血红蛋白在 90 g/L 以上。如在补充血容量的同时患者血压仍较低而危及生命，可适量静脉滴注多巴胺、间羟胺等血管活性药物，将收缩压暂时维持在 90 mmHg 以上，以避免重要器官的血流灌注不足，为进一步抢救争取时间。

2. 药物治疗

（1）小肠出血的药物治疗

出血病变部位不明或病变弥漫，不适用内镜治疗、手术治疗或血管造影栓塞治疗者，或治疗无效者，可考虑采用药物治疗。针对小肠出血的药物治疗研究有限，性激素类药物已被证实无效，生长抑素及其类似物和沙利度胺有一定疗效。

（2）结直肠出血的药物治疗

临床上常用的止血药物有生长抑素、垂体后叶素、蝮蛇蛇毒血凝酶（巴曲亭）、蛇毒凝血酶（立止血）、去甲肾上腺素等，但目前尚缺乏科学的临床研究评价药物止血的疗效。

3. 内镜下治疗

（1）热凝固治疗

对于血管畸形病变出血，氩离子凝固术是目前常用的方法。对于一些息肉切除术后或内镜下黏膜下剥离术（ESD）后出血的患者，由于出血部位有溃疡形成，有时金属夹夹闭止血无效或者一些病例很难释放金属夹，因此可以考虑使用非接触式的热凝固治疗止血。

（2）金属夹止血

小肠溃疡表面裸露血管所致的活动性出血，应用内镜下钛夹止血的效果较好。

（3）黏膜下注射

对于较局限的小出血病灶，尤其是血管性病变，或者视野不清晰无法进行镜下治疗时，可经结肠镜插入注射针进行局部黏膜下注射治疗。1∶10000 的肾上腺素是黏膜下注射最常用的药物。

（4）联合方法

研究证实，对于一些高危的下消化道出血患者，尤其是憩室出血和息肉切除后出血的患者，2 种或多种内镜下止血方法联合应用，能够显著降低再出血、手术及死亡的风险。

4. 血管栓塞治疗

该法适用于下消化道活动性出血，尤其是常规内科止血治疗无效的患者。目前常用微小线圈、聚乙烯醇颗粒或水溶性明胶进行超选择性栓塞治疗，从而提高治疗成功率，并降低肠坏死等不良事件的发生率。

5. 外科治疗

随着内镜技术的不断发展，外科手术已不再是治疗小肠出血的重要手段。但小肠肿瘤、经保守治疗无效的大出血、小肠穿孔、小肠梗阻和不明原因的小肠反复出血等仍是手术治疗的指征。

第六节

痢疾

【疾病概述】

痢疾是以腹痛、腹泻、里急后重、排赤白脓血便为主要临床表现的具有传染性的疾病，多发于夏秋季节，多由外感湿热、疫毒之邪，或内伤饮食，邪气客于大肠，与气血搏结，损伤肠道脂膜血络，使传导失司所致。

中医学的痢疾与西医学的痢疾病名相同，部分临床表现一致。西医学中的细菌性痢疾、阿米巴痢疾属于本病范畴，其他如溃疡性结肠炎、慢性结肠炎、结直肠恶性肿瘤等出现本节痢疾症状者，均可参照本节辨证处理。

【历史沿革】

春秋战国时期，《内经》称本病为“肠澼”“赤沃”，对本病的病因、症状、预后等方面都有所论述，如《素问·太阴阳明论》云：“食饮不节，起居不时者，阴受之……阴受之则入五脏……入五脏则䐜满闭塞，下为飧泄，久为肠澼”，指出本病病因与饮食不节、起居不时有关。《素问·至真要大论》曰：“岁少阳在泉，火淫所胜，则焰明郊野，寒热更至。民病注泄赤白，少腹痛，溺赤，甚则血便”，指出本病的病因与气候有关，症状为腹痛、便下赤白。此外，《内经》还阐述了对该病预后的判断：“帝曰：肠澼便血何如？岐伯曰：身热则死，寒则生。帝曰：肠澼，下白沫何如？岐伯曰：脉沉则生，脉浮则死。帝曰：肠澼下脓血何如？岐伯曰：脉悬绝则死，滑大则生。”至《难经·论疾病·五十七难》，仍将痢疾归于泄泻中，命名为“小肠泄”“大瘕泄”。

东汉时期，《神农本草经》中已有记载治疗痢疾的药物，主要从寒热论治，如黄连“味苦寒，主肠澼，腹痛下利”、黄芩“味苦平，主肠澼泄利”、滑石“味甘寒，主身热泄澼”、干姜“味辛温，主肠澼下利”。东汉末年，张仲景在《金匮要略·呕吐哕下利病脉证并治》中将痢疾与泄泻统称为“下利”；《伤寒杂病论》中首次记载了痢疾的治疗方剂，如治疗热利的白头翁汤、治疗虚寒利的桃花汤、治疗寒热错杂利的乌梅丸，这些方剂一直沿用至今。

此后，在《中藏经》中，通过症状和脉象对本病进行了预后判断："病肠澼者，下脓血，病人脉急，皮热，食不入，腹胀，目瞪者，死。或一身厥冷，脉沉细而不生者，亦死。食如故，脉沉浮有力而不绝者，生"，"病肠澼，下白脓者死。病肠澼，下脓血，脉悬绝者死。病肠澼，下脓血，身有寒，脉绝者死"。至东晋葛洪《肘后备急方》提出"天行毒病，挟热腹痛，下痢"，从而将"痢"与"泄泻"分开；并提出"天行诸痢"，首次明确痢疾的传染性。北周姚僧垣在《集验方》中将痢疾分为赤痢、赤白痢、血痢、酒痢、冷痢等十种类型，这是最早的痢疾分型，后世痢疾分型均以此为基础。

隋唐两宋时期，巢元方《诸病源候论》共列出痢病的十三种证型，还提出了"久痢""休息痢"的概念。唐代孙思邈在《备急千金要方》中首次提出了灌肠疗法的思路，并特别强调了痢病患者的通用饮食宜忌。宋代《太平惠民和剂局方·指南总论·卷下》论述了痢疾证候，曰："皆因饮食失调，动伤脾胃，水谷相拌，运化失宜，留而不利，冷热相搏，遂成痢疾"，这也是古代文献中首次提出"痢疾"病名。《圣济总录》归纳了痢疾的四大总治法，分别是：调补、攻化、收敛、渗泄。

金元时期，刘完素认为痢疾多因湿热而起，治疗总则亦从湿热着手，其根据《内经》中提及的"溲而便脓血，气行而血止"，提出"行血则便脓自愈，调气则后重自除"，并据此创经典治痢方剂芍药汤，一直为后世所沿用。《脾胃论》中的凉血地黄汤是李东垣创立的治疗痢疾的主方。朱丹溪在《丹溪心法》中对久痢提出了新的看法，他认为久痢亦有阴虚者。

明清时期，张景岳在《景岳全书》中强调痢疾的寒热虚实之辨："凡治痢疾，最当察虚实，辨寒热，此泻痢中最大关系"，其不仅从人的形气、脉象、面色等整体表现上分析了寒热虚实，还详细辨析了积垢、腹痛、里急后重、痢下颜色、口渴等常见症状上的寒热虚实，提出了一些新的观点。清代喻嘉言在《医门法律》中总结了三种常用的治痢方法，分别为"逆流挽舟法""通因通用法"和"急开支河法"，其中最具特色的当属逆流挽舟法。何梦瑶在《医碥》中总结了痢疾的五点用药禁忌：一是初起忌用温补之法；二是忌用兜塞之法，同时禁用升麻类升提之药；三是忌通利小便；四是忌发汗，除表证须用汗法外；五是痢病患者无论发病时还是病愈之后都须禁酒，酒会助其湿热。孔毓礼的《痢疾论》可谓是痢疾辨证治疗的集大成者，其系统论述了痢疾之病因、病机、诊断、辨证、治疗，为中医史上第一本论述痢疾的专著。

【中医病因病机归纳】

痢疾的发生多由外感湿热、时行疫毒，内伤饮食，损及脾胃与肠，而致邪蕴肠腑，与气血搏结，损伤肠道脂膜血络，传导失司，而致下痢。

（一）外感时邪疫毒

痢疾多由感受湿热、疫毒之邪引起，亦可由寒湿之邪致病。痢疾多发于夏秋之交，气候正值热郁湿蒸之际，暑湿秽浊易生之时。若起居不慎，湿热或暑湿之邪内侵人体，蕴于肠腑，气血与之搏结，损伤肠道脂膜血络，化为脓血，则成湿热痢。疫毒之邪，非风、非寒、非暑、非湿，乃天地间别有一种异气，疫毒之邪侵及气分，内窜营血，而致急重之疫毒痢。感受寒湿者，寒湿伤中，胃肠不和，气血壅滞，而成寒湿痢。

（二）内伤饮食

平素饮食过于肥甘厚味者，易酿生湿热，或食用馊腐、饮食不洁者，湿热毒邪蕴结肠道，损伤肠道脂膜血络，则成湿热痢或疫毒痢；日久伤及阴血，可致阴虚痢；平素恣食生冷瓜果，中阳不足，或贪凉饮冷、饮食不洁，寒湿食积壅塞肠中，可致寒湿痢；脾胃虚弱之人，屡伤寒湿，损伤中阳，则可成虚寒痢。

本病的病位在肠，与脾、胃相关，也可涉及肾。吴鞠通在《温病条辨》中提及“久痢，脾阳受伤，食滑便溏，肾阳亦衰”，可见久痢后不但脾阳受伤，而且肾阳亦会受损，造成脾肾阳虚。由于感邪有湿热、寒湿之异，体质有阴阳盛衰之不同，因此本病的病理性质分寒热虚实，病机演变多端。初期多为实证，若下痢日久，可由实转虚或虚实夹杂，寒热并见。湿热痢日久伤阴，或素体阴虚再感湿热之邪，则成阴虚痢。若体质素虚，或失治迁延，或收涩过早，致正虚邪恋，可发展为休息痢。若影响胃失和降而不能进食，则为噤口痢。

【中医诊断】

（一）发病特点

夏秋流行季节发病，发病前多有不洁饮食史，具有传染性。

（二）临床表现

以腹痛、里急后重、下痢赤白脓血为主症，或伴有不同程度的恶寒、发热等症。疫毒痢病情严重而病势凶险，以儿童为多见，急骤起病，在腹痛、腹泻尚未出现之时，即有高热神疲，四肢厥冷，面色青灰，呼吸浅表，神昏惊厥。急性痢疾起病急骤，慢性痢疾则反复发作、迁延不愈。

（三）辨证要点

“凡治痢疾，最当察虚实，辨寒热，此泻痢中最大关系”，因此痢疾的辨证要点主要在于辨寒热虚实，结合痢下颜色、脉象、病程等方面，仔细辨之。

1. 辨虚实

一般说来，起病急骤、病程短者属实，起病缓慢、病程长者多虚；形体强壮、脉滑实有力者属实；形体薄弱、脉虚弱无力者属虚。腹痛胀满，痛而拒按，痛时窘迫欲便，便后里急后重暂时减轻者为实；腹痛绵绵，痛而喜按，便后里急后重不减，坠胀甚者为虚。

2. 辨寒热

痢下脓血鲜红，甚则紫黑，或赤多白少者属热；痢下赤白清稀，或白多赤少者属寒。痢下黏稠臭秽者属热；痢下清稀而不甚臭秽者属寒。身热面赤，口渴喜饮，小便黄赤，舌红苔黄腻，脉滑数者属热；面白肢冷形寒，舌淡苔白，脉沉细者属寒。

3. 辨伤气、伤血

下痢白多赤少，湿邪伤及气分；赤多白少，或以血为主，热邪伤及血分。

4. 辨邪正盛衰

识别本病是否急重，主要根据临床表现，辨别邪毒是否炽盛、胃气是否衰败、阴液是否枯竭、阳气是否虚脱。一般来说，痢疾经治疗后，痢下脓血次数减少，腹痛、里急后重减轻，为正能胜邪；下痢脓血次数虽减少，而全身症状不见减轻，甚至出现烦躁、腹胀、精神萎靡、手足欠温、脉症不符，为邪气盛；如出现噤口不食，精神萎靡，或呕逆者，为胃气将败，预后不佳。

【中医鉴别诊断】

泄泻与痢疾

两者多发于夏秋季节，皆由外感时邪、内伤饮食而发病，症状都有大便增多，然而两病在病位、病机和临床表现等方面都有区别。痢疾病位在肠，病机重点是邪气蕴结肠腑，气血壅滞，传导失司，肠道脂膜血络受损；而泄泻病位在脾，病机重点是脾失运化，湿浊内生，清浊不分，混杂而下。痢疾以痢下赤白脓血为主要临床表现，而泄泻为稀薄粪便，无赤白脓血；因两病都为外感时邪、饮食所伤，故在一定条件下又可以互相转化，或先泻而后转痢，或先痢而后转泻。一般认为先泻后痢病情加重，病机由浅入深，先痢而后泻为病情减轻，病机由深出浅，所谓“先痢后泻者易治，先泻后痢者难治”。

【中医急救处理】

痢疾患者要注意卧床休息、采取隔离和消毒措施。饮食以流质或半流质为主，吐泻、腹胀重者可短期禁食。痢病噤口，为危重之象，必须先予开噤止呕。初病噤口属邪热蕴郁者，宜清疏肠胃，可用香连丸加大黄，或香连丸、莲肉各半，共为末，米汤送服。久痢噤口属胃气虚惫者，宜补益脾胃，佐以和降，可用参苓白术散或人参、姜汁炒川连服之。疫毒痢或湿热痢可用白头翁汤加大黄等，煎水保留灌肠配合治疗，以增强涤泻邪毒之功效。若发生厥脱，面色苍白，四肢厥逆而冷汗出，唇甲紫黯，尿少，脉微细欲绝，甚至神昏、惊厥者，必须采用综合性抢救措施，中西医结合治疗，以挽其危。推荐中成药有：①参麦注射液 10～60 mL 加入 5%～10% 葡萄糖注射液 250～500 mL 中，静脉滴注，1 次/天，用于脱证患者。②紫雪散口服，1.5～3.0g/次，2 次/天，用于神昏、惊厥者。

若下痢无度，饮食不进，肢冷脉微，当急用独参汤或参附汤以益气固脱。对正虚邪实之久痢患者，治疗可从多种途径给药。如用补益之剂口服以扶正，以苦寒败毒之剂灌肠以祛邪，这样既可避免苦寒克伐药物戕伤胃气，又能使祛邪药物从肛门灌入而直达病所，从而提高治疗效果。临床常用苦参 30 g、黄柏 20 g，煎汁与锡类散 2 支交替灌肠；便血多者，可同时加用参三七末 3～5 g。阿米巴痢疾，可用鸦胆子 20～30 粒捣碎，放入 100～150 mL 2% 的苏打水中浸泡 30 分钟，过滤后保留灌肠；亦可用白头翁或委陵菜 30～60 g 煎汁灌肠，两者均有较好的效果。

【稳定期辨证论治】

（一）治疗原则

1. 祛邪导滞

即祛除邪气之壅滞，避免脂膜血络之损伤，故为治本之法。因此，清除肠中之湿热、疫毒、冷积、饮食等滞邪颇为重要。常用祛湿、清热、温中、解毒、消食、导滞、通下等法，以达祛邪导滞之目的。

2. 调气和血

调气和血即顺畅肠腑凝滞之气血，祛除腐败之脂脓，恢复肠道传导功能，促进损伤之脂膜血络尽早修复，以改善腹痛、里急后重、下痢脓血等临床症状。正如刘河间所说："调气则后重自除，行血则便脓自愈。"临床常采用理气行滞、凉血止血、活血化瘀等治法。

虚证痢疾应扶正祛邪；中焦气虚，阳气不振者，应温养阳气；阴液亏虚者，应养阴清肠；久痢滑脱者，可佐以固脱治疗。总之，痢疾的治疗，热痢清之，寒痢温之，初痢宜通之，久痢虚则补之。寒热交错者，清温并用；虚实夹杂者，攻补兼施。赤多者重用血药，白多者重用气药。此外，"人以胃气为本，而治痢尤要"，因此治痢应注意顾护胃气，并贯穿始终。

（二）辨证论治

1. 湿热痢

症状： 腹痛，里急后重，下痢赤白脓血、黏稠如胶冻，肛门灼热，小便短赤，或兼恶寒发热，心烦口渴，苔黄腻，脉滑数。

病机： 感受湿热、疫毒之邪，食入不洁、生冷之物，外邪、食滞交阻肠腑，气机不利，大肠传导功能失职，故腹痛、里急后重；湿热相搏，熏灼肠道，脂络受伤，气血瘀滞，故下痢赤白脓血；湿热下注，则肛门灼热、小便短赤。舌、脉为湿热之象。

治法： 清肠化湿，调气和血。

方药： 芍药汤。本方由芍药、黄芩、黄连、大黄、槟榔、木香、当归、肉桂、炙甘草组成。有表证者，加荆芥、防风解表散邪，或用荆防败毒散，逆流挽舟。兼食滞者，加莱菔子、山楂、神曲消食导滞。痢下赤多白少，肛门灼热，证属热重于湿者，加白头翁、黄柏、秦皮直清里热。痢下白多赤少，舌苔白腻，证属湿重于热者，去黄芩、当归，加茯苓、苍术、厚朴、陈皮等运脾燥湿。痢下鲜红者，加地榆、丹皮、仙鹤草、侧柏叶等凉血止血。

2. 疫毒痢

症状： 发病急骤，腹痛剧烈，里急后重明显，痢下鲜紫脓血，恶心呕吐，常伴高热神昏，口渴，烦躁不安，甚则神昏痉厥，舌质红绛，苔黄燥，脉滑数或微欲绝。

病机： 疫毒之邪，伤人最速，故发病急骤。疫毒熏灼肠道，耗伤气血，故下痢鲜紫脓血；疫毒之气盛，故腹痛剧烈，里急后重明显；毒盛于里，助热伤津，故口渴。热毒蒙蔽清窍则神昏，热盛动风，则痉厥。舌质红绛、苔黄燥、脉滑数等，皆为疫毒内淫炽盛之征。

治法： 清热解毒，凉血除积。

方药： 白头翁汤合芍药汤。白头翁汤由白头翁、黄连、黄柏、秦皮组成，芍药汤由芍药、黄芩、黄连、大黄、槟榔、木香、当归、肉桂、炙甘草组成。高热神昏，热毒入营血者，可合用犀角地黄汤。痉厥抽搐者，加羚羊角、钩藤、石决明等息风镇痉。面色苍白，四肢厥冷，脉细欲绝者，加用生脉（或参麦）注射液、参附注射液以益气固脱。

3. 寒湿痢

症状： 腹痛，里急后重，痢下赤白黏冻，白多赤少，或纯为白冻，脘胀腹满，头身困重，畏寒喜暖，舌苔白腻，脉濡缓。

病机： 寒湿皆为阴邪，阴邪留滞肠中，则气机阻滞，传导失常，故见下痢、腹痛、里急后重。寒湿伤于气分，故下痢白多赤少或纯为白冻；寒湿中阻，阻滞气机，故脘胀腹满、头身困重；舌、脉皆为寒湿内盛之征。

治法： 温中燥湿，调气和血。

方药： 不换金正气散。本方由藿香、苍术、厚朴、法半夏、陈皮、甘草、生姜、大枣组成。兼有表证者，加荆芥、苏叶、葛根解表祛邪。挟食滞者，加山楂、神曲消食导滞。脾虚纳呆者，加白术、神曲；寒积内停，痢下滞而不爽者，加大黄、槟榔、肉桂、炮姜。

4. 虚寒痢

症状： 久痢缠绵不已，痢下赤白清稀或白色黏冻，无腥臭，甚则滑脱不禁，腹部隐痛，喜温喜按，形寒肢冷，食少神疲，腰膝酸软，舌淡苔薄白，脉沉细弱。

病机： 痢久脾虚中寒，寒湿留滞肠中，故下痢赤白清稀或白色黏冻；寒盛正虚，肠中失却温养，故腹部隐痛；胃气虚弱，脾阳不振，故食少神疲，形寒肢冷；久痢脾虚及肾，关门不固，故腰膝酸软、滑脱不禁。舌、脉皆为虚寒之象。

治法： 温补脾肾，收涩固脱。

方药： 桃花汤合真人养脏汤。桃花汤由赤石脂、干姜、粳米组成；真人养脏汤由诃子、罂粟壳、肉豆蔻、人参、白术、肉桂、当归、白芍、木香、炙甘草组成。肾阳虚衰者，加附子、补骨脂温补肾阳。脾虚气陷，肛门下坠、脱肛者，去木香，加黄芪、升麻益气举陷。滑脱不禁者，加芡实、龙骨、牡蛎收敛固脱。

5. 阴虚痢

症状： 痢下赤白脓血，或痢下鲜血黏稠，日久不愈，脐腹灼痛，虚坐努责，食少，心烦口干，舌质红绛少苔，脉细数。

病机： 素体阴虚，感邪而病下痢，或久痢伤阴，遂成阴虚之痢。邪滞肠间，阴血不足，则下痢赤白脓血或鲜血黏稠；阴亏热灼，故脐腹灼痛；胃阴亏虚，故食少、口干；阴虚火旺，故心烦。舌、脉均为阴血亏虚之征。

治法：养阴和营，清肠化湿。

方药：黄连阿胶汤合驻车丸。黄连阿胶汤由黄连、黄芩、白芍、阿胶、鸡子黄组成；驻车丸由黄连、阿胶、当归、炮姜组成。加减：下痢无度，虚坐努责者，加赤石脂、禹余粮、人参以收涩固脱；热邪伤津、口渴者，加沙参、石斛；下痢血多者，加丹皮、旱莲草。

6. 休息痢

症状：下痢时发时止，日久难愈，常因饮食不当、感受外邪或劳累而诱发。发作时，大便次数增多，便中带有赤白黏冻，腹痛，里急后重，症状一般不及初痢、暴痢程度重。休止时，常有腹胀食少，倦怠嗜卧，舌质淡苔腻，脉濡软或虚数。

病机：下痢日久，正虚邪恋，寒热夹杂，肠胃传导失司，故缠绵难愈，时发时止。脾胃虚弱，中阳健运失常，故食少倦怠；湿热流连不去，故每因外邪、饮食、劳累而诱发，发则腹痛里急，大便带有赤白黏冻。舌、脉乃湿热未尽而正气虚弱之征。

治法：温中清肠，调气化滞。

方药：连理汤。本方由人参、白术、干姜、黄连、茯苓、炙甘草组成。发作期，偏湿热者，加白头翁、黄柏清湿热；偏寒湿者，加苍术、草果温中化湿；休息痢多因寒热错杂、虚实互见、病情顽固者，也可用成药乌梅丸治疗。

7. 噤口痢

噤口痢，即下痢而不能进食，或下痢呕恶不能食者。朱丹溪云："噤口痢者，大虚大热。"其基本病机是大实或大虚致胃失和降，气机升降失常。现分虚实论治。

（1）实证

症状：下痢，胸闷，呕逆不食，口气秽臭，舌苔黄腻，脉滑数。

病机：湿热疫毒蕴结中焦，秽浊阻于肠腑，脉络受损，上犯于胃，脾胃失于升降，以致呕恶不能食。

治法：泄热和胃，苦辛通降。

方药：开噤散。本方由黄连、石菖蒲、茯苓、冬瓜仁、陈皮、陈仓米、石莲子、荷叶蒂组成。全方合用，升清降浊，开噤进食。

（2）虚证

症状：下痢频频，呕恶不食，或食入即吐，神疲乏力，舌淡苔白，脉弱无力。

病机：脾胃素虚，或久痢伤胃，胃虚气弱，失于和降，以及下痢而不能进食。

治法：健脾和胃。

方药：六君子汤加石菖蒲、姜汁。本方由人参、茯苓、白术、陈皮、半夏、炙甘草、石菖蒲、姜汁组成，石菖蒲、姜汁醒脾降逆；若下痢无度，饮食不进，肢冷脉微，当急用独参汤或参附汤以益气固脱。

【疾病的转归及预后】

痢疾的转归预后取决于患者体质的强弱、感邪的轻重与治疗是否及时正确。初痢宜通，久痢宜补。急性痢疾治疗及时得当，体质强壮者一般在两周左右痊愈，发热、腹痛、里急后重、便脓血等症状在 3～7 天消失。若病邪重，或素体正气亏虚，或失治误治，则致痢疾长期不愈，转为慢性。若痢疾初起，一二日后，痢下骤止，更见腹胀、呕逆、壮热神昏，此为邪毒内陷、正不胜邪之象，病多危殆。若感受疫疠毒邪甚，失治误治，未能控制病势而出现痢下如猪肝、鱼脑，或下纯血，高热神昏，或手足厥逆，内闭外脱，气急息粗或气息微弱，或噤口不食等危急症者，须积极抢救，否则预后不良。历代医家皆视痢疾噤口为危重之候。

【中医药防治研究的现代进展】

中医药防治痢疾疗效确切，白头翁汤、芍药汤等经典方剂仍被现代临床广泛应用；同时中医药防治痢疾有其独到之处，中成药、中药灌肠治疗是其特色治疗方法。

（一）辨证论治

为规范痢疾的中医内科治疗，中华中医药学会在 2020 年 6 月发布了《细菌性痢疾中医内科临床诊疗指南》，将痢疾分为湿热痢、寒湿痢、疫毒痢、阴虚痢、虚寒痢、休息痢 6 个证型辨证论治，分别推荐芍药汤、不换金正气散、白头翁汤合芍药汤、黄连阿胶汤、附子理中汤、连理汤加减治疗。现代中医大家蒲辅周治疗的痢疾主要分为中虚寒湿、湿热内蕴、木郁土壅、中气下陷四型，他尤善“利小便以实大便”。蒲老认为痢疾一病，虽变化多端，其治一也，当以“利小便以实大便”为第一要义，使邪从小便而去，则大便自实。蒲老临床多使用“甘淡渗湿利小便”“畅通三焦利小便”“滋阴补液利小便”“补气升阳利小便”四法。国医大师张志远认为，休息痢的主要病机为久病伤正，邪恋脏腑，进而使传导不利所致，治宜扶正祛邪、调气化滞。其临证治疗常以薏苡附子败酱散加仙鹤草和三七参进行治疗，若久痢不愈，则常考虑外用锡类散配合黄连、乳香、没药、蒲公英煮汤灌肠，甚有功效。

（二）单方验方

验方：乌梅 20 g，黄连 10 g，散剂，每服 5 g，每 6 小时一次，结合地骨皮液保留灌肠，治疗湿热痢。石榴皮 30 g、白扁豆花 100 g，水煎过滤取汁，代茶频饮，有健脾利湿、涩肠止泻的功效，用于治疗痢疾初起。乌梅、五味子、胡黄连、赤石脂各等份，研为末，蜜调服之，每日 2 次，每次 6 g，适用于血痢日久者。仙鹤草、马齿苋各 200 g，加水 1000 ~ 2000 mL，文火煮沸 30 分钟，滤出药液，分 6 次服完，每日 3 次，10 天为一疗程，连服 1 ~ 2 个疗程，可治休息痢。赤石脂 30 g、炮姜 10 g，煎服，治下痢滑脱不禁。乌梅 30 g、龙胆草 15 g、山楂 20 g、地榆 12 g，水煎服，每日 1 剂，日服 2 次，功效清热燥湿、导滞凉血、收敛止泻。

单味草药：如辣蓼、仙鹤草、海蚌含珠、马齿苋、萹蓄、地绵草、凤尾草、穿心莲、旱莲草、十大功劳叶、金银花、败酱草等，可任选 1 ~ 2 味煎服，对湿热痢皆有疗效。

（三）中成药

香连丸：用于湿热痢者，每次 3 ~ 6 g，2 ~ 3 次，温开水送服。

葛根芩连微丸：每次 3 g，每日 3 次，口服，用于痢疾身热烦躁者。

穿心莲片：每次 5 片，每日 3 次，温开水送服，用于菌痢者。

枳实导滞丸：每次 6 ~ 9 g，每日 2 次，空腹温开水送服，用于里急后重者。

乌梅丸：每次 2 丸，每日 2 ~ 3 次，空腹温开水送服用，用于久痢久泻者。

理中丸：用于虚寒痢者，每次 1 丸，每日 2 次，口服。

（四）中药灌肠

可使用白头翁、苦参、金银花、黄柏、滑石各 60 g，加水浓煎至 200 mL，先清洁灌肠，后保留灌肠，1 次/d，连续 3 d，适用于湿热痢、疫毒痢者。也可用白头翁汤煎剂直肠滴入；也可使用云南白药 2 g、黄连素 0.1 ~ 0.3 g，加入 10 ~ 50 mL 生理盐水中，保留灌肠，2 次/d，3 d 为一个疗程；此外，临床常用锡类散（主要由象牙屑、青黛、壁钱炭、滑石粉、珍珠、冰片、人工牛黄组成）灌肠，锡类散具有清热解毒、去腐生肌的作用。有研究表明，锡类散灌肠有助于创面的愈合。

（五）外治法

1. 鼻嗅法

用醋喷在炭火上，使其产生蒸气，患者以鼻吸入蒸气，有开胃的作用，适用于湿热痢而不思饮食者。

2. 敷脐法

①大黄 30 g，川黄连、木香各 20 g，共研细末，取适量与食醋拌和调成厚泥状，

纳入脐中，以纱布覆盖，胶布固定，每天换药1次，用于湿热痢。②吴茱萸、胡椒各10 g，共研为细末，醋调成膏，敷于神阙穴、涌泉穴，每日换药一次，用于寒湿痢。③诃子肉、罂粟壳、赤石脂各200 g，干姜、煅龙骨各100 g，乳香、没药各15 g，肉豆蔻50 g，诸药共研细末，熬膏贴脐，用于正虚邪恋者。

3. 贴敷法

吴茱萸18 g，研细末醋调，敷两足心涌泉穴，纱布覆盖，两小时后取下。用于下痢不思饮食、四肢厥冷者。

（六）针灸拔罐治疗

1. 针灸

①湿热痢：取合谷、上巨虚、天枢、内庭等穴，均用泻法。②疫毒痢：取天枢、足三里、曲池等穴，抽搐不止者，加人中、太冲、阳陵泉；高热神昏者，加水沟、委中；厥脱者加关元。天枢、足三里、曲池均施凉泻法，委中以三棱针刺血，关元隔盐灸，人中、太冲、阳陵泉均用泻法。③寒湿痢：取合谷、天枢、上巨虚、中脘、气海、阴陵泉等穴。合谷、天枢、上巨虚均用泻法，中脘、阴陵泉平补平泻，气海用补法，并加灸。④正虚邪恋：取合谷、天枢、上巨虚、关元、脾俞、胃俞、神阙等穴。合谷、天枢、上巨虚平补平泻，关元、脾俞、胃俞用补法，并加灸，神阙穴隔盐灸。

2. 拔罐

（1）火罐

取大肠俞、胃俞、三焦俞、中脘、天枢、关元、足三里等穴。用闪火法或架火法将罐扣在穴位上，留罐5～10分钟，隔日1次，两组穴交替使用。

（2）刺血拔罐

①大椎、脾俞、肝俞，②大肠俞、胃俞，③天枢、中脘、关元，每日取1组。患者呈仰卧位或俯卧位，常规消毒后，用不锈钢三棱针刺入所选的一组穴位的皮肤2～3 cm深，以出血为度，然后取大小适宜的火罐，用闪火法扣在所选穴位上，留罐15分钟，每日1次。

现代研究表明，马齿苋所含有的槲皮素可改善肠道感染及保护肠黏膜；β-谷甾醇能通过抑制炎症因子和相关酶的过表达来缓解肠炎，因此马齿苋是治疗痢疾疗效确切的药物。此外，亦有研究表明，白头翁汤水提取物对痢疾杆菌有一定程度的抑菌和杀菌作用，因此白头翁汤常作为治疗细菌性痢疾的首选方剂。

【经典病例摘录】

医案一

患者某，男，43 岁，2001 年 3 月初诊。症见左下腹隐痛坠胀，大便脓血，日行 2～3 次，或 2～3 日一次，无规律性，病史 2 年，常感疲乏倦怠，身体消瘦，营养不良，舌白苔腻，脉虚数。曾服用涩肠固脱中药进行治疗，然开始有效，继用反加重。处方以薏苡附子败酱散加味：

薏苡仁 30 g　炮附子 10 g　败酱草 20 g　仙鹤草 15 g　三七参 6 g

30 剂，每日 1 剂，水煎分 2 次服，30 天为一个疗程。

嘱咐其先服用 1 个疗程，其间外用锡类散配合黄连 6 g、制乳香 6 g、炒没药 6 g、蒲公英 6 g，煮汤灌肠 1 周。

二诊：1 个月后患者复诊，自述服药后便血症状有所减轻，但仍偶有腹痛，出现脓血，舌脉同前。遂在原方基础上稍加调整，将炮附子增至 15 g，败酱草增至 30 g，嘱其坚持长饮勿懈，若症状缓解则可将药量减半，直至痊愈。

三诊：数月后患者复诊告知已痊愈，痢疾未再复发。

按：此例患者为休息痢，休息痢十分顽固，中药调理时间较长，否则容易复发。根据患者病史两年，疲乏身重、腹痛便血等症状表现，辨证其属正虚邪盛，气血瘀滞所致的休息痢，当治以扶正祛邪，调气活血以化滞，遂以薏苡附子败酱散为基础方加味进行调治。方中薏苡仁利湿排脓，健脾止泻；辅以败酱草清热解毒，祛瘀排脓；兼有附子补火助阳，散寒止痛。此外，再佐入三七参活血止血，仙鹤草收敛止血，补虚止痢。诸药合用，可解毒补虚，温阳散寒，活血止痛以止痢。临证若出现腹痛严重则可加大附子之量，脓血较多则可加大败酱草之量，大便干结则可减少薏苡仁之量，若止痢效果不理想，可将仙鹤草之量提升 1 倍。此外，可外用锡类散配黄连、乳香、没药、蒲公英煮汤灌肠，诸药配合有清热解毒、活血散瘀、行气止痛之效，从而内外兼治，标本止痢。

医案二

唐某，女，56 岁，因“反复腹胀、腹泻 5 年余，再发 2 周”于 2019 年 10 月 21 日初诊。

症见：患者素有“慢性胃炎”，近 5 年脘腹疼痛，时有腹泻、便溏，最近 2 周又感胃脘及腹痛，食纳差，大便有黏液，每日可达三四次，无里急后重，但常感肛门不舒，大便常规检查可见红、白细胞，小便黄热而少，舌红，苔厚秽，脉弦滑、细数。

西医诊断：慢性痢疾。

中医诊断： 痢疾（脾胃失调，湿热下注）。

治法： 清热利湿，健运脾胃。

处方：

藿香 12 g　杏仁 10 g　炒黄芩 6 g　黄连 5 g　炒黄柏 5 g

炒苍术 9 g　泽泻 6 g　厚朴 9 g　大腹皮 9 g　茵陈 10 g

滑石（布包）15 g　通草 6 g　木香 6 g

共服 5 剂，水煎服，每日 1 剂，分 3 次口服。

二诊： 药后大便已成形，每日 1 次，黏液已很少，食纳尚可，胃及腹痛大减，小便已不黄，舌偏红，黄腻苔减，脉沉滑微数。治宜继续清湿热，兼调胃气。调整处方：

炒黄芩 9 g　酒炒黄柏 9 g　苍术 9 g　熟大黄 5 g

姜黄 9 g　银花藤 12 g　蒲公英 12 g　皂角子 9 g

豆卷 12 g　生甘草 6 g

共服 5 剂，水煎服，每日 1 剂，分 3 次口服。

三诊： 患者药后大便次数及性状已基本正常，胃脘及腹部已不痛，食纳可，小便正常，六脉缓和，舌质正常，苔已化净。原方加大枣四枚，继续服 7 剂，症状基本完全缓解。

按： 本例西医诊断为慢性痢疾，中医辨证则属脾胃失调、湿热下注所致，用苦辛法调脾胃、清湿热，逐渐好转。以后继用三黄清热燥湿，苍术、豆卷去湿，银花藤、蒲公英清热解毒，姜黄除秽消瘀，肃清气血之病邪，熟大黄、皂角子攻积利窍，直达病所，使邪有出路而无稽留之所，病邪彻底肃清而痢疾告愈。由此可见，下利（包括痢疾）在病邪未清时，切忌固涩，以免邪留成弊，久延不愈，这也说明了“邪去则正安”。

【痢疾的西医综述】

（一）概述

细菌性痢疾（简称菌痢）是由志贺菌（又称痢疾杆菌）引起的肠道传染病。主要临床表现为发热、腹痛、腹泻、里急后重及黏液脓血便，严重者有感染性休克或/和中毒性脑病。细菌性痢疾分为急性（包括轻型、普通型、中毒型）与慢性，临床表现轻重悬殊，轻者能自愈，重者可导致死亡。本病全年都可发生，夏秋季最多，急、慢性患者及带菌者都是传染源。人群对本病普遍易感，尤其是儿童。

（二）流行病学

1. 传染源

传染源包括患者和带菌者，其中急性、非急性典型菌痢与慢性隐匿型菌痢患者为重要传染源。

2. 传播途径

痢疾杆菌随患者或带菌者的粪便排出，通过污染的手、食品、水源或生活接触，或苍蝇、蟑螂等间接方式传播，最终均经口入消化道使易感者感染。

3. 人群易感性

人群对痢疾杆菌普遍易感。学龄前儿童患病多与卫生习惯有关，成人患者与机体抵抗力降低、接触感染机会多有关，加之患同型菌痢后无巩固免疫力，不同菌群间以及不同血清型痢疾杆菌之间无交叉免疫，故造成重复感染或再感染而反复发病。

4. 流行病学特征

细菌性痢疾呈全年散发，以夏秋两季多见，主要原因：一是该气温条件适合痢疾杆菌生长繁殖，在 20 ℃ ~ 30 ℃痢疾杆菌在主食及肉类食品中 4 小时可增殖 100 ~ 800 倍，12 小时超过 50000 倍，在瓜果蔬菜中 8 ~ 24 小时可增殖 20 ~ 800 倍；二是苍蝇多，传播媒介多；三是天热易感者喜冷饮及生食瓜果蔬菜等；四是胃肠道防御功能降低，如大量饮水后胃酸等消化液被稀释，抵御痢疾杆菌的能力下降。

（三）病理生理

机体感染病原菌后，经过数小时至 7 天（一般 1 ~ 3 天）的潜伏期才出现症状，由于患者的年龄及机体状况、感染菌群不同，临床表现也不同。其病变部位主要在乙状结肠和直肠。病变局部的肠黏膜上皮细胞由于缺血、缺氧而变性坏死，形成浅表溃疡，患者有腹痛、腹泻、脓血便等症状。直肠受炎症反应刺激，致使患者有里急后重感（下坠感）。重者肠黏膜大片剥落，形成广泛坏死性假膜，患者有严重腹泻，导致水、电解质紊乱及酸中毒等严重后果。一般发病后 1 周产生抗体，病变逐渐愈合，病原菌被消灭，临床症状消失。

（四）临床表现

1. 急性菌痢

急性腹泻，伴有发冷、发热、腹痛、里急后重、排黏液脓血便；全腹压痛、左下腹压痛明显。

2. 急性中毒型菌痢（多见于 2～7 岁儿童）

起病急骤，突然高热，反复惊厥，嗜睡、昏迷，迅速发生周围循环衰竭和呼吸衰竭。肠道症状轻微或缺如。

3. 慢性菌痢

有持续轻重不等的腹痛、腹泻、里急后重，排黏液脓血便的痢疾症状，病程超过 2 个月。

（五）诊断标准

参见 2008 年颁布的《中华人民共和国卫生行业标准·法定传染病诊断标准》中细菌性和阿米巴性痢疾的诊断标准。

1. 流行病学史

患者有不洁饮食和（或）与细菌性痢疾患者接触史。

2. 临床表现

潜伏期：数小时至 7 天，一般 1～3 天。临床症状和体征：起病急骤，畏寒、寒战伴高热，继以腹痛、腹泻和里急后重，每日排便 10～20 次，但量不多，呈脓血便，并有中度全身中毒症状。重症患者伴有惊厥、头痛、全身肌肉酸痛，也可引起脱水和电解质紊乱，可有左下腹压痛伴肠鸣音亢进。临床分型：①急性普通型（典型）：起病急，畏寒、发热，可伴乏力、头痛、纳差等毒血症症状，腹泻、腹痛、里急后重，脓血便或黏液便，左下腹部压痛；②急性轻型（非典型）：症状轻，可仅有腹泻、稀便；③急性中毒型：a. 休克型（周围循环衰竭型），感染性休克表现，如面色苍白、皮肤花斑、四肢厥冷、发绀、脉细速、血压下降等，可伴有急性呼吸窘迫综合征（ARDS）；常伴有腹痛、腹泻；b. 脑型（呼吸衰竭型），脑水肿甚至脑疝的表现，如烦躁不安、惊厥、嗜睡或昏迷、瞳孔改变，呼吸衰竭，可伴有 ARDS，可伴有不同程度的腹痛、腹泻；c. 混合型，具有以上 2 型的临床表现；④慢性：急性细菌性痢疾反复发作或迁延不愈，病程超过 2 个月。

3. 实验室检测

①粪便常规检查，白细胞或脓细胞≥15/HPF（400 倍视野），可见红细胞、吞噬细胞。②病原学检查，粪便培养志贺菌阳性。

（六）鉴别诊断

1. 阿米巴痢疾

起病一般缓慢，少有毒血症症状，里急后重感较轻，大便次数亦较少，腹痛多在右侧，典型者粪便呈果酱样，有腐臭。镜检仅见少许白细胞、红细胞凝集成团，常有夏科—雷登氏结晶体，可找到阿米巴滋养体。乙状结肠镜检查，见黏膜大多正常，有散在溃疡。细菌性痢疾易并发肝脓肿。

2. 流行性乙型脑炎

流行性乙型脑炎的表现和流行季节与细菌性痢疾（重型或中毒型）相似，后者发病更急，进展迅猛且易并发休克。细菌性痢疾可以温盐水灌肠并做镜检及细菌培养。

（七）治疗

1. 急性菌痢的治疗

（1）一般疗法和对症疗法

病人应予胃肠道隔离（至症状消失，大便培养连续 2 次阴性为止）和卧床休息。饮食一般以流质或半流质为宜，忌食多渣、多油或有刺激性的食物。有失水现象者可给予口服补液盐。如有呕吐等而不能由口摄入时，则可给予生理盐水或 5% 葡萄糖盐水静脉滴注。

（2）病原治疗

近年来，痢疾杆菌的耐药菌株，尤其是多重耐药菌株渐见增多，粪便培养检出致病菌时需做药敏试验，以指导合理用药。

1）磺胺类药：磺胺药对痢疾杆菌有抗菌活性，但如与甲氧苄氨嘧啶（TMP）合用，则有协同效果。如复方磺胺甲恶唑（SMZ-TMP）片剂，每天 2 次，每次 2 片，儿童酌减，疗程一周。有严重肝病、肾病、磺胺过敏及白细胞减少症者禁用。

2）喹诺酮类：该类药物作用于细菌 DNA 促旋酶，具杀菌作用，无毒副作用，已成为成人菌痢的首选药。由于该类药可影响儿童骨骼发育，学龄前儿童禁用。成人用法如下：吡哌酸，每日 2 g，分 3 次口服，疗程 5 ~ 7 天；诺氟沙星，每日 600 ~ 800 mg，分 2 ~ 3 次口服，疗程 5 ~ 7 天；依诺沙星、氧氟沙星和环丙沙星，每日 600 mg，分 2 次口服，疗程 3 ~ 5 天。

（3）中药

黄连素 0.3 ~ 0.4 g，每日 4 次，疗程为 7 天。

2. 中毒性菌痢的治疗

本型来势迅猛，应及时针对病情采取综合性抢救措施。

（1）抗菌治疗

可使用氟喹诺酮类静脉制剂和头孢哌酮。

（2）高热和惊厥的治疗

高热易引起惊厥而加重脑缺氧和脑水肿，应用安乃近及物理降温，无效或伴躁动不安、反复惊厥或惊跳者，可给予亚冬眠疗法，以氯丙嗪与异丙嗪各 1～2 mg/kg 肌注，必要时静脉滴注，病情稳定后延长至 2～6 小时注射一次，一般 5～7 次即可撤除，尽快使体温保持在 37 ℃左右。

（3）循环衰竭的处理

①扩充血容量：因有效循环血量减少，应予补充血容量，可快速静脉输入低分子右旋糖酐或葡萄糖氯化钠溶液，首剂 10～20 mL/kg，全日总液量 50～100 mL/kg，具体视患者病情及尿量而定。若有酸中毒，可予 5% 碳酸氢钠静滴。②血管活性药物的应用：补足血容量后周围循环仍不见好转，可考虑使用多巴胺、去甲肾上腺素。③强心治疗：对有左心衰和肺水肿者，可给予西地兰等药物治疗。④抗凝治疗：有 DIC 者采用肝素抗凝疗法，剂量及疗程同感染性休克。⑤肾上腺皮质激素的应用：氢化可的松，每日 5～10 mg/kg，静脉滴注，可减轻中毒症状、降低周围血管阻力、加强心肌收缩、减轻脑水肿、保护细胞和改善代谢，成人 200～500 mg/天，一般用药 3～5 天。

（4）治疗呼吸衰竭

应保持呼吸道通畅、给氧、脱水疗法（如应用甘露醇或山梨醇）、严格控制入液量。必要时给予尼可刹米等肌注或静注。重危病例应给予呼吸监护，必要时行气管插管或应用人工呼吸器。

（5）纠正水与电解质紊乱

应补充失液量及钾、钠离子，但须慎防用量过大、速度过快而引起肺水肿、脑水肿。

3. 慢性菌痢的治疗

本病必须进行长期、系统治疗，应尽可能地多次进行大便培养及细菌药敏试验，必要时进行乙状结肠镜检查（作为选用药物及衡量疗效的参考）。

（1）抗生素的应用

首先要及早进行致病菌的分离鉴定和药敏检测，大多主张联合应用两种不同类的抗菌药物，剂量充足，疗程较长且需重复 1～3 个疗程。可供选用的药物同急性菌痢。

（2）局部灌肠疗法

一般采用保留灌肠。常用的药物为 5% 大蒜浸液 100 mL 或 0.5%～1% 新霉素 100～200 mL，每日 1 次，10～15 次为一疗程。有人主张在灌肠溶液中加入 0.25% 普鲁卡因、氢化可的松 25 mg，或可提高疗效。

(3) 肠道菌群失调的处理

可服乳酶生（含厌氧乳杆菌）4～6 g或枯草杆菌片剂（每片含活菌50亿个）；或应用枯草杆菌溶液100～200 mL（每mL含活菌3亿个）灌肠，每晚1次，疗程2～3周，以促使厌氧菌生长，重新恢复肠道菌群平衡。培菲康和双歧杆菌活菌胶囊也可调节肠道菌群，前者成人3～5粒/次，后者2粒/次，皆每天2～3次。

（八）预防

应从控制传染源、切断传播途径和增强人体抵抗力三方面着手。

1）早期发现患者和带菌者，及时隔离和彻底治疗，是控制菌痢的重要措施。

2）切断传播途径：搞好“三管一灭”（即管好水、粪和饮食以及消灭苍蝇），养成饭前便后洗手的习惯。对饮食业、儿童机构工作人员定期检查带菌状态。

3）保护易感人群：可口服依莲菌株活菌苗，该菌无致病力，但有保护效果，保护率达85%～100%。

第七节

霍乱

【疾病概述】

霍乱是感受时行疫疠之邪，邪随饮食侵入人体胃肠，以发热、腹痛不甚、剧烈而频繁的呕吐、泄泻为临床特征的一种急性疫病。因发病急骤，病情严重，病变常在顷刻之间挥霍缭乱，故名霍乱。本病四季均有发生，但以夏秋湿邪较盛之季尤易发病。

中医学霍乱的范围较广，以前所称的霍乱，是指以上吐下泻为主要临床表现的多种疾病，如急性胃肠炎、食物中毒等，又称类霍乱。本章论述的是由时行疫疠之邪引起的霍乱，民间亦有称霍乱为“绞肠痧”或“吊脚痧”等。西医学中的霍乱、副霍乱均属于中医霍乱的范畴。急性胃肠炎、食物中毒等可参照本病辨证治疗。

【历史沿革】

“霍乱”一名最早见于《内经》。在《素问》《灵枢》中均有记载：“岁土不及民，民病飧泄霍乱”“太阴所至为中满霍乱吐下”“土郁之发，为呕吐霍乱”“足太阴厥气上逆则霍乱”……而在《灵枢·五乱》中记载的“清气在阴，浊气在阳，营气顺行，卫气逆行，清浊相干，乱于肠胃，则为霍乱”最早指出了霍乱发生的病因、病机及病位。

汉代张仲景在《伤寒论》中首次论述了霍乱的具体治法与方药，从而奠定了霍乱辨证论治的理论基础。《伤寒论·辨霍乱病脉证并治》云：“呕吐而利，此名霍乱。”张仲景指出了霍乱病的临床特征，把霍乱分为热多、寒多、亡血、亡阴、亡阳等类型，并根据霍乱兼证的不同表现分别采取不同的治法方药。《伤寒论》中记载：“霍乱，头痛发热，身疼痛，饮水多者，五苓散主之；寒多不用水者，理中丸主之”“恶寒、脉微而复利，利止，亡血也，四逆加人参汤主之”“吐已下断，汗出而厥，四肢拘急不解，脉微欲绝者，通脉四逆加猪胆汁汤主之”“吐利汗出，发热恶寒，四肢拘急，手足厥冷者，四逆汤主之”……由此可见，仲景所记载为湿霍乱中的寒霍乱证。

在《伤寒论》中并无针对干霍乱的治疗方法，但其论述了转筋的治疗，为后世霍乱转筋的治疗提供了思路：“转筋之为病，其人臂脚直，脉上下行，微弦。转筋入腹者，鸡矢白散主之”。

隋代巢元方在《诸病源候论》卷二十二中记载了霍乱诸病候，共二十四论，其中单独论述了“干霍乱”及“霍乱转筋”：“冷热不调，饮食不节，使人阴阳清浊之气相干，而变乱于肠胃之间，则成霍乱。霍乱者，多吐痢也。干霍乱者，是冷气搏于肠胃，致饮食不消，但腹满烦乱，绞痛，短气。其肠胃先挟实，故不吐痢，名为干霍乱也”“霍乱而转筋者，由冷气入于筋故也……夫霍乱大吐下之后，阴阳俱虚，其血气虚极，则手足逆冷，而荣卫不理，冷搏于筋，则筋为之转。冷入于足之三阴三阳，则脚筋转；入于手之三阴三阳，则手筋转。随冷所入之筋，筋则转。转者，皆由邪冷之气击动其筋而移转也”。后世医家也将干霍乱称为“绞肠痧”，将霍乱转筋称为“吊脚痧”。

唐代孙思邈在《备急千金要方》中阐述：“原霍乱之为病也，皆因饮食，非关鬼神。夫饱食肫脍，复餐奶酪；海陆百品，无所不啖；眠卧冷席，多饮寒浆；胃中诸食结而不消，阴阳二气，壅而反戾。阳气欲升，阴气欲降，阴阳乖隔，变成吐痢”“大凡霍乱，皆中食脍酪及饱食杂物过度不能自裁”，提出了霍乱的病因与饮食有关，且提出了霍乱的调护：“凡霍乱务在温和将息，若冷即遍体转筋。凡此病定一日不食为佳，须三日少少粥食，三日以后可恣意食息，七日勿杂食为佳，所以养脾气也”“凡诸霍乱，忌与米饮，胃中得米即吐不止”。

宋代医家丰富了霍乱的治疗，在《太平圣惠方》卷四十七中有专门的霍乱论，并记载了治霍乱诸方，如“治霍乱冷热不调，吐利不止，高良姜散方”“治霍乱吐逆，及利并脚转筋，人参散方”“治霍乱吐泻不止，冷气入脾胃，攻心腹，切痛，肉豆蔻丸方”“治霍乱吐泻多，脾胃虚乏，心腹胀满，不思饮食，藿香散方”“治干霍乱不吐不利，宿食不消，烦乱腹痛，木香散方”等等。在《太平惠民和剂局方》中，出现了治疗霍乱的附子理中丸、藿香正气散、不换金正气散等药物，这些药物沿用至今。不换金正气散治“霍乱吐泻，脏腑虚寒，下痢赤白”，附子理中丸治“脾胃冷弱，心腹绞痛，呕吐泄利，霍乱转筋，及一切沉寒痼冷”，藿香正气散治“心腹冷痛，反胃呕恶，气泻霍乱”。

金元时期，朱丹溪在《脉因证治》霍乱篇中说道：“其气有三：一曰火，二曰风，三曰湿。”他将霍乱邪气的属性归纳为火邪、风邪、湿邪三种，又从病位上将霍乱分为上、中、下三焦。在辨证上，其提出“偏阳则多热，偏阴则寒”的观点，并根据霍乱病程进展中阴阳偏盛的关系将其分为寒证与热证。朱氏重视寒热证、干湿霍乱及霍乱转筋的辨证，治疗上创制了和解散、半夏汤，为后世治疗霍乱奠定了基础。

明代戴原礼的《证治要诀》将霍乱称为“触恶”，在卷一诸中门的《中恶》中记载了干霍乱，指出干霍乱证候为“欲吐不吐，欲泻不泻，心腹缠扰，痛不可忍，上下不通，言语不定，如见鬼神”，治疗上用“浓盐汤顿服，次调苏合香丸，吞下来复丹，仍进藿香正气散加木香、枳壳各半钱”。张景岳在《景岳全书》中记载了针灸、刮痧之法治疗霍乱：“霍乱吐泻不止，灸天枢、气海、中脘四穴，立愈。霍乱危急将死，用盐填脐中，灸二七壮，立愈。转筋，十指拘挛不能屈伸，灸足外踝骨尖上七壮。”

清代王孟英的《随息居重订霍乱论》对后世影响深远。王孟英认为霍乱的发生与地理环境及个人体质有关，具有寒热证候和时疫性与非时疫性之分，并提出伏寒可致霍乱的观点，丰富了霍乱病因学说。他进一步完善了霍乱辨证分型，将霍乱分为寒湿霍乱、湿热霍乱、干霍乱、霍乱转筋。王氏丰富了湿热霍乱的治疗，其主张祛除湿热、分利阴阳、宣展气机，创立了燃照汤，针对湿热霍乱湿偏重者用胃苓汤，热偏重者用桂苓甘露饮。在治疗干霍乱方面，王孟英广泛收集民间行之有效的方法，如盐汤探吐、苎麻水湿刮、瓷锋刺委中等，同时还记载了大量的外治之法，进一步丰富了霍乱的治疗方法。

一般认为，由霍乱弧菌引起的烈性霍乱约在1817—1820年间从国外传入中国。因此，现代医学将发生于清嘉庆以前、具有小范围流行特点的霍乱称为类霍乱，将1820年（清嘉庆二十五年）大范围流行的霍乱称为真霍乱。由此可见，中医学之霍乱的范围更广。霍乱传入我国后，近代医家即对此病展开研究。1898年，姚训恭所作《霍乱新论》已认识到古今霍乱有不同之处：“今之霍乱，与昔相殊。昔之霍乱，非寒邪直中，即暑湿伤中。今之霍乱，内由吸受疠毒，犯胃则呕，穿肠则泻……治法当以解毒为先……证势可危”。进入20世纪，随着西医学在中国的传播，越来越多的医家对霍乱概念的理解逐渐明确。这一时期如冉雪峰、张锡纯、陆渊雷、施今墨等医家，也都将“霍乱”之名与西医学中的“虎列拉”并称，并认识到其为急性传染病之一。1933年，陆渊雷作《流行病须知》一文，他认为中医书籍中所记载的“霍乱”，包括两种病：“一种是虎列拉，一种是急性肠炎并发胃炎。虎列拉是传染病，其病原体是虎列拉螺形菌；急性肠炎不是传染病，其病原是受寒伤食便秘等等”。

1817—1923年的100多年间，古典霍乱以恒河三角洲为地方性疫源中心，先后酿成6次世界性大流行，使人类遭受了巨大灾难。从1961年5月开始，在不到4年的时间内，又出现了第七次世界霍乱大流行。新中国成立后，我国已消灭霍乱，但国外仍有霍乱发生和流行，因此必须警惕本病的发生，认真做好预防工作。霍乱为我国法定的甲类烈性传染病，要求在发现确诊或疑似病例后2小时内上报。

【中医病因病机归纳】

霍乱的致病原因，不外感受时邪和饮食不慎两个方面。感受时邪是本病的根本原因，饮食不慎则是重要的发病因素。夏秋之际，气候炎热，暑湿蒸腾，若调摄失宜，感受暑湿，或贪凉露宿，寒湿入侵，或饮食不节，过食生冷瓜果，暴饮暴食，均能损伤脾胃，耗伤正气，导致机体抵抗力降低。此时若饮食不节，时邪由口而入，则极易发病。时邪疫疠，郁遏中焦，损伤脾胃，扰乱气机，以致脾胃升降乖戾，清浊相干，乱于肠胃，遂成上吐下泻、挥霍缭乱之症。本病的病位主要在脾胃、大小肠，病机主要为脾胃肠受伤，升降失调，清浊相干，乱于肠胃。

霍乱的病理改变有寒、热之不同。若中阳素亏，脾不健运，或重感寒湿，或畏热贪凉，过食生冷瓜果，则病从寒化，而成为寒霍乱；如患者素体阳盛，或湿热内蕴，或长途烈日冒暑远行，复感时令暑热之邪，以及过食辛辣醇酒厚味食物等，湿热内生，则病从热化，而成为热霍乱。另有一种干霍乱，俗称“绞肠痧”，由于饮食先伤脾胃，加之时邪过重，邪阻中焦，升降之气窒塞，上下不通，以致欲吐不得吐，欲泻不得泻，腹中绞痛，脘闷难忍，为霍乱的危重证候。霍乱不论寒热，均有剧烈的呕吐、泄泻症状，极易伤津脱液，出现目眶下陷、皮肤松皱等一系列阴津耗竭之象。此时由于大量津液丢失，筋脉失去濡养，而拘急挛缩，可引起小腿与腹部肌肉痉挛性疼痛；进一步发展，可阴损及阳，导致面白肢厥、大汗淋漓、脉微欲绝的亡阳脱证，进而阴竭阳亡，阴阳离决，危及生命。因此，本病发病初起以邪实为主，到中后阶段常常呈现邪气未去，而津液亡失、阳气虚脱的虚实夹杂的病理特点。

【中医诊断】

（一）发病特点

该病多发于夏秋季节，起病急骤，病情严重，有饮食不洁史或接触史。

（二）临床表现

突然发生剧烈腹泻，呈稀黄水或米泔水样，多无腹痛、里急后重，继而呕吐，呈地区流行；剧烈吐泻后，迅即出现皮肤松弛，目眶凹陷，指尖螺瘪，或下肢转筋；可伴有心烦口渴，精神萎靡，少尿或尿闭，声音嘶哑等症。严重者，骤即汗出肢冷，口唇紫绀，体温不升，血压下降，神志不清。

（三）辨证要点

1. 辨病性

寒证，初起发热恶寒，肢体疼痛，手足冷；热证，发热，烦躁，口渴，舌红，咽干唇焦；暑证，头胀头晕，头痛，胸闷心烦，口渴，身重困倦乏力；湿证，头重如裹，肢体困重酸痛，胸闷痞满。

2. 察吐泻

吐泻的证候表现有因寒、热、暑的不同，但都兼有湿邪。胸闷腹胀，恶心呕吐，肠鸣泄泻，是湿阻胃肠的主要症状。兼寒者，吐泻物清稀，无臭味，腹痛，肠鸣，喜暖喜按；兼热者，吐泻物黏浊，酸腐秽臭，腹痛阵阵，时作时止；兼暑者，吐泻物清稀混有黏液，其气秽浊，吐出如涌，泻下如注者，为暑热盛。若突然发生剧烈腹泻和呕吐，迅至亡津失水虚脱者，为时疫瘟毒传染的霍乱。至于时疫瘟毒，阻遏中焦，气机窒塞，上下不通，故腹中绞痛，欲吐不吐，欲泻不泻，烦乱躁扰不宁的干霍乱，在霍乱的发病季节中，应考虑是霍乱之危重症。

3. 审阴阳

观察阴阳盛衰，是辨证及判断疾病预后的重要方面。霍乱病发病急，吐泻最易耗液亡阴，甚则耗气亡阳。一般胃肠疾病引起的霍乱吐泻，亡阴亡阳证候出现较慢、较轻；疫毒时邪引起的霍乱，吐泻出现较快、较重。亡阴证表现为肌肤松弛，目眶凹陷，心烦，小便短少；重则肌肤干瘪，触之热，烦躁不宁，舌红，脉数。亡阳证表现为畏寒肢冷，精神萎靡，重则面色苍白，汗出肢冷，唇甲发绀，呼吸气微，喜热，舌淡，脉数。若暴然吐泻，津液亡失，气阴两伤，筋脉失养而转筋，是霍乱病较常见的证候；甚则筋脉挛急，四肢抽搐；更重者出现舌短缩、阴囊紧缩等危重证候。

【中医鉴别诊断】

（一）泄泻

泄泻与霍乱相比，同有大便清稀如水的症状，故需鉴别。霍乱的发病特点是来势急骤，变化迅速，病情凶险，起病时常先突然腹痛，继则吐泻交作，所吐之物均为未消化的食物，气味酸腐热臭，所泻之物多为黄色粪水，或如米泔，常伴恶寒发热，部分患者在吐泻之后，津液耗伤，迅速消瘦，或发生转筋，腹中绞痛，若吐泻剧烈，则见面色苍白，目眶凹陷，汗出肢冷等津竭阳衰之危候。而泄泻只以大便次数增多，粪质稀薄，甚至泻出如水样为主症，一般起病不急骤，泻水量不大，无米泔水样便，津伤较轻，无危证。

（二）呕吐

呕吐是多种疾病发生发展过程中的一个症状，一般有明确的原发病；霍乱则有明显的季节性，呕吐剧烈而频繁，且吐泻并见，可以与本病相鉴别。

（三）痢疾

痢疾与霍乱都以夏秋季节为多发，都有大便异常的症状，故需鉴别。痢疾以腹痛、里急后重、下痢赤白脓血为主要表现，一般无呕吐；而霍乱是一种上吐下泻的病证，腹痛可有可无，无里急后重，所泻之物多为黄色粪水，或吐下如米泔水，无赤白脓血。

（四）痉证

霍乱转筋需与痉证鉴别，前者与痉证同属筋脉失养所致疾病，故《随息居重订霍乱·热证》有“痉与霍乱同出一源”之说。但二者的临床表现全不相同，痉证以项背强急，脚挛急，甚至角弓反张为主症；霍乱转筋，则两腿挛缩，重则腹部拘急，囊缩舌卷为特征。

【中医急救处理】

霍乱呕吐剧烈而频繁，吐泻最易耗液亡阴，甚则耗气亡阳。出现亡阴、亡阳证候者当立即予以急救。

（一）亡阴

症状：吐泻频繁，精疲体倦，眼眶凹陷，肌肤松弛，触之温，烦渴引饮，面色皖白，呼吸短促，尿少或无尿，舌红绛而干，脉细数。

病机：感邪太重，直犯中道，清浊相混，以致吐泻频作不止。体内津液大量亡失，气阴两伤，神失所养，故精疲体倦；眼眶凹陷、肌肤松弛是津气耗竭、亡阴脱液之症；津液大量亡失，阳随阴脱则有面色皖白之象；吐泻太过，津精耗竭，失于滋润而见烦渴引饮；病重犯及肾阴，致肾不纳气，故呼吸短促；肾水干涸，则见尿少或无尿。舌脉为津液亏耗、气阴两伤之象。

治法：益气养阴，生津救逆。

方药：生脉散。生脉散由人参、麦冬、五味子组成，有敛阴固脱之效，用于霍乱亡阴证甚宜。若疲软乏力明显，加用西洋参、白芍；呕吐剧烈，加用竹沥、竹茹、半夏；腹泻明显，加用五味子、乌梅；呼吸急促，用五味子、鹅管石。本病之少尿甚至尿闭，忌用渗利之品，当以麦冬、生地、玄参益水之源。

中成药： 参麦注射液 40 mL 加入 500 mL 0.9% 生理盐水中静脉滴注，或用生脉注射液 40 mL 加入 500 mL 0.9% 生理盐水中静脉滴注；增液注射液 40 mL 加入 500 mL 0.9% 生理盐水中静脉滴注。

针灸治疗： 出现虚脱者，选足三里、内关穴，毫针刺，用捻转补法；神阙穴用艾条隔盐灸；关元穴用艾条直接雀啄灸。

（二）亡阳

症状： 吐泻不止，四肢厥冷，汗出身凉，呼吸微弱，气短声低，恶寒倦卧，精神萎靡，舌质淡白，脉微细欲绝。

病机： 由于浊邪阻于中焦，清浊相干，以致吐泻过剧。吐泻过久，阳气暴脱，阴寒内盛，阳衰不能温煦，故四肢厥冷；汗出身凉是阴寒内盛，阳越于外，阴阳格拒所致；肾阳不足，纳摄无权，则见呼吸微弱，语声低怯；肾阳不足，正气亏损，反为邪困，故恶寒倦卧，精神萎靡。舌脉是为阳气亡失，阴阳分离之危候。

治法： 益气固脱，回阳救逆。

方药： 通脉四逆汤或参附汤。通脉四逆汤由炙甘草、熟附子、干姜组成，用于寒盛阳微之证尤宜。参附汤由人参、附子组成，大温大补，具有回阳、益气、固脱之功，用于脉微欲绝、时时欲脱之象最佳。若腹痛甚者，加用白芍；大汗不止者，加用山茱萸；呕吐剧烈，加用散寒止呕的生姜；如见下利，利忽自止，四肢厥逆，恶寒，脉微不显，是为阴液内竭之象，可用四逆汤中加重人参，取益阴救逆，回阳复阴之功。

中成药： 参附注射液 60 mL，或丽参注射液 40 mL 加入 500 mL 0.9% 生理盐水中静脉滴注。

针灸治疗： 出现休克者，取人中、涌泉、足三里、肾上腺（耳穴）、皮质下（耳穴）。先用毫针强刺激人中、涌泉二穴，留针 30～60 分钟，并间歇运针；后再加针足三里穴，平补平泻，留针 30 分钟并间歇运针。

（三）干霍乱

干霍乱因“欲吐不得吐、欲泻不得泻”，有较多的简便应急措施：①用烧盐放入热汤调服，以刺激咽喉探吐，一经吐出，不仅烦躁闷乱之症状可减，而且可使下窍宣畅，二便自然通利。②用行军散或红灵丹搐鼻取嚏，以辟秽解毒，通闭开窍。③针刺十宣、曲泽、委中急刺出血，以通脉开窍，引邪外出。④吴茱萸、青盐各 30 g，略研，炒热，布包，熨脐下。

（四）热霍乱

可予以红灵丹 0.2 g 或玉枢丹 1 g，日服 1～2 次，或双黄连粉针剂 3 g 加入 0.9% 生理盐水静脉滴注。

（五）霍乱转筋

霍乱转筋者，可用白酒 200 mL，加樟脑 15 g，摇匀，涂抹于转筋拘挛之硬处，然后用力摩擦，此法具有缓急止痛的作用。此外，尚有点穴手法：①点按承筋、委中、阳陵泉：用手指按揉此三穴。②擦足心：术者先将手掌擦热，然后擦揉患者足心，以肌肤发热为度。③拍打阿是穴：用手指并拢拍打疼痛处。④推足阳经：用手指推按足阳经，从上往下推。

如患者脘闷吐泻，一时难服汤药，或汤药仓卒未备，可先服玉枢丹以辟秽止吐，俟呕吐稍止，再进汤药。

【稳定期辨证论治】

治疗原则：辟秽解毒，除湿化浊。常可应急随证选用辟秽解毒的成药，如紫金锭（玉枢丹）、行军散、飞龙夺命丹等。根据病势的轻重不同，随证候性质寒热之异，以和中化湿，芳香辟秽为主，热者兼用清泄，寒者兼用温中，有暑热者兼用清热解暑。病重势急，亡阴者宜益气养阴；亡阳者宜回阳救逆，其中补液生津为各证治疗的重要一环。

【辨证论治】

（一）寒霍乱

症状：轻症者见发病急骤，上吐下泻，初起泻下带有稀粪，继则泻下清稀，或如米泔水，不甚臭秽，腹痛或不痛，胸膈痞闷，四肢清冷，舌苔白腻，脉濡弱。重症者见吐泻不止，吐泻物如米泔汁，面色苍白，眼眶凹陷，指螺皱瘪，手足厥冷，头面出汗，筋脉挛急，舌质淡，苔白，脉沉微细。

病机：轻症者寒湿秽浊之气壅滞中焦，阳气受遏，以致清浊不分，升降悖逆，上吐下泻。寒气偏胜，水走肠间，故下利清稀，或如米泔而不甚臭秽；气机逆乱，故腹痛；寒湿困于中焦，故胸膈痞闷；阳气不能达于四末，故四肢清冷。舌、脉为寒湿偏性，中阳被困之征。重症者中阳不运，清浊混淆，以致吐泻不止，吐泻物如米泔汁；吐泻之后，津液大伤，无以濡润充盈肢体，故眼眶凹陷，指螺皱瘪；脾肾阳虚，阴寒所胜，则手足厥冷；阴盛格阳，则头面汗出；寒性凝滞，气血不能温煦筋脉，故筋脉挛急。舌、脉均为阳虚寒盛之象。

治法：轻证散寒燥湿，芳香化浊；重证温补脾肾，回阳救逆。

方药：轻证用藿香正气散；重证用附子理中丸。藿香正气散由藿香、大腹皮、白芷、紫苏、茯苓、半夏曲、白术、陈皮、厚朴、桔梗、炙甘草、生姜、大枣组成。筋脉挛急者，加木瓜、吴茱萸；腹痛剧烈，四肢不温者，可加丁香、肉桂。在汤药未备时，可先吞服纯阳正气丸，或吞服辟瘟丹以芳香开窍、辟秽化浊；或吞服来复丹助阳化浊、理气和中，以图急救。

附子理中丸由附子、人参、白术、干姜、甘草组成。若症见大汗淋漓，四肢厥冷，声音嘶哑，拘急转筋，脉细欲绝，乃属阴津枯竭、阴阳离决，危在顷刻，可用通脉四逆加猪胆汁汤，使辛苦相济，调和阴阳。

（二）热霍乱

症状：吐泻骤作，呕吐如喷，泻下如米泔汁，臭秽难闻，头痛，发热，口渴，脘闷心烦，小便短赤，腹中绞痛，甚则转筋拘挛，舌苔黄腻，脉濡数。

病机：暑湿秽浊之气郁遏于中焦，清浊相混，病势暴急，故见吐泻骤作，呕吐如喷，泻下如米泔汁，臭秽难闻，腹中绞痛；暑热熏蒸，故头痛、发热，吐泻无度，耗伤津液，故口渴心烦；津亏无以濡养肢体，故转筋拘挛；湿热内蕴，故胸闷尿赤；舌脉均为湿热蕴伏之征。

治法：清热化湿，辟秽泄浊。

方药：燃照汤。燃照汤由草果、淡豆豉、栀子、省头草、厚朴、半夏、黄芩、滑石组成，吐利较甚者用之颇佳。若热甚者，可用白虎汤、竹叶石膏汤、甘露消毒丹以清泻其暑热之邪；四肢酸楚，筋脉拘急者，可用蚕矢汤清热化湿、舒筋通络；热深厥深，四肢厥逆者，加服紫雪丹、安宫牛黄丸。若脘痞，干呕较甚者，加用竹茹，重用川朴、白豆蔻；挟食滞者，加用焦六曲、焦山楂；转筋腹痛者，加木瓜、白芍；小便短少者，加车前子、泽泻。

（三）干霍乱

症状：卒然腹中绞痛，欲吐不得吐，欲泻不得泻，烦躁闷乱，甚则面色青惨，四肢厥冷，头汗出，脉象沉伏。

病机：暑令秽浊疫疠之气，壅遏中焦，气机窒塞，升降格拒，上下不通，故腹痛而欲吐不得吐，欲泻不得泻。浊邪壅闭，热格于上，则烦躁闷乱。阳气不能宣通，复因腹部剧痛，故面色青惨而头汗出，四肢厥冷，脉象沉伏。

治法：辟秽解浊，利气宣壅。

方药：玉枢丹。玉枢丹主要由山慈姑、五倍子、大戟、朱砂、雄黄、麝香等组成，有芳香泄浊、开窍逐邪之功效。用于秽毒霍乱，中道闭阻而欲吐不能吐，欲泻不得泻之症最宜。若腹胀较重，欲便不能，加用乌药、沉香、厚朴；小便不通，加用冬葵子、滑石；如汤药可进，而仍欲泻不出者，可用厚朴汤为主方；如吐泻畅通，病势已减者，可用藿香正气散以善其后。

【疾病的转归和预后】

一般来说，湿热霍乱，吐泻不已，往往先出现阴津耗竭的亡阴证；寒湿霍乱，吐泻腹痛，往往先见阳气衰微的亡阳证；干霍乱虽不吐泻，但腹中剧烈绞痛，极易出现内闭外脱。不论先伤阴还是先伤阳，最终皆可见阴阳俱伤，甚则阴阳离决之证。霍乱以往病死率很高，曾高达 50%～60%。近 30 年来，由于诊疗技术的提高，病死率已降至 1% 左右。老、幼及孕妇预后较差。

【中医药防治研究的现代进展】

新中国成立后，我国已消灭霍乱，因此现代研究极少，除了辨证论治以外，尚有以下治疗方法：

（一）单方验方

1. 寒霍乱

①炮姜 6 g，吴茱萸 6 g，水煎温服。②干姜 30 g，熟附子 15 g（先煎 45～60 分钟），粳米适量，水煎温服。③丁香 24 g，炮附子、白胡椒各 3 g，共研细末，每服 3 g，温开水送服。

2. 热霍乱

①葱白 20 根，大枣 20 枚，水煎分服，可治霍乱烦躁，坐卧不安。②生姜汁、藕汁各适量，和匀服之，可治霍乱烦渴。③苎麻嫩叶 12 g，生盐 3 g，将叶洗净捣烂取汁，和盐用开水冲服。

3. 干霍乱

①生姜 15 g，薤白 12 g，陈皮 9g，水煎去渣温服。②生姜 36 g，食盐适量，同炒变色，水煎凉服。③巴豆霜、大黄、干姜各适量，共研为细末，水泛为丸，如梧桐子大，每服 3 粒，温开水送服。

4. 霍乱转筋

①木瓜适量蒸熟后，加适量白酒同服，病愈即止。②生姜 180 g，洗净切片，以无灰酒 660 mL，煎煮至约 500 mL，顿服。③生姜适量，水酒煎，去渣分次服；将药渣敷于痛处，盖以纱布、胶布固定。

（二）外治法

1. 敷脐疗法

①取大蒜 3 瓣、食盐 1.5 g，捣烂如糊状，敷于脐部，覆以纱布，以胶布固定，每日换药 1 次，3 天为一疗程，可治寒性霍乱转筋。

②肉桂 0.3 g，丁香 3.6 g，硫黄 1.5 g，生香附 3.5 g，麝香 1.2 g，共研细末，贮瓶备用。每次取 3 ~ 10 g 填脐，外以纱布固定，填药 1 小时后病情即可减轻。可治寒霍乱。

2. 熨脐疗法

吴茱萸、青盐各 50 g，炒热，布包敷脐及少腹，每次 10 分钟，每日 3 次，3 日为一疗程，可治寒霍乱。

3. 灸脐疗法

①淡豆豉 10 粒，川连 3 g，巴豆 3 g，研为细末，加姜汁适量调为膏状，捏成圆形如五分硬币大小的较厚药饼。用时先于脐部滴姜汁 1 ~ 2 滴，再放药饼，并于药饼上以艾柱灸 10 分钟，每日 1 次，直至病愈，一般 3 日为一疗程。可治热霍乱。

②适量食盐填满脐中，取大艾柱灸之，借以温通阳气，可治寒霍乱重症。

③用艾灸脐及脐旁（相当于神阙、天枢、中脘、气海穴），可治寒霍乱。

4. 取嚏法

将皂角末或通关散等药吹入鼻中，取嚏以通气道，使邪气外泄，浊气外出。多用于干霍乱，可使症状减轻。

5. 刮痧

刮痧部位一般取肩颈、脊背、胸前、胁肋、两肘臂、两膝弯等处，用刮痧板蘸活血润滑剂（可用菜油代替）从上而下刮之，直至表皮出现红紫色瘀点或密集的红紫色疙瘩为止。有助于疏通经络，使邪气外出，可使症状减轻，适用于干霍乱。

6. 搨洗

用生大蒜捣烂成泥，贴两足心；或大蒜三瓣，捣碎成泥，加黄蜡适量涂敷于足心，外以纱布覆盖，每日 1 次，3 次为一疗程；或吴茱萸 50 g 研末，盐卤和，涂两足心；或用盐卤加热淋洗，并以手蘸摩擦，也可用烧酒摩擦转筋处。

7. 针刺

一般热霍乱宜针刺，取穴以任脉、足太阴脾经及足阳明胃经穴位为主。兼见他经症状者，兼刺他经穴位，常用穴位有中脘、气海、关元、足三里、内庭、天枢、公孙、三阴交、少商及委中等。干霍乱还可以用针刺十宣、委中放血，通脉开窍，引邪外出。

【经典病例摘录】

患者周某，女，29 岁，1950 年 10 月 2 日就诊。患者几天前由于饮食不洁，吃了陈旧腐败食物，猝然发生呕吐、泄泻不止，日数十次，胸中胀闷，头痛目眩，四肢困倦乏力，身热，小便黄赤，时而昏迷不省，舌苔黄有芒刺，脉弦大而数。经中西医治疗无效，故来诊治。

诊断：霍乱。

辨证：湿热秽浊之气，郁遏中焦，致阴阳不分、清浊混淆而发。

治则：芳香开窍，清热化浊。

处方：针刺人中、十宣、合谷，行尺泽、委中穴放血。

藿香 10 g　香薷 10 g　生白芍 10 g　木瓜 10 g　白豆蔻 10 g

砂仁 10 g　薏苡仁 10 g　滑石 30 g　大黄 10 g　陈皮 10 g

木通 10 g　甘草 6 g　竹茹 10 g

2 剂。每日 1 剂，水煎分 2 次服。

10 月 5 日复诊：神志清楚，吐泻减少。

改用下方：当归 10 g　白芍 10 g　川芎 10 g　藿香 10 g

滑石 10 g　薏苡仁 15 g　陈皮 10 g　半夏 6 g

白豆蔻 10 g　代赭石 10 g　甘草 3 g　竹茹 10 g

2 剂。每日 1 剂，水煎分 2 次服。

10 月 8 日再诊：吐泻已止，诸症渐消，以上方加健脾理气之品：茯苓 10 g、柴胡 10 g、白术 10 g、灶心土 6 g。3 剂。

一周后查访，患者已痊愈。

按：本病较急，治疗不及时可危及生命。上述病案属热霍乱，治疗当以清热利湿化浊为主。方中以薏苡仁、滑石、木通、木瓜清热利湿；以藿香、香薷、白豆蔻、砂仁、陈皮健脾止呕化浊，以大黄荡涤肠胃之湿热，以竹茹引诸药清热利湿止呕。

霍乱多由感受暑湿、寒湿等秽浊之气及饮食不洁所致。起病顷刻，其势凶险，挥霍缭乱，故治宜从急，以免延误时机。如上例，由于食腐败之物而猝然发病。证见上吐下泻不止，湿热上蒙清窍所致的昏迷危症。速刺人中、合谷、尺泽及委中穴为急救之法；继以藿香正气散合六一散化裁，以清热化浊、开窍醒神为治。此为热霍乱也，其病急、发展速，临证需熟悉急救方法，不失时机，否则误人匪浅也。

【霍乱的西医综述】

（一）概述

霍乱是由霍乱弧菌所致的烈性肠道传染病，临床上以剧烈无痛性泻吐、米泔样大便、严重脱水、肌肉痛性痉挛及周围循环衰竭等为特征，能在数小时内造成腹泻脱水甚至死亡。霍乱是由霍乱弧菌所引起的，包括两个生物型，即古生物型和埃尔托生物型，过去把前者引起的疾病称为霍乱，把后者引起的疾病称为副霍乱。霍乱弧菌能产生霍乱毒素，造成分泌性腹泻，即使不再进食也会不断腹泻，洗米水状的粪便是霍乱的特征。

（二）流行病学

1. 传染源

患者和带菌者是霍乱的传染源。重症患者吐泻物带菌较多，极易污染环境，是重要的传染源。

2. 传播途径

本病主要通过水、食物、生活密切接触和苍蝇媒介而传播，以经水传播最为重要。患者的吐泻物和带菌者的粪便污染水源后易引起局部暴发流行。通常先发生于边疆地区、沿海港口、江河沿岸及水网地区，然后再借水路、陆路、空中交通传播。

3. 人群易感性

人群普遍易感。新疫区成人发病率高，而老疫区儿童发病率高。感染霍乱弧菌后是否发病取决于机体特异和非特异的免疫力，如胃酸的 pH、肠道的 SIgA 以及血清中特异性凝集抗体、杀菌抗体及抗毒素抗体等的杀菌作用。病后患者可获一定的免疫力。

4. 流行特征

①地区分布：两型弧菌引起的霍乱均有地方性疫源地，印度素有“人类霍乱的故乡”之称，印度尼西亚的苏拉威西岛则是 EL-Tor 弧菌的疫源地，每次世界大流行都是从上述地区扩散而来。②季节分布：我国发病季节一般在 5—11 月，而流行高峰多在 7—10 月。③流行方式：有暴发及迁延散发两种形式，前者常为经水或食物传播引起暴发流行，多见于新疫区，而后者多发生在老疫区。

（三）病理生理

1. 代谢性酸中毒

腹泻会引起大量碳酸氢根丢失。急性肾衰竭不能排泄代谢的酸性物质，也是引起酸中毒的原因。此外，失水导致外周循环衰竭，组织因缺氧进行无氧代谢，从而使乳酸产生过多也可加重代谢性酸中毒。

2. 病理解剖

本病的主要病理变化为严重脱水，脏器实质性损害不重。患者可见皮肤干燥，皮下组织和肌肉脱水，心、肝、脾等脏器因脱水而缩小；肾小球和肾间质毛细血管扩张；肾小管可有变性和坏死；小肠黏膜仅见非特异性炎症细胞浸润。

3. 水、电解质紊乱

霍乱患者由于剧烈的呕吐与腹泻，体内水和电解质大量丧失，丢失的液体是等渗液体，但其中钾的含量为血清钾的 4～6 倍。而丢失液体中钠和氯的含量稍低于血清，因此补液治疗时，在有尿的情况下应及时补钾，否则严重低血钾可导致心律失常。本病亦能引起肾小管上皮细胞变性，从而加重肾衰竭。

（四）临床表现

人受染后，隐性感染者比例较大。在显性感染者中，以轻型病例居多，这一情况在埃尔托型霍乱中尤为明显。本病的潜伏期可由数小时至 5 天，以 1～2 天为最常见。多数患者起病急骤，无明显前驱症状。病程一般可分为三期：

1. 泻吐期

多以突然腹泻开始，继而呕吐。一般无明显腹痛，无里急后重感，每日大便数次甚至难以计数，量多，每天 2000～4000 mL，严重者 8000 mL 以上，初为黄水样便，不久转为米泔水样便，少数患者有血性水样便或柏油样便，腹泻后出现喷射性呕吐，初为胃内容物，继而为水样、米泔样呕吐物。呕吐多不伴恶心，呈喷射样，其内容物与大便性状相似。约 15%的患者腹泻时不伴呕吐。由于严重泻吐引起体液与电解质的大量丢失，出现循环衰竭，表现为血压下降，脉搏微弱，血红蛋白及血浆比重显著增高，尿量减少甚至无尿。机体内有机酸及氮素产物排泄受障碍，患者往往出现酸中毒及尿毒症的初期症状。血液中钠、钾等电解质大量丢失，患者出现全身性电解质紊乱。缺钠可引起肌肉痉挛，以腓肠肌和腹直肌为最为常见。缺钾可引起低钾综合征，如全身肌肉张力减退、肌腱反射消失、鼓肠、心动过速、心律不齐等。由于碳酸氢根离子的大量丢失，可出现代谢性酸中毒，严重者神志不清，血压下降。

2. 脱水虚脱期

患者的外观表现非常明显，严重者眼窝深陷，声音嘶哑，皮肤干燥皱缩，弹性消失，腹下陷呈舟状，唇舌干燥，口渴欲饮，四肢冰凉，体温常降至正常以下，肌肉痉挛或抽搐。患者生命垂危，但若能及时、妥善地抢救，仍可转危为安，逐步恢复正常。

3. 恢复期

少数患者（以儿童多见）此时可出现发热性反应，体温升高至 38 ℃ ~ 39 ℃，一般持续 1 ~ 3 天后自行消退，故此期又称为反应期。病程为 3 ~ 7 天。

霍乱按脱水程度、血压、脉搏及尿量多少分为四型。中型与重型患者由于脱水与循环衰竭严重，一般较易诊断；而轻型患者则多被误诊或漏诊，以致造成传染的扩散。

（1）轻型

仅有短期腹泻，无典型米泔水样便，无明显脱水表现，血压、脉搏正常，尿量略少。

（2）中型

有典型症状、体征，脱水明显，脉搏细速，血压下降，尿量甚少，每日少于 500 mL。

（3）重型

患者极度软弱或神志不清，严重脱水及休克，脉搏细速或者不能触及，血压下降或测不出，尿极少或无尿，可于典型症状发生后数小时内死亡。

（4）暴发型

又称干性霍乱，起病急骤，不等典型的泻吐症状出现，患者即因循环衰竭而致死亡。

（五）诊断标准

诊断以临床表现、流行病学史和病原检查结果为依据。在夏秋季节对可疑患者应详细询问发病前一周内的活动情况，是否来自疫区，有无与本病患者及其污染物接触史，以及是否接受过预防接种等。流行病学资料结合临床表现和实验室检查可做出诊断。凡临床上发现有泻吐症状或原因不明的腹泻患者，应取粪便或呕吐物标本，尽快进行病原诊断，包括镜检、培养、分离，以及进行凝集试验及其他鉴定试验。

1. 确诊标准

1）凡有腹泻、呕吐等症状，大便培养霍乱弧菌阳性者。

2）霍乱流行期在疫区有典型霍乱症状而大便培养阴性无其他原因可查者。如有条件可做双份血清凝集素试验，滴度4倍或4倍以上者可诊断。

2. 疑似标准

1）凡有典型泻吐症状的非疫区病例，在病原学检查未确诊前。

2）霍乱流行期曾接触霍乱患者，有腹泻症状而无其他原因可查者。

（六）鉴别诊断

1. 细菌性食物中毒

本病的主要病原菌包括副溶血性弧菌、葡萄球菌、变形杆菌、蜡样芽孢杆菌等。由于细菌在食物中产生肠毒素，人进食后引起发病。本病起病急骤，有食用海（水）产品或不洁食物史，潜伏期短，常先吐后泻，排便前往往有肠鸣、阵发性腹部剧痛，粪便为黄色水样便，偶带脓血。采集患者粪便、呕吐物或可疑食物，可检出相应的病原菌。

2. 急性细菌性痢疾

本病由志贺菌侵袭肠黏膜，引起肠黏膜炎症及溃疡，并排出炎性渗出物。临床表现以发热、腹痛、腹泻、里急后重、黏液脓血便为主要特征，伴有全身中毒症状。急性中毒性细菌性痢疾可出现高热，儿童患者早期出现烦躁、谵妄、惊厥等，初期肠道症状不明显，成人患者主要表现为脓血便频繁、循环系统症状明显。从粪便或肛拭子等标本中检出志贺菌可确诊。

3. 病毒性肠炎

本病的常见病原体为人轮状病毒，该病毒可侵犯各年龄组，多见于婴幼儿，好发于秋冬季，可呈流行性。部分患者同时伴有上呼吸道感染症状及发热，中毒症状轻，常为自限性，便黄稀软或呈黄水样，临床表现与轻型霍乱相似。粪便培养霍乱弧菌阴性，轮状病毒检查阳性。其他如诺如病毒、腺病毒、冠状病毒和星状病毒等也可引起腹泻。

（七）治疗

本病的治疗原则为严格隔离，及时补液，辅以抗菌和对症治疗。对重症患者应加强护理，密切观察病情，监测生命体征变化，记录出入量变化。

1. 一般治疗与护理

①按消化道传染病严密隔离。隔离至症状消失6天后，粪便弧菌连续3次阴性为止，方可解除隔离，患者用物及排泄物须严格消毒，可用加倍量的20%漂白粉乳剂或

2%～3% 甲酚、0.5% 氯胺，还可用新药“84”消毒液消毒，病区工作人员须严格遵守消毒隔离制度，以防交叉感染。②休息：重型患者绝对卧床休息至症状好转。③饮食：剧烈吐泻者暂停饮食，待呕吐停止、腹泻缓解可予流质饮食，在患者可耐受的情况下缓慢增加饮食。④补充水分为霍乱的基础治疗，轻型患者可口服补液，重型患者须静脉补液，待症状好转后改为口服补液。⑤标本采集：患者入院后立即采集呕吐物的粪便标本，送常规检查及细菌培养，注意标本采集后要立即送检。⑥密切观察病情变化：每 4 小时测生命体征一次，准确记录出入量，注明大小便次数、量和性状。

2. 静脉补液

补液原则：早期、迅速、足量，先盐后糖，先快后慢，纠酸补钙，见尿补钾。补液种类：541 液（即每升含 $Na^{+}Cl$ 5 g，$Na^{+}HCO_3$ 4 g，KCl 1 g，另加 GLU 防止低血糖）、林格乳酸钠溶液、腹泻治疗液等。补液量：根据失水程度，头 24 h 用量见下表：

	成人(mL)	儿童(mL/kg)	含钠液量(mL/kg)
轻型	3000～4000	120～150	60～80
中型	4000～8000	150～200	80～100
重型	8000～12000	200～250	100～120

静脉补液速度：①纠正休克期：40～80 mL/min；②维持血压期：20～30 mL/min；③纠正脱水期：5～10 mL/min；④维持输液期：3～5 mL/min；⑤最初 2 小时内快速输入 2000～4000 mL 液体（1 mL/（kg·min)）。

抗菌药物及抑制肠黏膜分泌药：①抗菌药：可减少腹泻量，缩短泻吐期和排菌期，但不能替代补液措施；四环素有缩短疗程减轻腹泻及缩短粪便排菌时间，减少带菌现象，可静脉滴注，直至病情好转，也可用多西环素、复方新诺明、吡哌酸等药治疗。②抗分泌药物：氯丙嗪、肾上腺皮质激素、黄连素等。

（八）预防

1. 管理传染源

设置肠道门诊，及时发现隔离患者，做到早诊断、早报告、早隔离、早治疗，对接触者须留观 5 天，待连续 3 次大便隐血阴性方可解除隔离。

2. 切断传播途径

加强卫生宣传，积极开展群众性的爱国卫生运动，管理好水源、饮食，处理好粪便，消灭苍蝇，养成良好的卫生习惯。

3. 保护易感人群

积极锻炼身体，提高抗病能力，可进行霍乱疫苗预防接种，新型的口服重组 B 亚单位/菌体霍乱疫苗已在 2004 年上市。

第六部分

中医肝系疾病证治

第一节

胁痛

【疾病概述】

人体前面为胸，后面为背，两侧为胁。“胁是腋下之名，其骨谓之肋”，胁是指侧胸部，为腋以下至第十二肋骨部位的总称。胁痛是指以一侧或两侧胁肋部疼痛为主要表现的病证，属于患者的自觉症状。

凡是以两胁疼痛为主要临床表现的疾病均可归属于胁痛范畴，如急、慢性病毒性肝炎，脂肪肝，肝硬化，肝癌，急、慢性胆囊炎，胆囊结石，胆囊息肉，胆囊癌，胆道蛔虫等多种肝胆系统疾病，其他如肋间神经痛、胁肋外伤等亦可归于此类。

【历史沿革】

胁痛最早记载于《足臂十一脉灸经》，其言足少阳脉行于胁部，病则可致胁痛。《内经》多篇章提及胁痛、胠胁痛、季胁痛等，并指出了胁痛的病位主要在足厥阴肝经及足少阳胆经二经，如“少阳之厥，则暴聋颊肿而热，胁痛，胻不可以运”（《素问·厥论篇第四十五》），“邪在肝，则两胁中痛，寒中，恶血在内，行善掣，节时肿”（《灵枢·五邪第二十》），“肝小则脏安，无胁下之病；肝大则逼胃迫咽，迫咽则苦膈中，且胁下痛……肝偏倾，则胁下痛也”及“脾高，则引季胁而痛”（《灵枢·本脏第四十七》）。古人很早就认识到了脏腑正常的位置、大小及毗邻关系是脏腑调和的基础。

《素问·至真要大论篇》曰：“岁厥阴在泉，风淫所胜……民病洒洒振寒，善伸数欠，心痛支满，两胁里急……岁阳明在泉，燥淫所胜……民病喜呕，呕有苦，善太息，心胁痛，不能反侧……厥阴司天，风淫所胜……民病胃脘当心而痛，上支两胁，膈咽不通，饮食不下……阳明司天，燥淫所胜……民病左胠胁痛……心胁暴痛，不可反侧。”此文是后世提出运气胁痛学说的基础，文中提及可因岁气的太过或不及，在特定时期六淫之邪入侵人体，导致人体脏腑失和，发为胁痛。

《伤寒论》所述“其人絷絷汗出，发作有时，头痛，心下痞硬满，引胁下痛，呕即短气，汗出不恶寒者，此表解里未和也。十枣汤主之”提及了悬饮胁痛。《金匮要略·妇人杂病脉证并治第二十二》所述“血寒积结胞门，寒伤经络。……在中盘结，绕脐寒疝，或两胁疼痛，与脏相连……寒疝腹中痛，及胁痛里急者，当归生姜羊肉汤主之”中提及了寒邪致病所致胁痛。元朱丹溪在《丹溪心法》中将胁痛病因病机归为肝火盛、木气实、有死血、有痰流注、肝急五类，提及了治疗左右胁痛方药不一。明张景岳在《景岳全书·胁痛》中提及胁痛之病，不仅与肝胆二经相关，心肺脾胃肾与膀胱亦皆有胁痛之病；并将胁痛分为外感胁痛、内伤胁痛两类，并详细阐述内伤胁痛中肝气郁结、肝郁伤中、肝郁化火、肝郁动血、肝郁伤肺、食积胁痛、痰饮胁痛、瘀血胁痛、阴虚胁痛以及忧、思、悲、惊等情志所致胁痛的方药。清尤怡在《金匮翼·胁痛总论》中将胁痛分为肝郁胁痛、肝虚胁痛、肾虚胸胁痛、肝火胁痛、瘀血胁痛。清叶天士在《临证指南医案·胁痛》中列举了肝郁、湿热壅滞、金不制木、痰饮、营络虚寒、寒入络脉气滞、血络瘀痹、肝肾阴虚、肝风入络、胆络血滞、伤寒胁痛等类型的症状、治法及方药。

《诸病源候论·胸胁痛候》曰：“胸胁痛者，由胆与肝及肾之支脉虚，为寒气所乘故也。足少阳胆之经也，其支脉从目兑贯目，下行至胸，循胁里。足厥阴肝之经也，其脉起足大趾丛毛，上循入腹，贯膈，布胁肋。足少阴肾之经也，其支脉从肺出，络心，注胸中。此三经之支脉，并循行胸胁，邪气乘于胸胁，故伤其经脉。邪气与正气交击，故令胸胁相引而急痛也。”《景岳全书·胁痛》曰：“胁痛之病，本属肝胆二经，以二经之脉皆循胁肋故也。然而心肺脾胃肾与膀胱亦皆有胁痛之病，此非诸经皆有此证，但以邪在诸经，气逆不解，必依次相传，延及少阳、厥阴，乃胁肋疼痛。故凡以焦劳忧虑而致胁痛者，此心肺之所传也；以饮食劳倦而致胁痛者，此脾胃之所传也；以色欲内伤，水道壅闭而致胁痛者，此肾与膀胱之所传也，传至本经，则无非肝胆之病矣。至于忿怒疲劳，伤血，伤气，伤筋，或寒邪在半表半里之间，此自本经之病。”胁痛主要责之肝胆及经络，但心肺脾胃肾与膀胱等脏腑失和亦可引起胁痛。

对于内伤胁痛，古代医家提出了左右分治的区别，一则左属肝主升、右属肺主降；二则有左血右气之说。如《张氏医通》曰：“且左右者，阴阳之道路，故肝主阴血而属于左胁，脾主阳气而隶于右胁。左胁多怒伤或留血作痛，右胁多痰积或气郁作痛。其间七情六郁之犯，饮食劳动之伤，皆足以致痰凝气聚，血蓄成积。虽然痰气亦有流于左胁者，然必与血相持而痛。血积亦有伤于右胁者，然必因脾气衰而致。其间虚实，各有所宜。”《证治准绳》曰：“且夫左右者，阴阳之道路也。是故肝生于左，肺脏于右，所以左属肝。肝属血，肝阳也，血阴也，乃外阳而内阴也。右属肺，肺主气，肺阴也，气阳也，外阴而内阳也。由阴阳互脏，其左胁多因留血作痛，右胁悉是痰积作痛，其两胁之病，又可一概而言乎。”上述两位医家均认为，左右胁痛的病位、病因、病机以及治疗原则应有区别。而明代张景岳在《景岳全书》中明确表明不支持此观点，即“胁痛有左右血气之辨，其在诸家之说，有谓肝位于左而藏血，肺位于右而藏气，故病在左者为血积，病在右者为气郁，脾气亦系于右，故湿痰流注者，亦在右。若执此说，则左岂无气？右岂无血？食积痰饮，岂必无涉于左乎？”

【中医病因病机归纳】

胁痛的病因可总结归纳为外感邪气、情志致病、饮食劳逸、病理性因素、跌扑损伤等。如《古今医鉴·胁痛》曰：“若因暴怒伤触，悲哀气结，饮食过度，冷热失调，颠仆伤形，或痰积流注于血，与血相搏，皆能为痛，此内因也。若伤寒少阳，耳聋作痛，风寒所袭而为胁痛，此外因也。”

中医阐述痛证病机无外乎“不通则痛”和“不荣则痛”两种。胁痛的基本病机是肝络失和，因情志不舒、饮食不节、久病耗伤、劳倦过度、外感邪气等病因，累及肝胆经络及脏腑，导致气滞、血瘀、湿热停聚，经络阻滞，或阴血不足，经络失养，发为胁痛。

（一）外感邪气客于肝胆

《素问·举痛论篇》所述“寒气客于厥阴之脉，则血泣脉急，故胁肋与少腹相引痛矣”，提及寒邪客于肝经经脉引起胁痛。《素问·气交变大论篇》所述“岁火太过，炎暑流行，甚则胸中痛，胁支满，胁痛。……岁木不及，燥乃大行，民病中清，胠胁痛。岁火不及，寒乃大行，民病胸中痛，胁支满，两胁痛”，提及天时运气可诱发胁痛。外感疠气亦可导致胁痛。如《症因脉治·运气胁痛》曰：“病起于仓卒，暴发寒热，胁肋刺痛，沿门相似，或在一边，或在两边疫症，俗名刺肋伤寒，又名痧胀是也。”外感湿热之邪亦可导致胁痛。如《温病条辨·暑温、伏暑》曰：“伏暑、湿温胁痛，或咳，或不咳，无寒，但潮热，或竟寒热如疟状，不可误认柴胡证。”邪气侵袭人体后直接导致经络不通或者引起脏腑、气血不和，导致经络阻塞或失荣，发为疼痛。

（二）情志致病

《重订严氏济生方·胁痛评治》曰：“多因疲极、嗔怒、悲哀、烦恼、谋虑、惊忧，致伤肝脏，肝脏既伤，积气攻注，攻于左，则左胁痛；攻于右，则右胁痛；移逆两胁，则两胁俱痛。”肝藏血、血舍魂、主疏泄，肝血充足、疏泄功能正常，气机调畅，气血和平，五脏协调。“五脏化五气，以生喜怒悲忧恐”，情志是人类正常生活中产生的心理活动及情绪变化，当过极并超出人体自调能力时，会导致气血运行失常，最终导致疾病的发生、发展及演变。

《外经微言·肝木篇》曰：“肝气最恶者郁也。其次则恶不平，不平之极即郁之极也。”患者常因一时怫抑或悲哀之情未得畅泄，肝气郁闭，疏泄不及，气血不畅，导致胁痛。亦可因愤愤不平，怒气伤肝，肝气亢奋，疏泄太过，气血逆乱，导致胁痛。

（三）饮食劳逸

过食肥甘厚腻，损伤脾胃，湿热内生，郁于肝胆，经脉不通，或气血乏源，经脉失养，而致胁痛。如《景岳全书·胁痛》云：“以饮食劳倦而致胁痛者，此脾胃之所传也。”

《彭祖摄生养性论》云：“五味不得偏耽，酸多伤脾，苦多伤肺，辛多伤肝，甘多伤肾，咸多伤心。”肝喜条达主疏泄，辛能散能行，过食辛味导致肝气疏泄太过，疏泄太过耗伤肝血，肝血不足失于濡养，不荣则痛。《素问·至真要大论篇》云：“木位之主，其泄以酸，其补以辛。”酸味入肝，酸性收敛，过食酸味导致肝气郁结，疏泄不及，气血瘀滞，不通则痛。

酒为水液，属湿属阴，其气为火，属热属阳。适当饮酒可促进气血运行，疏通经脉，助肾兴阳。饮酒无度则助湿生热，损伤肝胆脾胃，内生痰、火、瘀之邪，阻碍气血运行，损耗气血津液，导致经络不通、不荣则痛。如《本草求真》云：“酒性种类甚多，由水谷之精，熟谷之液，酝酿而成，……酒借曲酿酝，其性则热，酒借水成，其质则寒，少饮未至有损，多饮自比见害。”

因劳倦过度，导致脾肾双亏，生化无源，精血亏损，水亏木枯，肝络失养，发为胁痛。如《景岳全书·胁痛》云：“凡房劳过度，肾虚羸弱之人，多有胸胁间隐隐作痛，此肝肾精虚，不能化气，气虚不能生血而然。”

（四）瘀血

瘀血作为病理产物之一，一则直接阻滞经络，导致不通则痛；二则久瘀则新血不生，经络失养，不荣则痛。古代医书记载了产后瘀血胁痛的病机及治疗，如《胎产指南·胁痛》云：“产后胁痛，乃败血流入肝经，厥阴之脉循行胁肋，故作痛。”

（五）外伤

跌仆闪挫后，离经之血、死血停积于胁内，发为疼痛。

综上所述，胁痛病位主要责之肝胆，与脾胃关系密切。病因有外感、内伤以及外伤，临床上以内伤胁痛多见。病机有虚实之分，实者以寒邪、湿热、气滞、血瘀为主，虚者以肝肾阴血不足为主，病机可相互转化，由实致虚，因虚致实，虚实夹杂。

【中医诊断】

（一）临床特点

常有情志所伤、饮食偏嗜、外感邪气、劳逸失度或外伤病史。

（二）临床表现

以一侧或两侧胁肋部疼痛为主要表现，疼痛性质常以胀痛、绞痛、刺痛、隐痛、灼痛、闷痛等为主。

（三）辨证要点

1. 辨外感与内伤

外感胁痛是由寒邪、湿热外邪或疠气侵袭肝胆，肝胆失于疏泄条达所致，伴有恶寒、寒热往来、发热等表证，一般起病急骤，病程较短；内伤胁痛则由肝郁气滞、痰饮阻滞、瘀血内阻或肝肾阴血不足引起，不伴恶寒、发热等表证，且起病缓慢，病程较长。

2. 辨疼痛性质

痛且有胀感，常有走窜感，位置不定，为胀痛，多因肝气郁滞所致；疼痛如针刺，部位固定不移，昼轻夜重，为刺痛，多因瘀血停聚所致；痛势剧烈如绞割者，疼痛难以忍受，为绞痛，多为有形实邪突然阻塞经络、闭阻气机所致；痛而隐隐，绵绵不休，持续时间较长，劳累后常加重，为隐痛，多因肝肾阴血不足、经络失养所致；痛处有烧灼感，为灼痛，常因肝火犯络所致；疼痛不甚，有束缚感，常因湿邪蕴结，困阻气机所致。

3. 辨虚实

实证常由肝气郁滞，瘀血阻络，外感寒邪或湿热之邪所致，常有起病急、病程短、疼痛剧烈而拒按、脉实有力等特点。虚证由肝肾阴血不足，络脉失养引起，常因劳累而诱发，有起病缓、病程长、疼痛隐隐、绵绵不休而喜按、脉虚无力等特点。

【中医鉴别诊断】

（一）胸痛

胸痛中的肝郁气滞证与胁痛中的肝气郁结证的病机基本相同。但胁痛以一侧或两侧胁肋部胀痛或窜痛为主，伴有口苦、目眩等症；而胸痛是以胸部胀痛为主，可涉及胁肋部，伴有胸闷不舒、心悸少寐等症。

（二）胃痛

胁痛与胃脘痛皆有肝郁的病机。胃脘痛病位在胃脘，兼有嗳气频作、吞酸嘈杂等胃失和降的症状。胁痛病位在胁肋部，伴有口苦、目眩等少阳经的症状。

（三）其他相关疾病

黄疸、鼓胀、郁证等在病程中可伴有一侧或两侧胁肋部疼痛。其鉴别要点在于：黄疸以身目发黄为主症；鼓胀为气、血、水互结，以腹大如鼓为主症；郁证以心情抑郁、情绪不宁为主症。

【中医急救处理】

现代医学之胸胁部急性挫伤、急性肝炎及急性胆道疾患之肝区疼痛、急性胸膜炎之胸胁痛等，均可归属急性胁痛范畴。针对痛证，临床多加以针刺治疗最为便捷有效。急性胁痛临床上辨证可分三型，即瘀血阻络、痰饮停积、湿热蕴结三证。

（一）瘀血阻络

症状：胁痛如刺，痛处不移，入夜更甚，胁肋下或见积块，脉象沉涩，舌质紫黯。此证常见于胸胁部急性挫伤。

治则：化瘀通络。

外治处方：膈俞、支沟、阳陵泉、期门以及局部阿是穴。膈俞、支沟宜用气至法激发出向前、向上的针感，四穴均用泻法。局部阿是穴 2～3 个。用皮肤针轻轻叩刺，可加拔火罐。

方义：胁肋为少阳、厥阴二经之分野，故取手少阳之经支沟，足少阳之合阳陵泉，配肝募、足厥阴之期门，以疏二经之气，活血化瘀通络；膈俞系血会，可理血活血。四穴合用，可条达胁肋之郁结，疏通脉络之瘀阻，自可消痛止疼。

注意事项：此证多见于胸胁部急性挫伤患者，应注意休息，避免体力劳动以及患侧卧位，以免导致局部气血瘀滞更甚，疼痛加重；恢复期间应当避免外感邪气，引起咳嗽、腹泻等，导致疼痛加重。

（二）痰饮停积

症状： 胁肋剧痛，痛掣肩胛，咳唾稀涎，胸肋痞胀喘满，脉沉紧或沉弦，舌苔白腻。此证常见于急性胸膜炎之胸胁痛。

治则： 祛痰通络。

外治处方： 支沟、丘墟、章门、公孙。章门平补平泻，针后加灸；公孙先泻后补，以泻为主；余穴均用泻法。

方义： 支沟系治胁痛之验穴；丘墟乃胆经之原穴，可疏调胆经经气，通达病所之郁阻；章门位于胁，为脾之募穴，又属于肝经，能健脾逐饮，驱运胁络气血，加脾之原穴公孙，有化浊祛痰之功。

注意事项： 此证常见于急性胸膜炎之胸胁痛，患者应注意休息，可采取患侧卧位，以减轻局部疼痛。

（三）湿热蕴结

症状： 胁痛腹胀，发热口渴，口干口苦，烦躁不安，甚至部分患者可见目黄、身黄，脉弦数，舌苔黄腻，舌质红绛。此证多见于急性肝炎及急性胆道疾患之肝区疼痛。

治则： 清热利湿。

外治处方： 脾俞、阳陵泉、太冲、至阳。首先在阳陵泉穴区按压得敏感点，即予深刺施泻法，持续运针片刻；继刺脾俞，平补平泻；至阳、太冲亦用泻法。然后，均留针 20 ~ 30 min。

方义： 脾俞为背俞穴，针对以泻其湿热；阳陵泉为胆之下合穴，“合治内腑”，胆腑有疾，当为首选，疏利肝胆，行气止痛；至阳穴，通利上中二焦之气，以止痛见长；肝胆被郁，功能失职，取肝经之原太冲穴以疏泄肝胆，令胆汁得循常道。

注意事项： 此证多见于急性肝炎及急性胆道疾患之肝区疼痛，应注意休息，避免体力劳动，饮食应当清淡易消化，避免进食油腻食物，以免加剧疼痛。

【稳定期辨证论治】

（一）治疗原则

胁痛的治疗原则：着眼于肝胆二经，分虚实而治。胁痛内伤实证多因肝气郁结、气滞血瘀，治以理气疏肝、活血通络为主。对于外感邪气导致的胁痛，治宜祛邪散寒或清热祛湿。虚证宜滋阴养血柔肝。

（二）辨证论治

1. 邪郁少阳

症状：胸胁苦满疼痛，兼寒热往来，口苦咽干，头痛目眩，心烦喜呕，耳鸣耳聋。舌苔薄白或微黄，脉弦。

病机：外邪侵袭，风寒之邪不解，化热入里，邪郁少阳，少阳经气运行不畅，故胸胁苦满疼痛；邪在少阳，正邪交争，故寒热往来；邪蕴化热伤津，则口苦咽干；少阳邪热上攻，阻遏清阳，故头痛目眩；邪热入里扰心，胆热犯胃，胃失和降，则心烦喜呕；少阳经脉络耳，邪在少阳，阻遏经脉，则耳鸣耳聋。舌苔薄白或微黄，脉弦，乃邪郁少阳之征。

治法：和解少阳。

方药：以小柴胡汤为主方。方中柴胡、黄芩和解少阳；半夏降逆止呕；生姜、大枣调和营卫；甘草调和诸药。减去人参，加郁金、枳壳、香附疏肝行气止痛；若心烦明显，加栀子、豆豉清热除烦；若口渴甚，加石斛、麦门冬生津止渴；若呕甚，加陈皮、竹茹降逆止呕。

2. 肝胆湿热

症状：发热恶寒，胁痛口苦，胸闷纳呆，恶心呕吐，目赤或目黄、身黄，小便黄赤。舌质红，舌苔黄腻，脉浮数或弦数。

病机：外邪入侵，故见发热恶寒；湿热蕴结于肝胆，肝络失和，胆不疏泄，故胁痛而口苦；湿热中阻，故胸闷纳呆，恶心呕吐；肝开窍于目，肝火上炎，故目赤；湿热交蒸，胆汁不循常道而外溢，故见目黄、身黄；舌苔黄腻，脉弦数，均是肝胆湿热之征。

治法：清热利湿。

方药：以龙胆泻肝汤为主方。方中龙胆草泻肝胆湿热；柴胡疏达肝气；黄芩、栀子清热泻火；木通、泽泻、车前子清利湿热。酌加川楝子、延胡索、木香以疏肝和胃，理气止痛。若发热、黄疸者，加茵陈、黄柏，以清热利湿除黄。

3. 肝气郁结

症状：胁痛，走窜不定，疼痛每因情志之变动而增减，饮食减少，嗳气频作。苔薄，脉弦。

病机：肝气失于条达，阻于胁络，故见胁络胀痛；气属无形，时聚时散，故疼痛走窜不定；情志变化与气之郁结关系最为密切，故疼痛每随情志之变化而有所增减；肝气横逆，常易侵犯脾胃，故见食少嗳气。脉弦为肝郁之象。

治法： 疏肝理气。

方药： 以柴胡疏肝散为主方。方用柴胡疏肝，配香附、枳壳以理气；川芎活血；白芍、甘草缓急止痛。胁痛较重者，酌加青皮、白芥子以增强理气通络止痛的作用。若气郁化火，症见胁肋掣痛，烦热口干，二便不畅，舌红苔黄，脉弦数，可加金铃子散、左金丸、丹皮、栀子等以清肝调气。若肝气横逆，脾运失常，症见胁痛而肠鸣腹泻者，可加茯苓、白术以健脾止泻。若兼有胃失和降，症见胁痛而恶心呕吐者，可加旋覆花、半夏、生姜以和胃止呕。

4. 瘀血停聚

症状： 胁痛如刺，痛处不移，入夜更甚，或胁肋下有痞块。舌质紫黯，脉沉涩。

病机： 气郁日久，气滞血瘀，或跌仆损伤，强力负重，致瘀血停着，痹阻脉络，故胁痛如刺，痛处固定不移，入夜疼痛更甚。瘀血停滞，积久不散，则渐成痞块。舌质紫黯、脉象沉涩均属瘀血内停之征。

治法： 祛瘀通络。

方药： 以旋覆花汤加味为主方。方中新绛可用茜草代替以活血通络，旋覆花理气止痛，葱管通阳行气，酌加当归尾、丹参、桃仁、鸡血藤等。瘀血较重者，可用复元活血汤活血化瘀，疏肝通络。方中大黄、桃仁、红花、穿山甲破瘀行滞，当归养血行瘀，柴胡调气散结，气行血活，则胁痛自止。若胁肋下有痞块，而正气未衰者，可加三棱、莪术、土鳖虫等破血消坚之药，亦可用鳖甲煎丸。

5. 阴血不足

症状： 胁肋隐痛绵绵不休，口干咽燥，心中烦热，头晕目眩。舌红少苔，脉细弦而数。

病机： 精血亏损，血少不能濡养肝络，故见胁肋隐痛绵绵不休。阴虚易生内热，故口干咽燥，时觉烦热；精血亏虚，不能上荣，故头昏目眩。舌红少苔，脉弦细而数，均为阴虚内热之征。

治法： 养阴柔肝。

方药： 以一贯煎为主方。方中生地、枸杞滋养肝肾，北沙参、麦冬、当归养阴柔肝；川楝子疏肝理气止痛，并可酌加合欢花、玫瑰花、白蒺藜等以疏肝调气。心烦加酸枣仁、丹参以养血安神，头目昏晕者加桑椹子、女贞子以补益肝肾。

【疾病的转归和预后】

肝郁胁痛若久延不愈，或治疗不当，日久气滞血瘀，可转化为瘀血胁痛；外感寒邪胁痛日久不愈，寒凝气滞血瘀，日久瘀滞尤甚，可转化为瘀血胁痛；湿热蕴结胁痛日久不愈，热邪伤阴，可转化为肝阴不足胁痛；久病多虚，各实证胁痛皆可转化为虚实并见之证；而虚证胁痛若情志失调，或重感湿热之邪，也可转化为阴虚气滞，或阴虚湿热之虚实并见证。

无论外感或内伤胁痛，只要调治得当，一般预后良好。若失治、误治，久延不愈，可导致痰瘀结成积块，发为积聚、鼓胀等疾病。《证治汇补》："凡胁痛年久不已者，乃痰瘀结成积块。肝积肥气在左，肺积息贲在右。"干胁痛是胁痛中的危重症，临床表现为胁下固定的疼痛点，常因酒色太过，肝肾不足，久虚成损所致。《杂病源流犀烛》："酒色过度，当胁一点痛不止，名干胁痛，甚危，惟大补气血而已。"

对于外感胁痛者，应注意休息，适当锻炼，增强体质，避风寒暑湿燥火等六淫邪气。对于肝郁胁痛者，应当保持心情愉悦，避免愤怒、郁闷等过极情绪长期刺激。对于湿热胁痛者，应当少食生冷、辛辣、油腻食物，少饮酒，使脾胃健运，则湿热自除。对于虚损所致的胁痛者，应注意休息，劳逸结合。

【中医药防治研究的现代进展】

中医药防治胁痛的临床研究报道较多，临床病种以肝胆系疾病为主，治疗手段涉及内服方剂、外敷膏药、针刺、推拿等诸多方面。

2011 年中华中医药学会发表《胁痛诊疗指南》（以下简称《指南》），《指南》将胁痛的证型总结为肝郁气滞证、血瘀阻络证、湿热蕴结证、肝阴亏虚证四种证型，方剂分别选用柴胡疏肝散、血府逐瘀汤、龙胆泻肝汤、一贯煎加减；《指南》简略提及了体针、耳针、穴位贴敷等其他治法。2020 年世界中医药学会联合会消化病专业委员会发表《胁痛中医临床实践指南》，其病种主要以胆系病变引起的胁痛为主；《指南》归纳总结了胆腑郁热证、肝郁气滞证、瘀血阻络证、肝胆湿热证、肝阴不足证等五种证型以及肝郁脾虚证、胆热脾寒证、气滞血瘀证等常见相兼证型，方剂分别选用大柴胡汤、柴胡疏肝散、血府逐瘀汤、龙胆泻肝汤、一贯煎加减、逍遥散、柴胡桂枝干姜汤等；《指南》较为详细地介绍了针灸治疗、穴位贴敷、耳穴治疗、推拿以及调摄护理等其他措施；其中针对不同的证型及病种，针灸的主穴及配穴各不相同；《指南》中还介绍了双柏散、肝舒贴、消炎化瘀膏等外用膏药的药物组成及治疗疗程。

刘渡舟教授团队总结了刘老治疗肝炎胁痛的经验，其十法分别为疏肝解郁法、疏肝清热利湿法、清利湿热活血通络法、疏肝理脾活血通络法、滋阴清热软坚消痞法、辛开苦降活血消癥法、活血消癥寒热同调法、清肝温脾法、养阴柔肝法、温肝益气法；而且根据兼症不同，列举了小柴胡汤、柴胡疏肝汤、四逆散、加味四逆散、加味抑肝散、柴平汤、自拟方柴胡解毒汤、三石柴胡解毒汤、三草柴胡解毒汤、柴胡活络汤、加味柴胡桂枝汤、柴胡止痛汤、小建中汤、旋覆花汤、柴胡鳖甲汤、加味痞气丸、鳖甲煎丸、柴胡桂枝干姜汤、一贯煎、新加酒沥汤、滋水清肝饮、桂枝加桂汤等汤剂在临床中的适用证型、症状以及加减变化。

国医大师熊继柏团队总结了熊老治疗胁痛的经验，其辨治要点为辨清属虚属实、在气在血、辨识胁痛性质。胁痛治疗应着眼于肝胆，分虚实而治，实证宜理气、活血通络、清热利湿；虚证宜滋阴养肝柔血，无论实证还是虚证，均离不开疏肝理气、疏通气机，且需兼顾脾胃。其中实证胁痛分为肝郁气滞型、瘀血停滞证、湿热蕴结型，方药可选用柴胡疏肝散、四逆散合金铃子散、旋覆花汤、复元活血汤加三七粉、龙胆泻肝汤、茵陈蒿汤、甘露消毒丹等；虚证胁痛分为肝阴不足型、肝郁脾虚型，方药可选用一贯煎、柴芍六君子汤。熊老还强调针对不同疾病引起的胁痛，需辨病用药，如胆结石患者常配四金散，急性胰腺炎患者常用大柴胡汤合金铃子散，慢乙肝患者常加用虎杖、鸡骨草、田基黄、熊胆粉等。

国医大师朱良春认为胁痛日久，绝非一般行气止痛、活血化瘀等草木之品所能奏效，故常加用血肉有情之品之虫类药，取其攻坚破积、行气活血、搜剔钻透、通络止痛之效。其自制的宁痛丸对于气滞血瘀之胁痛效果显著，其组成为九香虫 150 g、三七 200 g、炙全蝎 100 g，研末，水泛为丸如苏子大，每服 1.5 g，早晚各 1 次，温水送服，疼痛减轻后改为每晨 1 次，痛止即停服。

刁本恕等总结归纳了六种胁痛的外治法，外感胁痛选用柴胡止痛膏（柴胡、赤白芍、当归、茯苓、白术、甘草、生姜、薄荷、香附、川芎、延胡索、吴茱萸、木香、青皮、栀子、黄芩、冰片）；气郁胁痛选用行气止痛膏（当归、赤芍、柴胡、茯苓、白术、薄荷、川芎、香附、金铃子、延胡索、吴茱萸、法落海、青藤香、乳没、沉香、檀香、广木香等）；瘀血胁痛选用消瘀止痛膏（丹参、赤芍、柴胡、枳实、桃仁、红花、三棱、莪术、降香、香附、当归尾、川芎、沉香、檀香、吴茱萸、荜澄茄、甲珠、鳖甲、生大黄、芒硝、洋金花）；肝胆湿热胁痛选用泄热止痛膏（茵陈、栀子、龙胆草、当归、芦荟、木香、黄柏、麝香、黄连、黄芩、大黄、芒硝、柴胡、青藤香、吴茱萸、延胡索、沉香、冰片）；虫积胁痛选用安蛔止痛膏（乌梅、细辛、干姜、黄柏、桂枝、附片、当归、黄连、花椒、川楝子、金铃子、延胡索、吴茱萸、芫荑、百部、雷丸、雄黄、肉桂等）；阴虚胁痛选用养血止痛膏（北沙参、当归、生地、枸杞、金铃子、赤芍、五味子、鳖甲、延胡索、女贞子、柴胡、吴茱萸等），文中还介绍了根据证型选用不同的赋形剂及穴位的方法。娄静等使用消积散结止痛膏治疗慢性肝病胁痛，与对照组相比，不仅可以缓解疼痛且疗效显著，还能缩小门静脉内径和脾静脉内径，降低门静脉和脾静脉平均流速及流量。

温仲等通过检索古代文献，总结了清代及以前关于针灸治疗胁痛的选穴特点及穴位配伍规律。文中指出十四经脉上皆有腧穴可以治疗胁痛，其中足太阳膀胱经和足少阳胆经腧穴选取应用较多，足厥阴肝经腧穴使用个数不多，但使用频率较高。腧穴在人体部位的分布方面，位于胸腹部的腧穴最多，其次位于下肢部、上肢部的腧穴比较多。古代针灸治疗胁痛具有选穴广泛、注重胸腹部局部选穴和特定穴的特点。应用较多的穴位是：章门、丘墟、足窍阴、期门、阳谷、支沟、肝俞、膈俞、至阴、行间。许永胜等总结了胁痛针灸处方组成，主要包括按病位选穴、按伴随症状体征选穴、辨证选穴以及经验选穴四大部分；如在辨证选穴部分，治疗来源于肝脏的胁痛，应疏肝理气、通络止痛，主穴为期门、支沟、阳陵泉、足三里；治疗胆腑的胁痛，应疏肝利胆、行气止痛，主穴应选日月、期门、胆俞、肝俞、阳陵泉。

李小红等通过临床观察，在中药口服基础上同时予以穴位按摩，可有效缓解肝炎胁痛患者症状；其方法为在背俞穴上寻找压痛敏感点，找到后即以此为输行法、指揉法，得气为度，反复寻找治疗 2～3 次，如遇有结节或条索状阳性反应物，可在此施以弹拨法、捋顺法、散法，手法轻重以患者能耐受为度，如无压痛敏感点及阳性反应物，则在胆俞穴上施术，每天 1 次。

马素平教授在临床上使用虎符铜砭刮痧法来治疗肝硬化胁痛，认为肝硬化胁痛的核心病机为瘀血阻于肝络，肝气郁滞，不通则痛，提出活血化瘀、通络止痛为治疗肝硬化胁痛的基本治法。虎符铜砭刮痧法是依据整体观念以及经络理论，运用虎符铜砭通过徐而和的手法在人体皮部上刮痧，调动阳气治病，扶正祛邪，达到以通为治的目的。马素平教授在临床上常选用开四穴、肝俞、脾俞、膈俞、左胁部、右胁部、肝脏体表投影区来疏通肝脉、排肝络瘀血，具体操作：采用铜砭蘸取少量的刮痧油在特定皮肤表面刮拭，至皮肤出现红色粟粒状或黑色痧点为止。根据患者个体及疾病的不同阶段，手法上也略有不同。

赵安琪等总结了市面上治疗胁痛的中成药，对于邪犯少阳的胁痛可选用小柴胡颗粒；对于肝气郁结胁痛，可选用柴胡舒肝丸或逍遥丸、加味逍遥丸、舒肝丸，伴有明显反酸、烧心可选用左金丸，伴有明显脾虚症状可选用九味肝泰胶囊；对于瘀血阻络胁痛，可选用九气拈痛丸、元胡止痛片、金龙胶囊等，如外伤导致的胁痛可选用治伤胶囊；对于肝胆湿热胁痛，可选用龙胆泻肝丸、茵胆平肝胶囊、利胆止痛胶囊、泻青丸、消炎利胆片、利胆排石片等；对于肝阴不足导致的胁痛，可选用六味地黄丸、归芍地黄丸、滋补肝肾丸。

临床上亦有联合超短波电疗机、耳穴、红外治疗仪、拔罐、穴位注射等方法治疗胁痛。

【经典病例摘录】

医案一：

阮某，女，57 岁。暴怒之后，两胁气窜作痛，心烦不寐。脉来弦急滑数，舌红且干，舌尖部起刺。怒伤肝，木郁化火，气分郁结，先用越鞠丸治疗。川芎 6 g，苍术 3 g，香附 10 g，枳壳 10 g，竹茹 6 g，川楝子 10 g，片姜黄 6 g，杏仁 10 g，元胡 6 g，炒山栀 6 g，3 剂。上方服后疼痛即止。遂停汤药，令服成药越鞠丸，并戒恼怒，以善其后。按语：暴怒伤肝，气郁化火，故投越鞠丸，以调气机为主，气郁解则火郁散。所加之药，用杏仁、枳壳疏理气机，川楝子、竹茹泄肝胃之热，片姜黄、元胡活血利气止痛。胁痛暴作，治标为急，故以汤剂治之，药后痛止，则以丸药消息善后。更戒之以和情志，为根本之计。——医案选自《赵绍琴临证验案精选》

医案二：

余弟于六月赴邑，途行受热，且过劳，性多躁暴，忽左胁痛，皮肤上一片红如碗大，发水疱疮三五点，脉七至而弦，夜重于昼。医作肝经郁火治之，以黄连、青皮、香附、川芎、柴胡之类，进一服，其夜痛极，且增热。次早看之，其皮肤上红大如盘，水泡疮又加至三十余粒。医教以白矾研末，井水调敷，仍于前药加青黛、龙胆草进之。其夜痛苦不已，叫号之声，彻于四邻，胁中痛如钩摘之状。次早观之，其红已及半身矣，水泡疮又增至百数。予心甚不怿，乃载归以询先师黄古潭先生，先生观脉案药方，哂曰：切脉认病则审矣，制药订方则未也。夫用药如用兵，知己知彼，百战百胜，今病势有燃眉之急，累卵之危，岂可执寻常泻肝之剂正治耶？是谓驱羊搏虎矣！且苦寒之药，愈资其燥，以故病转增剧。水泡疮发于外者，肝郁既久，不得发越，乃侮其所不胜，故皮腠为之溃也，至于自焚则死矣，可惧之甚！为订一方，以大瓜蒌一枚，重一二两者，连皮捣烂，加粉草二钱，红花五分。戌时进药，少顷就得睡，至子丑时方醒，问之，已不痛矣。乃索食，予禁止之，恐邪火未尽退也。急煎药渣与之，又睡至天明时，微利一度，复睡至辰时。起视皮肤之红，皆已冰释，而水泡疮亦尽敛矣，后亦不服他药。夫病重三日，饮食不进，呻吟不辍口，一剂而愈，真可谓神矣。夫瓜蒌味甘寒。《经》云："泄其肝者，缓其中。"且其为物，柔而滑润，于郁不逆，甘缓润下，又如油之洗物，未尝不洁。考之本草，瓜蒌能治插胁之痛，盖为其缓中润燥，以至于流通，故痛自然止也。

按：此医案记载于原书的《胁痛篇》中，根据医案中描述的症状，该疾病属于现代医学的带状疱疹，中医称之为蛇串疮、缠腰火丹。此医案阐述了带状疱疹的临床症状、发病机理、处方用药、治疗效果。黄古潭老先生认为前医辨证是正确的，其核心病机为肝经郁火，但是治疗效果不佳，症状反而加剧的原因在于用的都是“寻常泻肝之剂”。黄古潭先生对此给出的方剂是“瓜蒌甘草红花汤”：瓜蒌一枚，大者一二两，连皮捣烂，粉草二钱，红花五分。其中甘草生用清火解毒，红花活血通经止痛，全瓜蒌则为全方主药，此方中取瓜蒌之疏肝、清热、下气润燥之效，正如清代凌奂《本草害利》中所说：瓜蒌为“苦甘，润肺疏肝，滑肠凉脾，为治肺热咳嗽要药。清上焦之火，使痰气下降，止一切血热，又能荡涤胸中郁热垢腻，生津，止渴，清咽良剂，亦能治结胸，为脾热之主药”。清代江涵暾《笔花医镜》及清代程国彭《医学心悟》中均提及治疗肝气燥急胁痛之瓜蒌散，药物组成与黄古潭先生的“瓜蒌甘草红花汤”一致，但两方的红花用量均为七分。——医案选自明代孙一奎《医旨绪余》

【胁痛的西医综述】

（一）概述

病毒性肝炎是由多种肝炎病毒引起、以肝脏损害为主的一组全身性传染病。临床上以甲型、乙型、丙型、丁型、戊型五型肝炎病毒为主，最新研究表明从人体分离出庚型肝炎病毒（又称 GB 病毒 C 型），但其感染对于急性或慢性肝炎的临床意义尚不完全清楚。甲型、乙型、丙型、丁型、戊型五型肝炎病毒虽然均可引发肝病，但大部分只表现出轻微的症状或根本没有症状，临床表现以疲乏、食欲减退、恶心厌油、腹泻、肝功能异常为主，部分病例可出现发热、黄疸等症状。甲型和戊型肝炎病毒感染主要表现为急性感染，经粪—口途径传播，可自愈，其中部分老年、免疫低下以及妊娠期患者感染戊型肝炎病毒后出现急性肝衰竭；乙型、丙型、丁型肝炎病毒感染多呈慢性感染，少数病例可发展为肝硬化或肝细胞癌，其中丁型肝炎只在已感染乙型肝炎的人身上发现，两者双重感染会导致更严重的感染和更差的健康结果，主要经血液、体液等胃肠外途径传播。据世卫组织统计，全球有 3.25 亿人患有乙型和/或丙型肝炎，由两者造成的死亡占所有肝炎死亡人数的 96%。

（二）诊断

临床上无法根据临床表现来区分各种类型的病毒性肝炎，主要依靠病原学以及免疫学相关检查。

1. 甲型肝炎

临床上有急性肝炎临床表现，并具备下列任何一项者均可确诊为甲型肝炎：抗 HAVIgM 阳性；抗 HAVIgG 急性期阴性，恢复期阳性；粪便中检出 HAV 颗粒或抗原或

HAVRNA。

2. 乙型肝炎

(1) 急性乙型肝炎

临床上有急性肝炎临床表现，伴有 HBsAg 和抗-HBc IgM 阳性。在感染的初始阶段，HBeAg、HBVDNA 阳性，恢复期 HBVDNA 转阴，HBeAg 至抗-HBe 的血清转化，以及随后 HBsAg 至抗-HBs 的血清转化。

(2) 慢性乙型肝炎

慢性 HBV 感染可分为慢性 HBV 携带者、HBeAg 阳性慢性乙型肝炎、HBeAg 阴性慢性乙型肝炎、非活动性 HBsAg 携带者、隐匿性慢性乙型肝炎。

1）慢性 HBV 携带者：HBV-DNA 定量水平较高（通常$>2\times10^7$ IU/mL）；血清 HBsAg 较高（通常$>1\times10^4$ IU/mL）、HBeAg 阳性；血清 ALT 和 AST 持续正常（1 年内连续随访 3 次，每次至少间隔 3 个月）；肝脏组织病理学检查无明显炎症坏死或纤维化。

2）HBeAg 阳性慢性乙型肝炎：血清 HBsAg 阳性、HBeAg 阳性；HBVDNA 定量水平较高（通常$>2\times10^4$ IU/mL）；ALT 持续或反复异常或肝组织学检查有明显炎症坏死和（或）纤维化（≥G2/S2）。

3）HBeAg 阴性慢性乙型肝炎：血清 HBsAg 阳性、HBeAg 持续阴性，多同时伴有抗-HBe 阳性；HBVDNA 定量水平通常$\geq2\times10^3$ IU/mL；ALT 持续或反复异常，或肝组织学有明显炎症坏死和（或）纤维化（≥G2/S2）。

4）非活动性 HBsAg 携带者：血清 HBsAg 阳性、HBeAg 阴性、抗-HBe 阳性；HBVDNA 定量水平通常$<2\times10^3$ IU/mL，HBsAg 定量水平通常$<1\times10^3$ IU/mL；ALT 和 AST 持续正常（1 年内连续随访 3 次以上，每次至少间隔 3 个月）；影像学检查无肝硬化征象；肝组织检查显示组织活动指数<4 分或根据其他半定量计分系统判定病变轻微。

5）隐匿性慢性乙型肝炎：血清 HBsAg 阴性，但血清和（或）肝组织中 HBVDNA 阳性。其中 80% 的患者可有血清抗-HBs、抗-HBe 和（或）抗-HBc 阳性，称为血清阳性隐匿性慢性乙型肝炎；但有 1%～20% 的患者所有血清学指标均为阴性，故称为血清阴性隐匿性慢性乙型肝炎。

3. 丙型肝炎

抗 HCVIgM 和（或）IgG 阳性，HCVRNA 阳性，可诊断为丙型肝炎。急性丙型肝炎：有急性肝炎的症状体征且有明确的就诊前 6 个月以内的流行病学史（如输血史、应用血液制品史、不安全注射史、文身等明确的血液暴露史）；HCVRNA 阳性且原本检测不到的 HCV 抗体之后在 12 周内检测到；HCVRNA 和抗 HCV 抗体阳性且能证明前 6 个月检测结果为阴性。慢性丙型肝炎：HCV 感染超过 6 个月，或有 6 个月以前的流行病学史，或感染日期不明。抗-HCV 及 HCVRNA 阳性，肝脏组织病理学检查符合慢性肝炎。无任何症状和体征，肝功能和肝组织学正常者为无症状丙型肝炎病毒携带者。

4. 丁型肝炎

现症 HBV 感染，同时血清 HDVAg 或抗 HDVIgM 或高滴度抗 HDVIgG 或 HDVRNA 阳性，或肝内 HDVAg 或 HDVRNA 阳性，可诊断为丁型肝炎。

5. 戊型肝炎

抗 HEVIgG 高滴度，或由阴性转为阳性，或由低滴度转为高滴度，或由高滴度转为低滴度甚至阴转，或血 HEVRNA 阳性，或粪便 HEVRNA 阳性或检出 HEV 颗粒，均可诊断为戊型肝炎。

（三）诊治流程与要点

对于有临床表现或肝脏生化学异常的患者均应当进行病毒性肝炎筛查，包含抗体及病原学相关检查，并通过流行病学、病史询问以及其他实验室辅助检查排除其他因素，如其他病毒性肝炎（如巨细胞病毒、EB 病毒等）、药物性肝炎、酒精性肝病、自身免疫性肝病、代谢异常引起的肝病等。

对于确诊病毒性肝炎的患者，应当完善血常规、肾功能、凝血功能、肿瘤标志物、影像学检查等，丙型肝炎患者应当完善病毒基因型检查，必要时完善肝脏病理学检查，筛查有无肝衰竭、肝性脑病、肝硬化、肝癌等并发症。

（四）治疗以及预后

1. 甲型肝炎

甲型肝炎病毒感染常为自限性，不会发展为慢性疾病，可通过接种疫苗预防感染，暴发性肝功能衰竭的发生率不足 1%。临床上没有特异治疗方法，可予以抗炎、抗氧化、护肝、营养支持等对症治疗，慎用肝损伤或经肝脏代谢的药物。85% 的患者在 3 个月内获得临床和生化完全恢复，几乎所有患者在 6 个月后都能完全恢复并获得终身免疫。

2. 乙型肝炎

安全有效的疫苗可用于预防乙型肝炎病毒，还可以防止丁型肝炎病毒的传播，出生时接种极大地降低了母婴传播的风险。只有一部分慢性乙型肝炎感染者需要治疗，常用药物包括核苷类似物（恩替卡韦、替诺福韦、拉夫定等）及干扰素，抗病毒治疗可以减轻肝细胞炎性坏死及纤维化，减缓肝硬化的进展，降低肝癌、肝衰竭的发病率，提高长期存活率。

3. 丙型肝炎

急性丙型肝炎病程呈自限性，很少引起肝衰竭，通常会导致慢性感染。慢性丙型肝炎病毒感染病程通常持续多年并逐渐进展，最终可导致肝硬化、肝细胞癌。目前还没有丙型肝炎疫苗，直接作用抗病毒药使丙型肝炎治愈率达 95% 以上，从而降低患者死于肝硬化和肝癌的风险。

4. 丁型肝炎

丁型肝炎病毒是一种缺陷病毒，需要同时存在乙型肝炎病毒才能完全表达致病性，因此丁型肝炎病毒总是伴发于乙型肝炎病毒感染。与其他肝炎病毒相比，丁型肝炎病毒感染进展为严重肝病的速度更快、比例更高，且乙型肝炎病毒合并丁型肝炎病毒感染更易重症化。对于慢性丁型肝炎病毒感染者，建议在可检测到 HDVRNA 且存在活动性肝病（证据为血清 ALT 水平升高和/或肝活检显示慢性肝炎）时给予 IFNα 治疗。预防丁型肝炎病毒感染的主要方法是接种乙肝疫苗。

5. 戊型肝炎

急性戊型肝炎感染通常不需要抗病毒治疗，免疫力强的人群感染急性戊型肝炎时通常仅需要对症治疗，因为几乎所有人都能够自发清除病毒。严重急性戊型肝炎或慢加急性肝衰竭患者可考虑使用利巴韦林或聚乙二醇化干扰素 α 治疗。目前可使用重组 1 型 HEV 疫苗来预防。

（五）护理调摄要点

患者若伴有失眠、紧张、抑郁等情绪会对治疗及康复效果造成影响，因此医生需和患者建立良好的医患关系，帮助患者树立治疗信心，通过直接沟通、讲解典型成功案例、陪伴就医等方式减轻患者负面情绪，提高患者治疗依从性。对患者进行饮食指导及生活指导等健康宣教，如清淡易消化饮食及戒酒有助于减轻肝脏负担，生活上应当保持心情愉悦、保证充分休息、避免熬夜、适当运动、注意个人卫生等。

第二节

急黄

【疾病概述】

急黄指皮肤、面目、尿液骤然发黄，可伴有腹胀大（腹水）、神昏谵语（昏迷）、呕血黑便（出血）等严重症状，慢性疾病过程中也可出现急黄。古代文献中论述的阴黄、阳黄以及黑疸、黄疸、谷疸、酒疸、女劳疸等，有一部分也属于急黄。急黄实则为阳黄之重症。

急黄相当于西医学所说的急性病毒性重症肝炎、急性肝衰竭、慢加亚急性肝衰竭等病症，其临床表现与本证的特点相符者，均可参照本节辨证论治。

【历史沿革】

黄疸的病名，最早见于《山海经》：“翼望之山……有兽焉……名曰讙（huān）……可以御凶，服之已瘅”。瘅通“疸”，即黄疸。该文意思是讙这种动物能辟凶邪之气，人吃了它的肉就能治好黄疸病。

《素问·平人气象论》曰：“溺黄赤安卧者，黄疸……目黄者曰黄疸”，强调了目黄对黄疸诊断的重要意义。《灵枢·论疾诊尺》曰：“身痛而色微黄，齿垢黄，爪甲上黄，黄疸也。”书中详细描述了黄疸常见的临床表现：目睛（巩膜）黄、牙黄、皮肤黄、疲乏、多睡卧。

《金匮要略·黄疸病脉证并治》曰：“腹满，舌痿黄，躁不得睡，属黄家。”书中指出黄疸病除了皮肤发黄外，还可伴腹部胀满，舌萎缩发黄，烦躁不安，难以入睡。

《诸病源候论·黄病诸候》曰：“脾胃有热，谷气郁蒸，因为热毒所加，故猝然发黄。心满气喘，命在顷刻，故云急黄也。有得病即身体面目发黄者，有初不知是黄，死后乃身面黄者，其候，得病但发热心战者，是急黄也。”

《三因极一病证方论·五疸叙论》曰：“古方叙五种黄病者，即黄汗、黄疸、谷疸、酒疸、女劳疸是也。观《别录》则不止于斯，然疸与黄，其实一病，古今立名异耳。”

《丹溪心法・疸》曰：“疸不用分其五，同是湿热，如盦曲相似。”

《医学心悟・伤寒兼证》曰：“湿热俱盛，则发身黄。伤寒至于发黄，为病亦甚矣。”

《医碥・黄疸》：“古人止分谷疸、酒疸、女劳疸，及总名之黄疸，与五水中之黄汗为五，然不必泥，当推广之……以上诸证，《准绳》谓之暴病（言其黄骤然而见也），故仲景以十八日为期。”

关于急黄的病因病机，隋代巢元方在《诸病源候论・黄疸诸候》中论述黄疸的病因时强调“凡诸疸病，皆由饮食过度，醉酒劳伤，脾胃有瘀热所致”，并对重症黄疸有了一定的认识，立有“急黄候”一篇，指出“卒然发黄，心满气喘，命在顷刻”的“急黄”，是“热毒所加”而致。唐代孙思邈在《千金翼方・黄疸》中提出“时行热病，多必内瘀著黄”，初步认识到某些黄疸病属于一种具有传染性的疾病。清代沈金鳌在其所著《杂病源流犀烛・诸疸源流》中指出：“又有天行疫疠，以致发黄者，俗谓之瘟黄，杀人最急。”他认识到这一类黄疸具有起病急、病情凶险、有传染性等特征。

《素问・六元正纪大论篇》云：“溽暑湿热相薄，争于左之上，民病黄瘅而为胕肿”，最先提出炎暑湿热之邪为黄疸的病因。《素问・玉机真脏论篇》云：“病入舍于肺……弗治，肺即传而行之肝……弗治，肝传之脾，病名曰脾风，发瘅，腹中热，烦心，出黄”，阐述了外邪侵入人体若不及时治疗，经过脏腑传变而发为黄疸的机制。《素问・通评虚实论篇》还提出黄疸是“久逆之所生也”，强调人体阴阳之气久逆不和是黄疸产生的病理基础。

汉张仲景在《金匮要略・黄疸病脉证并治》中云：“黄家所得，从湿得之。”《伤寒论・辨阳明病脉证治》指出：“阳明病……此为瘀热在里，身必发黄……伤寒发汗已，身目为黄，所以然者，以寒湿在里不解故也。”这是在《内经》基础上的发展，对黄疸病因，他不仅强调湿邪内郁是发黄的关键，而且提出了瘀热发黄、寒湿发黄。同时他还观察到，热病发黄往往并非一开始就出现，“伤寒七八日，身黄如橘子色，小便不利，腹微满者”指出是在发热几日以后，才出现黄疸。

【中医病因病机归纳】

总之急黄的发生，有外感和内伤两端，外感重在湿、热、毒，内伤以虚、瘀为主。基本病机是肝胆脾胃失常，胆汁不循常道，溢于血脉，渗于肌肤。湿从热化为阳黄，湿从寒化为阴黄。感受热毒、瘟毒则引起急黄重症。阳黄、阴黄、急黄在一定条件下可相互转化。病性有虚实之分，虚实之间可相互转化，实证日久可转化为虚证或虚实夹杂证。

（一）感受外邪、湿热熏蒸

《素问·本病论》曰：“黄埃化疫，民病夭亡，黄疸。”《素问·玉机真藏论》曰：“风者，百病之长也，今风寒客于人，使人毫毛毕直，皮肤闭而为热……弗治，肝传之脾，病名曰脾风，发瘅，腹中热，烦心出黄”，指出感受外邪特别是具有传染性的外邪，加上治疗不当是导致黄疸病急黄的重要病因，“毫毛毕直，皮肤闭而为热”是传染病初期的常见表现，随着邪气深入，客于中土，化热而致黄疸，故“腹中热，出黄”，里热攻冲，热扰心神，故“烦心”。

《伤寒明理论·发黄》曰：“经曰：湿热相交，民当病瘅。瘅者黄也，单阳而无阴者也。伤寒至于发黄，为疾之甚也。湿也，热也，甚者则发黄。内热已盛，复被火者，赤发黄也。邪风被火热，两阳相熏灼，其身必发黄。”

《医学津梁·黄疸》曰：“疸者，湿热所成。湿气不能发泄，则郁蒸而生热，热气不得宣畅，则固结而生湿，湿得热而益深，热因湿而益炽。”

（二）热毒夹湿攻冲

《金匮要略·黄疸病脉证并治》曰：“病黄疸，发热烦喘，胸满口燥者，以病发时火劫其汗，两热所得。……脉沉，渴欲饮水，小便不利者，皆发黄。”热毒导致的黄疸，一方面表现为不恰当的发汗、火疗，一方面表现为烦躁、口干燥等热扰心神、津液亏虚的表现。另外，由于津液不足，脉管失充，此种黄疸可同时见脉沉、小便少的表现。《金匮要略·黄疸病脉证并治》曰：“黄家所得，从湿得之。一身尽发热而黄，肚热，热在里，当下之”，指出了热邪极易和湿浊相合而导致黄疸，湿热黄疸表现为腹中热者应当用通腑泄热的方法治疗。

《诸病源候论·温病诸候》：“发汗不解，温毒气瘀结在胃，小便为之不利，故变成黄，身如橘色。”

（三）瘀血阻滞

《金匮要略·黄疸病脉证并治》曰：“寸口脉浮而缓，浮则为风，缓则为痹，痹非中风，四肢苦烦，脾色必黄，瘀热以行”，指出除了外邪化热，瘀血也可导致黄疸，而且是脾之湿热唯有殃及血分才发黄。《诸病源候论·黄病诸候》曰：“心脾二脏有瘀热所为。心主舌，脾之络脉出于舌下。若身面发黄，舌下大脉起青黑色，舌噤强，不能语，名为噤黄也”，描述了热毒夹瘀血的黄疸可见舌下络脉青紫，舌体活动受限导致不能言语。

《医学心悟·伤寒兼证》:“瘀血发黄，亦湿热所致。瘀血与积热熏蒸，故见黄色也。”

(四)寒湿内蕴

《临证指南医案》曰:“阴黄之作，湿从寒化，脾阳不能化湿，胆液为湿所阻，渍于脾，浸淫肌肉，溢于皮肤，色如熏黄。”

《类证治裁·黄疸》曰:“伤寒汗已，身目为黄，以寒湿在里，不解。非但湿热发黄，寒湿亦发黄也(湿热发阳黄，寒湿发阴黄。此发阳黄阴黄所由)。”此为脾阳受损或素体阳虚，不能运化水湿，湿从寒化，寒湿阻滞中焦，胆液排泄受阻，溢于肌肤而发为黄疸，可表现为黄色晦暗如烟熏。

关于急黄的病因病机，从外邪来说，以湿热或疫毒之邪为主；从内因来说，主要是肝胆脾胃功能失调，湿热侵袭，内蕴中焦，湿郁热蒸，不得泄越，熏蒸肝胆，以致肝失疏泄，胆汁外溢而发黄。其病位主要在肝、胆、脾、胃，且往往由脾胃涉及肝胆。总之，本病是由于感受湿热毒邪，蕴结中焦，脾胃运化失常，湿热熏蒸肝胆，不能泄越，以致肝失疏泄，胆汁外溢；或中焦湿热，脾失健运，胃失和降。

湿热疫毒是急黄发病的主要病因，湿热疫毒(肝炎病毒)之邪或从口入，或因血染，深入血分，瘀热交阻，疏泄失常，疫毒留滞而发病。湿为阴邪，其性黏腻重浊，易伤脾胃，耗损阳气；热为阳邪，其性燥烈，入血伤肝，易伤阴津。湿热相结，如油裹面，胶结难解，深入血分，热与血结，血热血瘀；湿邪凝聚生痰，痰瘀互结，阻塞脉络，不易分化宣散，毒邪留滞不去，致该病发病急，病情缠绵。脾胃为中土，主运化、受纳、统血，主四肢肌肉，脾喜燥恶湿。湿热疫毒滞留中焦，易困阻脾胃，阻碍气机升降，临床常见食欲不振，疲乏无力，脘痞腹胀，厌油，便溏等病证。

七情郁结是急黄病变转归的基础。肝为将军之官，主疏泄藏血，喜条达，厌郁怒。疫毒入侵，湿热滞留，疏泄失常，化火动热，血热血瘀，证见黄疸、发热、心烦等。肝气郁结，升降失调，湿热阻络，络脉不通则胸胁胀痛不已，肝血瘀阻，胁下痞块。肝之与脾，脾主运化受纳必赖肝之疏泄方能正常，肝之藏血柔养必依脾之传输供给，所谓“土能荣木”。肝病易传于脾，脾病易及于肝，所以肝脾失调，七情郁结是急黄发病的内因。

综上所述，急黄总属本虚标实，本虚指肝胆脾胃功能失调，七情郁结、以脾气虚为基础，标实指气滞湿热、疫毒瘀血、寒湿内蕴。

【中医诊断】

（一）发病特点

急性起病，发病前多有诱因（如不洁饮食、冶游史、输血、不洁注射等）。各年龄段人群均可发病，劳倦过度、五志过极是导致其急性发作或病情恶化的主要内因。

1. 死亡率高

《医碥·黄疸》："黑疸多危急。"《类证治裁·黄疸》："有疫疠发黄，杀人最急。"

2. 传变急速

《肘后备急方·治伤寒时气温病方》："又有虏黄病，初唯觉四体沉沉不快，须臾见眼中黄，渐至面黄及举身皆黄，急令溺白纸，纸即如柏染者，此热毒已入内，急治之。"

3. 变证丛生

《证治汇补·黄病》："黄疸初起，多兼杂症。"《三因极一病证方论·酒疸证治》："五疸唯酒疸变证最多。盖酒之为物，随人性量不同，有盈石而不醉者，有濡吻而辄乱者，以酝酿而成。有大热毒，渗入百脉为病，则不特发黄，溢于皮肤，为黑为肿，流于清气道中，则眼黄鼻痈、种种不同，故方论中，酒疸外，有肉疸、黑疸、癖疸、劳溢，乃至令人恍惚失常等，数证不同。"

（二）临床表现

1）目黄、肤黄、尿黄，以目黄为主。其中以目白睛发黄最有诊断价值，因目白睛发黄是确诊的出现而最晚消失的指征。

2）肝脏、脾脏或胆囊肿大，伴有压痛或触痛。

3）相关血液生化检测及影像学检查有助于诊断。

（三）辨证要点

《临证指南医案·疸》："先审黄之必发不发，在于小便之利与不利，疸之易治难治，在于口之渴与不渴；再察瘀热入胃之因，或因外并，或因内发，或因食谷，或因酣酒，或因劳色，有随经蓄血，入水黄汗；上盛者，一身尽热；下郁者，小便为难；又有表虚里虚，热除作哕，火劫致黄。知病有不一之因，故治有不紊之法。"

1. 辨阴阳虚实

急黄属本虚标实之证，本虚以脾气虚为基础；标实主要是气滞湿热、疫毒瘀血、寒湿内蕴，临证须当明辨，权衡轻重缓急。

《景岳全书·黄疸》："凡神思困倦，言语轻微，或怔忡，眩晕，畏寒少食，四肢无力，或大便不实，小水如膏，及脉息无力等证，悉皆阳虚之候。……阴黄之病……必喜静而恶动，喜暗而畏明。……黄疸大法，古有五疸之辨……然总不出阴阳二证。大都阳证多实，阴证多虚。虚实弗失，得其要矣。”此即黄疸的阴阳辨治方法。凡神思困倦、言语轻微、怔忡、眩晕、畏寒少食、四肢无力、大便溏、小便清长、脉沉迟或沉细无力等多为阴证、虚证，多见于阴黄；反之，发热或怕热、食欲亢进或者消谷善饥、大便干结，小便黄赤涩痛，脉象滑数或洪数有力等证多为阳证、实证，多见于阳黄。

2. 明脏腑病位

急黄以肝为本，与脾胃胆腑相关。但就具体病例而言，脏腑病位不同，病情、预后各异。故立法处方，必明脏腑病位。早期多为实证，湿热之邪内蕴肝胆较为常见；肝气不疏、横逆犯脾，可致肝郁脾虚；肝肾同源，肝病日久累及肾脏，可表现为肝肾两虚。

3. 辨湿重或热重

《伤寒明理论·发黄》：“湿亦令黄也，热亦令黄也，其能辨之乎？二者非止根本来有异，而色泽亦自不同。湿家之黄也，身黄如熏黄，虽黄而色暗不明也；至于热盛之黄也，必身黄如橘子色，甚至勃勃出染着衣，正黄如柏，是其正黄色也。由是观之，湿之与热，岂不异哉。”《伤寒活人指掌补注辨疑·发黄》：“发黄乃热积于中，兼小便之不利……湿气胜，则如熏黄而煤；热气胜，则如橘黄而明。”《证治汇补·黄病》：“干黄热胜，色黄而明，大便燥结；湿黄湿盛，色黄而晦，大便润利。”热重于湿者可见身目俱黄，黄色鲜明，发热、口苦、恶心呕吐，尿短少黄赤，便秘，舌苔黄腻，脉弦数；而湿重于热者身目俱黄，其色不如热重者鲜明，色黄而晦暗，头身困重，胸脘痞满，便溏，舌苔厚腻微黄，脉弦滑。

4. 辨标本

《证治汇补·黄疸》：“是脾虚为本，湿热为标，当于标本缓急审之。”此乃黄疸的治疗原则。黄疸为本虚标实之候，急则治其标，缓则治其本。疾病初期以湿热为主，可以清热利湿为主，治其标，或者标本同治；疾病后期以脾虚湿滞为主，可以健脾为主，辅以淡渗利湿之法治之。

5. 辨体质

《南病别鉴·第三论邪留三焦》：“在阳旺之躯，胃湿恒多（如身黄如橘子色而鲜明者，此阳黄胃湿，用茵陈蒿汤）。在阴盛之体，脾湿亦不少（色如熏黄而沉晦者，此阴黄脾湿，用栀子柏皮汤或附子理中汤）。”体质不同，发病症状亦不相同，治法亦不相同。热盛之体，胃中湿浊亦重，湿热互结，易见阳黄之证，症见身黄如橘子色而鲜明者，治以清热利湿退黄，选方茵陈蒿汤加减治之；寒盛之体，多脾阳不足，不能温化水湿，脾湿较重，寒湿互结，易见阴黄之证，症见黄色晦暗如烟熏，治以温化寒湿，选方附子理中汤或栀子柏皮汤加减治之。

【中医鉴别诊断】

（一）黄胖病

黄胖病是因钩虫匿伏肠中，日久耗伤气血而引起面部肿胖色黄、全身皮肤色黄带白的病证。但该病无目黄、小便黄，可与之鉴别。《杂病源流犀烛·黄胖》对这两个病的鉴别诊断有明确的论述："黄肿宿病也，与黄疸暴病不同。盖黄疸眼目皆黄，无肿状；黄胖多肿，色黄中带白，眼目如故，或洋洋少神。虽病根都发于脾，然黄疸则由脾经湿热蒸郁而成；黄胖则湿热未甚，多虫与食积所致，必吐黄水，毛发皆直，或好食生米茶叶土炭之类。"

《医学纲目·脾胃门》："食劳疳黄，一名黄肿。夫黄疸者，暴病也，故仲景以十八日为期。食劳黄者，宿病也，至有久不愈者。"

（二）萎黄病

萎黄病多因大失血或大病之后，气血亏耗，致使身面皮肤呈萎黄色的病证，病机重在血虚。《证治要诀·五疸证治》有云："诸失血后，多令面黄……亦有遍身黄者，但黄不及耳目。"《医碥·黄疸》："失血后多面黄，或遍身黄（但不及耳目），血不荣也。如竹木，春夏叶润则绿，至秋则干黄……此血虚之阴黄也。"该病与黄疸（眼目、全耳皆黄、小便黄短）可作鉴别。

（三）湿病

湿邪郁蒸也可出现面色黄的情况，但仅表现身黄如烟熏，且两目不黄，伴一身尽痛，黄疸必两目黄染，多无一身尽痛，可作鉴别。《证治准绳·黄疸》："色如熏黄，一身尽痛，乃湿病也。色如橘子黄，身不痛，乃疸病也。"

【中医急救处理】

急性起病时须绝对卧床休息，给予高糖、低脂饮食，禁用有损肝脏的药物。胆汁泛溢，甚则肝风内动，神失所主，出现肝厥者，必须限制蛋白摄入，选用中药灌肠，防止肝厥的发生。

（一）急黄阳证

症状：身目黄色鲜明如橘皮，身热，烦渴或烦躁不宁，腹胀，恶心呕吐，小便短赤疼痛，大便秘结，舌红苔黄，脉洪滑有力。

病机：湿热瘀结胆腑，通降失司，胆汁外溢。

《景岳全书·黄疸》："阳黄证因湿多成热，热则生黄，此即所谓湿热证也。然其证必有身热，有烦渴，或烦躁不宁，或消谷善饥，或小水热痛赤涩，或大便秘结，其脉必洪滑有力。"

《类证治裁·黄疸》："阳黄多由瘀热，烦渴头汗，脉必滑数……系胃腑湿热熏蒸，与胆液泄越，上浸肺则发而为黄，其色明如橘子。"

治法：疏肝泻热，利胆退黄，化湿解毒。

1）选方大柴胡汤或茵陈蒿汤或甘露消毒丹加减。茵陈、大黄、栀子、赤芍、丹参、虎杖、石菖蒲等。或具有同类功效的中成药、中药注射剂。（注意：以上为推荐方药，因无具体剂量，如有相关病情，切勿盲从，请在医师指导下服用。）

2）中药灌肠：常用灌肠中药：大黄、茵陈、赤芍、乌梅、黄柏。中药浓煎取汁100 mL。患者取侧卧屈膝位，臀部抬高 10 cm，使用石蜡油润滑灌肠管及肛周皮肤，将灌肠管从肛门轻轻插入直肠，深度 15～20 cm，治疗药物温度以 37℃～40℃为宜，液面距肛门 40～60 cm，将药液缓慢灌入，在肠道内保留 1～2 小时。

3）中成药：苏合香丸等。

（二）急黄阴证

症状：身目黄色晦暗如烟熏，畏寒或身冷，纳食减少，四肢乏力，头晕，神疲困倦，便溏，舌质淡，苔白腻，脉沉细无力。

病机：寒湿内蕴。

《景岳全书·黄疸》："凡病黄疸而绝无阳证阳脉者，便是阴黄。……其为病也，必喜静而恶动，喜暗而畏明，凡神疲困倦，言语轻微，或怔忡眩晕，畏寒食少，四肢无力，或大便不实，小水如膏，及脉息无力等证，悉皆阴虚之候。"

《医学心悟·伤寒兼证》："阴黄之证，身冷，脉沉细，乃太阴经中寒湿，身如熏黄，不若阳黄之明如橘子色也。"

治法：温阳化湿，健脾和胃。

方药：茵陈术附汤加减。

（三）急黄血证

症状：高热，神昏谵语，烦躁，或便血（大便色黑），舌质红绛，苔黄燥，脉滑数或芤涩。

病机：疫毒炽盛，瘀热内结。

《伤寒六书·明理续论发黄》："血证发黄如狂，小便多，大便黑。"

《明医指掌·黄疸》："瘀血发黄，则发热，小便自利，大便反黑，脉芤涩是也。"

《类证治裁·黄疸》："别有黑疸，因女劳伤肾，额色黑，膀胱急，腹胀如水，便黑多溏，酒疸下之，久亦成黑疸，目青面黑，心中如啖蒜韭状，大便正黑。"

治法：清热解毒，凉营开窍。

1）选方犀角地黄汤合茵陈蒿汤加减。水牛角代替犀角、黄连、升麻、炒栀子、茵陈、生大黄、赤芍、蒲公英、金钱草、甘草。或具有同类功效的中成药（包括中药注射剂）。

若阳黄转为黑疸，治疗仍要治阳黄、清湿热。选方栀子柏皮汤或茵陈蒿汤或甘露消毒丹，并加用活血化瘀药，如当归、赤芍、牡丹皮、桃仁、红花、鳖甲等。

2）饮食疗法：宜食甘凉，忌食辛辣、温燥动火之食物。宜清热养阴、润肠通便之品，如绿豆、冬瓜、木耳、香蕉、西瓜等。

（四）急黄臌胀

症状：身目皆黄，黄色晦暗如烟熏，发热恶寒、小腹胀满膨隆、小便不利、摇头直视、口唇黧黑，黄汗，甚至黑汗，寸口不能触及脉象。

病机：肝肾亏虚，气机闭阻，湿热壅滞

《济生方·疸》："女疸之状，身目皆黄，发热恶寒，小腹满急，小便不利……其间多渴而腹胀者，其病难疗。"

《景岳全书·黄疸》："凡寸口无脉，鼻出冷汗，腹膨，形如烟熏，摇头直视。环口黧黑，油汗发黄，久之变黑者，皆难治。"

治法：宣通气分，利湿退黄。

选方茵陈四苓散合二金汤加减。若是因湿热伤脾胃而致的腹胀，应伴有舌苔黄腻、腹胀、口苦、小便不畅，可选中满分消丸。

（五）急黄癃闭

症状：重度黄疸伴胁下腹痛，腹部胀满绷急发亮，双下肢水肿明显，排尿困难，少尿或无尿；可闻及"肝臭"，肝浊音界迅速缩小，吐血衄血，舌质淡红苔白或白腻；或光红无苔；脉弦滑或沉细或濡细。

病机：肝郁湿浊闭阻，毒瘀阻络。

治法：温阳透散，升清降浊，燮理气机，逐瘀利水。

方药：五苓散或真武汤合升降散加减。黄芪、仙灵脾、桂枝、附片、当归、丹参、白芍、郁金、参类、茯苓、白术、柴胡、黄芩、知母、鳖甲、甲珠、土鳖虫、苏

木、水红花子、瞿麦、升麻、猪苓、泽泻、姜黄、蝉衣、僵蚕等。

急黄癃闭证，因西医利尿剂使用过量或病情发展所致。真阴亏损者，当温阳透散、滋阴利水。上方温阳之品或减量，加阿胶 15 g（烊化）、鸡子黄 1 枚、龟甲 15 g、乌梅 20 ~ 30 g，燮理阴阳，或可救治。

大便秘结患者可根据病情需要选择中医诊疗设备，如结肠透析机：在采用大黄煎剂进行保留灌肠之前，使用结肠透析机行全结肠清洗，使全结肠得到最彻底、最直接的清洗，为下一步中药保留灌肠创造一个洁净的肠道环境，更利于药物的吸收和药效的发挥。

操作方法： 用生理盐水 2500 ~ 3000 mL，液体温度经治疗机自行控制在 36.5℃ ~ 37.5℃，灌注时间 15 ~ 20 分钟，废液自探头经另一管道自行流出，然后再用大黄煎剂保留灌肠，1 次/天。治疗 7 天为一个疗程。

注意事项：

1）生理盐水温度以 36.5℃ ~ 37.5℃为宜，温度过低对肠道刺激性大，温度过高易烫伤肠黏膜。

2）插管前检查导管前端有无破损，导管前端涂少许石蜡油，以润滑。操作时动作应轻柔，遇有阻力不能强行插入，应转动导管缓慢插入，以免损伤肠黏膜导致肠穿孔。

3）正确掌握插管深度，以 30 cm 为宜，滴注药液应缓慢，以减轻痛苦，以免增加腹压使药液外溢。

（六）急黄神昏

症状： 高热、神昏、重度黄疸，或烦躁不安，或手足抽搐，口臭便秘，尿短赤。舌红苔黄或黄腻，脉弦数。

病机： 热毒内陷心包，扰乱神明，蒙蔽心窍。

治法： 清心开窍。

方药： 神犀丹加减和/或化浊柔肝汤加减。石菖蒲、黄芩、怀生地、银花、水牛角粉、大黄、连翘、板蓝根、玄参、香豆豉、花粉、紫草等。

其他治疗：

醒脑静注射液 40 ~ 60 mL 加入 5% ~ 10%葡萄糖溶液中静脉滴注，每日 1 ~ 2 次，连续治疗 1 ~ 2 周。或用三宝（安宫牛黄丸、紫雪丹、至宝丹）加减治疗。

三宝皆为清心开窍之剂，皆适用于上述高热、神昏、抽风诸症，然各有侧重。热势尤盛，内陷心包者，选用安宫牛黄丸；痰热内闭，昏迷较深者，选用至宝丹；抽搐痉厥较甚者，选用紫雪丹。

若症见神情淡漠呆滞，口中秽气，舌淡苔浊腻，脉弦细者，当治以化浊开窍，选用苏合香丸、玉枢丹等。

若病情恶化，症见昏睡不醒，汗出肢冷，双手撮空，不时抖动，脉微欲绝，此乃气阴耗竭，元气将绝的脱证，可依据病情急用生脉注射液静滴及参附牡蛎汤急煎，敛阴回阳固脱，并应中西医结合积极抢救。

中药保留灌肠Ⅰ方（大黄、乌梅、蒲公英、茵陈、厚朴）。

【稳定期辨证论治】

（一）治疗原则

《医醇賸义·黄疸》："此系脾有积湿，故倦怠嗜卧；胃有积热，故发黄溺赤。但湿自内生，热有外感，故《内经》有开鬼门、洁净府之法。开鬼门者，开其腠理，使热邪从肌表出也；洁净府者，泻其膀胱，使湿邪从小便出也。然外感之热可从汗解，若阳明内蕴之热，发汗则劫阴，而内热更甚，只宜清胃热，利脾湿，而汗吐下之法均不可用矣。"

《医学津梁·黄疸》："身热发黄，又发热者，热多于湿也，宜茵陈为君，山栀、黄连、甘草为佐，或发汗，或利小便，随症治之。"

《景岳全书·黄疸》："阳黄证多以脾湿不流，郁热所致，必须清火邪，利小水。火清则溺自清，溺清则黄自退。轻者宜茵陈饮、大分清饮、栀子柏皮汤之类主之。若闭结热甚，小便不利，腹满者，宜茵陈蒿汤、栀子大黄汤之类主之。"

《医学正传·黄疸》："先哲制茵陈五苓散、茵陈汤、茯苓渗湿汤之类，无不应手获效。故曰治湿不利小便，非其治也。又曰湿在上宜发汗，湿在下宜利小便，或二法并用，使上下分消其湿，则病无有不安者也。"

上述条文提供了黄疸的治疗原则。黄疸以化湿邪、利小便为主要治疗原则，化湿可以退黄，属湿热者清热化湿，属寒湿者温化寒湿。利小便则邪有出路，同时通过淡渗利湿达到退黄的目的。此外，可分阴阳而治。阳黄以湿热为主，治当清热利湿，必要时还应配合通利腑气之法；阴黄以寒湿为主，治当温中化湿，必要时配合疏肝活血之法。急黄以清热解毒、凉营开窍为治法。

解毒是治疗急黄的基本法则：急黄既然是以湿热疫毒为病，解毒就是基本大法。尤其是急黄初起，毒邪壅盛，当大剂量解毒。又因湿热疫毒易于滞留不去，解毒就当彻底，以免留邪为患，致生他变。结合湿热毒邪的性质，或清热解毒，或燥湿清热解毒，或凉血活血解毒等。邪毒壅盛时用大黄、芒硝泻下通腑也是为了祛除毒邪，在正气虚时用补益之黄芪、灵芝等也是扶正益气兼有解毒之用。

湿热毒邪为患，“热者寒之”，清热解毒为首选至重之法，常用药有白花蛇舌草、半枝莲、蚤休、龙胆草、虎杖、连翘、青黛、板蓝根、败酱草、大青叶、蒲公英、山豆根、黄芩、贯众、黄柏等。湿热相结，湿去则热无所依，祛湿是其关键，常用祛湿药如茵陈、田基黄、垂盆草、滑石、赶黄草、马鞭草、金钱草、泽泻、茯苓等。湿热毒邪深入血分致血热血瘀是急黄的主要病机，故凉血解毒药必不可少，仲景茵陈蒿汤之用大黄就是清热通腑、凉血解毒的示范。

急黄一病，七情郁结，升降失调是病变转归的内因，无论湿偏盛，还是热偏盛，疏肝理气药在必选之列，如柴胡、香附、郁金、佛手、川楝子、青皮、陈皮等宣畅气机，以利分化宣散湿热毒邪。

调补肝脾肾是治疗急黄的重要环节。急黄的病变转归内因是七情郁结，肝气不疏，肝脾并病，升降失调，气血瘀阻，故疏肝理脾是治疗急黄的常法。肝肾同源，补肾即补肝，调补肾阴肾阳是治疗急黄后期的重要方法。

调理肝脾法在临床报道和实践中运用治疗急黄较多。四逆散、逍遥散、柴芍六君汤等均为常用方。尤其是急黄失治或误治，毒邪虽减，气血受损，人体正气不足，余邪滞留不去，需扶正以祛邪，气血亏虚用黄芪、当归、党参、灵芝等补气血，体健病自愈。脾虚失运，湿毒困阻，常用四君子汤、七味白术散等。肝肾阳虚，肝血不足，用杞菊地黄汤加柴胡，均能调补肝、脾、肾以达祛邪之目的。

急黄病及肾，又当以补肾为主。补肾阴常用生地、女贞子、五味子、旱莲草、枸杞、山药、何首乌、黄精、胎盘粉等药。脾肾阳虚，补肾阳常用淫羊藿、菟丝子、巴戟天、鹿茸等，甚至可用肉桂、附片等温阳之品，肾阳得补，脾阳得温，运化复常而病愈。总之，临床当分清阴阳气血及肝脾肾诸脏何虚何实，虚则补之，实则泻之，勿犯虚虚实实之戒，为治病之本。

（二）急黄缓解期的分型论治

1. 湿热瘀黄证

治法：祛湿解毒，凉血化瘀。

推荐方药：凉血解毒化瘀方或赤丹退黄方加减。赤芍、丹参、虎杖、茵陈、石菖蒲、大黄等。

中成药：茵栀黄颗粒。

2. 脾虚瘀黄证

治法：健脾温阳，解毒化瘀。

推荐方药：温阳解毒化瘀方加减。茵陈、白术、附片、赤芍、丹参、薏苡仁等。

中成药：四磨汤口服液、香连片等。

3. 寒湿困脾证

治法：温补脾肾。

推荐方药：茵陈术附汤加减。茵陈、制附片、白术、干姜、桂枝、茯苓等。

4. 中药随症加减

临床根据病情随症加减，以 2～3 味中药为宜。

1）湿热瘀黄证中口不干苦，舌苔薄白或薄黄，或大便稀溏，湿浊较重，湿重于热者：加石菖蒲、炒白术、附片。

2）关于赤芍用量，若服用 3～5 天未出现腹胀、恶心、食欲下降等不适，可加量使用。

3）脾虚瘀黄证中出现腰膝酸软，畏寒肢冷，脾肾阳虚明显者（即传统阴黄寒湿困脾证表现加重者），附片可适当加量，可加桂枝、干姜。

4）高度腹胀者，加莱菔子、枳壳。

5）鼻齿衄血或肌肤瘀斑者，加茜草、白茅根。

6）恶心呕吐者，加陈皮、竹茹、法半夏。

7）皮肤瘙痒者，加地肤子、秦艽。

8）兼阴虚表现者，加生地、麦冬。

5. 辨证选择静脉滴注中药注射液

根据病情，可辨证选用甘草酸苷注射液、醒脑静注射液、生脉注射液、清开灵注射液等。

6. 特色疗法

（1）结肠灌洗和中药保留灌肠

适应证：急黄合并肠源性内毒素血症患者。

禁忌证：肛门、直肠和结肠等手术后或大便失禁者不宜进行此项操作。

药物：大黄 30 g、乌梅 30 g。

操作方法：采用结肠透析仪，先以酸性溶液进行结肠透析治疗。再将以上药物水煎成 150 mL，临睡前高位保留灌肠，每日 1 次，12 天为一个疗程，一个疗程后休息 4 天，可以连续使用 3 个疗程。

注意事项：灌肠液应温度适宜，一般为 39℃～40℃。老年人药温宜稍高。冬季药温宜偏高，夏季可偏低。

(2) 腹水消敷剂外敷脐部

适应证: 急黄并发腹水者。

禁忌证: 上消化道出血、合并肝癌及脐部 8 cm×8 cm 内有皮肤破损者禁用。

药物: 地龙、砂仁、麝香等。

操作方法: 药物研末备用，用时以蜂蜜调制成膏状，隔单层纱布外敷脐部，上用纱布覆盖固定，24 小时换药一次，疗程 1 个月。

注意事项: 对于少部分患者出现发泡的情况，可适当缩短敷药时间，或延长敷药间隔时间；高敏体质、常有皮肤过敏情况的患者须慎用。

7. 其他疗法

(1) 肝病治疗仪治疗

针对急黄后残留黄疸，可选择应用肝病治疗仪等中医诊疗设备进行治疗。

操作方法: 患者平卧于病床，暴露肝区，以红外探头照射肝区，并根据患者的感觉调整距离，一天一次，每次 30 分钟，15 天为一个疗程。

注意事项: 治疗部位皮肤必须保持干燥，以免红外线、毫米波被水分吸收而不能进入人体。治疗时注意将红外线及毫米波探头对准治疗部位再调节输出，以免辐射至眼睛造成损伤。

(2) 单方验方

《肘后备急方・治卒发黄疸诸黄病》:“取小豆、秫米、鸡矢白各二分，捣筛，为末，分为三服。黄汁当出，此通治面目黄，即差。……治黄疸身眼皆如金色……取东引桃根切细如箸，若钗股以下者一握，以水一大升，煎取一小升，适温，空腹顿服，后三五日，其黄离离如薄云散，唯眼最后瘥。百日方平复，身黄散后，可时时饮一盏清酒，则眼中易散，不饮则散迟。”

《类证治裁》:“疫黄，小麦汤：小麦、竹叶、石膏。”

(3) 搐鼻疗法

《明医指掌・黄疸》:“搐鼻法：治黄疸遍身如金色。瓜蒂、母丁香、大黄、黍米、赤小豆，右为末，每夜两鼻搐药便睡，次日取，下小便即愈。”

《三因极一病证方论・酒疸证治》:“如神散……苦瓠子、苦葫芦子、黄黍米、安息香，右为末、以一字搐入鼻中，滴出黄水一二升，忌勿吹。或过多，即以黍穰烧灰、麝香末各少许，搐鼻，立止。”

《千金翼方・黄疸》:“瓜丁散：瓜丁细末，如壹大豆许，内鼻中，令病人深吸取入鼻中，黄水出，瘥。”

《备急千金要方·伤寒发黄》:“治黄疸方:瓜蒂,赤小豆、秫米各二七枚。右三味治下筛,病重者取如大豆二枚,内著鼻孔中,痛缩鼻,须臾当出黄汁,或从口中出汁升余则愈;病轻者如一豆,不差间日服用。又,下里间以筒使人极吹鼻中,无不死,大慎之。”

(4)贴脐疗法

《医碥·黄疸》:“黄蜡、香油摊膏,长六寸,筋头卷。湿面二指厚、大如掌,中以指穿一孔,对脐贴,将膏卷入孔,燃火熏。最久者九条立愈。”

(5)刺血疗法

《肘后备急方·治伤寒时气温病方》:“虏黄病……若已深,应看其舌下两边,有白脉弥弥处,芦刀割破之,紫血出数升,亦歇,然此须惯解割者,不解割忽伤乱舌下青脉,血出不止,使煞人,方可烧纺转铁,以灼此脉,令焦,兼瓜蒂杂巴豆擣为丸服之,大小便亦去黄汁,破灼以后,禁诸杂食。”

(三)急黄的治疗宜忌

1. 不可滥用寒凉

《医学津梁·黄疸》:“但纯用寒凉,脾不能堪,慎之慎之。剂中加生姜几片,则药有监制,而功可奏矣。”

《证治汇补·黄病》:“疸属脾胃,不可骤用凉药伤胃,必佐以甘温,君以淡渗,则湿易除,而热易解。若纯用苦寒,重伤脾肾,轻则呕哕下利,重则喘满腹胀。”

《医碥·黄疸》:“盖热盛则为阳黄,湿胜而寒则为阴黄,不可概用寒药。”

本病在治疗过程中不可滥用寒凉之药,因寒凉之药可损伤脾胃,脾阳不足,不能温化水湿,可致疾病恢复缓慢或经久不愈,若需应用,应适当配伍后用之。

2. 顾护脾胃

《医宗必读·黄疸》:“假令病人脾衰胃薄,必以补中。”

《类证治裁·黄疸》:“若络脉瘀热发黄,疸久不愈则补脾。”

脾主运化,胃主受纳,脾主升清,胃主降浊,中焦为气机升降之枢纽,若脾胃虚弱,运化失常,湿浊内生,加之疾病日久,湿邪久滞不去,可致病情反复,病程缠绵。故脾胃的功能在本病的恢复中尤为重要,故治疗过程中应注意调补脾胃,可根据病情需要,适当加健脾和胃之属,如党参、麦芽、神曲、鸡内金、生姜、大枣,以顾护脾胃。

（四）护理调摄

1. 生活起居

主要包括绝对卧床休息，减少体力消耗，减轻肝脏负担。

2. 饮食调理

提倡肠道内营养，包括高碳水化合物、低脂、适量蛋白饮食，肝性脑病患者需限制经肠道蛋白摄入。

3. 情志调摄

调畅情志，鼓励患者树立战胜疾病的信心。

4. 预防感染

注意消毒隔离，加强口腔护理及肠道管理，预防院内感染。

【疾病的转归和预后】

急黄是肝脏疾病中的危急重症，在西医病因治疗及对症治疗的基础上，结合中医辨证论治，能有效缓解患者的临床症状，促进黄疸消退，提高患者治愈率、缩短住院时间，改善患者的预后。急黄出现血证、臌胀及肝厥、癃闭等并发症时，病死率高达50%～70%。部分患者可转为慢性疾病，需长期药物治疗及随访。

急黄患者需要进行早期治疗，绝对卧床休息，加强营养支持，进而控制病情发展，避免病情慢性化、重症化，造成臌胀、血证、肝厥神昏、癃闭等变证危象。

针对急黄的发病特点，尤其需要健康人群提高预防意识，注重个人卫生，积极接种相关疫苗，避免出现急性病毒性重症肝炎。

防治工作上应扩大疫苗接种人群，积极开展重点人群病毒性肝炎防治工作，加强疾病监测和重点行业的监督管理，杜绝经血、经水途径的病毒性肝炎传播。人们在日常生活中要注意个人卫生，不食用不干净的食品，不能食用生冷食品，饭前、便后洗手。加强健康宣教，提高人们对急性病毒性肝炎的认识，并且加强个人、家庭、社区的卫生防护，提高自身预防意识，防止接触肝炎传染源。

医者遵循临床指南合理用药，控制药物处方量，避免滥用药物；用药期间患者须定期进行肝脏生化检测，加强用药知情同意管理，促使患者对药物性肝损伤保持警觉。

（一）控制传染源

做好急性病毒性肝炎患者的隔离和管理，甲型肝炎的隔离期为起病后 3 周，戊型肝炎为 2 周，乙型肝炎至 HBsAg 阴转，丙型肝炎至 HCVRNA 阴转，庚型肝炎至 HGVRNA 阴转。急性期患者禁止献血和从事饮食及托幼工作。

（二）切断传播途径

对于甲型、戊型肝炎，重点搞好个人饮食卫生，加强水源及粪便管理，防止病从口入；对于乙型、丙型、丁型、庚型肝炎，重点做好献血员和输血的管理，以及手术、注射等器械的消毒。

（三）保护易感人群

1. 主动免疫

甲型肝炎易感人群通过接种甲型肝炎减毒活疫苗提高抗病能力；凡 HBsAg 阳性母亲生下的婴儿都应在分娩后立即接种乙肝疫苗，注射 3 次保护率约为 80%；HBsAg、抗-HBs 均阴性的儿童及成人亦提倡接种乙肝疫苗；丙型肝炎疫苗正处于研制中。

2. 被动免疫

甲型、戊型肝炎患者的接触者可注射人血清或胎盘球蛋白以防止发病。新生儿在接种乙肝疫苗的同时或接触 HBV 感染患者的易感者可注射高效价 HBVIgG，以提高保护力。

我国是肝炎的高发国家，而随着人民生活水平的提高和国家对肝炎防控力量的增强，其在临床上得到有效的控制，尤其是急性病毒性肝炎，及时治疗预后较好。

【中医药防治研究的现代进展】

根据 2021 年《慢加急性肝衰竭中西医结合诊疗专家共识》，慢加急性肝衰竭（acute-on-chronic liver failure，ACLF）是在慢性肝病基础上，由各种诱因引起以急性黄疸加深、凝血功能障碍为肝衰竭表现的临床症状群，以慢性肝病急性失代偿、多脏器功能衰竭及高病死率为主要特征。中医学中并无“肝衰竭”病名记载，根据临床特征多将其归属于“急黄”“瘟黄”“黄疸”“臌胀”“血证”“厥证”等范畴。目前中医学对 HBV 相关 ACLF 的病因病机认识多集中于“肝、脾、肾”本虚、“湿、热、痰、瘀、毒”标实，虚实夹杂贯穿疾病始终。隋代巢元方在《诸病源候论·黄疸诸候·急黄候》中记载：“脾胃有热，谷气郁蒸，因为热毒所加，故卒然发黄，心满气喘，命在顷刻，故云急黄也。有得病即身体面目发黄者；有初不知是病，死后乃身面黄者。其候：得病但发热，心战者，是急黄也。”明代王伦在《明医杂著》中提出了“瘟黄”的概念。清代医家对重型肝炎的认识更加深入，沈金鳌在《杂病源流犀烛·诸疸源流》中指出“又有天行疫疠，以致发黄者，俗谓之瘟黄，杀人最急”。温病学派创立并完善的卫气营血辨证和三焦辨证为重型肝炎的辨证治疗开创了新的局面，至今仍具有重要的临床指导意义。当代医家在继承前贤理论精华的基础上，结合现代医学知识，对重型肝炎的认识进一步完善，概括起来主要有以下几点：①疫毒致病，病势急骤：湿热疫毒内侵肝胆，是重型肝炎的主要致病因素。起病急骤，人群有普遍易感性，部分患者有体质因素，尤以脾胃湿热内蕴之人多发。②多脏受累，变证丛生：本病来势凶猛，极易内攻脏腑。传变迅速，多不循经内传，常常在起病时已是气营同病，迅即内陷营阴，逆传心包，病势急重。病变脏腑虽以肝为主，但往往涉及脾、肾、心、脑、胃肠、三焦。病情发展到极期，变证丛生，可见痉厥、动风、出血、神昏、关格等症，是本病死亡的主要原因。

其基本病机为“湿热毒邪互结交蒸于脾胃，熏蒸肝胆，肝胆疏泄失司，胆汁不循常道外溢”。在发病过程中可出现臌胀、血证及肝厥等，病位在肝胆，连及脾肾，病机上多属于“正虚邪实”。大多认为湿热证、瘀热证、虚证贯穿全病始终，因而，清热化湿解毒、凉血活血化瘀、扶正固本是本病的三个基本治法。此外，通腑泻下也是重要的治疗措施之一。

（一）中医治疗原则

中医药物治疗方面以扶正祛邪为主，具体包括凉血活血、解毒化瘀、清热利湿解毒、扶正补虚诸法。

1. 解毒凉血利湿

解毒凉血利湿是治疗急黄的重要法则，湿热疫毒是主要病因，血分瘀热是重要病机，湿热瘀毒互结，熏蒸肝胆，弥漫三焦，阻遏气血，则皮肤黄染深重。“瘀热以行，身必发黄”，瘀热愈甚，毒邪愈烈，致使病情急转直下。急黄早期阶段，毒邪侵袭，肝胆热毒炽盛，湿热壅滞中焦，此时邪正交争剧烈，机体炎症反应过度，免疫功能亢进，此时当以驱除毒邪为主，解毒、凉血、利湿是此阶段的重要治法。

凉血活血药能在改善微循环、降低血液黏稠度以及抗炎、解除胆小管痉挛等方面发挥作用。汪承柏教授提出，HBV 相关 ACLF 的病因病机为毒瘀胶结、血瘀血热，首创凉血活血法治疗该病，临床重用赤芍，并辅以桃仁、红花、三棱、莪术等行气破血药物，成功降低了 HBV 相关 ACLF 的病死率。自此，“凉血活血法”作为肝衰竭重要治法之一被广泛应用于临床。

实验研究表明，凉血解毒法有直接降解内毒素和促进机体对内毒素的清除作用，并能调节机体免疫功能，从而减少或防止肝细胞的大量坏死，对急性肝衰竭起到良好的治疗作用。

2. 截断逆挽

急黄病情凶险，传变极快，截断逆挽是抢救急黄的关键手段。清热解毒是截断的关键，通腑是截断的转机，凉血化瘀是截断的要点。急黄中期，热毒之邪深入血分或内迫心营，在“湿热胶结”的基础上形成“毒瘀阻络”；热壅营血则伤及气阴、瘀阻脉络，导致脏腑气机失调，腑气不通、浊气上扰，则变证丛生，此阶段多表现为邪实正损、虚实夹杂；“逆流挽舟法”则强调先安未受邪之地，根据病情及早采用滋肝、健脾、温阳、补肾等法，有助于截断病势。

3. 顾护脾胃，扶正固本

顾护脾胃、扶正固本是提高急黄疗效的基本法则，急黄的基本病因病机是“本虚标实”。急黄晚期及恢复期，肝体肝用俱损，正虚邪陷，以虚证为主。此阶段患者正气耗伤，脾肾同亏，气血阴阳俱损。脾胃为后天之本，气血生化之源，大量临床经验表明，脾胃运化功能是否正常与患者的预后密切相关。因此，顾护中焦脾胃、扶助正气、促进患者生理机能的恢复，以达到正复邪退是提高急黄疗效的基本法则。时时顾护脾胃，使气血化生有源。治疗用药宜适时早下，急下存阴；注意清热解毒之品有苦寒败胃之弊，须适当配伍，把握时机，勿犯虚实之戒。此外，改变给药途径，采取中药保留灌肠等方法，也可以减少胃肠道的不良反应，提高患者对药物的依从性。

中医在清除体内致病毒素及肠源性内毒素血症方面具有一定疗效，推荐应用：①温阳解毒化瘀方，药物组成：茵陈、薏苡仁各 30 g，白术、丹参各 15 g，制附片 10 g，赤芍 60 g 等。②清毒汤，药物组成：黄连、大黄、厚朴、枳实、生地、乌梅、小蓟、茜草、血余炭等。③中药保留灌肠联合人工肝治疗，药物组成：大黄 10 g（后下）、赤芍 10 g、酒黄芩 10 g、白芍 15 g、茯苓 15 g、薏苡仁 15 g、白芨 10 g、乌梅 30 g 等。④祛毒护肠汤灌肠，药物组成：蒲公英 30 g、茯苓 20 g、大黄 20 g、黄芩 15 g、赤芍 15 g、薏苡仁 15 g、甘草 8 g 等。

（二）现代中医药对急黄的防治思路

1. 加强中西医协作优势互补

用中医药手段防治急黄，必须依靠现代先进的检测、抢救手段。同时，也要努力发挥自身优势和特长，才能切实提高临床疗效。急黄的发生是多种因素作用的结果，除病毒的直接损害及免疫因素外，内毒素血症起着至关重要的作用，是黄疸、出血、肝性脑病、肾功能衰竭等综合征的共同物质基础，关系到急黄的发展与转归。在综合治疗的基础上，加强对内毒素血症的治疗，一直是中外医学研究的重点。西方斥巨资研究抗内毒素抗体、抗炎症介质抗体，但是对前期研究的总结发现，这些生物制剂的临床疗效并不理想，并且在不同程度上削弱了机体的免疫力和抵抗力，导致其远期疗效降低甚至是无效。而对中医药的研究证实，某些清热解毒、活血化瘀的中药具有直接降解内毒素的作用，并且能够增强机体对内毒素的解毒能力。这表明中西医结合，菌毒并治，将成为治疗急黄的发展方向。

2. 重视辨证论治，避免重药轻医

中药在中医理论指导下运用才富有生命力。以往“重药轻医”的观念仍或多或少地存在。“轻医”就是忽视中医理论而以西医的药理学理论指导中药运用、分析中药药理的倾向。为了探讨某种方药治疗某些疾病的机制，分析中药成分，开展药理研究是必要的，但只重药理，而不重视以中医理论为指导分析解决问题则是盲目的，势必出现中药对号入座的错误现象。如西医使用抗生素，中药则对应清热解毒，西医认为内毒素血症与炎症介质有关，中药也罗列抗自由基、抗炎性因子的药物，这样视野必然受到限制，也违背了中医辨证论治、治病求本的基本原则，难以取得满意的疗效。

中医药防治急黄时，首先要根据辨证、治法和中药性味理论选方用药，并结合现代药理药化的研究成果，才能有的放矢。理、法、方、药是辨证论治过程中四个密不可分的环节，所以必须强调中医理论在防治急黄全过程中的指导作用。

中医历来强调“治未病”，“见肝之病，知肝传脾，当先实脾”“先安未受邪之地”，这些论述的中心思想是应防患于未然，将疾病消灭在萌芽状态，并应掌握疾病演变规律，采取措施防止病情的进一步发展。这些观念对于防治急黄具有重要意义。

总之，中医药对急黄的防治作用是多靶点、多环节的。

【经典病例摘录】

刘某，女，27岁，1962年2月17日就诊。

主诉：（代诉）腹痛、恶心、呕吐8天，发烧、神昏、面目发黄1天。

现病史：患者于1962年2月4日晚，突然出现上腹部持续性疼痛，阵发性加剧，伴有恶心呕吐，吐出物为食物残渣。当晚来门诊治疗，未见好转。7日下午腹痛加重，剧痛时在床上翻滚，曾服疏肝丸稍有好转。8日解水样便数次，腹痛持续不减。12日神志不清，发烧，巩膜发黄，右上腹有压痛，肝大、在肋下2 cm，脾未触及，立即入院。当时诊断为胆道蛔虫合并胆道感染。入院后腹痛持续，黄疸加重，体温40℃。查血：黄疸指数100单位，胆红素13毫克%，白细胞28000/立方毫米，于2月15日手术，术中发现胆囊、胆管无异常，未见胆道结石及蛔虫。但见肝脏高度肿胀充血，肾脏充血肿胀，脾不大。取肝脏活组织检查，病理诊断为急性病毒性肝炎。

术后患者仍神昏高热，全身散在大小不等的出血点及瘀斑，阴道大量出血，大便下血。查血：黄疸指数125单位，胆红素13.5毫克%，麝絮（+++），谷丙转氨酶320单位，凝血酶原时间（何惠法）27分钟，非蛋白氮150毫克%，二氧化碳结合力69.4毫升%，血培养有大肠杆菌。当时诊为急性病毒性黄疸型肝炎，败血症，急性肝肾功能衰竭（肝性昏迷，尿毒症）。当即给予金霉素、四环素、青链霉素、凝血质、维生素 K、胆碱、丙酸睾酮等抗菌和保肝治疗，并使用过氢化可的松 2 天，病情未见起色，继续恶化，曾一度出现呼吸微弱，血压下降，脉搏未能触及，经西医抢救并灌服独参汤，血压稍平稳。2 月 17 日急请中医会诊。患者系产后 3 个月，周身发黄，神志昏迷，鼻衄大作，高烧不退，全身散在紫斑，阴道下血，大便漆黑，四肢浮肿，小便黄。舌质红、舌苔黄厚垢腻，脉微细如丝。

西医诊断：急性病毒性黄疸型肝炎，肝性昏迷，急性肾功能衰竭，败血症。

中医辨证：肝胆湿热，弥漫三焦，蒙闭心包，兼见邪热迫血妄行，阴血虚绝，阳气失附，正气欲脱。

治法：扶正固脱，滋阴回阳，清热凉血止血，清宫开窍。

方药：西洋参 9 g　麦冬 15 g　杭白芍 30 g　当归 12 g

生地 15 g　肉桂 0.9 g　生甘草 4.5 g　银花 30 g

阿胶珠 10 g　侧柏炭 10 g　地榆炭 10 g　川连炭 4.5 g

龙胆草炭 4.5 g　茵陈 15 g　茯苓 15 g　藿香 3 g

菖蒲 10 g　远志 10 g

童便一小杯兑服，先用高丽人参 15 g 煎汤频频少量灌服。

治疗经过：

2 月 19 日，服上方 2 剂后，神清衄消，出血渐止，身黄见退。但仍口干唇裂，舌绛无苔，脉沉细。前方加党参 15 g，伏龙肝 60 g（煎水去滓，再煎上药）。

2 月 23 日，服上方 2 剂后，身黄大部消退，出血已止，唯言语不利，反应迟钝。查血：黄疸指数 25 单位，胆红素 1.8 毫克%，非蛋白氮 29 毫克%，氯化物 549.9 mg。病情明显好转，邪热渐退而正气仍虚。治宜扶正祛邪并重，方药如下：

西洋参 4.5 g　天冬 10 g　麦冬 10 g　杭白芍 30 g　石斛 15 g

天花粉 10 g　生白术 10 g　炒白术 10 g　茯苓 15 g　川贝 12 g

银花 30 g　茵陈 30 g　丹皮 10 g　紫花地丁 15 g

藿香 4.5 g　钩藤 5 g　僵蚕 3 g　杏仁 10 g

菖蒲 10 g　橘红 10 g　羚羊角粉 0.6 g（冲服）

2 月 28 日，继服上方 5 剂后，病情基本恢复，而后原方去西洋参、羚羊角粉，善后调理。3 月 5 日各项实验室检查基本正常，临床基本痊愈出院。——病案选自《关幼波临床经验选》

按：本例系肝胆湿热，蕴结于内，弥漫三焦，故见明显全身发黄，苔黄厚垢腻，邪热炽盛蒙闭心包，故见神昏，言语不利。邪热入血，迫血妄行，故见紫斑出血，阴道下血如崩，大便下血色黑如漆。邪热嚣张，缠绵日久，耗气伤血，以致气血虚亏，正气不支。由于失血过多，阴血虚绝，阳气失附，脉微欲绝，已见正气欲脱之危象。对于上述危急证候，应以扶正固脱为主，佐以祛邪。若正气犹存，尚可后图祛邪，若泥于祛邪之法，则邪未能去。人身贵乎气血，若气血充沛则邪不可干，故先以人参汤频频少量灌服。又以西洋参、麦冬滋阴复脉，生地、当归、杭白芍、阿胶珠补血，反佐肉桂一味，引火归原，摄纳浮阳。同时又考虑到热迫血行之害，若出血不止，徒补无益，故用侧柏、地榆、川连、龙胆草烧炭存性，合童便清热止血。而童便尚有化瘀生新之妙，清热而不伤于寒凉。况且患者时值产后未过百日，而血崩不止，童便又有调经之用。单纯扶正不足以祛除肝胆湿热炽盛之邪，故用茵陈、银花、茯苓、藿香等清热利湿，生甘草清热解毒。湿热业已蒙闭心包，故用菖蒲、远志开窍醒神。病情复杂而危重，用方宜重。服药后病情好转，2 剂后，神清血止，黄疸渐退，脉有起色。唯阴血亏虚已极，症见反应迟钝，言语不利，复诊时，上方加钩藤、僵蚕凉肝醒神，又恐邪热深伏，余热不清。故以羚羊角粉以撤其余热，经中西医结合积极抢救，转危为安。

本例从中医观点分析，仍属阳黄范围，系因肝胆湿热，蕴于血分，湿热兼重，弥漫三焦，蒙闭心包为患。究其邪正交争，邪气虽然嚣张，但正虚已极，若不急扶其正，则危在旦夕，故以扶正为主，佐以祛邪。此例不但说明了如何正确处理扶正与祛邪的辩证关系，而且也体现了关老医生对于肝性昏迷治疗的某些看法。

【急黄的西医综述】

（一）概述

急性病毒性肝炎是由多种肝炎病毒引起的，以肝脏的急性炎症和坏死病变为主要特征的一组传染病，主要通过粪—口或体液（尤其是血液）途径传播。临床上以疲乏无力、食欲减退、恶心呕吐、肝肿大及肝功能异常为主要表现，部分病例出现发热和黄疸，无症状感染亦常见。急性病毒性肝炎传播途径复杂、发病率高且流行面广，对人类健康危害较大。急性病毒性肝炎中，甲肝、戊肝具有自愈性，经早期诊治后多数在 3～6 个月痊愈，而有 5%～30%的乙肝与丙肝患者因治疗不及时会转变为慢性肝炎。

急性病毒性肝炎是常见的消化道传染性疾病，年平均发病率为千分之一。目前，临床上常用抗病毒、免疫调节、护肝等方式进行治疗。中医认为，急性病毒性肝炎是由于湿热或疫毒之邪入侵，使得肝胆脾胃功能失调，肝失疏泄，胆汁外溢所致。故应采取清热解毒、利湿化瘀退黄的方式进行治疗。

（二）主要临床表现

急性重症型肝炎，又称暴发型肝炎或电击型肝炎。临床特征为急性起病，10 天内出现意识障碍、出血、黄疸及肝脏缩小。病程一般不超过 3 周。暴发型肝炎发病早期的临床表现与急性黄疸型肝炎相似，但病情进展迅速，故出现下列症状，应考虑重型肝炎的诊断。

1. 明显的全身中毒症状

随着黄疸进行性加深，患者出现极度乏力，精神萎靡、嗜睡或失眠、性格改变、精神异常、计算力及定向力障碍、扑翼样震颤、意识障碍。

2. 严重消化道症状

食欲明显减退，甚至厌食，频繁恶心、呕吐，出现高度腹胀、鼓肠。

3. 黄疸进行性加重

数日内血清总胆红素升高达 171 μmol/L，而血清丙氨酸转氨酶下降至正常，出现胆酶分离现象。亦有少数患者，病情进展迅速，黄疸尚不明显便出现意识障碍。

4. 肝萎缩

肝脏或肝浊音界进行性缩小，并在发病几天内迅速出现腹水。肝脏 CT 及 B 超检查提示肝萎缩。

5. 肝外症状

（1）皮肤病变

早期常有过敏现象，如荨麻疹、血管神经性水肿。慢性乙型肝炎则可出现结节性红斑等。

（2）关节炎

受累的关节常为单个，也可以是多个，以腕、肘、膝关节多见，无剧烈的疼痛，与游走性风湿性关节炎颇相似。

（3）心血管病

可出现心肌炎、心包炎、结节性动脉周围炎等，可能为乙肝病毒直接侵犯心血管而引起。

（4）肾脏病变

较多见。早期出现蛋白尿、血尿，甚至出现颗粒管型，形成免疫复合物肾炎。

（5）消化系统

肝炎早期胃肠黏膜可出现炎性改变，故有上腹不适、恶心、呕吐等，慢性肝炎常出现肠黏膜水肿。此外，胆道感染也常见。

（6）血液系统

如溶血性贫血、再生障碍性贫血等。

（7）胰腺病变

最多见的为急性水肿型胰腺炎。

（8）神经系统

如横断性脊髓炎、脑神经瘫痪等。

（三）诊断

参照 2018 年由中华医学会感染病学分会肝功能衰竭与人工肝学组、中华医学会肝病学分会重型肝病与人工肝学组联合制定的《肝功能衰竭诊疗指南》。

1. 急性肝衰竭

急性起病，2 周内出现Ⅱ度及以上肝性脑病（按Ⅳ级分类法划分）并有以下表现者：①极度乏力，并伴有明显厌食、腹胀、恶心、呕吐等严重消化道症状；②短期内黄疸进行性加深，血清总胆红素（TBil）≥10×正常值上限（ULN）或每日上升≥17.1 μmol/L；③有出血倾向，凝血酶原活动度（PTA）≤40% 或国际标准化比值（INR）≥1.5，且排除其他原因；④肝脏进行性缩小。

2. 亚急性肝衰竭

起病较急，2 周至半年内出现以下表现者：①极度乏力，有明显的消化道症状；②黄疸迅速加深，血清 TBil≥10×ULN 或每日上升≥17.1 μmol/L；③伴或不伴肝性脑病；④有出血表现，PTA≤40%（或 INR≥1.5）并排除其他原因者。

3. 慢加急性肝衰竭

在慢性肝病基础上，由各种诱因引起以急性黄疸加深、凝血功能障碍为肝衰竭表现的综合征，可合并肝性脑病、腹水、电解质紊乱、感染、肝肾综合征、肝肺综合征等并发症，以及肝外器官功能衰竭。患者黄疸迅速加深，血清 TBil≥10×ULN 或每日上升≥17.1 μmol/L；有出血表现，PTA≤40%（或 INR≥1.5）。根据不同慢性肝病基础分为 3 型，A 型：在慢性非肝硬化肝病基础上发生的慢加急性肝衰竭；B 型：在代偿期肝硬化基础上发生的慢加急性肝衰竭，通常在 4 周内发生；C 型：在失代偿期肝硬化基础上发生的慢加急性肝衰竭。

（四）分期

根据临床表现的严重程度，亚急性肝衰竭和慢加急性肝衰竭可分为早期、中期和晚期。在未达到标准时的前期要提高警惕，须密切关注病情发展。

1. 前期

①极度乏力，并有明显厌食、呕吐和腹胀等严重消化道症状；②丙氨酸转氨酶（ALT）和/或天冬氨酸转氨酶（AST）大幅升高，黄疸进行性加深（85.5 μmol/L≤TBil<171 μmol/L）或每日上升≥17.1 μmol/L；③有出血倾向，40%<PTA≤50%（IN R<1.5）。

2. 早期

①极度乏力，并有明显厌食、呕吐和腹胀等严重消化道症状；②ALT 和/或 AST 继续大幅升高，黄疸进行性加深（TBil≥171 μmol/L 或每日上升≥17.1 μmol/L）；③有出血倾向，30%<PTA≤40%（或 1.5≤INR<1.9）；④无并发症及其他肝外器官衰竭。

3. 中期

在肝衰竭早期表现基础上，病情进一步发展，ALT 和/或 AST 快速下降，TBil 持续上升，出血表现明显（出血点或瘀斑），20%<PTA≤30%（或 1.9≤INR<2.6），伴有 1 项并发症和/或 1 个肝外器官功能衰竭。

4. 晚期

在肝衰竭中期表现基础上，病情进一步加重，有严重出血倾向（注射部位瘀斑等），PTA≤20%（或 INR≥2.6），并出现 2 个以上并发症和/或 2 个以上肝外器官功能衰竭。

肝衰竭是连续演变的过程，各临床分期的时间可长短不一，且临床分期实际上是连贯发展的、依诱因和个体体质不同，及时、有效的治疗后，疾病可进入相对稳定的平台期，症状逐渐好转、生命体征逐渐稳定、各项生化指标得以改善。

（五）肝衰竭的治疗

目前肝衰竭的内科治疗尚缺乏特效药物和手段。原则上强调早期诊断、早期治疗，采取相应的病因治疗和综合治疗措施，并积极防治并发症，如护肝、抗病毒、改善微环境、预防内毒素血症、人工肝、输注血浆、白蛋白等内科基础治疗。肝衰竭诊断明确后，应动态评估病情，加强监护和治疗。

1. 内科综合治疗

（1）一般支持治疗

①卧床休息，减少体力消耗，减轻肝脏负担，病情稳定后加强适当运动。②加强病情监护：评估神经状态，监测血压、心率、呼吸频率、血氧饱和度，记录体质量、腹围变化、24 h 尿量、排便次数及性状等；建议完善病因及病情评估，完善相关实验室检查，包括 PT/INR、纤维蛋白原、乳酸脱氢酶、肝功能、血脂、电解质、血肌酐、尿素氮、血氨、动脉血气和乳酸、内毒素、嗜肝病毒标志物、铜蓝蛋白、自身免疫性肝病相关抗体检测、球蛋白谱、脂肪酶、淀粉酶、血培养、痰或呼吸道分泌物培养，

尿培养；进行腹部超声波（肝、胆、脾、胰、肾，腹水）、胸片、心电图等物理诊断检查，定期监测评估。有条件的医疗单位可完成血栓弹力图、凝血因子Ⅴ、凝血因子Ⅷ、人类白细胞抗原（HLA）分型等。③推荐肠内营养，如高碳水、低脂、适量蛋白饮食。进食不足者，每日静脉补给热量、液体、维生素及微量元素，推荐夜间加餐补充能量。④积极纠正低蛋白血症，补充白蛋白或新鲜血浆，并酌情补充凝血因子。⑤进行血气监测，注意纠正水、电解质及酸碱平衡紊乱，特别要注意纠正低钠、低氯、低镁、低钾血症。⑥注意消毒隔离，加强口腔护理、肺部及肠道管理，预防院内感染。

（2）对症治疗

1）护肝药物治疗的应用：推荐应用抗炎护肝药物、肝细胞膜保护剂、解毒保肝药物以及利胆药物。不同护肝药物分别通过抑制炎症反应，解毒，免疫调节，清除活性氧，调节能量代谢，改善肝细胞膜稳定性、完整性及流动性等途径，达到减轻肝脏组织损害，促进肝细胞修复和再生，减轻肝内胆汁淤积，改善肝功能。

2）微生态调节治疗：肝衰竭患者存在肠道微生态失衡，益生菌减少，肠道有害菌增加，而应用肠道微生态制剂可改善肝衰竭患者预后。建议应用肠道微生态调节剂、乳果糖或拉克替醇，以减少肠道细菌易位或内毒素血症的发生。有报道粪便菌群移植（faecal microbiota transplantation，FMT）作为一种治疗肝衰竭尤其是肝性脑病的新思路，可能优于单用益生菌，值得加强研究。

3）免疫调节剂的应用：肾上腺皮质激素在肝衰竭治疗中的应用尚存在不同意见。非病毒感染性肝衰竭，如自身免疫性肝炎及急性酒精中毒（重症酒精性肝炎）等，可考虑肾上腺皮质激素治疗［甲强龙，1.0～1.5 mg/(kg·d)］，治疗中需密切监测，及时评估疗效与并发症。其他原因所致的肝衰竭前期或早期，若病情发展迅速且无严重感染、出血等并发症者，可酌情短期使用。α1 胸腺肽单独或联合乌司他丁治疗肝病合并感染患者可能有助于降低 28 d 病死率。α1 胸腺肽用于慢性肝衰竭、肝硬化合并自发性腹膜炎、肝硬化患者，有助于降低病死率和继发感染发生率。对肝衰竭合并感染患者建议早期应用。

（3）病因治疗

肝衰竭病因对指导治疗及判断预后具有重要价值，包括发病原因及诱因两类。对其尚不明确者，应积极寻找病因，以期达到正确处理的目的。

1）去除诱因：如重叠感染、各种应激状态、饮酒、劳累、药物影响、出血等。

2）针对不同病因进行治疗：

①肝炎病毒感染：对 HBVDNA 阳性的肝衰竭患者，不论其检测出的 HBVDNA 载量高低，建议立即使用核苷（酸）类药物抗病毒治疗。在肝衰竭前、早、中期开始抗病毒治疗，疗效相对较好；对慢加急性肝衰竭的有关研究指出，早期快速降低 HBVDNA 载量是治疗的关键，若 HBVDNA 载量在 2 周内能下降，患者存活率可提高。抗病毒药物应选择快速强效的核苷（酸）类药物。建议优先使用核苷类似物，如恩替卡韦、替诺福韦。对于 HCVRNA 阳性的肝衰竭患者，可根据肝衰竭发展情况选择抗病毒时机及药物。若 MELD 评分<18，可在移植术前尽快开始抗病毒治疗，部分患者经治疗后可从移植列表中移除；若 MELD 评分≥18，可先行移植术，术后进行抗病毒治疗。如果等待移植的时间超过 6 个月，可在移植术前行抗病毒治疗。所有移植术后 HCV 再感染患者应在移植术后早期开始治疗，理想的情况是患者稳定后（通常为移植术后前 3 个月）尽早开始，因为移植术后进展期肝病患者 12 周持续病毒学应答（SVR）会降低。抗病毒治疗首选无干扰素的直接抗病毒药物（direct-acting antiviral agents，DAAs）治疗方案，并根据 HCV 基因型、患者耐受情况等进行个体化治疗。蛋白酶抑制剂是失代偿期肝硬化患者的禁忌证。在治疗过程中应定期监测血液学指标和 HCVRNA，以及观察不良反应等。甲型、戊型病毒性肝炎引起的急性肝衰竭，目前尚未证明病毒特异性治疗有效。其他病毒感染：确诊或疑似疱疹病毒或水痘-带状疱疹病毒感染导致急性肝衰竭的患者，应使用阿昔洛韦（5～10 mg/kg，1 次/8 h，静脉滴注）治疗，危重者可考虑进行肝移植。

②药物性肝损伤：因药物肝毒性所致急性肝衰竭，应停用所有可疑的药物。追溯过去 6 个月服用的处方药、某些中草药、非处方药、膳食补充剂的详细信息（包括服用剂量和最后一次服用的时间）。尽可能确定非处方药的成分。已有研究证明，N-乙酰半胱氨酸（NAC）对药物性肝损伤所致的急性肝衰竭有效。其中，确诊或疑似对乙酰氨基酚（APAP）过量引起的急性肝衰竭患者，如摄入 APAP 在 4 h 内，在给予 NAC 之前应先口服活性肽。对于摄入大量 APAP 的患者，血清药物浓度或转氨酶升高提示即将或已经发生肝损伤，应立即给予 NAC 治疗。怀疑 APAP 中毒的急性肝衰竭患者也可应用 NAC，必要时进行人工肝治疗。在非 APAP 引起的急性肝衰竭患者中，NAC 能改善轻度肝性脑病的急性肝衰竭成人患者的预后。确诊或疑似毒蕈中毒的急性肝衰竭患者，考虑应用青霉素 G 和水飞蓟素。

③急性妊娠脂肪肝/HELLP 综合征导致的肝衰竭：建议立即终止妊娠，如果终止妊娠后病情仍继续进展，需考虑人工肝和肝移植治疗。

④肝豆状核变性：采用血浆置换、白蛋白透析、血液滤过，以及各种血液净化方

法组合的人工肝支持治疗，可以在较短时间内改善病情。

（4）并发症的内科综合治疗

1）脑水肿：①有颅内压增高者，给予甘露醇 0.5～1.0 g/kg 或者高渗盐水治疗；②袢利尿剂，一般选用呋塞米，可与渗透性脱水剂交替使用；③应用人血白蛋白，特别是肝硬化白蛋白偏低的患者，提高胶体渗透压，可能有助于降低颅内压，减轻脑水肿症状；④人工肝支持治疗；⑤肾上腺皮质激素不推荐用于控制颅内高压；⑥对于存在难以控制的颅内高压，急性肝衰竭患者可考虑应用轻度低温疗法和吲哚美辛，后者只能用于大脑高血流灌注的情况下。

2）肝性脑病：①去除诱因，如严重感染、出血及电解质紊乱等。②调整蛋白质摄入及营养支持，一般情况下蛋白质摄入量维持在 1.2～1.5 g/(kg·d)，Ⅲ度以上肝性脑病患者蛋白质摄入量为 0.5～1.2 g/(kg·d)，营养支持能量摄入在危重期推荐 25～35 kcal/(kg·d)，病情稳定后推荐 35～40 kcal/(kg·d)。一旦病情改善，可给予标准饮食。告知患者在白天少食多餐，夜间也加餐复合碳水化合物，仅严重蛋白质不耐受患者需要补充支链氨基酸（BCAA）。③应用乳果糖或拉克替醇，口服或高位灌肠，可酸化肠道，促进氨的排出，调节微生态，减少肠源性毒素吸收。④视患者电解质和酸碱平衡情况酌情选择精氨酸、门冬氨酸-鸟氨酸等降氨药物。⑤酌情使用 BCAA 或 BCAA 与精氨酸混合制剂以纠正氨基酸失衡。⑥Ⅲ度以上的肝性脑病患者建议气管插管。⑦抽搐患者可酌情使用半衰期短的苯妥英或苯二氮卓类镇静药物，不推荐预防用药。⑧人工肝支持治疗。⑨对于早期肝性脑病要转移至安静的环境中，并密切评估其病情变化，防止病情进展恶化。⑩常规评估患者的颅内压，轻度体温降低，吲哚美辛可以考虑应用于难控制的颅内高压患者。

3）感染：①推荐常规进行血液和体液的病原学检测。②除肝移植围术期患者外，不推荐常规预防性使用抗感染药物。③一旦出现感染征象，应首先根据经验选择抗感染药物，并及时根据病原学检测及药敏试验结果调整用药。④应用广谱抗感染药物，联合应用多个抗感染药物，以及应用糖皮质激素类药物等治疗时，应注意防治继发真菌感染。

4）低钠血症及顽固性腹水：低钠血症是常见并发症，而低钠血症、顽固性腹水与急性肾损伤（AKI）等并发症相互关联。水钠潴留所致稀释性低钠血症是其常见原因，托伐普坦作为精氨酸加压素 V2 受体阻滞剂，可通过选择性阻断集合管主细胞 V2 受体，促进自由水的排泄，已成为治疗低钠血症及顽固性腹水的新措施。

对顽固性腹水患者：①推荐螺内酯联合呋塞米起始联用，应答差者，可应用托伐普坦；②特利加压素 1～2 mg/次，1 次/12 h；③腹腔穿刺放腹水；④输注白蛋白。

5）AKI 及肝肾综合征：

防止 AKI 的发生：纠正低血容量，积极控制感染，避免使用肾毒性药物，需用静脉造影剂的检查者需权衡利弊后选择。AKI 早期治疗：①减少或停用利尿治疗，停用可能造成肾损伤药物，如血管扩张剂或非甾体消炎药；②扩充血容量，可使用晶体或白蛋白或血浆；③怀疑细菌感染时应早期控制感染。后期治疗：停用利尿剂或按照 1 g/(kg·d)剂量连续 2 d 静脉使用白蛋白扩充血容量，无效者需考虑是否有肝肾综合征，可使用血管收缩剂（特利加压素或去甲肾上腺素），不符合者按照其他 AKI 类型处理（如肾性 AKI 或肾后性 AKI）。

肝肾综合征治疗：①可用特利加压素［1 mg/(4～6 h)］联合白蛋白（20～40 g/d），治疗 3 d 血肌酐下降<25%，特利加压素可逐步增加至 2 mg/4 h。若有效，疗程 7～14 d；若无效，停用特利加压素。②去甲肾上腺素（0.5～3.0 mg/h）联合白蛋白（10～20 g/d）对 1 型或 2 型肝肾综合征有与特利加压素类似效果。

6）出血：①常规推荐预防性使用 H_2 受体阻滞剂或质子泵抑制剂。②对门静脉高压性出血患者，为降低门静脉压力，首选生长抑素类似物或特利加压素，也可使用垂体后叶素（或联合应用硝酸酯类药物）；食管胃底静脉曲张所致出血者可用三腔管压迫止血；或行内镜下套扎、硬化剂注射或组织黏合剂治疗止血；可行介入治疗，如经颈静脉肝内门体支架分流术（TIPS）。③对弥漫性血管内凝血患者，可给予新鲜血浆、凝血酶原复合物和纤维蛋白原等补充凝血因子，血小板显著减少者可输注血小板，可酌情给予小剂量低分子肝素或普通肝素，对有纤溶亢进证据者可应用氨甲环酸或氨甲苯酸等抗纤溶药物。④在明确维生素 K_1 缺乏后可短期使用维生素 K_1（5～10 mg）。

7）肝肺综合征：PaO_2<80 mmHg 时给予氧疗，通过鼻导管或面罩给予低流量氧（2～4 L/min），对于氧气量需要增加的患者，可以加压面罩给氧或者气管插管。

2. 非生物型人工肝支持治疗

（1）概述

人工肝是治疗肝衰竭的有效方法之一，其治疗机制是基于肝细胞的强大再生能力，通过一个体外的机械、理化和生物装置，清除各种有害物质，补充必需物质，改善内环境，暂时替代衰竭肝脏的部分功能，为肝细胞再生及肝功能恢复创造条件或等待机会进行肝移植。人工肝支持系统分为非生物型、生物型和混合型三种。非生物型人工肝已在临床广泛应用并被证实确有一定疗效。根据病情不同进行不同组合治疗的李氏非生物型人工肝系统应用和发展了血浆置换（plasma exchange，PE)/选择性血浆置换（fractional PE，FPE）、血浆（血液）灌流（plasma-or-hemo erfusion，PP/HP）/特异性胆红素吸附、血液滤过（hemofiltration，HF）、血液透析（hemodialysis，HD）等经典方法。组合式人工肝常用模式包括血浆透析滤过（plasmadiafiltration，PDF）、血浆置换联合血液滤过（plasma exchange with hemofiltration，PERT）、配对血浆置换吸附滤过（coupled plasma exchange filtration adsorption，CPEFA）、双重血浆分子吸附系统（double plasma molecules adsorption system，DPMAS），其他还有分子吸附再循环系统（molecular absorbent recycling system，MARS）、连续白蛋白净化治疗（continuous albumin purification system，CAPS）、成分血浆分离吸附（fractional plasma separation and absorption，FPSA）等。推荐人工肝治疗肝衰竭方案采用联合治疗方法为宜，选择个体化治疗，注意操作的规范化。

（2）适应证

1）各种原因引起的肝衰竭前、早、中期，PTA 介于 20%～40% 的患者为宜；晚期肝衰竭患者也可进行治疗，但并发症多见，治疗风险大，临床医生应权衡利弊，慎重进行治疗，同时积极寻求肝移植机会。

2）终末期肝病，肝移植术前等待肝源、肝移植术后排斥反应、移植肝无功能期的患者。

3）严重胆汁淤积性肝病，经内科治疗效果欠佳者；各种原因引起的严重高胆红素血症者。

（3）相对禁忌证

1）严重活动性出血或弥散性血管内凝血者。

2）对治疗过程中所用血制品或药品（如血浆、肝素或鱼精蛋白等）过敏者。

3）循环功能衰竭者。

4）心肌梗死、脑梗死的非稳定期者。

5）妊娠晚期。

（4）并发症

人工肝治疗的并发症有出血、凝血、低血压、继发感染、过敏反应、失衡综合征、高枸橼酸盐血症等。需要在人工肝治疗前充分评估并预防并发症的发生，在人工肝治疗中和治疗后严密观察并发症。随着人工肝技术的发展，并发症发生率逐渐下降，一旦出现，可根据具体情况给予相应处理。

3. 肝移植

肝移植是治疗各种原因所致的中晚期肝功能衰竭的最有效方法之一，适用于经积极内科综合治疗和/或人工肝治疗疗效欠佳，不能通过上述方法好转或恢复者。

（1）适应证

1）对于急性/亚急性肝衰竭、慢性肝功能衰竭患者，MELD 评分是评估肝移植的主要参考指标，MELD 评分为 15～40 分是肝移植的最佳适应证。

2）对于慢加急性肝衰竭，经过积极的内科综合治疗及人工肝治疗后分级为 2～3 级的患者，如 CLIF-C 评分<64 分，建议 28 d 内尽早行肝移植。

3）对于合并肝癌患者，应符合肿瘤无大血管侵犯；肿瘤累计直径≤8 cm 或肿瘤累计直径>8 cm、术前 AFP≤400 ng/mL 且组织学分级为高/中分化。

（2）禁忌证

1）4 个及以上器官功能衰竭（肝、肾、肺、循环、脑）。

2）脑水肿并发脑疝。

3）循环功能衰竭，需要 2 种及以上血管活性物质维持，且对血管活性物质剂量增加无明显反应。

4）肺动脉高压，平均肺动脉压力（mPAP）>50 mmHg。

5）严重的呼吸功能衰竭，需要最大程度的通气支持［吸入氧浓度（FiO_2）≥0.8，高呼气末正压通气（PEEP）］或者需要体外膜肺氧合（ECMO）支持。

6）持续严重的感染，细菌或真菌引起的败血症，感染性休克，严重的细菌或真菌性腹膜炎，组织侵袭性真菌感染，活动性肺结核。

7）持续的重症胰腺炎或坏死性胰腺炎。

8）营养不良及肌肉萎缩引起的严重虚弱状态需谨慎考虑是否进行肝移植。

第三节

积聚

【疾病概述】

积聚是腹内结块，或痛或胀的病证。积和聚有不同的病情和病机，积是有形的，固定不移，痛有定处，病在血分，乃脏病；聚是无形，聚散无常，痛无定处，病属气分，乃腑病。

积和聚在病情和病机上虽有不同，但二者病因相同，病机相关，故并而讨论。

积聚表现为腹内结块、腹胀、腹痛等，包括西医学的肝硬化、腹部肿瘤、肝脾肿大、肠道结核、肠梗阻、幽门梗阻、胃肠道功能紊乱、胆囊疾病、内脏下垂等疾病。

【历史沿革】

《内经》关于积聚类疾病的记载相对全面，如《灵枢·五变论》："人之善病肠中积聚者。"《内经》中积聚类疾病大约有 20 种，囊括了积、瘕、积气、伏梁、肥气、息贲、奔豚、肠覃、石瘕、疝瘕、息积、肉瘤、筋瘤、肠瘤、昔瘤等，对积聚的分类已经有初步的标准。《难经·五十五难》说："故积者，五脏所生；聚者，六腑所成也。积者，阴气也，其始发有常处，其痛不离其部，上下有所终始，左右有所穷处；聚者，阳气也，其始发无根本，上下无所留止，其痛无常处，谓之聚。故以是别知积聚也。"其中阐释了积聚的概念及症状，为后世探讨积聚奠定了基础。《金匮要略·五脏风寒积聚病脉证并治》："积者，脏病也，终不移；聚者，病也，发作有时，辗转痛移，为可治。"一般说，聚病较轻，疾病易治；积病较重，病程较长，积而成块，故难治。

《诸病源候论·积聚候》认为："诸脏受邪，初未能为积聚，留滞不去，乃成积聚。"积聚的产生是由于脏腑受邪后，久郁于体内未能排出而成，强调积聚的产生是病邪长年累月作用于人体的结果。

李中梓《医宗必读》："积之成也，正气不足而后邪气踞之。"他在治疗上把攻、补两大治法与积聚病程中的初、中、末三期结合起来，“初者病邪初起，正气尚强，邪气尚浅，则任受攻；中者受病渐久，邪气较深，正气较弱，任受且攻且补；末者病魔经久，邪气侵凌，正气消残，则任受补”，治积可“屡攻屡补，以平为期”。

王清任在《医林改错》中提出积聚与瘀血有关，“无论何处，皆有气血，气无形不能结块，结块者必有形之血也。血受寒则凝结成块，血受热则煎熬成块”。故王清任善用膈下逐瘀汤治疗膈下瘀血证，主治积聚痞块，痛处不移、卧则腹坠、久泻不止等。

在唐代以前，医家对积聚的病因病机、临床表现及其分类已有较明确的认识。晋唐时期，人们搜集方药渐多。宋元至明清，医家进一步明确正虚、邪结是积聚发病的两个基本方面，重视气血积滞是形成积聚的重要病机变化。在治疗方面，医家确立了扶正祛邪、攻补兼施的原则，并在前人经验的基础上提出了比较完整的治疗方案。近年来，腹部肿瘤、肝硬化、脾脏肿大、胃肠道功能紊乱等疾病的研究促进了积聚的诊治。

在《内经》中，积聚类疾病的记载包括积聚的分类与病位、基本诊法、病因病机、治法治则等。《灵枢·五变论》：“人之善病肠中积聚者”，提出积聚类疾病大约有20种；《素问·五脏生成论》：“赤脉之至也，喘而坚，诊曰有积气在中，时害于食，名曰心痹，得之外疾，思虑心虚，故邪从之。……黑脉之至也，上坚而大，有积气在小腹与阴，名曰肾痹，得之沐浴清水而卧”，指出了积气所在部位不同，有上、中、心下、腹、小腹等，因病变部位各异，所归的脏腑就会有特异性。

关于积聚的病因病机，《外台秘要·寒疝积聚》言：“夫积聚者，由寒气在内所生也。血气虚弱，风邪搏于腑脏，寒多则气涩，气涩则生积聚也。”因机体阳气不足，气血亏虚，寒由内生，自身阳气无法抵御内寒，又加之风邪与内寒相互搏结，共同作用于脏腑，导致气机凝滞，气滞则血停，气血不畅，久积而生积聚。《千金方·肝脏坚癥积聚》：“积者阴气也，其始发有常处，其痛不离其部，上下有所终始，左右有所穷已。聚者阳气也，其始发无根本，上下无所留止，其痛无常处，谓之聚也。故以是别积聚也。”说明积病的发病病位固定，并且疼痛部位就是发病部位；聚病的发病部位不定，疼痛部位也无定所。在病形方面，积病的病形有明确的界限，聚病无明显边界。《圣济总录·积聚门》：“癥瘕……有得之于食者，有得之于水者，有得之于忧思者，有得之于风寒者。”饮食、水源、情志、外邪等因素均可导致积聚。《景岳全书》：“积聚之病，凡饮食、血气、风寒之属，皆能致之，但曰积曰聚，当详辨也。”积聚的产生与自身正气是否充足、感受外邪的程度、日常生活情况有密切的关系，积与聚的病因相同，但是在临床实践中还是需要鉴别区分。

关于积聚的治法治则，《素问·至真要大论》曰："寒者热之，热者寒之，坚者削之，客者除之，劳者温之，结者散之，留者攻之。"此为治疗积聚类疾病的重要指导原则。《素问·奇病论》："病胁下满，气逆，二三岁不已，是为何病？岐伯曰：病名曰息积，此不妨于食，不可灸刺，以导引服药，药不能独治也。"在治疗息积时，灸刺不能随便使用，药物和导引术相结合才能够得到满意的疗效。

【中医病因病机归纳】

积聚的发生与情志郁结，饮食不当，寒邪邪毒，久病体虚，或黄疸、疟疾等经久不愈有关，以致肝脾受损，脏腑失和，气机阻滞，瘀血内停，或兼痰湿凝滞，而成积聚。故《景岳全书·积聚》说："积聚之病，凡饮食、血气、风寒之属皆能致之……凡脾肾不足及虚弱失调之人，多有积聚之病。"正气亏虚是积聚发生的内在因素，聚证以气机阻滞为主，积证以瘀血凝滞为主，气滞日久也可致血瘀，血瘀亦是阻滞气机，积聚在病情和病机上有区别，但有一定联系。

（一）情志失调，气滞血瘀

情志抑郁，病及气分，肝气不舒，脏腑失和，气机阻滞，经脉不利，血行不畅，气满血瘀，日积月累而成积聚。影响气机，则为聚；气滞血瘀，日积月累，凝结成块，则为积。《济生方·积聚论治》："忧、思、喜、怒之气，过则伤乎五脏，留结而为五积。"《金匮翼·积聚统论》："凡忧思郁怒，久不得解者，多成此疾。"

（二）饮食所伤，痰浊内生

饮酒不节，或嗜食肥甘厚味、辛辣炙煿之品，损伤脾胃，脾失健运，不能输布水谷之精微，湿浊凝聚成痰，痰阻气机，血行不畅，脉络壅塞，痰浊影响气血运行，形成气机郁滞、血脉瘀阻，乃成本病。饮食不节，气食痰阻，而成聚证。《景岳全书·痢疾·论积垢》："饮食之滞，留蓄于中，或结聚成块，或胀满硬痛，不化不行，有所阻隔者，乃谓之积。"饮食所伤可成积聚。

（三）感受邪毒

湿热、寒邪等邪毒侵袭人体，久留不去，可使脏腑失和，气血运行不畅，日久成积聚。寒湿侵袭，脾阳受损，湿痰内聚，阻滞气机，积块乃成。《灵枢·百病始生》："积之始生，得寒乃生。"

（四）他病转移，经久不愈

黄疸病后，或黄疸经久不退，湿邪留恋，阻滞气血；或久疟不愈，湿痰凝滞，脉络痹阻；或感染血吸虫，虫阻脉道，肝脾气血不畅，血络受阻。以上因素均可导致积聚。

积聚的主要病机是气滞而导致血瘀内结，情志、湿热、风寒、痰浊等均是致病因素。正邪相争且正不胜邪而出现积聚，正如《素问·经脉别论篇》说："勇者气行则已，怯者则著而为病也。"一般初病多实，久则多虚实夹杂，后期则正虚邪实。若血瘀内结，气机不得宣畅，或正虚邪实，气虚血瘀更甚，则积块增大更快。脾胃运化日衰，影响精血化生，正气愈虚，积块留著则不易消。若肝脾不调，或瘀热灼伤血络，可致出血；若湿热蕴结中焦，可出现黄疸；如水湿泛滥，亦可出现腹满肢肿等症。病变脏腑主要在肝脾，肝主疏泄，为藏血之脏，若肝失疏泄，则气滞血瘀，血瘀内停，而成积块。脾主运化，运化失职，则痰浊内生，气血痰互结则形成积聚。

【中医诊断】

（一）发病特点

初期正气未虚，邪气属实而不甚，临床表现为积块较小，质地较软，虽有胀痛不适，一般情况尚好。中期正气渐衰而邪气渐甚，临床表现为积块增大，质地较硬，持续疼痛，舌质紫黯或有瘀点、瘀斑，并有饮食日少，倦怠乏力，面色渐黯，形体逐渐消瘦等症。末期正气大虚，而邪气实甚，临床表现为积块较大，质地坚硬，疼痛剧烈，舌质青紫或淡紫，有瘀点、瘀斑，并有饮食大减，神疲乏力，面色萎黄或黧黑，形体明显消瘦等证候。

（二）临床表现

积聚主要表现为腹内结块，或胀或痛。积证表现为腹部可扪及大小不同、质地较硬的包块，有胀痛或刺痛。积证大多有一个逐渐形成的过程。积块出现之前，相应部位常有疼痛，或兼恶心、呕吐、腹胀，以及倦怠乏力、胃纳减退、逐渐消瘦等正气亏虚的症状；虚损症状尤以疾病后期更为突出。聚证表现为腹中气聚、攻窜胀痛、时作时止，发作时病变部位有气聚胀满的现象，但一般扪及不到包块，缓解时气聚胀满的现象消失。聚证发作之时，以实证的表现为主，反复发作，常出现倦怠乏力、纳差、便溏等脾胃虚弱的证候。

（三）辨证要点

1. 辨积聚

积是有形，固定不移，痛有定处，病程长，病情重，病在血分，治疗较难；聚是无形，聚散无常，痛无定所，病程短，病情轻，病在气分，治疗较易。聚证若病延日久，气病及血，演变成积证。

2. 辨积证

以腹部可扪及大小不等、质地较硬的包块，并有胀痛或刺痛的临床特征。积证大多有一个逐渐形成的过程。积块出现之前，相应部位常有疼痛，或兼恶心，呕吐，腹胀以及倦怠乏力，胃纳减退，逐渐消瘦等正气亏虚的症状。虚损症状尤以疾病后期更为突出。

3. 辨聚证

以腹中气聚，攻窜胀痛，时作时止为临床特征。发作时，病变部位有气聚胀满的表现，但扪及不到包块；缓解时则气聚胀满的表现消失。聚证发作时，以实证的表现为主，反复发作，常出现倦怠乏力、纳差、便溏等脾胃虚弱的证候。

4. 辨积块部位

右胁腹积块伴见胁肋刺痛，黄疸，纳呆，腹胀等症状者，病位在肝；胃脘部积块伴见嗳气反酸，呕吐，呕血，便血等症状者，病位在脾胃；左胁腹积块，可见腹胀痛，疲乏无力，出血者，病位在肝脾；右腹积块伴见泄泻或便秘，消瘦乏力者，或左腹结块伴见大便次数增多，脓血便者，其病位多在肠。

【中医鉴别诊断】

（一）痞满

痞满是自觉腹部（主要是胃脘部）痞塞不通、胀满难忍，但不能见气聚，不能触及块物；积聚是腹内可触及积块，或胀或痛的病证。

（二）石瘕

石瘕亦属于积聚、癥瘕，都可有腹部积块的表现，但上腹部积聚属内科疾病，石瘕见下腹部有积块，月经过多，经期紊乱，痛经，白带增多等表现。《灵枢·水胀篇》："石瘕生于胞宫中，寒气客于子门，子门闭塞，气不得通，恶血当泻不泻，衃以留止，日以益大，状如怀子，月事不以时下，皆生于女子。"

（三）鼓胀

鼓胀为腹部胀大如鼓，可并见胁下腹内癥积，而积聚是腹内积块，不局限于胁下腹内，或胀或痛的病证。鼓胀是腹内有气或有水停聚，肚腹胀大；积聚腹内无水或无气停聚，肚腹一般不胀大。

【中医急救处理】

（一）治疗原则

积聚急性起病时会出现腹胀难忍，剧烈腹痛，恶心，呕吐等消化道症状，也可出现出血、黄疸、腹满肢肿等变证。积聚之证要首先辨清积与聚，同时要辨清病位。积聚病程中，由于病情发展变化，可出现危急重症，如血热妄行、气不摄血或瘀血内结而出现吐血、便血；因胃失和降、胃气上逆而剧烈呕吐；因肝胆郁滞、胆汁外溢而出现黄疸等，均属标证，按照急则治其标，缓则治其本的基本原则处理危急重症。聚证病在气分，以疏肝理气、行气消聚为基本治则，重在调气；积证病在血分，以活血化瘀、软坚散结为基本治则，重在活血。积证初期积块不大，软而不坚，正气尚未虚，治宜行气活血、软坚消积为主；中期积块渐大，质渐坚硬，正气渐伤，邪盛正虚，治宜攻补兼施；末期积块坚硬，形瘦神疲，正气伤残，治以扶正培本为主，酌加理气、化瘀、消积、解毒之品，切忌攻伐太过。

（二）辨证论治

1. 聚证

（1）肝气郁结证

症状：腹中结块柔软，时聚时散，攻窜胀痛，脘胁胀闷不适，苔薄，脉弦。

病机：肝失疏泄，腹中气结成块。

治法：疏肝解郁，行气散结。

方药：逍遥散、木香顺气散加减。柴胡、当归、白芍、薄荷、木香、香附、青皮、枳壳、郁金、乌药。加减：胀痛甚者，加延胡索、川芎理气止痛；兼瘀血者，加莪术、桃仁、丹参活血化瘀；湿邪中阻者，加苍术、厚朴、陈皮行气化湿。

（2）食滞痰阻证

症状：腹胀或痛，腹部时可触及条索状物，按之胀痛更甚，便秘，纳呆，舌苔腻，脉弦滑。

病机：食滞、虫积、痰浊交阻，气聚不散，结而成块。

治法：理气化痰，导滞散结。

方药：六磨汤合枳术丸加减。大黄、槟榔、枳实、沉香、木香、乌药、白术、法半夏、陈皮、茯苓。加减：蛔虫结聚，阻于肠道所致者，加鹤虱、雷丸、使君子杀虫驱蛔；痰湿较重，兼有食滞者，加苍术、厚朴、陈皮、山楂、神曲化湿消食。

2. 积证

（1）气滞血瘀证

症状：腹部积块质软不坚，固定不移，胀痛不适，舌苔薄白，脉弦。

病机：气滞血瘀，脉络不和，积而成块。

治法：理气消积，活血散瘀。

方药：柴胡疏肝散合失笑散加减。柴胡、香附、陈皮、枳壳、白芍、延胡索、蒲黄、五灵脂、桃仁、炙鳖甲。加减：兼烦热口干，舌红，脉细弦者，加牡丹皮、栀子、黄芩清热凉血；腹中冷痛畏寒喜温，舌苔白，脉缓者，加桂枝、吴茱萸、当归温经祛寒散结。

（2）瘀血内阻证

症状：腹部积块明显，质地较硬，固定不移，隐痛或刺痛，形体消瘦，纳谷减少，面色晦暗黧黑，面颈部、胸臂血痣赤缕，女子可见月事不下，舌紫黯或有瘀斑、瘀点，脉细涩。

病机：瘀结不消，正气渐损，脾运不健。

治法：祛瘀软坚，佐以扶正健脾。

方药：膈下逐瘀汤合六君子汤加减。桃仁、红花、当归、川芎、牡丹皮、赤芍、延胡索、五灵脂、乌药、炙鳖甲、党参、白术。加减：积块疼痛者，加血竭、没药、佛手活血行气止痛；积块渐大，疼痛不显者，加白芥子、法半夏、皂角刺化痰散结。

（3）正虚瘀结证

症状：久病体弱，积块坚硬，隐痛或剧痛，饮食大减，肌肉瘦削，神倦乏力，面色萎黄或黧黑。甚则面肢浮肿，舌质淡紫，或光剥无苔，脉细数或弦细。

病机：癥积日久，中虚失运，气血衰少。

治法：补益气血，活血化瘀。

方药：八珍汤合化积丸加减。党参、白术、茯苓、当归、白芍、川芎、莪术、煅瓦楞子、五灵脂、槟榔。加减：阴伤较甚，头晕目眩，舌光无苔，脉象细数者，加生地黄、北沙参、石斛滋阴退热；牙龈出血，鼻衄者，加栀子、牡丹皮、白茅根、茜草、三七粉（冲服）凉血化瘀止血；畏寒肢肿，舌淡白，脉沉细者，加黄芪、附子、肉桂、泽泻温阳益气，利水消肿。

（三）其他治法

1. 外敷

对于明显扪及腹部包块的患者，可以根据肿块性质选用阿魏化痞膏、蟾酥镇痛膏等外敷，以内外合治，提高疗效。

2. 单方验方

①肿节风片，每次 5 片，每日 3 次；或肿节风 15 g，水煎服。可用于脘腹部、右上腹及下腹部的多种肿瘤。②藤梨根、生薏苡仁、连苗荸荠各 30 g，每日 1 剂，水煎服；或龙葵、黄毛耳草各 15 g，白花蛇舌草、蜀羊泉各 30 g，每日 1 剂，水煎分 3 次服；或浙江三根汤：藤梨根、水杨梅根、虎杖各 30 g，水煎服。用于脘腹积块（胃癌）。③三棱、莪术各 15 g，水煎服；或三白草、大蓟、地骨皮各 30 g，水煎服；或双半煎：半边莲、半枝莲、薏苡仁、天胡荽各 20 g，水煎服。可用于右上腹积块（肝癌）。④苦参、生薏苡仁、熟薏苡仁、煅牡蛎、土茯苓、紫参、生地、地榆各 30 g，水煎服；或白花蛇舌草、菝葜、垂盆草、土茯苓各 30 g，水煎服；或蒲公英、半枝莲各 24 g，白花蛇舌草、金银花藤、野葡萄根各 30 g，露蜂房 9 g，蜈蚣 2 条，水煎服。另用牛黄醒消丸，每次服 1.5 g，每日 2 次。可用于下腹之积块（肠癌）。

3. 复方

积证：如《太平惠民和剂局方》红圆子，《济生方》香棱丸，《寿世保元》消积保中丸，《景岳全书》三棱丸，《博济方》延胡索散。聚证：《济生方》大七气汤，《景岳全书》排气饮，《杂病源流犀烛》木香调气散，《类证治裁》聚散汤。

【稳定期辨证论治】

积和聚均是指腹内有结块，或痛或胀的病证。二者虽然病因相同，病机有联系，但其病机和证候必须严格区别，辨证治疗。聚证病在气分，为时尚暂，病情较轻，尚易治疗。积证由于气血痰湿重塞，痹阻血络，结为患，而成块，为时较久，病情较重，故治疗上必须掌握正邪、虚实的关系。一般初起邪实正未衰，以攻为主，中期邪伤正气，则宜攻补兼施，后期正气大伤，应在培补气血扶正的基础上，酌加攻瘀之剂。攻药可用消积、软坚、化瘀之品以达逐渐化积之效，不可妄用下药。正如《丹溪心法·积聚痞块》所说："凡积病不可用下药，徒损真气，病亦不去，当用消积药使之融化。"同时，积证日积月累，攻伐之品过则伤正，正气伤则不能运化，而邪反固，不可不慎。积聚稳定期仍应辨证论治，找出疾病症结，缓则治其本。

【疾病的转归和预后】

在各种积证中，以脘腹之积及右上腹之积最为多见。右上腹的积证，当积块较大时，不仅在右上腹，而且在脘腹部也可摸到积块。左上腹的积证，除单独发病者外，有相当部分伴见于右上腹积证。部分脘腹部及下腹部的积证，病情严重时会引起右侧胁肋疼痛及右上腹出现积块。

聚证的预后一般较好，而积证的预后一般较差。正如《景岳全书·积聚》说："无形之聚其散易，有形之积其破难。"一般的聚证若治疗得当，解除病因可治愈，但亦有部分反复发作，或先因气聚，日久则血瘀成积者。积证在腹部扪到积块之前，病程较长，发展成为积证时，治疗比较困难。唐代《外台秘要》里就谈道："凡微坚之起，多以渐生，而有觉便牢大者，自难疗也。"现在由于西医学的进展，积证的预后较前改善，可以使患者症状有所减轻，生存时间延长。部分患者甚至可望获得治愈。积证后期，因肝胆疏泄失常，胆汁外溢而出现黄疸；水液内聚而成为鼓胀；火热灼伤脉络，或气虚不能摄血，或瘀血内积而致吐血、便血、衄血等，均为病情重笃、预后不良之象。

积聚之病，起于情志失和者居多，故正确对待各种事物、调畅情志非常重要。饮食上应少食肥甘厚味及辛辣刺激之品，多吃新鲜蔬菜；平时应注意适当运动，保证充足睡眠。如见胃痛、胁痛、泄泻、便血等病症，应早期检查，及时治疗。

在护理上，首先要做好患者的思想工作，使患者保持愉快的精神状态，积极配合治疗。积聚患者脾胃运化较差，食物宜新鲜、清淡可口而又富于营养。注意休息，切勿过劳，病情重者需卧床治疗。

【中医药防治研究的现代进展】

积聚的现代病证研究，以肝硬化、原发性肝癌为主流，这里主要介绍肝硬化及肝癌的中医药防治进展。

（一）肝硬化

肝硬化属于慢性、难治性肝病，在我国主要因乙型病毒性肝炎慢性感染导致，也可由其他类型的病毒性肝炎、脂肪肝、肝血吸虫病、布加综合征等引起，属中医学"积聚""鼓胀""黄疸"等范畴。罗氏总结治疗肝硬化的治则为养血柔肝为本，体用并调，肝脏体阴而用阳，阴阳协调才能使血液通达，肝气调达，血脉通畅，血行脉中，可预防出血，故治疗时应肝体肝用兼顾，注重养血柔肝；注重脏腑传变，肝木乘脾土，导致脾胃虚损，气血生化乏源，出现面色萎黄、少气懒言、脾大等症状，故要调理脾胃，提升正气；肝藏血，肾藏精，精血互生，乙癸同源，故应注意补肾；祛毒邪毋忘补虚，兼软坚化瘀利水之品，肝病日久体虚，祛邪同时应注意扶正；肝阳、脾胃虚损，痰血互结，新血不生而成积聚，痰瘀贯穿病程始终，加用化瘀利水之品则可提高疗效。除内治法，还可采用中医外治法辅助治疗，如针挑、刮痧排毒、艾灸、捏脊、拔罐等外治法调节免疫，延缓肝硬化发展。黄华等用甘遂末以生面糊调敷贴神阙穴，明矾末与热米饭敷贴涌泉穴，可达到利水的效果。虚证患者可采用药食同源的方法进行补虚。中医复方在防治肝硬化方面取得较大进展，薛宝生等用臌胀复原汤温阳化津、消瘀利水，治疗肝硬化腹水，总有效率达 96.7%，临床效果满意，并可改善肝功能。王氏等治疗肝炎肝硬化患者选用柔肝合剂（柴胡、郁金、白术、枸杞子、丹参、海藻、炙鳖甲、虎杖、蚤休、灵芝各 15 g，黄芪 20 g 等），王氏治疗后治疗组血清总胆红素、丙氨酸氨基转移酶、球蛋白明显下降，白蛋白明显升高，门静脉压力降低，脾脏缩小。复方鳖甲软肝片是我国首个被批准用于抗肝纤维化治疗的中成药，其可促进机体产生大量抗氧化因子，提高机体对自由基的清除能力，促进肝细胞修复，改善肝功能，降低肝门静脉压力，有效阻止肝窦毛细血管化和窦周纤维化的进程。多方研究表明单味药也可抗纤维化，如枳椇子、三七粉、防己、冬虫夏草、丹参、苦参、黄芪、赤芍等。

（二）原发性肝癌

原发性肝癌归属于中医“积聚”“胁痛”范畴。预防肝癌的发生可从预防慢性肝炎抓起，李知玉等发现单味中药中的草苁蓉、绿茶、人参、丹参、苦参等及其提取物均能降低癌前病变的发生率。肝癌术后应用中医药可预防复发和转移，肝癌术后患者正气虚损，辨证论治可巩固和提高机体免疫力，有效抑制癌细胞生长。张照兰认为，肝癌术后的基本病机为正虚邪恋，以扶正祛邪为治疗的基本原则，扶正气为主，兼以软坚散结、化瘀解毒。钟崇等研究表明，肝癌根治术后复发的患者使用健脾化瘀法中药联合 TACE 治疗可有效提升患者的生存率。杨新中发现中药配合放化疗治疗肝癌可减轻放化疗导致的毒副作用，放疗常伤阴，采用清热生津、活血解毒法为治则，可改善化疗导致的肠胃不适。原发性肝癌癌性疼痛可能会引起患者心理、身体、社会活动等方面的不适，严重地影响患者的生活质量及降低患者治疗信心，从前人总结的痛证中医病机“不通则痛”与“不荣则痛”入手，通过扶正祛邪、调畅气血、疏通经络来缓解癌性疼痛，其优势在于通过个体化辨证论治、整体调节、多种治疗手段结合的方式，用于辅助西医治疗以达到不良反应少、依赖性弱、稳定癌灶、减轻止痛药用量、减毒增效等效果，从而缓解患者疼痛，提高患者生活质量，延长患者生存期，可采用中医内治法、外治法、情志疗法改善症状。中医内治法可采用中药汤剂或中成药内服、中药注射剂静脉注射等方式改善症状，在肝癌的综合治疗中发挥重要作用，外治法可选用外敷法、针灸、耳穴、拔罐、中药定向透药、穴位注射等方法。

【经典病例摘录】

李某，男，52 岁，2015 年 5 月发现左胁下积块，疼痛明显，积块逐渐增大，腹部彩超提示肝硬化、脾大。症见左胁下积块，疼痛，面色少华，倦怠乏力，纳差腹胀，小便偏黄，大便溏，舌淡，苔薄白腻，脉沉细。

患者既往有慢性乙型病毒性肝炎病史 10 余年，未定期复查及治疗。

诊断： 积聚（脾胃气虚，气虚血瘀）。

治则： 益气健脾，活血散结。

处方： 黄芪 30 g　赤芍 15 g　当归 15 g　太子参 30 g

桃仁 10 g　红花 15 g　白术 20 g　仙鹤草 20 g

茜草 15 g　白芍 15 g　陈皮 15 g　炙鳖甲 30 g

炙甘草 15 g　焦麦芽 30 g　鸡内金 15 g

服用 15 剂后，左胁痛稍减轻，精神状态好转，饮食增加，仍乏力、腹胀，小便偏黄，大便溏，舌淡暗，苔薄白腻，脉沉细。

二诊：继服上方 15 剂，服药后左胁痛持续减轻，但左胁下积块仍存在，精神状态好转，饮食增加，乏力、腹胀好转，小便偏黄，大便软，舌淡暗，苔薄白，脉沉细。上方去陈皮，加枳壳 15 g、柴胡 15 g，15 剂，服药后左侧胁下积块明显缩小，无明显触痛，余亦未见不适。

按： 本案患者积聚是因他病日久不愈，加之素体虚弱，复感外邪、情志饮食所伤，脏腑失和，气滞、血瘀、痰浊蕴结腹中所致。患者素感湿热疫毒，蕴于中焦，日久则脾胃虚弱，气血生化乏源，气虚血瘀，则出现左胁下积块、质韧疼痛，脾虚导致面色少华、倦怠乏力、纳差腹胀、小便偏黄、大便溏等症，故应益气健脾、活血散结。《金匮要略》曰：“见肝之病，知肝传脾，当先实脾。”标本兼治，攻补兼施。

【积聚的西医综述】

（一）概述

原发性肝癌是发生在肝细胞或肝内胆管上皮细胞的恶性肿瘤，可发生于任何年龄，多见于 45 ~ 85 岁的中老年人，病理类型可分为肝细胞癌、肝内胆管癌和混合型，是我国常见的恶性肿瘤，病理类型可分为块状型、结节型和弥漫型，转移途径有肝内转移和肝外转移，肝内转移主要侵犯门静脉及其分支，脱落的癌细胞出现肝内多发转移，肝外转移可分为血行转移、淋巴转移及种植转移。

提高肝癌疗效的关键是对高危人群的管理，这有助于早发现、早诊断、早治疗。

我国的肝癌发病高危人群包括乙型及丙型病毒感染、酗酒、非酒精性脂肪性肝炎、食用被黄曲霉毒素污染的食物、各种原因引起的肝硬化以及有肝癌家族史等的人群。在我国，年龄在40岁以上的男性，HBV感染是其肝癌的主要病因。AFP和肝脏彩超检查是早期筛查的关键手段，建议高危人群每隔6个月进行至少1次检查。

（二）主要临床表现

本病多见于中年男性，起病隐匿，早期症状不典型，临床症状明显者，病情可能已进入中晚期，多发生在肝硬化的基础上，或以转移病灶症状为首发表现，临床容易漏诊或误诊，临床表现如下：①肝区疼痛：是肝癌最常见的症状，表现为右上腹持续性胀痛或钝痛，与癌肿生长、肝包膜受牵拉有关。如病变侵犯膈，疼痛可放射至右肩或右背部。当肝表面的癌结节破裂，可突然引起剧烈腹痛，从肝区开始迅速延至全腹，产生急腹症的表现，如出血量大可出现失血性休克。②肝大：肝脏进行性增大，质地坚硬，表面凹凸不平，常有大小不等的结节，边缘钝而不整齐，常有不同程度的压痛。当肝癌突出于右肋弓下或剑突下时，上腹可呈现局部隆起或饱满，如癌肿位于膈面，则主要表现为膈肌抬高而肝下缘不下移。③黄疸：一般出现在肝癌晚期，多为阻塞性黄疸，少数为肝细胞性黄疸。④肝硬化征象：在失代偿期肝硬化基础上发病者，可表现为腹腔积液迅速增加且难治，腹腔积液多为漏出液，血性腹腔积液系肝癌侵犯肝包膜或向腹腔内破溃引起，门静脉高压导致食管胃底静脉曲张破裂出血。⑤全身性表现：进行性消瘦、发热、食欲缺乏、乏力、营养不良和恶病质等，如转移至肺、骨、脑、淋巴结、胸腔等处，可产生相应的症状，部分患者以转移灶症状为首发而就诊。⑥伴癌综合征：癌肿本身代谢异常或肝癌病人机体内分泌/代谢异常而出现的一组综合征，表现为自发性低血糖症、红细胞增多症；其他罕见的有高钙血症、高脂血症、类癌综合征等。⑦肝性脑病。⑧继发感染：患者因长期消耗或各种治疗，抵抗力减弱，容易并发肺炎、自发性腹膜炎、肠道感染和真菌感染等。

（三）诊断

满足下列任一项，即可诊断肝癌：①病灶≤2 cm，至少两种典型的肝癌影像学(MRI/CT/CEUS/EOB-MRI)表现。②病灶>2 cm，一项典型的肝癌影像学表现。③AFP阳性，一项典型的肝癌影像学表现。④肝脏活检结果阳性。

（四）救治流程与要点

根据我国肝癌临床分期及治疗路线图，Ⅰa期建议手术切除、消融、肝移植，Ⅰb期建议手术切除、TACE、消融和（或）TACE，Ⅱa期建议手术切除、TACE、肝移植，Ⅱb期建议TACE、手术切除、全身治疗，Ⅲa期建议进行TACE、全身治疗、手术切除、放疗，Ⅲb期建议进行全身治疗、TACE、放疗，Ⅳ期建议进行对症支持治疗、舒缓疗护。

1. 手术治疗

术前应采用Child-Pugh评分、吲哚菁绿15分钟滞留率评价肝功能储备情况，如预期保留肝组织体积较小，则采用CT和（或）MRI测定剩余肝脏体积。一般认为Child-Pugh为A～B级、ICGR-15<20%是实施手术切除的必要条件，剩余肝脏体积须占标准肝脏体积的40%以上（肝硬化病人），或30%以上（无肝硬化病人）也是实现手术切除的必要条件。Ⅰa期、Ⅰb期和Ⅱa期肝癌是手术切除的首选适应证，手术切除后仍有很高的肝癌复发率，术后宜加强综合治疗与随访。

2. 局部治疗

射频消融术是在US或开腹条件下，将电极插入肝癌组织内，应用电流热效应等多种物理方法毁损病变组织的治疗手段，适用于肿瘤直径≤3 cm的肝癌患者。微波消融术的适应证同射频消融术，其特点是消融效率高，但需要温度监控系统调控有效热场范围。经皮穿刺瘤内注射无水乙醇是在US或CT引导下，将无水乙醇直接注入肝癌组织内，使癌细胞脱水、变性、凝固性坏死，适用于肿瘤直径≤3 cm的患者。肝动脉栓塞是经肿瘤的供血动脉注入栓塞剂，阻断肿瘤的供血，使其发生坏死，该方法具有靶向性好、创伤小、可重复、患者容易接受的特点，是目前非手术治疗中晚期肝癌的常用方法。

3. 肝移植

对于肝癌合并肝硬化的患者，肝移植可将整个病肝切除，是治疗肝癌和肝硬化的有效手段，但若肝癌已有血管侵犯及远处转移（常见于肺、骨），则不宜行肝移植术。HBV感染患者在手术、局部治疗或肝移植后，均需坚持口服抗病毒药物。肝移植患者需要终身使用免疫抑制剂。

4. 药物治疗

分子靶向药物多激酶抑制剂索拉非尼（sorafenib）是目前获得批准治疗晚期肝癌的分子靶向药物。

（五）预后

下述情况预后较好：①肝癌小于5 cm，能早期手术；②癌肿包膜完整，分化程度高，尚无癌栓形成；③机体免疫状态良好。如合并肝硬化或有肝外转移、发生肝癌破裂、消化道出血、ALT显著升高的患者预后差。

（六）护理调摄要点

1. 休息

不宜进行重体力活动及高强度体育锻炼，可轻度活动，多卧床休息，保持乐观心态，减轻心理压力。

2. 酒精及药物

严格禁酒，避免使用疗效不明确的药物、各种解热镇痛的复方感冒药、不正规的中药偏方及保健品，避免肝毒性损伤、增加肝脏负担，失眠病人应在医生指导下慎重使用镇静、催眠药物。

3. 进食

已有食管胃底静脉曲张者，进食不宜过快、过多，不宜进食过于辛辣和粗糙坚硬的食物。食物应以易消化、产气少的粮食为主，适当补充少量蛋白茇脂肪食物，常吃蔬菜水果，调味不宜过于辛辣，保持大便通畅，不宜用力排便。

4. 避免感染

居室应通风，养成良好的个人卫生习惯，避免着凉及不洁饮食。

第四节

鼓胀

【疾病概述】

鼓胀是以腹部胀大如鼓，皮色苍黄，甚至腹壁皮肤青筋暴露、脐突，四肢不肿或微肿为特征的一种病症。

本病主要见于现代医学的肝硬化腹水，其中包括病毒性、血吸虫性、胆汁性、营养性、中毒性、自身免疫性肝病等原因所致肝硬化的腹水期。另外，结核性腹膜炎、腹部恶性肿瘤等疾病产生腹水而出现类似鼓胀证候时，亦可参照本节辨证论治。

【历史沿革】

“风劳鼓膈”四病是古代中医四大难症，为历代医家所重视。鼓胀的病名、病机、治疗最早见于《内经》。《素问・腹中论篇第四十》曰：“有病心腹满，旦食则不能暮食……名为鼓胀。”书中提出使用鸡矢醴治疗。《灵枢・水胀第五十七》曰：“鼓胀何如？岐伯曰：腹胀身皆大，大与肤胀等也，色苍黄，腹筋起，此其候也。”《金匮要略・水气病脉证并治》中“肝水”“脾水”“肾水”均有腹部胀大症状，与鼓胀病相似，提示鼓胀发病与肝脾肾三脏功能异常密切相关。《肘后备急方》首次提出了“水蛊”，《诸病源候论》提出“水蛊”一病由水毒所致，类似于现代医学的血吸虫导致的肝硬化腹水；《备急千金要方》首次提出“蛊胀”，并指出该病由虫所致。《扁鹊心书》中首先使用“臌胀”一词，臌为鼓的分化字，中医臌胀之病用“鼓”字，盖取其中空、高起、凸起之义来形容病状。《仁斋直指方论》首次将鼓胀分为谷胀、水胀、气胀、血胀。明代赵献可首次提出阴虚臌胀。朱丹溪认为鼓胀的关键病机在脾。《丹溪心法》曰：“鼓胀又名单鼓，宜大补中气行湿，此乃脾虚之甚。”明代张景岳首次明确提示过量饮酒会导致鼓胀病的发生，并指出该类型在鼓胀病中最为难治。《医碥》论本病虽有气臌、血臌、水臌、虫臌之称，但气、血、水常同时存在，仅有主次之分，而非单独为患。

《灵枢·水胀第五十七》:“黄帝问于岐伯曰:水与肤胀、鼓胀、肠覃、石瘕、石水,何以别之?岐伯曰:水始起也,目窠上微肿,如新卧起之状,其颈脉动,时咳,阴股间寒,足胫肿,腹乃大,其水已成矣。以手按其腹,随手而起,如裹水之状,此其候也。黄帝曰:肤胀何以候之?岐伯曰:肤胀者,寒气客于皮肤之间,鼟鼟然不坚,腹大,身尽肿,皮厚,按其腹,窅而不起,腹色不变,此其候也。黄帝曰:鼓胀何如?岐伯曰:腹胀,身皆大,大与肤胀等也,色苍黄,腹筋起,黄帝曰:此其候也。肠覃何如?岐伯曰:寒气客于肠外,与卫气相搏,气不得荣,因有所系,癖而内著,恶气乃起,息肉乃生。其始生也,大如鸡卵,稍以益大,至其成,如怀子之状,久者离岁,按之则坚,推之则移,月事以时下,此其候也。……黄帝曰:肤胀、鼓胀,可刺邪?岐伯曰:先泻其胀之血络,后调其经,刺去其血络也。”文中记载了肤胀、鼓胀、肠覃、石瘕、石水等病症,并从病因及症状两方面对此进行了鉴别。

《医碥·肿胀》:“气胀,又名鼓胀,以其外虽坚满,中空无物(只气作胀耳),有似乎鼓也。若兼中实有物,(食痰虫血之类)盘踞脏腑,如木之藏蠹,如皿之聚虫,则又名蛊胀。(又有中毒而腹胀者,曰蛊毒)鼓,脉必浮革;蛊,脉必牢实。……气水血三者,病常相因,有先病气滞而后血结者(如妇人先病气郁,后致月经不行者是也),有病血结而后气滞者(如妇人先病月经不通,致气滞胀满是也),有先病水肿而血随败者(水积日久,渗透经络,灌入隧道,血亦化水),有先病血结而水随蓄者(血结则气滞,而热蒸成水,妇人月经不利,化水肿胀,皮肉赤纹)须求其本而治之。……水肿鼓胀死证:腹胀身热(阳盛也)而失血(则阴亡矣),四末清(冷也)脱(瘦也,阴盛可知),泻数行(中亦脱矣),肿先四肢,后入腹(见前),利旋肿满(服下利之药而旋消旋胀),腹筋青(青胀高起),唇黑(肝伤),脐突(脾伤),阴囊腐(肾伤),缺盆脊背足心平(缺盆平心伤,背平肺伤,足平肾伤),掌肿无纹(心伤),脉虚涩(虚涩为血气败),肿胀逢之总可惊。”清代何梦瑶区分了鼓胀及蛊胀之证治,指出了气、血、水在鼓胀的发病中常相互为病,并对三者为病的关系做了说明,指出出现身热病出血、腹筋青明显暴露、脐突等临床表现,则鼓胀难治、预后极差。

《四圣心源·鼓胀根原》:“鼓胀者,中气之败也。肺主气,肾主水,人身中半以上为阳,是谓气分,中半以下为阴,是谓水分。气盛于上,水盛于下,阴阳之定位也。而气降则生水,水升则化气,阴阳互根,气水循环。究其转运之枢,全在中气。中气一败,则气不化水而抑郁于下,是谓气鼓;水不化气而泛滥于上,是为水胀……气之化水,由于肺胃,水之化气,由于肝脾。肺胃右降则阴生,故清凉而化水。气不化水者,肺胃之不降也。肝脾左升则阳生,故温暖而化气。水不化气者,肝脾之不升也。气不化水，则左陷于下而为气鼓；水不化气，则右逆于上而为水胀。而其根，总因土湿而阳败，湿土不运，则金木郁而升降窒故也”。黄元御认为鼓胀的根本在于中气衰败，这与朱丹溪“鼓胀又名单鼓，宜大补中气行湿，此乃脾虚之甚”的观点一致。

《医门法律·胀病论》：“喻昌曰：胀病与水病，非两病也。水气积而不行，必至于极胀，胀病亦不外水裹气结血凝。……故不病之人，凡有癥瘕积块痞块，即胀病之根，日积月累，腹大如箕，腹大如瓮，是名单腹胀。不似水气散于皮肤面目四肢也，仲景所谓石水者正指此也。”书中明确指出了鼓胀乃“水裹气结血凝”之病，且提及了“癥瘕积块”亦能导致鼓胀，即现代医学的癌性腹水等疾病。

《通俗伤寒论》：“疮臌，多因周身疥疮，误用熏法，及凉药涂布，将疮遏进，湿热盘踞膜络，初则腹痛便泄，继则囊肿腹胀，下至少腹。此王洪绪所谓‘疮臌’，叶天士所谓‘疮臌’，徐洄溪所谓‘疮臌’也。”文中详细论述“臌证（单腹胀）”，并分为气臌、疟臌、疮臌、水臌、疳臌五种，其疮臌在《幼幼集成·胀满证治》中亦有记载：“凡遍身疮疥，因淋洗涂搽，逼毒归内而腹胀者，轻则荆防败毒散升散之，重则集成沆瀣丹微利之。疮出胀消者吉，疮不出者凶。”

【中医病因病机归纳】

鼓胀的病因可总结归纳为六淫外侵、七情内伤、饮食不节、饮酒过度、劳逸失常、虫毒感染、久病失治等。如《格致余论·臌胀论》：“今也七情内伤，六淫外侵，饮食不节，房劳致虚，脾土之阴受伤，转输之官失职，胃虽受谷不能运化，故阳自升阴自降，而成天地不交之否，于斯时也。清浊相混，隧道壅塞，气化浊血瘀郁而为热。热留而久，气化成湿，湿热相生，遂生胀满。”《内经》曰：“臌胀是也。以其虽坚满，中空无物，有似于鼓。其病胶固，难以治疗，又名曰蛊。若虫侵蚀，有蛊之义。”

（一）六淫侵袭

湿热之邪侵袭，脾为湿困，中气耗伤，升降失职，迁延失治，则水湿停滞而成鼓胀。《素问·至真要大论》云：“诸湿肿满，皆属于脾。……诸胀腹大，皆属于热。”寒邪为患，损伤脾阳，水湿不化，阻滞气机，导致腹部胀满，日久发为鼓胀。《素问·阴阳应象大论》云：“寒气生浊，热气生清。清气在下，则生飧泄；浊气在上，则生䐜胀。”

（二）七情内伤

《血证论·脏腑病机论》：“木之性主于疏泄，食气入胃，全赖肝木之气以疏泄之，而水谷乃化。设肝之清阳不升，则不能疏泄水谷，渗泻中满之证在所不免。”肝喜条达，肝失疏泄直接影响脾胃运化功能。若平素抑郁，情志不舒，肝气郁结，横逆犯脾，脾气亏虚，运化失司，湿浊内盛，日久气、血、水壅结，形成鼓胀。

（三）饮食不节

《丹溪心法》：“西北地高，人多食生冷、湿面、湩酪，或饮酒后寒气怫郁，湿不能越，以致腹皮胀痛，甚则水鼓胀满，或通身浮肿，按之如泥不起，此皆自内而出也。”《景岳全书·论证》：“少年纵酒无节，多成水鼓。盖酒为水谷之液，血亦水谷之液，酒入中焦，必求同类，故直走血分。……扰乱一番，而血气能无耗损者，未之有也。第年当少壮，则旋耗旋生，固无所觉，及乎血气渐衰，则所生不偿所耗，而且积伤并至，病斯见矣。……其有积渐日久而成水鼓者，则尤多也。”长期饮食寒冷、膏粱厚味或饮酒无度，损伤脾胃，运化失司，酒食浊气，蕴结不化，清阳不升，浊阴不降，清浊相混，壅塞气机，湿浊停聚，遂成鼓胀。酒臌又是诸鼓中最危难治之证。

（四）劳逸失常

劳欲过度，损及脾肾，脾肾亏虚，脾虚则不能运化水谷精微，肾虚则水液气化不行，水湿停聚而成鼓胀。《景岳全书·气分诸胀论治》：“单腹胀者，名为鼓胀，以外虽坚满，而中空无物，其象如鼓，故名鼓胀。此惟不善调摄，而凡七情劳倦，饮食房闱，一有过伤，皆能戕贼脏气，以致脾土受亏，转输失职，正气不行，清浊相混，乃成此证。”

（五）虫毒感染

接触疫区疫水、感染虫毒，迁延日久，壅塞经络脉道，血瘀气滞，久则伤及肝脾，水湿停聚，水、血相互搏结于腹，发为鼓胀。如《诸病源候论·水蛊候》：“此由水毒气结聚于内，令腹渐大，动摇有声，常欲饮水，皮肤黧黑，如似肿状，水蛊也。”

（六）他病续发

患积聚、痞块、黄疸等疾病，日久损伤肝脾，肝失疏泄，脾失健运，经络阻塞，气、血、水内停腹中，发为鼓胀。如《医学法律·胀病论》中所述：“凡有癥瘕、积块、痞块，即胀病之根，日积月累，腹大如箕，腹大如瓮，是名单腹胀。”《女科医案》：“现为黄疸，久则恐成血鼓。”

综上所述，鼓胀乃六淫外侵、七情内伤、饮食不节、饮酒过度、劳逸失常、虫毒感染、久病失治等因素，导致肝失疏泄、脾失健运，两者互为相因，气滞湿阻，湿浊内蕴中焦，郁而化热则水热蕴结，日久则气血凝滞，隧道壅塞，气、水、血互结发为鼓胀。病延及肾，肾阳虚衰，无力温煦脾阳，气化不行，日久湿聚水停；若阳伤及阴，或湿热内盛，热耗阴津，则肝肾阴虚，肾阴既损，阴阳互根，阴损及阳，肾阳不足，水津失布，阳虚水停则发为鼓胀。鼓胀后期病及心、肺二脏，鼓胀日久，浊阴上逆，肺失治节，蒙蔽心窍，可致咳、喘、神昏之症，亦可致动风、出血等危象。其病机关键在于肝、脾、肾三脏功能失调，致使气滞、血瘀、水停，壅结于腹。其特点是本虚标实、虚实夹杂。

【中医诊断】

（一）临床特点

起病多缓慢，病程较长，与酒食不节、疫气虫毒感染、黄疸、胁痛、积证失治有关，情志不遂可诱发或加重。

（二）临床表现

1）临床上以腹部胀大如鼓，皮色苍黄，甚至腹皮青筋暴露、脐突为典型临床表现。

2）初起脘腹作胀，腹渐胀大，按之柔软，食后尤甚，叩之呈鼓音或移动性浊音。病甚者表现为腹部膨隆坚满，脐突皮亮，腹壁青筋暴露。

3）患者面色多萎黄、颈部及面部可见赤丝红缕，可伴胁腹疼痛、乏力、纳差食少、尿少、黄疸及出血倾向。

（三）辨证要点

1. 辨缓急

鼓胀虽然病程较长，但在缓慢病变过程中又有缓急之分。若鼓胀在半月至一月之间不断进展为缓中之急，多为阳证、实证；若鼓胀迁延数月，则为缓中之缓，多属阴证、虚证。

2. 辨虚实

鼓胀虽属本虚标实、虚实夹杂之证，但虚实在疾病的不同阶段各有侧重。一般说来，鼓胀初起，新感外邪，腹满胀痛，腹水壅盛，腹皮青筋暴露显著，大便秘结，脉有力，多以实证为主；鼓胀久延，外邪已除，腹水已消，病势趋缓，并见肝脾肾亏虚之候，多以虚证为主。

3. 辨气滞、血瘀、水停的主次

以腹部胀满，按压腹部，按之即陷，随手而起，如按气囊等症为主者，多以气滞为主，又称“气鼓”；腹胀大，内有积块疼痛，外有腹壁青筋暴露，面、颈、胸部出现红丝赤缕者，多以血瘀为主，又称“血鼓”；腹部胀大，状如蛙腹，按之如囊裹水，腹部坚满，腹皮绷急，摇动有声，多以水停为主，又称“水鼓”。

【中医鉴别诊断】

（一）水肿病

水肿病与鼓胀病均可见腹胀大、四肢浮肿，因此两者需相鉴别。水肿病是由于脾、肺、肾三脏功能障碍，引起水液代谢异常，泛溢肌肤所致，临床上先出现眼睑、头面或下肢浮肿，渐次出现四肢及全身浮肿，病情严重时才出现腹部胀大，腹壁无青筋暴露等。鼓胀病是由于肝、脾、肾三脏功能失调，气水血瘀积于腹内所致，临床上先出现腹部胀大，病情较重时才出现下肢浮肿，甚至全身浮肿，腹壁多有青筋暴露。

（二）肠覃

肠覃属于妇科疾患，类似现代医学之卵巢囊肿。肠覃重症也可表现为腹部胀大膨隆，故需与之鉴别。两者鉴别要点：肠覃按之腹部包块质地较硬，但可移动，且腹壁无青筋暴露，妇科检查有助诊断。鼓胀初起，腹部尚柔软，叩之如鼓；鼓胀晚期，腹部触之韧，推动困难。

【中医急救处理】

鼓胀在病程后期可能出现血证、神昏等危候，甚至危及患者生命，对应现代医学的肝硬化、胃底食管静脉曲张破裂出血及肝性脑病。

（一）鼓胀并发血证

鼓胀中后期并发呕血、便血等血证，若呕血或便血发病急骤、出血量大，导致亡阴亡阳之脱证，可并发神昏，临床上需多加重视。呕血量大时需禁食并预防窒息。临床上常分为三种证型，即脾虚不摄、阴虚灼络、热盛迫血证。鼓胀后期，脾气亏损，气不摄血，血溢脉外，可见反复呕血、黑便，血色暗淡，伴有神疲乏力，气短懒言，心悸，头晕目眩，面色萎黄或苍白，舌质淡，脉弱等症；治宜健脾益气摄血，方药以归脾汤或黄土汤加减为主，加以三七、仙鹤草、白芨、血余炭、藕节炭、乌贼骨、炮姜炭等固涩止血之品。鼓胀后期，损伤阴血，阴虚火旺，虚火灼伤络脉，导致血溢脉外，可见反复呕血、黑便，血色鲜红，出血量少或中等，伴有口干咽燥，潮热，头晕耳鸣，腰膝酸软，舌质红，苔少，脉细数等症；治以滋阴清热、凉血止血，方药以沙参麦冬汤或玉女煎加减，加三七、白芨、侧柏叶、地榆、藕节炭等清热凉血之品，虚火较甚者，手足心热，酌加知母、地骨皮、白薇等药以滋阴清热。鼓胀中期，湿热内蕴，郁久化火，或暴怒，实火迫血妄行，血溢脉外，可见突然呕血、便血，血色鲜红，出血量大，伴有烦躁，口渴欲饮，便秘，小便黄，舌质红，苔黄少津，脉数或弦数等症；治以清热泻火、凉血止血，方药以犀角地黄汤合黄连解毒汤加减，加白芨、三七、侧柏叶、仙鹤草、藕节炭等清热止血之品。切记不可一见血证，概之为血热或肝火迫血妄行之候，妄投清热凉血止血之品，以免损伤脾胃使虚者更虚。

（二）鼓胀并发神昏

目前对于鼓胀病并发神昏的病机未达成共识，多认为本病是鼓胀后期脏腑功能异常，痰瘀热毒内生，蒙蔽清窍而发。临床上多以醒脑开窍、解毒化湿、疏肝健脾为法进行组方，常配合通腑泄浊之灌肠方，疗效更佳。临床上，亦可配合清开灵、痰热清、醒脑静等中药提取物注射液静滴以及针灸治疗醒神开窍，以提高临床疗效。

【稳定期辨证论治】

（一）治疗原则

鼓胀乃虚实夹杂之证，须辨明虚实，察气血、阴阳、脏腑之损，审气滞、血瘀、水停之轻重。实者根据气血水三者偏盛情况采取行气、活血、利水之法；虚者依据阴阳偏颇，或温补脾肾或滋养肝肾以补虚；同时不忘行气、活血、利水来泻实，补虚不忘泻实，泻实不忘补虚，攻补兼施。

（二）辨证论治

1. 实胀

（1）气滞湿阻

症状：腹大胀满，胀而不坚，胁下痞胀或疼痛，纳食减少，食后胀甚，嗳气，小便短少，大便不爽，矢气夹杂。苔白腻，脉弦。

病机：本证属鼓胀初起，主要为气机阻滞，兼有少量水湿。肝脾不和，气滞湿阻，升降失司，浊气充塞，故腹大胀满，按之不坚；肝失条达，络气痹阻，则胁下痞胀疼痛；气滞于中焦，脾胃运化失职，故纳食减少；食后气滞加剧，故饭后胀甚；胃失和降，气机上逆，故嗳气；气壅湿阻，水道不利，故小便短少。气滞湿阻，枢机不利，传导失司，故大便不爽，矢气夹杂。苔白腻为湿阻之象；脉弦为肝失条达之征。本证若治疗得当，病情较易控制。但若治疗不当，甚至失治误延，水湿不能及时清泄，蓄积于内，则可从寒化或热化，或因气滞日久，瘀血由生，都会使病情进一步加重。

治法：疏肝理气，除湿消满。

方药：柴胡疏肝散合平胃散加减。方中柴胡、赤芍、川芎、香附疏肝解郁；苍术、厚朴、枳壳、陈皮理气和中，除湿消满；合方能疏畅肝经郁滞之气，宣通脾经困阻之湿。尿少者加车前子、泽泻以利小便；泛吐清水者加半夏、干姜和胃降逆散寒；腹胀甚者加木香、砂仁行气消胀。若单腹胀大，面色晦滞，尿黄而少，此气滞夹热，宜用排气饮加白茅根、车前草之类，以理气消胀、清热利水。

（2）**寒湿困脾**

症状：腹大胀满，按之如囊裹水，胸腹胀满，得热稍舒，身重头重，怯寒肢肿，小便短少，大便溏薄。苔白腻而滑，脉濡缓或弦迟。

病机：本证为水湿内蓄，从寒化所致。寒湿停聚，阻滞中阳，水蓄不行，故腹大胀满，按之如囊裹水；寒水相搏，中阳不运，故胸腹胀满；因属寒湿，故得热稍舒；湿性重浊，寒湿上逆或困阻经络，故头重身重；寒湿内阻，阳气不布，故怯寒；寒湿伤脾，兼伤肾阳，气不下行，水湿不得外泄，故肢肿尿少便溏。苔白腻而滑，脉濡缓或弦迟均为水湿内停及有寒之象。本证应温阳散寒、化湿利水。若水湿较重，迁延日久，治疗不当，则可转为虚胀。

治法：温阳散寒，化湿利水。

方药：实脾饮加减。方中以附子、干姜、草果温阳散寒除湿；白术、甘草健脾运湿；大腹皮、茯苓渗湿利水；厚朴、木香宽中理气化湿；合方能使寒去阳复湿自化，气化水行肿自消。若单腹胀大，胸膈胀满，小便不利，此水湿壅滞三焦，可合用廓清饮，以行气消胀利水。

（3）**湿热蕴结**

症状：腹大坚满，拒按，脘腹绷急，外坚内痛，烦热口苦，小便赤涩，大便秘结或溏垢不爽。舌边尖红，苔黄腻或兼灰黑，脉弦数，或见面目色黄。

病机：本证为水湿内蓄从热化之证。湿热互结，水浊停聚，故腹大坚满，脘腹绷急，外坚内痛，拒按；湿热内蒸，迫胆气上逆，故烦热口苦；湿热壅滞肝胆，胆液外溢于肌肤，故见面目发黄；湿热下行，气机不利，故小便赤涩：湿热交结于胃肠，故大便秘结或溏垢不爽。苔黄腻或兼灰黑，舌边尖红，脉弦数，乃湿热壅盛之征。本证经用清热化湿利水之剂，可望获得好转。若久治不愈，邪深伤络，可成肝脾血瘀之证。或治疗不当，或病势发展急骤，亦能伤阴损阳，累及肝肾而成虚胀。

治法：清热利湿，攻下逐水。

方药：中满分消丸加减。方中黄芩、黄连、知母清泄热邪；茯苓、泽泻渗湿利水；枳实、厚朴、陈皮、砂仁宽中行气导滞；白术运脾化湿。合方可起到热清邪退胀消、气畅滞化水泄的作用。若水湿困重，暂用舟车丸攻下逐水，得泄即止。若面目俱黄，可合茵陈蒿汤，清化湿热，导热下行。病势突变，骤然大量吐血、下血，为热迫血溢，证情危重，可用犀角地黄汤加减以凉血止血。又有湿热蒙闭心包，神昏谵语，亦属危候，可用至宝丹，以清热化湿开窍。

（4）肝脾血瘀

症状：腹大坚满，按之不陷而硬，青筋怒张，胁腹攻痛，面色暗黑，头颈胸部红点赤缕，唇色紫褐，大便色黑。舌紫黯或有瘀斑，脉细涩或芤。

病机：本证为肝脾气血瘀阻，经隧络脉不通，水气内结所致。瘀血阻于肝脾脉络之中，隧道不通，致水气内聚而腹大坚满，按之不陷而硬，胁腹攻痛，青筋怒张；瘀血不行，病邪日深，则面色黑；瘀血阻滞孙络，则头面颈胸可见红点或赤缕；阴络之血外溢，渗于肠道则大便色黑。失血则见脉芤，唇色紫褐；舌紫黯或有瘀斑、脉细涩均为血瘀之征。本证属实胀之重症，经用活血化瘀利水之法，可获缓解。若强求速效，过于攻伐，耗气伤阴，便成肝肾阴虚之证。

治法：活血化瘀，行气利水。

方药：化瘀汤加减。方中丹参、当归、红花、桃仁养血活血；牡丹皮、赤芍凉血化瘀；穿山甲、牡蛎软坚破瘀；白术、青皮、泽泻健脾行气利水；合方起到活血化瘀以通络，行气消坚以利水之效。如胀满过甚，体质尚好，能胜任攻逐者，可暂用十枣汤等逐水剂，以导水下行。但须时时注意脾胃之气、不可攻伐太过。未尽之水邪，宜缓缓消之，或攻补兼施，不能强求速效。如病情恶化，由实转虚，可按虚胀论治。

2. 虚胀

（1）脾虚水困

症状：腹部胀满，肠鸣便溏，面色萎黄，神疲乏力，四肢无力，少气懒言。舌苔薄腻，舌质淡胖有齿痕，脉沉弱。

病机：脾居中焦，为运化水湿之枢机，脾虚运化失职，转输失灵，水湿不能泄利，故腹部胀满；水湿内困，水走肠间，故肠鸣；升降失常，清浊不分，则便溏；脾虚气血不足，血不荣色，则面色萎黄；阳气不足，形体失于充养，则少气懒言，神疲乏力，四肢无力。苔薄腻为水湿内停之象；舌质淡，体胖有齿印，脉沉弱为脾气虚弱之征。本证多由实胀过用攻下逐水之剂，损伤脾胃所致，治以培补脾土，渗泄水湿，可使病情逐渐缓解。若治疗不当，病邪日深，正气续败，损及肾阳，便成脾肾阳虚之证。

治法：补脾益气，化湿利水。

方药：加味异功散加减。方中党参、白术补脾益气；白芍柔肝；陈皮、木香、沉香调中行气；茯苓、薏苡仁淡渗利湿。若脾虚夹滞，胸膈满胀，胁肋隐痛，宜用调中健脾丸，以补脾调中、行气消胀。

（2）脾肾阳虚

症状：腹部胀满，入暮较甚，脘闷纳呆，神疲怯寒，肢冷浮肿，小便短少，面色萎黄或㿠白。舌质淡、体胖嫩有齿痕，脉沉细或弦大重按无力。

病机：本证为脾肾阳虚，寒水内蓄之证。脾肾阳气亏虚、寒水停聚，故腹胀满，入夜尤甚；脾阳虚不能运化水谷，故脘闷纳呆；肾阳虚气化不及，则小便短少，不能温运四末则怯寒肢冷；阳虚水湿下注，则下肢浮肿。舌质淡胖有齿痕，脉沉细，或弦大重按无力，均属脾肾阳虚之象。本证治以温补脾肾，散寒利水之剂，部分患者可以获得缓解，带病延年。

治法：健脾温肾，化气行水。

方药：附子理中汤合五苓散化裁。方中用党参、白术、干姜、甘草益气健脾，以温中阳；肉桂、附子补肾壮阳；茯苓、泽泻、猪苓以渗利水湿。合方起到补脾肾、温阳气、散寒邪、利水湿之效。如下肢浮肿、小便短少者，可加服济生肾气丸，以滋肾助阳，加强利水之功。

（3）肝肾阴虚

症状：腹大坚满，甚则青筋暴露，形体消瘦，面色黧黑，唇紫口燥，心烦失眠，五心烦热，齿鼻时有衄血，小便短赤。舌质红绛少津，脉弦细数。

病机：本证多为鼓胀晚期，病久不愈，肝脾两伤，进而伤肾，以致水气停留不化，瘀血不行，故腹大坚满，甚则青筋暴露；气血亏耗，不能荣养肌肤，故形体消瘦；气血不能上荣，瘀阻不行，故面黑、唇紫；阴津不能上承，故口燥；阴虚则内热，虚热扰心则心烦失眠，虚热循经外发，则五心烦热；阴虚火旺，血热妄行，故齿鼻出血；阴虚津少，故小便短赤。舌质红绛少津，脉弦细而数，为肝肾阴亏，热扰营血之象。本证多由于攻下逐水太过，伤津耗液，以致肝肾阴亏。当治以滋肝肾，养阴血，少佐化瘀，力求好转或带病延年。倘若肝肾阴竭，瘀血日甚，突发他变，便成危候。

治法：滋养肝肾，凉血化瘀。

方药：一贯煎合消瘀汤加减。一贯煎能滋肝肾，养阴血；而消瘀汤能化瘀血、消满胀。合方便能起到滋肾清肝、养阴活血、化瘀消胀之效。若内热口干、舌绛少津，可加玄参、麦冬、石斛以养阴清热；午后潮热，加柴胡、地骨皮以退热除蒸；小便短赤，加猪苓、白茅根、通草以养阴利水；若齿、鼻衄血，可加水牛角、茜草炭、牡丹皮、仙鹤草之类，凉血止血；若阴枯阳浮，可加龟甲、生鳖甲、生龙牡之类育阴潜阳；若见神昏谵语，急用紫雪丹、安宫牛黄丸以清营解毒，凉血开窍；若气微血脱，汗出肢厥，脉细欲绝，急用独参汤以扶元救脱。

【疾病的转归和预后】

本病初起多以气滞为主，表现为气滞湿阻证，水湿可从寒化或热化，湿从寒化转化为寒湿困脾证；湿从热化转化为湿热蕴结证，表现为以实为主；水势壅盛之时，水湿阻碍气血，气滞血瘀益甚，呈现肝脾血瘀证。若经治腹水大减或消失，而病迁延不愈，久则寒水伤阳，或过用寒凉，脾阳损伤，而成脾虚水困之候；久病及肾，命门火衰，而成脾肾阳虚之候；热水伤阴，而成肝肾阴虚之候。如复感外邪或过用滋补壅塞之剂，虚胀也可表现出实胀的症状。

本病初期，虽腹胀大，正气渐虚，但若治疗及时，调摄得当，可带病延年。若病至晚期，腹大如瓮，青筋暴露，脐心突起，大便溏，四肢消瘦，则预后不良；若见吐血、便血、神昏、痉厥，则为危象，预后不良。

平时应饮食有节，低盐饮食，忌饮酒，忌生冷、油腻、辛辣、油炸、粗糙、坚硬类食物，避免与血吸虫、疫水、肝毒性物质接触。注意休息，劳逸得当，避免外邪侵袭，病重者以卧床休息为主。保持情绪稳定，避免精神刺激，消除恐惧心理，增强治疗信心。

【中医药防治研究的现代进展】

中医药防治肝硬化腹水的研究临床报道甚多，治疗手段涉及内服方剂、外敷膏药、针刺、耳穴、灸法等诸多方面，其中以内服方剂或联合外敷膏药治疗为主。

2011 年，中华医学会发表《鼓胀诊疗指南》，指南认为鼓胀初起属于肝脾失调，以邪气盛为主；久病肝脾肾损伤，以正虚为主；邪盛标实需辨气、血、水之偏盛；本虚者当分阴阳之不同；证型总结为气滞湿阻、寒湿困脾、湿热蕴结、肝脾血瘀、脾肾阳虚、肝肾阴虚证等六种证型，方药分别以柴胡疏肝散加减、实脾饮加减、中满分消丸合茵陈蒿汤加减、八珍汤或人参养荣丸加减、附子理中丸合五苓散加减、六味地黄丸合一贯煎加减，文中还提及了针刺、脐疗等其他治法。2012 年中华中医药学会脾胃病分会发表《肝硬化腹水中医诊疗规范专家共识意见》，共识认为肝失疏泄、脾失健运、肾失气化是形成鼓胀的关键病机；气滞、血瘀、水停是形成鼓胀的基本病理因素，是本虚标实之证；证型总结为气滞水停证、脾虚水停证、湿热水停证、血瘀水停证、脾肾阳虚水停、肝肾阴虚水停证等六种证型，方剂分别选用柴胡疏肝散合胃苓汤加减、四君子汤合实脾饮加减、中消分满丸合茵陈蒿汤加减、调营汤或膈下逐瘀汤加减、附子理中丸合五苓散加减、一贯煎合猪苓汤加减；在稳定期亦可选择扶正化瘀胶囊、复方鳖甲软肝片、安络化纤丸、和络舒肝胶囊、强肝胶囊、大黄䗪虫丸等中成药；指南中简略提及了中药灌肠、中药敷脐、耳穴治疗、红外肝病治疗仪、药浴等特色治疗；在饮食调摄方面，针对不同证型推荐相应的食疗方。2017 年中华中医药学会脾胃病分会更新了《肝硬化腹水中医诊疗规范专家共识意见》，对比 2012 年共识意见，其证型、治法方药并无太大变化，但夯实了轻、中、重度以及顽固性腹水的中西医治疗策略相关内容，新增了臌症丸中成药治疗胸腹胀满、四肢浮肿、大便秘结、小便短赤之臌症的内容。2017 年，中华医学会肝病学分会发表的《肝硬化腹水及相关并发症的诊疗指南》肯定了安络化纤丸、扶正化瘀胶囊、鳖甲软肝片等中成药对于肝硬化有较好的辅助治疗效果。

国医大师周仲瑛团队介绍了周老治疗鼓胀的主要特色经验，总结了“审时度势，权衡标本缓急，重在治本，同时重视邪实，祛邪要有层次，衰其大半而止”的宝贵经验。他们强调：①鼓胀病位主要在肝、脾，久则及肾，也可涉及肺、心。临床上鼓胀合并胸腔积液者并非少见，鼓胀日久，脾运失常，肾失气化，浊阴上逆，必然影响肺主气化和通调水道功能，可致胸满闷、喘咳诸症；鼓胀后期每多及心，多属湿浊、湿热、瘀热上扰，蒙蔽心窍，导致神昏之变。②鼓胀常有湿热、瘀热、肝风之变。若湿热壅塞中焦肝胆，瘀热在里，则为黄疸；若阴虚血热，络脉瘀损，可致衄血、呕血、便血；若肝肾阴虚，邪从热化，蒸液生痰，内蒙心窍，引动肝风，则见神昏谵语、痉厥等严重征象。③重视阴虚鼓胀。鼓胀阴虚证，多在其他证候缓解后或病程晚期才显露出来。鼓胀若见脾肾阳虚，多为顺候，但临床阴虚型鼓胀最为多见，则多属逆象。鼓胀阴虚，温阳易伤阴，滋阴又助湿，加上临床常见肝肾阴液已经涸竭，而气滞、水停、湿热、瘀热等诸邪炽盛，最易引起肝风挟带痰热，上闭清窍、神明失主，或有动血之变，类似于临床上大量放腹水、导泻或利尿太过、感邪发热等伤阴损液后，极易诱发肝性脑病，临证须当慎重对待。

国家名老中医谌宁生教授将鼓胀（肝硬化腹水）分为五种证型，即①肝郁脾虚型，治以疏肝行气、健脾利湿；处方：柴胡、白术、枳壳、鸡内金各 10 g，白芍、党参、丹参、茵陈、大腹皮、防己各 15 g，生薏苡仁 15 ~ 30 g，甘草 5 g。加减：脾虚纳差加淮山药、莲子；腹胀甚者加炒莱菔子、炒麦芽；气虚甚者加黄芪，重用党参或人参。②气滞血瘀型，治以活血化瘀、行气止痛（兼补气血）；处方：柴胡、当归、制鳖甲、泽兰、茜草、鸡内金各 10 g，赤芍、党参、牡丹皮、生地各 15 g，生黄芪 30 g，甘草 5 g。加减：胁痛甚者加川楝子、延胡索、三七；瘀甚者加桃仁、红花、土鳖虫。③湿热蕴结型，治以：清热解毒、利湿消胀；处方：柴胡、枳壳、栀子各 10 g，赤芍、白花蛇舌草各 30 g，丹参、半枝莲、半边莲、大腹皮、土茯苓、茵陈、滑石各 15 g，甘草 5 g。加减：发热黄疸湿热甚者加龙胆草、板蓝根、水牛角；便秘腹胀里实者加大黄、芒硝、厚朴。④肝肾阴虚型，治以养肝益肾、滋阴利水、兼清湿热；处方：生地、淮山药、泽泻、茯苓、大腹皮各 15 g，枸杞、牡丹皮、山茱萸、淮牛膝、猪苓各 10 g，赤小豆、生薏苡仁各 30 g。加减：苔黄腻湿热明显者加茵陈、栀子、黄柏；有低热（虚热）者加地骨皮、青蒿、知母。⑤脾肾阳虚型，治以补益脾肾，温阳利水。处方：制附片、白术、枸杞、巴戟天、淮牛膝各 10 g，桂枝 10 g（或肉桂 3 g），党参、淮山药、茯苓、大腹皮、泽泻、木瓜各 15 g，车前子 20 g。加减：脾虚纳差明显者加莲子、生薏苡仁、鸡内金；下肢浮肿，咳喘痰湿盛者加防己、桑白皮、葶苈子、白芥子。针对鼓胀之发热、出血、昏迷等并发症辨证施治：①发热：实证发热选用甘露消毒丹或龙胆泻肝汤合犀角地黄汤加茵陈、板蓝根、白花蛇舌草、虎杖等大量清解毒之药，并重用赤芍 50 g 以上凉血化瘀退黄；虚热证，治宜滋养肝肾而清虚火，用知柏地黄汤或青蒿鳖甲汤加减。②出血：轻者可见牙龈出血，鼻衄或皮下瘀斑，宜清热解毒，凉血止血，用丹栀逍遥散加茜草、白茅根、大小蓟等；如火毒内扰，肝胃脉络大伤，症见呕血、便血，宜泻火解毒，凉血止血，可用犀角地黄汤合黄连解毒汤加白芨、乌贼骨、三七等；如症见牙衄，皮下瘀斑少许，久日不消，兼见纳差，便溏，是脾虚不能统血，属虚证，宜补脾摄血，用归脾汤加艾叶、血余炭、藕节炭等。③昏迷：肝性昏迷是晚期肝硬化病情发展的严重阶段，属于鼓胀之变证危候。热毒内陷证选清营汤或清宫汤加郁金、菖蒲、犀牛黄，再选加安宫牛黄丸、至宝丹、紫雪丹等；寒湿瘀阻蒙蔽心窍选用回阳救急汤加远志、菖蒲、麝香，再选加苏合香丸、玉枢丹等。

高风琴等通过对 1995 年至 2005 年文献报道的中医药辨证治疗鼓胀病的证候类型及其分布规律进行总结的基础上，结合自身临床经验，制定鼓胀病的中医辨证规范，并对其院肝胆科 2007 年 3 月至 2008 年 3 月收治的 825 例住院及门诊鼓胀病（病毒性肝炎肝硬化肝功能失代偿期）患者，进行了鼓胀病辨证规范的预测试验。结果提示鼓胀病的主要中医证型为脾虚湿阻型、寒湿困脾型、脾阳虚水停型、肾阳虚水停型、湿热蕴结型、肝脾血瘀型及肝肾阴虚型七个证型，肾阳虚水停型和脾阳虚水停型是鼓胀病难治性腹水的常见的主要证型。

郝明耀等通过收集、检索以及分析古代及现代脐疗治疗鼓胀的相关文献，发现鼓胀的脐疗方法有药物贴敷脐部法、熨脐法、药物浴脐法；辛、苦、甘为脐疗治疗鼓胀常用药味，多归于脾经、肺经、肝经、胃经、肾经；总结古代脐疗治疗鼓胀最常用的药物分别为麝香、艾叶、木香、肉桂、生姜、巴豆、半夏、车前子、甘草和盐，现代脐疗治疗鼓胀最常用的药物分别为甘遂、牵牛子、葱白、肉桂、冰片、大黄、醋、大戟、麝香和黄芪；甘遂-牵牛子为脐疗治疗鼓胀最常用的药对。

彭红叶等通过检索及分析针灸治疗肝硬化腹水的临床研究文献，提出针灸治疗肝硬化腹水取穴以气海、足三里、水分、关元、中脘为主，并形成了以气海、足三里、关元、中脘、三阴交、水分、中极、脾俞、肝俞等为核心的腧穴群；最常选用的经脉为任脉、足太阳膀胱经、足阳明胃经、足太阴脾经、足厥阴肝经。

临床上亦有联合红外肝病治疗仪、耳穴、灸法、中药灌肠等方法治疗鼓胀的临床观察。

【经典病例摘录】

徐妇，年五旬余，孀居十年，肝气郁滞，近因家庭变故，尤增隐忧。始则胸满喘促，继则腹大如箕。其犹子亦知医，认为单腹胀，大进温肾补脾药，扶持正气，企图缓解，相持数月，病仍不解。转而求邻医唐君，又认为腹水，先服五苓散、五皮饮不效，再进子龙丸、廓清饮等亦鲜效。自谓历时已久而病若昔，感觉前途渺茫，不欲再治。然其女若婿不忍坐视其母待毙，商请余治。一舟相迎，薄暮始至。诊脉沉滑带涩，喘迫咳紧，夜不安枕，腹若鼓状，按之中空无物，又罕鸣声，似非积水，右胁下有硬块，触之作痛，舌苔薄黄不燥，饮食可少进，二便如常。此是由气郁日久，积聚不散而成瘕，治当解郁调气。前服逐水药而胀不减，即可证明是气而非水，故治而不效。兹拟以苏子降气汤治其喘胀，三剂胸舒喘平，腹仍大，胁下犹疼。再当行气和血开郁，改予变制心气饮（桂枝、半夏、茯苓、甘草、槟榔、吴茱萸、木通、紫苏子、枳实、桑白皮、鳖甲），加当归、郁金，续进半月，腹胀全消。但右胁肝脏尚肿大，手可触及，已无痛感，更方严氏鳖甲饮子（鳖甲、黄芪、白术、甘草、川芎、白芍、草果、槟榔、厚朴、生姜、大枣、乌梅），加丹参、郁金、青皮、土鳖虫等煎服，兑酒半杯。此方虽治脾脏疟母肿块，略为加减，转用以治肝脏之积，未尝不可，以消瘀攻积理气诸作用则一也。连服十剂，肝脏逐步缩小，已著显效。再用前方研末蜜丸，早晚以甜水酒温送五钱，取缓以消积，使正气不伤，古人早有明言。半月后块尽消，疏归芍六君子汤加鳖甲、黄芪，温补善后，服一月而体健复原。——本医案选自赵守真《治验回忆录》

按：妇人中年丧夫孀居，长期肝气郁滞，近期因家庭变故，肝郁愈甚，木亢侮金、乘土，导致胸满喘促、腹大如箕之症，此乃气臌证，多因情志内伤、愤怒抑郁所致。“诸气膹郁，皆属于肺”，当治以理气解郁。患者因误治，病程日久，气郁愈甚，气滞血瘀，故胁下有硬块及触痛、脉沉滑涩，遂先以苏子降气汤治其气逆喘急。苏子降气汤适用于上实下虚之痰喘证。《医宗金鉴》记载：“若肺虚无风寒所伤，内无痰涎壅塞，惟气逆喘急者，以加减苏子降气汤，降则逆气，则喘自愈。”喘平则再治以行气和血开郁、消瘀攻积理气，气行则血行，气血畅通则胀消痛止。诸症消后，再以扶土抑木之法，健脾益气兼疏肝养血之方善后。

【鼓胀的西医综述】

（一）概述

肝硬化是进行性肝纤维化的晚期阶段，其特征是肝脏结构扭曲和再生结节形成。肝硬化腹水是肝硬化失代偿期患者最常见且严重的并发症之一，发生率可高达 75%。临床上多见腹胀、双下肢水肿、少尿或伴有乏力、食欲减退等，中等量及大量腹水可通过查体发现，少量腹水常需通过影像学检查发现。腹水也是肝硬化自然病程中的重要标志，出现腹水后 1 年病死率约为 15%，5 年病死率约为 45% ~ 85%。腹水的产生与门静脉高压、肾素—血管紧张素—醛固酮系统失衡、其他血管活性物质分泌增加、低蛋白血症、淋巴回流受阻等机制相关。

（二）诊断

1. 症状和体征

患者近期出现乏力、食欲减退或原有症状加重，或新近出现腹胀、双下肢水肿、少尿等表现。查体腹部膨隆甚至腹壁静脉曲张，移动性浊音阳性（腹水量>1500 mL）甚至液波震颤阳性（腹水量>3000 mL）。

2. 影像学检查

最常用、简单、无创、价廉的是超声检查，可以用于判断有无腹水以及确定腹水量，其次为腹部 CT 以及 MRI 检查。

（三）诊治流程与要点

1. 腹水评估

诊断腹水后，要对腹水性质、量以及是否合并自发性腹膜炎进行评估。腹腔穿刺抽取适量腹水进行常规、生化、微生物学以及细胞学检查，通过分析腹水理化性质以及血清—腹水白蛋白梯度（SAAG）可明确腹水性质。无并发症的肝硬化腹水细胞总数<500×10^6/L，如腹水的中性粒细胞计数>250×10^6/L，即使患者无任何症状也须考虑是否合并自发性腹膜炎，而并发结核或肿瘤者以淋巴细胞升高为主。考虑自发性腹膜炎或腹腔感染时，应当在抗感染治疗前对腹水行细菌及厌氧菌培养。SAAG 即血清白蛋白与同日内测得的腹水白蛋白之间的差值，SAAG 与门脉压力呈正相关，SAAG≥11 g/L 常见于各种原因导致的门脉高压性腹水。

2. 腹水分级

①少量腹水（1 级）：只能通过影像学检查才能发现的腹水，一般无腹胀症状，查体移动性浊音阴性，超声下各个间隙深度<3 cm。②中量腹水（2 级）：患者常有中度腹胀和对称性腹部隆起，查体移动性浊音阴性/阳性，超声下腹水淹没肠管，但尚未跨过中腹，深度 3 ~ 10 cm。③大量腹水（3 级）：患者腹胀明显，查体移动性浊音阳性，可有腹部膨隆甚至脐疝形成，超声下腹水占据全腹腔，中腹部被腹水填满，深度>10 cm。

3. 顽固性腹水

国内肝硬化顽固性腹水参考诊断标准：①较大剂量利尿药物（螺内酯 160 mg/d、呋塞米 80 mg/d）治疗至少 1 周，或间断治疗性放腹水（4000 ~ 5000 mL/次）联合白蛋白（20 ~ 40 g/次）治疗 2 周，腹水无治疗应答反应。②出现难以控制的利尿药物相关并发症或不良反应，如急、慢性肾功能损伤，难以控制的电解质紊乱，男性乳房肿大，胀痛等。③排除恶性腹水及窦前性门静脉高压引起的腹水。

（四）治疗

1. 病因治疗

某些情况下，治疗基础肝脏疾病可以治疗患者肝功能代偿不全的可逆性部分，从而改善或消除腹水。这种情况可见于酒精性肝病、自身免疫性肝炎及慢性乙型肝炎病毒所致的肝硬化患者，戒酒、使用糖皮质激素以及抗病毒治疗，可能使肝硬化获得一定程度的逆转。

2. 药物治疗

（1）应用利尿药物

利尿药物是治疗肝硬化腹水的常用药物，临床上常用的利尿药物种类主要包含醛固酮拮抗剂（螺内酯、依普利酮）、袢利尿剂（呋塞米、托拉塞米）、血管升压素 V2 受体拮抗剂（托伐普坦、利伐普坦）等。推荐螺内酯起始剂量为 40 ~ 80 mg/d，以 3 ~ 5 天阶梯式递增剂量，常规用量上限为 100 mg/d，最大剂量不超过 400 mg/d。呋塞米起始剂量为 20 ~ 40 mg/d，3 ~ 5 天可递增至 20 ~ 40 mg/d，常规剂量上限为 80 mg/d，每日最大剂量为 160 mg。

（2）合理应用缩血管活性药物

特利加压素是一种血管升压素衍生物，通过作用于血管平滑肌 V1 受体收缩内脏血管，降低肾素活性，改善肾循环，减轻肝硬化对肾脏造成的损伤，且能够缓解大量放腹水后引起的循环功能障碍。在大量腹腔放液后给予特利加压素联合人血白蛋白可以有效预防大量放腹水后循环功能障碍及肝肾综合征。用法：1 ~ 2 mg/次，每 12 小时 1 次静脉缓慢推注（至少 15 min）或持续静脉点滴，有治疗应答反应则持续应用 5 ~ 7 d；如果无反应，1 ~ 2 mg/次，每 6 小时 1 次静脉缓慢推注或持续静脉点滴，有反应则持续应用 5 ~ 7 d。停药后病情反复，可重复同样剂量。如果无反应，可增加剂量，最大剂量 12 mg/d。米多君为 α1 受体激动剂，可增加肝硬化腹水患者 24 小时尿量和钠排泄，国内缺乏盐酸米多君应用经验。

3. 非药物治疗

腹腔穿刺大量放腹水联合输注白蛋白是临床工作中治疗肝硬化腹水最为常用的策略，可快速改善临床症状，但此治疗也会带来严重的不良反应，如穿刺后循环功能障碍、肝性脑病、心脏功能障碍、低钠血症以及肾功能衰竭等。国外指南推荐每放 1 L 腹水应输注 8 g 白蛋白。经颈静脉肝内门体分流术（TIPS）、腹水浓缩回输、腹腔 α1-引流泵、腹腔静脉 Denver 分流、人工肝、肝移植亦可用于治疗肝硬化腹水。

（五）预后

如腹水出现较为迅速，常有明显诱因，预后较好。如与门静脉高压有关，则对治疗反应较好。腹水发生的原因如为肝衰竭，临床表现为黄疸及肝性脑病，预后差。若合并出现肾功能衰竭、少尿或氮质血症，3 个月病死率为 50% ~ 70%。失代偿期肝硬化患者是肝癌的极高危人群。

（六）护理调摄要点

1. 合理限盐

补钠和限盐一直是肝硬化腹水治疗中争论的问题。限盐是指饮食中钠摄(4 ~ 6 g/d)。若更大程度限制钠的摄入，虽然有利于消退腹水及改善水钠潴留，减少腹水复发风险，但长期限钠会导致患者食欲下降及低钠血症，加重营养不良。严格限钠，血浆低钠时 RAAS 活性增强，尿钠排泄减少，形成难以纠正的恶性循环。研究表明，短期大剂量利尿药物及适当补充盐治疗肝硬化腹水安全有效，因此多数学者认为肝硬化腹水不必严格限制钠的摄入。

2. 营养支持

肝硬化患者每天摄入热量应在2000卡以上，以补充碳水化合物为主，肝硬化低蛋白血症时应补充优质蛋白质及维生素，蛋白质1～1.2 g/(kg·d)，明显肝性脑病时蛋白应限制在0.5 g/（kg・d）内。

3. 避免应用肾毒性药物及扩血管活性药物

非甾体类抗炎药（布洛芬、阿司匹林）可抑制肾脏前列腺素合成，从而减少肾血流灌注，增加急性肾衰竭、低钠血症等风险。ACEI和ARB类药物可引起血压降低、肾功能损伤。氨基糖苷类抗菌药物单用或与氨苄西林、美洛西林、头孢类等抗菌药物联用均可增加肾毒性。造影剂有可能增加肾功能异常患者的肾脏损伤的风险。

第五节

痉病

【疾病概述】

痉病是以项背强急、筋脉拘急、四肢抽搐，甚至口噤不开、角弓反张为主要临床特征的一类疾病。患者在发病前，可有烦躁不宁、两目凝视、口角颤动等先兆症状。本病又称“痉证”“瘛疭”“惊风”“破伤风”“抽搐”“口噤”“子冒”等，通常起病急骤，病情危重，变化迅速。

痉病主要包括西医学的各种原因引起的“脑膜刺激征”等中枢神经系统受损病变。现代医学之流行性脑脊髓膜炎、流行性乙型脑炎、脑血管疾患、脑肿瘤、脑脓肿、脑寄生虫病等脑部疾病，破伤风，手足搐搦症，以及各种热病所致之抽搐、惊厥等，可参考痉病进行辨证论治。

【历史沿革】

痉病的记载，病名描述始见于《五十二病方》，医学理论初见于《内经》，辨证体系始于《金匮要略》，病因病机及治疗在《金匮要略》后逐渐完善，形成完整的理法方药体系。《五十二病方》首次提出外邪致痉的理论，记载的“伤痉”及“婴儿索痉”均为外感邪气致病。“痉者，伤，风入伤，身伸而不能屈”说明伤痉是因伤后，风邪进入伤口，发作时身体抽搐，角弓反张，不能屈身。“婴儿索痉”中提出“索痉者，如产时居湿地久，其背直而口噤，筋挛难以信（伸）”，为产中感湿。《内经》对痉病的阐述亦以外邪致病理论为主。《素问·至真要大论篇》：“诸痉项强，皆属于湿……诸暴强直，皆属于风。”风寒湿邪侵袭人体，壅阻经络而致痉，其中“项强”“强直”皆为痉的典型临床表现。《灵枢·经筋》中阐释病在足太阳之筋可出现“脊反折，项筋急”，病在足少阴之筋出现“痫瘛及痉”，痉病与足太阳膀胱经、足少阴肾经的关系较为密切。《金匮要略·痉湿暍病脉证治》指出，“病者，身热足寒，颈项强急，恶寒，时头热，面赤，目赤，独头动摇，卒口噤，背反张者，痉病也”，描述了痉病发作时的症状，并将表实无汗者及表虚有汗者分为刚痉和柔痉，提出除外感可致痉外，表证过汗、风病误下、疮家误汗以及产后血虚、汗出中风等致筋脉失养也可引发痉，提出瓜蒌桂枝汤、葛根汤、大承气汤为治疗痉证的主方。温病学说的发展和完善，进一步丰富了痉病的病因病机理论。吴鞠通在《温病条辨》中说："六淫致痉，实证也；产妇亡血，病久致痉，风家误下，温病误汗，疮家发汗者，虚痉也；风寒、风湿致痉者，寒痉也；风温、风热、风暑、燥火致痉者，热痉也。"他将痉病的病机概括为虚、实、寒、热四大纲领。《丹溪心法·痉》提出痉病的病因是"气虚有火，兼痰"，认为病机为"有因痰火塞窜经隧，以致津血不荣者"，治则为补气化痰。清代王清任在《医林改错·论抽风不是风》中谓："因其病发作之时，项背反张，两目天吊，口噤不开，口流涎沫，咽喉痰声，昏沉不省人事，以为中风无疑。殊不知项背反张，四肢抽搐，手足握固，乃气虚不固肢体也；口流涎沫，乃气虚不固津液也；咽喉往来痰声，非痰也，乃气虚不归原也；元气既虚，必不能达于血管，血管无气，必停留而瘀，故成气虚血瘀之证。"此在朱丹溪的"气虚致痉"基础上总结提炼出"气虚血瘀致痉"的理论，对于中医论治痉病有一定临床意义。

《内经》奠定了痉证辨证论治的基础，其中主要涉及痉证的病名、病因病机、症状和论治，共有 12 篇及 17 处提及痉证。《素问·气厥论》曰："肺移热于肾，传为柔痓。"在《内经》时期，痉证的命名已分辨刚柔。其中记载痉证的症状，如《素问·热病篇》："风痓身反折"，《素问·厥论》："手阳明、少阳厥逆……痓"，《素问·五常政大论》："赫曦之纪……其病痓"，《素问·六元纪大论》："太阳所至，为寝汗痉"。《内经》提出湿邪、风邪可致痉。如《素问·至真要大论》："诸痉项强，皆属于湿""诸暴强直，皆属于风"，"暴强直"是痉证的主要临床表现，致病因素为风邪。《素问·生气通天论》曰："因于湿，首如裹。湿热不攘，大筋緛短，小筋弛长，緛短为拘，弛长为痿"，同样解释了湿邪为致痉的原因。《内经》提出了针灸治疗方法。《素问·缪刺论》曰："邪客于足太阳之络……刺之从项始，数脊椎侠脊，疾按之应手如痛，刺之傍三痏，立已。"对于"膀胱足太阳也……项如拔，脊痛腰似折"，治法为"盛则泻之，虚则补之，热则疾之，寒则留之，陷下则灸之，不盛不虚，以经取之"；对于"足太阳之筋病，脊反折"，治法为"治在燔针劫刺，以知为数，以痛为输"；对于"足少阴之筋病，主痫瘛及痉"，治法为"治在燔针劫刺，以知为数，以痛为输，在内者熨引饮药"（《灵枢·经筋篇》）。

【中医病因病机归纳】

痉病主要表现为颈项强直、角弓反张、筋脉拘急，常伴有闭窍、动风等症。病位在脑及脏腑经络。病机可分为外感和内伤两部分，外感为风寒湿邪侵袭经络，气血不畅，或热炽动风及热灼津液而痉，外感及内伤的病机均为阴阳失调，阳动而阴液不能濡养所致。

（一）外邪侵袭

风寒湿合邪壅滞脉络，气血运行不利，筋脉拘急而成痉。如《素问·至真要大论》："诸暴强直，皆属于风。……诸痉项强，皆属于湿。"

（二）热盛伤阴

外感热邪，或里热炽盛，消灼津液，引动肝风，风火相煽；或热邪内结阳明，筋脉拘急，或热邪深入营血，窜犯心包，逆乱神明，闭塞经脉，均致筋脉失于濡养，拘急发病。更有感受疫毒之邪，毒损脑髓，为疫痉致窍闭、风动、外脱之危候。如《临证指南医案·痉厥》篇所说："五液劫尽，阳气与内风鸣张，遂变为痉。"

（三）瘀血内阻

久病不愈，气血耗伤，血行不畅，瘀血内阻，筋脉失养而发痉病。

（四）痰浊阻滞

脾虚不能运化水湿，或肝火灼熬津液，或肺气不宣，蒸灼肺津，则痰浊内生。痰浊滞塞经隧，筋脉失养而成痉病。

（五）气血亏虚

素体气血亏虚，或因亡血，或因汗下太过，以致气血两伤，难以濡养筋脉，因而成痉。如《景岳全书·痉证》篇说："凡属阴虚血少之辈，不能养营筋脉，以致搐挛僵扑者。"

总之，痉病为筋脉之病，其发生或因外邪、疫毒、痰浊、瘀血损伤脑髓筋脉，以致窍闭风动；或因气血亏虚，阴津不足，以致筋脉失养而拘急。该病起初多为邪实壅盛，病情迁延则多见虚实夹杂之证。

【中医诊断】

（一）发病特点

不论男女老幼皆可发病。部分类型与季节、环境条件相关。通常起病急骤，病情危重，变化迅速。

（二）临床表现

以颈项筋脉肌肉坚硬僵直，肢体手足拘紧挛急为痉病的基本临床表现。病因不同，又各自具有相应的证类特征。部分危重患者可遗留肢体瘫痪等后遗症。感受风寒湿之邪者，先有恶寒发热，头痛，颈项强直，肢体酸重等症状，随即头痛加剧，四肢抽搐，甚则角弓反张。

感受热邪或疫毒而发病者，可见颈项强直、手足抽搐、角弓反张，常伴有高热、神昏、谵语、烦躁、痰鸣。

体质虚者，因气血亏虚而致病，可出现头目昏眩，手足麻木等先兆症状，四肢抽搐幅度较小，或时而瘛疭，手足蠕动。

瘀血痰浊阻于脑髓经脉，发病前多有持续性头痛，或伴有恶心呕吐，伴有四肢抽搐，角弓反张，可出现复视、失明、肢体截瘫等症状。

风家误下、温病误汗、疮家发汗而致痉者，询问病史为关键。

凡出现持续发痉，面青唇紫，气促而难，脉数急不静，是为气道壅塞之危候，当采取急救措施。

（三）辨证要点

1. 辨外感、内伤

王肯堂在《证治准绳·杂病》中云："外感内伤之邪病痉，治法迥别，不可不辨。"外感发痉多属表证，外邪壅阻经络，气血运行不畅，或邪入里，热盛动风，或热灼津液，筋脉失养而成，痉在体表。内伤发痉，多属虚证，是由阴血不足，筋脉失养，肝风鼓动所致。正虚者当先扶正，治宜滋阴养血。痉证在临床上以阴伤血少者为多见，所以在治疗上滋养营阴是不可忽视的一环。

2. 辨虚实

实证可见颈项强直，角弓反张，四肢抽搐频繁有力且幅度较大；而虚证则见瘛疭，蠕动，抽动幅度小，神疲乏力、倦怠等症。

3. 辨预后

痉证起病急骤，传变迅速，痉后清醒者，一般预后良好；痉后仍有神昏、不省人事者，预后则较差。疾病过程中若出现口唇发绀，鼻息微弱，大汗淋漓，多为疾病危象。

【中医鉴别诊断】

（一）痫证

痉证和痫证均可见筋脉拘急、四肢抽搐等。痫证是发作性的神志异常疾病，其发作有轻重不同，临床特点为发作时多突然仆倒，昏不知人，四肢抽搐，两目上视，口吐涎沫，口中发出异响，苏醒后抽搐停止，醒后一如常人；患者既往多有反复发作史。而痉病见于多种疾病过程中，其四肢抽搐，项背强急等症状需积极干预方可恢复；患者既往无反复发作史。《医学从众录·痉病》："痉者，强直反张之象也。痫者，猝然昏扑，筋脉瘛疭，口角流涎，或作牛马猪羊鸡之声，后人分为五痫是也。"

（二）破伤风

破伤风又称"金疮痉"，为痉证的一种，病因、治疗方法与痉证不同。破伤风因金创破伤，伤口不洁，感受风毒之邪，发病多起于头面部，可见典型苦笑面容，筋脉拘急，蔓延至四肢或全身。痉病可发生于多种疾病病程中，无金创史。

（三）中风

二者均可见筋脉拘急，但中风可见昏扑倒地，不省人事，口眼歪斜，半身不遂，言语謇涩，清醒后多有肢体偏瘫等后遗症。而痉证以项背强急、四肢抽搐，甚至角弓反张为主要症状，患者清醒后一般无后遗症。

【中医急救处理】

痉病当属危急重症，疾病发展初期应以改善神昏窍闭、筋脉拘急为主要任务。根据疾病发生特点、临床表现等辨证论治，急则治其标，可采用内服及外治法进行中医急救处理。治法可采用祛风散寒、燥湿解毒，或清肝潜阳、息风解毒，或清热泄胃、存阴止痉，或清心凉血、开窍止痉，或祛风祛痰、息风镇痉。急症多为实证。

（一）分证论治

1. 邪壅经络证

症状：颈项强直，头痛，恶寒发热，肢体酸楚沉重，舌质淡，苔白腻，脉浮紧或脉弦紧。

病机：足太阳膀胱经，以目内眦上额、交巅，入络脑，历颈项，循背部之夹脊，而下走足外廉的后侧。风寒湿邪侵于肌表，毒邪壅塞经络，若太阳经血不足，寒邪乘虚侵入，寒主收引，故随太阳经所过部位拘挛，而出现头痛，项强或背部反张等刚痉症状；太阳经气上逆，故见目赤足寒；太阳主一身之表，表寒外束，故见发热，恶寒，无汗，舌苔薄白；脉浮紧或脉弦紧为血虚受寒的征象。

治法：散寒解肌，和营燥湿。

方药：羌活胜湿汤或葛根汤。羌活胜湿汤：羌活、独活、防风、藁本、川芎、蔓荆子、生甘草。葛根汤：葛根、麻黄、桂枝、生姜、炙甘草、芍药、大枣（擘）十二枚。临证加减：背强强直显著，加瓜蒌根、桂枝、生姜、白芍、生甘草、大枣祛风柔筋；湿浊明显，加白芥子、胆南星、海风藤、威灵仙、苍耳子化湿降浊通络；口渴汗多明显者，加用知母、石膏清气分热。

2. 阳明热盛证

症状：发热，胸闷，口噤齿，项背强直，角弓反张，手足挛急，腹胀便秘，小便短赤，口干咽燥，心烦急躁，神昏谵语，舌红，苔黄腻，脉弦数或脉沉实有力。

病机：热邪聚于阳明气分，邪正相争，故发热；阳明燥热内结，腑气不通，故便秘、小便短赤，胸腹满闷；热邪耗津，筋失濡润，故出现牙关紧急、卧不着席、两脚挛急等筋脉紧张的症状；舌红，苔黄腻，脉弦数或脉沉实有力，为阳明热结之象。

治法：泻热存阴，通腑下结。

方药：白虎汤合增液承气汤加减。石膏、知母、大黄、玄参、麦冬、生地黄、芒硝、甘草。临证加减：发热明显，加用金银花、连翘清气分热；身热尽退、食欲减退、口燥咽干甚者，可用益胃汤加薏苡仁、山药、谷麦芽养胃生津，健脾化湿；胸膈灼热如焚，唇焦咽燥，烦渴身热，便秘，舌红，苔黄燥者，用凉膈散清上泄下；温病邪热内传营血，热盛动风，壮热，神志昏迷，口噤抽搐，角弓反张，舌红绛，苔黄燥者，宜用羚角钩藤汤凉肝息风、清热透窍；神昏谵语者可加服安宫牛黄丸或至宝丹清热解毒开窍；热盛发痉，舌干少苔，脉虚数者，加用大定风珠滋阴息风。

3. 心营热盛证

症状：烦躁，甚则高热神昏，项背强急，四肢抽搐，角弓反张，舌红绛，苔黄，脉数。

病机：热邪炽盛，故见发热；热入心营，神明受扰，故见神昏，烦躁；热灼津液，筋脉失养，故见项背强急，四肢抽搐，角弓反张；舌红绛，苔黄，脉数均为心营热盛之征象。

治法：清心凉营，泄热开窍。

方药：清营汤加减。水牛角、莲子心、淡竹叶、连翘、玄参、生地黄、麦冬。临证加减：烦躁明显，加牡丹皮 15 g、栀子 10 g、石膏 30 g、知母 15 g 清热泻火；四肢抽搐、角弓反张，加全蝎、蜈蚣、蝉蜕息风止痉；神昏谵语，躁动不安，四肢抽搐，角弓反张，加用安宫牛黄丸、至宝丹或紫雪丹清热解毒，醒神开窍。

4. 痰浊阻滞证

症状：神情呆滞，项背强急，四肢抽搐，脘闷呕恶，吐痰涎，舌苔白腻，脉滑或弦滑。

病机：痰浊上蒙清窍，故见神情呆滞；痰浊阻于中焦脾胃，故见脘闷呕恶，吐痰涎；经络阻塞，筋脉失养，故见项背强急，四肢抽搐；舌苔白腻，脉滑或弦滑均为痰浊阻滞之征象。

治法：涤痰开窍，息风止痉。

方药：导痰汤加减。法半夏、陈皮、枳实、茯苓、甘草、制天南星、生姜。临证加减：痰浊化热，身热烦躁，加黄芩、天竺黄、竹茹、青礞石清热涤痰；痰浊上壅，蒙蔽清窍，突然昏厥抽搐，加用安宫牛黄丸或至宝丹或紫雪丹化浊开窍，豁痰开窍。

（二）针刺急救法

邪客经络，壅塞不通者，取穴太溪、三阴交、太冲、外关透内关、曲池、膈俞、大椎、大包、丰隆。太溪、三阴交用补法；余穴针用平补平泻法，持续行针 5 ~ 10 分钟后出针。伤阴、耗津、动风者，取穴曲池、大椎、行间、少府、阳陵泉、丰隆、人中、十二井穴、十宣。十二井穴、十宣针刺放血，每穴 2 ~ 3 滴；人中刺向鼻中隔，以眼球湿润为度，留针 20 分钟；余穴皆用泻法，持续行针 5 ~ 10 分钟后出针。

（三）中成药

可选用“凉开三宝”，即开窍剂中的安宫牛黄丸、紫雪丹、至宝丹。安宫牛黄丸可清热开窍，豁痰解毒，适用于温热病邪热内陷心包；紫雪丹可清热开窍，息风止痉，适用于温热病，邪热内陷心包、热盛动风证；至宝丹可清热开窍，化浊解毒，适用于中暑、中风及温病痰热内陷心包证。《温病条辨》：“大抵安宫牛黄丸最凉，紫雪次之，至宝又次之。”亦可选用清热镇痉散，适用于神昏谵语，牙关紧闭，颈项强直，手足抽搐等温热内闭之证，方由羚羊角、僵蚕、蝎尾、蜈蚣、雄黄、琥珀、天竺黄、朱砂、牛黄、麝香等组成。

（四）中药注射液

可选用清开灵注射液、喜炎平注射液、复方板蓝根注射液等。

（五）单方验方

1）九里香叶 15 ~ 30 g，金银花（全草）30 ~ 60 g，狗肝菜（全草）30 ~ 60 g，或大青叶 30 ~ 60 g。水煎服，每日 1 剂。用于阳明热盛者。

2）板蓝根 30 g，金银花 30 g，石膏（先煎）30 g，石菖蒲 10 g，郁金 10 g。水煎服，每日 1 剂。用于阳明热盛者。

（六）中药灌肠

症见神昏肢厥，牙关紧闭，大便秘结者，可用通腑泻热类中药灌肠。药用大黄 30 g、芒硝 9 g、玄参 15 g、甘草 6 g，保留灌肠，直至热退便通。

（七）取嚏法

昏厥不省人事，牙关紧闭者，可用通关散。细辛、苦参、猪牙皂、薄荷、麝香等，研磨细粉吹鼻取嚏，开窍醒神。

【稳定期辨证论治】

（一）瘀血留滞证

症状：头部刺痛，形瘦神疲，舌紫黯，见瘀点、瘀斑，脉细涩。

病机：久病不愈，邪气入络，以致气血不畅。瘀血阻于清窍，则头部刺痛；瘀血阻滞经络，则筋脉失于濡养，故见项强抽搐；形瘦神疲，为久病体虚的征象；舌质紫黯，见瘀点、瘀斑，脉细涩，为瘀血的征象。

治法：活血化瘀，通络行气。

方药：通窍活血汤。赤芍、川芎、桃仁、红枣、红花、老葱、鲜姜、麝香。临证加减：瘀热较重者，加生地黄、牡丹皮凉血退热；形瘦神疲，久病体虚者，加党参、山药补气健脾。

（二）气血亏虚证

症状：四肢挛搐，项背强直，形瘦神疲，面色萎黄，短气自汗，头昏目眩，舌质淡，苔薄，脉沉细。

病机：患者素体虚弱，或经汗下太过，或失血过多，或在大病之后，气血亏损，不能温养筋脉，故四肢挛搐、项背强直；气血不足，故形瘦神疲、面色萎黄；气虚卫外不固，故短气自汗；血虚不能上奉头目，故头昏目眩；舌质淡苔薄少、脉沉细，为气血亏损的征象。

治法：补气益血，柔筋缓痉。

方药：人参养营汤。人参、当归、黄芪、白术、茯苓、肉桂、熟地黄、五味子、远志、陈皮、白芍、甘草。临证加减：腹胀、嗳气，陈皮用量增加，还可加山楂、神曲理气消积；失眠、多梦、心悸，加酸枣仁、龙骨镇静安神。

【疾病的转归和预后】

痉病的转归及预后，与证候类型及治疗是否及时得当密切相关。凡感受风寒湿邪或热邪炽盛而引起的痉证，属外感发痉，多属实证。此时正气未虚，只要治疗得当，可较快控制病情。若寒湿郁久化热，则转为瘀血、痰浊，属病情进一步发展。热盛伤阴致痉，或热毒内陷，每致痉厥互见，病情凶险，危及生命。因虚致痉，病势一般不似实证之迅疾，可缓调治本。但在气血亏虚的基础上，每易感受外邪，此时则又属虚中有实、本虚标实，需当明察。至于由瘀血内阻或痰浊阻滞而致的痉病，一般多在久病以后发生。瘀血、痰浊虽为实邪，但多属本虚标实。此外，从病机上看，内伤发痉可以感受外邪而变为外感发痉。外感发痉久治不愈，最后亦能导致内伤发痉。内伤发痉预后一般较差，应细察病机，审慎调治。根据临床规律，痉病如见口张目瞪，昏昧无知，为肝脾精竭；若见戴眼反折，遗尿，为肝肾精液耗散；若见手足瘛疭，汗出如油如珠，为热毒内耗心营，心液外脱；若加之角弓反张，为肝之精血耗绝，筋脉失养，均属预后不良的征象。

痉病的预防在于积极治疗原发疾病。患者须住院治疗，专人护理。急性期要注意休息，病室环境要保持安静，光线柔和，尽量减少搬动和惊扰患者。发痉时须防止口腔异物堵塞气道和意外损伤。及时吸氧、吸痰、翻身，细心地做好气管切开后的护理。神昏抽搐者须注意观察瞳孔变化、生命体征变化情况，以助判断病情。配合支持疗法，确保营养及水分的补充，高热期饮食以碳水化合物为主，少量蛋白质与脂肪，宜清淡。注意皮肤护理，严防压疮发生。

恢复期患者可根据疾病的恢复情况，逐渐增加运动量，劳逸结合，以强身健体、培补元气，注意卫生情况，室内保持通风，保持适宜的温度及湿度。注意调畅情志，保持乐观心态，医务人员应注意观察患者的情志变化，帮助患者树立信心，战胜疾病。流行性脑病发病季节可用食醋熏蒸，艾叶、苍术、雄黄等烟熏，内服金银花、板蓝根等清热解毒药。

【中医药防治研究的现代进展】

流行性乙型脑炎属中医“疫痉”范畴。随着我国疫苗的普及，从20世纪50年代开始疫痉基本得到控制。随着中医急救体系的完善，中医疫痉的辨证论治体系出现质的飞跃，在治疗上把握病机证候，遣方用药讲究病证结合。中医药在防治传染性疾病上发挥了巨大作用，在一定程度上阻断疾病传播，提高临床疗效，降低病死、病残率。

20 世纪 20 年代末，上海出现了脑膜炎的流行，沪上名医提出“痉瘟”“伏瘟”“疫痉”等病名。20 世纪 50 年代至 70 年代，我国经历三次乙型脑炎大流行，中医参考疫痉的辨证论治体系，取得了显著的疗效。蒲辅周指出，乙型脑炎“以病因而论属疫病之气为祟，以症状而论属痉病的范畴”，提出乙型脑炎可称为“疫痉”；王永炎总结疫痉的治疗体会，将疫痉与西医的“流行性乙型脑炎”联系起来，认为可参考流行性乙型脑炎的中医诊治经验对疫痉进行辨证。

疫痉的病位主要在脑，其次在脏腑经络，病机为毒损脑髓。江育仁认为乙型脑炎是因暑温邪毒兼挟风邪、湿邪伤人而发病，其中热、痰、风是病机的关键，乙型脑炎常未见卫气之证即见营血之证，主要病机为热、痰、风、惊，热、痰、风三者可相互转化，病程分为初、中、后三期，初、中期以实证为主，后期以虚为主或虚中夹实。何世英认为乙型脑炎与中医学温病中的暑温证和湿温证类似，辨证的第一要务是确定偏热还是偏湿，其次是辨病势，以卫气营血辨证为依据，辨清疾病的轻重、深浅和病理阶段。

在治疗方面，泄热解毒通络为疫痉急性期的基本治则。本病临床以高热、神昏、热厥症状为主、为重、为急，暑湿热毒为主要致病因素，故清暑泄热、解毒通络为治疗的主法。郭可明善用白虎汤加减，主张石膏生用、重用，合用天花粉补阴，提出温病脉多数，强调白虎汤当用则用，不可顾虑，以免延误时机。乙型脑炎若反复出现抽搐不止，是病情危重的表现，可能出现呼吸衰竭的症状，甚至危及生命。治疗时可用全蝎、蜈蚣、僵蚕、蝉蜕、天麻、钩藤等镇痉息风药物，对乙型脑炎整个病情亦至关重要。热邪是产生风与痰的根本，故有“治风先治惊，治惊先治痰，治痰先治热”之说，消除热邪当以清、下两法为主，恰当地运用清热、通腑是治疗本病的关键环节。生石膏为清里热之要药，能达到里热清、痰浊除、惊风止的效果；而通腑泻下，首推生大黄、芒硝。特别是前者，泄热通腑，使热毒从肠道排出，釜底抽薪，速降热毒之势。

疫痉治疗中注意解毒、祛湿，毒热内郁时注重下法，这些是提高疗效的关键环节。由于疫毒是本病之源，病情变化迅速，脑髓受损为病之主，引发脏腑经络病变为病之标，因此，育阴柔肝、益气敛阴、凉血活络、解痉宣窍、扶阳救逆虽为治疗的常用之法，但早期及时予以清解毒热，控制变证，才能充分显示中医药的疗效优势，为下一步治疗提供条件。在本病的后期，虽阴湿不盛，但湿滞筋脉，致使肢体关节功能障碍，亦必须以利湿通络之法与养阴清热同用，才能使肢体关节功能逐步康复。本病初起即见高热、烦渴等里热亢盛的气分症状或气血两燔和热陷营血的症状，往往由于热、痰、风三者相互交织，热盛生风，炼液生痰，痰盛生惊。

【经典病例摘录】

患者李某，女，67 岁，因“反复抽搐 10 余天，加重 10 余小时”入院。

症见：频繁抽搐，烦躁不安，咳嗽，咳白色泡沫痰，气促，胸闷，恶心，纳差，夜寐欠安，大小便正常，舌淡，苔白，边有齿痕，脉沉弦数。

既往史：既往有“高血压”“慢性支气管炎”“肺心病”等病史，入院 10 余天前出现心悸，牙关发紧，四肢强直，手足抽搐，呼吸困难，咳嗽，气促，抽搐反复发作等症，发病时无意识，入院完善脑电图排除癫痫发作，头颅 MRI 未见占位性病变，予以镇静药物解痉。

中医诊断：痉病（痰浊阻滞证）。

治法：涤痰开窍，息风止痉。

方药：导痰汤加减。

法半夏 12 g　陈皮 15 g　枳实 20 g　茯苓 20 g

生甘草 10 g　制天南星 10 g

服完 1 剂后患者未再抽搐。

按：本方乃二陈汤去乌梅，加制天南星、枳实而成。方中主药制天南星燥湿化痰，祛风散结，枳实下气行痰；法半夏燥湿化痰，陈皮利气降痰，茯苓渗湿化痰，使以甘草益气和中止咳。诸药合用，燥湿化痰，理气和中。痉证要注意初起以实证为主，注意清除实邪，结合脉证灵活加减。

【痉病的西医综述】

西医学中表现为抽搐、惊厥、肌张力增高的各种神经系统疾病和具有脑膜刺激征特点的疾病，均可以“痉证”论治。其中有中枢系统感染的传染性疾病被称为“疫痉”。

脑膜刺激征为脑膜受激惹的典型体征，主要见于脑膜炎、蛛网膜下腔腔内异物刺激、颅内压增高。①脑膜的炎症刺激，如流行性乙型脑炎、流行性脑脊髓膜炎、结核性脑膜炎、化脓性脑膜炎、真菌性脑膜炎、梅毒性脑膜炎、钩端螺旋体性脑膜炎、脑脓肿、脑血栓性静脉炎等；②蛛网膜下腔内异物刺激，如脑出血、蛛网膜下腔出血、白血病时白细胞浸润、脑肿瘤、鞘内及脑池内药物注射；③各种原因引起的颅内压增高；④其他，如多发性硬化症、无菌性脑膜炎、变态反应性脑膜炎等。

【流行性乙型脑炎的西医综述】

（一）概述

流行性乙型脑炎简称乙脑，也称日本脑炎，是由乙型脑炎病毒引起的以脑实质炎症为主要病变的中枢神经系统急性传染病，经蚊虫传播，主要分布在亚洲地区，常于夏秋季流行，临床上以高热、意识障碍、抽搐、病理反射及脑膜刺激征为特征，病死率高达20%～50%。

重症者伴中枢性呼吸衰竭，是死亡的主要原因，可有后遗症。预防措施主要为灭蚊、防蚊及接种乙型脑炎疫苗。

乙型脑炎病毒属于虫媒病毒黄病毒科，为单股正链RNA病毒。该病毒易被常用消毒剂所杀灭，不耐热，100℃2分钟或56℃30分钟可被灭活，对低温和干燥抵抗力较强，冰冻干燥条件下可保存数年。乙型脑炎病毒为嗜神经病毒，在细胞质内可繁殖，可在乳鼠脑组织、鸡胚、猴肾细胞和Hela细胞中生长繁殖，在蚊虫体内繁殖的适宜温度为25℃～30℃。

流行性乙型脑炎为人畜共患病，人与许多动物（如猪、牛、马、羊、鸡、鸭、鹅等）都可为传染源。人感染乙型脑炎病毒后，病毒载量少、持续时间短，人并非主要传染源。家畜、家禽和鸟类可感染该病毒，仔猪在流行季可全部被感染，猪感染后病毒载量高、持续时间长，猪是本病的主要传染源。病毒通常在蚊—猪—蚊等动物间循环。在人感染乙型脑炎流行前1～2个月可先在家禽中流行，通过检测猪的感染率可预测人群中的感染态势。蝙蝠也是本病的传染源和长期储存宿主。

乙型脑炎主要通过蚊叮咬传播。库蚊、伊蚊和按蚊的某些种类都能传播本病，其中三带喙库蚊是主要传播媒介。三带喙库蚊是最重要的蚊种之一，对人畜危害均大，是携带病毒率最高的蚊种。家禽圈中三带喙库蚊最多，叮咬感染乙型脑炎病毒的动物（尤其是猪）后，病毒进入蚊体内迅速繁殖，然后移行至唾液腺，并在唾液中保持较高浓度，经叮咬将病毒传给人和动物。蚊是传播媒介和长期储存宿主。被感染的候鸟、蠛蠓、蝙蝠也是乙型脑炎病毒的越冬宿主。

乙型脑炎病毒人群普遍易感，感染后多数呈隐性感染，显性与隐性感染之比为1∶（300～2000），感染后可获得较持久的免疫力。病例主要集中在10岁以下儿童，以2～6岁组发病率最高，大多数成人因隐性感染而获得免疫力，婴儿可从母体获得抗体而具有保护作用。

东南亚和西太平洋地区是乙型脑炎的主要流行区，我国除东北、青海、新疆及西藏外均有本病流行，农村地区发病率高于城市。随着疫苗的广泛接种，我国的乙型脑炎发病率已逐年下降。

（二）主要临床表现

感染病毒后是否发病及引起疾病的严重程度一方面取决于感染病毒的数量及毒力，而更重要的则是取决于人体的免疫力。临床分型可分为轻型、普通型、重型、极重型（暴发型）。

1. 轻型

发热在 38 ℃～39 ℃，神志清楚，轻度嗜睡，无抽搐，头痛及呕吐不严重，脑膜刺激征阴性。5～7 日可恢复。

2. 普通型

发热在 39 ℃～40 ℃，嗜睡或浅昏迷，伴有头痛、呕吐，偶有抽搐及病理反射阳性。脑膜刺激征较明显。病程 7～14 天，多无恢复期症状。

3. 重型

发热在 40 ℃以上，可出现意识障碍（如昏睡或浅昏迷），反复或持续抽搐，浅反射消失，深反射先亢进后消失，病理反射阳性，有神经定位症状和体征（如肢体瘫痪或呼吸衰竭）。病程在 2 周以上，恢复期有精神异常、瘫痪、失语等症状，部分患者留有后遗症。

4. 极重型（暴发型）

起病急骤，体温于 1～2 天内升至 40 ℃以上，反复或持续性强烈抽搐，伴深度昏迷，迅速出现中枢性呼吸衰竭及脑疝等。多在极期死亡，幸存者常有严重后遗症。

典型的临床表现分为四期，分别为初期、极期、恢复期及后遗症期。初期为病程的 1～3 天，可表现为发热，伴有头痛、纳差、恶心呕吐、嗜睡，少数出现神志淡漠和颈项强直。极期为病程的第 4～10 天，可出现高热，意识障碍，惊厥或抽搐，呼吸衰竭，循环衰竭，以及其他神经系统症状和体征。其中高热、抽搐和呼吸衰竭是乙型脑炎极期的严重表现，三者互相影响，呼吸衰竭是引起死亡的主要原因。恢复期患者体温逐渐下降，神经系统症状体征日渐好转，一般可在 2 周左右完全恢复，重型患者需 1～6 个月。后遗症期主要表现为失语、肢体瘫痪、意识障碍、精神失常和痴呆等，癫痫后遗症可能伴随终身。

（三）诊断

1. 流行病学史

本病有明显的季节性（夏秋季），10 岁以下儿童多见。近年来因疫苗普及，成人病例有增加的趋势。

2. 症状和体征

起病急骤，高热、头痛、呕吐、意识障碍、抽搐，病理反射及脑膜刺激征阳性等。

3. 实验室检查

血常规提示白细胞、中性粒细胞、淋巴细胞升高，部分患者血常规始终未见异常。脑脊液压力增高，外观无色透明或微混，白细胞计数增多，分类早期以多核细胞占多数，以后以单核细胞占多数，氯化物正常，糖正常或偏高。少数病例病初脑脊液检查正常。临床早期可使用 ELISA 法检测血清和脑脊液中特异性 IgM 抗体，以明确诊断；恢复期血清中抗乙型脑炎病毒 lgG 抗体或中和抗体滴度比急性期有大于 4 倍升高者，或急性期抗乙型脑炎病毒 IgM/IgG 抗体阴性，而恢复期阳性者，或乙型脑炎病毒抗原、特异性核酸阳性者均可确诊。

结合患者的流行病学史、临床症状体征和血常规及脑脊液检查结果，即可诊断。血清或脑脊液中特异性 IgM 抗体阳性可以诊断。

（四）诊治流程与要点

目前尚无特效的抗病毒治疗药物，早期可试用利巴韦林、干扰素等进行抗病毒治疗。应采取积极的对症和支持治疗，维持体内水和电解质的平衡，密切观察病情变化，注意处理好高热、抽搐，控制脑水肿和呼吸衰竭等危重症状，降低病死率和减少后遗症的发生。

1. 一般治疗

患者应隔离治疗，病房应有防蚊和控温设备，室温控制在 30 ℃以下。注意口腔和皮肤清洁。昏迷患者应定时翻身、侧卧、拍背、吸痰，以防止继发性肺部感染和压疮的发生，还要注意防坠床及舌咬伤。成人每天补液约 1500 ~ 2000 mL，儿童每天约 50 ~ 80 mL/(kg · d)，控制输液量及输液速度，防止脑水肿发生，并酌情补充钾盐，纠正酸中毒，维持电解质稳定。昏迷者可采用鼻饲。

2. 对症治疗

高热、抽搐及呼吸衰竭是危及患者生命的三大主要症状，且互为因果，形成恶性循环。高热增加耗氧量，加重脑水肿和神经细胞病变，使抽搐加重；抽搐加重缺氧，导致呼吸衰竭，并进一步加重脑组织病变，使体温升高。因而及时控制高热、抽搐及呼吸衰竭是抢救乙型脑炎患者的关键。

（1）高热

物理降温为主，药物降温为辅，同时降低室温，使肛温保持在 38 ℃左右。

1）物理降温：包括冰敷额部、枕部和体表大血管部位，如腋下、颈部及腹股沟等处，用酒精或温水擦浴，冷盐水灌肠等。降温不宜过快、过猛。

2）药物降温：适当应用退热药，应防止用药过量致大量出汗引起循环衰竭。

3）冬眠疗法：持续高热伴抽搐者，以氯丙嗪和异丙嗪每次各 0.5 ~ 1 mg/kg 肌注，每 4 ~ 6 小时 1 次，一个疗程为 3 ~ 5 天。用药过程中注意保持呼吸道通畅，密切观察生命体征变化。

（2）抽搐

注意分析病因，镇静止痉。

1）因高热所致者，以降温为主。

2）因脑水肿所致者，以脱水、降颅压治疗为主，可用20%甘露醇每次1～2 g/kg静脉滴注或推注（20～30分钟内）。根据病情可每4～6小时重复使用，必要时可合用50%高渗葡萄糖、呋塞米、肾上腺皮质激素静脉注射。也可采用其他降颅压药。

3）因脑实质病变引发的抽搐或惊厥，可使用镇静剂。首选地西泮，成人每次10～20 mg，儿童每次0.1～0.3 mg/kg（每次不超过10 mg），肌注或缓慢静脉注射；或水合氯醛鼻饲或灌肠，成人每次1～2 g，儿童每次60～80 mg/kg（每次不超过1 g）；也可用亚冬眠疗法。巴比妥钠可用于预防抽搐，成人每次0.1～0.2 g，儿童每次5～8 mg/kg，注意该药的蓄积作用。

（3）呼吸衰竭：积极对因治疗

1）可通过吸氧来纠正患者的缺氧状态，可选用鼻导管或面罩给氧。

2）因脑水肿所致呼吸衰竭者应加强脱水治疗。

3）因呼吸道分泌物阻塞者，应加强吸痰、定时翻身拍背，可雾化吸入化痰药物和糖皮质激素，必要时加用抗生素抗感染；通过纤维支气管镜吸痰。病情危重者，可采用气管插管或气管切开建立人工气道。如有基础疾病，病情进展快，可适当放宽气管切开指征。

4）有呼吸表浅、节律不齐或发绀等中枢性呼吸衰竭表现时，可使用呼吸兴奋剂，首选洛贝林，成人每次3～6 mg，儿童每次0.15～0.2 mg/kg，肌注或静注；亦可选用尼可刹米，成人每次0.375～0.75 g，儿童每次5～10 mg/kg，肌注或静脉滴注。

（4）循环衰竭常与呼吸衰竭同时出现

使用血管扩张剂可改善脑微循环、减轻脑水肿、解除脑血管痉挛和兴奋呼吸中枢。根据患者情况可选用强心剂、升压药，维持电解质稳定。

3. 恢复期及后遗症期的治疗

对于重型和极重型患者，恢复期及后遗症期要加强护理，注意言语、吞咽和肢体功能锻炼，可结合现代康复训练、中医中药、高压氧治疗等。

（五）预后

研究表明，深度意识障碍、中枢性呼吸衰竭及脑脊液蛋白含量是影响乙型脑炎患者预后的重要因素。轻型、普通型一般预后尚可，重型、极重型可能出现不同程度的后遗症，极重型可能出现中枢性呼吸衰竭，病死率极高。

（六）护理调摄要点

恢复期及后遗症期应加强护理，防止继发压疮或感染，需进行语言、智力、吞咽和肢体功能锻炼，结合中医康复及现代康复进行恢复期及后遗症期的治疗。

第七部分

中医脑系疾病证治

第一节

眩晕

【疾病概述】

眩晕是以头晕目眩为主症的一类病症的总称。眩即眼花，晕即头晕，二者常常同时并见，故称眩晕。患者有明显的外物或自身运动感，如旋转、晃动、偏斜等，轻者闭目即止，重者如坐舟车，甚至不能站稳，或兼见恶心、呕吐、汗出、晕倒等症状，可反复发作。

眩晕不是一种疾病，而是某些疾病的症状，是最常见的临床综合征，常涉及现代医学的多种病症，如椎—基底动脉供血不足、颈椎病、梅尼埃病、高血压、低血压、阵发性心动过速、房室传导阻滞、贫血、前庭神经元炎、脑外伤后综合征等。临床以眩晕为主要表现的疾病，或某些疾病过程中出现眩晕症状者，均可参考本节有关内容进行辨证论治。

【历史沿革】

眩晕的记载最早可以追溯到先秦时期。殷墟出土的甲骨文中就有“疾亡旋”“旋有疾王”的记录，疾、旋即中医的眩晕症。《晋书·山涛传》：“臣耳目聋瞑，不能自励。”瞑，眼睛昏花。《庄子·徐无鬼》：“予少而自游于六合之内，予适有瞀病。”瞀病即头目眩晕的病症。就连《山海经》中也有眩晕的记载。《山海经·西山经》：“食之不眴目。”眴，通眩。《内经》中亦有大量关于眩晕的记载。《素问·至真要大论》：“诸风掉眩，皆属于肝。”《灵枢·口问》：“故上气不足，脑为之不满，耳为之苦鸣，头为之苦倾，目为之眩。”到了东汉时期，张仲景将眩晕症状称为“眩冒”。《伤寒论·卷第三》：“太阳病发汗，汗出不解，其人仍发热，心下悸，头眩，身瞤动，振振欲擗地者，真武汤主之。”《伤寒论·卷第四》：“太阳与少阳并病，头项强痛，或眩冒，时如结胸，心下痞硬者，当刺大椎第一间，肺俞、肝俞，慎不可发汗，发汗则谵语。”到了隋唐时期，人们对眩晕病名有了进一步的认识。巢元方在《诸病源候论·

风头眩候》中提到："风头眩者，由血气虚，风邪入脑，而引目系故也。"风头眩即为眩晕。另有孙思邈在《千金方》中提到"防风汤，治风眩呕逆，水浆不下，食辄呕，起即眩倒，发有时，手足厥冷方""茯神汤方，治风眩倒屋转，吐逆，恶闻人声"。此处，风眩即为眩晕。到了南宋时期，"眩晕"病名开始正式出现在中医典籍中。宋代严用和在《严氏济生方》中对"眩晕"的论述较为全面，最早把"眩晕"作为病之正名记载，较明确地定义了眩晕："所谓眩晕者，眼花屋转，起则眩倒是也""目眩运转，如在舟车之上"。陈无择在《三因极一病证方论·眩晕证治》中说："方书所谓头面风者，即眩晕是也。"从此，"眩晕"病名沿用至今。

春秋战国时期的《内经》对本病病因病机的论述主要包括：①外邪致病，如《灵枢·大惑论》说："故邪中于项，因逢其身之虚……入于脑则脑转。脑转则引目系急，目系急则目眩以转矣。"②因虚致病，如《灵枢·海论》："髓海不足，则脑转耳鸣，胫酸眩冒。"《灵枢·卫气》说："上虚则眩。"③与肝有关，如《素问·至真要大论篇》："诸风掉眩，皆属于肝。"④与运气有关，如《素问·六元正纪大论篇》："木郁之发……甚则耳鸣眩转。"

汉唐时期各医家在对眩晕病因病机的认识及辨证论治上，在《内经》的基础上有所发挥。汉代张仲景对眩晕一病未有专论，仅有"眩""目眩""头眩""身为振振摇""振振欲擗地"等描述，散见于《伤寒论》和《金匮要略》中。关于眩晕之病因，并不局限于"痰饮致眩"之说，亦可为邪袭太阳，阳气郁而不得伸展；或邪郁少阳，上干空窍；或肠中有燥屎，浊气攻冲于上；或胃阳虚，清阳不升；或阳虚水泛，上犯清阳；或阴液已竭，阳亡于上；或痰饮停积胃中（心下），清阳不升。临证时应根据病因拟定相应治法、方药。例如，小柴胡汤治少阳眩晕，刺大椎、肺俞、肝俞治太少并病之眩晕；大承气汤治阳明腑实之眩晕，真武汤治少阴阳虚水泛之眩晕，苓桂术甘汤、小半夏加茯苓汤、泽泻汤等治痰饮眩晕等，这些均为后世论治眩晕奠定了基础。

隋、唐、宋三代医家对眩晕的认识，基本上继承了《内经》的观点。如隋代巢元方在《诸病源候论》中专设"风头眩候"篇："风头眩者，由血气虚，风邪入脑，而引目系故也……逢身之虚则为风邪所伤，入脑则脑转而目系急，目系急故成眩也"，提出了"风头眩者，由气血亏虚，风邪入腑"的病源学说。至唐代，孙思邈在沿用巢元方之论的同时，结合《内经》及《伤寒杂病论》的论述，将"阴虚风动"及"痰饮致眩"之论与巢元方"血气亏虚，风邪入脑"之说相结合，在《千金方》中首次提出了"风、热、痰"三因致眩的观点，他在《千金方》言："痰热相感而动风，风心相乱则瞀，故谓之风眩。"

金元时期，各家争鸣，对眩晕从概念、病因病机到治法方药等各个方面都有所发展，尤其对本病从“风”“火”“痰”的论述一直为后世所尊崇。金代成无己在《伤寒明理论》中提出了眩晕的概念，还指出了眩晕与昏迷的鉴别：“伤寒头眩，何以明之盱非毛而见其毛，眩非元（玄）而见其元（玄，黑色）。眊为眼花，眩为眼黑。眩也、运也、冒也，三者形俱相近。有谓之眩运者，有谓之眩冒者；运为运转之运，世谓之头旋者是也；冒为蒙冒之冒，世谓之昏迷者是矣。”

“寒凉派”代表刘完素在《素问玄机原病式·五运主病》中给眩晕下的定义是：“掉，摇也；眩，昏乱旋运也”，并主张眩晕的病因病机应从“火”立论。他认为眩晕发生系由内生风火所致，“所谓风气甚，而头目眩运者，由风木旺，必是金衰不能制木，而木复生火两动相搏，则为之旋转。风木旺必是金衰不能制木，而木复生火，风火皆属阳，多为兼化，阳主乎动，两动相搏，则为之旋转”，并从五运六气的太过不及角度揭示了眩晕的发病原因，为临床诊治提供了理论依据，进一步丰富和发展了眩晕证的病因病机理论。

“攻下派”代表张子和则从“痰实致眩”立论，强调邪祛则正安，治病应以攻邪为本，提出以吐法为主的治疗方法。《儒门事亲》：“夫头风眩运……在上为之停饮，可用独圣散吐之，吐讫后，服清下辛凉之药。凡眩运多年不已，胸膈痰涎壅塞，气血颇实，吐之甚效。……夫妇人头风眩运，登车乘船，亦眩运眼涩，皆胸中有宿痰之使然也，可用瓜蒂散吐之。”

“补土派”代表李东垣亦从虚痰论治本病，认为脾胃气虚，运化失司，痰湿内生，浊痰上犯清阳之位，而见眩晕，充分显示了其重视脾胃的学术思想。其在《兰室秘藏·头痛》中指出恶心呕吐，不食，痰唾稠黏，眼黑头眩，目不能开，如在风云中，即脾胃气虚、浊痰上逆之眩晕，主以半夏白术天麻汤，“足太阴痰厥头痛，非半夏不能疗；眼黑头眩，风虚内作，非天麻不能除”。元代朱丹溪更力倡“无痰不作眩”之说，如《丹溪心法·头眩》所言：“头眩，痰挟气虚并火，治痰为主，挟补气药及降火药。无痰则不作眩，痰因火动，又有湿痰者”，在治疗方药上选用半夏白术天麻汤。

“养阴派”代表朱丹溪宗仲景痰饮致眩之论。首倡“痰火致眩”之说，主张“无痰不作眩”及“治痰为先”，认为眩晕“属痰者居多，盖无痰不能作眩也。虽有内风者，亦必有痰”。其论治本病注重“主于补虚，治痰降火”。《丹溪心法·头眩》：“头眩，痰挟气虚并火，治痰为主，挟补气药及降火药，无痰则不作眩。”孙允贤宗陈言、严用和之观点，认为体虚，尤以肝肾虚损，加之内、外、不内外三因所伤，是眩晕发病的综合病因。《医方大成》:“虽经云诸风掉眩，皆属于肝。肝风上攻而致眩晕，然体虚之人，或外为风寒暑湿之气所干，内为七情之气所结，郁而生涎，皆能令人一时眩晕，上盛下虚，金疮吐衄，便利去血过多，及妇人崩伤，皆能眩晕。”

明、清两代医家对眩晕的论述日臻完善，对眩晕病因病机的分析颇为详尽。如明代徐春甫的《古今医统大全·眩运门》以虚实分论，提出虚有气虚、血虚、阳虚、阴虚之分；实有风、寒、暑、湿之别，并着重指出“四气乘虚”“七情郁而生痰动火”“淫欲过度，肾家不能纳气归元”“吐血或崩漏，肝家不能收摄营气”是眩晕发病之常见原因。朱棣的《普济方》宗巢元方、孙思邈等前贤之论，认为血气亏虚，风邪乘机上犯，伤脑而成眩晕，如其言:“夫风头眩者，头与目俱晕也，气血虚。风邪入于脑，而引目系故也。”

刘宗厚的《玉机微义》、李梴的《医学入门》等书对《内经》“上盛下虚”而致眩晕之论，作了进一步的阐述，他们认为“下虚者乃气血也，上盛者乃痰涎风火也”。张景岳则特别强调因虚致眩，他认为“无虚不能作眩”“眩运一证，虚者居其八九，而兼火兼痰者，不过十中一二耳”(《景岳全书·眩运》)。秦景明《症因脉治》在成无已“伤寒头眩从阳虚论治”的基础上有所发挥，他认为阳气虚不仅是伤寒眩晕的病因，也是其他因素导致眩晕的主要病理环节，故而强调“阳虚致眩”说。陈修园则在风、痰、虚之外，再加上火，从而把眩晕的病因病机概括为“风”“火”“痰”“虚”四字。

陈修园把眩晕的病因病机概括为风、火、痰、虚。其中更强调“无风不作眩”的观点。其云:“盖风非外来风，指厥阴风木而言，与少阳相火同居，厥阴气逆，则风生而火发，故河间以风火立论也。风生必挟木势而克土，土病则聚液而成痰，故仲景以痰饮立论，丹溪以痰火立论也。究之肾为肝母，肾主藏精，精虚则脑海空而头重，故《内经》以肾虚及髓海不足立论也。其言虚者，言其病根；其言实者，言其病象，理本一贯。”

此外，明代虞抟提出“血瘀致眩”的论点，值得重视。虞氏在《医学正传·眩运》中说:“外有因呕血而眩冒者，胸中有死血迷闭心窍而然。”他对跌仆外伤致眩晕已有所认识。王清任提出“诸病之因，皆由血瘀”的学术观点，在治疗本病时非常注重血瘀的作用，在《医林改错》中花了大篇幅来论述血瘀证的辨治，立论重视气血，强调气虚血瘀，详审无形血瘀证，拓宽了辨证思路。王氏结合临床实践，创立了数个逐瘀之方。其中，王氏通窍活血汤是治疗瘀血眩晕的要方，在临床治疗中至今仍发挥重要作用。

【中医病因病机归纳】

眩晕，以内伤为主，素体脾虚之人，脾不升清，清窍失养；或脾虚生痰，痰浊内生，上蒙清窍；或情志不舒，忧思郁怒，肝气郁结，化火伤阴，阴不制阳，肝阳化风，发为眩晕。尤以肝阳上亢、气血虚损，以及痰浊中阻为常见。眩晕多系本虚标实，实为风、火、痰、瘀，虚则为气血阴阳之虚。其病变脏腑以肝、脾、肾为重点，三者之中，又以肝为主。

（一）肝阳上亢

肝为风木之脏，体阴而用阳，其性刚劲，主动主升。如《内经》所言："诸风掉眩，皆属于肝。"阳盛体质之人，阴阳平衡失其常度，阴亏于下，阳亢于上，则见眩晕；或忧郁、恼怒太过，肝失条达，肝气郁结，气郁化火，肝阴耗伤，风阳易动，上扰头目，发为眩晕；或肾阴素亏不能养肝，阴不维阳，肝阳上亢，肝风内动，发为眩晕。正如《临证指南医案·眩晕门》华岫云按："经云诸风掉眩，皆属于肝，头为六阳之首，耳目口鼻皆系清空之窍，所患眩晕者，非外来之邪，乃肝胆之风阳上冒耳。"

（二）肾精不足

脑为髓之海，髓海有余则轻劲多力，髓海不足则脑转耳鸣，胫酸眩冒。而肾为先天之本，主藏精生髓。若年老肾精亏虚；或因房事不节，阴精亏耗过甚；或先天不足；或劳役过度，伤骨损髓；或阴虚火旺，扰动精室，遗精频仍；或肾气亏虚，精关不固，滑泄无度，均使肾精不足而致眩晕。

（三）气血亏虚

脾胃为后天之本，气血生化之源，如忧思劳倦或饮食失节，损伤脾胃，或先天禀赋不足，或年老阳气虚衰，而致脾胃虚弱，不能运化水谷，生化气血；或久病不愈，耗伤气血；或失血之后，气随血耗。气虚则清阳不振，清气不升；血虚则肝失所养，虚风内动；以上皆能致眩晕。如《景岳全书·眩晕》："原病之由，有气虚者，乃清气不能上升，或汗多亡阳而致，当升阳补气；有血虚者，乃因亡血过多，阳无所附而然，当益阴补血，此皆不足之证也。"

（四）痰浊中阻

饮食不节、过食肥甘厚味，损伤脾胃，或忧思、劳倦伤脾，以致脾阳不振，健运失职，水湿内停，积聚成痰；或肺气不足，宣降失司，水津不得通调输布，留聚而生痰；或肾虚不能化气行水，水泛而为痰；或肝气郁结，气郁湿滞而生痰。痰阻经络，清阳不升，清空之窍失其所养，则头目眩晕。若痰浊中阻，更兼内生之风火作祟，则痰夹风火，眩晕更甚；若痰湿中阻，更兼内寒，则有眩晕昏仆之虞。

（五）瘀血内阻

跌仆坠损，头脑外伤，瘀血停留，阻滞经脉，而致气血不能荣于头目；或瘀停胸中，迷闭心窍，心神飘摇不定；或妇人产时感寒，恶露不下，血瘀气逆，并走于上，迫乱心神，干扰清空，皆可发为眩晕。如《医学正传·眩运》："外有因坠损而眩运者，胸中有死血迷闭心窍而然。"总之，眩晕反复发作，病程较长，多为本虚标实，并常见虚实之间相互转化。如发病初期，病程较短时多表现为实证，即痰浊中阻、瘀血内阻，或阴阳失调之肝阳上亢，若日久不愈，可转化为气血亏虚、肾精不足之虚证；也有气血亏虚、肾精不足所致眩晕者，反复发作，气血津液运行不畅，痰浊、瘀血内生，而转化为虚实夹杂证。痰浊中阻者，由于痰郁化火，煽动肝阳，则可转化为肝阳上亢或风挟痰浊上扰；由于痰浊内蕴，阻遏气血运行，日久可致痰瘀互结。

【中医诊断】

（一）发病特点

眩晕可见于任何年龄，但多见于40岁以上的人群。起病较急，常反复发作，或渐进加重；也可以是某些病症的主要临床表现或起始症状。

（二）临床表现

本证以目眩、头晕为主要临床表现，患者眼花或眼前发黑，视外界景物旋转动摇不定，或自觉头身动摇，如坐舟车，同时或兼见恶心、呕吐、汗出、耳鸣、耳聋、怠懈、肢体震颤等症。

（三）辨证要点

1. 辨虚实

眩晕辨虚实，首先要注意舌象和脉象，再结合病史和伴随症状。如气血虚者多见舌质淡嫩，脉细弱；肾精不足偏阴虚者，多见舌嫩红少苔，脉弦细数；偏阳虚者，多见舌质胖嫩淡暗，脉沉细、尺弱；痰湿重者，多见舌苔厚滑或浊腻，脉滑；内有瘀血者，可见舌质紫暗或舌有瘀斑、瘀点，唇暗，脉涩。起病突然，病程短者多属实证；反复发作，缠绵不愈，或劳则诱发者多属虚证，或虚实夹杂证。

2. 辨标本缓急

眩晕多属本虚标实之证。肝肾阴亏，气血不足，为病之本；痰、瘀、风、火为病之标。痰、瘀、风、火，其临床特征不同。风性主动，火性上炎，痰性黏滞，瘀性留着等，都须加以辨识。其中尤以肝风、肝火为病最急，风升火动，两阳相搏，上干清空，症见眩晕，面赤，烦躁，口苦，脉弦数有力，舌红，苔黄等，亟应注意，以免缓不济急，酿成严重后果。

【中医鉴别诊断】

（一）厥证

厥证以突然昏倒，不省人事，或伴有四肢逆冷，一般在短时内苏醒，醒后无偏瘫、失语、口舌歪斜等后遗症。眩晕发作严重者，有欲仆或晕旋仆倒的现象，与厥证相似，但神志清醒。

（二）中风

中风以猝然昏仆，不省人事，醒后伴有口舌歪斜、半身不遂、言语謇涩为主症，或不经昏仆而仅以㖞僻不遂为特征。而眩晕仅以头晕、目眩为主要症状，不伴有神昏和半身不遂等症。但有部分中风患者以眩晕为起始症状或主要症状，需密切观察病情变化，结合病史及其他症状与单纯眩晕进行鉴别。

（三）痫病

痫病以突然仆倒，昏不知人，口吐涎沫，两目上视，四肢抽搐，或口中如作猪羊叫声，移时苏醒，醒后一如常人为特点。而眩晕无昏不知人、四肢抽搐等症状。痫病昏仆与眩晕之甚者相似，且其发作前常有眩晕、乏力、胸闷等先兆，痫病发作日久之人，常有神疲乏力、眩晕时作等症状，故亦应与眩晕进行鉴别。

【中医急救处理】

眩晕急性发作，病情危急，若伴见呕吐者应保持侧卧，并减少搬动，避免情绪紧张，维持生命体征平稳。

（一）基本处理

1）安静休息，选择合适体位，避免声光刺激。

2）间断吸氧，保持气道通畅。

3）控制水和盐的摄入，以减少内耳迷路和前庭核的水肿。

4）监测患者意识状态、血压、血糖、脉搏、呼吸、瞳孔、肢体功能等。

5）迅速建立静脉通道，在保证重要脏器灌注压的基础上，血压维持在适当水平。

（二）综合救治

1. 针刺治疗

（1）风痰上扰证

针刺疗法：风池、百会、内关、太冲、中脘、丰隆、阴陵泉等穴位，用针刺或艾灸刺激穴位，以平补平泻手法为主，留针或艾灸 20 ~ 30 min。

（2）肝火上炎证

针刺疗法：风池、百会、内关、太冲、肝俞、行间、太溪等穴采用针刺刺激穴位的方法，以泻法为主，留针 20 ~ 30 min。

（3）阴虚阳亢证

针刺疗法：风池、百会、肝俞、肾俞、足三里、志室、悬钟、三阴交等穴。风池用平补平泻法，肝俞、肾俞用补法，其余以平泻手法为主，用针刺或艾灸刺激穴位，留针或艾灸 20 ~ 30 min。

（4）痰瘀阻窍证

针刺疗法：风池、百会、内关、中脘、丰隆、阴陵泉、内庭、曲池、膻中、血海等穴，用针刺或艾灸刺激穴位，以泻法为主，留针或艾灸 20 ~ 30 min。

2. 控制血压

血压过高者，予紧急适度降压处理。

3. 对症止呕

呕吐者，可根据病情选用香砂养胃丸、藿香清胃胶囊等药物。

4. 控制血糖

调整血糖至正常水平。

5. 其他治疗

合并焦虑和抑郁等症状的患者，宜进行心理治疗；病情严重者，给予抗抑郁治疗。

【稳定期辨证论治】

（一）治疗原则

1. 标本兼顾

眩晕多属本虚标实之证，一般在眩晕发作时以治标为主，眩晕减轻或缓解后，常须标本兼顾，如日久不愈，则当针对本虚辨治。

2. 治病求本

眩晕的治疗应注意治疗原发病，如因跌仆外伤，鼻衄，妇女血崩、漏下等失血而致的眩晕，应重点治疗失血；脾胃不健，中气虚弱者，应重在治疗脾胃。一般原发病得愈，眩晕亦随之而愈。辨证论治中应注意审证求因，治病求本。

（二）辨证论治

1. 风痰上扰证

症状：头晕有旋转感或摇晃感、漂浮感，头重如裹，伴有恶心呕吐或恶心欲呕、呕吐痰涎，食少便溏，舌苔白或白腻，脉弦滑。

病机：痰浊内蕴，风痰上扰。

治法：祛风化痰，健脾和胃。

方药：半夏白术天麻汤加减。半夏、沙白术、天麻、茯苓、泽泻各 10 g，竹茹、陈皮、生姜各 6 g。方中以半夏燥湿化痰，降逆止呕，天麻平肝息风而止头眩为君；白术运脾燥湿，茯苓健脾渗湿为臣；橘红理气化痰，生姜、大枣调和脾胃为佐；甘草调和诸药为使。诸药相伍，共奏燥湿化痰、平肝息风之功。

2. 肝阳上亢证

症状：眩晕，耳鸣，头胀痛，易怒，失眠多梦，脉弦；或兼面红，目赤，口苦，便秘尿赤，舌红苔黄，脉弦数；或兼腰膝酸软，健忘，遗精，舌红少苔，脉弦细数；或眩晕欲仆，泛泛欲呕，头痛如掣，肢麻震颤，语言不利，步履不正。

病机：肝肾阴亏，水不涵木，肝阳上亢。

治法：平肝潜阳，清火息风。

方药：天麻钩藤饮加减。天麻 20 g，钩藤 15 g，生决明 30 g，山栀 5 g，黄芩、川牛膝、杜仲、益母草、桑寄生、夜交藤、朱茯神各 10 g。本方以天麻、钩藤平肝风治风晕为主药，配以石决明潜阳，牛膝、益母草下行，使偏亢之阳气复为平衡；加黄芩、栀子以清肝火；再加杜仲、桑寄生以养肝肾；加夜交藤、茯神以养心神、固根本。

3. 气血亏虚证

症状：眩晕，动则加剧，劳累即发，神疲懒言，气短声低，面白少华，或萎黄，或面有垢色，心悸失眠，纳减体倦，舌淡，质胖嫩，边有齿印，苔薄白，脉细或虚大；或食后腹胀，大便溏薄，或兼畏寒肢冷，唇甲淡白；或兼失血证。

病机：气血不足，脑失所养。

治法：补益气血，健运脾胃。

方药：八珍汤。人参 15 g，白术、白茯苓、当归、川芎、白芍、熟地、炙甘草各

10 g。亦可用十全大补汤、人参养营汤等加减。

4. 肾精不足证

症状：眩晕，精神萎靡，腰膝酸软，或遗精，滑泄，耳鸣，发落，齿摇，舌瘦嫩或嫩红，少苔或无苔，脉弦细或弱或细数。或兼见头痛颧红，咽干，形瘦，五心烦热，舌嫩红，苔少或光剥，脉细数；或兼见面色㿠白或黧黑，形寒肢冷，舌淡嫩，苔白或根部有浊苔，脉弱尺微。

病机：肾精不足，脑髓失充。

治法：补益肾精，充养脑髓。

方药：河车大造丸加减。紫河车 10 g，熟地黄 20 g，天冬 10 g，麦冬 10 g，杜仲 15 g，牛膝 10 g，黄柏 10 g，醋龟甲 20 g。本方以党参、茯苓、熟地、天门冬、麦门冬大补气血而益真元，以紫河车、醋龟甲、杜仲、牛膝补肾益精血，以黄柏清妄动之相火。

5. 痰浊内蕴证

症状：眩晕，倦怠或头重如蒙，胸闷或时吐痰涎，少食多寐，舌胖，苔浊腻或白厚而润，脉滑或弦滑，或兼结代。或兼见心下逆满，心悸怔忡，或兼头目胀痛，心烦而悸，口苦尿赤，舌苔黄腻，脉弦滑而数，或兼头痛耳鸣，面赤易怒，胁痛，脉弦滑。

病机：痰浊中阻，上蒙清窍。

治法：燥湿祛痰，降逆和胃。

方药：旋覆代赭汤。旋覆花、法半夏各 9 g，人参 6 g，代赭石 15 g，生姜 15 g，大枣（擘）3 枚，炙甘草 6 g。方中旋覆花性温而能下气消痰、降逆止嗳，是为君药。代赭石质重而沉降，善镇冲逆，但味苦气寒，故用量稍小为臣药；生姜于本方用量独重，寓意有三：一为和胃降逆以增止呕之效，二为宣散水气以助祛痰之功，三可制约代赭石的寒凉之性，使其镇降气逆而不伐胃；半夏辛温，祛痰散结，降逆和胃，并为臣药。人参、炙甘草、大枣益脾胃，补气虚，扶助已伤之中气，为佐使之用。

6. 瘀血阻络证

症状：眩晕，头痛，或兼见健忘，失眠，心悸，精神不振，面或唇色紫暗。舌有紫斑或瘀点，脉弦涩或细涩。

病机：瘀血阻络，脑失所养。

治法：祛瘀生新，活血通络。

方药：血府逐瘀汤加减。桃仁、红花、当归、川芎、生地黄、牛膝各 10 g，赤芍、枳壳、甘草各 6 g，柴胡 3 g。方中当归、生地黄、桃仁、红花、赤芍、川芎等为活血消瘀主药；枳壳、柴胡、牛膝以行气通络，调理气机。若兼气虚，身倦乏力，少气自汗，宜加黄芪，且应重用（30～60 g），以补气行血。

【疾病的转归和预后】

疾病预后与病情轻重有关。若病情较轻，治疗护理得当，预后多属良好；反之，若病久不愈，发作频繁，持续时间较长，症状重笃，严重影响工作和生活，则难以根治。

【中医药防治研究的现代进展】

对于眩晕的辨治原则，首先应掌握西医学对眩晕疾病的诊断分类及治疗进展。虽然可引起眩晕的疾病多达一百余种，但最常见的眩晕疾病有 5 大疾病群，即 BPPV、梅尼埃病、前庭神经元炎、前庭性偏头痛和突发性耳聋伴眩晕。目前西医学对良性阵发性位置性眩晕、梅尼埃病、前庭阵发症、前庭神经元炎等眩晕类疾病的认识与治疗达到非常精准的水平，其中 BPPV 在眩晕类疾病中约占 20%，耳石手法复位可达到很好的即刻疗效，有效率达 90%，抗癫痫类药物治疗有效是诊断前庭阵发症的条件之一。反过来讲，西医药疗效在某些疾病中是单纯中医药治疗疗效所无法比拟的，不可偏废。

辨治眩晕应强调先辨病再辨证，因为不同疾病的证候特点不同，相应的辨证方法也因病而异。如颈性眩晕见头晕伴颈肩部拘紧不适、畏风、耳鸣、心慌、多汗、脉浮、舌尖红等，临证时可采用六经辨证，考虑太阳经病或合并少阳经症等，可选桂枝加葛根汤或葛根汤、小柴胡汤等方，根据体质不同佐以补气、温阳、化痰、解郁，配合按摩针灸等物理治疗。对于梅尼埃病等外周性眩晕，伴呕吐痰涎、动则头眩等症状，临证时可采用气血津液辨证，从痰饮论治，结合患者夹风、夹虚、夹瘀或夹郁的不同，在泽泻汤等方的基础上予以祛风、补虚、祛瘀或解郁治疗。

临床治疗眩晕的常用方剂有泽泻汤、葛根汤、益气聪明汤、天麻钩藤饮、半夏白术天麻汤、归脾汤等，中医适宜技术包括针灸、穴位贴敷、中药膏摩、拔罐、推拿按摩等，西医药物和技术则包括合理应用药物（如前庭抑制剂、激素、抗抑郁焦虑药物）、耳石复位术、前庭康复训练、心理治疗、手术等，护理调摄主要为重视饮食禁忌、规律作息等。

张伯礼院士指出，眩晕一症，症因复杂，不细审辨，拘泥固定一法，如刻舟求剑。临床上宜审症求因，急则治标，防复求本，重在调理。临床多从“调肝肾、滋水涵木”“调中焦、辛开苦降”“调阴阳、滋阴敛阳”“调气血、益气养血”“调痰瘀、痰瘀并治”5个方面治疗眩晕。①调补肝肾，滋水涵木，首选生地、知母、玄参、女贞子、旱莲草等性凉质润之品，质润则静，肝木得柔，亢阳得抑；辅以杜仲、牛膝、桑寄生、枸杞子等补益肝肾之品。平降肝阳，喜用介类咸寒之品，阳亢轻浅者选用石决明、生牡蛎等，较重者选用珍珠母、代赭石、磁石等性寒质重之品。②调节中焦气机升降，若脾胃虚弱，推动无力而中阻者，常用藿香、佩兰、茯苓等微温之品化湿健脾升提，配合麦门冬、石斛、知母等微凉之品润下通便。若寒热错杂者，则用干姜、半夏配黄连，干姜温中升提，半夏辛温开结，黄连苦寒泻火降下，则中焦痞结因药物升降助动则通，气机得复，痞满自除，清升浊降眩晕自愈。后期多选用茯苓、白术、砂仁、白豆蔻等以调补脾胃。若肝脾不调，肝火犯胃，中焦气机不利，则活用左金丸（黄连合吴茱萸）以调治，黄连苦寒以泻心肝之火，吴茱萸性味辛热以温中开肝郁，两药合用，泻火而不凉遏气机，宣郁则火热易清，肝胃同治，肝火得清，胃气得降。③调理阴阳，滋阴敛阳，若肾阴不足，则选用生地、麦门冬、知母等甘寒养阴之品，“壮水之主以制阳光”；与此同时张伯礼老师还往往加入杜仲、桑寄生、肉苁蓉等辛温回阳之品以阳中求阴。正如张景岳所说：“善补阴者，必于阳中求阴，阴得阳升而泉源不竭。”五行中肾属水，肺属金，肺为肾之母，金水相生，若肾阴不足，亦常选用沙参、玉竹、百合等以润肺为主的甘寒之品，通过润肺以滋肾。若肾阳不足，则选用熟地黄、山茱萸、五味子等性味厚重、酸收入肾之品，在此基础上加入少量附子、淫羊藿、锁阳等辛温之品，以阴中求阳。④调补气血，益气养血，气治血、以血治气、气血同治之法，从而使气血冲和。常常选用当归、白芍、生地等温润养血之品，通过养血以载气，则气机得疏，而不用辛温燥烈的行气之品，以防其燥烈之性伤阴，从血以治气，气机得畅。若患者以气虚为主，此时气虚推动无力，往往出现血瘀，故选用党参、茯苓、白术等益气健脾之品，若气虚较甚则选用生黄芪（虚象更甚者改用炙黄芪）补气以活血，从气治血，瘀血得行。若气血两虚者，往往采用气血同治，补气以生血，补血以养气，选用八珍汤。⑤痰瘀并治，首先湿邪清浅者选用藿香合佩兰、白豆蔻以芳香化湿；聚湿成浊者加用泽兰、益母草利湿祛浊，给浊邪以出路。其次，湿邪较重者选用茵陈合苍术以清化湿邪。若白、厚、腻苔满布舌面，属寒湿弥漫三焦者，加用萆薢以祛湿浊；若黄、厚、腻苔满布舌面，属湿热弥漫三焦者，则加用蚕砂以清热祛浊。若肺部痰浊较甚者，选用鱼腥草和杏仁，一清一宣以助痰液排出，同时加用橘红以理气排痰。再有顽痰胶结难除者，加用浙贝母、皂角刺、海藻、昆布、生牡蛎等。

全国著名中医药专家路志正教授崇尚脾胃学说，临床治疗眩晕病多从脾胃入手，认为痰浊阻滞，清阳不升；湿热中阻，上蒙清窍；脾虚湿盛，清窍失养；脾阳不足，寒饮上泛等为其主要病机，治疗上或祛邪或扶正，但每每兼顾培补后天之本。他常将眩晕分为虚实两类，虚证：①脾虚湿盛，清窍失养，症见眩晕，伴四肢困重，脘腹痞闷，喜揉按，大便溏薄，神疲乏力，厌食油腻，舌苔薄腻或舌质淡胖，脉濡缓；②脾阳不足，寒饮上泛，症见眩晕频作，伴视物昏花，面清肢冷，大便溏薄，神疲乏力，时有耳鸣，口干不欲饮，舌淡苔白，脉沉细。实证：①痰浊阻滞，清阳不升，症见眩晕。头重如蒙，头额重胀，伴胸脘痞闷，泛泛欲呕，少食多寐，肢体倦怠，苔白腻，脉濡滑。②湿热中阻，上蒙清窍，症见眩晕头重，四肢困重，伴脘腹痞闷，口中苦而黏腻，渴不欲饮，纳呆，尿黄短，大便不爽，舌苔黄腻，脉濡数。③胆胃不和，浊气上逆：症见头晕恶心。伴视物旋转，胃脘及胁肋疼痛，纳谷不馨，嗳气频作，舌红苔薄，脉弦滑。④肝脾失和，肝阳上亢，症见眩晕耳鸣，头痛且胀，常于情绪波动后加重，伴胸胁苦满。纳谷不馨，少寐多梦，舌红，苔薄黄，脉弦细。虚证中脾虚湿盛，清窍失养，治以补气健脾，升运清阳。选方用益气聪明汤、补中益气汤加减，用药以太子参为多，而后依次为白术、黄芪、葛根、山药、柴胡、升麻、当归、陈皮；脾阳不足，寒饮上泛，治以温化寒饮，健脾利湿，选方用苓桂术甘汤、泽术汤加减，所选药物为茯苓、泽泻、白术、桂枝、车前子、甘草、生姜等。实证中痰浊中阻，清阳不升证，治以燥湿化痰、升清降浊，选方用半夏白术天麻汤加减，所用药物出现最多为胆星，其次为天麻、白术、泽泻、僵蚕、葛根，而后依次为荆芥穗、蔓荆子、竹茹、半夏、天竺黄等；胆胃不和，浊气上逆证治以温胆和胃，方用小柴胡汤、温胆汤、柴胡疏肝散加减，所用药物茯苓、枳实、姜夏、竹茹、柴胡及佛手、陈皮、郁金、黄芩、太子参等；肝脾失和，肝阳上亢证，治以清肝调脾、潜阳息风，方用天麻钩藤汤、逍遥散加减，所用药物天麻、白芍、生龙骨、牡蛎、茯苓、白术、白蒺藜、夏枯草、珍珠母、钩藤、枳实等；湿热中阻，上蒙清窍证，治以芳香化浊、清热祛湿，方用甘露饮、甘露消毒丹、三仁汤加减，所选药物为姜夏、苍术、炒薏苡仁、藿梗、荷梗、炒杏仁、茵陈、茯苓、黄连、厚朴、砂仁等。

全国名老中医李士懋教授从“肝风”论治原发性高血压眩晕，将肝风分为实肝风与虚肝风两类。实肝风者，皆由邪实所致，其邪包括外感六淫、七情内伤、内生五邪及跌打损伤、虫兽中毒等，伤及于肝而引发肝风。虚肝风者，乃正虚所致，包括阴阳气血津液之虚，肝失养而化风，成虚肝风。实者，肝热、肝火，或肝经郁火上冲，或胆经郁火上扰，或肝胆湿热上蒸，或痰瘀搏结化热生风，或风寒入肝而循经上干。虚者，肝阴不足而阳亢生风，或肝虚、肝气虚而清阳不能上达，或肝虚相火郁而上干，或肝血虚头失养，皆可致晕。肝风，可因肝自病而生风，亦可因他之病传于肝而引发肝风。实者泻之，虚者补之。其次，根据脉证标准进行辨证论治。脉兼滑数者，舌红，苔黄腻，此为痰热壅盛化风，治以黄连温胆汤清热涤痰息风；脉沉弦躁数者，舌红，少苔，此为肝经郁火内伏化风，治以升降散合四逆散或龙胆泻肝汤清透肝经郁火；脉弦细数减者，舌嫩红绛，少苔，此为肝肾阴虚，肝风内动，治以三甲复脉汤滋补肝肾，平肝息风；脉兼濡滑而尺弱者，舌红黯，苔薄白，此为脾虚阴火浮于上，真阴亏于下，治以补中益气汤合理阴煎健脾益气升清，温补下元真阴。最后，根据不同的兼证进行加减化裁，痰盛脉滑大者加紫苏子、芥子、莱菔子涤痰；风盛脉弦韧者加全蝎、蜈蚣、地龙息风解痉；郁火脉燥数不宁者加连翘、栀子、薄荷清透郁火；汗出脉细者加浮小麦、五味子止汗；肝肾虚脉细无力者加牛膝、杜仲、山茱萸滋补肝肾、填补肾精。

全国名老中医连建伟教授针对肝风内动之实证，常用“息风法”治疗，在温胆汤的基础上合天麻钩藤饮加减化裁而成，主要针对肝风内动兼夹痰火或兼肝血虚、瘀的眩晕；提出了痰水致眩学说，以涤痰汤加减化裁，涤痰汤是在导痰汤基础上又加石菖蒲、竹茹、人参而成，较之导痰汤更具有开窍扶正之功。

全国著名老中医李德新教授认为脾胃健运失司为眩晕的病机关键，如何调理脾胃功能是治疗本病的根本之一，盖脾胃同居中州，为一身气机之枢纽，敷布精微于全身，脾升则健，胃降则和，若脾胃功能失常，升降失司，气血津液代谢失常，造成痰湿停聚，则清阳不升，浊阴不降，气机不利，水谷精微无以化纳，气血生化乏源。所以在治疗眩晕时，提出“健运中州，益气血生化之源；调畅气机，理枢纽升降之乱”总的治疗原则。在选用药物方剂上，他考虑到本病患者多为老年人，病程时间长，需要较长时间治疗的特点，多用药性平和之品，多以六君子汤、温胆汤为主补益脾胃，辅以陈皮、厚朴、枳壳、川楝子等升清降浊、调理气机，酌加砂仁、白豆蔻，郁金、菖蒲，天麻、川芎等药对。上述诸药相配伍，达到“健运中州，益气血生化之源；调畅气机，理枢纽升降之乱”的目的。

全国名老中医洪善贻教授治老年性眩晕病以“血瘀生风”立论，“老年多瘀”“病久多瘀”“久病入络”，认为“瘀”是老年眩晕患者更为多见的一种病因。瘀血可致风气内动的表述最早记载于《内经》。《素问·调经论》云：“血与气并走于上，则为大厥，厥则暴死，气复反则生，不反则死”，说明气滞可使血行不畅，痹阻脉络，筋脉失养而发为风证，为血瘀生风初步奠定了理论基础。老年人生理机能逐渐衰退，五脏六腑、气血经络等组织器官功能趋于低下或失调，尤其是久病体虚、劳累过度或年老体弱者更甚，常有脏腑亏虚、气虚气滞等病证，这些因素均与血瘀的形成有密切关系。唐容川的《血证论》有云："治风先治血，血行风自灭。"所有以内风为主要病理因素的疾病都应在治风的同时调血。唐老自拟川芎葛根汤：川芎 10～20 g，葛根 30 g，赤芍 10～20 g，炒白芍 15～30 g，丹参 15～30 g，地龙 10～15 g，炒甘草 6 g。

全国名老中医王静怡教授认为后循环缺血性眩晕病因多见风痰上扰、阴虚阳亢、肝火上炎、痰瘀阻窍、气血亏虚、肾精不足，她发现痰湿与瘀血兼夹为病非常普遍，在实证中所占比例较大。她强调"痰瘀"是眩晕最常见、最重要的病因和证候，它不仅是眩晕的主要病因，也是疾病进展过程中的独立危险因素，并与风、火、虚等病因和证候存在着密切关联。痰瘀交结，阻滞脉道，"湿邪缠绵难愈"，而致眩晕易形成虚实夹杂之证，这也是眩晕反复发作、迁延不愈的重要原因。眩晕发作急性期以"实证"为主，其基本病机为痰瘀痹阻脑络，治以涤痰化瘀、镇眩通络。缓解期则须根据患者的体质进行调养，以祛除危险因素，防病于未然。她创镇眩饮（镇眩通络胶囊），采用涤痰化瘀、镇眩通络之方药，以息风涤痰、健脾化湿、活血化瘀并重，方由天麻、川芎、茯苓等中药组成，组方简约，疗效确切。

全国名老中医余伯亮教授应用通调任督法治疗颈性眩晕。通调任督手法理筋通督，整复错位，通利关节，宣通局部气血；以稳准轻巧的手法平衡颈椎稳定性，可解除对椎动脉造成的压迫，消除对周围交感神经的刺激，改善大脑血供，缓解眩晕、头痛等症状。通调任督针法以五方八卦穴阵为主，通调任督，贯通阴阳，培补元气，养神升血，醒神降浊，并配合其他穴位，调理全身经络脏腑气血，从而使颈椎结构恢复至生理位置，全身气血灌注恢复正常运行，调顺归位，各司其职，眩晕消失，疾病消除。

全国名老中医董少龙教授认为，老年眩晕病有自身的特点，常因肝阴不足、阴不制阳、肝阳上亢、肝风内动而发眩晕，或肾精不足则髓海失充，发为眩晕，肝肾阴虚是老年眩晕病的基本病机。因此治疗上在中医整体观和恒动观的思想指导下，急则治其标，缓则治其本，以扶正为主，祛邪为辅，分别给予补肾、平肝潜阳、健脾等方法，常选天麻钩藤饮、杞菊地黄丸等方剂化裁治疗。

全国名老中医王淑玲教授临证善用风药，祛外感六淫之风：蔓荆子、川芎、藁本、荆芥；祛内生肝阳之风：柴胡、天麻、钩藤、决明子、石决明。

全国名老中医许心如教授采取辨病与辨证结合论治。①高血压病所致眩晕，辨证为肝阳上亢型，病性多属实证，治以平肝潜阳之法。常选用龙骨、牡蛎、石决明重镇降逆；白蒺藜、钩藤、天麻平肝息风止晕；黄芩、菊花以清热、利头目。中青年高血压患者多属于此证。但老年高血压患者多由于年老体虚，肝肾阴虚的证候更加明显，所以，老年高血压患者以虚证为主，治疗宜从滋补肝肾入手，常用生地黄、熟地黄、山茱萸、枸杞子、黄精、杜仲等。②颈椎病或梅尼埃病眩晕，患者经常有“耳鸣、视物旋转伴恶心欲吐”这一共同特征，类似椎基底动脉供血不足的症状，且头晕多与体位有关，是由于清阳不升、浊阴不降、痰浊中阻所致，辨证多从“痰、湿”入手，用药可选旋覆花、代赭石、陈皮、炒白术、竹茹等健脾化痰、和胃降逆。③颈椎骨质增生型眩晕，颈椎骨质增生不易消除，故治疗时应选用一些养血荣筋之品，可用四物汤养血，用木瓜、伸筋草、鸡血藤等活血解痉，做到标本兼顾。④脑源性眩晕，见于脑梗死、脑出血、脑动脉硬化、椎基底动脉供血不足等很多疾病，多发于中老年患者，通常以气血不足或气虚血瘀、清窍失养为主要病因病机，病性多属虚实夹杂，症见眩晕、头痛，兼见健忘、失眠、心悸，舌质暗淡或有瘀点、瘀斑，脉沉细或细涩。故治疗上多采用益气活血、通窍活络法，方以补阳还五汤或血府逐瘀汤加减，药物常用当归、川芎、赤芍、白芍、生地黄、熟地黄、鸡血藤、桃仁、红花等养血活血，另用郁金、石菖蒲开窍；气虚明显者，加黄芪、二陈汤健脾益气；年老肾阴不足者，合六味地黄丸加减；阴阳俱虚者，可用巴戟天、补骨脂等。目前，脑血管病患者日益年轻化，大都存在烟酒无度、饮食不节，多为痰湿体质，以实证多见，症见头晕伴头痛，头昏沉，周身乏力、倦怠，舌体胖，舌质暗或有瘀斑，苔白腻，脉弦滑。⑤自主神经功能紊乱，包括神经衰弱、围绝经期综合征。年轻人多由于工作生活压力过大，精神紧张、过度劳累而出现心脾两虚的证候，多为虚证；还有一部分患者是饮食不节，嗜食肥甘厚味，而出现痰浊中阻的证候，多为实证。治疗时要抓住病因病机及其主症，分清虚实，选用不同的治则治法。围绝经期综合征患者出现眩晕，还兼见五心烦热、潮热盗汗、失眠、舌质红、少苔、脉细数等肝肾不足、阴虚火旺的证候，治以滋补肝肾、平肝潜阳。还有一部分患者是由于肝郁化火，阳亢上扰，并有肝血不足之证，多为虚实夹杂，治宜在清肝降火潜阳基础上加以活血养血之药，效果更佳。

巴渝全国名老中医曾定伦教授临证治疗后循环缺血所致眩晕，认为该病与中风病的风、火、痰、瘀、虚病因病机是一致的，尤其应重视“虚”和“痰”，虚即气虚阴虚为本，衍生痰浊之标。他从阴阳辨证角度用阴阳二分法对后循环缺血性眩晕辨证，运用天麻钩藤饮合半夏白术天麻汤、半夏白术天麻汤合四物汤治疗阳类证、阴类证，疗效确切。

【经典病例摘录】

患者，王某，女，56 岁，2014 年 1 月 5 日首诊。

患者素有头晕，耳鸣，心烦失眠。因与他人吵嘴生气，恼怒不息，便烦躁不安，头晕，耳鸣加重。次日清晨突然站立不稳，眩晕，仆倒在地，面红耳赤，烦躁易怒，头额胀痛，口苦，恶心欲呕，舌质红，苔薄微黄，脉弦数。此为肝火化风，当治以清热、平肝、息风，处方：柴胡 12 g，丹皮 12 g，栀子 12 g，白芍 12 g，夏枯草 15 g，天麻粉 12 g，钩藤（后下）30 g，石决明 25 g，川牛膝 30 g，杜仲 20 g，桑寄生 30 g。6 剂，水煎服，每日 1 剂，每日三服，忌食辛辣酸冷之品。

2014 年 1 月 12 日二诊，自述服上药后，头痛、眩晕大为减轻，睡眠较前缓解，又能起床活动，药已见效，仍存口干口苦，舌红，苔黄微腻。方药：柴胡 12 g，牡丹皮 12 g，栀子 12 g，白芍 12 g，夏枯草 15 g，天麻粉冲服 12 g，钩藤（后下）30 g，石决明 25 g，竹茹 12 g，黄连 6 g。6 剂，水煎服，每日 1 剂，每日三服，忌食辛辣酸冷之品。

2014 年 1 月 19 日三诊，自述服上药 6 剂后，头痛、眩晕明显减轻，睡眠有很大改善，口干口苦有缓解，舌暗红，苔薄白。方药：柴胡 12 g，牡丹皮 12 g，栀子 12 g，白芍 12 g，夏枯草 15 g，天麻粉冲服 10 g，钩藤（后下）30 g，石决明 25 g，竹茹 12 g，黄连 6 g。再进 3 剂，患者病愈。

曾定伦教授认为，眩晕系内风上扰而致肇始于《内经》。《素问・六元正纪大论》记载“木郁之发甚则耳鸣眩转，目不识人，病善僵仆”，为眩晕从肝风论治奠定了理论基础。金代刘完素在《素问玄机原病式・五运主病》中进一步论证了因风致眩：“所谓风气甚，而头目眩运者，由风木旺，必是金衰不能制木，而木复生火，风火皆为阳，多为兼化，阳主乎动，两动相搏，则为之旋转。”本案辨证为肝火上冲，肝风内动，风火两邪上扰清窍而发为眩晕。此风非外来之风，指厥阴风木而言，与少阳相火同居，厥阴气逆，则风生而火发，故以风火立论也，此次又因情绪刺激诱发，治疗以天麻钩藤饮合龙胆泻肝汤加减，潜阳镇逆，清热息风，风静火息，故眩晕自止。

【眩晕的西医综述】

眩晕是指机体因对空间定位产生障碍而发生的一种运动性错觉或幻觉，是一种运动幻觉或空间位象体会错误，多由前庭系统疾病引起，患者有明显的外物或自身运动感，如旋转、晃动、偏斜等，常伴有恶心、呕吐，常突然发病并伴有明显的恐惧感。据统计，以眩晕为主诉者在神经内科门诊患者中占 5%～10%，在住院患者中约占 6.7%，在耳鼻咽喉科门诊患者中约占 7%。眩晕的常见原因有感染、血管性疾病、外伤、中毒、肿物、代谢障碍、脱髓鞘疾病、先天性因素等。

（一）解剖生理

首先，我们从神经解剖、神经生理和心理生理三方面来讨论机体平衡的维持。平衡的神经调节有赖于平衡三联和皮质—皮质下的整合作用。

平衡三联由迷路—前庭系统、视觉和本体觉组成。迷路—前庭系统是机体维持平衡和感知机体与外界环境间相互关系的主要结构。大脑皮质的前庭代表区为颞上回的后上半部、颞—顶交界处、岛叶的上部。自内耳迷路，经前庭神经、前庭神经核、脑干内有关纤维，交叉到对侧丘脑的腹后外侧核，直到大脑皮质前庭代表区的整个神经通路，又称为“静—动系统”。它把头的直线和角运动力转换成反射地控制体位和运动的神经冲动。迷路由五个感觉器官组成：球状囊和椭圆囊斑感受头部的直线运动，三个半规管感受头部的角加速运动。耳石是埋于胶质中的钙质，由“斑”支持，于静止和直线运动时，耳石由于重力作用而发生位置改变。附于半规管壁的“嵴”为半规管的感觉受体，管内液体的流动使这些受体活化。在变温试验中，鼓膜的加温和冷却也可导致半规管内的液体流动，从而活化这些受体。耳石和嵴通过感觉膜的毛细胞变形产生神经冲动。此种神经冲动经位于内听道的前庭神经节细胞和前庭神经，到达脑干的前庭神经核。前庭神经核又通过前庭—脊髓束、网状—脊髓束和内侧纵束，依次与脊髓运动神经细胞、小脑和动眼神经核相连系。这些运动神经元与反射性体位运动等有关。因它们对眼肌活动有强直性影响，故当有病时可表现为眼球震颤。视觉来自视网膜与协调的眼球活动有关的冲动，为机体提供其躯体的位置、运动及其与周围环境间关系的信息，利于维持平衡。本体觉由体位、反射和随意运动引起，来自关节和肌肉的本体觉冲动，对维持平衡也很重要。由颈部来的冲动，对维持头和身体其他部位相对位置的平衡，尤其重要。

正常情况下，人们在不知不觉中下意识、反射地进行听觉等空间定向。但当正常刺激作用于功能不良的或过强刺激作用于功能正常的平衡三联时，可引起过强的异常冲动进入意识水平，从而产生眩晕感。

小脑受损是否致眩晕，取决于其受损的具体部位。若小脑半球和（或）蚓部病变不影响前庭小脑联络纤维，一般不会导致眩晕。但有报道两例确诊的后下小脑动脉小分支闭塞致一侧绒球小结叶病变者，有严重的眩晕，因为小脑蚓部的绒球和小结叶是前庭系统的一部分。

小脑、脑干中某些神经细胞核团，尤其是前庭神经核、动眼神经核、红核和基底节，对各种与空间关系感觉有关的信息起重要的整合作用，并调节体位（直立和运动）。异常兴奋的空间关系感觉冲动传入脑干时能活化其邻近的神经结构，当影响到迷走神经的背运动核和孤束核时，可致恶心、呕吐、流涎、出汗、苍白、心动过缓、血压下降等。

在神经系统中，迷路—前庭系统极易受累。因前庭神经核是脑干中最大的核块，故在所有神经核中，它最易受损。负责该区血供的基底动脉分出的深穿支较小，内听动脉的迷路支和小脑前下、后下动脉均为终动脉；所以，只要血管腔发生突然的，哪怕是微小的改变，或系统血压下降，均可影响静—动系统功能。其他与平衡有关的神经结构因分布较广，也较易受损。这就可以解释，为什么在发热和贫血等系统性疾病和其他神经系统疾病发作时，患者常会出现眩晕。

从神经解剖角度看，与平衡有关的传入系统（平衡三联等）、传出系统（锥体系和锥体外系）及控制此两系统的脑干网状结构和小脑中有关结构等，有刺激性病变均可引起眩晕。

从神经生理角度看，若副交感神经系统的张力增高远远超过交感神经系统的张力增高时，就会引起眩晕发作。

心理生理机制在维持身体平衡以及构建躯体与外界固有空间关系时起重要作用。自出生起，个体便开始逐步协调身体各部分的关系，并感知躯体在空间中所处的位置。大脑的这种整合感觉信息的结构可称为“躯体图”，而个体躯体周围的空间结构可定义为“环境图”。此两图动态地相互依存，在个体的每一个活动中，两者都同时发生改变。值得注意的是，我们自身的运动与空间中物体的运动总是相对的。

（二）临床表现

当患者主诉自身或周围物体存在旋转感，抑或呈现单侧运动感时，临床上确定为“眩晕”相对较容易。但在临床实践中，患者的症状描述常缺乏典型性。部分患者会主诉存在自身波动摇晃，方向感知紊乱，或是产生被牵拉至一侧，拽向地面的异常感觉，仿佛受到磁力牵引；还有患者描述地板或墙壁出现倾斜、下沉、翘起等错觉。体格检查时，可见患者闭目状态下肢体指向出现单侧偏移。这些症状和体征均为迷路—前庭系统受损的特征。

眩晕常伴出汗、苍白、流涎、恶心、呕吐。患者常因眼球震颤而觉得周围物体好像在有节律地运动，一般行走时步履艰难，重者完全不能行走。有些患者因突然眩晕发作而猝然倒地，开始并不觉得眩晕，倒地后才开始觉得眩晕，重者卧床不起。患者发现只有在某一体位（常为侧卧）或闭眼时才能使眩晕、恶心减轻，头稍一活动就会使眩晕加重。Barany 良性体位性眩晕仅发生于躺下或起坐后几秒钟之内。轻度患者，只有在行走时才觉不平衡，稍重者则行走不稳，倾向一侧。与眩晕相伴的共济失调（眩晕性共济失调）并非由于肢体和躯干有病，而是由于控制它们的平衡系统有问题。大部分患者的肢体运动协调良好，提示其病变不在小脑。

2009 年 Barany 协会分类委员会（CCBS）将前庭疾病症状分四类：眩晕、头晕、前庭视觉症状和姿势性症状。急诊常见的是眩晕，部分可为头晕，尚有头昏需要区分。

1. 眩晕

眩晕是指在没有自我运动的情况下，出现头部或躯干自我运动的感觉，或在正常的头部运动过程中出现的失真的自我运动感，典型的就是天旋地转，有时候也表现为摇晃、倾斜、上下起伏、上下跳动或滑动的感觉。眩晕包括自发性眩晕和诱发性眩晕两类。其中诱发性眩晕包括位置性眩晕、头动诱发的眩晕、视觉诱发的眩晕、声音诱发的眩晕、Valsalva 动作诱发的眩晕、直立性眩晕等。

2. 头晕

头晕是指出现头空间定向力混乱或受损的感觉，而没有虚假或失真的运动感，也没有运动错觉、幻觉或扭曲的感觉。头晕分为自发性头晕和诱发性头晕两类。其中诱发性头晕包括位置性头晕、头动诱发的头晕、视觉诱发的头晕、声音诱发的头晕、Valsalva 动作诱发的头晕、直立性头晕、其他诱发性头晕。另外，还有前庭—视觉症状和姿势性症状，这两类症状的患者主要在门诊就诊。在此前庭症状分类的基础上，将前庭疾病分为三个综合征，分别是发作性前庭综合征（EVS）、急性前庭综合征（AVS）和慢性前庭综合征（CVS）。其中 AVS 和部分 EVS 在急诊多见。

AVS 一般为眩晕首次发作，是以急性起病、持续性眩晕/头晕或不稳为主要症状，时间上可持续数天至数周的临床综合征，具有单时相的特点。常见的有前庭神经元炎、急性迷路炎、突发性耳聋伴眩晕、脑血管病、EVS 急性发作、惊恐发作等。

EVS 指既往有过眩晕发作，本次复发症状持续数秒到数小时乃至数天者，通常具有反复发作的特点。常见的有良性阵发性位置性眩晕、梅尼埃病、前庭阵发症、儿童良性阵发性眩晕、上半规管裂综合征、脑血管病（TIA）、前庭性偏头痛等。

3. 头昏

头昏常以持续的头脑昏昏沉沉不清晰感为主症，多伴有头重、头闷、头胀、健忘、乏力和其他神经症或慢性躯体性疾病症状，劳累时加重，不伴有恶心、呕吐、眼球震颤等症状，系由神经症或慢性躯体性疾病等所致。

周围性眩晕与中枢性眩晕的鉴别如下表所示：

特点	周围性眩晕	中枢性眩晕
病变部位	内耳前庭感受器及前庭神经病变	前庭中枢病变
眼震类型	水平或旋转性	水平、旋转或垂直性
眼震方向	神经支配减弱：块相朝健耳 神经支配增强：块相朝患耳	多变，快相朝病变对侧

续表

特点	周围性眩晕	中枢性眩晕
视觉抑制	有	无
眩晕严重程度	严重，与眼震强度一致，闭目后不减轻	轻度
身体倾倒方向	常向眼震慢相方向	不定
头部运动诱发	常见	罕见
相关眼球运动障碍	无	视跟踪或扫视障碍
伴随症状	听力下降、耳鸣等	CNS 症状

（三）病因

眩晕只是一种临床表现，可由多种疾病引起，现按系统分类。

1. 迷路—前庭系统中任何部位的异常刺激性病变

①梅尼埃病、迷路炎、急慢性中耳炎累及内耳，脑外伤（包括爆震性）累及内耳（如圆窗或卵圆窗震破、岩骨骨折），噪声损伤，耳硬化症，梅毒，迷路血液循环障碍。②药物中毒，如水杨酸钠、奎宁、苯妥英钠、三甲双酮、口服避孕药、酒精等。③对氨基糖苷类抗生素过敏，如链霉素、卡那霉素、庆大霉素、新霉素等。④良性发作性体位性眩晕、流行性眩晕、前庭神经元炎、晕动病。⑤脑炎（包括脑干脑炎）、脑膜炎、蛛网膜炎、脑寄生虫病。⑥脑血液循环障碍，如颈动脉或椎—基底动脉供血不足，锁骨下动脉盗血综合征。⑦听神经瘤、第四脑室肿瘤、小脑脓肿或肿瘤、脑干或大脑（尤其是颞叶、顶叶）占位性病变。⑧多发性硬化、延髓空洞症、癫痫、偏头痛等。

2. 躯体疾病

心律不齐、阿—斯综合征、低或高血压（包括体位性低血压）、颈动脉窦过敏；贫血、红细胞增多症，甲状腺功能低下、糖尿病、低血糖、胰岛素瘤、尿毒症、更年期综合征，过度换气、呼吸性碱中毒等。

3. 眼、鼻、口腔疾病

屈光不正、复视、眼压异常（青光眼）、龋齿、慢性鼻旁窦炎。动眼障碍常通过空间定向障碍而致眩晕，当患者向麻痹的眼肌侧注视时有复视，若注视时间过长就会有眩晕感。实际上，有些正常人，当用望远镜注视时间过长也会有眩晕感。

4. 功能性疾病

过度疲劳、失眠、神经官能症、癔症、疑病症、继发性忧郁状态等。

有时，眩晕较难确切地按病因或病变部位分类。有些病因作用于多个部位而引起眩晕。

（四）眩晕急诊诊断流程

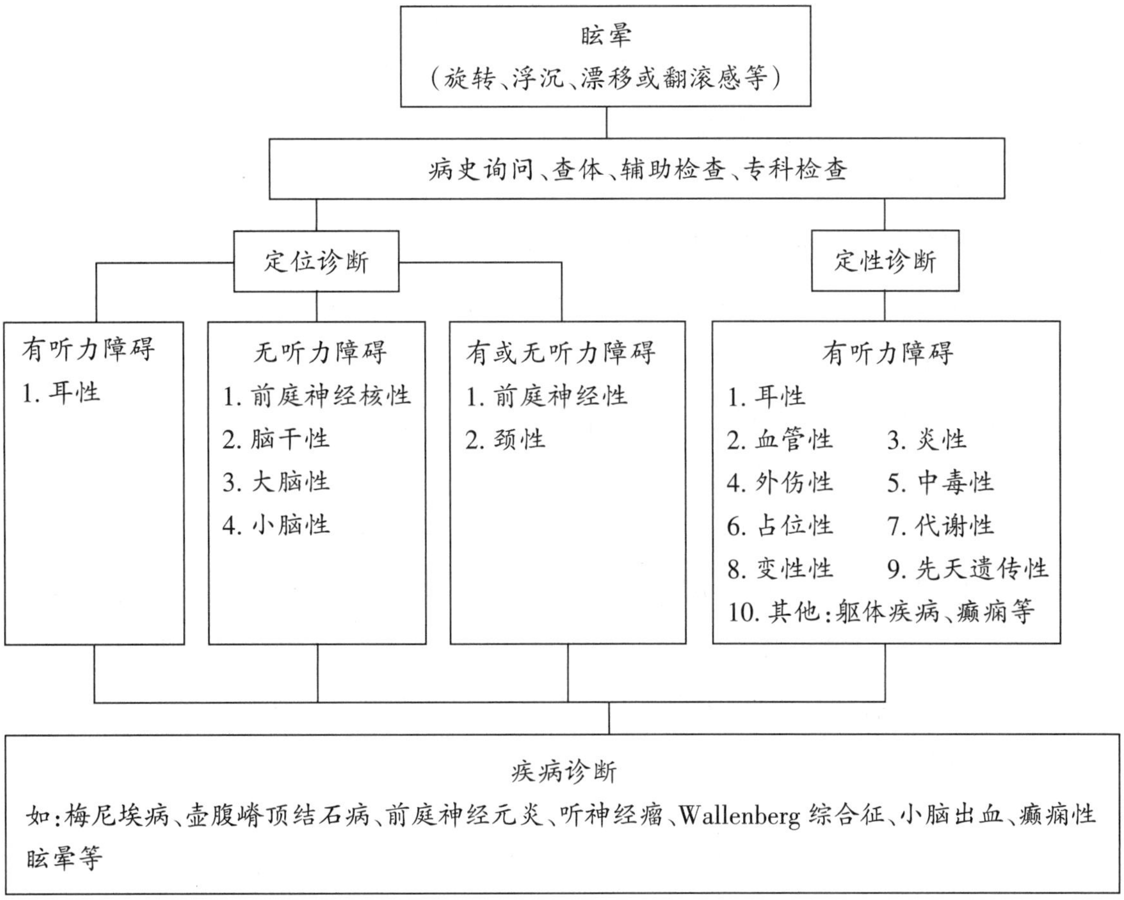

备注：1. 本流程适用于已排除头晕、头昏的眩晕患者。

2. 专科检查系指神经内科、神经耳科、神经外科、内科和影像科等有关的专科检查。

眩晕急诊诊断流程

（五）临床常见的眩晕病证

1. 梅尼埃综合征

据报道，其发病率差别甚大，在眩晕患者中占 9.7%～30%。其特征为反复发作性眩晕，突然发病，眩晕多为旋转性，历时几分钟到几小时，继以几天稍不稳感，而后有历时长短不定、毫无症状的缓解期。因病变位于周围的迷路，故眩晕常伴耳鸣，初为低、后为高音调性耳聋，伴重听、眼球震颤、恶心、呕吐等症。患者喜取病侧朝上的侧卧位，眼球向患侧注视，否则易使眼球震颤和眩晕加重。眼球震颤多为细微、水平、旋转向，以向健侧注视时最为明显。多发生于青壮年，20～40 岁人群多见，老年人少见，儿童和 20 岁以下人群罕见。随年龄增长、病程的延长，其耳鸣渐减轻，听力渐丧失。由于中枢的长期代偿作用，眩晕和眼球震颤逐渐减轻。常见的病因有变态反应、病毒感染、代谢障碍、血液循环障碍和植物神经功能障碍等。

2. 前庭神经元炎

本病可能为病毒感染。73%急性起病，85%为真性眩晕，重者可伴跌倒，以后可表现为体位性眩晕。68%的患者于起病几周内有自发性眼球震颤，多为水平或水平旋转性，且常为背离病灶侧。发病年龄为20~60岁（平均39岁）。前庭功能单侧减退或丧失者分别占67%和13%。一般为良性自限性病程，症状和体征分别于起病几周和几个月内消失，也有报道历时仅几天。一般不伴耳蜗症状，但也曾有人报道约30%的患者伴耳蜗症状。常见的耳蜗症状为耳鸣（40%）、耳胀和压迫感（16%）。一般无听力障碍，自觉听力减退更少见。

有人将本病分为急性和慢性两型，并认为慢性型实为梅尼埃病的开始阶段。本病一般为非复发性，可与梅尼埃病相鉴别。

3. 流行性眩晕

本病可能是一种脑干病毒感染，常呈小流行。发病年龄以壮年居多，病前多有感染史。临床表现为突然起病，有眩晕、眼球震颤，无耳蜗受累的表现，但可有脑干其他结构受累的表现，如其他脑神经和感觉束与运动束受累。自限性病程，一般6~9天内可完全恢复。

4. 良性、发作性、体位性眩晕

本病极为常见，在眩晕患者中占18%。有人报道，在睁眼作体位试验所查得的体位性眼球震颤患者中，80%是本病。女较男多，常发生于50~60岁妇女。眩晕具有周围性、体位性特征。眼球震颤为旋转性或水平旋转性，且具有易疲劳性。若令患者采取可诱发眩晕的体位，一般为3~6 s后出现眼球震颤，此潜伏期对本病具有特征性。本病呈良性、自限性病程，一般为数周或数月，但可复发。有些患者唯一的异常体征是体位试验阳性，故有人建议，凡疑为本病者均应做体位试验，以免漏诊。

头部外伤、耳病、老年、噪声性损伤及应用氨基糖苷类抗生素等均可使椭圆囊的耳石变性，变性的耳石由于重力作用而移位，于是发生良性、发作性、体位性眩晕和眼球震颤。

5. 颈性眩晕

本病是由颈部疾病所致的眩晕。因颈部病变而到神经外科就诊的患者中，9%诉说眩晕。其特征是既有颈部疾病的表现，又有前庭—耳蜗系统受累的表现，变温试验一般均为正常。其病因可能为颈椎病、颈部外伤、枕大孔畸形、后颈部交感神经综合征等。

6. 听神经瘤

本病在所有脑瘤患者中占 8%～10%，以前庭神经受累的不稳感为首发症状者占 10%。眩晕常为轻而间歇性（持续几周或几月）。少数可表现为孤立的发作，间期正常。后期常有高音调耳聋，无重听，有不稳感，变温试验反应异常，其他脑神经麻痹（Ⅴ、Ⅵ、Ⅶ、Ⅹ），同侧肢体共济失调，头痛，以及其他小脑桥脑角肿瘤常见的体征。

本病应注意与引起眩晕的其他疾病相鉴别。缓慢发展的病史，多次、仔细的听力检查，小脑桥脑角其他体征的存在，脑脊液压力和蛋白检查，内听道 X 线检查等，均有助于诊断。对可疑病例，应进行同位素脑扫描、CT，甚至核磁共振检查。仍不能除外者应严密随诊观察。

7. 头部外伤后眩晕

有颞骨骨折的头部外伤患者中，约 10%～15%有眩晕。若有颞骨岩部纵行骨折（即其骨折线方向与岩部长轴方向平行），可有轻到中度混合性耳聋、眩晕；若有横行骨折，则为严重的神经性耳聋、眩晕和前庭功能丧失。有些轻度或中度头部外伤患者的唯一阳性检查所见为眼球震颤电图描记，闭目时有眼球震颤。

8. 皮质性眩晕——癫痫

颞、顶叶的皮质平衡代表区异常放电可致眩晕。曾有报道，505 例癫痫患者中有 90 例有眩晕。少数患者可以眩晕作为癫痫的先兆。个别病例中眩晕可作为其颞叶癫痫的唯一临床表现。病灶多位于颞叶的后外侧面，或近外侧裂的顶下小叶。患者可表现为：病灶对侧肢体的运动感或其周围物体向反方向的运动感，急性眩晕、旋转感，有时仅为不稳感，可无眼球震颤。当异常放电扩散到嗅觉皮质时可致嗅幻觉，到皮质运动区可致抽搐发作等癫痫的其他表现。偶尔，眩晕感可为“反射性癫痫”提供刺激，旋转和变温试验可促发其癫痫发作。当进行脑电图检查，尤其是蝶骨电极检查时，患者的颞区可检出局灶性棘波灶。但也有 10%～15%颞叶癫痫患者的脑电图正常。

9. 椎—基底动脉供血不足

50 岁以上有高血压、动脉硬化的患者，若突然出现眩晕，应首先考虑此病。若有脑干其他结构受累的表现，则几乎可确诊。颅脑 CT 检查更有利于确诊。猝倒症是指发作性跌倒，无先兆，且不伴意识丧失。有些患者以眩晕开始，1/3 的患者由颈部活动不当所诱发。其机制是锥体交叉区缺血而导致一过性四肢瘫。迷路卒中是由内听动脉或其前庭支血栓形成，表现为急性眩晕、恶心、呕吐和虚脱的疾病。

10. 其他脑血管意外

有人报告，在因脑血管意外住院的患者中，82%有眩晕；5%蛛网膜下腔出血患者和 2%延髓背外侧综合征患者以眩晕为首发症状。

11. 多发性硬化

5% ~ 12%的患者以眩晕为首发症状，30% ~ 50%的患者有眩晕症状。故对眩晕患者，应仔细询问病史，并作详尽的神经系统检查，必要时作腰穿，查脑脊液免疫球蛋白合成率及 IgG 组分区带，查视觉、脑干和体感诱发电位，必要时查颅脑 CT 甚至颅脑和脊髓磁共振，并严密观察病情变化。

12. 神经官能症

若眩晕发作不伴眼球震颤，则有非器质性之可能。若患者又有过劳、失眠等诱因，并有神经官能症的其他临床表现，则有利于神经官能症的诊断。

精神—心理因素可影响静—动系统功能，由于过度换气所诱发的自主神经功能紊乱，可使自发性或体位性眼球震颤出现或加重。

（六）眩晕分级

0 级，无眩晕发作或发作已停止。

Ⅰ级，发作中、后的日常生活均能自理。

Ⅱ级，发作时日常生活受影响，过后能很快完全自理。

Ⅲ级，过后大部分日常生活能自理。

Ⅳ级，过后大部分日常生活不能自理。

Ⅴ级，过后全部日常生活不能自理，且需他人帮助。

（七）眩晕的急诊处理

1.一般急诊处理原则

在急诊处理过程中，先给予紧急止吐治疗，同时尽量寻找病因，首先除外的是内科及中枢疾病，其次就是耳科疾病。因为眩晕患者有时会忽略听力异常问题，此时若救治不及时会导致听力受损，所以首次发作的 AVS 必须除外突发性耳聋。

对于眩晕持续时间长程度重，尤其是伴随恶心呕吐出汗等较为严重的自主神经反应者，可以短期使用前庭抑制剂控制眩晕症状（原则上使用不超过 72 h)，必要时 可以止吐治疗。常用药物有盐酸异丙嗪、盐酸地芬尼多片、盐酸苯海拉明等。急性发作性眩晕可酌情使用改善循环的药物，如天麻素、银杏叶制剂等。

2. 对症处理

（1）中枢性眩晕

对于超急性期的脑梗死，符合指征者给予急诊静脉溶栓（阿替普酶、尿激酶）、血管内介入治疗等救治措施，失去血管再通机会者可按 TOAST 分型，予以抗板或抗凝、降脂、控制危险因素及稳定斑块（他汀类药物）等治疗。对于脑出血患者，主要治疗措施为脱水降颅压、控制血压及防止并发症，对于有一定 占位效应者需要给予甘露醇或甘油果糖等脱水治疗，必要时需要进行去骨瓣减压等外科手术治疗。

前庭性偏头痛主要给予止痛、止吐等对症处理。

中枢神经系统脱髓鞘疾病给予糖皮质激素或免疫球蛋白等免疫调节治疗。

中枢神经系统感染在获得确切病原学依据之前，可根据其临床特点经验性给予抗病毒（阿昔洛韦、更昔洛韦等）、抗细菌（头孢曲松钠、头孢吡肟等）及脱水降颅压等对症支持治疗。

第四脑室以及小脑占位性病变在前期不会呈急性或发作性表现，当瘤体大到一定程度就会表现为急性眩晕（头晕），需重视。

（2）全身疾患导致的头晕

导致头晕的全身性因素涉及多系统，例如水、电解质平衡紊乱，心血管疾病（如体位性低血压、高血压急症、心律失常、心力衰竭等），内分泌疾病（如低血糖、甲状腺功能亢进或减退），血液系统疾病（如贫血等），自身免疫性疾病（如系统性红斑狼疮等），以及药物中毒等，应根据患者具体情况给予对症处理，同时请相关科室会诊。

（3）周围性眩晕

周围性眩晕主要指前庭神经元炎、良性阵发性位置性眩晕（BPPV）、前庭阵发症、梅尼埃病等，均可给予对症止眩类药物（如倍他司汀），配合镇静、抗焦虑药物治疗。BPPV 以手法复位为主；前庭神经元炎可使用利尿剂、糖皮质激素；前庭阵发症可使用抗癫痫类药物，如卡马西平、奥卡西平等。

（4）精神心理性眩晕

惊恐发作或广泛性焦虑障碍，可予阿普唑仑、劳拉西泮等药物治疗。

第二节

癫狂

【疾病概述】

癫病以精神抑郁，表情淡漠，沉默痴呆，语无伦次，静而少动为特征；狂病以精神亢奋，狂躁刚暴，喧扰不宁，毁物打骂，动而多怒为特征。癫病与狂病都是精神失常的疾病，两者在临床上可以互相转化，故常并称。

癫病与狂病都是精神失常的疾患，其表现类似于西医学的某些精神病。精神分裂症的精神抑郁型，心境障碍中躁狂抑郁症的抑郁型、抑郁发作大致相当于癫病；精神分裂症的紧张性兴奋型及青春型，心境障碍中躁狂抑郁症的躁狂型、躁狂发作，急性反应性精神病的反应兴奋状态大致相当于狂病。凡此诸病出现症状、舌苔、脉象等临床表现与本节所述相同者，均可参考本节进行辨证论治。

【历史沿革】

癫之病名最早见于马王堆汉墓出土的《足臂十一脉灸经》中的“数疯疾”。癫狂病名出自《内经》。该书对于本病的症状、病因病机及治疗均有较详细的记载。在症状描述方面，如《灵枢·癫狂》篇说：“癫疾始生，先不乐，头重痛，视举，目赤，甚作极，已而烦心……狂始发，少卧，不饥，自高贤也，自辩智也，自尊贵也，善骂詈，日夜不休。”唐宋以后，医家对癫狂的证候描述更加确切。唐代孙思邈的《备急千金要方·风癫》曰：“示表癫邪之端，而见其病，或有默默而不声，或复多言而漫说，或歌或哭，或吟或笑，或眠坐沟渠，瞰于粪秽，或裸形露体，或昼夜游走，或嗔骂无度，或是蜚蛊精灵，手乱目急。”

《难经》则明确提出癫与狂的鉴别要点，如《二十难》记有“重阳者狂，重阴者癫”，而《五十九难》对癫狂二证则从症状表现上加以区别，其曰：“狂癫之病何以别之？然：狂疾之始发，少卧而不饥，自高贤也，自辨智也，自倨贵也，妄笑好歌乐，妄行不休是也。癫疾始发，意不乐，僵仆直视，其脉三部阴阳俱盛是也”，对两者的鉴别可谓要言不烦。汉代张仲景在《金匮要略·五脏风寒积聚病脉证治》中说："邪哭（作"人"解）使魂魄不安者，血气少也，血气少者属于心，心气虚者，其人则畏；合目欲眠，梦远行而精神离散，魂魄妄行。阴气衰者为癫，阳气衰者为狂。"（本节"阴气衰"与"阳气衰"之"衰"字，应作"病"字解，或谓系"蓑"字之误。——编者注）其对本病的病因作了进一步的探讨，提出因心虚而血气少，邪乘于阴则为癫，邪乘于阳则为狂。

在病因病机方面，《素问·至真要大论篇》说："诸躁狂越，皆属于火。"《素问·脉要精微论篇》说："衣被不敛，言语善恶，不避亲疏者，此神明之乱也。"《素问·脉解篇》又说："阳尽在上，而阴气从下，下虚上实，故狂癫疾也。"书中指出了火邪扰心和阴阳失调可以导致癫狂发病。《灵枢·癫狂》篇又有"得之忧饥""得之大恐""得之有所大喜"等记载，明确指出情志因素亦可以导致癫狂的发生。《素问·奇病论篇》论及："人生而有病癫疾者，此得之在母腹中时"，指出本病具有遗传性。明代吴昆在《灵枢注证发微·癫狂第二十二》中论及："手太阴主天，足太阴主地，太阳为开，阳明为阖，天地之气，昼明夜晦，人之两目，昼开夜阖，此人应天地之昼夜开阖者也。一息之中，有开有阖，以应呼吸漏下者也。天地开阖之气不清，阴阳出入之气混浊，则神志昏而癫狂作矣。"此段论人应天地之气升降出入，癫狂发生是由于气机升降出入异常所致。可以认为，癫狂之所以季节性发病，是因为患者机体自身已存在气机升降出入的失调，春夏之时自然界气机升发旺盛，人体未能与之适应，失调更甚，扰乱心神，导致心神不能正常地感应、评价外界事物，表现为癫狂。明代张景岳《景岳全书·癫狂痴呆》说："癫病多由痰气，凡气有所逆，痰有所滞，皆能壅闭经络，格塞心窍。"《临证指南医案》曰："狂由大惊大怒，病在肝胆胃经，三阳并而上升，故火炽则痰涌，心窍为之闭塞；癫由积忧积郁，病在心脾包络，三阴蔽而不宣，故气郁则痰迷。"狂由气之有余、升之太过所致；癫乃气机升降乏力、蔽而不宣所致。气机升降出入失常是癫狂病病机的主体，痰只是附带的病理产物。痰邪之来，大抵由于脾胃之郁，"忧思则伤脾，郁久则怒而伤肝，土郁而木复克之，此痰所由生也"。热邪之生，则多由于外感之传变，"岚瘴戾气伏入于里，积久成热，此火所由生也"。痰迷心窍而昏愦，火灼心君则妄念作，"痰火触逼，两相夹攻，心神因之扰乱而谵狂作矣"。王清任还创立脑髓说，其《医林改错》曰："灵机记性在脑者，因饮食生气血，长肌肉，精汁之清者，化而为髓……小儿无记性者，脑髓未满，高年无记性者，脑髓渐空。"

对于癫狂的治疗，《素问·病能论篇》载："帝曰：有病怒狂者，其病安生？岐伯曰：生于阳也。帝曰：治之奈何？岐伯曰：夺其实即已，夫食入于阴，长气于阳，故夺其食即已，使之服以生铁落为饮，夫生铁落者，下气疾也。”《儒门事亲·九气感疾更相为治衍二十六》对情志相胜疗法进行了系统总结：“悲可以治怒，以怆恻苦楚之言感之；喜可以治悲，以谑浪亵狎之言娱之；恐可以治喜，以恐惧死亡之言怖之：怒可以治思，以侮辱欺罔之言触之；思可以治恐，以虑彼忘此之言夺之。”这些类似现代的心理疗法，虽未直接治疗癫狂，但在当时已成为有效的辅助治疗手段，为癫狂的心理治疗开辟了先河。

张锡纯在《医学衷中参西录》中分析其治疗痰火上扰、气机上逆之癫狂方剂荡痰汤时云：“癫狂之证，乃痰火上泛，瘀塞其心与脑相连窍络，以致心脑不通，神明皆乱。故方中重用赭石，借其重坠之力，摄引痰火下行，俾窍络之塞者皆通，则心与脑能相助为理，神明自复其旧也。”张锡纯治癫狂以泻火逐痰为首务，治癫狂有荡痰汤、荡痰加甘遂汤及调气养神汤三方。

明代龚廷贤（《寿世保元·癫狂》）对于火旺上逆者，治之以将军汤，方以“大黄（四两酒浸一宿），用水三升煎之，分作三服”。他分析道：“癫病者，贼邪之并于肝。狂病者，贼邪之并于心也。此皆实病，宜泻而不宜补，故用大黄以泻之，取其苦寒，无物不降，可以泻实。”

朱震亨在《丹溪手镜·癫狂》中论癫，“盖因痰者，乃血气俱亏，痰客中焦，妨碍升降，视听言语皆有虚妄，宜吐之”，论述中的治疗原则及方法显然是在阐述吐之升举作用，利用涌吐上升之性，调动人体气机之升，达到治疗癫狂的目的。

【中医病因病机归纳】

癫狂发生的原因，总与七情内伤密切相关，或思虑不遂，或悲喜交加，或恼怒惊恐，皆能损伤心、脾、肝、胆，导致脏腑功能失调和阴阳失于平秘，进而产生气滞、痰结、火郁、血瘀等，蒙蔽心窍而引起神志失常。狂病属阳，癫病属阴，两者的病因病机有所不同。如清代叶天士在《临证指南医案》中说：“狂由大惊大恐，病在肝胆胃经，三阳并而上升，故火炽则痰涌，心窍为之闭塞。癫由积忧积郁，病在心脾包络，三阴蔽而不宣，故气郁则痰迷，神志为之混淆。”

癫狂的发生有原发病因、继发病因和诱发因素。原发病因有禀赋不足、情志内伤和饮食不节；继发病因有气滞、痰结、火郁、血瘀等；诱发因素有情志失节，人事怫郁、突遭变乱及剧烈的情志刺激。癫病起病多缓慢，渐进发展，癫病病位在肝、脾、心、脑，病之初起多表现为实证，后转为虚实夹杂，病程日久，损伤心、脾、脑、肾，转为虚证。狂病急性发病，病位在肝、胆、胃、心、脑，病之初起为阳证、热证、实证，渐向虚实夹杂转化，终至邪去正伤，渐向癫病过渡。

兹从气、痰、火、瘀四个方面对本病的病因病机列述如下。

（一）气机阻滞

《素问·举痛论篇》有“百病皆生于气”之说，平素易怒者，由于郁怒伤肝，肝失疏泄，则气机失调，气郁日久，则进一步形成气滞血瘀，或痰气互结，或气郁化火，阻闭心窍而发为癫狂。正如《证治要诀·癫狂》所说：“癫狂由七情所郁，遂生痰涎，迷塞心窍。”

（二）痰浊蕴结

自从金元时期朱丹溪提出癫狂与痰有关的论点以后，不少医家均宗其说。《医学衷中参西录·医方》明确指出：“癫狂之证，乃痰火上泛，瘀塞其心与脑相连之窍络，以致心脑不通，神明皆乱。”由于长期忧思郁怒造成气机不畅，肝郁犯脾，脾失健运，痰涎内生，以致气血痰结。或因脾气虚弱，升降失常，清浊不分，浊阴蕴结成痰，则为气虚痰结。无论气郁痰结或气虚痰结，总由“痰迷心窍”而病癫病。若因五志之火不得宣泄，炼液成痰，或肝火乘胃，津液被熬，结为痰火；或痰结日久，郁而化火，以致痰火上扰，心窍被蒙，神志遂乱，也可发为狂病。

（三）火郁扰神

《内经》早就指出狂病与火有关。凡狂病多因于火，此或以谋为失志，或以思虑郁结，屈无所伸，怒无所泄，以致肝胆气逆，木火合邪，是诚东方实证也。其邪盛于心，则神魂不守；邪乘于胃，则暴横刚强。胃、肝、胆三经实火上升，扰动心神，皆可发为狂病。

（四）瘀血内阻

由于血瘀使脑气与脏腑之气不相接而发狂。若头脑发生血瘀气滞，使脏腑化生的气血不能正常地充养元神之府，或因血瘀阻滞脉络，气血不能上荣脑髓，则可造成灵机混乱，神志失常，发为癫狂。

综上所述，气、痰、火、瘀均可造成阴阳的偏盛偏衰，机体阴阳失调，不能互相维系，以致阴虚于下，阳亢于上，心神被扰，神明逆乱而发癫狂。

此外，张仲景《伤寒论》尚有蓄血发狂的记载，应属血瘀一类。由于思虑太过，劳伤心脾，气血两虚，心失所养，亦可致病。禀赋不足而发病者往往具有家族遗传性，其家族可有类似的病史。

【历史沿革】

（一）发病特点

本病发生与内伤七情密切相关，性格暴躁、抑郁、孤僻、易于发怒、胆怯疑虑等，是发病的常见因素；头颅外伤、中毒病史对诊断也有帮助。但其主要诊断依据是灵机、情志、行为三方面的失常。所谓灵机，即记性、思考、谋虑、决断等方面的功能表现。

（二）临床表现

本病的临床症状大致可分为4类：

1. 躁狂症状

如弃衣而走，登高而歌，数日不食而能逾垣上屋，所上之处，皆非其力所能，妄言骂詈，不避亲疏，妄想丛生，毁物伤人，甚至自杀等，其证属实热，为阳气有余之证。

2. 抑郁症状

如精神恍惚，表情淡漠，沉默痴呆，喃喃自语或语无伦次，秽洁不知，颠倒错乱，或歌或笑，悲喜无常，其证多偏于虚，为阴气有余或痰气交阻。

3. 幻觉症状

幻觉是患者对客观上不存在的事物，却感到和真实的一样，可有幻视、幻听、幻嗅、幻触等症。如早在《灵枢·癫狂》中就对幻觉症状有明确的记载："目妄见，耳妄闻……善见鬼神。"再如明代李梴在《医学入门·癫狂》中记有："视听言动俱妄者，谓之邪祟，甚则能言平生未见闻事及五色神鬼。"此处所谓邪祟，即为幻觉症状。

4. 妄想症状

妄想是与客观实际不符合的病态信念，其判断推理缺乏令人信服的根据，但患者坚信其正确而不能被说服。正如《灵枢·癫狂》所说："自高贤也，自辨智也，自尊贵也。"《中藏经·癫狂》也说："有自委曲者，有自高贤者。"此外，还可有疑病、自罪、被害、嫉妒等妄想症状。这些临床症状不是中毒、热病所致，头颅CT及其他辅助检查没有阳性表现。

总之，癫病多见抑郁症状，呆滞好静，其脉多沉伏细弦；狂病多见躁狂症状，多怒好动，其脉多洪盛滑数，这是两者的区别。至于幻觉症状和妄想症状，则既可见于癫病，也可见于狂病。

（三）辨证要点

1. 癫病审查轻重

精神抑郁，表情淡漠，寡言呆滞是癫病的一般症状，初发病时常兼喜怒无常，喃喃自语，语无伦次，舌苔白腻，此为痰结不深，证情尚轻。若病程迁延日久，则见呆若木鸡，目瞪如愚，灵机混乱，舌苔渐变为白厚而腻，乃痰结日深，病情转重。久则正气日耗，脉由弦滑变为滑缓，终至沉细无力。倘使病情演变为气血两虚，而症见神思恍惚、思维贫乏、意志减退者，则病深难复。

2. 狂病明辨虚实

狂病应区分痰火、阴虚的主次先后，狂病初起以狂暴无知、情感高涨为主要表现，盖由痰火实邪扰乱神明而成。狂病逐渐稳定后，由于病久则火灼阴液，渐变为阴虚火旺之证，可见情绪焦躁，多言不眠，形瘦面赤舌红等症状。这一时期，分辨主次先后，对于确定治法处方是很重要的。一般说，亢奋症状突出，舌苔黄腻，脉弦滑数者，以痰火为主；而焦虑、烦躁、失眠、精神疲惫，舌质红少苔或无苔，脉细数者，以阴虚为主。至于痰火、阴虚证候出现的先后，则需对上述证候、舌苔、脉象的变化作动态的观察。

【中医鉴别诊断】

（一）痫病

痫病是以突然仆倒，昏不知人，四肢抽搐为特征的发作性疾患，与癫病不难区分。但自秦汉至金元时期，癫、狂、痫往往同时并称，常常混而不清，尤其是癫病与痫病始终未能明确分清，及至明代王肯堂才明确提出癫狂与痫病的不同。如《证治准绳·癫狂痫总论》说：“癫者或狂或愚，或歌或笑，或悲或泣，如醉如痴，言语有头无尾，秽洁不知，积年累月不愈……狂者病之发时猖狂刚暴，如伤寒阳明大实发狂，骂詈不避亲疏，甚则登高而歌，弃衣而走，逾垣上屋，非力所能，或与人语所未尝见之事……痫病发则昏不知人，眩仆倒地，不省高下，甚而瘛疭抽掣，目上视，或口眼歪斜，或口作六畜之声。”至此已将癫狂与痫病截然分开，为后世辨证治疗指出了正确方向。

（二）谵语、郑声

谵语是因阳明实热或温邪入于营血，热邪扰乱神明，而出现神志不清、胡言乱语的重症。郑声是指疾病晚期心气内损，精神散乱而出现神志不清，不能自主，语言重复，语声低怯，断续重复而语不成句的垂危征象。狂病与谵语、郑声在症状表现上是不同的。《东垣十书·此事难知集·狂言谵语郑声辨》记有："狂言声大开自与人语，语所未尝见事，即为狂言也。谵语者，合目自语，言所日用常见常行之事，即为谵语也。郑声者，声战无力，不相接续，出于喉中，即郑声也。"

（三）脏躁

脏躁好发于妇人，其症为悲伤欲哭，数欠伸，如神灵所作，但可自制，一般不会自伤及伤害他人，与癫狂完全丧失自知力的神志失常不同。

【中医急救处理】

癫狂病中狂病初期，发病较急，病情危重，以狂暴无知、情感高涨为主要表现，相当于西医的精神分裂症、心境障碍中躁狂发作等，快速缓解症状是急性期癫狂治疗的关键。

（一）西医处理

精神分裂症急性期患者以幻觉、妄想和激越为主要表现，有必要选择能快速、有效缓解急性期症状（包括阳性症状及激越状态）的抗精神病药物。《行为急诊干预的专家共识指南》推荐单独口服奥氮平或利培酮，或利培酮、氟哌啶醇合并苯二氮类作为精神分裂症急性期和躁狂发作的一线用药。

急性躁狂发作时，为迅速控制病情，可合并使用抗精神病药（如氯丙嗪、氟哌啶醇）治疗，但剂量应小。近年上市的不典型抗精神病药如利培酮、奥氮平、喹硫平等也有抗躁狂作用，在国外已作为心境稳定剂使用。一种心境稳定剂疗效不佳时，可以合用另一种心境稳定剂联合治疗。维持治疗时不一定常规合用抗精神病药物，如药物治疗效果不好，或需快速控制病情时，可以加用或换用电休克治疗。

（二）中医处理

1. 中药治疗

急性发作的癫狂多见狂病实证，以痰火扰心、阳明热结、气血凝滞最为多见。

（1）痰火扰心证

症状：性情急躁，头痛失眠，两目怒视，面红目赤，突然狂暴无知，情感高涨，言语杂乱，逾垣上屋，气力逾常，骂詈叫号，不避亲疏，或毁物伤人，或哭笑无常，登高而歌，弃衣而走，渴喜冷饮，便秘溲赤，不食不眠。舌质红绛，苔多黄腻，脉弦滑数。

治法：镇心涤痰，泻肝清火。

方药：生铁落饮（《证治准绳·类方》）加减。常用药：天门冬、麦门冬、贝母、胆南星、橘红、石菖蒲、远志、连翘、茯苓、茯神、玄参、钩藤、丹参、生铁落、辰砂（冲服）。加减：痰火壅盛而舌苔黄腻甚者，可合礞石滚痰丸或安宫牛黄丸；肝胆火盛者，可合当归龙荟丸。胸膈痰浊壅盛，而形体壮实，脉滑大有力者，可采用涌吐痰涎法，以三圣散治之，劫夺痰浊，吐后如形神俱乏，当以饮食调养。

（2）阳明热结证

症状：躁狂谵语，神志昏乱，面赤腹满，大便燥结，舌苔焦黄起刺或焦黑燥裂，舌质红绛，脉滑实而大者。

治法：通腑泻热，醒脑宁神。

方药：增液承气汤（《温病条辨》）加减。常用药：玄参、生地、麦冬、大黄、芒硝、厚朴、枳实、远志、天竺黄、石菖蒲。加减：烦躁易怒者，加白芍、莲子心、绿萼；热盛者，可合白虎汤；痰热甚者，加半夏、黄连、竹茹、胆南星。病情好转而痰火未尽，心烦失眠，哭笑无常者，可用温胆汤送服朱砂安神丸。

（3）气血凝滞

症状：情绪躁扰不安，恼怒多言，甚则登高而歌，弃衣而走，或目妄见，耳妄闻，或呆滞少语，妄思离奇多端，常兼面色暗滞，胸胁满闷，头痛心悸，或妇人经期腹痛，经血紫黯有块。舌质紫黯有瘀斑，舌苔或薄白或薄黄，脉细弦，或弦数，或沉弦而迟。

治法：活血化瘀，理气解郁。

方药：选用癫狂梦醒汤加减，送服大黄䗪虫丸。常用药：桃仁、赤芍、丹参、红花、水蛭、柴胡、香附、青陈皮、大腹皮、桑白皮、苏子、半夏、调中。加减：蕴热者可用木通加黄芩以清之；兼寒者加干姜、附子助阳温经。大黄䗪虫丸方用大黄、黄芩、甘草、桃仁、杏仁、芍药、干生地、干漆、虻虫、水蛭、蛴螬、䗪虫。可祛瘀生新，攻逐蓄血，但需要服用较长时期。

2. 针刺

针刺时取穴以督脉、手少阴经及手厥阴经为主。主穴选内关、水沟、大陵、神门及中冲。火盛伤阴者，加行间、太溪、三阴交；痰火扰神者，加曲池、丰隆、内庭；气血瘀阻者，加血海、膈俞。孙思邈在《备急千金要方》中记载了扁鹊的“十三鬼穴”治疗“癫邪”导致的种种精神异常。十三鬼穴包括人中、少商、隐白、太渊、申脉、风府、颊车、承浆、劳宫、上星、会阴（玉门头）、曲池、海泉（即舌中下缝）。

针刺用普通针刺以及火针，多采用透刺。

3. 艾灸

艾灸选穴位有百会、章门、间使、伏兔、天府、承浆、心俞等，艾灸数从十壮到一百壮不等。《备急千金要方》另有“卒中邪魅恍惚振噤，灸鼻下人中及两手足大指爪甲木，令艾丸半在爪上，半在肉上，各七壮，不止十四壮，炷如雀屎大”的记载。后世医家亦有此记载，如宋代《针灸资生经》载“秦承祖灸狐魅神邪并癫狂病”，法为“并两手大指，用软丝绳急缚，灸三壮，艾炷著四处，半在甲上，半在肉上，四处尽烧，一处不烧，其疾不愈，神效”，与孙思邈的记载几乎一致。金元时期的朱丹溪，明代的虞抟、张景岳、龚廷贤等医家均记载了这一灸法，称之为“秦承祖灸鬼法”，治疗“一切惊狂谵妄、逾垣上屋，骂詈不避亲疏等症”（龚廷贤）。

4. 中成药

复元康胶囊对气滞血瘀型狂病疗效显著，达康胶囊对阳明热盛型狂病疗效显著。

5. 理疗

采用 HK-5004 脑波治疗仪，选择神门、大陵、内关等经络穴位，配用治疗电极，用低频电脉冲进行穴位刺激。

6. 调护

安置和管理：躁狂患者的护理关系着患者的安危和病房秩序，躁狂患者应安置在重点病房，加强护理和安全管理。一般护理：护理人员对躁狂患者要有高度的责任感和同情心，密切观察患者的病情特点。掌握患者兴奋躁动的规律，力争将兴奋症状消灭在发生之前，以利于护理工作的顺利进行。特殊护理：狂证患者易于突然发生伤人、自伤、毁物等暴力行为，护理人员要大胆、镇静、机智、果断地采取有效护理措施。

【稳定期辨证论治】

（一）治疗原则

1. 解郁化痰，宁心安神

癫病多虚，为重阴之病，主于气与痰，治疗以解郁化痰、宁心安神、补养气血为主要治则。

2. 泻火逐痰，活血滋阴

狂病多实，为重阳之病。狂病逐渐稳定后，由于病久火灼阴液，渐变为阴虚火旺之证，应予滋养心肝阴液，兼清虚火、活血逐痰。

概言之，癫病与狂病总因七情内伤，使阴阳失调，或气并于阳，或血并于阴而发病，故治疗总则以调整阴阳，以平为期，如《素问·生气通天论篇》所说：“阴平阳秘，精神乃治。”

（二）治法方药

1. 癫病

（1）**痰气郁结证**

症状： 精神抑郁，表情淡漠，寡言呆滞，或多疑虑，语无伦次，或喃喃自语，喜怒无常，甚则忿不欲生，不思饮食。舌苔白腻，脉弦滑。

治法： 疏肝解郁，化痰开窍。

方药： 逍遥散合涤痰汤加减。药用柴胡配白芍疏肝柔肝，可加香附、郁金以增理气解郁之力，茯苓、白术健脾化浊。涤痰汤为二陈汤增入胆南星、枳实、人参、石菖蒲、竹茹而成，胆南星、竹茹辅助二陈汤化痰，石菖蒲合郁金可以开窍，枳实配香附可以理气，人参可暂去之。单用上方恐其效力不达，须配用十香返生丹，每服 1 丸，日服 2 次，是借芳香开窍之力，以奏涤痰散结之功；若癫病因痰结气郁而化热者，症见失眠易惊，烦躁不安而神志昏乱，舌苔转为黄腻，舌质渐红，治当清化痰热，清心开窍，可用温胆汤送服至宝丹。

（2）**气虚痰结证**

症状： 情感淡漠，不动不语，甚则呆若木鸡，目瞪如愚，傻笑自语，生活被动，灵机混乱，甚至目妄见，耳妄闻，自责自罪，面色萎黄，便溏溲清。舌质淡，舌体胖，苔白腻，脉滑或脉弱。

治法： 益气健脾，涤痰宣窍。

方药： 四君子汤合涤痰汤加减。药用人参、茯苓、白术、甘草四君益气健脾以扶正培本。再予半夏、胆南星、橘红、枳实、石菖蒲、竹茹涤除痰涎，可加远志、郁金，既可理气化痰，又能辅助石菖蒲宣开心窍。若神思迷惘，表情呆钝，病情较重，是痰迷心窍较深，治宜温开，可用苏合香丸，每服 1 丸，日服 2 次，以豁痰宣窍。

（3）**气血两虚**

症状： 面色苍白，多有疲惫不堪之象，神思恍惚，心悸易惊，善悲欲哭，思维贫乏，意志减退，言语无序，魂梦颠倒。舌质淡，舌体胖大有齿痕，舌苔薄白，脉细弱无力。

治法： 益气健脾，养血安神。

方药： 养心汤加减。方中人参、黄芪、甘草补脾益气；当归、川芎养心血；茯苓、远志、柏子仁、酸枣仁、五味子宁心神；更有肉桂引药入心，以奏养心安神之功。若兼见畏寒蜷缩，卧姿如弓，小便清长，下利清谷者，属肾阳不足，应加入温补肾阳之品，如补骨脂、巴戟天、肉苁蓉等。

2. 狂病（阴虚火旺证）

症状： 狂病日久，病势较缓，精神疲惫，时而躁狂，情绪焦虑、紧张，多言善惊，恐惧而不安，烦躁不眠，形瘦面红，五心烦热。舌质红，少苔或无苔，脉细数。

治法： 滋阴降火，安神定志。

方药： 选用二阴煎加减，送服定志丸。方中生地、麦门冬、玄参养阴清热；黄连、木通、竹叶、灯芯草泻热清心安神；可加用白薇、地骨皮清虚热；茯神、炒酸枣仁、甘草养心安神。定志丸方用人参、茯神、石菖蒲、甘草，其方健脾养心，安神定志，可用汤药送服，也可布包入煎。若阴虚火旺兼有痰热未清者，仍可用二阴煎适当加入全瓜蒌、胆南星、天竺黄等。

（三）单方验方

1. 黄芫花

取花蕾及叶，晒干研粉，成人每日服 1.5 ~ 6 g，饭前一次服下，10 ~ 20 日为一个疗程，主治狂病属痰火扰心者。一般服用后有恶心、呕吐、腹泻等反应，故孕妇、体弱者、素有胃肠病者忌用。

2. 巴豆霜

1 ~ 3 g，分 2 次间隔半小时服完，10 次为一个疗程，一般服用 2 个疗程，第 1 个疗程隔日一次，第 2 个疗程隔 2 日一次。主治狂病，以痰火扰心为主者。

（四）针灸

取穴以任督二脉、心及心包经为主，其配穴总以清心醒脑、豁痰宣窍为原则，其手法多采用三人或五人同时进针法，狂病多用泻法，大幅度捻转，进行强刺激，癫病可用平补平泻的手法。

1. 癫病主方

①中脘、神门、三阴交。②心俞、肝俞、脾俞、丰隆。两组可以交替使用。

2. 狂病主方

①人中、少商、隐白、大陵、丰隆。②风府、大椎、身柱。③鸠尾、上脘、中脘、丰隆。④人中、风府、劳宫、大陵。每次取穴一组，4 组穴位可以轮换使用。狂病发作时，可独取两侧环跳穴，用四寸粗针，行强刺激，可起安神定志作用。

（五）灌肠疗法

痰浊蒙窍的癫病：以生铁落、牡蛎、石菖蒲、郁金、胆南星、法半夏、礞石、黄连、竹叶、灯芯草、赤芍、桃仁、红花组方，先煎生铁落、礞石 30 分钟，去渣，加其他药物煎 30 分钟，取汁灌肠。

（六）饮食疗法

心脾不足者：黄芪莲子粥，取黄芪，文火煎 10 分钟，去渣，入莲子、粳米，煮粥。心肾不交者：百合地黄粥，生地切丝，煮 1～2 分钟，去渣，入百合、粳米煮成粥，加蜂蜜适量。

【疾病的转归和预后】

癫病属痰气郁结而病程较短者，及时祛除壅塞胸膈之痰浊，复以理气解郁之法，较易治愈；若病久失治，则痰浊日盛而正气日虚，乃成气虚痰结之证；或痰郁化热，痰火渐盛，转变为狂病。气虚痰结证如积极调治，使痰浊渐化，正气渐复，则可以向愈，但较痰气郁结证易于复发。若迁延失治或调养不当，正气愈虚而痰愈盛，痰愈盛则症愈重，终因灵机混乱，日久不复而成废人。气血两虚治以扶正固本，补养心脾之法，使气血渐复，尚可向愈，但即使病情好转，也多情感淡漠、灵机迟滞，工作效率不高，且复发机会较多。

狂病骤起，先见痰火扰心之证，急投泻火逐痰之法，病情多可迅速缓解；若经治以后，火势渐衰而痰浊留恋，深思迷惘，其状如癫，已转变为癫病。如治不得法或不及时，致使真阴耗伤，则心神昏乱日重，其证转化为阴虚火旺，若此时给予正确的治疗，使内热渐清而阴液渐复，则病情可向愈发展。如治疗失当，则火愈旺而阴愈伤，阴愈亏则火愈亢，以致躁狂之症时隐时发，时轻时重。另外，火邪耗气伤阴，导致气阴两衰，则迁延难愈。狂病日久出现气血凝滞，治疗得法，血瘀征象不断改善，则癫狂症状也可逐渐好转。若病久迁延不愈，可形成气血阴阳俱衰、灵机混乱，预后多不良。

【中医药防治研究的现代进展】

（一）癫狂概念

当前中医界将癫狂病界定为神志病，结合精神病学概念，基本取得共识：狂证符合情感性精神障碍躁狂状态和以阳性症状为主的精神分裂症的临床表现；癫证则基本符合情感性精神障碍抑郁状态和以阴性症状为主的精神分裂症的临床表现，但对古代文献存在误读，比如以为《灵枢・癫狂》难以区分癫狂与癫痫。有学者通过梳理古文献有关癫狂的概念，认识到古之“癫”是癫痫而非癫证，自唐代孙思邈开始，“癫”才有当代癫证的含义。

（二）病因病机研究

当代中医一般认为情志刺激、遗传是癫狂发病的重要原因。情志不遂，气机不畅，阴阳失调，导致体内产生气、血、痰、火、瘀为病理，破坏了五脏之神与脑神之间的协调，是癫狂的主要病因病机。

近年来对癫狂的病机也有了深入的认识。在病位上，强调了脑与癫狂发生的关系，同时对脑、肝、肾、心、脾与癫狂的发生发展进行了全面的论述，概括出癫狂不同时期的病机，对癫狂各期的病机转化有了进一步的认识，对痰、火、瘀、郁、虚在癫狂的发生发展过程中所起的作用有了更深刻的认识。

近代名医张锡纯在《医学衷中参西录·治癫狂方》中指出："癫狂之证，亦西人所谓脑气筋病也，而其脑气筋之所以病者，因心与脑相通之道路为痰火所充塞也。"近代医家对癫狂的发生与脑相关多有论述。王氏分期总结癫病病机均与脑相关：初期病位在脑、心、肝、脾，久病病位在脑、心、脾、肾，认为癫狂的主要病位都与脑、心相关，实为邪扰脑心之神，虚为脑心之神失养。他将癫病病机转化归纳为："始发于肝，并发于心，失调于脏，上扰于脑，癫病乃作。"即在癫病初期，病机为肝气郁结，气机不畅；发展期见肝郁日久，气滞血瘀，心脑受扰；郁久化火，肝火爆发；病势进一步发展，肝火引动心火，风火相煽，扰动脑神；火热灼津，炼液成痰，肝气横逆，克伐脾土，脾运失司，痰浊内阻，阻滞气机，瘀血内生，痰瘀互阻；后期脾虚日渐，精血乏源，阴精亏虚，心肾不足。而狂病的病机转化规律是"始于肝郁，并发心火，阻滞脾胃，痰火内炽，久伤肾水，狂势易见"。狂病早期有肝经郁热，扰动心脑；发展期肝经郁火，内生炽热，扰动心脑，火邪入阳明经；后期狂病日久，火邪伤阴，阴虚火旺，虚火上扰。

多数学者认为，在癫狂的初期和发展期以邪实为主，存有气滞、血瘀、痰浊、火邪等；久病则转化为气虚、阴虚、阳虚。癫狂的证型随病程长短发生变化，癫狂者新病多实，久病多虚：病程较短的患者多见于痰湿内阻型、痰火内扰型、气滞血瘀型；病程较长的患者多见气滞血瘀，肝郁脾虚，心脾两虚型、阴虚火旺型、阳虚亏损型，而痰湿内阻型在疾病各期均多见。

对痰、火、瘀、郁、虚在癫狂的发生发展所起到的作用中，凌氏认为癫狂的发生因之于气，痰必内生；因之于痰，气必受阻，痰气交结，火热自生。而癫狂的急性发作均具有火的特征，但火之来源及脏腑归属各不相同，有心经痰火、肝经之火、阳明燥火、阴虚燥火。丁氏认为病发生的根本多由痰内蕴日久，痰浊壅甚而骤阻气道，致气不往来，阻郁之气迅速化火，灼扰于心，心神淆乱而成。乔氏认为血瘀的产生与狂病反复发作有关。李氏认为，痰、瘀为精神疾病的病理基础。陈氏认为，逆乱是精神分裂症的基本病机。

癫狂的病机可以总结为，起病初期多以邪实为主，扰动心脑；发展期，急性起病多有心肝郁热实邪，扰动心神；慢性期、康复期多痰气、瘀血，兼见心脾、肝肾、脾肾虚损。病位多责之于脑、心、脾、肝。

（三）有关辨证论治规律的探讨

近年来对癫狂的症状进行了细致的观察，结合病因病机、精神症状、躯体症状、舌象及脉象，对癫狂各期的证型、虚实有了深刻的认识。中医病症诊断疗效标准将癫病分为痰气郁结、气虚痰结、心脾两虚、阴虚火旺四型，将狂病分为痰火扰神、火盛伤阴、气血瘀滞三型。中西医结合学会精神疾病专业委员会于1987年将癫病分为痰火内扰、痰湿内阻、气滞血瘀、阴虚火旺、阳虚亏损和其他6个证型，分别治以清热涤痰（礞石滚痰汤）、化痰开窍（温胆汤）、活血化瘀（癫狂梦醒汤）、滋阴降火（玉女煎、清营汤）、温补脾肾（八味肾气丸、龟鹿二仙汤）。王氏将癫病分为痰火内结、上扰脑神，肝火内炽、灼及脑神，肝郁痰结、上及脑神，肝郁脾虚、上不及脑，肝肾两虚、上不益脑，脾肾两虚、上不育脑，心脾两虚、上不荣脑，气虚血瘀、脑神失调等8个证型；狂病分为肝郁痰火、上扰脑神，心肝炽盛、上及脑神，阳明热盛、上攻脑神，阴虚阳亢、心肾不交4个证型。对癫病分别治以豁痰泻火、清脑安神，镇肝泻火、清脑宁神，解郁化痰、育脑安神，疏肝健脾、养脑安神，补益肝肾、荣脑安神，培土固肾、养脑安神，益心健脾、育养脑神，益气活血、化瘀醒神。对狂病治以清热豁痰、醒脑安神，清心镇肝、醒神安神，荡涤阳明、清脑安神，滋阴潜阳、交通心肾。胡氏等对1977例情感性障碍抑郁发作患者进行了中医辨证，发现最常见的中医证型为肝郁气滞、肝郁脾虚、肝郁痰阻、心脾两虚证四类。李氏等发现精神分裂症患者以痰湿内阻型、痰火内扰型及心脾两虚型较多见，其次为阴虚火旺型、阳虚亏损型及肝郁脾虚型，气滞血瘀型最少见。杜氏等研究阳性精神症状组70例，实热类舌象占42.9%，实热与虚实夹杂类共占78.6%。阴性精神症状组以虚实夹杂类舌象为主，占42.2%。一般发病急，病程短，病情变化快，表现为阳性精神症状，以幻觉、妄想为主，易出现冲动、伤人毁物者，多为邪气盛、正气未衰，故临床以实热类舌象多见；一般病程长，发病缓慢，病情变化不明显，表现为阴性精神症状，以情感淡漠、思维贫乏、意志减退为主者，多为正气不足，邪气尚存。

近年来，医家从整体观念出发，对癫狂的症状治疗、分期治疗进行了归纳和总结。杜氏对表现为阳性精神症状者，以祛邪治疗为主，主要治法有：①清热化痰法，用温胆汤加减；②活血化瘀法，用血府逐瘀汤加减；③疏肝解郁法，用逍遥散加减。杜氏对表现为阴性精神症状者，以扶正祛邪治疗为主：①健脾化痰法，用参苓白术散和二陈汤加减；②养阴清热法，用青蒿鳖甲汤加减；③益气活血法，用补阳还五汤加减。针对癫狂的特定症状，贾氏等观察到健脾补肾法可以改善精神分裂症的认知损害。杨氏总结癫狂的治法方药主要有：①疏肝解郁法，见表情淡漠，食少神疲，情志抑郁，苔白脉弦者，方用逍遥散加减。②化痰法，又分为理气化痰、清热化痰、化痰开窍，方用顺气导痰汤、温胆汤、苏合香丸以开窍。③清热泻火法，适应于内火亢旺，躁扰不眠，舌红苔少，脉数者，方用泻心汤加减。④泻下法，适用于临床症状为燥屎内结，舌苔黄而干，脉实有力者，以里实壅盛者最为合适，可用承气汤加减。⑤活血化瘀法，适用于久治不愈或反复发作者，气滞痰结，久而必致瘀血阻络，引起虚实夹杂证，方用癫狂梦醒汤加减。⑥补益法，脾肾两虚者，予补脾益肾法，真武汤加减；心脾两虚者予补益心脾，归脾汤加减；阴虚内热者，予养阴清热法，青蒿鳖甲汤加减；气血亏虚者，予补益气血法，用八珍汤加减。⑦重镇法，对狂病，宜重镇安神，方用生铁落饮加减。⑧涌吐法，用于癫狂患者吐痰涎，苔腻，脉弦而滑之象，方用瓜蒂散加减。⑨夺食法，用于癫狂初起，口臭、食多、便结、坐卧不安等足阳明胃热证。对于虚实夹杂的证型，采用补泄结合的方法。

（四）单方、验方的临床应用

国内近年来对癫狂的临床报道较多，均报道有较好的疗效，丰富了治疗癫狂的内容。

化痰类方药有半夏厚朴汤，治疗精神分裂，辨证为痰湿偏盛，气机郁滞。有用柴胡加龙骨牡蛎汤，治疗躁狂抑郁症，证系情志郁久化热生痰，上扰神明，治以疏肝泻热，化痰开窍，重镇安神，有患者共服药 50 余剂后精神恢复正常。有用顺气导痰汤治疗精神分裂症，属癫病初为气郁痰结、痰迷心窍，可有效改善焦虑抑郁、精神运动迟滞，控制敌对猜疑，消除幻觉、妄想，改善思维；有用温胆汤为主治疗辨证为肝郁气滞、痰热扰心的精神分裂症；还有用礞石滚痰汤治疗精神分裂症有联想障碍，情感淡漠，情感不协调，意志活动减退、有幻觉妄想等症，取得一定疗效；尚有用清开灵注射液治疗精神分裂症，有用清心抗狂汤、涌痰汤、甘遂散治疗癫狂，均取得一定的疗效。

活血化瘀类中药：大黄三棱胶囊合并抗精神病药物治疗精神分裂症残留型有一定疗效，治疗 8 周后对情感平淡迟钝退缩、社交缺乏、兴趣减少及注意障碍等症状都有一定改善。桃仁承气汤、血府逐瘀汤治疗癫狂都取得一定的疗效。

通腑药的运用如大承气汤可有效缓解证属肝火炽盛，热盛肠燥的狂病发作；亦有用防风通圣散、龙胆泻肝汤、附子泻心汤治疗癫狂取得一定疗效。在癫狂的治疗中，安神剂亦有较好的疗效，有报道朱砂安神汤可有效缓解精神分裂症幻听症状，逍遥散可改善精神分裂症妄想症状。运用补益剂参芪五味子汤、二仙益智胶囊对精神分裂阴性症状有较好的疗效；甘麦大枣汤合百合地黄汤可治疗心肝阴虚，虚火上扰的癫病，患者症见自言自语，自笑，失眠，心烦，坐立不安，舌淡红有裂纹，苔薄白，脉弦软无力。四逆汤可改善癫狂患者的精神呆滞，表情淡漠，目瞪不瞬，语言极少，喜闷睡，孤独被动，情感反应迟钝，饮食少思，面色苍白，四肢不温，舌体胖大有齿痕，舌质淡嫩，苔白，脉沉迟微细。防己地黄汤补肺、健脾、温肾，亦可治疗以癫病为主要特征兼见狂病表现的患者。

癫狂的病因以内伤七情为主。其病位主要在心、脾、肝、胆、脑，而气、火、痰、瘀引起脏腑功能失调，阴阳失于平衡，则是本病的主要病机。癫病属阴，多见抑郁症状；狂病属阳，多见躁狂症状。临床上癫病一般分为痰气郁结、气虚痰结、气血两虚 3 证，治疗多以顺气化痰、宁心安神为主，久病致虚者兼以补气养血。狂病一般分为痰火扰心、阴虚火旺、血气凝滞三证。在治疗方面，痰火壅盛、神明逆乱者，急予泻火涤痰之法；后期阴伤者则当以滋阴养血，兼清虚火；至于血瘀气滞者，当以活血化瘀为主。癫狂患者除药物治疗外，预防和护理也很重要，不可忽视。

【经典案例摘录】

王某，女，17 岁，初诊。其父母代诉：患者于 15 天前因情志不畅即成此病，曾在县医院经用中、西药、针灸治疗无效而来我院求诊。诊见：哭笑无常，语无伦次，少卧不食，喧扰不宁，好动，狂躁，无端骂詈，不避亲疏；登高弃衣，时歌时哭，有时打人。舌苔黄腻，脉弦紧滑数。

取穴：一针鬼宫，即人中，入三分；二针鬼信，即少商，入三分；三针鬼垒，即隐白，入二分；四针鬼心，即大陵，入五分；五针鬼路，即申脉（用火针）；六针鬼枕，即风府，入五分（用温针）；七针鬼床，即颊车，入二寸（斜刺，用温针）；八针鬼市，即承浆，入三分；九针鬼窟，即劳宫，入五分；十针鬼堂，即上星，入一寸斜刺；十一针鬼藏，即会阴（未针）；十二针鬼腿，即曲池（用火针），入二寸；十三针鬼封，即海泉（刺出血）。

以上穴位，习惯上均在农历双日（即阴日）阴时针左转，依法依次针刺，不留针，手法一般多用泻法。治疗经过：患者经第一次针后，睡眠好转；第二次针后，睡眠极好，醒后，无意识的哭笑减少；第三次针后，症状基本稳定，说话清楚，已能对答，能饮食；第四次针后，神志完全清楚，不乱闹，食欲增加，晚上睡觉如常人，但表情淡漠，沉默痴呆，舌苔红润略腻，脉象弦滑数；第六次针后，诸症消失而告痊愈。嘱患者及其父母，此病的发作常与情绪有关，所以平时应注意静养，勿过劳累和忧郁思虑，避免精神刺激。随访至今未复发。

【癫狂的西医综述】

癫狂是一种常见的神志失常类疾病。临床以狂暴无知，情感高涨，精神抑郁，表情淡漠，沉默痴呆，语无伦次为主要特征。现多认为癫病与狂病都是精神失常的疾患，其表现类似于西医学的某些精神病，癫狂病中以精神分裂症、抑郁症最为常见。精神分裂症以基本个性改变，思维、情感、行为的分裂，精神活动与环境不相协调为主要临床特征。抑郁症以情绪低落、思维迟缓并伴有兴趣减低、主动性下降等精神运动性迟滞症状为主要表现。上述疾病出现癫狂症状的诊断和治疗方法有所不同，现分述如下：

（一）精神分裂症（Schizophrenia）

精神分裂症是以基本个性改变，思维、情感、行为的分裂，精神活动与环境不协调为主要特征的一类常见的精神疾病，在世界范围内其终身患病率约为1%，多为青春后期和成年早期发病，患者劳动能力显著丧失，给社会和家庭造成长期沉重的负担，并占用大量医疗卫生资源，其对社会经济负担居各种疾病前列，是一种典型的复杂疾病。目前，该病的病因虽尚未阐明，但多项研究表明遗传因素在精神分裂症的发生中具有重要作用，且遗传度高达80%以上。除遗传因素外，环境因素在精神分裂症的发病中也起到一定作用。

1. 精神分裂症的诊断标准

常用的精神分裂症诊断标准有两大系统，即ICD和DSM。

（1）ICD系统

ICD指《国际疾病分类手册》。1948年出版的第6版《国际疾病分类手册》（ICD-6）是最早版本的精神疾病诊断标准。1978年出版的ICD-9开始对各种精神疾病作出描述性定义，其后，各国的精神疾病概念及诊断方法逐步统一。1988年，ICD-10开始推广使用，并一直沿用至今。

（2）DSM系统

DSM是指美国疾病诊断与统计手册的缩写。1980年出版的美国疾病诊断与统计手册第三版（DSM－Ⅲ）首创对每种精神疾病制定诊断标准，DSM－Ⅲ精神疾病诊断标准问世。1987 年，对 DSM－Ⅲ进行修改，从而产生了 DSM－Ⅲ－R 诊断标准。1992 年，DSM－Ⅳ版本的诊断标准开始推广使用并沿用至今。

DSM－Ⅳ诊断标准分为症状标准、严重程度标准、病程标准及排除标准。①症状标准：有以下 5 类主要症状中的两项及以上［a. 妄想：以被害妄想、关系妄想、被控制体验（物理妄想）及夸大妄想为多见；b. 幻觉：以幻听最多见；c. 言语杂乱：如语词新作、词语杂拌、言语表达不连贯及词句无联系，言语杂乱一般由破裂性思维所致；d. 行为不协调：包括体态木僵、紧张性姿势、强直症等；e. 阴性症状：主要有 3 种，包括情感低落或淡漠、精神性失语症和意志丧失］。②严重程度标准：丧失社交与工作能力。③病程标准：病程 6 个月以上，其中症状持续时间至少 1 个月，但要排除有效治疗的情况。④排除标准：a. 分裂性情感障碍及心境障碍性疾病、广泛性发育障碍；b. 排除成瘾药物及药物诱发的精神性疾病。

目前常用的精神病诊断标准，一个是 ICD－10 标准，另一个是 DSM－Ⅳ标准。我国主要采用 ICD－10 标准，而西方国家大多采用 DSM－Ⅳ。这两套诊断标准大同小异，主要差别在于疾病持续时间，ICD－10 要求持续 3 个月以上，而 DSM－Ⅳ要求持续 6 个月以上。

2. 精神分裂症的临床治疗

精神分裂症的治疗目标是控制症状，减少复发，延缓衰退，尽可能地恢复社会功能，提高患者的生活质量。治疗方法应当包括药物治疗、电休克治疗、心理治疗和康复治疗，但目前仍以服药控制症状和防止复发为主。①抗精神病药治疗：药物的选择需考虑患者个体、疾病特征和药物特征，药物治疗能有效控制急性和慢性精神症状。常用药有氟哌啶醇、氯氮平、利培酮、奥氮平、喹硫平等，原则上不推荐以氯氮平作为首选。a. 氟哌啶醇：可口服或注射给药。口服给药：从小剂量开始，缓慢加药，有效剂量为 6 ~ 20 mg/d，根据患者反应及耐受性可适当加量。注射给药：肌内注射氟哌啶醇可控制精神运动性兴奋，一般每次注射 5 ~ 10 mg，每日 2 ~ 3 次。常见不良反应主要为锥体外系症状，表现为帕金森样运动障碍、静坐不能、急性肌张力障碍及迟发性运动障碍。处理：减量或停药，口服安坦或肌注东莨菪碱。b. 氯氮平：为多受体作用的药物，口服给药，治疗剂量为 200 ~ 600 mg/d，常用有效剂量为 200 ~ 400 mg/d。常见不良反应为：流涎、心动过速、体重增加、体位性低血压，偶见血压升高，周围及中枢抗胆碱能样反应（如便秘、排尿障碍、意识障碍等），与剂量相关的痉挛发作。严重不良反应为：粒细胞缺乏，须定期监测血常规。氯氮平减量和停药宜缓慢，否则容易发生寒战、震颤、运动障碍、吞咽时哽噎以及意识障碍等不良反应。已有报道有引发2型糖尿病的可能。c.利培酮：主要作用于5-HT_2和D_2受体。治疗剂量2～6 mg/d，常用量4 mg/d。常见不良反应是与剂量相关的锥体外系症状和催乳素水平升高引发的闭经、溢乳和性功能障碍、体重增加等。d.奥氮平：为多受体作用药物。治疗剂量5～20 mg/d。主要不良反应为体重增加、短暂镇静、便秘等。e.喹硫平：为多受体作用药物，口服给药，治疗剂量300～750 mg/d，常用有效量450 mg/d左右。常见不良反应为嗜睡、头晕、体位性低血压。锥体外系症状、催乳素水平升高和体重增加的发生率较低。②电休克治疗：对紧张性兴奋、木僵、兴奋躁动、伤人、自伤和消极情绪严重者的疗效显著。③心理治疗：在康复期进行，不但可以改善患者的精神症状，也可以改善家庭成员间的关系。④康复治疗：对临床痊愈的患者应鼓励其参加社会活动和从事力所能及的工作。

急性发病如治疗及时，精神症状完全缓解、无情绪波动者，服用维持量的药物期限要在1～2年；对于病情反复波动，发作次数在2次以上者，建议维持用药3～5年；久治不愈或发作3次及以上者宜终身服药，剂量可逐渐减少。

（二）抑郁症（又称抑郁障碍）

1.抑郁症的临床症状

其主要特征为显著而持久的心境低落，临床常见症状为情绪消沉、意志减退、躯体障碍、心境低落与处境不相称、悲观厌世等，严重者可能出现自杀倾向并付诸行动。抑郁症的临床表现复杂多样化，在ICD-10中规定抑郁症的典型症状有3项：抑郁情绪、兴趣丧失和精力减退，并且典型症状具有晨重暮轻的变化。一般来说，抑郁症的临床表现可分为核心症状、心理症状与躯体症状三个方面。核心症状包括情绪低落，兴趣下降以及快感缺乏。心理症状包括心理伴随症状（焦虑、自责自罪、精神病性症状、认知症状以及自杀观念和行为等）和精神运动性症状（精神运动性迟滞及精神运动性激越等）。自杀是抑郁症患者最危险的症状。躯体症状包括食欲、体重、睡眠及性欲等方面，多数患者表现为食欲减退、体重减轻、入睡困难、睡眠不深、易醒，典型表现为早醒，性欲低下在抑郁症患者中相当常见。临床上此类症状常被忽视，但此类症状的识别不仅有利于诊断，也有利于全面了解患者的病情。

2.抑郁症的治疗

治疗抑郁症的主要目标是最大限度降低病残率及自杀率，消除临床症状，提高生活质量。临床治疗抑郁症的方法包括药物治疗、心理治疗和物理治疗等。强有力的社会支持系统对预防抑郁症的复发有非常重要的作用。

（1）药物治疗

临床对中度以上抑郁症的主要措施为药物治疗。西药中主要的抗抑郁药包括选择性5-羟色胺再摄取抑制剂（SSRI，代表药物有氟西汀、帕罗西汀、西酞普兰等）、5-羟色胺和去甲肾上腺素再摄取抑制剂（SNRI，代表药物有文拉法辛和度洛西汀）、去甲肾上腺素和特异性5-羟色胺能抗抑郁药等。对抑郁症患者进行个体化治疗时应根据不同情况选用不同的药物，药物剂量应尽量遵循逐步递增、足量足疗程的治疗原则，治疗期间应密切关注患者的病情变化，联合心理治疗以提高痊愈概率。西药不良反应较大，传统的三环类、四环类抗抑郁药和单胺氧化酶抑制剂临床应用明显减少，中西医结合治疗可以有效降低药物带来的不良反应。

（2）心理治疗

临床治疗抑郁症患者常以药物治疗为主以心理咨询为辅。对有明显心理、社会因素作用的抑郁症患者，在药物治疗的同时更需结合心理治疗以提高治疗效果。目前临床常见的心理治疗方式有支持性心理治疗、认知行为治疗、精神动力学治疗等。认知行为疗法通过调节大脑皮层及边缘系统的兴奋程度和功能以改变患者症状，其主要干预调节与情感偏见和适应不良相关的信息处理机制及改变相关认知功能。抑郁症患者可能表现出悲观消极、独处、不与他人接触及自我封闭等特征。团体治疗则提供了与人交往的机会，通过鼓励团体中的每个成员互帮互助，对改善患者的症状具有显著作用。通过团体内榜样示范学习，可以使个体的认知结构发生改变或重构。积极心理疗法则是通过帮助人们发现自己的积极面，增强自身优势，提高幸福感，从而防止抑郁症的产生。

（3）物理治疗

目前关于抑郁症的物理治疗主要有电休克治疗、经颅磁刺激、深部脑刺激等。电休克刺激通过电流对患者脑部进行刺激，使其产生暂时性意识丧失，从而缓解抑郁症状，是目前主要的物理治疗方式，其对有精神症状的抑郁症患者与老年抑郁症患者较为有效。

第三节

中风

【疾病概述】

中风又称“卒中”，是以突然昏倒、不省人事，伴半身不遂、口舌歪斜、言语謇涩或不语、偏身麻木为主症的病证，四季均可发生，但以冬春季为多见。中风起病急、变化快，好发于中老年人。

本病与西医学的脑卒中大体相同，脑梗死、脑出血、脑栓塞、蛛网膜下腔出血等疾病可参照本节辨证论治。

【历史沿革】

有关中风的记述始见于《内经》。诚如《素问·通评虚实论》所言：“……仆击，偏枯……肥贵人则膏粱之疾也。”《灵枢·热病》：“偏枯，身偏不用而痛。”又如《灵枢·九宫八风》篇谓：“其有三虚而偏于邪风，则为击仆偏枯矣。”汉代张仲景在《金匮要略·中风历节病脉证治》中对本病病因、脉证的论述较详，自此始有中风专论。

关于中风的病因学说，唐宋以前多以“内虚邪中”立论。《灵枢·刺节真邪论》说：“虚风之贼伤人也，其中人也深，不能自去……虚邪偏客于身半，其入深，内居营卫，营卫稍衰，则真气去，邪气独留，发为偏枯。”《金匮要略》认为“脉络空虚”，风邪乘虚侵入人体，导致中风。隋代巢元方在《诸病源候论·中风候》中有“风偏枯者，由血气偏虚，则腠理开，受于风湿”的记载。宋代严用和的《济生方·中风论治》对中风的病因论述更为具体。他说：“荣卫失度，腠理空疏，邪气乘虚而入，及其感也，为半身不遂……”总之，这一历史时期的医家认为中风的病因是外风，当人体气血亏损，脉络空虚，外卫不固时，招致风邪入中脉络，导致突然出现口眼歪斜，半身不遂，偏身麻木诸症。

至金元时期，许多医家对外风入侵的理论提出了不同的看法，例如刘完素提出

“心火暴盛”的观点，李东垣认为“正气自虚”，朱丹溪则以为“湿痰生热”。三家虽立论不同，但都偏重内在因素，这是中风病因学说的一个重大转折。与此同时，王履又提出“真中风”与“类中风”的论点，《医经溯洄集·中风辨》说：“因于风者，真中风也；因于火、因于气、因于湿者，类中风而非中风也。”书中明确指出，外风入中所致的中风是“真中风”，而河间、东垣、丹溪以内风立论的中风应是“类中风”。王氏还强调：“中风者，非外来风邪，乃本气病也，凡人年逾四旬气衰之际，或因忧喜忿怒伤其气者，多有此疾，壮岁之时无有也，若肥盛则间有之。”他进一步说明中风是由于人体自身的病变，患者年龄多在40岁以上，情绪激动常为发病诱因，这对中风病因学说无疑是一大贡献。

明代张景岳在《景岳全书·非风》中也提出了“中风非风”的论点，认为本病的发生“皆内伤积损颓败而然，原非外感风寒所致”“凡此病者，多以素不能慎，或七情内伤，或酒色过度，先伤五脏之真阴”。其病机是“阴亏于前，而阳损于后；阴陷于下，而阳泛于上。以致阴阳相失，精气不交，所以忽而昏愦，卒然仆倒”。王肯堂十分重视饮食习惯和营养成分与中风发病的关系，指出“久食膏粱厚味，肥甘之品，损伤心脾”。清代沈金鳌《杂病源流犀烛·中风源流》则从体质类型与发病关系作了阐发，他说：“肥人多中风。河间曰：人肥则腠理致密而多郁滞，气血难以通利，故多卒中也。”叶天士综合诸家学说，结合自己的临床体验，进一步阐明“精血衰耗，水不涵木，木少滋荣，故肝阳偏亢”导致“内风旋动”的发病机制。王清任《医林改错》指出“中风半身不遂，偏身麻木是由‘气虚血瘀’而成”。近人张山雷《中风影铨》亦十分强调：“肥甘太过，酿痰蕴湿，积热生风，致为暴仆偏枯，猝然而发，如有物击之使仆者，故曰仆击而特著其病源，名以膏粱之疾。”这些观点使中风病因学说日臻全面。上述各家对火、气、痰、湿、瘀血阻络等致病因素都分别作了探讨，对于完善中风的中医病因学、发病学理论具有重要意义。

对中风的治疗，历代医家积累了许多宝贵经验，对其治则的学术争鸣更加突出。如张山雷在《中风彰铨·中风总论》中说：“古之中风皆是外因，治必温散解表者，所以祛外来之邪风也。今之中风多是内因，治必潜降镇摄者，所以靖内动之风阳也。诚能判别此外内二因之来源去委，则于古今中风证治，思过半矣。”可见中风治则的争议是以病因学说的分歧为依据的。因此，所谓古今治疗原则的不同，仍应以金元时期为分水岭。金元以前的医家因持外风入中之说，故治则以祛风为主。而金元以后对中风治疗已有较大发展，清代尤在泾的《金匮翼·中风统论》立有中风八法：一曰开关，二曰固脱，三曰泄大邪，四曰转大气，五曰逐瘫痪，六曰除热气，七曰通窍髓，八曰灸腧穴，强调按病期、分阶段进行辨证论治。例如开窍法，适用于闭证：“卒然口噤目张，两手握固，痰壅气塞，无门下药，此为闭证。闭则宜开，不开则死”。固脱法回阳救逆，适用于脱证“猝然之候，但见目合、口开、遗尿自汗者，无论有邪无邪，总属脱证。脱则宜固，急在无气也”。除开窍与固脱外，后世医家多综合前人之说，依临床辨证而灵活运用滋阴潜阳、平肝息风、通腑化痰、活血通络、清热除痰、健脾利湿、益气养血等治则。而活血化瘀治则为清代王清任以后的许多医家所共同推崇，近代运用这一治则治疗本病取得了很好的疗效。

【中医病因病机归纳】

中风病是在元气内虚的基础上，遇有劳倦内伤、忧思恼怒、嗜食厚味及烟酒等诱因，进而引起脏腑阴阳失调，气血逆乱，直冲犯脑，形成脑脉痹阻或脑脉血溢。本病病位在脑，与心、肾、肝、脾关系密切。本病病机复杂，但归纳起来，急性期以风、火、痰、瘀等标实证候为主；恢复期及后遗症期则表现为虚实夹杂或本虚之证，气虚、阴虚证候逐渐明显。基本病机是脏腑阴阳失调，气血逆乱，上扰清窍，窍闭神匿，神不导气。

兹将其病因病机分述于下。

（一）内风动越

内风因脏腑阴阳失调而生，火极可以生风，血虚阴燥可以动风。内风旋转，必气火俱浮，迫血上涌，致成中风危候。

（二）五志化火

《素问玄机原病式·六气为病》说：“所以中风瘫痪者，非谓肝木之风实甚而卒中之也，亦非外中于风雨，由乎将息失宜而心火暴甚，肾水虚衰，不能制之，则阴虚阳实，而热气怫郁，心神昏冒，筋骨不用，而卒倒无所知也，多因喜怒思悲恐之五志有所过极；而卒中者，由五志过极，皆为热其故也。”书中提出“心火暴甚”“五志过极”可以导致卒中。

（三）痰阻脉络

痰分风痰、热痰、湿痰。风痰系内风旋动，夹痰横窜脉络，蒙塞清窍而发病；热痰乃痰湿内郁使然；湿痰则常由气虚而生，多在中风恢复期或后遗症期，因气虚湿痰阻络而见半身不遂，言语不利诸症。

（四）气机失调

气虚既可生痰，又可因运行无力使血行阻滞；气郁则化火，火盛阴伤可致风动；气逆则影响血行，若血随气逆上扰清窍，则肝风动越。故气虚、气郁、气滞、气逆与痰浊、瘀血莫不相关，而为发病的主要病机。

（五）血液瘀滞

血瘀之成，或因暴怒血菀于上，或因气燔血不畅行，或因气虚运血无力，或因感寒收引凝滞，或因热盛阴伤，液耗血滞等，本病之病机以暴怒血菀或气虚血滞最为常见。

【中医诊断】

（一）发病特点

中风病以猝然昏仆，不省人事，半身不遂，口舌歪斜，言语不利为主症，具有起病急骤、进展快速、病情复杂的特点，好发于中老年人，尤以老年人为多。此病发作前常伴眩晕、头痛、耳鸣、一侧肢体麻木等先兆症状。情志失调、饮食不节、劳欲过度为此病发作的主要诱因。

（二）诊断要点

1）好发于40岁以上者。

2）急性起病，逐渐加重，或骤然起病。

3）发病前多有诱因，常有先兆症状。如眩晕，头痛，耳鸣，突发一过性言语不利或肢体麻木，视物昏花，一日内发作数次，或几日内多次复发。

4）临床表现：猝然昏仆，不省人事，半身不遂，口舌歪斜，言语不利，偏身麻木；出现头痛，或起病时虽神清，但3～5天后渐致神昏眩晕，瞳神变化，饮水呛咳，目偏不瞬，步履不稳等。神志昏蒙表现为精神恍惚，昏昏欲睡；重者昏不知人，可伴有谵妄，躁扰不宁，喉中痰鸣等症。起病即神昏，提示病情重。半身不遂表现为一侧肢体乏力或活动不利，严重者肢体完全瘫痪，活动受限。瘫痪肢体可见强痉拘急或松懈瘫软。口舌歪斜表现为伸舌时舌体偏向患侧，可见病侧口角下垂，常伴流涎。言语不利表现为患者自觉舌体僵硬，言语謇涩，吐字不清，更甚者失语。偏身麻木指一侧肢体感觉减退、麻木不仁或伴有病侧肢体发凉等。

具备以上临床表现，结合起病形式、诱因、先兆症状、年龄即可诊断中风病，影像学检查（头颅CT或MRI）可帮助明确诊断。

（三）辨证要点

中风临证，首辨病位深浅与病情轻重，同时应辨当前所处病期，次辨阴阳，再辨病情顺逆及证候特征。

1. 辨病期

急性期：发病 2 周以内，神昏者可延长至发病 4 周。

恢复期：发病 2 周至 6 个月

后遗症期：发病 6 个月以后。

2. 辨病位深浅与病情轻重

中风急性期分为中经络与中脏腑。中经络与中脏腑均以半身不遂、肌肤麻木、口舌歪斜为主症，中经络不伴神志昏蒙或神思恍惚，病变部位较浅，病情较轻。中脏腑伴有神志昏蒙或神思恍惚，病变部位深，病情较重。一般而言，起病中脏腑者，经治疗神志转清，而转化为中经络；起病中经络者，可渐进加重，出现神志障碍，发展为中脏腑。

3. 辨闭证与脱证

中脏腑以神志昏蒙为主要表现，需辨别闭证和脱证。闭证属实，因邪闭清窍所致，症见神志昏蒙，牙关紧闭，口噤不开，两手握固，大小便闭，肢体强痉等；脱证属虚，乃为五脏真阳散脱、阴阳离决之象，可见神志昏愦无知，目合口开，鼻鼾息微，手撒遗尿，四肢松懈瘫软等。闭证当辨阳闭与阴闭。阳闭是闭证兼有痰热痰火之象，痰热痰火闭郁清窍，症见身热面赤，气粗鼻鼾，痰声如拽锯，躁扰不宁，舌苔黄腻，舌绛红而干，脉象弦滑而数；阴闭是闭证兼有寒湿痰浊之征，症见面白唇紫，痰涎壅盛，四肢不温，舌苔白腻，脉象沉滑或缓。

4. 辨病势顺逆

中风急性期中脏腑者有顺势、逆势之象。起病即中脏腑，或突发神昏、四肢抽搐不已，或背腹骤然灼热而四肢发凉，甚至手足厥逆，或见戴阳及呕血，均属逆象，病情危重，预后不良。若神志转清，病情由中脏腑向中经络转化，病势为顺，预后多好。中风恢复期之后，仍有半身不遂、偏身麻木、言语不利、口舌歪斜等症，均属中风后遗症范畴，多为虚实夹杂证。若渐而痴呆，或阵发癫痫，或抑郁不解等，则为中风并发症。

5. 辨中风之缺血或出血

中风急性期还应分清是缺血性中风还是出血性中风，这对急性期中风的治疗至关重要。一般出血性中风多动态起病，迅速达到症状的高峰，而缺血性中风往往在安静状态起病，渐进加重，或有反复出现类似症状的病史。少部分缺血性中风患者可起病突然，病情发展迅速，伴有神志昏蒙。在依据四诊资料分析诊断时，也有必要及时借助 CT 以及 MRI 等理化检查，明确急性中风的分类。

【中医鉴别诊断】

（一）厥证

厥证以突然神昏、面色苍白、四肢厥冷、移时苏醒为主要表现，醒后无半身不遂等症，与中风病之神昏而半身不遂不同。

（二）痫证

相同点：二者均起病急骤，突然昏仆倒地。不同点：痫证以发作性神昏、肢体抽搐为主要表现，猝然仆地时四肢抽搐、口吐涎沫、口中作声、神昏短暂、移时可苏醒、醒后一如常人。中风病神昏者神昏症状重，持续时间长，难以自行苏醒，神志转清后多留有半身不遂、口舌歪斜、言语謇涩等。

（三）痉证

痉证以四肢抽搐、颈项强直甚至角弓反张为主症，发作时可伴神昏，需与中风闭证相鉴别。但痉证神昏多在抽搐后出现，且痉证抽搐时间长，无半身不遂、口眼歪斜等症状。

（四）口僻

口僻俗称吊线风，以口眼歪斜为主症，主要表现为病侧额纹消失、闭目不能、鼻唇沟变浅、口角下垂，但无半身不遂、偏身麻木、神志障碍等表现。多因正气不足，风邪入络，气血痹阻经脉所致。

（五）痿证

痿证可表现为肢体瘫痪、乏力等类中风表现；中风后半身不遂日久不能恢复者可见肌肉瘦削，筋脉迟缓，二者应予以鉴别。痿证以肢体痿软无力、肌肉萎缩为主要特征，起病缓慢，渐进加重；少数患者亦可急性起病，但多表现为双侧肢体无力，与中风病之半身不遂不同。痿证起病时无神昏等神志改变，中风则常有不同程度的神昏。

【中医急救处理】

（一）常规处理

1）保持安静，卧床休息，尽可能避免不必要的搬动。

2）保持呼吸道通畅，松解衣领，摘除假牙，尽可能保持侧卧位，以利于口腔分泌物的引流，并防止舌后坠。

3）体温升高，可予冰袋、冰帽、酒精擦浴进行物理降温。

4）最初24小时内应禁食；神志清醒者，宜进软食。对于轻度吞咽困难者，给予流质饮食；对于中度吞咽困难患者，予半流质饮食；对于严重吞咽困难或神昏患者，宜采用胃管进食。

5）严密观察患者生命体征，注意瞳孔和意识的变化。

6）加强护理，保持肢体的功能位；注意翻身，防止压疮；注意拍背、吸痰，防止肺部、口腔、皮肤等部位感染。

（二）中医治疗原则

中风急性期，当急则治其标，以祛邪为主，常用平肝息风、化痰通腑、活血通络等治法。中脏腑者，当以醒神开窍为治则，闭证宜清热开窍或化痰开窍，脱证则回阳固脱，如内闭外脱并存，则醒神开窍与扶正固本兼用。

1. 中经络

（1）风阳上扰

症状：常感头晕头痛，耳鸣目眩，突然一侧手足沉重麻木，口舌歪斜，半身不遂，舌强语謇，舌质红，苔白或薄黄，脉弦滑或弦细而数。

治法：清肝泻火，息风潜阳。

方药：天麻钩藤饮加减。本方由天麻、钩藤、生石决明、川牛膝、益母草、黄芩、栀子、杜仲、桑寄生、朱茯神、首乌藤组成。若头痛较重，减杜仲、桑寄生，加川芎、木贼草、菊花、桑叶；若急躁易怒较重，可加牡丹皮、生白芍、珍珠母；若兼便秘不通，减杜仲、桑寄生，加生大黄、玄参等。

（2）风痰瘀阻

症状：半身不遂，口舌歪斜，言语謇涩或不语，偏身麻木，头晕目眩，痰多而黏，舌质暗淡，舌苔薄白或白腻，脉弦滑。

治法：息风化痰，活血通络。

方药：半夏白术天麻汤加减。本方由天麻、半夏、橘红、茯苓、甘草、白术、生姜、大枣组成。若眩晕较甚且痰多者，加胆南星、天竺黄、珍珠粉；若肢体麻木，甚则肢体刺痛，痛处不移，加丹参、桃仁、红花、赤芍；若便干便秘，加大黄、黄芩、栀子。风痰瘀结，日久化热，不宜久服本方，以免过于温燥，助热生火。

（3）阴虚风动

症状：平素头晕耳鸣，腰膝酸软，突发口舌歪斜，言语不利，手指瞤动，甚或半身不遂，舌质红，苔腻，脉弦细数。

治法：滋养肝肾，潜阳息风。

方药：镇肝息风汤加减。本方由生龙骨、生牡蛎、代赭石、白芍、天冬、玄参、龟甲、怀牛膝、川楝子、茵陈、麦芽、甘草组成。若痰盛者，可去龟甲，加胆南星、竹沥；若心中烦热者，加黄芩、生石膏；若心烦失眠者，加黄连、莲子心、栀子、首乌藤；若头痛重者，可加生石决明、珍珠母、夏枯草、川芎，另外还可酌情加入通窍活络的药物，如地龙、全蝎、红花。

2. 中脏腑

（1）**阳闭**

症状：突然昏倒，不省人事，牙关紧闭，口噤不开，两手握固，大小便闭，肢体强痉，还可兼有面赤身热，气粗口臭，躁扰不宁。舌苔黄腻，脉弦滑而数等症。

治法：清热化痰，开窍醒神。

方药：羚羊角汤合用安宫牛黄丸。羚羊角汤由羚羊角粉、菊花、夏枯草、蝉衣、柴胡、薄荷、生石决明、龟甲、白芍、生地黄、丹皮、大枣组成，合用安宫牛黄丸辛凉开窍醒脑。若痰盛神昏者，可合用至宝丹或清宫汤；若热闭神昏兼有抽搐者，可加全蝎、蜈蚣，或合用紫雪丹。临床还可选用清开灵注射液或醒脑静注射液静脉滴注。

（2）**阴闭**

症状：突然昏倒，不省人事，牙关紧闭，口噤不开，两手握固，大小便闭，肢体强痉，还可兼有面白唇暗，静卧不烦，四肢不温，痰涎壅盛，舌苔白腻，脉象沉滑或缓。

治法：温阳化痰，开窍醒神。

方药：涤痰汤合用苏合香丸。涤痰汤由制胆南星、制半夏、橘红、枳实、茯苓、石菖蒲、竹茹、人参、甘草、生姜、大枣组成，合用苏合香丸。若四肢厥冷，加桂枝；若兼风象，加天麻、钩藤；若见戴阳，乃属病情恶化，宜急进参附汤、白通加猪胆汁汤鼻饲，或参附注射液静脉滴注。

（3）**脱证**

症状：突然昏倒，不省人事，目合口张，鼻鼾息微，手撒肢冷，汗多，大小便自遗，肢体软瘫，舌痿。脉微欲绝。

治法：回阳固脱。

方药：参附汤。本方由人参、附子、生姜组成。若汗出不止者，可加炙黄芪、生龙骨、煅牡蛎、山茱萸、醋五味子；阳气恢复后，如又见面赤足冷、虚烦不安、脉极弱或突然脉大无根，是由于真阴亏损，阳无所附而出现虚阳上浮欲脱之证，可用地黄饮子，或参附注射液或生脉注射液静脉滴注。

【针灸治法及选穴】

（一）中经络

症状：手足麻木，肌肤不仁，或突然口舌歪斜，言语不利，口角流涎，甚则半身不遂。舌苔薄白，脉象浮弦或弦细。

治法：醒脑开窍，疏通经络。取督脉、手厥阴、少阴经穴为主。

主穴：水沟、内关、极泉、尺泽、委中、三阴交。

配穴：风痰阻络配丰隆、合谷；风阳上扰配太冲、太溪；痰热腑实配内庭、丰隆；气虚络瘀配气海、血海；阴虚风动配太溪、风池。上肢不遂配肩髃、曲池、手三里、合谷；手指不伸配腕骨；下肢不遂配环跳、足三里、阳陵泉、阴陵泉、太冲、风市；病侧肢体拘挛者，肘部配曲泽，腕部配大陵；足内翻配丘墟透照海；口角歪斜配颊车、地仓、合谷、太冲；语言謇涩配廉泉、通里、哑门；头晕配风池、天柱；复视配风池、睛明；便秘配天枢、支沟；尿失禁、尿潴留配中极、关元。

方义：中风病位在脑，督脉入络脑，水沟为督脉要穴，可醒脑开窍、调神导气；心主血脉藏神，内关为心包经络穴，可调理心气、疏通气血；极泉、尺泽、委中，可疏通肢体经络；三阴交为足三阴经交会穴，可滋补肝肾。

操作：水沟用雀啄法，以眼球湿润为度；内关用捻转泻法；极泉在原穴位置下1寸心经上取穴，避开腋毛，直刺进针，用提插泻法，以上肢有麻胀感和抽动为度；尺泽、委中直刺，提插泻法，使肢体抽动；三阴交用提插补法。还可用电针。

（二）中脏腑

症状：突然昏倒，不省人事，牙关紧闭，口噤不开，两手握固，大小便闭，肢体强痉，或兼有面赤身热，气粗口臭，躁扰不宁。舌苔黄腻，脉弦滑而数。或兼有面白唇暗，静卧不烦，四肢不温，痰涎壅盛，舌苔白腻，脉象沉滑或缓。

治法：醒脑开窍，启闭固脱。取督脉穴、手厥阴经穴为主。

主穴：水沟、百会、内关。

配穴：闭证配十二井穴、太冲；脱证配关元、神阙。

方义：脑为元神之府，督脉络脑，水沟为督脉穴，可醒脑开窍，调神导气；百会穴位于头顶，属督脉，内络于脑，醒神开窍作用明显；心主血脉，内关为心包经络穴，可调理心气，促进气血运行。

操作：水沟、内关的操作方法同前。百会闭证用毫针刺，泻法；脱证用灸法。十二井穴用点刺放血。关元、神阙用大艾炷重灸。

【稳定期辨证论治】

（一）分证论治

1. 风痰瘀阻

症状：口舌歪斜，舌强语謇或失语，半身不遂，肢体麻木，舌紫暗，苔滑腻，脉弦滑。

病机：后遗症期风痰阻络，气血运行受阻。

治法：搜风化痰，行瘀通络。

方药：解语丹加减。方中以天麻、全蝎、白附子平肝息风除痰；制南星、天竺黄豁痰宁心；石菖蒲、郁金芳香开窍；远志交通心肾，茯苓健脾渗湿。

2. 气虚络瘀

症状：半身不遂，口舌歪斜，言语謇涩或不语，偏身麻木，面色㿠白，气短乏力，自汗出，心悸便溏，手足肿胀，舌质暗淡，有齿痕，舌苔白腻，脉沉细。

治法：益气养血，化瘀通络。

方药：补阳还五汤加减。方中生黄芪促进血行；当归尾活血通络而不伤血；赤芍、川芎、红花、桃仁助当归尾活血祛瘀；地龙引药直达经络。

3. 肝肾亏虚

症状：半身不遂，患肢僵硬，拘挛变形，舌强不语，或偏瘫，肢体肌肉萎缩，舌红脉细，或舌淡红，脉沉细。

治法：滋养肝肾。

方药：左归丸合地黄饮子。左归丸由熟地黄、山茱萸、山药、枸杞、龟甲胶、鹿角胶、菟丝子、牛膝组成。若肾阴不足，相火偏亢，可选用知柏地黄丸或大补阴丸。地黄饮子由干地黄、巴戟天、山茱萸肉、石斛、肉苁蓉、五味子、肉桂、茯苓、麦冬、炮附子、石菖蒲、远志、生姜、大枣、薄荷组成。

（二）其他治法

1. 头皮针、耳针

头皮针取穴可按《素问・刺热论篇》五十九刺的头部穴位，中行有上星、额会、前顶、百会、后顶；次两旁有五处、承光、通天、络却、玉枕；又次两旁有临泣、目窗、正营、承灵、脑空。每次取 7～9 个穴位，交替使用，宜浅刺留针，留针 15～30 分钟。此法治中风阳闭及中经络偏于邪实之证，有较好疗效。治疗中风先兆症状，可针刺或艾灸风市、足三里等穴。

2. 推拿

推拿适用于以半身不遂为主要症状的中风患者，尤其是伴半身不遂的重症患者。

其手法为推、滚、按、捻、搓、拿、擦。取穴有风池、肩井、天宗、肩髃、曲池、手三里、合谷、环跳、阳陵泉、委中、承山。

3. 中药熏洗

中药熏洗、药浴具有温经活血、通络逐瘀的作用，直接作用于局部，可以明显减轻中风后的肩关节疼痛、手部发胀等直接影响患者运动功能恢复的症状。药物选用红花、川草乌、当归、川芎、桑枝等，以上药物煎汤取1000～2000毫升，煎煮后趁热以其蒸气熏蒸病侧手部，待药水略温后，洗、敷胀大的手部及病侧的肢体，可明显减轻手部肿胀等症状。此外，还可选用透骨草、急性子、片姜黄、三棱、莪术、汉防己、穿山甲、威灵仙等药，水煎外洗，亦可取得良好的疗效。

4. 康复训练

中风后强调早期康复，在患者神志清楚，没有严重精神、行为异常，生命体征平稳，没有严重的并发症、合并症时即可开始康复介入，但需注意康复方法的正确选择。中风急性期患者，以良肢位保持及定时体位变换为主。对于意识不清或不能进行主动运动者，为预防关节挛缩和促进运动功能改善，应进行被动关节活动度维持训练。对于意识清醒并可以配合的患者可在康复治疗师的指导下逐步进行体位变化的适应性训练、平衡反应诱发训练及抑制肢体痉挛的训练等。对言语不利、吞咽困难的患者应进行言语、吞咽功能训练。

【疾病的转归和预后】

中风起病以半身不遂、口舌歪斜、言语謇涩为主症而无神识昏蒙者，属中经络，病位较浅，经治疗可逐渐恢复，但约3/4的中风患者遗留言语不利、半身不遂、偏身麻木、饮水呛咳等后遗症。部分患者虽起病时神清，但三五日内病情渐进加重，出现昏迷，由中经络发展为中脏腑，多预后不良。起病即见神昏者多为邪实窍闭，直中脏腑，病位深，病情重；经治疗神志转清者，预后较好，但多数遗留较明显的后遗症。若昏睡不知，瞳神异常，甚至出现呕血、抽搐、高热、呃逆等，则病情危重，如正气渐衰，多难救治。以突发眩晕，饮水呛咳，言语不能，视一为二等九窍不利症状为主要表现者，也可迅速出现神昏，危及生命。

中风急性期病机转化迅速，如发病时表现为痰热腑实，可因络气不通，清阳不升，浊气不降，导致痰浊蒙闭清窍，出现神志障碍；发病时即见神昏者，或为风火上扰、痰热内闭清窍的阳闭证，或为痰湿蒙蔽心神的阴闭证，若救治及时得当，一般1周内神志转清，以痰瘀阻络为主，若治疗不当或邪气亢盛，可迅速耗伤正气，转化为内闭外脱、阴阳离决而危及生命。如急性期表现为风、火、痰为主者，数日后风邪渐息，火热渐减，而成痰、瘀为患，这时往往病情趋于稳定。一般在发病 2 ~ 3 周时患者渐显正气不足之象，或以气虚为主，或以阴虚为主，亦有气血亏虚或肝肾精亏，阳气虚衰者。

恢复期和后遗症期，患者可因痰浊内阻、气机郁滞而出现情绪低落，寡言少语而成郁证，影响肢体、言语功能的康复；如毒损脑络，神机失用则可渐致反应迟钝，神情淡漠而发展为痴呆；或出现发作性抽搐，肢体痉挛，疼痛，手足肿胀，吞咽困难，小便失禁等症；若调摄不当，致阴血亏虚，阴不敛阳，可再发中风。

【中医药防治研究的现代进展】

中风，又称脑卒中或脑血管意外，是一组以急性起病、局灶性或弥漫性脑功能缺失为共同特征的脑血管疾病。本病多由七情所伤，饮食不节，饮酒过量，房室过劳等诱发，导致人体阴阳失调、气血逆乱而出现一派“上实下虚”的证候。本病好发于中老年人，其发病率、病死率、病残率均较高，近年尚有发病年轻化趋势。

（一）病因病机研究

中医学有关中风的记载，始自《内经》，并见于《针灸甲乙经》《难经》等医著。唐宋以前，诸家皆从内虚邪中之说；金元以降，火、虚、痰等论始发其端；明清时内伤积损、气虚血瘀、肝阳化风、血气上逆等说愈发丰富，而外风之论逐渐消匿；1911 年至今，人们对中风病机理论的认识逐渐以内风论为主流，并呈现出与现代医学紧密结合的趋势。所以，除了传统的脏腑阴阳失调、气血逆乱等宏观病机外，对脉络闭阻、痰瘀阻络、脑神失养等微观病机的深入探讨也应运而生。与此同时，中风外风论亦被学者们重新提起并受到关注，其依据是：一方面，内风论虽然在理论上取得了长足的进步，但临床疗效却不能尽如人意，这促使医家对当前的理论进行反思。另一方面，中风发病突然，犹风之善行而数变；而且，虽然其现代病理学基础是脑血管意外，但是其证候往往也表现出恶寒、发热等邪伤肌表的特征，完全符合中医辨证论治的规律。当前，我们对其中医病因仍无法掌握，即中医病因究竟属因果之因还是取类比象之因，尚不能最后定论，所以我们对于外风论并不能完全摒弃。

（二）辨证论治的研究

针对中风病不同阶段的证候特点，医家们不断探讨新治法、新方药，丰富了中风病的临床治疗手段和中医证治理论，提高了中风病的临床疗效。如活血化瘀、清热解毒、化痰通腑等治法已较广泛地应用于中风病的治疗。

1. 活血化瘀法

多年的临床实践和科学研究表明，活血化瘀法是治疗缺血性中风的有效治疗方法，已被中西医学术界和临床医生广泛接受，并成为目前治疗缺血性中风的主要治疗方法。以活血化瘀为主要功效的中成药品种较多，近年研制出的多种具有活血化瘀作用的中药注射液已被广泛应用于缺血性中风的治疗，如丹参注射液、川芎嗪注射液、灯盏细辛注射液、三七皂苷注射液、丹红注射液、苦碟子注射液等，临床研究结果都显示了较好的疗效。

2. 清热解毒法

自 20 世纪 80 年代以来医家将清开灵注射液用于中风急性期的治疗，取得了较好的疗效，从而确立了清热解毒法治疗中风急症的新治法。王氏根据中风病研究成果进而提出“毒损脑络”的病机学说，指出中风病在不同的病程阶段，其证候表现不同，认为“毒”主要是因邪气亢盛，化为毒。中风后，可产生瘀毒、热毒、痰毒等，中医学重视病因病理学说的发展，将“毒邪”和“络病”作为深入研究的切入点，即中西医共同研究的结合点。在此基础上又进一步提出了络脉、病络、络病的概念，认为络病是以络脉阻滞为特征的一类疾病，邪入络脉标志着疾病的发展和深化，其基本的病机变化是虚滞、瘀阻、毒损络脉。病络概念的外延是络脉某种具体的非正常的状态，而内涵是以证候表达为核心的联系病因病机的多维界面的动态时空因素，直接提供干预依据。

3. 化痰通腑法

王永炎牵头的研究小组在 20 世纪 80 年代初开展了化痰通腑法治疗中风病痰热腑实证的临床研究，并总结出应用化痰通腑法的临床指征是便干便秘，舌质红，苔黄腻，脉弦滑有力。目前，该治法已成为中风病急性期的主要治疗方法。

4. 醒脑开窍法

醒脑开窍法是治疗中风闭证的传统治疗方法，在安宫牛黄丸、苏合香丸等药物应用的同时，醒脑静注射液是用于治疗中风神昏的中药制剂。

5. 扶正护脑法

张氏、孙氏等提出扶正护脑法则治疗中风病，突出了正虚（气虚、阴虚）在中风病机转化中的主导作用，进而指出中风急性期治疗的关键在于扶正，通过扶助正气，不仅可以挽救气阴，而且可抑制内生毒邪的产生，达到扶正以祛邪的目的。扶正护脑法则应当贯穿中风急性期治疗的始终，且越早应用越好。

（三）针灸治疗中风的现代研究现状与进展

目前，国内外对中风患者已经形成较好的治疗方法，使中风的救治水平有了很大的提高。针刺技术很早就被运用于中风的治疗，古人宝贵的临床实践不仅为我们今天开展针刺治疗中风提供了极有价值的经验，而且经过后人的不断完善，已经形成了一套独特的救治方法。

对于中风突然发病、神志昏迷的患者，中医针灸师常采用针刺水沟穴或十二井穴放血等急救方法，确有不容置疑的疗效。但是，由于缺乏科学的验证和理论基础，针刺治疗中风的价值尚未被广泛承认和接受。因此，用现代医学理论和方法科学地检验针刺治疗中风的价值，深入剖析和研究针刺治病原理，指导临床实践，具有十分重要的意义。

长期以来，医学工作者一直致力于探索针刺治病原理，它已经成为世界关注的热点之一。近 50 余年，中国医学工作者应用解剖学、生理学、生物化学、免疫学、核医学、影像学和分子生物学等现代技术手段对针刺的治病原理进行了研究，已经从大体解剖进入到分子水平。脑啡肽和其他微量活性物质的发现及其作用的研究，对解释针刺的作用原理无疑是重大突破；在不同学科大量实验的基础上，经络、穴位及其效应的发挥与神经系统密不可分的事实已被证实。针灸治疗中风的原理研究也从未间断。随着新技术和新方法的出现和进步，有关针刺治疗中风的研究（特别是缺血性脑血管病的研究）的范围和深度不断发展，已经形成了神经生理、电生理学、血流动力学、血液流变学、生物化学、免疫学、影像学等跨学科的协作，并获得了可喜的成果。其中针刺改善实验性中风动物和患者的脑血流量、血液黏稠度、微量元素、β-内啡肽、血管活性肽、生长抑素、胰多肽、血栓素 A、前列环素等，有助于减轻 DNA、RNA 损伤，迅速恢复脑的电活动，减少神经细胞凋亡数目，减轻皮层神经元线粒体肿胀等一大批研究成果，使我们从不同角度理解针刺治疗中风的效应和原理，为进一步深入研究打下了基础。

近年来，虽然针刺治病原理研究已经进入分子水平，但由于没有无创伤的方法，多数研究成果仍停留在动物实验阶段，有待于在人体（活体）生理状态下进行验证。1985 年日本学者曾探索用正电子发射型计算机断层（Positron Emission Tomography，PET）观察针刺时人脑葡萄糖代谢的情况，但因 PET 及配套设备非常昂贵，上机费用也很高，自 1986 年后鲜有报道。20 世纪 80 年代末，中国尚无 PET 设备和技术，但已经具有完整的单光子发射计算机断层（Single Photon Emission Computed Tomography，SPECT）技术，它也是一种直观、无创伤的功能影像技术，同样适合研究介入状态下中枢神经系统的功能活动。20 世纪 90 年代初期，我国就开始用 SPECT 研究针刺对人脑血流量的影响，建立了一系列用 SPECT 进行人体针刺研究的方法，涉及核医学、中医针灸学、神经生理学、神经病学和工程技术学等多个学科的技术，在人体生理状态（活体）下直观地看到针刺前和针刺“得气”时局部脑血流量和局部脑功能活动的变化。证明针刺确可改善中风脑缺血区的局部脑血流量，激发脑细胞功能活动，这为治疗中风提供了理论依据，同时也证明针刺效应是通过脑的调控实现的。刘美娟等利用头皮针刺诱发电位法（SEP），揭示了头皮针刺的电生理原理。这为针刺治疗中风偏瘫提供了理论依据。针刺也可使脑电图和脑电地形图发生变化，但特异性差，不能确切定位，更不能研究深部脑的功能活动。

总之，中风是一种严重危害人类健康的疾病。根据中医“治未病”的思想，加强中风病防治的研究，是减少发病率、病死率，降低病残率的关键。本病常于急性期病情迅速恶化，进而威胁生命。因此，及时采取救治措施，精心护理，严密观察病情，把握病势的顺逆，关系到抢救的成败。治疗方面，应重视辨证分析，据证立法，依法遣方，方证相应。中医药及针刺治疗中风病具有显著的临床疗效，充分利用已取得的临床研究成果，在病证结合基础上，不断探讨疾病与证候的发生演变以及转归预后的规律，总结临床经验，深化临床研究，优化治疗方案，将会进一步提高中风病的临床疗效，降低病死率和致残率，提高患者的生活质量。

【经典病例摘录】

刘某，女，63 岁，右半肢体不能自主运动伴语言謇涩 3 天。患者既往有高血压病、糖尿病病史。患者诉其最近出现头晕、头痛症状，以为是高血压引起的，未予重视，3 天前睡觉时着凉，感头痛加重，口服感冒药后症状有所好转，但中午起床后出现右侧半身运动不利、说话欠流利。经 CT 检查诊断为脑梗死。予常规治疗后，要求进行针灸治疗。查体：语言不利，右侧肢体肌力为Ⅳ级，肌张力不高，左侧肢体肌力为Ⅴ级。舌象：舌质淡红体胖，苔白腻。脉象：左关与尺脉尤其弱，沉按方得，较微弱。

针其金津、玉液用三棱针点刺放血；舌面用 2 寸毫针点刺出血，廉泉直刺 1 ~ 1.5 寸，施鸡爪刺法，以胀感到达舌根及咽喉部；通里直刺 0.5 寸，施捻转针法。刺后即起针，不留针。再取上星平刺 0.5 ~ 1 寸，百会斜刺 0.3 ~ 0.5 寸，印堂平刺 0.3 寸，风池、天柱直刺，使针感向局部周围放射。肩髃直刺，以麻胀感达肘关节为度；曲池屈肘取穴，以麻胀感到达示指为度；双侧内关，直刺 0.5 ~ 1 寸；足三里直刺，令酸麻胀感达足踝部；阳陵泉直刺，令麻胀感沿小腿外侧至足外踝。留针 30 分钟，加 TDP 照射。每日一次，10 天为一疗程。

当治疗至 10 次左右时，患者右侧肢体状态明显改善，肢体肌力为Ⅴ-级，语言欠流利，能正常对话，能自己行走及处理日常事务。

共治疗 15 次，基本恢复正常。

按：脑中风病，肝风夹痰火，气血逆乱，引发了窍闭神匿，肢体经脉无气血以灌，发为中风。在治疗上，以开窍起闭、改善元神之府（即大脑）的生理功能为主。《扁鹊神应针灸玉龙歌》云："中风不语最难医，发际顶门穴要知，更向百会明补泻，及时苏醒免灾危。"百会至前顶穴位治疗中风，古已有之，刺激区与现代头针区大致吻合，其中风池更是祛风要穴。印堂为经外奇穴，位于督脉循行线上，具有醒神清窍之功能。督脉循行入脑，上巅与肝经相会，且督脉与任脉相接，与冲脉同出一源，故针上星、百会可调阴阳，平肝息风，填精补髓，益气养血，醒神开窍。内关为八脉交会穴之一，通于阴维，属厥阴心包经之络穴，有养心安神、疏通气血之功。肩髃、曲池、足三里、阳陵泉为手足三阳经之要穴，以"疏经活络，风取三阳"之意。金津、玉液用三棱针点刺放血，舌面用 2 寸毫针点刺出血，廉泉直刺在祛其邪气瘀血。使经络气血运行通畅，达到祛瘀生新、行气活血、通经活络开窍的目的。瘀去络畅，则窍自开。

【中风的西医综述】

脑中风，又叫脑卒中，泛指脑血管病，是由各种原因导致脑局部血管狭窄或闭塞，脑组织缺血坏死，或血管破裂，血溢于脑，压迫脑内组织，使相应的脑部功能部分或全部丧失的疾病。严重危害中老年人的生命健康，也是中老年人致死、致残的主要原因之一。脑中风可分为缺血性脑中风和出血性脑中风，其中缺血性脑中风最为常见。现代医学中的脑出血、蛛网膜下腔出血、脑血栓形成、脑梗死均属祖国医学"中风"范畴。

卒中在发展中国家的发病率增长非常迅速。高血压、吸烟、不良饮食习惯和缺乏锻炼都会使卒中发病风险增加。年龄增长、患有心脏疾病或短暂性脑部缺血发作，也会增加卒中的发病风险。卒中患者继发心梗的比例比普通人群高 2～3 倍，再发卒中的比例比普通人群高 9 倍。据统计，我国每 15 秒钟就新发一例中风（卒中），每 21 秒有一人因中风死亡。中国卒中教育日媒体通报会提供的资料显示：中国每年新发中风患者约有 250 万，目前已有患者 700 万，每年死于中风的患者人数约 150 万，还有三分之二的患者会致残，中风在全国人口死亡原因中排第二。

（一）脑卒中的分类

脑卒中是由于脑部血液循环（包括颅内和颅外动脉、静脉及静脉窦）障碍，导致以局部神经功能缺失为特征的疾病，以动脉疾病为多见。脑卒中可分为出血性（脑出血、蛛网膜下腔出血）和缺血性（脑血栓形成、脑栓塞）两大类。

1. 出血性脑卒中

颅内出血包括蛛网膜下腔出血、脑出血、硬膜外出血、硬膜下出血。其中蛛网膜下腔出血又包含动脉瘤破裂（先天性动脉瘤、动脉硬化性动脉瘤、细菌性动脉瘤）、血管畸形、动脉硬化、颅内异常血管网症引起的出血。

脑出血包含高血压脑病出血，继发于梗死、肿瘤性疾病、血液病、动脉炎、药物不良反应、脑血管畸形或动脉瘤引起的出血。

2. 缺血性脑卒中

1）脑血栓形成。可由动脉粥样硬化、类动脉炎、外伤性疾病及其他物理因素、血液病（如红细胞增多症等）、药物或其他原因引起。

2）脑栓塞。可分为心源性、动脉源性及其他（脂肪栓、气栓、瘤栓）。

3）腔隙性脑梗死。

4）血管性痴呆。

颅内动脉瘤、颅内血管畸形、短暂性脑缺血发作、高血压脑病、脑供血不足、脑动脉硬化症、脑动脉炎、颅内静脉窦及脑静脉血栓形成、脑动脉盗血综合征、颅内异常血管网症等也可导致脑中风。

（二）脑卒中的临床症状

1. 原发性脑出血的症状

通常突然起病，在几分钟至数小时发展达高峰，有些经 24～48 小时缓慢进展。出血严重的患者发生头痛、呕吐后，短时间内进入昏迷。较轻的患者可能在头痛、头昏后，先发生肢体无力，逐渐产生意识障碍。出血量少的患者可以始终保持意识清醒，头痛可见于 50% 的患者，呕吐者占绝大多数，发作癫痫者不到 10%。

2. 脑血栓的症状与体征

呈突然起病，常开始于一侧上肢，然后在数小时或 1～2 天内神经功能障碍症状进行性累及该侧肢体的其他部分。多数不伴头痛、呕吐等颅内高压症状，较大动脉闭塞后数日内发生的继发性脑水肿可使症状恶化并导致意识障碍，严重脑水肿还可引起致命性的颅内结构移位（脑疝）。

大脑中动脉及其深穿支：最易受累，出现对侧偏瘫（程度严重）、偏侧麻木（感觉丧失）、同向偏盲，主侧半球（通常为左侧）受累时可表现为失语，非优势半球受累时则发生失用症。

颈内动脉：可引起同侧眼失明，其他症状常常与大脑中动脉及其深穿支闭塞后出现的症状体征难以鉴别。

大脑前动脉：不常见，一侧病变可引起对侧偏瘫（下肢重，上肢轻）、强握反射及尿失禁。双侧受累时可引起情感淡漠、意识模糊，偶可出现缄默状态及痉挛性截瘫。

大脑后动脉：可有同侧偏盲、对侧偏身感觉丧失、自发的丘脑性疼痛或突然发生不自主的偏身抽搐；优势半球受累时可见失读症。

椎—基底动脉：眼球运动麻痹、瞳孔异常、四肢瘫痪、进食吞咽困难、意识障碍，严重者可致死亡。

（三）脑卒中的治疗

1. 抗栓治疗

对于现代西医药物治疗脑卒中，特别是急性脑梗死，公认最有效的治疗方法为抗栓治疗，其中影响抗栓疗效的关键为抗栓时机。研究指出，如果能在起病 3 小时内对患者进行及时的抗栓治疗，则患者的预后良好。目前的抗栓方法种类繁多，但经循证医学证实为行之有效的只有超早期静脉重组组织型纤溶酶原激活剂（r-tPA）抗栓治疗，不过 Agarwal 等对静脉抗栓与动脉抗栓的治疗效果进行比较后发现，对于存在大脑中动脉高密度征的急性缺血性卒中患者，动脉抗栓的效果优于静脉抗栓。另有报道将 r-tPA 动脉抗栓和静脉抗栓治疗急性脑梗死进行对比，结果动脉抗栓组血管再通率明显高于静脉组，这表明在治疗急性脑梗死方面采用动脉抗栓可获得比静脉抗栓更明显的疗效。但抗栓治疗有相对严格的时间窗限制，如果患者就诊不及时，也就意味着错过了最佳抗栓治疗时机。

2. 抗血小板治疗

众所周知，抗血小板聚集是防止血栓形成和发展的有效手段。因此，在缺血性脑卒中发病的早期进行抗血小板治疗，可降低脑卒中的复发率，对患者功能的康复有促进作用，并能够明显降低患者致残率、致死率。但需要注意的是，阿司匹林可引起胃肠道不良反应，极少数患者会出现胃肠道或颅内出血。

3. 抗凝治疗

利用抗凝药物可避免血栓体积的增大，进而减少神经功能的进行性损害，并能有效预防复发。有研究表明，低分子肝素可明显降低血液黏稠度，从而抑制血栓的进一步扩大，并且能够促进血栓的溶解和血管的再通。不过抗凝治疗也有其局限性及风险性，因为抗凝治疗会增加颅外出血的可能性，所以一般来说，不主张对急性缺血性脑卒中患者采用抗凝治疗。

4. 神经细胞保护治疗

为了达到干预半暗带的异常生化及代谢变化，阻断缺血性级联反应，延缓或防止脑细胞死亡，减轻缺血后的细胞损害，延长治疗时间窗的目的，临床上经常应用神经细胞保护剂，且提倡及早用、连续用及长期应用，常规原则是使用时间超过 24 h。目前常用的神经细胞保护剂有：①兴奋性氨基酸拮抗剂，如硫酸镁、苯妥英钠、拉莫三嗪等；②钙离子拮抗剂，如尼莫地平、尼卡地平、尼莫地平等；③炎症反应抑制剂，如阿司匹林等。各类药物对脑神经有不同的保护作用。目前对神经细胞保护剂的研究结果指出，多种神经细胞保护剂缺乏确切的疗效。实验与临床研究发现，血管再通、血液重灌注往往使原有症状更严重，即发生再灌注损伤，依达拉奉是第一个在国际上被证实为有效的缺血神经元保护剂，用依达拉奉治疗急性脑梗死患者，治疗组的总有效率明显高于对照组。

5. 其他治疗

近年新上市的一种糖蛋白（注射用尤瑞克林，商品名凯力康），其化学本质是组织型激肽原酶，具有建立侧支循环、促进神经修复的双重作用，临床应用中发现其可快速改善患者的运动能力，疗效确切，是缺血性脑卒中治疗的全新选择。有研究表明，脑缺血后可通过基因诱导和蛋白质合成阻止引起细胞死亡的病理生理变化，因此寻找有治疗价值的目的基因，构建高效特异性载体和探索易行基因转移途径将成为研究热点。在众多脑血管病治疗的理论中，神经干细胞成体动员及其自体或异体干细胞移植治疗一直备受关注，利用神经系统疾病的细胞治疗技术，在无创伤情况下激活成年人体内的神经干细胞，使这些细胞进一步转化成神经前体细胞，并在信号作用下沿发育索向病灶区迁移，以达到恢复功能的目的。

此外，颅内血肿微创清除术已经成为治疗出血性中风急性期的重要手段，应用微创术治疗高血压性脑出血，对正常脑组织损伤小，血肿可大部分被抽出或引流，能明显降低颅内压，提高患者的生存率，降低病死率，同时辨证配以中药能改善微循环、减轻脑水肿和占位效应，促进脑损伤创面愈合和恢复神经功能的优势。

（四）脑卒中的预防

多年来，脑卒中一直是我国人口死亡和致残的首要原因，每年数百万劳动力或死或残，许多社会精英英年早逝，给社会和家庭带来沉重的负担。我国是高血压高发国家，据不完全统计，约有 1/10 的国人患有高血压病。更为严峻的是，随着老年人口的增加，作为脑卒中主要病因和危险因素的高血压病的发病率持续上升，脑卒中的发病率和死亡率也随之上升。发病率的上升直接危害了患者的健康，加重了社会及家庭的生活负担，而近年来我们在工作中还面临一个更为严峻的问题，那就是我国的脑卒中发病人群呈现年轻化的趋势，这进一步加重了社会的负担。对脑卒中的预防主要应从以下两个方面采取相应措施。

1. 防治高血压

高血压是引发脑卒中的最危险因素，大量流行病学资料表明，有效控制高血压可使脑卒中的发病率和死亡率均降低 40% 以上。首先，从治未病角度出发，加强高血压的预防宣教工作，增强人们对高血压危险性的认识。其次，对高血压患者，指导其合理用药，将血压控制在患者耐受的合理范围内，同时保持良好的生活习惯，如合理饮食，减少钠盐摄入，积极参加运动，控制体重在正常范围，不吸烟少喝酒，戒躁平怒。研究表明，我国半数以上的脑卒中患者在例行疾病检查时才发现自己同时患有高血压。因此，中年人特别是 40 岁以上人群，可将血压检测作为每年体检的必要项目之一。

2. 防治糖尿病

高血糖患者在发生脑卒中时，病情明显较血糖正常者重，同时恢复速度会明显减慢。研究表明，半数以上的患者如能在急性期对血糖水平进行有效的控制，则能恢复部分自理功能，甚至有的患者能基本恢复生活自理。对于降血糖治疗，强调胰岛素的早期使用，这样能够更有效地控制血糖，降低高血糖对机体引起的损害，但同时要注意，过分控制血糖会有诱发低血糖的风险，因此对于处于脑卒中急性期的患者，将随机血糖控制在 7.0 ~ 11.0 mmol/L 是比较合理的。

第四节

痿证

【疾病概述】

痿证是指以肢体筋脉弛缓，手足痿软无力，甚者肌肉萎缩，不能随意运动为主要临床表现的一类疾病。根据其发病原因、部位及临床表现不同，又有皮痿、肌痿、筋痿、肉痿、骨痿“五痿”之称。下肢不能随意运动及行走者，又称“痿躄”。本病可突然发病，也可缓慢形成。轻者肢软无力，重者肢体痿废不用，肌肉萎缩，更为严重者可导致吞咽、呼吸困难。

痿证可见于西医学多种疾病，最常见于西医学的急性脊髓炎、重症肌无力、周期性麻痹、肌营养不良症、运动神经元病、多发性神经炎的某些类型、脱髓鞘疾病的某些症状、神经系统感染性或遗传性疾病出现的瘫痪和癔症性瘫痪，其临床表现与痿证类似，可参考本节辨证施治。

【历史沿革】

痿证首见于《内经》。今人对痿躄的含义见解不一，大多认为痿躄即皮痿，实则非也；参考相关古籍医著，可得出结论：痿躄是用于描述痿病表现为四肢不利的专有症状名词，并非仅限于下肢不利，与今之痿病含义范畴相同。

《素问·痿论篇》以专篇论痿，提出病因、病机、证候分类及有关治疗大法，指出痿证的主要原因是内热伤津，宗筋失润，以致痿软弛纵，发为痿证；并根据肺主皮毛、心主血脉、肝主筋膜、脾主肌肉、肾主骨髓等所属关系，提出“痿躄”“脉痿”“筋痿”“肉痿”“骨痿”等不同名称，后人概称为“五体痿”；治疗上提出了“治痿独取阳明”等重要法则，并指出“各补其荥而通其俞，调其虚实，和其逆顺”是针刺治疗痿证的原则。

《内经》的其他有关篇章还就痿证与岁运的关系及病因诊断等方面作了论述。这些理论原则至今仍一直有效地指导着临床实践。《素问·气交变大论篇》：“岁土太过，雨湿流行，肾水受邪，民病腹痛……足痿不收，行善瘦，脚下痛。”《素问·五常政大论篇》：“阳明司天……筋痿不能久立。”外邪感发或内热，如温邪、湿热、积滞、顽痰死血成痿，可起病急骤，由肢体力弱或拘急麻木迅速发展至肌肉萎缩，胸闷憋气，呼吸、吞咽困难，为心、肺、脾气将绝，属“急痿”“热痿”之属。内伤成痿，或虚或实，或虚实夹杂，渐至于百节缓纵不收，脏气损伤已可概见，故沉痼难治。《本病》曰：“大经空虚，发为肌痹，传为脉痿……有渐于湿，以水为事，若有所留，居处相湿，肌肉濡渍，痹而不仁，发为肉痿。”《下经》曰：“肉痿者，得之湿地也。有所远行劳倦，逢大热而渴，渴则阳气内伐，内伐则热舍于肾，肾者水脏也，今水不胜火，则骨枯而髓虚，故足不任身，发为骨痿。”故《下经》曰：“骨痿者，生于大热也。”

汉代张仲景在《伤寒论》中论述了伤寒吐下后又复发汗，阴阳气血俱虚，不能濡养筋脉乃至久而成痿；《金匮要略·中风历节病脉证治》又有“咸则伤骨，骨伤则痿”的记载，分别从误治及过食咸味等方面讨论了病因。隋代巢元方已明确从外感内伤两方面分析病因，《诸病源候论·风身体手足不随候》即论述其主因是外受风邪，内由脾胃亏虚，并运用脏腑经络理论，对其病机进行阐发。巢氏说：“手足不随者，由体虚腠理开，风气伤于脾胃之经络也。足太阴为脾之经，脾与胃合；足阳明为胃之经，胃为水谷之海也。脾候身之肌肉，主为胃消行水谷之气，以养身体四肢。脾气弱，即肌肉虚，受风邪所侵，故不能为胃通行水谷之气，致四肢肌肉无所禀受。风邪在经络，搏于阳经，气行则迟，关机缓纵，故令身体手足不随也。”以上可见，秦汉至隋时期的医家对本病的病因、病机及治则等已初步奠定了理论基础。

隋唐至北宋时期的医家将痿列入风门，但专题论述较少。

金元以来，医家对本病有了进一步认识，特别是张子和、李杲、朱丹溪等医家，对病机、辨别证候等提出了各自的见解，治疗方药也日益丰富。张子和对风、痹、痿、厥予以鉴别。《儒门事亲》指出：“夫四末之疾，动而或劲者，为风；不仁或痛者，为痹；弱而不用者，为痿；逆而寒热者为厥，此其状未尝同也。故其本源，又复大异。”寥寥数语，对风、痹、痿、厥四者的辨析甚为精辟。张氏十分强调火热在发病上的重要性，指出“大抵痿之为病，皆因客热而成……故痿躄属肺，脉痿属心，筋痿属肝，肉痿属脾，骨痿属肾，总因肺受火热叶焦之故，相传于四脏，痿病成矣”。他明确提出了“痿病无寒”的论点，认为治痿与治痹大异，“若痿作寒治，是不刃而杀之也”。朱丹溪承张子和之说，《丹溪心法》另立专篇论述痿躄证治，力纠“风痿混同”之弊，认为“痿证断不可用作风治，而用风药”，提出了“泻南方、补北方”的治疗原则；在具体的辨证方面，又有湿热、湿痰、气虚、瘀血之别，治痿名方虎潜丸亦为朱氏所创，对后世影响很深。元代李杲对湿热致痿论述尤详，分别就湿热成痿、肺金受邪、暑伤胃气以及湿热乘其肝肾等因，提出清燥汤等方剂，随证加减。

明清以后，医家对痿证的辨证论治日趋完善。《景岳全书》指出，痿证并非尽是阴虚火旺，强调“元气败伤则精虚不能灌溉，血虚不能营养者，亦不少矣”。《临证指南医案·痿》指出本病为“肝肾肺胃四经之病”。

明代王肯堂《证治准绳》分别论述五劳、五志、六淫各伤其脏，所合而成皮、肉、脉、筋、骨致成五痿，对情志因素尤为重视，在治法上则对治痿独取阳明从生理病理关系上作了阐发。这一时期对病因学的讨论比较深入。针对痿证主火之说，《景岳全书·杂证谟·痿病》指出痿病“元气败伤，则精虚不能灌溉，血虚不能营养者，亦不少矣。若概从火论，则恐真阳亏败，及土衰水涸者，有不能堪，故当酌寒热之浅深，审虚实之缓急，以施治疗，庶得治痿之全”。所以他在治疗上除湿热及阴虚兼热当用去火滋阴法外，提出“若绝无火证，而止因水亏于肾，血亏于肝者，则不宜兼用凉药，以伐生气”。这种观点对后世治痿产生了重要影响。明代楼英《医学纲目》用五行生克理论阐发“泻南补北”治疗大法。明代王纶《明医杂著》提出痿证不可作风治。明清不少医家基于《内经》及丹溪之论，多偏重火热为患，认为其病位在肺。沈金鳌《沈氏尊生书·诸痿源流》：“诸痿，热伤血脉病也，盖火热之邪，伤及血脉，皆能发为经筋、骨髓、血脉、肌肉、皮毛之痿，然其病之源，则以肺为主，以肺燥居上，主气畏火，而行治节……热邪乘金，肺先受累，内则叶焦，外则皮毛虚弱，由是而著于筋脉骨肉，则病生痿躄。”清代陈士铎《石室秘录》侧重论及胃火炽盛为痿证主因，提出补气益血、滋肾水、降胃火、清肺胃之热等方法，提出了不少新的方剂；叶天士则注重脏腑相关，强调肝、肾、肺、胃四经在发病及治疗中的重要作用，其中对肝肾精血的互相影响多有新的阐发。

明清以来，医家对本病病因病机的认识及治法有了较大进展，论述了火热、湿热、湿痰、气血亏损、瘀血、情志失调等在致病中的重要作用。不少医家从自己的临床实践出发，提出滋阴清火、清肺润燥、补益脾胃、调补肝肾、活血化瘀等治法，这些治法使治疗痿证的辨证论治内容日臻丰富完备，并有效指导临床实践。

近年来，痿证临床研究、治疗方药及手段不断增多，运用治痿的理法方药对西医学诊断的多发性神经炎、重症肌无力、运动神经元病等疾病治疗取得了较好的效果。王永炎等针对此类病邪顽恶深伏，病性虚虚实实，败坏形体，继而又常加重病情，变生诸病，形成恶性循环，缠绵难愈的特点，认为其多属虚损、邪毒、瘀血客于络脉，络脉瘀滞是其核心机制，提出从“络”辨治，提倡早期“截断毒邪”，使本病在病因病机研究和指导临床实践方面得以深化。

【中医病因病机归纳】

本病归因为外感、内伤和外伤三方面，可见于温热病中期或热病后期，或因邪热灼伤阴液，筋脉失于濡养；或因湿热疫毒客于络脉，浸淫筋脉肌肉，而弛纵不用；或因体虚久病，肝肾亏虚，精血不足，不能濡养肌肉筋骨；或因瘀血、浊毒内生，瘀阻络脉等而成。本病与肺、脾、胃、肝、肾等脏腑关系密切。

（一）热伤肺津

感受温热之邪，每致肺热熏灼。《素问·痿论篇》指出："肺热叶焦，则皮毛虚弱急薄，著则生痿躄也。"《儒门事亲》指出："痿之为状……总因肺受火热叶焦之故，相传于四脏，痿病成矣。"《医宗必读·痿》又指出："五脏之热火熏蒸，则金被克而肺热叶焦，故致疾有五脏之殊。"说明五脏病热亦可累及肺。此类痿证多发于温热病中或病后。燥邪伤肺也是津枯成痿的原因之一。如《素问玄机原病式》："手足痿弱，不能收持，由肺金本燥，燥之为病，血液衰少，不能营养百骸故也。"《症因脉治》亦云："燥热痿软之因，或赫羲之年，燥火行令，或秋燥之时，燥气烁人，阴血不能荣养宗筋，则痿软之症作矣。"在正常情况下，后天水谷精微，经脾气散精，上归于肺，使肺之津气得充。肺主一身气化，朝会百脉，将津气输转于全身，筋骨经脉得其濡养，则能维持正常的运动功能。若邪热犯肺，或病后邪热未清，肺金受邪热熏灼，则津液受伤，水亏火旺，高原津气生化无源，以致筋脉失其濡润，故手足痿弱不用，痿证乃成。

（二）肝肾亏虚

体虚病久，阴精气血亏损，或房劳过度等，伤及肝肾，亦为构成此类痿证的主要原因。《素问·痿论篇》："思想无穷，所愿不得，意淫于外，入房太甚，宗筋弛纵，发为筋痿。"张景岳所谓"败伤元气者亦有之"，亦属此类。肝藏血，主筋，为罢极之本；肾藏精，主骨，为作强之官。精血充盛，则筋骨坚强，活动正常，如因房劳、久病导致精血亏损，精虚则不能灌溉，血虚不能营养，复因阴虚内热，更灼液伤津，筋骨经脉因而失去濡养，致成本病。诚如《景岳全书·杂证谟·痿病》："痿证之义……元气败伤则精虚不能灌溉，血虚不能营养者亦不少矣。"

（三）脾胃损伤

一方面，脾主四肢，素本脾弱或因病致虚，使脾胃受纳运化功能失常，气血生化之源不足，“脾病而四肢不用，何也岐伯曰：四肢皆禀气于胃，而不得至经，必因于脾，乃得禀也。今脾病不能为胃行其津液，四肢不得禀水谷气，气日以衰，脉道不利，筋骨肌肉皆无以生，故不用焉”（《素问·太阴阳明论篇》），“气虚痿者，因饥饿劳倦，胃气一虚，肺气先绝，百骸溪谷，皆失所养，故宗筋弛纵，骨节空虚”（《证治汇补》）。另一方面，若过食肥甘厚味，饮食不节，损伤脾胃，以致湿热蕴积，壅滞络脉，影响气血运行，亦可渐至成痿。《症因脉治》：“脾热痿软之因，或因水饮不谨，水积热生，或因膏粱积热，湿热伤脾，脾主肌肉，故常不仁，脾主四肢，故常痿软。”《证治汇补·痿躄》：“湿痰痿者，肥盛之人，血气不能运动其痰，致湿痰内停，客于经脉，使腰膝麻痹，脉来沉滑，故膏粱酒湿之故，所谓土太过，令人四肢不举是也。”可见饮食不节，过食膏粱厚味亦是本病成因之一。

（四）湿热浸淫

久处湿地，或涉水淋雨，感受外来之湿邪，积渐不去，郁而生热，浸淫经脉，以致筋脉弛缓不用，成为痿证。《素问·生气通天论篇》：“因于湿，首如裹，湿热不攘，大筋软短，小筋弛长，软短为拘，弛长为痿。”《素问·痿论篇》又说：“有渐于湿，以水为事，若有所留，居处相湿，肌肉濡渍，痹而不仁，发为肉痿。”总之，时令之湿热加临，或湿热中于皮肤，传舍经络，湿热伤筋，络道不利，均可导致本病的发生。以上均说明这一类痿证与外在环境及感受外邪关系至大。

（五）瘀血阻络

产后恶露未尽，流于腰膝，或跌仆损伤，瘀血内阻，络脉不通，四肢失其运养而致痿。《丹溪心法》《类证治裁》等书均将“瘀血”作为痿病的成因之一。李中梓《证治汇补·痿躄》对本病的分类即有“血痿躄”之称。《医林改错》论痿废用黄芪五物汤，亦以气虚血瘀论治。

痿病的主要病理机转虽有以上几种区分，但常互相转变。《临证指南医案·痿》：“夫痿症之旨，不外乎肝肾肺胃四经之病，盖肝主筋，肝伤则四肢不为人用，而筋骨拘挛；肾藏精，精血相生，精虚则不能灌溉诸末，血虚则不能营养筋骨；肺主气，为高清之脏，肺虚则高源化绝，化绝则水涸，水涸则不能濡润筋骨；阳明为宗筋之长，阳明虚则宗筋纵，宗筋纵则不能束筋骨以流利机关，此不能步履，痿弱筋缩之症作矣。”即肺热叶焦，津失敷布，则五脏失润，内热互起；肾水下亏，水不制火，则火烁肺金，导致肺热津伤；脾虚与湿热互为因果，湿热亦能下注于肾，伤及肾阴；又有外来疫毒之邪感发，侵犯人体，客于督脉和络脉；同时，内生的湿、热、虚、痰、瘀也可酿生浊毒，进而阻滞别络、孙络、浮络、缠络。脉络阻滞，耗伤气血，败坏形体，形成本病。

【中医诊断】

（一）发病特点

男女老幼均可罹患本病。患者有感受外邪与内伤积损的病因，如外感温热疫邪或涉水淋雨，居处湿地，或接触、误食毒物，或饮食不洁，或房劳、产后体虚，或情志失调，或禀赋不足，或有家族遗传，或劳役太过，或跌仆损伤；发病或缓或急；多以上肢或下肢双侧或单侧出现筋脉弛缓，痿软无力，甚至瘫痪日久，肌肉萎缩为主症；也可首先出现眼睑或舌肌等头面部位的肌肉萎缩。温热邪气致痿，发病多在春夏季节。

（二）临床表现

肢体痿弱无力，甚则不能持物或行走；肌肉萎缩，肢体瘦削，有时伴见肌肉瞤动、麻木、痒痛；可出现睑肌、面部肌肉瘫痪或舌肌痿软，严重者可导致吞咽、尿便障碍，呼吸困难；肌力下降，肌肉萎缩或假性肥大。必要时行肌电图、肌活检和酶学检查可辅助诊断。

此外，可根据其不同临床表现，诊为脉痿、肉痿、骨痿、筋痿、皮痿五痿。

1. 脉痿

四肢关节如折，不能举动，筋骨纵而不收，足胫软弱，不能站立。《素问·痿论篇》：“心主身之血脉……心气热，则下脉厥而上，上则下脉虚，虚则生脉痿，枢折挈，胫纵而不任地也。”

2. 肉痿

肌肉麻痹不仁，四肢不能举动。《素问·痿论篇》：“脾主身之肌肉……脾气热，则胃干而渴，肌肉不仁，发为肉痿。”又说：“有渐于湿，以水为事，若有所留，居处相湿，肌肉濡渍，痹而不仁，发为肉痿。”

3. 骨痿

腰脊不能伸举，下肢痿弱。《素问·痿论篇》：“肾主身之骨髓……肾气热，则腰脊不举，骨枯而髓减，发为骨痿。……有所远行劳倦，逢大热而渴，渴则阳气内伐，内伐则热舍于肾。肾者，水藏也。今水不胜火，则骨枯而髓虚，故足不任身，发为骨痿。”

4. 筋痿

筋纵拘挛，渐至痿弱不用。《素问·痿论篇》：“肝主身之筋膜……肝气热，则胆泄口苦筋膜干，筋膜干则筋急而挛，发为筋痿。”

5. 皮痿

皮毛枯萎，或见呛咳气逆等。《素问·痿论篇》：“肺主身之皮毛……故肺热叶焦，则皮毛虚弱急薄，著则生痿也。”

【中医鉴别诊断】

（一）偏枯

偏枯，亦称半身不遂，多由营卫俱虚，真气不能充于全身，或兼邪气侵袭，因而发病。症见一侧上下肢偏废不用，或兼疼痛，久则患病肌肉枯瘦，神志无异常。《灵枢·热病》曰：“偏枯，身偏不用而痛，言不变，志不乱，病在分腠之间。”偏枯与痿证有别。

（二）风痱

风痱无肌肉萎缩，可有神志病变，而痿证无神志症状。《灵枢·热病》：“痱之为病也，身无痛者，四肢不收，智乱不甚，其言微知，可治；甚则不能言，不可治也。”《医学纲目·总论》：“痱病有言变志乱之证，痿病则无之也，痱病又名风痱，而内伤外感兼备，痪病独得于内伤也，痱病发于击仆之暴，痿病发于怠惰之渐也。凡此皆明痱与痿，明是两疾也。”

（三）痹证

痹证亦有关节活动障碍、肌肉萎缩，但痹证多由正气不足，感受风寒湿邪，痹阻于经络关节之间，而致骨节重着、麻木、疼痛，日久瘀痰互结，导致关节畸形、肿大，活动障碍，严重者发展为肌肉萎缩。但痹证有明显的疼痛症状。痿证肢体软弱无力，活动障碍，甚至肌肉萎缩、痿废不用。在病程的相应阶段可出现肢体麻木、痒痛或肌肉瞤动。古代医家辨别较详细。《儒门事亲》说：“不仁或痛者，为痹，弱而不用者为痿……痹者，必风湿寒相合，痿者，必火乘金……痿之为状，两足痿弱不能行走。”《证治百问·痿》又说：“痿与痹二症天渊不同，痿本虚证……唯有软弱无力，起居日废，行步艰难，并未有痛楚者也。若痹证为不足中之有余……必为麻木疼痛，行动艰难者也。故痹病在表，本风寒湿之外感……痿证在里，属精神气血不足。”

（四）骨繇

骨繇，即骨摇，站立不稳。《灵枢·根结》说：“少阳为枢……枢折即骨繇而不安于地……骨繇者，节缓而不收也。所谓骨繇者，摇故也。”本证似痿非痿，与风痱关系密切，《内经》特立病名。西医学所称的某些脊髓病变导致的共济失调症状，类似本证所述。

痿证与上述疾病需要严格鉴别，但由于痿证的各种证候特点有所差异，临床中也可见以痿为主症，同时表现痹、痱、痉的某些特征，形成“痿痹并病”“痿痱并病”“痿痉并病”等情况。凡此诊断时应注意与由痹、痱、痉或颤振、中风日久导致的功能废用、肢体萎缩的后遗症相区分。

【中医急救处理】

（一）基本处理

1）绝对卧床休息，减少搬动，保持适当体位。

2）开放气道，松解衣物。清理口腔异物，如有假牙者，需卸除。尽可能保持侧卧位，以利于口腔分泌物引流，并防止舌后坠。

3）常规低流量吸氧，或间断高流量吸氧，保持气道湿化，维持呼吸、循环稳定，必要时行机械通气。

4）检测患者体温、血压、脉搏、心率、呼吸变化、意识状态、瞳孔、肢体活动度等。

5）迅速开放静脉通道，宜选用生理盐水或平衡液，维持水、电解质及酸碱平衡。出现脱证者予益气固脱类中成药，如参附注射液、参麦注射液、黄芪注射液、生脉注射液。

（二）综合救治

1）针刺治疗：神志昏蒙者，急需开关通窍、泄热化痰，用毫针强刺或三棱针刺出血。可先用三棱针点刺十二井穴出血，再强刺人中、涌泉、四神聪、曲池、手三里、合谷、劳宫、太冲等穴，平补平泻。

2）伴有高热者应配合降温处理，口服紫雪丹。合并肺部感染者，针对致病菌选用抗生素治疗；病毒感染者，予以抗病毒治疗，如鼻饲中药汤剂（如银翘白虎汤、清瘟败毒饮、甘露消毒丹等）。

3）神昏，肢体拘急，项强身热，甚至手足抽搐，四肢厥冷，兼见鼻鼾痰鸣，躁扰不宁者，偏阴闭者急用温胆汤送服苏合香丸，阳闭重者可用安宫牛黄丸，或用清开灵、醒脑静注射液静脉滴入。

4）烦躁不安者，可酌情予以安定类药物镇静，禁用吗啡类药物。

5）伴急性尿潴留的患者应留置尿管。对于昏迷患者应定时翻身，防止压疮，维持良好的肢体功能位，预防肢体痉挛和畸形。

【稳定期辨证论治】

（一）肺热伤津

症状：两足痿软不用，渐至肌肉消瘦，皮肤枯燥，心烦口渴，呛咳无痰，咽喉不利，小便短赤热痛。舌红苔黄，脉细数。

病机：肺热津伤。

治法：甘寒清上，清热润燥。

方药：清燥汤。黄芪 45 g，麦门冬、五味子、当归、生地、苍术、白术、茯苓、人参、陈皮、神曲、升麻、柴胡、泽泻、炙甘草各 10 g，黄柏、黄连各 6 g。本方重在清金润燥，方以麦门冬、五味子保肺生津；当归、生地滋阴养血；黄柏、黄连燥湿清热；黄芪、二术、苓、参、甘、橘、神曲健脾燥湿，理气化滞；升、柴升清，苓、泽降浊，使湿热从小便出，则燥金清肃；并可加入沙参、玉竹甘润生津之品，使肺金清润，则水津自能布散，枯萎之筋骨复得濡养，自能逐步恢复正常。疫毒伤肺致痿者，可用犀角桔梗汤。如日久面白少华，呼吸气短，为津伤而气血亦虚，可用麦门冬清肺饮。方中除麦门冬、人参之类外，尚有黄芪、当归，既生津液，又补气血。若见食欲减退，口燥咽干较为显著者，证属肝胃阴伤，可用益胃汤加薏苡仁、山药之类养胃生津，从阳明论治。

（二）肝肾亏虚

症状：腿胫大肉渐脱，膝胫痿弱不能久立，甚至步履全废，兼有遗精，早泄，遗尿，腰脊酸软，咽干，头昏目眩，或舌体卷缩，屈伸不能。舌质红绛或舌红少苔，脉细数。

病机：真阴大伤，阴虚内热。

治法：滋阴清热，补益肝肾。

方药：虎潜丸。黄柏 250 g（酒炒），龟甲 120 g（酒炙），知母（酒炒）、熟地黄、陈皮、白芍各 60 g，锁阳 45 g，虎骨 30 g（炙，现禁用），干姜 15 g。方中黄柏、知母、熟地、龟甲等皆为滋阴清热之品，可以重用。虎骨能强壮筋骨，锁阳能补肾阳，但性温，不宜多用。干姜辛温，取其温通行气之功，热盛者宜去之，并加入玄参、山药等养阴清热之品。足热枯萎，宜填精益髓，可用六味地黄丸加牛骨髓、猪脊髓、鹿筋胶、龟甲、枸杞子等。若久病阴损及阳，则阴阳俱虚，而见神倦、怯寒、舌质红、脉沉细无力者，配用淫羊藿、补骨脂、巴戟肉、鹿角，或用鹿角胶丸。方中鹿角、菟丝子温肾，熟地、龟甲滋阴，并可酌加黄芪、肉桂等，以温养阳气。

（三）脾胃虚弱

症状：平素纳少便溏，或久病脾胃虚弱，食少，腹胀，气短，面浮而色不华，渐见下肢痿软无力，甚则肌肉萎缩，或见上下胞睑抬举闭合无力，肩背肌肉萎缩，或有舌体痿软。舌苔薄白，脉细。

病机：脾虚气弱，运化无权，筋脉失养。

治法：健脾益气，或濡养胃阴。

方药：补中益气汤。黄芪 60 g，人参、炙甘草各 15 g，当归身、橘皮、升麻、柴胡、白术各 10 g。脏腑肢体皆禀气于脾胃，脾胃既虚，则肢体无以禀气而痿，本方以参、芪、术、草补肺脾之气，升麻、柴胡升清以降浊，并加陈皮理气，当归和血，姜枣调和营卫，使脾胃得健，肢体得禀，而痿弱自除。若病久体虚，气血两虚伴见面白少华，心悸气短者，重用参、芪，并加枸杞子、龙眼肉。若兼气阴两虚，伴见少气懒言、动则气喘者，重用参、芪，并加五味子、麦门冬，以补益气阴。若热伤胃阴，宜用琼玉膏加玉竹、石膏、石斛、天花粉等治之，或用玉女煎加犀角亦可。若因饮食太过，脾胃受困，以致升降失职，转运失常，而致手足软弱者，其证必见腹膨、胀痛，恶心嗳气，其治法当先消食导滞，食滞既去，然后理脾。

（四）湿热浸淫

症状：肢体出现痿软无力，以下肢为常见，或兼见微肿，手足麻木、顽痒，扪之微热，喜凉恶热，身重面黄，胸脘痞闷，小便赤涩热痛。舌苔黄腻，脉濡数。

病机：久卧湿地，涉水淋雨，湿留不去，湿热郁蒸于脾，流于四肢，浸淫筋脉，气血阻滞。

治法：清热化湿。

方药：加味二妙散。黄柏、苍术、秦艽、川牛膝、萆薢、防己各 10 g。方中用黄柏清热，苍术燥湿，秦艽、川牛膝、萆薢、防己导湿热下行，甚者可加黄芩、茯苓、泽泻等药。湿证既除，即当清热滋阴，痿病原由宗筋失养所致，非湿证明显，辛燥之药，自当慎用。如形体消瘦，两足奇热，心烦，舌边尖红，或中剥无苔，脉细数，此为湿热伤阴，上方应加入薏苡仁、山药、沙参、天花粉、麦门冬等以清热生津，或用神龟滋阴丸。如阴虚湿热成痿，两足奇热难受，可用虎潜丸加减。此方用血肉有情之品以补肝肾久亏之真阴，用锁阳、龟甲等药固肾益精。还可酌加鹿角胶、枸杞子、千年健等药。

（五）瘀阻脉络

症状：四肢痿软，手足麻木不仁，唇紫舌青，四肢青筋显露，经络间抽掣作痛，或有痛点。脉涩不利。

病机：经脉瘀滞，四肢痿软，痿废不用。

治法：益气养营，活血行瘀。

方药：圣愈汤加味。黄芪 45 g，熟地 15 g，当归 12 g，川芎 30 g，人参 15 g，白芍、桃仁、红花、牛膝各 10 g。方用四物汤调肝养血，人参、黄芪益气，加桃仁、红花、牛膝活血行瘀，使气血健旺，瘀去新生，筋骨得养，痿弱渐愈。如手足麻木，舌痿不能伸缩，于上方去白芍，加赤芍、穿山甲、三七、橘络、木通以通络行瘀；如肌肤甲错，形体消瘦，手足痿弱，为瘀血久留，用大黄䗪虫丸活血破瘀。

【疾病的转归和预后】

痿证各证候之间有着相互联系，如感受温热及湿热致痿者，久延可导致肝肾亏损；肝肾亏损，亦可阴损及阳，出现阳虚证候。再则，经络是气血流行的通道，痿病日久，亦可影响气血正常运行，经络瘀滞，因而导致筋骨失其濡养，关节不利，肌肉萎缩。故临床上需注意这些动态变化，不可固守不变。长期使用激素治疗的患者出现烘热盗汗、寐差、痤疮等不良反应时，亦属阴虚内热之候。故温补脾肾兼顾滋阴之法，酌加女贞子、旱莲草、枸杞子、桑椹子、炙黄精等滋阴药。在递减激素过程中，方中加等量生地、淫羊藿，意寓潜阴育阳，既能预防反跳现象发生，又能提高疗效。

痿证的预后与感邪轻重、病程长短及正气强弱有关。实证或早期急性病例，病情较轻浅者，治疗效果较好，功能较易恢复；但亦有正虚邪重者，新病即见湿热浊毒败坏形体，甚或出现脾肺气绝、呼吸衰竭；虚证及慢性病例，病势缠绵者，短期不易获效，总以损及肝肾者难治。

【中医药防治研究的现代进展】

（一）大气下陷

呼吸肌无力在神经肌肉疾病中是比较常见的，呼吸衰竭是神经肌肉疾病患者死亡的主要原因之一。呼吸衰竭归属中医喘、哮、心衰等疾病范畴，但针对神经肌肉系统疾病所致呼吸困难的中医研究报道不多。神经肌肉疾病（痿病）所伴有的呼吸困难，患者上气不接下气，四肢痿软而活动力量基本对称，言语低微而不謇涩，治疗及时且规范治疗后往往不遗留后遗症。本文从大气下陷这个角度阐述痿病，供同道参考。

大气者，宗气是也，以元气为根本，培养于后天水谷，储藏于胸中，总司一身气化。“大气”之名，首见于《内经》。《灵枢·五味》曰：“其大气抟而不行者，积于胸中，命曰气海，出于肺，循咽喉，故呼则出，吸则入。”《灵枢·邪客》曰：“故宗气积于胸中，出于喉咙，以贯心脉，而行呼吸焉。”《金匮要略》曰：“大气一转，其气乃散。”清代喻昌在《医门法律》中曰：“五脏六腑，大经小络，昼夜循行不息，必赖胸中大气斡旋其间。”

大气下陷是近代医家张锡纯根据《内经》宗气之旨，结合自己的临床实践经验创立的崭新理论，并创制了升陷汤系列方剂。《医学衷中参西录》：“夫大气者，内气也，呼吸之气，外气也，人觉有呼吸之外气与内气不相接续者，即大气虚而欲陷，不能紧紧包举肺外也。医者不知病因，犹误认为气郁不舒，而开通之，其剧者，呼吸将停，努力始能呼吸，犹误认为气逆作喘，而降下之，则陷者益陷，凶危立见矣。”他总结大气下陷之证的缘由为“其证多得之力小任重，或腹力作，或病后气力未复勤于动作，或泄泻日久，或服破气药太过，或气分虚极下陷种种病因不同”，临床特征为“气短不足以息，或努力呼吸，有似乎喘，或气息将停，危在顷刻”。大气下陷是大气不足而无力升举为主要特征的一种病理状态，总归以“气力衰弱”为表现，可见于临床多种病症，在神经系统可见于重症肌无力危象、脊髓炎、急性炎性脱髓鞘性多发性神经根病等伴有呼吸衰竭的病症。

大气下陷证为大气不足，虚极自陷，张锡纯宗李东垣升阳益气之法，治疗上既重补虚又兼升提，从补中益气汤化裁创立名方升陷汤。升陷汤由生黄芪、知母、柴胡、桔梗、升麻五味药组成，组方精当，以补虚为主；方中黄芪为君药，既补气又可升气，以凉润之知母佐制温热之黄芪；佐以升提肝、胃、肺之气的药物，入少阳肝经的柴胡可引下陷之大气自左升，入阳明胃经的升麻能引下陷之大气自右升，入太阴肺经的桔梗载诸药上达胸中。诸药共奏升补举陷之功，使气陷者复升，呼吸畅、心脉通、三焦气化正常。张氏指出，气分虚极者酌加人参以培气之本，或再加山茱萸肉以防气之涣散，少腹坠痛者倍用升麻。因兼证不同，以升陷汤为基础方，兼有心肺阳虚者（心冷、背紧恶寒、短气）用回阳升陷汤，兼气分郁结、经络瘀滞者用理郁升陷汤，对脾气虚极下陷、小便失禁者以醒脾升陷汤治之。三方均以黄芪为君药，且回阳升陷汤和理郁升陷汤中均有桂枝，桂枝味辛，前者用以通心阳，后者因其味辛属金，金可平木，故可理肝木之郁。

国医大师邓铁涛教授从补脾益损、兼治五脏出发，采用大补元气、甘温益气、升阳举陷之法治疗重症肌无力，并根据中医古代名方补中益气汤化裁研制成强肌健力饮，用于治疗重症肌无力患者。方由黄芪、党参、白术、当归、升麻、柴胡、陈皮、五爪龙、甘草组成，功能补脾益气，强肌健力。方中尤妙在五爪龙一味，广东人称其为“南芪”，该药具北芪（广东人称黄芪为北芪）之功而性缓，补而不燥，重用黄芪甘温大补脾气，妙用五爪龙补而不燥，同时全方较原方药量增大，于重症肌无力需大补脾气者尤为相宜。在此基础上，还衍生出强肌健力口服液、强肌健力胶囊、黄芪注射液等产品。

裘昌林教授认为重症肌无力危象的病机主要关乎肺、肾、脾、心，结合中医学虚损理论，考虑本病的发生和转归与脾、肾密切相关，是由脾胃虚损、脾虚及肾所致；气出于肺而根于肾，肾虚则气不归根，脾虚则津聚成痰，痰涎壅盛，脾肾不足，心失所养，心之气血不足，脉微欲绝，心肺受累，气海空虚则气憋窘迫、气脱而喘汗。裘昌林教授结合病机整体辨治，以温补真元、调化脾胃、利肺强心、升阳举陷为法，同时注意益气固卫以未发先防，融合四逆汤、理中汤、人参蛤蚧汤、真武汤、升陷汤及玉屏风散之意，随证加减，疗效显著。

全国名老中医涂晋文教授认为重症肌无力“病阳明，及脾肝肾”，重“补中益气”，临证讲求辨证论治、平补阴阳，强调络病宜通，施方用药切忌呆滞。阳明虚是重症肌无力发病的关键。《内经》曰：“故阳明虚，则宗筋纵，带脉不引，故足痿不用也。”脾胃虚弱证患者常见少气懒言，纳呆便溏，面色少华，舌淡苔白脉细弱，或兼痰湿阻滞者可见面浮，舌淡或有齿痕，苔白过腻，脉细滑，治疗以和胃、健脾益气为主，常用黄芪、生晒参、生地黄、山药、陈皮、山茱萸、柴胡、茯苓、扁豆、炒白术、枸杞、杜仲、焦山楂、神曲、麦芽。肝肾阴虚证患者常见腰膝酸软，不能久立，甚者肌肉渐痿，或有耳鸣，口干，心烦，舌红，少苔，脉细，治以滋补肝肾为主，常用黄芪、生地黄、熟地、山茱萸、山药、茯苓、枸杞、杜仲、菟丝子、丹皮、泽泻、女贞子、续断、制首乌、怀牛膝。

全国名老中医顾维超诊治大气下陷证多从虚、实或虚实夹杂三方面入手，结合病证自身特点，妙用药对，或培补大气，或祛邪务尽，或补泻兼施，衍生出自创经验方——加味升陷饮。该方由生黄芪、知母、升麻、柴胡、桔梗、红景天、仙鹤草、桑寄生、山茱萸肉、甘松、炙甘草等11味药组成，择对证之药，以加强升陷汤益气升陷、强心固脱、补肾培元、醒神除疲之功，灵活运用于临床解决危急重症。在药对方面，红景天、刺五加针对肺脾气虚证；甘松、桑寄生升压、稳心率，补益宗气，使得复升的“大气”不再下陷；仙鹤草、功劳叶益气补虚除疲劳；黄芪、白术、山茱萸肉有强心及调整心律的作用，又能扩张血管和降低血压；穿破石、土茯苓、石菖蒲治大气下陷兼痰浊瘀毒；当归、蜈蚣、蜂房治气血亏虚引起的心悸、眩晕、面色少华。在合方上，合生脉饮（人参、五味子、麦冬）治心肺气阴两虚，症见头晕、心悸、气短、口渴、汗多、食欲不佳、倦怠乏力；合栀子豉汤（栀子、豆豉），治身热，心中懊侬，虚烦不眠，胸脘痞满；桂枝甘草汤（桂枝、甘草），治兼见心阳不足，心律失常；合瓜蒌薤白半夏汤（瓜蒌、薤白、半夏），治胸闷气短，不足以息；合缩泉丸（山药、乌药、益智仁），治肾气亏虚，症见遗溺、小便不禁。

学者胡军勇认为应扶助真元，调平气机，治以升阳举陷、和胃降逆，用人参、黄芪、白术等补元气及心脾肺之气，以助一身之气，用黄芪、柴胡、升麻等升提胸中大气。

学者王光良认为，重症肌无力及其危象皆为气机升降失调，方选升降散，且僵蚕、蝉蜕用量大于姜黄、大黄，使全方升清之力大于降浊之力，并于不同下陷脏腑之气合用不同升提药物。

全国名老中医裘昌林教授应用马钱子治疗重症肌无力数十年，强调加强规范炮制，总结出“小剂量渐加量法（分次服用，单剂量不超过0.4 g），观察药物有效反应，适时调整剂量”的用药经验，认为其可通经络、透关节。学者况时祥教授认为，马钱子在治疗重症肌无力中具有益气强肌、扶助正气、解毒散结、通络化瘀的作用。全国名老中医张怀亮教授重用黄芪，增强温升补气升清之力，每剂最大量可达320 g，不少于60 g，达生化有源之功，收强肌健力之效。

国医大师艾宙教授毫针救治危重AGBS医案1例，患者表现为全身周围性瘫痪，呼吸功能障碍明显，行醒脑开窍针刺法，后施行坐位夹脊针，再行循经速刺，短时间内呼吸功能好转，肌肉力量增加，疗效可谓立竿见影。

巴渝学者唐军教授认为，重症肌无力脾虚是常态，大气下陷是危候，较之甚，虽同属气陷，然轻重有别，治法亦有别。重症肌无力所致痿病以脾气亏虚为基本病机，脾主肌肉，所有现代分型中均以胞睑下垂，肢体痿软，少气懒言，朝轻暮重，不耐活动为基本症状。临证中以补中益气汤、参苓白术散等为基础方。而大气下陷之危候，见头歪颈倾，吞咽困难，喘累汗出，气息微弱等，可承张锡纯升陷汤一方，主要药物有黄芪、柴胡、升麻、桔梗、知母。但本方亦需变化，以黄芪为主，补益脾肺，重用方可显效，但总觉势单力薄，临证需要针对兼见症状加减。

巴渝学者江与良副主任医师临证体会：脾乃升降之枢，三焦为水气运行之道路。二顿乏，大气既陷，柴、升、桔安能奏效？如用运脾、疏通三焦之法，肿者予茯苓、泽泻类，秘者用大黄、芒硝等，湿困者施陈皮、苍术辈，再用补肾法鼓动肾气，填精予熟地黄、山茱萸肉、首乌；温化选桂、附等，则大气之升有源，不必拘于柴、升、桔梗。

（二）多发性硬化

邓铁涛认为本病多以气血亏虚、脾肾两虚为本，风湿痰瘀为标，标实证分为风湿阻络和痰瘀阻络。风湿阻络尤以急性期、发作期多见，治以祛风通络、除湿，善用豨莶草、威灵仙、木瓜、宽筋藤、丝瓜络、白花蛇、乌梢蛇、僵蚕、全蝎等，既祛风除湿又宣通经络，还借血肉有情之虫类药搜剔络邪，去除病根，使浊去凝开，经行络畅，邪除正复；痰瘀阻络以复发期多见，久病入络，正虚邪恋，五脏气血衰少，经脉凝滞不通，痰瘀互结，凝塞脉道，治以祛痰活血，化瘀通络为主，用温胆汤合桃红四物汤加丹参、郁金、三七等，虚者以四君子汤，黄芪桂枝五物汤加味为基础方。

詹文涛以补中益气、滋肾养肝、滋阴温阳、养血填精生髓为治疗大法。用益气聪明汤、补中益气汤、当归补血汤健脾和胃，益气生血；选二仙汤、肾气丸、六味地黄汤、乌精地黄汤滋补肝肾。

（三）重症肌无力

近年来，中医药治疗本病以重补脾胃、益气升阳或脾肾双补为主。临床多应用大剂量黄芪，兼用健脾补肾药物（如熟地、肉苁蓉、淫羊藿、鹿茸、附子、肉桂、枸杞子、杜仲、续断、胎盘、茯苓、白术等）。从肝肾论治者，多用天麻、白芍、鸡血藤、川芎以平肝息风、活血舒筋通络；益气补气养血通络则多用当归、白术。除专方外，复方多用补中益气汤加味、四君子汤合桃红四物汤、左归丸加味或十全大补汤加减等。

以邓铁涛为首的课题组从研究重症肌无力的证候特点入手，分析了 233 例重症肌无力 58 个症状的出现频率，发现眼睑下垂、四肢无力、纳差、便溏、舌淡红、舌体胖边有齿痕、苔薄白、脉细弱等症状的出现频率显著高于其他症状；脾气虚显著高于脾肾阳虚、肝肾阴虚、肝血不足等。邓铁涛认为治宜重补脾胃，益气升陷，兼治五脏，以强肌健力饮专方统治，随证加减。方药为黄芪、五爪龙、党参、白术、当归、升麻、柴胡、陈皮、甘草。治疗126例，有显著疗效。

李氏总结孟如经验，在益气复方（主要由补中益气汤合四君子汤组成）中重用升阳举陷的生黄芪60 ~ 100 g。他认为炙黄芪较生黄芪补气力强，但重用炙黄芪易助火生热，而生黄芪还具有托毒生肌、退虚热等作用；同时，为防久服伤阴而致阴虚内热，常用气血双补的八珍汤合六君子汤加味与该方交替治疗。

另有医家认为痰浊阻滞多见于重症肌无力眼肌型，以健脾化痰、软坚散结为治则，基本方为温胆汤加减。肾气浮越，肺虚痰壅证多见于重症肌无力危象，治则为益气纳肾、肃肺化痰、固脱回阳，基本方为参附汤加减，另加黑锡丹、猴枣散冲服。拟祛风胜湿醒脾法治疗眼肌型1例，获显著疗效，药用防风、白芷、白豆蔻、葛根、藿香、佩兰、薏苡仁、茯苓、谷精草、望月砂、川芎、琥珀粉、钩藤、刺蒺藜。

（四）运动神经元病

中医认为，从运动神经元病机“脾胃虚损”出发，脾胃虚损可直接影响心、肺、肝、肾四脏，而心、肺、肾、肝损伤也可反过来影响脾胃，形成相互影响、错综复杂的多维联系，故“补脾益气，平衡阴阳”是中医治疗运动神经元病的方案之一。中医临床对此病的辨证论治贯穿于治疗的全过程。因此，在诊治的过程中，即使是同样的病情，每个患者患病的时间长短不同、身体素质千差万别，同时，患者还存在年龄、病因、病症的不同，因此诊治方式应进行调整。中医认为，人体脏腑相生相克，相互影响，因此，需要综合研究、整体调理，这就需要充分发挥中医药的诊治优势，配合针灸、药膳、调养生息等，才有可能重建患者免疫抗体，解决病情反复的问题。我们认为“认识”比治疗重要，治疗只是具体手段，解决的是达成效果的时间问题，而如果“认识”（方向）错误，那治疗手段越多，效果可能会背道而驰。

近年来，中医在深化病因病机认识和强化治疗环节方面进行了积极的探索。例如，谢氏总结王永炎治疗本病经验，其中谈道：①脾胃气虚者多舌质色淡，舌体胖大，苔薄白，脉沉细或沉弱。治当健脾益气，其中用到人参时，最好用红参、野山参或多年生西洋参；大剂量（30 ~ 60 g）白术用于治疗肌肉瘫痪。②肝肾不足以下肢痿软无力为主，甚至步履全废，腿胫大肉渐脱，舌红少苔或舌根痿软不伸，脉沉细数者，说明肝肾气血亏虚，真阴大伤，治当补益肝肾、滋阴清热，常用《丹溪心法》虎潜丸，还可酌加鹿角胶、枸杞子、千年健等药。③浊毒之邪是本病的重要致病因素，此类患者常感困倦，乏力，嗜睡，纳呆，便溏或有或无，舌象多为腻苔、滑腻苔、腐苔，甚者舌体胖、边有齿痕，脉沉缓而濡。此为湿浊中阻之象，以化湿祛湿为主。芳香化湿与燥湿运脾并用，可用达原饮与二妙散合用，并加千年健、威灵仙等舒筋活络之品；若湿重者，可用淡渗利湿之品（如茯苓、泽泻、猪苓等）。本病有些患者也见热象，但热象往往与湿浊相兼，胶着不解，往往成为痰热，或为湿邪阻遏，郁而化热。痰热之象较重者，治当清化热痰，临床上常用黄连温胆汤加伸筋通络之品，另须谨慎使用清法，不可一味苦寒攻伐。④络病是本病缠绵难愈的主要机制，单用常规化湿之法疗效不显，或虽有效而停药后又加重。此多因毒邪挟湿浊侵犯人体，由表而及经络，进而犯及脏腑，可见舌象紫暗，当解毒、化浊、通络，用二妙散、四妙散等方加土茯苓、大黄、僵蚕、蜈蚣等品，其中僵蚕、蜈蚣两味既能解毒通络，又能息风止痉。⑤虚风内动是本病进展的重要病机环节。肌肉在未完全萎缩之前，往往具有肌肉颤动、肢体僵硬强直、痉挛步态，或强哭强笑面容、反射亢进、病理反射等非一般痿病的表现。这些症状越明显，则其疾病的进展越快。本疾病属风气内动，是机体阳气亢逆所致的一种病理状态，病位在肝。阳升无制，亢逆而动，故出现筋惕肉瞤，以滋补肝肾为主，佐平肝息风，用钩藤、天麻、羚羊角等。针灸康复治疗方面的研究体现了中医整体治疗的特点，医家运用内服肌力散，外贴强力膏及外洗，并配合推拿、刮毒、拔罐、火针、灸刺、刺血、手足熏洗按摩疗法等综合治疗，疗效显著；吴氏等采用烧山火手法治疗本病，手段独特，疗效明显。

【经典病例摘录】

杨某，男，40 岁，2019 年 3 月 19 日初诊。2 年前出现左上眼睑下垂，晨轻暮重，严重时伴有复视，症状逐渐加重，2018 年 6 月在眼科医院诊断为重症肌无力，口服溴吡斯的明有效，但日久症状出现反复，开始出现咀嚼肌无力，2019 年 1 月在外院行胸腺瘤切除术，术后服用溴吡斯的明。入院前半月双上肢乏力，咬合乏力，吞咽稍差，以手托举头部，呼吸费力，胸闷气短，先服用溴吡斯的明、泼尼松片，入院后症状加重转入 NICU 行甲泼尼龙（1 g，一日 1 次）冲击序贯递减法，无创呼吸机辅助呼吸治疗。刻下症见神清，面色少华，以手托头，少气懒言，语声低微难续，吞咽及呼吸困难，四肢乏力，肌肉未萎，纳差，夜寐不能，时时醒来，二便可。舌淡苔薄白，脉细弱。西医诊断为重症肌无力（迟发性重症型）。中医诊断为痿证，大气下陷证。治以益气升阳举陷为法。方用升陷汤加减，药用黄芪 45 g、党参 20 g、炒白术 20 g、陈皮 10 g、当归 20 g、桃仁 10 g、丹参 10 g、白芍 15 g、升麻 20 g、柴胡 10 g、大枣 10 g、炙甘草 10 g。3 剂，院煎，一日 1 剂，分次鼻饲。2019 年 3 月 22 日二诊，症见神清，面色稍好，乏力部分好转，头部活动增多，言语稍响亮，仍以手托头，少气懒言，语声低微，吞咽呼吸困难，四肢乏力，肌肉未萎，纳差，夜寐不能，时时醒来，二便可。舌淡苔白略厚，脉滑。药用黄芪 150 g、党参 45 g、炒白术 20 g、陈皮 10 g、当归 20 g、桃仁 10 g、丹参 10 g、白芍 15 g、升麻 10 g、柴胡 10 g、大枣 10 g、炙甘草 10 g、人参 9 g、山茱萸 40 g、炒枳壳 10 g、桔梗 10 g。3 剂，院煎，一日 1 剂，分次鼻饲。2019 年 3 月 26 日三诊，症见神清，面色稍好，乏力明显好转，头部活动增多，不需以手托头，言语响亮，少气懒言消失，吞咽呼吸困难已缓解，四肢乏力好转，但仍卧床，肌肉未萎，拔除胃管，纳增，夜寐不能，时时醒来，二便可，舌淡苔薄白，脉细弱。药用黄芪 150 g、党参 45 g、炒白术 20 g、陈皮 10 g、当归 20 g、桃仁 10 g、丹参 10 g、白芍 15 g、升麻 10 g、柴胡 10 g、大枣 10 g、炙甘草 10 g、人参 9 g、山茱萸 40 g、炒枳壳 10 g、桔梗 10 g、酒黄芩 10 g、法半夏 10 g。3 剂，一日 1 剂，分次温服。2019 年 3 月 29 日四诊，症见神清，面色稍好，乏力明显好转，头部活动增多，不需以手托头，言语响亮，少气懒言消失，吞咽呼吸困难基本消失，四肢乏力明显好转。

按：脾主升清，有升举的作用，肝主疏泄，气机升降之机要，大气下陷首治气，宜托举固脱。大陷胸汤围绕脾气、肝气之升举用药，配伍生晒参、党参、太子参类，并合当归、白芍、大枣气血双补；危重症时肺气失于宣降，痰液潴留，或为痰阻气道，或为痰热蕴肺，故而去知母，加陈皮、法半夏、枳壳等燥湿理气化痰之品，痰热者更可合用瓜蒌薤白半夏汤、清金化痰汤、千金苇茎汤等清热化痰。

【痿证的西医综述】

将痿证纳入“中医脑系疾病证治”主要从其伴发呼吸困难的角度考虑，痿证的范畴所纳甚广，可包括西医学的急、慢性炎症性脱髓鞘性多发性神经病，急性脊髓炎，脊髓空洞症，重症肌无力，肌营养不良，多发性神经病等。呼吸困难是临床上患者就诊最常见的主诉之一，根据病因可分类为肺源性、心源性、中毒性、血源性、神经精神性及肌病性。在上述病因中，以肺源性呼吸困难最为常见，但其他疾病所致呼吸困难亦不少见，因此临床上误诊、误治时有发生，就此做进一步阐述。

重症肌无力的临床特征为部分或全身骨骼肌易于疲劳，呈波动性肌无力，常具有活动后加重、休息后减轻和晨轻暮重等特点，成年患者常从一组肌肉无力开始，逐渐累及其他肌群。当疾病进展、药物应用不当、感染、分娩、手术等因素导致呼吸肌无力而不能维持换气功能，表现为肌无力危象、胆碱能危象、反拗危象等时，以呼吸困难首发就诊于急诊者屡见报道。整体上12%～16%的患者可在病程中出现呼吸困难，有过危象发生及ⅡB、Ⅲ、Ⅳ型患者，经内科治疗后症状反复者发生危象的可能性较大。重症肌无力危象通常与抗胆碱酯酶药物使用不当相关，不足者引发肌无力危象，过量者则诱发胆碱能危象。反拗危象临床罕见，仅占重症肌无力危象的1%，主要见于全身型重症肌无力患者；多发生在胸腺瘤切除术后，以感染、电解质紊乱等为诱因，服用胆碱能和类固醇药物期间突然出现药物作用失效，导致患者出现全身肌肉无力、呼吸肌麻痹、呼吸困难等一系列危及生命的症状。以往认为以呼吸困难为首发表现的患者较罕见，极其容易被误诊和漏诊，但随着现代诊疗技术的进步，快速鉴别诊断此类患者的报道开始增加，此类患者须引起警惕和重视。众所周知，一种自身免疫性疾病往往与其他自身免疫性疾病伴发。近年来常有重症肌无力合并其他自身免疫性疾病及肿瘤的报道，如重症肌无力伴Lambert-Eaton肌无力综合征。后者是一种累及神经肌肉接头处突触前膜乙酰胆碱释放部位和（或）钙离子通道的自身免疫性疾病，又称肌无力综合征，可累及眼外肌、咽喉肌甚至呼吸肌。

吉兰-巴雷综合征又称急性感染性多发性神经根神经炎，是一种自身免疫性疾病，主要表现为四肢无力，并可出现不同程度的吞咽困难和呼吸困难，严重的病例可以导致死亡，多发性肌炎、多发性硬化等免疫疾病可与之合并出现。20%～30%的患者发生呼吸困难，多数需要呼吸机支持。在疾病快速恶化、延髓麻痹、双侧面神经损伤或自主神经功能紊乱的患者中，呼吸衰竭的可能性大大增加。

少数运动神经元病患者以呼吸系统症状起病，疾病侵犯脊髓前角细胞、脑干神经核以及大脑运动皮质锥体细胞，导致呼吸困难、吞咽障碍而危及生命。患者从发病至死亡的时间平均约为20个月，最常见的死亡原因为呼吸衰竭。在病程中，因呼吸肌活动下降，呼吸功能衰竭，患者常需要无创呼吸机辅助通气。以呼吸困难为主诉就诊的ALs病例，国内外均有报道采用BiPAP成功诊治。在基础肺疾病状态下，患者可因气道阻塞、肺弥散、通气功能下降，出现急性呼吸衰竭，需要与其他心肺疾病所致的呼吸困难相鉴别。

特发性炎症性肌病（idiopathic inflammatory myopathies，IIM）是一组系统性自身免疫性结缔组织病，基于临床及免疫病理特点主要分为多发性肌炎（polymyositis，PM）、皮肌炎（dermatomyositis，DM）和包涵体肌炎（inclusion body myositis，IBM）3种亚型。越来越多的证据支持自身免疫机制是其主要发病机制，包括与肌炎相关的自身特异性抗体产生，受累骨骼肌炎性细胞的浸润，有时伴随其他结缔组织病，在一定程度上免疫抑制剂治疗有效。

其他药物性肌炎等亦可出现肢体无力，在言语困难、吞咽障碍的基础上伴有呼吸肌肉损害，出现呼吸衰竭。

（一）急性感染性多发性神经炎（吉兰-巴雷综合征）

急性感染性多发性神经炎，又称吉兰-巴雷综合征，起病急骤，发病后出现发热，弛缓性或对称性瘫痪，轻度感觉异常，严重者可因呼吸肌麻痹而危及生命。一般为单时相自限性病程，急性起病后 2 周左右达高峰，持续数天至数周开始好转，数周至数月基本恢复。部分患者病后 6 个月至 1 年仍遗留运动、感觉及自主神经功能障碍，影响日常生活。

1. 流行病学

吉兰-巴雷综合征在全球的年发病率为 0.60/10 万 ~ 4/10 万，男性为女性的 1.5 倍，各年龄阶段均可发病。欧美地区的发病率呈现出与年龄增长密切相关的特性。<30 岁人群年发病率<1/10 万，>75 岁人群年发病率高达 4/10 万。目前我国尚缺乏系统性流行病学资料，但对住院患者年龄资料的分析显示，本病以儿童和青壮年多发。北美和欧洲地区的发病无明显的季节倾向，但亚洲地区及墨西哥以夏秋季节发病较多。大部分病例呈散发，但丛集性发病的现象国内外均有报道，国外研究表明，丛集性发病的可能诱发因素包括注射流感疫苗、水源污染、腹泻、肝炎和伤寒等。2007 年 6 月我国北方某城市发生的吉兰-巴雷综合征集中发病事件，两个月余即有 36 例发病，发病率接近 10/10 万。从吉兰-巴雷综合征患者的粪便中分离出的空肠弯曲菌为吉兰-巴雷综合征的高危型菌株。

2. 病因及机制

目前认为其发病机制为感染性微生物（主要是空肠弯曲菌）或其他免疫刺激引起的周围神经发生自身免疫、激活补体级联反应而导致的神经根及周围神经有髓纤维脱髓鞘，严重者可致轴突损伤及沃勒变性，从而引起神经传导阻滞。

3. 西医诊断标准

①对称性肢体和延髓支配肌无力，面部肌肉无力，重症者可有呼吸肌无力，四肢腱反射减低或消失。②常有前驱感染史，呈急性起病，进行性发展，多在 2 周左右达到高峰。③可伴有轻度感觉异常和自主神经功能障碍。④脑脊液出现蛋白-细胞分离现象（蛋白升高而白细胞计数正常）。⑤电生理检查提示：运动神经传导速度减慢、远端运动潜伏期延长、F 波潜伏期增加、传导阻滞以及时间离散（脱髓鞘型）；远端运动和/或感觉电位波幅降低（轴索型）。⑥病程有自限性。

4. 鉴别诊断

（1）周期性瘫痪

患者病前有明确的多饮、多食史，或既往有类似发作史，而吉兰–巴雷综合征可有明显的病毒感染史；周期性瘫痪患者以近端肢体无力为主，而吉兰–巴雷综合征患者以肢体远端无力为主。周期性瘫痪患者的血钾明显降低，心电图有低钾表现，快速补钾后肌无力明显好转；吉兰–巴雷综合征患者脑脊液呈蛋白–细胞分离现象，故可鉴别。

（2）急性脊髓炎

本病发生迅速，患者双下肢或四肢瘫痪，腱反射消失或减弱，容易与吉兰–巴雷综合征混淆。急性脊髓炎有明确的感觉平面神经受损症状及明显的大小便障碍，数天后可逐渐出现明显的病理反射，MRI 提示受损平面的脊髓有长 T1 长 T2 信号。

（3）多发性肌炎

多发性肌炎可呈急性或亚急性发病，表现为四肢无力及腱反射减弱或消失，与吉兰–巴雷综合征易于混淆。然多发性肌炎可有发热、肌肉疼痛或压痛，血清肌酶升高，血沉升高，肌电图提示肌肉源性受损，脑脊液检查正常，故可鉴别。

（4）重症肌无力

重症肌无力表现为四肢弛缓性瘫痪，并可有对称性脑神经所支配肌肉无力，特别是面瘫和咽喉部瘫痪。本病有病态易疲劳性、波动性和新斯的明试验阳性，故可鉴别。

5. 治疗

（1）一般治疗

重症吉兰–巴雷综合征患者应进行连续心电监护，直至恢复期。体位性低血压、心动过速或过缓、心脏传导阻滞、窦性停搏常发生于自主神经损害患者；有呼吸困难和球麻痹的患者，应及时吸痰，防止误吸；血氧分压降低者尽早行气管插管或气管切开术，同时机械辅助呼吸。另外，营养支持对于球麻痹患者也十分重要，可给予鼻饲营养，保证热量、维生素和防止电解质紊乱；消化道出血或胃肠麻痹者，给予静脉营养支持；神经性疼痛者采用对症药物治疗可以缓解症状；肺部感染、泌尿系感染、压疮、下肢深静脉血栓形成的防治也是急性期的重点工作；出现抑郁时，需进行心理辅导，并予以抗抑郁药物治疗。

（2）免疫治疗

①血浆置换能缩短吉兰–巴雷综合征患者的病程，阻止病情进展，减少需要辅助

通气的可能，且有较好的近期（4 周）和远期（1 年）疗效。推荐的具体治疗方法为 2 周内共交换 5 倍的血浆量，隔日 1 次，而且开始得越早疗效越好。少于 4 次者疗效较差，而更多的血浆置换对于轻至中度患者亦无更多获益。长期观察结果显示，血浆置换无严重不良反应，但治疗费用昂贵。②静脉注射免疫球蛋白（ⅣIg）是具有循证医学证据的治疗药物，能够缩短病程，阻止病情进展，减少需要辅助通气的可能，近期和远期疗效都很好。ⅣIg 与血浆置换的治疗效果类似，在缩短机械通气时间、改善病死率和神经功能障碍等方面，两种疗法无明显差异（Ⅰ级推荐证据），对儿童患者也有效（Ⅱ级推荐证据）。推荐剂量：0.40 g/（kg・d），连续治疗 5 d，早期治疗效果更佳，一般在发病 2 周内应用。血浆置换和ⅣIg 联合治疗效果尚不肯定，临床研究显示血浆置换治疗后给予ⅣIg 的疗效并不优于单独ⅣIg 治疗，ⅣIg 无严重不良反应，而且应用方便，因此其临床应用更为广泛。

中医称此病为“急痿”“热痿”。本病多由暑热伤气，湿热之邪浸淫筋脉肌肉而致弛缓不用。在辨证论治研究方面，急性期以实邪为主，易并发胃肠或肺部症状，治疗以清热化湿、祛邪为主。多数医家采用四妙散为基本处方，清热解毒加板蓝根、半边莲、野菊花、金银花、黄芩等，活血通络加豨莶草、络石藤、乌梢蛇等。静脉制剂可选用清开灵注射液解毒通络。恢复期多以健脾益气、补益肝肾为治则。

（二）多发性硬化

多发性硬化是一种以中枢神经系统（CNS）炎性脱髓鞘病变为主要特点的免疫介导性疾病，病变主要累及白质。其病因尚不明确，可能与遗传、环境、病毒感染等多种因素相关。MS 病理上表现为 CNS 多发髓鞘脱失，可伴有神经细胞及其轴索损伤，MRI 上病灶分布、形态及信号表现具有一定特征性。MS 病变具有时间多发（DIT）和空间多发（DIS）的特点。

1. 临床表现

CNS 各个部位均可受累，临床表现多样，以肢体瘫痪、视力障碍为主，可见视物模糊、复视、失明，或肢体麻木、奇痒、束带感等感觉异常，或有共济失调、语言障碍、记忆力减退，甚至痴呆，多有反复缓解与反复发作的病程经过。其复发率和致残率较高。中医多有“痿病”“痿痹并病”“风痱”“风懿”“视瞻昏渺”“骨繇”的名称，从不同角度反映了本病的临床表现。

2. 流行病学

MS 好发于青壮年，女性更为多见，男女患病比例为 1∶1.5～1∶2。

3. 临床分型

复发缓解型、继发进展型、原发进展型、其他类型（良性、恶性）。

4. 诊断

≥2 次发作，MRI 检查证明了空间多发性，并且通过额外的临床发作，或具有脑脊液寡克隆带的证据。

5. 治疗

（1）急性期治疗

①糖皮质激素：一线治疗。大剂量甲泼尼龙冲击，成人 1 g/d，静滴 3 ~ 4 h，共 3 ~ 5 d；后改为口服醋酸泼尼松 60 mg/d，每 2 d 减 5 ~ 10 mg，直至减停，原则上总疗程不超过 3 ~ 4 周。若减量过程中病情反复或加重，可再次予甲泼尼龙冲击治疗。儿童按 20 mg/（kg · d），每 2 d 减 5 mg，直至停用。②血浆置换：二线治疗。急性重症或激素无效者可于起病 2 ~ 3 周应用 5 ~ 7 d 的血浆置换。

（2）对症治疗

1）痛性痉挛：可应用卡马西平、替扎尼定、加巴喷汀、巴氯芬等药物治疗。

2）慢性疼痛、感觉异常等：可用阿米替林、普瑞巴林、选择性 5-羟色胺及去甲肾上腺素再摄取抑制剂（SNRI）及去甲肾上腺素能与特异性 5 -羟色胺能抗抑郁药物（Na+SSA）类药物治疗。

3）抑郁、焦虑：可应用选择性 5 -羟色胺再摄取抑制剂、SNRI、Na+SSA 类药物以及心理辅导治疗。

4）乏力、疲劳（MS 患者较明显的症状）：可用莫达非尼、金刚烷胺治疗。

5）震颤：可应用盐酸苯海索、盐酸阿罗洛尔等药物治疗。

6）膀胱直肠功能障碍：配合药物治疗或借助导尿等处理。

7）性功能障碍：可应用改善性功能的药物治疗。

8）认知障碍：可应用胆碱酯酶抑制剂治疗。

（三）重症肌无力

重症肌无力（Myasthnina Gravis，MG）是由自身抗体介导的获得性神经-肌肉接头传递障碍的自身免疫性疾病，乙酰胆碱受体抗体是最常见的致病性抗体。其特征是受累骨骼肌极易疲劳，呈“晨轻暮重”，轻型患者仅有上眼睑下垂、眼球转动不灵活、复视、斜视等眼肌受损症状；重症患者则有全身疲倦、动则乏力、咀嚼无力、吞咽困难、饮水反呛；部分患者可由多种原因诱发肌无力危象而危及生命。

1. 流行病学

重症肌无力全球患病率为（150～250）/百万，预估年发病率为（4～10）/百万。我国重症肌无力发病率约为0.68/10万，女性发病率略高；住院死亡率为14.69‰，主要死亡原因包括呼吸衰竭、肺部感染等。各个年龄阶段均可发病，30岁和50岁左右的人群呈现发病双峰。中国儿童及青少年重症肌无力，患病占比高达50%，构成第3个发病高峰，以眼肌型为主，很少向全身型转化。

2. 分型

Ⅰ型：眼肌无力，其他肌群肌肉正常。

Ⅱ型：除眼肌外的其他肌群轻度无力。

Ⅲ型：除眼肌外的其他肌群中度无力，可伴有任何程度的眼肌无力。

Ⅳ型：除眼肌外的其他肌群重度无力，可伴有任何程度的眼肌无力。

Ⅴ型：气管插管，伴或不伴机械通气（除术后常规使用外）；仅鼻饲而不进行气管插管的病例为Ⅳb型。

3. 辅助检查

（1）药理学检查

甲硫酸新斯的明试验：成人肌内注射1.0～1.5 mg，同时予阿托品0.5 mg肌内注射，以消除其M胆碱样不良反应；儿童可按体重用药（0.02～0.04 mg/kg），最大用药剂量不超过1.0 mg。

（2）抗AChR抗体

约50%～60%的OMG、85%～90%的GMG血清中可检测到AChR抗体。需注意的是AChR抗体检测结果为阴性时不能排除重症肌无力的可能。

（3）胸腺影像学检查

约80%的重症肌无力患者伴有胸腺异常，包括胸腺增生及胸腺瘤。CT为常规检测胸腺的方法，胸腺瘤检出率可达94%；MRI有助于区分一些微小胸腺瘤和以软组织包块为表现的胸腺增生；必要时可进行CT增强扫描；PET-CT有助于区别胸腺癌和胸腺瘤。

4. 诊断依据

在具有典型重症肌无力临床特征（波动性肌无力）的基础上，满足以下3点中的任意一点即可做出诊断，包括药理学检查、电生理学特征以及血清抗AChR等抗体检测。同时需排除其他疾病。所有确诊重症肌无力患者需进一步完善胸腺影像学检查（纵隔CT或MRI），进一步行亚组分类。

5. 鉴别诊断

Miller-Fisher 综合征：属于 Guillain-Barré 综合征变异型，表现为急性眼外肌麻痹、共济失调和腱反射消失，也可表现为单纯的眼外肌麻痹型，易被误诊为重症肌无力；肌电图检查提示神经传导速度减慢，脑脊液检查可见蛋白-细胞分离现象，部分患者血清可检测出抗 GQ1b 抗体或 GT1a 抗体。

6. 治疗

（1）肌无力危象

重症肌无力病情快速恶化，需要立即开放气道，辅助通气。

（2）急性加重期治疗

IVIG 与 PE 主要用于病情快速进展、危及生命的情况，如肌无力危象、严重的球麻痹所致吞咽困难、肌无力患者胸腺切除术前和围手术期治疗，可使绝大部分患者的病情得到快速缓解。IVIg 多在使用后 5 ~ 10 d 起效，作用可持续 2 个月左右。①IVIG 使用方法：按体重 400 mg/（kg · d）静脉注射 5 d，伴有肾功能损害的患者禁用。②PE 使用方法：剂量为 1.0 ~ 1.5 倍总血浆容量，在 10 ~ 14 d 内进行 3 ~ 6 次置换，置换液可用健康人血浆或白蛋白。多于首次或第 2 次 PE 后 2 d 左右起效，作用可持续 1 ~ 2 个月。

（3）常规药物治疗

1）胆碱酯酶抑制剂——症状性治疗：最常用的是溴吡斯的明，为治疗所有类型重症肌无力的一线药物，可缓解、改善绝大部分重症肌无力患者的临床症状。用法：一般成年人服用溴吡斯的明的首次剂量为 60 mg（儿童根据具体年龄使用），口服，3 ~ 4 次/d，全天最大剂量不超过 480 mg。

2）免疫抑制治疗：如硫唑嘌呤、他克莫司、吗替麦考酚酯、环孢素、甲氨蝶呤及环磷酰胺。非激素类免疫抑制剂在糖皮质激素减量以及预防重症肌无力复发方面发挥重要作用。

3）糖皮质激素：目前仍为治疗重症肌无力的一线药物，可使 70% ~ 80% 的患者症状得到明显改善，主要为口服醋酸泼尼松以及甲泼尼龙。醋酸泼尼松按体重 0.5 ~ 1.0 mg/（kg · d）清晨顿服，最大剂量不超过 100 mg/d（糖皮质激素剂量换算关系为：5 mg 醋酸泼尼松=4 mg 甲泼尼龙），一般 2 周内起效，6 ~ 8 周效果最为显著。75% 轻中度重症肌无力对 200 mg 泼尼松具有很好反应，以 20 mg 起始，每 5 ~ 7 d 递增 10 mg，至目标剂量。达到治疗目标后，维持 6 ~ 8 周后逐渐减量，每 2 ~ 4 周减 5 ~ 10 mg，至 20 mg 后每 4 ~ 8 周减 5 mg，酌情隔日口服最低有效剂量，过快减量可致病情复发。

（四）运动神经元病

传统概念上的运动神经元病（Motor Neuron Disease，MND）是指一组病因未明、选择性侵犯脊髓前角细胞、脑干运动神经核、皮质锥体细胞及锥体束的慢性进行性变性疾病。本病也称“渐冻人症”，临床表现为上下运动神经元损害的不同组合，特征表现为肌无力和萎缩、延髓麻痹及锥体束征，通常感觉系统和括约肌功能不受累。西医对其发病机制尚不完全清楚，西药对运动神经元病的治疗也没有特效药物。

1. 分类

（1）幼年型远程肌肉萎缩症（JDSMA）

以手掌远端肌肉萎缩为主，终其一生，也只是出现手掌肌肉萎缩，不会发展成全身的肌肉萎缩症。我国常称其为“平山病”。

（2）脊髓型肌肉萎缩（SMA）

以手脚肢体渐行性肌肉萎缩为主，多半不会侵犯到呼吸及吞咽的肌肉，病程较长，不易有呼吸衰竭的问题，与遗传关系密切。

（3）脊髓侧索硬化症（ALS/MND）

这是最常见的运动神经元疾病，80%的运动神经元疾病属于这种类型。此型又可分为两大类：一种以四肢肌肉萎缩开始，再侵犯吞咽肌和呼吸肌；另一种则以吞咽肌和呼吸肌萎缩开始，再扩散到四肢。此种运动神经元疾病来势汹汹，预后较差。

（4）下运动神经元症状群（LMN）

以手脚肌肉萎缩为主，四肢肌腱反射正常或消失，患者体内存在某种自体抗体如GMI等，该病属一种自体免疫疾病。采用化学治疗与血浆透析，对运动神经元疾病或许有一定疗效。

2. 流行病学

运动神经元病最常见的类型为肌萎缩侧索硬化症（ALS），通常发生在中老年（平均50多岁）或更晚，虽然在年轻人甚至孩子身上也有发生。一些ALS的遗传类型会导致青年时期出现症状。男性比女性更容易发生ALS，比例为1.2：1。

3. 病因及机制

迄今为止，病因不清。下列的可能原因正在被ALS专家研究：自由基、谷氨酸盐过量、神经细丝（neurofilaments）堆积、线粒体（mitochondria）缺陷、细胞凋亡、免疫系统异常、病毒和其他传染物质、毒素、基因缺陷及其他病因。

4. 疾病发展过程

疾病进程包括症状开始期、工作困难期、日常生活困难期、吞咽困难期、呼吸困难期。通常，ALS 初期，会从一只胳膊或一条腿的持续无力或痉挛开始，并伴随这部分肢体的活动困难；或者从控制说话或吞咽的肌肉开始，表现为这些肌肉的功能出现障碍。患者在这个阶段通常忽视这些问题，或到与此并不相关的科室就诊。然而，如果这确实是 ALS，它不会就此停止，通常它会从身体的一部分扩展到另一部分，常常是邻近的部分。这样，问题就严重到不能再被忽视的程度。

5. 诊断

（1）诊断及基本条件

①病情进行性发展：通过病史、体检或电生理检查证实临床症状或体征在一个区域内进行性发展，或从一个区域发展到其他区域。②临床、神经电生理或病理检查证实有下运动神经元受累的证据。③临床体检证实有上运动神经元受累的证据。④排除其他疾病。

（2）诊断分级（2012 年中华医学会神经病学分会《中国肌萎缩侧索硬化诊断及治疗指南》）

①临床确诊 ALS：通过临床或神经电生理检查，证实在 4 个区域中至少有 3 个区域存在上、下运动神经元同时受累的证据。②临床拟诊 ALS：通过临床或神经电生理检查，证实在 4 个区域中至少有 2 个区域存在上、下运动神经元同时受累的证据。③临床可能 ALS：通过临床或神经电生理检查，证实仅有 1 个区域存在上、下运动神经元同时受累的证据，或者在 2 个或以上区域有上运动神经元受累的证据，且已行影像学和实验室检查排除其他疾病。

6. 治疗

西药对运动神经元病的治疗也没有特效药物。利鲁唑具有抑制谷氨酰胺释放的作用，每次 50 mg，每天 2 次，连续服用 18 个月，能延缓病程、延长延髓麻痹患者的生存期。

第五节

头痛

【疾病概述】

头痛是疼痛病证常见的症状之一，本节所论述的急性头痛是由于外感六淫或内伤杂病导致脉络绌急，窍络不通，或气血亏虚，髓海失养，清窍不利，而引起的以突然发作的头部疼痛为主要症状的一种急性病证。

急性头痛在西医学中属于症状性诊断。临床上高血压急症、血管神经性头痛、某些感染性疾病及颅内病变等属于急性头痛，可参阅本节治疗。

【历史沿革】

“头痛”作为症状被记载的现存最早文献为长沙马王堆汉墓出土的《阴阳十一脉灸经》。在《内经》中，“头痛”除作为症状出现，也作为病名使用，如“是以头痛癫疾，下虚上实”。《内经》首次提出外感六淫邪气是引发头痛的主要病因，如“首风之状，头面多汗恶风，当先风一日则病甚，头痛不可以出内”“湿淫所胜……病冲头痛”“火淫所胜……民病头痛，发热恶寒而疟”等，并提出根据头痛部位分经络辨证，以针刺作为治疗方案。张仲景在《伤寒论》中以六经传变规律对头痛进行分类，“太阳病，脉浮，头项强痛而恶寒”“阳明病……手足厥者，必苦头痛”“伤寒脉弦细，头痛发热者，属少阳”“干呕吐涎沫、头痛者”，将其分为四类，以此设立的方剂至今仍被广泛应用于临床。

宋金元时期是中医头痛理论的发展阶段，成无己在《伤寒明理论》中首次将“头痛”作为独立疾病，并提出：“头痛一切属三阳经也，而阴病亦有头痛乎？太阴、少阴二经之脉皆上至颈胸中而还，不上循头，则多头痛之证。惟厥阴之脉，循喉咙之后，上入颃颡，连目眦上出额，与督脉会于巅，病亦有头痛”，系统阐述了张仲景四经头痛的中医理论基础，确立了后世外感头痛的基本辨证原则。《三因极一病证方论》中明确提出内伤头痛，如“有气、血、食、饮、厥而疼者，有五脏气、郁、厥而疼者”，并提出治疗方药。张元素在《医学启源》中提出治头痛“须用川芎，如不愈，各加引经药。太阳蔓荆，阳明白芷，少阳柴胡，太阴苍术，少阴细辛，厥阴吴茱萸”的药物引经归经原则，至今在临床中仍被作为用药典范。李东垣在《兰室秘藏》中补充了少阴头痛和太阴头痛，将仲景的四经辨证拓展为六经辨证，与张元素提出的引经药治疗头痛一脉相承，并对内伤头痛也有所补充，丰富了病机方药治则，如：“血虚头痛，当归、川芎为主；气虚头痛，人参、黄芪为主；气血俱虚头痛，调中益气汤少加川芎、蔓荆子、细辛”。朱丹溪在《脉因证治》中明确提出头痛的六经脉诊辨证，如“太阳头痛，脉浮紧，恶风寒；少阳头痛，脉弦细，有寒热；阳明头痛，脉浮缓长……太阴头痛，脉沉缓……厥阴头痛，脉浮缓，为冷厥；少阴头痛，脉沉细，为寒厥”，并以“头痛六证”初步概括了外感、内伤病因。

明清时期是中医头痛理论的成熟阶段，王肯堂在《证治准绳》中以“头痛”“头风”对急、慢性头痛进行区别，“浅而近者名头痛，其痛猝然而至，易于解散速安也；深而远者为头风，其痛作止不常，愈后遇触复发也”，治疗时“皆当验其邪所从来而治之”，并以脉诊对六经头痛进行区别。张介宾在《景岳全书》中提出“凡诊头痛者，当先审久暂，次辨表里”“暂病当重邪气，久病当重元气”，明确头痛应先分急缓、后辨内外，对于急性头痛应以祛邪为主；外感辨证以三阳厥阴为纲，用药为“川芎、细辛、蔓荆子、柴胡”；内伤辨证“独惟阳明为最”，用“白虎汤加泽泻、木通、生地黄、麦冬”。陈士铎在《辨证玉函》中以阴阳虚实为纲进行辨证，提出“头痛有虚实之分，实痛易除而虚痛难愈，实证疼痛较剧烈，治必散邪去为先”，完善了头痛的八纲辨治，明确了急性头痛应以祛邪为主。王清任在《医林改错》中指出：“查患头痛者，无表证，无里证，无气虚、痰饮等证，忽犯忽好，百方不效”，并创立血府逐瘀汤，为后世从血瘀角度辨证头痛奠定了基础。

【中医病因病机归纳】

头痛病因虽多，不出外感、内伤两端。六淫之外邪，或直犯清空，或循经络上头，或痰浊、瘀血痹阻经脉，致使经气壅遏不行；或气虚清阳不升，或血虚经脉失养，或肾阴不足，肝阳偏亢，或情志怫郁，郁而化火，均可导致头痛的发生。本病病位在脑，涉及肝、脾、肾等脏器，与三阳经循行部位密切相关；病性为本虚标实，外感头痛多属实证，内伤头痛以虚证、虚中夹实多见。

（一）六淫外袭

起居不慎，风寒湿热之邪外袭，均可导致头痛。《素问·太阴阳明论篇》云：“伤于风者，上先受之。”故头痛以风邪所致者最为多见。且风为百病之长，多夹时气为患，若风寒袭表，寒凝血涩，则头痛而恶寒战栗；风热上犯清空，则头痛而身热烦心；风湿袭表，上蒙清阳，则头痛而重。若湿邪中阻，清阳不升，浊阴不降，亦可引起头痛。

（二）内伤不足

“脑为髓之海”，人体主要依赖肝肾精血及脾胃运化水谷精微、输布气血以濡养，故内伤头痛的发病与肝、脾、肾三脏有密切关系。因于肝者，或肝阴不足，肝阳偏亢，风阳上扰头窍，故全头胀痛伴眩晕；或肝气郁滞、久郁化火，上扰清窍而为头痛；若因情志刺激，则肝火旺而头痛加剧。因于脾者，或脾虚生化无权，气血亏虚，气虚则清阳不升，血虚则脑髓失养而致头痛隐隐，劳累后诱发或加重；或脾失健运，痰浊内生，以致清阳不升，浊阴不降而发生头痛，且头痛昏重。因于肾者，多由房劳过度，耗损肾精，以致髓海空虚，或肾阳衰微，寒从内生，清阳失旷，或肾阴不足，水不涵木，风阳上扰而致全头空痛、头晕耳鸣。

（三）跌仆损伤

跌打坠仆，脑脉损伤，瘀血停留，或气滞血瘀，久病入络，阻滞脑窍脉络，致气血不能上荣头目，则头痛如刺，经久不愈。诸种头痛的病机均可相互转化。外感头痛以标实为主，多可向愈，但也可内伤气血，演为内伤头痛。外感头痛可因体质因素、感邪性质不同而从化不同。如阳盛体质，感受风寒日久，寒易从热化；阴盛体质，风热束表，热亦可从寒化，在动态演变中两者又可相兼为病。正虚邪盛，外邪久滞，伤及气血，脏腑功能受损，演化为内伤头痛。内伤头痛始则多以痰浊、瘀血、气滞、肝阳上亢等标实为主，病多在气血，若迁延不愈，则深入脏腑，伤及肾精，以气血精津本虚为主，多反复发作，甚或终身不愈。内伤头痛每因外感或情志不遂或劳累过度而诱发加重，其证可见虚实兼夹，较为复杂。

【中医诊断】

（一）发病特点

1）外感头痛多为急性发作，且伴外感表证；内伤头痛多反复发作，且病程多在1年以上。

2）遇七情变化、劳累、月经期等诱发或加重。

（二）临床表现

1. 主诉

常以头部疼痛为主诉，疼痛可为双侧或全头部疼痛，呈跳痛、灼痛、胀痛、重痛、针刺痛等。痛甚者伴恶心呕吐，难以忍受。

2. 病性

外感头痛，多属实证，一般起病较急，病势较剧，呈掣痛、跳痛、灼痛、重痛或痛无休止等，每因外感六淫之邪所致。内伤头痛一般起病较缓，反复发作，呈隐痛、空痛、昏痛、悠悠而痛等。

3. 辅助检查

全面进行体格检查，必要时进行精神或心理检查，同时结合经颅多普勒超声（TCD）、头颅 CT 或 MRI 检查、腰椎穿刺脑脊液检查、脑电图检查等。

（三）辨证要点

1. 辨属性

一般说来，外感头痛，起病较急，常伴有外邪束表或犯肺的症状，应区别风、寒、湿、热之不同。林佩琴《类证治裁·头痛》云："因风者恶风，因寒者恶寒，因湿者头重……因火者齿痛，因郁热者烦心，因伏暑者口干。"内伤头痛，其痛反复发作，时轻时重，应分辨气虚、血虚、肾虚、肝阳、痰浊、瘀血之异，气虚者脉大，血虚者脉芤，肾虚者腰膝酸软，肝阳亢者筋惕肢麻，痰浊者头眩恶心，瘀血者痛如椎刺。

2. 辨病位

头为诸阳之会，手足三阳经均循头面，厥阴经亦上会于巅顶。由于脏腑经络受邪之不同，头痛的部位亦异。太阳头痛多在头后部，下连于项；阳明头痛，多在前额部及眉棱骨等处；少阳头痛，多在头之两侧，并连及耳部；厥阴头痛，则在巅顶部位，或连于目系。明乎此，则循经用药，可收事半功倍之效。

3. 辨病势

凡起病急骤，头痛如裂，短时间内出现神昏伴颈项强痉，呕吐如喷，甚或旦发夕死，夕发旦死者，属真头痛；凡外感后头痛剧烈，或见神志变化，或见肢体强痉抽搐者，为脑髓受损或脑络破裂所致；若头痛伴高热抽搐，角弓反张，或喘促气急，或腹胀黄疸，或癃闭尿少者，为热毒或湿浊扰犯元神所致；若头痛伴半身不遂，口舌歪斜，言謇者，多为肝阳化风，气血逆乱，直冲犯脑之类中风所致。以上诸种头痛患者，均须紧急抢救处理，不可等闲视之。此外，对反复发作、痛势愈演愈烈之头痛者，应谨慎处之，警惕脑炎之可能。

【中医鉴别诊断】

（一）类中风

类中风病多见于45岁以上患者，常表现为眩晕反复发作，头痛突然加重，多为风痰壅盛引起，常兼半身肢体活动不灵，或舌謇语涩。

（二）真头痛

真头痛多呈突然剧烈头痛，常表现为持续痛而阵发加重，甚至呕吐如喷不已，以致肢厥、抽搐。

【中医急救处理】

（一）基本处理

1）测体温，量血压，监测生命体征，初步判断病情的危重程度。

2）根据临床表现，做相关辅助检查，确定导致头痛的疾病。

（二）急救中成药

对痰热蒙窍、肝阳上亢型头痛，中成药可选柴芩清宁胶囊、安宫牛黄丸、紫雪丹等，以及注射剂醒脑静注射液；风热型头痛可选择热毒宁注射液；瘀血痹阻型头痛可选用川芎嗪注射液、苦碟子注射液。

（三）综合救治

1）针刺太阳、风池、百会、合谷穴，留针15～20分钟，用泻法。亦可取太阳、印堂穴，用小罐拔罐。

2）以川芎、白芷、细辛、全蝎、地龙煎汤内服，或加外敷熏洗。脑出血患者慎用。

3）刺血法：偏头痛日久不愈者，可用绷带在太阳穴水平处作圆圈紧扎头部，使患侧太阳穴部络脉怒张，以三棱针或圆利针砭刺，直至出数滴暗红色血，并针耳门、率角等穴，其痛可止。

4）拔罐法：取太阳、印堂、风池等穴，每次以小罐拔罐数分钟。风热者禁用。

5）按摩法：用一指禅法按太阳、印堂、头维、百会、上星、风池、合谷、列缺、外关、太冲、太溪等穴。

6）外敷法：①肉桂末酒调外敷百会、太阳穴，用于寒凝头痛。②吴茱萸末醋调敷足心，用于肝阳上亢头痛。

【稳定期辨证论治】

治疗原则：外感头痛以邪实为主，治疗应以祛邪为主，因风者疏之，因寒者散之，因湿者化之，因热者清之。头痛因风邪为患，须用风药驱风散邪；若系寒、湿、热邪为患，亦可参用风药以为引经。内伤头痛多属虚证，治疗以扶正为主，风阳上僭则息风潜阳，气虚则益气升清，血虚则养阴补血，肾虚则益肾填精。至于痰浊、瘀血所致头痛，属本虚标实，或先祛其实，或扶正祛邪兼顾，当因证制宜。

（一）外感头痛

1. 风寒头痛

症状：头痛连及项背，恶风畏寒，常喜裹头。苔薄白，脉浮或浮紫。

病机：太阳主一身之表，足太阳膀胱经循项背，上行额顶，风寒外袭，邪客太阳经脉，循经上犯，故头痛连及项背；风寒束于肌表，卫阳被遏，故恶风畏寒；寒为阴邪，得温则减，故常喜裹头；苔薄白，脉浮或浮紧，为风寒外袭之征。

治法：疏风散寒。

方药：川芎茶调散化裁。方中川芎行血中之气，祛血中之风，上行头目，为风寒头痛之要药；羌活、荆芥、防风、白芷、细辛辛温散寒，疏风止痛；薄荷清头目；甘草调和诸药；以清茶调下，取茶叶清上而降下之性，以防诸药过于温燥、升散，使升中有降，共奏疏风邪、止头痛之功。若寒邪侵犯厥阴经脉，引起巅顶头痛，甚则四肢厥冷，苔白，脉弦，治当温散厥阴之寒邪，方用吴茱萸汤，去人参加藁本、川芎、细辛以祛风散寒。若寒邪客于少阴经脉，症见足寒气逆，头痛，背冷，脉沉细，治宜温散少阴寒邪，方用麻黄附子细辛汤加白芷、川芎以温经止痛。

2. 风热头痛

症状：头痛而胀，甚则如裂，发热或恶风，面红目赤，口渴喜饮，大便不畅或便秘，溲赤。苔黄，脉浮数。

病机：风热之邪外袭，上扰清窍，热为阳邪，其性属火，故头痛而胀，甚则如裂，面红目赤；风热郁于肌表，则发热恶风；热盛耗津，故口渴欲饮，便秘溲赤；苔黄、脉浮数为风热邪盛之象。

治法：祛风清热。

方药：芎芷石膏汤化裁。方中石膏清热泻火，菊花散风清热，川芎、白芷祛风止痛，寓“火郁发之”之意，可酌加金银花、连翘、黄芩、栀子辛凉轻解。若兼口渴、舌红少津，可加天花粉、石斛以生津止渴；便秘者可加大黄以泄热通腑。若见头痛如雷鸣，头面起核或肿痛红赤，名“雷头风”，多是风邪湿毒上冲所致，宜用清震汤合普济消毒饮加减，以祛风燥湿、清热解毒。

3. 风湿头痛

症状：头痛如裹，肢体困重，胸闷纳呆，小便不利，大便溏薄。苔白腻，脉濡。

病机：湿为阴霾之邪，其性重浊，外感风湿，上蒙清窍，故头痛如裹；脾司运化而主四肢，脾为湿困，故肢体困重；湿浊中阻，故见胸闷、纳食减少；“湿胜则濡泄”，故大便溏薄，湿浊内蕴，阳气不通则小便不利；苔白腻、脉濡，为湿邪偏胜之象。

治法：祛风胜湿。

方药：羌活胜湿汤化裁。方中羌活、独活、防风祛风胜湿，蔓荆子、川芎、藁本清头目以止痛。恶心呕吐者，加半夏、陈皮、竹茹以降逆止呕；胸闷不舒者，加厚朴、藿梗以行气化湿；纳呆者加麦芽、神曲以消食健胃；小便短少者加薏苡仁、淡竹叶以淡渗利湿。若暑湿外袭，症见头痛而胀，身热心烦，口渴胸闷，治宜清暑化湿，用黄连香薷饮加藿香、佩兰、蔓荆子、荷叶之类。

（二）内伤头痛

1. 肝阳头痛

症状：头痛而眩，时作筋掣，以两侧为重，心烦易怒，面红口苦，或兼胁痛。舌红，苔薄黄，脉弦或弦细带数。

病机：“诸风掉眩，皆属于肝。”肝体不足，肝用有余，风阳循经上扰清窍，故头痛而眩，时作筋掣，以两侧为甚；胁为肝之分野，肝火内郁，故见胁痛；肝胆之火偏亢，则心烦易怒；面红口苦，为肝胆郁火内炽之征；舌红，苔薄黄，脉弦，为肝火偏亢之象。如属肝肾阴虚，肝阳偏亢者，脉见弦细带数。

治法：平肝潜阳。

方药：天麻钩藤饮化裁。取方中之石决明潜镇，以定风阳之上潜；天麻、钩藤平肝息风；牛膝引热下行；栀子、黄芩苦泄肝胆之郁火，茯神宁心安神。肝阴不足者可酌加白芍、女贞子、石斛以养阴。若木火偏亢，症见头痛剧烈，口苦目赤，小溲色黄者，宜用栀子清肝散。若头痛系肾阴亏虚，水不涵木所致者，宜用杞菊地黄丸。

2. 气虚头痛

症状：头痛，痛势绵绵，时发时止，遇劳益剧，倦怠乏力，畏寒少气，口淡乏味，胃纳不佳。苔薄，脉大而无力。

病机： 脾虚则生化无力，中气不足，清阳不升，浊阴不降，清窍不利，故头痛绵绵；劳则气伤，故遇劳易发，痛势更剧；中气不足，阳气不布，运化失司，则神疲乏力，畏寒少气，口淡纳呆；脉大无力，为气虚之征。

治法： 益气升清。

方药： 顺气和中汤化裁。方中人参、黄芪、白术、甘草益气健脾；当归、白芍养血；陈皮理气和中；升麻、柴胡引清气上行；蔓荆子、川芎、细辛祛风止痛；标本兼顾，为中气不足，清阳不升所致头痛之效方。若气血两虚，头痛绵绵不休者，可用人参养营汤化裁。

3. 血虚头痛

症状： 头痛而晕，面色少华，心悸怔忡。舌质淡，苔薄，脉细。

病机： 血虚而脑髓失养，故头痛且晕；血不荣于面，故面色少华；血虚心失所养，故心悸怔忡；舌质淡、苔薄，脉细均为血虚之象。

治法： 滋阴养血。

方药： 加味四物汤为主。方中当归、熟地黄、白芍养阴补血；川芎、蔓荆子、菊花清头目以止痛；甘草和中。若兼气虚者，宜加党参、白术、黄芪以益气养血。若血不养肝而致肝血不足，阴不敛阳，肝阳上扰，往往头痛并见耳鸣、腰膝酸软及五心烦热等症，宜用加味四物汤去川芎，加石决明、牡蛎、女贞子、钩藤之属，忌投辛散之剂。

4. 肾虚头痛

症状： 头痛且空，每兼眩晕，畏寒肢冷，耳鸣，腰膝酸软，遗精或带下。苔薄，脉沉细无力。

病机： 肾主藏精，生髓，脑为髓海，肾虚精髓不足，髓海空虚，故头脑空痛，眩晕耳鸣；腰为肾之府，肾虚则腰膝酸软；肾虚精关不固而遗精，女子则带脉失束而带下；肾阳虚则畏寒肢冷；苔薄，脉沉细无力，此为肾虚之象。

治法： 补肾填精。

方药： 大补元煎化裁。方中熟地、山药、山茱萸、枸杞子补肾填精；人参、当归益气养血；杜仲益肾强腰。若偏肾阳虚而见头痛畏寒，面色㿠白，四肢不温，舌淡、脉沉细者，加鹿角、附子温补肾阳。若肾气不足，浊阴上逆，头痛不可忍，脉轻按弦，重按不坚，为肾厥头痛，当用温降之法，可用玉真丸治疗。

5. 痰浊头痛

症状： 头痛昏蒙，胸脘痞闷，纳呆呕恶。舌苔白腻，脉滑或弦滑。

病机：脾失健运，聚湿生痰，痰浊中阻，清阳不得舒展，故头痛昏蒙；痰阻胸膈，故胸脘痞闷，纳呆；痰浊上逆则呕恶；苔白腻，脉弦滑，均为痰浊内停之象。

治法：化痰降逆。

方药：半夏白术天麻汤。方中半夏、茯苓、陈皮、白术、生姜健脾化痰，降逆止呕；天麻平肝息风，可加白蒺藜、蔓荆子以祛风止痛。若痰湿阻滞，胸脘满闷，纳呆，加厚朴、枳壳以降逆和中。若痰湿久郁化热，出现口苦、舌苔黄浊、大便不畅，宜去白术加黄连、枳壳、竹茹以清化痰热。

6. 瘀血头痛

症状：头痛经久不愈，痛处固定不移，如锥如刺。舌有瘀斑，脉细或细涩。

病机：头痛经久不愈，久痛入络，血瘀络痹，故痛处固定不移，如锥如刺；舌有瘀斑，脉细涩，为瘀血内停之象。

治法：活血化瘀。

方药：用通窍活血汤。方中麝香香窜开窍；红花、桃仁、赤芍、川芎活血化瘀。疼痛甚者，可加虫类搜剔之品，如全蝎、蜈蚣、五灵脂、地龙等。若兼夹寒邪，可加细辛、桂枝以温经通络散寒。瘀血头痛应用活血祛瘀药，若效果不显，审系气虚瘀阻，则当益气化瘀，可用当归补血汤合通窍活血汤加减化裁。

【疾病的转归和预后】

凡外感头痛，多属实证，一般表邪解后，痛势逐渐减轻，乃至消失；亦有表邪虽解，伤及经脉气血，虽表邪解除，头痛仍在，渐至演化为慢性头痛，每遇外邪侵袭，头痛反复发作。

内伤头痛病程较长，多虚实夹杂，但若辨证准确，恰当用药则可延长发作周期，减轻发作程度，逐渐痊愈。一般早期以痰浊、瘀血、肝阳亢逆等标实为主，常见肝阳上亢、瘀血阻窍、痰浊中阻等证。若因气血阴阳受损，则可见气血亏虚证，而气血亏虚又每多兼夹痰浊瘀血。年老体衰或久病体虚头痛病，初起即见肾精亏虚者，多难治。各证类间亦可相互转化，如气血亏虚证，由于气血不足，不能奉养先天之肾精，日久可转化为肾精不足证。反之，若肾精不足，不能生化气血，则又可出现气血阴阳俱亏之证。又如阴阳失调之肝阳上亢，阳亢耗阴，日久及肾阴，进一步阴损及阳，出现阴阳俱损。由于脏腑功能失调，痰瘀等病理产物内生，痰瘀相搏，作为重要的致病因素，可出现在头痛的各个证型中，治疗应予以重视。

外感头痛，积极治疗，一般预后良好。内伤头痛若积极治疗，可以延长其发作周期，减轻其发作程度，最终治愈。若病久不愈，反复发作，症状重笃，影响工作及生活，多难治。若失治误治，妄用散风活血之品，亦可导致咽痛、乏力、妇女月经过多或再行，及腹胀便溏等变证，不可不防。

【中医药防治研究的现代进展】

中医头痛病名，最早见于《内经》。后世医家在此基础上各有发挥，有头风、厥阴头痛、太阴头痛、少阴头痛、太阳头痛、血虚头痛、气虚头痛、痰厥头痛、偏头风、偏头痛、真头痛等称谓。

目前中医对头痛的诊断与疗效标准大部分参照国家中医药管理局颁布的《头风诊断及疗效评定标准》。该标准是国家中医药管理局脑病急症科研协作组以历代医家及当代中医专家的临床实践为基础，经反复论证并结合影像学检查辅助制定的。标准中含 9 个证候：风证、火热证、痰湿证、血瘀证、郁证、血虚证、气虚证、阴虚证、阳虚证。各证候可独立诊断，亦可随机组合，能真实、动态地反映头风的病因病机。黄氏等对 302 例头痛病进行了调研，认为该标准可反映头风病的病因、病机和不同的证候组合，并确定为 9 个证候、105 个诊断因素，证候按先实后虚排序，即风证、火证、痰证、郁证、瘀证、气虚证、血虚证、阴虚证、阳虚证；证候诊断的确立由各项证候诊断因素的分值相加而成；证候诊断因素分值相加≥5 分，证候诊断即可成立，5 ~ 10 分为轻度，11 ~ 15 分为中度，16 ~ 20 分为重度。李氏等建议的头痛治疗的判定标准为：治愈，头痛及其他症状体征消失，3 个月内无复发；好转，头痛及其他症状减轻；未愈，头痛等症状无改善。张氏建议，症状迅速缓解，随访 1 年未复发为临床治愈；症状缓解且随访半年未复发为显效；症状显著减轻或消失，停药后近期内无复发为有效；服药 14 剂未能止痛即为无效。潘氏将脑血流图检查手段和指标作为本病诊断的辅助指标，指出：头痛及伴随症状消失，脑血流图恢复正常，随访半年未复发为治愈；头痛明显减轻，发作次数明显减少或发作持续时间明显缩短，伴随症状消失，脑血流图基本改善为显效；头痛的发生频率和持续时间均有减轻，脑血流图部分或基本无明显改善为有效；两疗程后症状和脑血流图无改善为无效。这些诊疗标准的制定体现了时代发展的需要。

有关头痛的辨证论治的文献较多，但辨证分型比较杂乱，综合其辨证分型主要有以下几类：①辨外感内伤。外感头痛发病多急，痛势剧烈，间无休止，并兼有发热恶寒、鼻塞流涕、喷嚏咳嗽、脉多浮数紧；内伤头痛发病缓慢，病势绵绵，时剧时止，伴有各脏腑的特有症状，脉多沉细弦。②辨虚实。实证多暴痛而剧，痛有定处，新病体壮，拒按面红，舌质红暗等；虚证多痛势绵绵，时剧时缓，痛无定处，久病体虚，神疲乏力等。③辨六经。太阳经头痛：太阳主一身之表，足太阳膀胱经循项背，上行巅顶，风寒之邪外袭，邪客太阳经脉，循经上犯，故见头痛连及项背。阳明经头痛：胃阳明之脉多气多血，起于鼻（迎香穴），旁纳太阳之脉，夹口，环唇，上耳前，循发际，至额颅。风热之邪外袭，上扰清窍，头痛而胀，必在前额，连及眉棱骨，甚则如裂。少阳经头痛：少阳为三阳之枢，其脉起于目锐眦，上抵头角，下耳后，入耳中，出走耳前，至目外眦后方。一旦恚怒气结，邪犯少阳，经络阻塞，开阖不利，其头痛必在两太阳穴，连及耳部，以胀痛为甚。太阴经头痛：足太阴脾经为后天之本，主身之肌肉，以阳气为本，水湿内困中阳，脾运失司，郁滞不化，上扰清窍、清阳不得舒展，故见头痛如裹，昏蒙不舒，沉重闷痛。少阴经头痛：足少阴肾经为先天之本、元气之根。元气不足，全身阳气不能发。阳虚阴盛，无以固表卫外，故极易复感外邪。风寒之邪乘虚而入，故见头隐隐冷痛突然加剧。厥阴经头痛：足厥阴肝经，起于大趾丛毛之际，上循过阴器，抵小腹，夹胃，属肝，络胆，上贯膈，布胁肋，循喉咙之后，上入颃颡，连目系，上出额，与督脉会于巅。病在厥阴经，无论外感内伤、寒热虚实，均可见头巅顶痛，连及目系。④辨病络。常氏等认为，脑在生理上以髓为载体，遍布络脉，交织成密集的络脉网络，以支持较多的气血供应。无论是外感六淫，还是内生五邪，在致病过程中，都有可能损伤头部的络脉，影响气血流通而引起头痛。因而对头痛从络脉、病络进行辨证施治，最能切中病机、抓住要害。外感头痛由于邪在于络，入舍于经，经络同病，经络不和，邪气轻浅者，由于病程短，较易治疗，但对于反复发作的外感头痛，邪气多由络脉传入经脉，夹杂他邪，结于络道，不易速除。内伤头痛因病程长，邪气沉滞，众邪胶结络道，导致络脉迁曲、窄隘，甚则闭塞。在临床上，部分“医者不识络病因由与络病治法，非见血投凉，即见血补阴，无怪乎愈治愈穷也”（《吴鞠通医案·卷三》），“总之未能讲究络病工夫”（《临证指南医案》），才使头痛失去了最佳干预时机。

许多学者师承前人，在临床治疗过程中总结了一些用药规律，分类如下：①重视应用风药。风邪为慢性头痛的重要病因，用风药治疗头痛可谓源远流长。《素问·风论》曰：“风气循风府而上，则为脑风。”李杲曰：“凡头痛皆以风药治之者，总其大体而言之也。高巅之上，唯风可到，故味之薄者，阴之阳，乃自地升天者也。”这些论述乃运用风药的病因依据。②活血化瘀药不可少。《医林改错》有通窍活血汤治疗瘀血头痛的记载。若调畅气血、化解瘀血，则活血化瘀药不可少。活血化瘀药的作用主要是疏通经络、破瘀散结、祛瘀生新。此外，活血化瘀药兼有较明显的止痛、镇静等作用。同时考虑适当佐以养血活血之品，使头部血脉通畅，常可提高疗效。③适当选择虫类药。《张聿青医案》曰："直者为经，横者为络，邪既入络，易入难出，势不能脱然无累。"故必以非常之药攻拔，非用搜剔通络之虫蚁难以奏效。姚亦陶曰："初为气结在经，久则血伤入络，辄用蠕动之物，松透病根。"可见，虫类药在治疗络病顽症方面，具有一般植物药或矿物药所无法代替的独特疗效。况且，部分虫类药具有止痛、祛风止痉的作用。④引经药的使用也应重视。李杲曾指出："头痛需用川芎，如不愈者各加引经药。太阳川芎，阳明白芷，少阳柴胡，太阴苍术，少阴细辛，厥阴吴茱萸"，提出"头痛引经药"，经过临床反复验证，最终形成一套行之有效的头痛引经学说。郑氏等从理论上确定引经药物所归的靶经络，并探讨引经药物的作用机制和研究方法。常氏等根据外感头痛和内伤头痛的病络机制，强调头痛无论外感还是内伤，无论病程之长短，除循经辨证引经用药外，应及时恰当地从络论治，往往能收到满意的减轻头痛效果。此外，文献中头痛辨证组方用药时还常选择清窍药、化痰药、安神药等。但是目前报道由于诊断标准的不统一，影响了疗效评价的客观性，使许多临床研究设计缺乏严谨性和规范性，因此研究结果的客观性及结果之间的可比性较差。

治疗头痛的新药研发正处在发展阶段，新的中成药不断问世，《新编国家中成药》中收载中成药5000余种，其中有治疗头痛作用的110余种，治疗内伤头痛的也多达30余种。中药治疗头痛的剂型有了许多改进，除了口服汤剂外，还创立了胶囊、片剂、口服液、散剂、丸剂、注射剂等多种剂型，形成多种途径的给药方法。如芎菊上清丸用于外感风热之头痛鼻塞等症，川芎茶调丸用于风寒头痛、恶寒发热。正天丸用治各种头痛，尤其对瘀血性头痛效佳。太极通天液用治各种类型头痛，可改善中风后遗症引起的头痛。血府逐瘀口服液用于瘀血头痛，牛黄降压丸用治肝阳上亢、肝火痰热内扰之头胀痛，牛黄宁宫片用于治疗由高血压引起的头痛眩晕、高热神昏、惊风抽搐等症，镇脑宁用于肝阳化风夹痰瘀内阻之头痛，都梁滴丸用于风寒头痛，养血清脑颗粒用于血虚肝亢头痛。这些新药为临床治疗头痛提供了方便，但严格按照循证医学的方法进行临床再评价的药物极少，这在很大程度上影响了中成药的合理使用。这一问题的原因在于中成药的临床适应证比较广泛，难以做到方证相应，同时，缺乏病证结合的系统研究和评价，难以明确药物是适合头痛的发作期还是缓解期，其远期疗效更是很少有资料报道。这些因素导致医生在临床选择药物时缺乏证据支持，也影响了有效中药的临床推广应用。因此，对上市中成药进行严格的临床再评价，对于指导医生合理使用中成药、提高中药治疗头痛的临床疗效、改善患者的生活质量具有重要意义。

【经典病例摘录】

陈某，男，35岁，2017年12月5日初诊。

患者2017年11月25日外出着凉后出现高热、寒战、鼻塞、流清涕、头痛，当时最高体温达39℃，诊断为上呼吸道感染。经住院系统治疗后高热、寒战、鼻塞等症状明显好转，遗留头痛迁延不愈，遂就诊于我院针灸部门诊。患者来诊时神清，诉头痛间作，频率约4次/天，以巅顶为主，无恶心呕吐，纳可，寐安，二便调，舌质红，苔白，脉浮紧。查体未见明显颅脑损伤，巴宾斯基征、查多克征等体征为阴性。

诊断：头痛（风寒头痛）。

治法：疏风散寒，通络止痛。

处方：川芎茶调散加减。川芎20 g，藁本、防风、荆芥各15 g，白芷、羌活、薄荷各10 g，细辛3 g。7剂，1剂/天，水煎，早晚分服。

针灸取穴：百会、四神聪、太阳（双）、印堂、率谷（双）、风池（双）、风府（双）、外关（双）、合谷（双）、列缺（双）。

患者取坐位，风池、风府、外关采取捻转泻法，余穴采取平补平泻法，1次/天，以患者有得气感为准，留针30 min，连续针刺7天。同时嘱患者适当休息，避风寒，调情志，禁烟酒。

12月12日二诊：针刺结合内服中药后，头痛症状基本消失，舌淡红，苔薄白，病情平稳，故停中药和针刺治疗。

12月25日三诊：患者诉近日与他人口角后头痛再次发作，频率约5次/天，遂要求予针刺治疗。症见：神清，精神可，诉头胀痛，心烦易怒，舌红，苔薄黄，脉弦有力。

诊断：头痛（肝阳头痛）。

治法：平肝潜阳，理气止痛。

处方：天麻钩藤饮加减。石决明20 g，天麻、钩藤各15 g，川牛膝12 g，山栀、杜仲、黄芩、益母草、桑寄生、夜交藤、茯神各10 g。7剂，1剂/天，水煎，早晚分服。

调整针灸处方：百会、四神聪、太冲（双）、行间（双）、太阳（双）、印堂、率谷（双）、列缺（双）。

患者取平卧位，太冲（双）、行间（双）采取捻转泻法，余穴采取平补平泻法，1 次/天，以患者有得气感为准，留针 30 min，连续针刺 7 天。同时嘱患者适当休息、注意调畅情志。

2018 年 1 月 2 日四诊：患者诉头痛发作频次明显减少，频率约 1 次/天，偶有口苦、舌红、苔黄、脉弦，在三诊中药方基础上加柴胡 20 g、黄连 15 g，3 剂，1 剂/天，水煎，早晚分服。治以平肝潜阳、疏肝理气，同时停针刺治疗。经治疗，患者的头痛、口苦症状基本消失。

按：患者初诊是由外出着凉而引发头痛，《素问·太阴阳明论》曰："伤于风者，上先受之"，又见舌苔薄白，脉浮紧，故诊断为风寒头痛证，治以疏散风寒，通络止痛。川芎茶调散对风寒型头痛具有良好的效果。针灸选穴为局部选穴，以疏通局部经络，风池、风府、外关具有疏散风邪的作用，故可选用；"面口合谷收""头项寻列缺"，故选取双侧合谷、列缺。患者三诊由于争吵后出现头痛，心烦易怒，舌红，苔薄黄，脉弦有力，诊断为肝阳头痛，天麻钩藤饮方中君药天麻、钩藤有清热平肝作用，臣药石决明可平肝潜阳，牛膝化瘀通经，杜仲、桑寄生滋补肝肾，佐药益母草活血化瘀，山栀、黄芩、夜交藤、朱茯神清心火、养心血、安心神，助君药以平肝潜阳。

【头痛的西医综述】

（一）概述

头痛是指外眦、外耳道与枕外隆突连线以上部位的疼痛，一般发病 2 周以内的头痛称为急性头痛。引起头痛的原因很多，大致可分为原发性和继发性两类。前者不能归因于某一确切病因，也可称为特发性头痛，常见的如偏头痛、紧张性头痛；后者的病因涉及各种颅内病变（如脑血管疾病、颅内感染、颅脑外伤）、全身性疾病（如发热、内环境紊乱）以及滥用精神活性药物等。临床上原发性头痛较为常见，但继发性头痛更为严重，部分可危及生命。

头痛的发生率很高，据流行病学调查，99% 的女性和 93% 的男性经历过头痛，4% 的人口每月头痛发作多于 15 天。一生中从未有过头痛的人不超过总人口的 2%，2007 年资料显示，头痛的全球患病率是 47%，终身患病率是 66%，可见其疾病负担较重。而原发性头痛是全球十大致残疾病之一，分为偏头痛、紧张性头痛、丛集性头痛、三叉自主神经性头痛以及其他原发性头痛。其中，紧张性头痛为人群中最常见的头痛类型，几乎不包含神经血管因素。偏头痛属于神经血管性疾病，全世界有 8%～15% 的患者受其困扰。

目前国际头痛协会（IHS）2018 年发布的头痛国际分类第三版（ICHD-Ⅲ）将头痛分为三大组：①原发性头痛，②继发性头痛，③脑神经痛、中枢和原发性颜面痛及其他头痛；其中又将原发性头痛分为偏头痛、紧张型头痛、三叉自主神经性头痛、其他原发性头痛，将继发性头痛分为头和（或）颈部外伤所致头痛、头和（或）颈部血管疾患所致头痛、非血管性颅内疾患所致的头痛等。每一种原发性头痛都可以被看作是具有某种发病机制的、独立的头痛病。而继发性头痛的分类命名为“缘于”某种疾病的头痛，表示继发性头痛只是某种疾病的一个症状。因此，原发性头痛的分类是以临床表现为依据，而继发性头痛的分类是以其病因为依据。

头痛可由下列组织的病变引起：①血管改变：血管被挤压伸展、移动，如脑肿瘤、脑水肿、脑出血；颅内、外动脉高度扩张，血流冲击松弛的血管壁，刺激痛觉神经末梢或使血管壁发生震动而致头痛，见于偏头痛、发热、低氧、低血糖、一氧化碳中毒、使用扩张血管药、癫痫大发作后；颅内静脉扩张，牵引痛敏结构发生头痛，见于肺气肿、心功能不全、腰穿后；血管炎症，如颞动脉炎、静脉窦炎、各类脉管炎；颅内小血管收缩或痉挛，如蛛网膜下腔出血时，血浆中的游离肽和血小板破坏后释放出的5-羟色胺均可刺激颅内小血管收缩或痉挛，产生头痛。②脑膜病变：脑膜炎、脑水肿、蛛网膜下腔出血、脑膜癌病等皆可刺激或牵引脑膜而产生头痛。③肌肉病变：额、颞、枕、颈后、头顶和肩背诸肌因各种病变发生收缩，引起头痛，称为“紧张型头痛合并颅周压痛”（旧称肌收缩性头痛）。④神经病变：含有痛觉纤维的神经由于本身或邻近组织的病变而发生激惹、挤压、牵引等引起面痛，如三叉神经痛。⑤五官和颈椎病变：可直接刺激、牵引或压迫邻近的痛敏结构，引起头痛和颅面痛。⑥生化改变：偏头痛的发生与5-羟色胺、降钙素基因相关肽等的改变密切相关。⑦内分泌改变：绝经期头痛、月经期头痛、偏头痛等均与内分泌有关。⑧其他：遗传因素、食物因素、过敏。头痛的发生机制异常复杂，有些头痛并非单一因素所致，而是上述多种机制共同作用所致。

对头痛的鉴别首先要区分是原发性还是继发性，前者基本上是良性疾病，而后者主要是脑部结构损害所致。在发作性头痛中，如神经症状或体征在头痛之前，则很可能为原发性头痛；如神经症状或体征伴随头痛发生或持续存在，则极可能为症状性头痛（继发性头痛）。超过数周或数月的头痛并伴有局灶性神经症状或体征，肯定是继发性头痛。

（二）头痛诊断

1. 原发性头痛

偏头痛、紧张型头痛和丛集性头痛是临床上经常遇到的原发性头痛类型。

病史	偏头痛	紧张性头痛	丛集性头痛
家族史	多有	可有	多无
性别	女性多于男性	女性略多于男性	男性远多于女性
持续时间	4～72 h	30 min～7 d	15～180 min
头痛部位	多单侧	多双侧	固定单侧眶部、眶上、颞部
头痛性质	搏动性	压迫、紧缩、钝痛	锐痛、钻痛
头痛程度	中重度	轻中度	重度及极重度
活动加重头痛	多有	多无	多无
伴随症状	多有恶心、呕吐、畏光、畏声	多无。可伴食欲不振、对光线或声音可轻度不适	同侧结膜充血和(或)流泪、鼻塞和(或)流涕、眼睑水肿、额面部出汗、瞳孔缩小及(或)眼睑下垂

2. 继发性头痛

如果发现下列情况，应警惕继发性头痛的可能：①突然发生的头痛，需考虑蛛网膜下腔出血、脑出血、瘤卒中、脑外伤、颅内占位病变，尤其是后颅窝占位病变的可能，可行神经影像学、腰穿等检查。②逐渐加重的头痛，需排除颅内肿瘤、硬膜下血肿等可能，神经影像学检查可以鉴别。对于发作频度逐渐增加的慢性头痛患者还须排除止痛药过量使用性头痛的可能。③伴有系统性病变征象（如发热、颈强直、皮疹）的头痛，应注意颅内感染、系统性感染、结缔组织疾病、血管炎等可能，除了神经影像学检查外，可进行相应的血液检查和脑脊液检查。④伴有视乳头水肿、神经系统局灶性症状和体征（除典型的视觉、感觉先兆之外）、认知障碍的头痛，多继发于颅内占位病变、颅内静脉窦血栓形成、动静脉畸形、颅内感染、卒中、结缔组织疾病等情况，须行神经影像学、脑电图、腰穿或血液检查等以明确诊断。⑤50 岁后的新发头痛，可行神经影像学检查排除颅内占位病变。⑥妊娠期或产后头痛，需注意皮质静脉及静脉窦血栓形成、垂体卒中的可能，可行 MRV 等神经影像学检查。⑦癌症患者或艾滋病（AIDS）患者出现的新发头痛，应进行神经影像学、腰穿等检查，以排除转移瘤、机会性感染等可能。

3. 头痛诊断流程

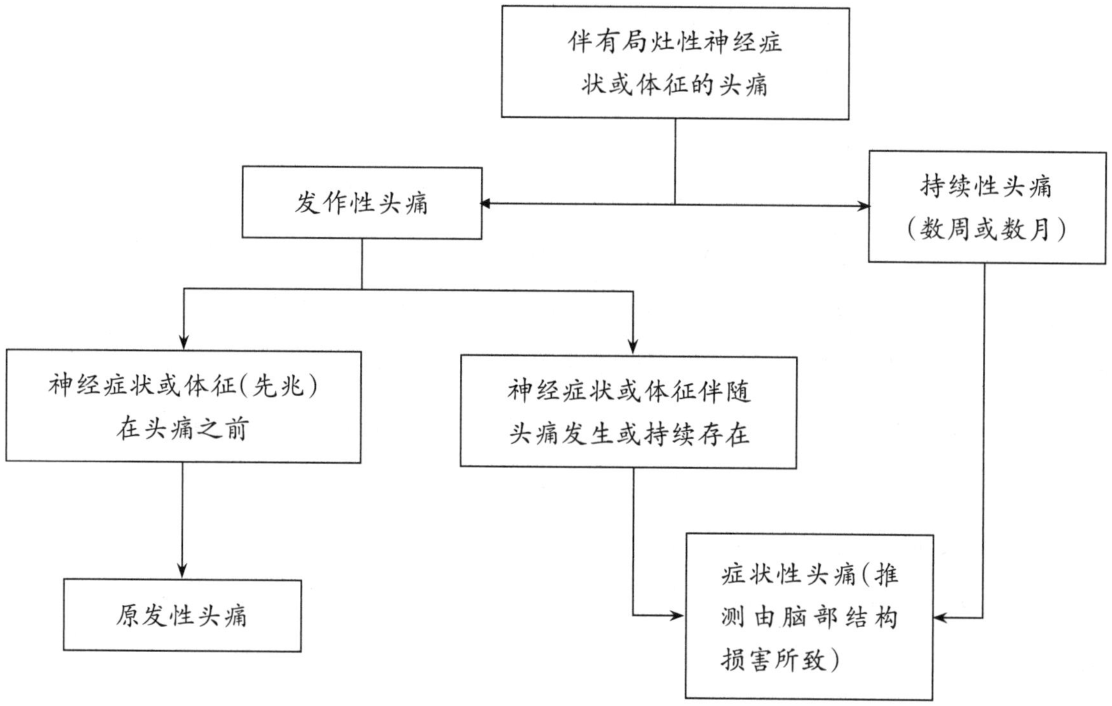

（三）临床常见头痛的西医治疗

1. 基本治疗

密切监测生命体征，建立静脉通路，保持气道通畅，吸氧。必要时进行心电监护，请神经内科或神经外科医师会诊。

2. 排除病因

虽然急诊头痛就诊的患者以紧张性和血管性头痛为主，但急诊医师的首要任务是排除引起头痛的严重病因：蛛网膜下腔出血、脑内出血、硬膜外血肿、脑肿瘤、脑脓肿、脑膜炎、颞动脉炎、高血压急症、青光眼。

3. 各类头痛的急诊处理

1）大面积脑梗死、大量脑出血、蛛网膜下腔出血破入脑室可立即予甘露醇、甘油果糖脱水（注意肾功能问题），密切监护生命体征，注意脑疝形成，并请神经外科会诊，有手术指征者立即行手术治疗。

2）脑膜炎、脑炎者可应用抗病毒或抗生素治疗。

3）外伤所致脑震荡、脑出血、脑挫裂伤、硬膜下血肿，请神经外科会诊，有手术指征者立即行手术治疗。

4）急性头痛还可见于高血压脑病，立即行心电监护，应用静脉降压药（硝普钠、艾司洛尔），最初 1～2 h 血压下降不超过最高值的 25%，2～6 h 内将血压稳定在 160/

100 mmHg。

5）颞动脉炎：糖皮质激素效果好。

6）急性青光眼：请眼科会诊协助诊治。

7）偏头痛：房间需安静，避光。可给予：①麦角胺类：酒石酸麦角胺 0.25～0.5 mg，肌注；二氢麦角胺 0.5～1 mg，肌注；②麻醉药：哌替啶 25 mg，静推；哌替啶 50～100 mg，肌注；吗啡 2.5～20 mg，静脉/肌内/皮下注射；③吩噻嗪类：氯丙嗪 25 mg，静脉注射；异丙嗪 25～50 mg，静脉注射或肌注；④类固醇皮质激素：地塞米松 4～10 mg，静推；⑤5-羟色胺受体阻断药：舒马坦 6～8 mg，皮下注射；⑥非甾体抗炎药：阿司匹林，对乙酰氨基酚；⑦止吐药物：甲氧氯普胺 10 mg，静推。

8）紧张性头痛：可予以药物阿司匹林、对乙酰氨基酚、5-羟色胺受体阻断药（舒马坦）。要加强教育，减少诱因。

9）丛集性头痛：①吸氧（最好纯氧，6～8 L/min，10～15 min）；②利多卡因：鼻腔内灌注；③应用双氢麦角胺、舒马坦。

第六节

风痱

【疾病概述】

风痱是一种以四肢瘫痪且无疼痛为主要特点的慢性虚损性疾病，其临床表现主要以运动失调症状为主，包括站立不稳，步履不正，行走摇摆，手足颤震，躯体晃动、目珠旋颤、两手笨拙，动作失灵，取物不准，动则加剧等。随疾病进展可能出现言语障碍，包括构音不清，发音难辨，或高或低，或急或缓等；也可出现思维迟钝、记忆力减退、计算力降低等神志障碍。同时具有运动障碍和言语障碍者，又称作瘖痱。关于风痱的定义目前大致有两种不同的说法：其一，认为风痱即中风后遗症。国家标准疾病名称将脑卒中后遗症称为风痱，此病多为中风之后，风痰上扰，瘀阻经络，或肾虚精亏所致的以四肢不收、舌喑不能言、足废不能用为主要表现的痿病类疾病，属中风病的一个类型。此类风痱往往参照中风进行辨治。其二，认为风痱系病因和症状相结合命名的疾病。凡符合风痱四肢不收、身无疼痛特点的疾病，均属风痱范畴。如西医学中的遗传小脑性共济失调、多系统萎缩、脊髓结核、急性脊髓炎、吉兰-巴雷综合征、运动神经元病、急慢性感染性多发性神经炎、癔症性瘫痪、癔症性失语、老年动脉硬化、脊髓型颈椎病、重症肌无力等在疾病的某一过程中可见身体无痛，四肢不收，伴或不伴轻微神志改变的症状群，均可参照本节辨治。

【历史沿革】

痱病一词，首见于《内经》。《内经》中虽无风痱之名，但有“痱之为病也，身无痛者，四肢不收，智乱不甚，其言微知，可治；甚则不能言，不可治”之论，与后世所述风痱的症状极为相似，故后世及现代众多医家认为《内经》描述的痱病即风痱。风痱作为病名最早见于隋代巢元方的《诸病源候论·风病诸候》，其曰：“风痱之状，身体无痛，四肢不收，神智不乱，一臂不遂者，风痱也。时能言者可治，不能言者不可治。”《备急千金要方》首次指出风痱是中风病的一种类型：“中风大法有四，一曰偏枯，二曰风痱，三曰风懿，四曰风痹。”《医宗金鉴·杂病心法》在病因和症状表现上对不同的痱病概念给出了明确的答案，即：“中风死候：地黄饮子，四肢不收无痛痱，偏枯身偏不用疼，其言不变志不乱，邪在分腠五物能。甚不能言为瘖痱，夺厥入藏病多凶，地黄桂附蓉巴远，萸斛冬味薄菖苓。”后世医家经考证后多认为痱即痱病，亦名风痱、中风痱、痱风等，乃中风病的古称。

历代医家对风痱的病因、病机及临床表现有较多阐述。

《素问·脉解》曰：“所谓入中而瘖者，阳气已衰，故为瘖也。内夺而厥，则为瘖痱。此肾虚也，少阴不至者厥也。”王冰注曰：“痱，废也，肾之脉与冲脉并出气街，循股阴内廉，斜入中，循骨内廉及内踝之后入足下，故肾气内夺而不顺，则舌足废，故云肾虚也。”该篇概要地提出了瘖痱的临床症状是运动障碍和言语障碍，并提出瘖痱的主要病因是肾虚。

唐代孙思邈在《备急千金要方·卷八·诸风》中云：“中风大法有四：一曰偏枯，二曰风痱，三曰风懿，四曰风痹。……风痱者，身无痛，四肢不收，智乱不甚，言微可知，则可治，甚即不能言，不可治。”其在《诸风·风痱第五》论曰：“夫风痱者，卒不能语，口噤，手足不遂而僵直者是也”，指出风痱为中风的一种类型，主要表现亦为“身无痛，四肢不收”，若病情加重则有“智乱不甚，言微可知”“甚即不能言”“卒不能语，口噤，手足不遂而僵直”，其病因病机与中风类似。

宋代《圣济总录》论曰：“气血虚甚，风邪乘之，内外不得通泄，其病为痱”，认为风痱的病因病机为“气血虚甚，风邪乘之”。

金代刘完素在《宣明论方》中以“脉解篇”受到启发，强调肾虚的病因，提出“瘖痱，足不履用，声音不出者，地黄饮子主之；治瘖痱，肾虚弱厥逆，语声不出，足废不用”，创立了温阳补肾的治法和治痱名方地黄饮子，使风痱的治法和方药得到进一步完善。

元代医家赵以德在对《金匮要略》附方《古今录验》续命汤的注解中言：“痱病者，营卫气血不养于内外……然是证有虚有实……实者是风寒暑湿感之……此方乃治实邪也”，提出痱病的病机特点为气血亏虚及风寒暑湿等外邪侵袭。

明代方贤（《奇效良方》）认同痱病因为肾虚，其曰：“盖肾脉挟舌本，故不能言为瘖。肾脉循阴股内廉入腘中，循跗骨内廉及内踝，后入足下，肾气不顺，故废而为痱。”其根据肾脉循行的部位进一步阐述了瘖痱的病变机制。

清代徐灵胎（《兰台轨范》）认为“续命汤治中风痱，身体不能自收，口不能言，冒昧不知，痛处或拘急不得转侧……虚而感风则成痱，此治痱证之主方”。清林佩琴在论述中风四肢不收时对《备急千金要方》作了发挥，其云："（四肢不收）诸阳经皆取于手足，循行身体，如邪气客于肌肤，随其虚处停滞，脉缓大有力，土太过也，当泻其湿，胃苓汤；脉细小无力者，当补其气，补中汤。"他认为外邪侵袭导致脾胃受损，脾不能主四肢，亦为风痱发病的病机之一，从而使风痱的病机认识更加完善。

《医宗金鉴·杂病心法》认为："四肢不收无痛痱，偏枯身偏不用痛，其言不变志不乱，邪在分腠五物汤能，甚者不能言为瘖痱，夺厥入藏病多凶。注：风痱、偏枯、瘖痱三病，皆属外中，而有微甚浅深之别也。风痱，谓四肢不收，身无痛处。偏枯，谓半身不遂，身有痛处。其言不变志不乱，乃邪微浅，病在分腠荣卫之间，以黄芪五物汤能补荣卫而散风邪也。甚者不能言，志乱神昏，则为瘖痱，乃肾虚内夺，少阴不至而厥，其邪已入于藏，故曰病多凶也。"他提出，痱病以身体不觉疼痛，四肢运转不灵，轻微神志错乱，说话声音虽微弱但可以明其义，为轻症，可以治疗；但若病情进展到不能言语的程度，治疗较为困难。痱病的轻重程度以是否能言语来划分。偏枯与风痱的鉴别要点在于有无疼痛及言语、神志改变。

清代医家张志聪注解《内经》曰："痱者，风热之为病也。身无痛者，邪入于里也。风木之邪，贼伤中土，脾藏智而外属四肢。智乱不甚者，邪虽内入，尚在于表里之间，脏真之气未伤也。其言微者，此伤于气，故知可治。甚不能言者，邪入于脏，不可治也。"他认为痱病是由于热邪侵袭伤脾，脾主四肢功能丧失所致的身无痛，手足痱。

各代医家在继承前人关于风痱的学术思想的基础上加以发挥，丰富了对风痱的认识，使风痱的辨证论治日益完善。

【中医病因病机归纳】

风痱的病因病机尚未达成共识。唐宋之前的诸多医家持"内虚邪中"论，认为中风病是在正气不足的基础上，感受外邪而发病。《圣济总录》认为风痱的病因病机为"气血虚甚，风邪乘之"。《金匮要略》附方《古今录验》续命汤的注解中说："痱病者，营卫气血不养于内外……然是证有虚有实……实者是风寒暑湿感之……此方乃治实邪也。"后世《张氏医通》《医宗金鉴》均引其说。尤在泾曰："痱者，废也……非特邪气之扰也，亦真气之衰也。"徐灵胎则认为是"虚而感风"。

风痱是在肾精不足、正气亏虚的基础上感受外邪而发病的观点受到大多数医家推崇。先天不足，肾元虚弱，或年老肾衰，或久病劳损，或脾气不足，或肝血亏虚等，致髓海空虚，脑脉失养；风邪主动，寒主收引，风寒袭人，气血凝滞，筋脉拘急；情志不舒，肝气郁结，气郁化火，灼津伤液，阴不制阳，阳亢化风，风盛则动；以上均可发为风痱。药、食、毒物亦可导致风痱。其病位在脑，病性属虚，预后一般。

（一）肾元不足

中医认为“肾者作强之官，伎巧出焉”。肾与人体的精细运动密切相关。肾元不足、精气亏虚，作强不能，技巧不出，故而出现足不履用，行走摇摆，四肢不收，运动失调，发为风痱。从经脉循行角度，肾脉之络上循喉咙挟舌本，与言语活动有关。肾元不足，络脉失养，舌本不利；肾主水，肾虚则水浊上犯舌窍，故言语不清、发音难辨而致瘖痱。肾藏精，且生髓，上注于脑，使髓海充养，脑为髓海，主导精神活动和智力活动，肾元不足、髓海失养，故见思维迟钝、智力低下。肾元不足，肾气不固，可导致封藏失职，可见小便频数，余沥不尽，遗尿失禁，夜尿频多，遗精，早泄等下元不固诸症。反之，封藏失职，精气漏泄，又可加重肾元不足，两者互相影响，形成恶性循环。先天肾元不足，元气亏损，可引起后天脾气虚弱，可见少气懒言、神疲乏力、自汗、纳呆食少等中气不足的表现。反之，脾气虚弱，化源不足，也可加重先天肾元不足或元气亏损。

（二）肾阳虚损

肾者水脏主津液，肾阳虚损，则津液气化功能失司，则水湿痰浊上犯舌窍，故而言语不清、发音难辨；肾藏精，主生殖和生长发育。肾阳亏虚，生殖机能减退，故男子阳痿、早泄、精冷，女子宫寒不孕，月经稀少。元阳不足则不能温煦脾阳及肢体而出现肢体发凉，精神萎靡，面色苍白，大便泄泻等阳虚内寒的临床表现。

（三）肾阴亏损

一方面肾虚精血不足，不能制约亢阳，阴亏于下，阳浮于上，虚风内动，可引起肢体震颤，躯体摇晃；另一方面，肾中阴虚偏重，则虚火内生，故还可见手足心热，咽干口燥，失眠多梦，两颧嫩红等阴虚内热的表现。

总之，风痱的核心病机为元虚邪侵，络脉不畅，而元神不使。外感风寒，气血凝滞，筋脉拘急，或情志不舒，肝气郁结，气郁化火，灼津伤液，或饮食不节，损伤脾胃，脾失健运，水谷不化，四肢失养，络脉不畅，而元神不使。元气亏虚，或久病劳损，邪气耗伤正气，元气愈亏，络脉不充，运行不畅，元神不使，而发本病。内虚邪犯，正不胜邪，可形成虚实夹杂之证。

【中医诊断】

（一）临床特点

1）隐袭而缓慢的起病形式（中风风痱除外）。

2）逐渐加重。

3）发病前可有头晕、肢体麻木等前驱症状。以双手笨拙、动作失灵、取物不准、站立不稳、步行不正、行走摇摆、手足震颤、动则加剧等运动失调症状为主要表现。

4）构音困难：如发音难辨，或高或低，或急或缓，甚则构音不能。

5）智力低下：如思维迟钝、记忆力减退、计算力下降等。

6）风痱的家族遗传史。

以上6项，凡同时具备1）2）3）项者，即可诊断为风痱。凡同时具备1）2）3）4）项者，可诊断为瘖痱。该病有轻重两型，以是否存在语言障碍为判断依据。

（二）辨证要点

本病应注意辨别病情轻重、缓急、病位、阴阳、气血、虚实。

1. 风痱情轻重以神志障碍来划分

严重者神志昏蒙，躁扰不宁，目珠旋颤，手足颤震等；轻者精神萎靡，表情漠视，默默不语，手足震颤等。猝然发病，神志昏蒙，谵妄烦躁，四肢自主活动丧失，言语不能，吐词不清，脉虚大者，病重。

2. 根据言语障碍划分风痱和瘖痱

语音或急或缓，或高或低，发音难辨，则为瘖痱。

3. 明辨病因，区分阴阳、气血虚损的主次

风痱的基础证候是肾元不足，又有肾阳虚损和肾阴亏损的不同侧重，其他证候均为在此基础上的叠加。在风痱缓慢的病程中，肾阴虚损和肾阳虚损不同侧重的证候之间也可互相转化。叠加证候不单独出现，多在病情的发展变化过程中逐渐与某一基础证候复合出现。风痱以肾虚、元气不足为发病基础，但外邪引触也可导致风痱。通过问诊可辨外感、内伤。风痱多由外邪侵袭、内伤七情、饮食不节、劳倦内伤及其他诱因诱发。对于反复发作者，要尽量明确每次发病的先兆，警惕中风的发生。问内伤基础，明确病史长短、病情控制情况及诊疗经过，家族是否有相同病史。

4. 脉诊辨虚实

脉实而有力为实证，脉虚软无力为虚证。

【中医鉴别诊断】

(一)中风

两者都具有语言障碍，但风痱的语言障碍是发音、构音运动协调困难导致的，表现为语音或急或缓，或高或低，发音难辨，同时具有肢体运动失调的症状；而中风不语是说话难出，或言语不清，多数同时具有偏瘫、偏身麻木等中风病症状。

(二)痿证

两者均有运动障碍。风痱以四肢不收为主症，四肢不收主要是运动协调障碍，表现为运动失调，动作失准，站立不稳等而肌力尚可。风痱四肢不收而无力，多不伴肌肉萎缩；痿证则主要是肌力降低，多伴肌肉萎缩。风痱因协调障碍，痿证因肌肉无力、萎缩导致运动障碍，两者显著不同。

(三)痴呆

两者均有智力低下，但风痱的智力低下多在病程晚期出现，并且出现智力低下之前先出现运动失调；而痴呆以智力低下为主，可伴有相应疾病的其他表现。

(四)偏枯

《内经》将风痱和偏枯合篇而论，二者均有肢体不能随意运动之症，然偏枯是半身不遂，即手足软弱无力，不能随意运动，为弛缓性瘫痪之病，其神志清楚，病邪较浅；风痱则是四肢不收，多伴有神志障碍，甚则语言不利，病邪较深。

(五)骨繇

骨繇即骨摇，指站立不稳。《灵枢·根结》曰：“少阳为枢……枢折即骨繇而不安于地……骨繇者，节缓而不收也。所谓骨繇者，摇故也。”本证与风痱关系密切，《内经》特立病名。西医学所称的某些脊髓病变导致的共济失调症状，类似本证所述。

【中医急救处理】

(一)常规处理

风痱为慢性虚损性疾病，起病隐匿而缓慢，极少出现急性发作。若四肢不收，肢体瘫痪急性发作，伴见神志障碍者，病情危急，若不积极处理会迅速危及生命。一旦出现此类症状，应以维持生命体征平稳为先，为继续治疗争取时间。可参照前文所推荐的中风急救措施施救。

1）绝对卧床休息，减少搬动，保持适当体位。

2）开放气道，松解衣物。清理口腔异物，如有假牙，需卸除。尽可能保持侧卧位，利于口腔分泌物引流，并防止舌后坠。

3）常规低流量吸氧，或间断高流量吸氧，保持气道湿化，维持呼吸、循环稳定，必要时行机械通气。

4）监测患者体温、血压、脉搏、心率、呼吸变化、意识状态、瞳孔、肢体活动度等。

5）迅速开放静脉通道，宜选用生理盐水或平衡液，维持水、电解质及酸碱平衡。出现脱证者予益气固脱类中成药，如参附注射液、参麦注射液、黄芪注射液、生脉注射液等。

若风痱程中突发呼吸肌麻痹，短时间内病情迅速进展可能会出现呼吸衰竭等危及生命的情况，此时可参考中华医学会神经病学分会制定的吉兰–巴雷综合征诊治指南中对急性发作呼吸肌麻痹的急救处理方法：

1）注意保持呼吸道通畅，加强吸痰及防止误吸。

2）对病情进展快，伴有呼吸肌受累者，应该严密观察病情，若有明显呼吸困难，肺活量明显降低，血氧分压明显降低，应尽早进行气管插管或气管切开，机械辅助通气。

（二）针灸急救

参照《千金翼方》："风痱者，卒不以言，口噤，手不遂而强直。灸法：度病者手小指内歧间至指端为度，以置脐上，直望心下丹注度上端毕。又作两度，续在注上合其下开上，取其本度，横置其开上令三合其壮，如倒作△字形也。男度右手，女度左手。嫌不分明，故以丹注三处起火各百壮。"即取患者小指端至掌横纹内侧端间距离为度量单位，以其一端置脐中，沿前正中线直上，于度端定一点。于此点上再以同等长度作一倒置等边三角形，其底边呈水平，三角各顶端是穴，共 3 穴。近代《针灸经外奇穴图谱》列作经外穴，名风痱，定位在中脘穴下 0.5 寸，左右旁开 1.5 寸各一穴，共 3 穴，主治中风不语，手足不遂，艾炷灸 3 ~ 7 壮。

（三）辨证急救

风痱急性发作多因外邪引触，风邪主动，寒主收引，风寒袭人，致气血凝滞，筋脉拘急。亦有七情之变，情志不舒，肝气郁结，气郁化火，灼津伤液，阴不制阳，阳亢化风，风盛则动，发为风痱。

1. 风寒侵络证

主症：突发头昏目眩，恶心欲吐，站立不稳，行走摇摆，手足震颤，动则加剧，或肢体拘挛不收，不能随意运动，舌强不能语，或神情闷乱，肌肤清冷，恶寒无汗。

舌脉：舌淡，苔薄白，脉浮微紧。

治法：祛风散寒。

选方：《古今录验》续命汤加减，常用麻黄、桂枝、当归、人参、石膏、干姜、甘草、川芎、杏仁等。加减：化热者，去干姜，加黄芩；汗多者，去麻黄。

2. 风阳内闭证

主症：突发站立不能，言语不清，目珠旋颤，头目胀痛，面赤胁痛，心烦易怒，失眠多梦，口苦口干，甚至神志昏愦，口眼歪斜，偏身瘫痪，便干溺黄。

舌脉：舌红苔黄，脉弦或弦滑。

治法：平肝潜阳。

选方：天麻钩藤饮加减，常用天麻、钩藤、石决明、栀子、桑寄生、杜仲、牛膝、黄芩等。加减：肝火上炎者，合用龙胆泻肝汤；震颤明显者，加用羚羊角粉息风。

【稳定期辨证论治】

（一）治疗原则

以扶正为主，祛邪为辅。扶正以培补脾肾两脏，尤其是填精补髓为核心；祛邪包括祛除外邪，如风寒等，以及祛除本病过程中产生的痰浊、瘀血和浊毒等。

（二）治法方药

1. 肾元不足、脑髓亏损

症状：腰膝酸软或疼痛，站立不稳，步履不正，行走摇摆，两手笨拙，发音难辨，耳鸣耳聋，男子阳痿遗精，女子经少经闭，二便异常。舌淡，两尺脉弱。

病机：本证候是风痱最基本的证候，其肾阴肾阳的偏盛偏衰不突出，而突出表现为肾中精气不足。肾元虚损，不能完成作强功能，站立不稳，步履不正，行走摇摆，两手笨拙；肾开窍于耳，腰为肾之府，肾主生殖，肾司二便，肾中精气不足则肾窍、肾府失养，封藏、固摄、气化失职，故上则耳鸣、耳聋，下则二便异常，男子阳痿遗精，女子月经量少或经闭，腰膝酸软或疼痛。

治法：培补肾元，滋养脑髓。

方药：地黄饮子化裁。刘完素首创地黄饮子，开补肾治疗风痱的先河，其中地黄、山茱萸滋补肾阴；石斛、麦门冬补阴液；巴戟天、肉苁蓉温补肾阳；附子、肉桂振奋阳气；五味子下固肾元；姜、枣和中；茯苓健脾利水化痰，而助气化；石菖蒲、远志宣窍化痰；薄荷利咽膈。全方熔温养、固摄、助气化于一炉，兼顾肾元亏虚的诸多方面，可谓阴阳两补、滋壮并重、补摄同施、标本兼顾，为补肾治疗风痱的代表方剂。

无言语障碍者，可去石菖蒲、远志；阳虚明显者，可重用附子、肉桂、巴戟天、肉苁蓉等药；阴虚内热明显者，可去附子、肉苁蓉等药，加用丹皮、知母、黄柏等药；遗精、滑泄、遗尿、尿频者，加用金樱子、沙苑子、菟丝子等药；少气乏力者，可加用党参、黄芪、山药等。

2. 肾阳虚损

症状：腰膝酸软，肢体发凉，阳痿，大便泄泻，面色苍白，精神萎靡，站立不稳，行走摇摆，两手笨拙，发音不清。舌质淡，苔白水滑，脉沉迟。

病机：肾中元阳不足，则不能温煦肢体，振奋全身阳气，故肢体发凉、精神萎靡、面色苍白；肾阳虚，温煦气化、藏精、主生殖功能失司，则见大便泄泻、阳痿等阳虚内寒的临床表现。

治法：温阳补肾。

方药：右归丸化裁。方中熟地、山茱萸、菟丝子、杜仲补肾益精，强腰固肾；山药、枸杞子、当归补肝脾阴血、精气，以助肾强阴；附子、肉桂、鹿角胶益火助阳、振奋阳气，以温煦气化。言语障碍明显者，加用远志、石菖蒲等药；小便不利、舌苔水滑、浮肿者，加用茯苓、泽泻等药；大便溏泄者，去当归；腹中冷痛而泄泻者，去当归，加党参、肉豆蔻等药。

3. 肾阴亏损

症状：腰膝酸软，手足心热，咽干口燥，发音不利，失眠多梦，站立不稳，行走摇摆，女子经少经闭，男子遗精，遗尿。舌红少苔，脉细数。

病机：本证候是在肾元不足的基础上偏重阴亏，肾中阴阳亏损，则虚火内生，故而除具有肾元不足的特点外，还可见到手足心热、咽干口燥、失眠多梦、两颧嫩红等阴虚内热的表现。

治法：滋阴补肾。

方药：左归丸化裁。方中熟地、山药、山茱萸、枸杞子补养肾阴；菟丝子、鹿角胶温补肾阳；龟甲胶大补阴精、滋阴潜阳兼清虚热；牛膝强壮腰膝。手足心热、烦躁失眠者，加丹皮、知母、黄柏等药；纳呆、乏力者，加甘草、茯苓、党参等药；盗汗不止者，加五味子、糯稻根等药；口渴咽干甚者，加沙参、天花粉等药。

4. 肾元不足，封藏失职

症状：腰膝酸软，站立不稳，行走摇摆，发音不利，小便频数，余沥不尽，遗尿失禁，夜尿频多，遗精，早泄。脉虚无力，舌淡。

病机：本证候是在肾元不足的基础上合并肾气不固、封藏失职。而精气漏泄，又可加重肾元不足，两者互相影响，形成恶性循环。肾元不足，失于固摄，可导致小便频数、余沥不尽、遗尿失禁、夜尿频多、遗精，早泄等下元不固的表现。

治法：培补肾元，固摄肾气。

方药：《金匮》肾气丸合金锁固精丸化裁。方中以六味地黄丸补肾益精；附子、肉桂温阳补肾，阴中求阳以益肾元；沙苑子、芡实、莲须补肾固精；煅龙骨、煅牡蛎收敛固摄，以固摄肾气。阴虚明显者，可去附子、肉桂，加知母、黄柏；阴虚明显者，可重用桂、附，并加巴戟天、肉苁蓉等；腰膝酸痛明显者，可加杜仲、续断等；便干者，加肉苁蓉、当归等；溏泄者，加补骨脂、五味子。

5. 肾元不足，脾气虚弱

症状：腰膝酸软，站立不稳，行走摇摆，双手笨拙，少气懒言，神疲乏力，纳呆食少，智力低下，发音难辨。舌脉：脉弱，舌淡。

病机：先天肾元不足，元气亏损（命门火衰），火不生土，可引起后天脾气虚弱，脾失健运，故见少气懒言，神疲乏力，自汗，纳呆食少等中气不足，受纳运化功能减弱的表现。

治法：培补肾元，健脾益气。

方药：金匮肾气丸合补中益气丸化裁。方中以金匮肾气丸温阳补肾，培补肾元；以党参、黄芪、白术、甘草益气健脾。阳虚明显者，可重用附子、肉桂，可加巴戟天、肉苁蓉等药；阴虚内热明显者，可去附子、肉桂，加知母、黄柏等药；纳呆、腹胀者，加焦三仙等药；腰酸疼甚者，加杜仲、续断等药；脱肛、久泄者，加升麻、枳壳等药。

（三）针刺疗法

1. 体针

取穴以手足阳明经为主，辅以太阳经、少阳经、任督二脉。常用穴：肩三针（肩髃、肩前、肩后）、曲池、手三里、外关、合谷（双）、委中、环跳、足三里、梁丘、悬钟、昆仑、解溪、太冲（双）等，以补法为主。

2. 头皮针

取患者优势半球头穴线，配合体针治疗。若神志异常者，取头皮顶中线或枕上正中线；如上肢运动不利，以对侧顶颞前斜线中 2/5 为主；如下肢运动不利，以对侧顶颞前斜线上 1/5 为主；伴见言语不利者，以顶颞前斜线（运动区）下 2/5 为主；若站立不稳，震颤摇摆甚者，可取枕下旁线（平衡区）。

头皮针操作方法：针与头皮成大约 30°夹角，快速将针刺入皮下，当针达到帽状腱膜下层时，指下感到阻力减少，然后使针与头皮平行，刺入深度依穴区而定。

巴渝名医王毅刚先生针刺经验：治疗风痱，体针上肢取肩髃、曲池、合谷、外关，下肢取环跳、阳陵泉、足三里、丘墟、解溪，言语謇涩取上廉泉、金津、玉液（速刺不留针）。头针取运动区、足运感区。强刺激，配合动留针术，即留针同时患者主动或被动运动（按摩）患肢。脊髓疾病、运动神经元病等可加用夹脊穴、督脉穴。王老强调适当的功能锻炼对风痱的治疗极为重要。

【疾病的转归和预后】

本病各证之间可随病情发生转化，故本病被古今医家视为顽疾，《内经》便有“不可治”之训，治疗极为困难。本病早期症状轻微者疗效尚可；早期起病急骤，伴见神志改变，后期症状严重者，疗效不佳。其起病隐匿，可逐渐加重，多数患者早期仅有运动失调的表现，且症状轻微，继而运动障碍不断加重，乃至不能行走，并可见构音困难和智力低下，最终丧失工作能力和生活能力。

注意生活调摄，宜劳逸适度，节制房事，调畅情志，注意保暖，适时增加衣被及合理饮食。注意饮食，既要营养适度，又应避免肥甘厚腻，合理选择培补脾肾的食物。

对本病尚无可行的预防方法，但针对病因采取相应的措施仍具有一定的意义。

【中医药防治研究的现代进展】

风痱为古病名，范围广泛，无法与现代疾病名一一对应，故现代医者在论治风痱时多跳出病名，着眼于具体症状。近年来，参照风痱辨治遗传性共济失调、急性脊髓炎、古兰—巴雷综合征等与风痱临床表现类似的难治性疾病，成为中医药防治风痱研究的新形式。

项葛霖以壮阳益火、滋肾化痰、息风潜阳为治疗大法，以地黄饮子为主方辨治以“身无痛，足不用”为主要临床表现的风痱一则，效验。

遗传性共济失调表现为平衡障碍、进行性肢体协调运动障碍、步态不稳、构音障碍等，与风痱临床表现类似，可参照风痱辨治。风痱的辨证以肾虚为核心。治疗以补肾填精和温阳益气为大法。陈金亮等认为遗传性共济失调患者，中医病机以肾精不足、奇经亏损为主，治以补肾填精，调补奇经，予以熟地、山茱萸肉、鹿角胶、龟甲胶、紫河车、肉苁蓉、菟丝子等补肾药物加减；经治疗，显效 12 例（42.86%），有效 13 例（46.43%），无效 3 例（10.71%），总有效率为 89.29%；从而得出结论：脊髓型遗传性共济失调予以补肾填精、调补奇经法治疗，疗效明显。名中医鲍远程认为肾精不足是遗传性共济失调的主要病机，并针对此病机提出了“补肾填精，调肝健脾”之法，选方以六味地黄丸为基本方，临证加减，治疗遗传性共济失调，每获良效。曹利民等以右归丸加味治疗 25 例遗传性共济失调患者，治疗 1 个月后患者明显好转，患者的姿势和步态障碍、动态功能障碍、语言障碍和眼球运动障碍等症状均有显著改善，从而得出结论：右归丸加味短期内可以有效地改善遗传性共济失调患者的症状。除药物疗法外，还有针刺等方法治疗遗传性共济失调的报道。王殿华等从补肾益督入手，针灸中药合用治疗脊髓型遗传性共济失调 43 例，总有效率为 88.4%。

急性脊髓炎以突然四肢失用，身无痛处，无意识障碍或仅有轻微意识障碍为特征，中医谓之风痱，临床上以脾肾亏虚证较为多见，治疗时提倡分阶段论治。杨泽彧等对 15 例急性脊髓炎进行辨证论治，主分三型：肺热脾虚型、脾肾虚损型、阴虚肝旺型，经中医药治疗，15 例均获好转。董必文以治疗风痱之名方续命汤加减治疗急性脊髓炎，治愈 20 例，显效 8 例，好转 2 例，无效 0 例。针灸治疗急性脊髓炎临床疗效肯定，可改善瘫痪肢体的血液循环，促进其运动功能的恢复，且副作用较小。目前临床上针灸治疗急性脊髓炎症所选取的穴位以足三里、三阴交、伏兔最为常见，经络主要集中在胃经、胆经和脾经上，其以阳明为主、重视脾胃调理的治疗理念与风痱的病因病机相符。

格林–巴利综合征多以急性软瘫为主要表现，故中医学普遍认为本病属于痿证范畴，亦多从痿证论治。但据其发病特点及临床表现，也可从风痱论治。傅海群等认为格林–巴利综合征属于外风侵袭导致四肢不收的中风病，属风痱范畴，病因病机为“气血虚甚，风邪乘之”，当用“外以散邪，内以补虚”之续命汤随证治之，并以“非汗不瘥，以知为度”随病加减。王道兴等从风痱论治重症格林–巴利综合征两例，以调理脾肺气机使其升降有度为治疗总原则，方药选用《古今录验》续命汤以促进自主呼吸及肢体功能恢复，缩短疗程，疗效显著。针灸疗法治疗格林巴利综合征临床选穴以手足阳明经为主，根据格林–巴林综合征具体临床表现不同，可采取局部取穴、辨证取穴、阳明经取穴相结合的方法。

总之，风痱是一种肾精亏虚所致的慢性虚损性疾病，被古今医家视为顽疾，目前治疗以改善症状、延缓病情进展为主，暂无特效药物。古人对风痱的研究对后世产生了深远的影响，但古人对风痱的范畴、病因病机等的认识仍不完善，各医家对风痱的认识仍存在分歧。直至近现代，对风痱的理论研究仍未有重大突破。目前缺乏高质量的文献来支持中医药治疗风痱的效果，大多数为个案报道，有的年代久远，其可靠性需要进一步研究探讨，还有一部分虽然设计了对照实验，但由于样本量较少、缺乏统计分析等，不能正确评估中医药的治疗效果。尽管如此，现代医家在临床实践中积极探索，拓展风痱的诊治范畴，越来越多难治性疾病按风痱论治，取得了较好的疗效。展望未来，希望各位医者和研究人员在继承古人有关风痱的学术思想的基础上，积极发挥，在理论和临床方面有所突破。

【经典病例摘录】

（一）小脑脊髓共济失调案

王某，青年男性。

主诉：渐进性头、肢体抖动，行走不稳 7 个月余。

现病史：患者于 7 个月前无明显诱因出现头、肢体不自主抖动，伴行走不稳，易跌倒，情绪紧张时加重，病情呈缓慢发展，当地医院完善相关检查后诊断为“遗传性共济失调”，予以胞磷胆碱、辅 Q10 等药物治疗后症状未见明显缓解。

刻症：头、肢体震颤，行走不稳，易于跌倒，腰膝酸软无力，头晕，乏力。舌淡红，苔薄白，脉沉细而无力。神经科检查：水平眼震++，四肢肌力 V-级，肌张力下降，腱反射减弱；共济运动：双手取物笨拙，不能做精细动作，指鼻及跟-膝胫试验（+），闭目难立征（+）。辅助检查 MRI 结果提示：小脑萎缩。

西医诊断：遗传性共济失调。

中医诊断：风痱（肾精不充，肝脾亏虚）。

治法：补肾填精、健脾养肝。

方药：六味地黄丸化裁。熟地 15 g，山药 15 g，山茱萸肉 15 g，鹿角胶（烊化）10 g，枸杞子 15 g，菟丝子 20 g，杜仲 12 g，肉桂 3 g，丹皮 15 g，茯苓 12 g，党参 10 g，白术 15 g，黄芪 30 g，天麻 10 g，钩藤 15 g，僵蚕 15 g，炙甘草 6 g。每日 1 剂，水煎服。

服用 7 剂后，自觉头、肢体抖动减轻，两下肢较前有力，行走亦较前稳健。但仍有头部不自主抖动，上方加全蝎 8 g、枳实 15 g、当归 15 g，继服 15 剂。后复诊，生活基本可以自理，嘱不适再诊。

按：上述患者共济失调，以四肢不收为主要临床表现，可参照风痱论治。风痱是在肾精不足、正气亏虚的基础上，感受外邪而发病。先天不足，肾元虚弱，或脾气不足，或肝血亏虚等，致髓海空虚，脑脉失养，患者因此出现头摇肢颤、四肢不收等症状。其病位在脑，病性属虚，预后一般，以“补肾”为治疗大法。六味地黄丸是中医滋阴补肾的代表方剂，该方中酸苦甘辛咸淡六味俱备。熟地为方中的君药，具有益精生髓、滋阴补肾之功效；山茱萸肝肾同补，并有涩精的作用；山药益气健脾，与山茱萸共为臣药；三药相配，三阴同补，共奏补益肝、脾、肾之功效。泽泻利湿泄肾浊，同时可防滋腻太过；茯苓淡渗利湿，助山药健脾，配泽泻以泄肾浊；丹皮清热凉血，以制山茱萸之温涩之性。随证加减肉桂、鹿角胶、杜仲、菟丝子温肾助阳；枸杞子补肾养阴，柔肝健脾，益肾填精；黄芪、党参、白术益气健脾养血，当归补血活血。诸药合用，肝、脾、肾阴阳兼顾，以益肾填精为主，使髓海得以充盈而症状缓解。

（二）急性脊髓炎案（川渝名医江尔逊《古今录验》续命汤配合针刺治疗风痱重症案）

患者，男，18岁，以“四肢麻木，瘫痪12天，伴呼吸困难”为主诉就医。患者于入院前12天晨起时，突发右侧肢体麻木，伴活动障碍。1～2 h后全身麻木，伴气急、心悸、呼吸困难、尿闭，经当地医院治疗2日无效，转送外院经抗感染及对症治疗仍无效。西医诊断为急性脊髓炎、上行性麻痹。刻下症：上下肢麻木，不完全瘫痪，呼吸、吞咽困难。继续予以抗感染输液及维生素等治疗，并予以吸氧进行抢救，留置胃管，全流质饮食。患者入院以来，反复阵发性呼吸困难，呈吞咽式呼吸，有气息将停之象，时而瞳孔反射消失，昏昏似睡，呼之不应，深浅反射均消失。上述症状一日数发，如是者6日，救治罔效，危象毕露。中医会诊：患者神志清晰，无语言障碍，唯觉咽喉及胸部有紧束感，呼吸吞咽困难，全身麻木，左上肢不遂，咽干，舌红苔黄薄，脉洪弦而数。

中医诊断：风痱。

方药：治以《古今录验》续命汤配合针刺。方用干姜3 g、生石膏12 g、当归9 g、潞参12 g、桂枝5 g、甘草3 g、麻绒6 g、川芎3 g、杏仁6 g。针刺取穴：风府、大椎、肺俞、内关，留针15分钟。

二诊：服上方1剂，危急之象顿除，且左上肢已能活动，口麻、全身麻减轻，吞咽、呼吸已不甚困难。遂守方再服1剂，更入坦途，左上肢已较灵活，左手能握物，口麻、全身麻消失，呼吸、吞咽通畅，唯胸部尚有紧束感。续以原方随症加减，又连服4剂，诸症若失，继以调理气血收功。

按：江老认为本病例临床症状复杂，且呈至危至急之象，诊断棘手，但抓住其发病特征——突发四肢麻木，活动障碍，而身无痛痒，神志清楚，语言无障碍等，即“身无痛，足不用”，可知本病当属风痱，故投以《古今录验》续命汤加减配合针刺治疗。《素问·太阴阳明论》：“脾病而四肢不用，何也？岐伯曰：四肢皆禀气于胃，而不得至经，必因于脾，乃得禀也。今脾病不能为胃行其津液，四肢不得禀水谷气，气日以衰，脉道不利，筋骨肌肉，皆无气以生，故不用焉。”治疗风痱，在深悟肾虚元气不足的基本病机的同时，应当注意依顺脾胃各自的性情。脾喜刚燥，当以阳药助之使升；胃喜柔润，当以阴药助之使降。干姜辛温刚燥，守而能散，大具温升宣通之力；石膏辛寒柔润，质重而具沉降之性。因风痱系气血亏虚所致，肾虚为发病基础，肾虚不能温煦脾阳，脾不能禀水谷之气。气不足，血难运，故补气活血，势在必行。方中麻、桂、杏、草，即麻黄汤。风痱之因于风寒者，用麻黄汤可驱之出表；其不因于风寒者，亦可以畅肺气。“肺主一身之气”，肺气通畅，不仅使经脉运行滑利（肺朝百脉），而且有助于脾胃的升降。

【风痱的西医综述】

风痱作为一种病名，其内容散见于历代文献有关中风的论述中，现代医家对风痱的认识众说纷纭。西医认为风痱是以运动协调障碍为主要表现的慢性虚损性疾病，虽无明确的西医病名与风痱对应，但遗传性共济失调、急性脊髓炎等疾病病程中可出现类似于风痱的临床症状，其诊断和治疗各不相同，现分述如下。

（一）遗传性共济失调

遗传性共济失调（hereditary ataxia，HA）是人类最常见的神经系统退行性（变性）疾病之一，占神经系统遗传性疾病的10%～14%，临床上以共济运动障碍为主要特征，可伴有复杂的神经系统损害，亦可伴有非神经系统表现的一类疾病。目前为止，HA的病因及发病机制仍不清晰，遗传因素及致病基因的突变被认为是此类疾病发生的主要原因，微环境和局部的生化代谢异常等在不同表型发生和发展中也起了一定的作用，过度劳累、情绪波动及体内激素稳态的失衡也可能诱发或加重症状。

1. 临床表现

以共济运动障碍为主要特征，步态不稳是最常见的首发症状，吐词不清、吞咽困难及饮水呛咳也较明显，可伴书写障碍、眼球震颤及运动障碍，震颤可表现为运动性震颤、姿势性震颤或意向性震颤，若伴有锥体外系损害，可出现静止性震颤等。

2. 治疗

目前尚无能够完全阻止遗传性共济失调病情进展的治疗方案以及行之有效的病因治疗，临床上仍以对症和支持治疗为主，主要目标是减轻症状、延缓病情进展，改善日常生活自理能力。

（1）药物治疗

口服 5-羟色胺 1A 受体激动剂丁螺环酮、坦度螺酮、利鲁唑等可改善共济失调症状；左旋多巴及其复合制剂、苯海索、金刚烷胺等可部分改善锥体外系症状；氯苯氨丁酸、加巴喷丁、巴氯芬等可抗痉挛；氯硝西泮可改善肌阵挛症状；丙戊酸钠、奥卡西平、卡马西平、托吡酯、左乙拉西坦可抗癫痫；多奈哌齐和美金刚可改善认知功能障碍；选择性五-羟色胺再摄取抑制剂（SSRI）类抗抑郁药物，如帕罗西汀、舍曲林、西酞普兰可改善焦虑抑郁。此外，神经保护剂辅酶 Q10、氨基酸类 N-甲基-D-天冬氨酸（NMDA）受体变构激活剂 D-环丝氨酸、B 族维生素、维生素 E 等可改善部分共济失调症状。

（2）非药物治疗

神经康复：步态不稳者可通过持续平衡功能锻炼予以改善；构音障碍者可通过言语训练矫正发音。

经颅磁刺激：可部分改善共济失调症状。共济失调患者多伴有焦虑、抑郁等，故心理治疗也十分重要。

（3）基因治疗和干细胞移植治疗

基因治疗和干细胞移植治疗具有广阔的应用前景，有待进一步研发。

（二）急性脊髓炎

急性脊髓炎又称急性横贯性脊髓炎（acute transverse myelitis，ATM），是非特异性炎症引起脊髓白质脱髓鞘病变或坏死，导致急性横贯性脊髓损害，由不同病因引起的综合征，多发生在感染之后，炎症常累及几个髓节段的灰白质及其周围的脊膜，以胸髓最易受侵。该病起病急，进展快，常在发病 4 h 至 2～3 d 内发展至完全性截瘫。患病人群无明显的年龄及性别差异，青壮年较常见，病前常伴随感染症状，可有过劳、外伤及受凉等诱因。

1. 临床表现

首发症状多为双下肢麻木、无力、病变节段根痛及束带感。该病临床表现以运动障碍、感觉障碍、植物神经障碍为主。运动障碍以脊髓休克为主，表现为截瘫、肢体肌张力低和腱反射消失，无病理征。以胸髓受损引起的截瘫最为常见。

2. 治疗

本病无特效治疗，当前治疗主要包括减轻脊髓损害、防止并发症及促进功能恢复。

（1）去除病因

首先需明确脊髓炎性损害是否为相关疾病继发，可根据病因选择合适的治疗方案。源于感染损害的患者，应积极抗感染治疗。而副肿瘤性脊髓炎患者的治疗，一方面要处理肿瘤的原发灶，另一方面以免疫治疗为主。

（2）急性期药物治疗

①大剂量静脉注射皮质类固醇（首选甲泼尼龙）是改善病情、预防病情进展、促进神经功能恢复的首选药物，用药期间需注意预防消化道溃疡、骨质疏松及血糖异常等药物副作用，可予以钙剂预防骨质疏松。②对于甲泼尼龙在使用 5 d 后仍无效或初始病情较严重的患者，尤其是呼吸肌受累的患者，可给予血浆置换，此治疗措施可控制异常的免疫反应。③另可选择静脉给予免疫球蛋白治疗，免疫球蛋白能阻止炎症因子、抗体及补体复合物对自身组织的损伤，同时免疫球蛋白与甲泼尼龙具有协同作用，可显著降低患者的脊髓损害。④急性上升性脊髓炎和高颈段脊髓炎可发生呼吸肌麻痹，轻度呼吸困难可用化痰药和雾化吸入，重症呼吸困难须及时清除呼吸道分泌物，保持呼吸道通畅；必要时使用人工呼吸机维持呼吸。⑤B 族维生素（如甲钴胺等）可促进轴突髓鞘修复，改善神经损伤及传导功能。⑥急性期伴有肺部、泌尿系及皮肤压疮感染的患者可给予抗病毒及适当的抗感染治疗。⑦其他：对于复发的脊髓炎患者，可考虑应用环磷酰胺、硫唑嘌呤和甲氨蝶呤等免疫抑制剂治疗。α-甲基酪氨酸可预防出血性坏死的发生。脊髓炎早期脊髓水肿，可适量应用脱水剂，如甘露醇或甘油果糖。

（3）防治并发症

①长期卧床患者须警惕并发症：须勤翻身、拍背、排痰，防止坠积性肺炎，瘫肢保持功能位。②骨隆起处放置气圈，按摩皮肤，活动瘫痪肢体，防止压疮形成。③尿潴留阶段，在无菌操作下留置导尿管，用生理盐水冲洗膀胱，每日 2 次。鼓励患者多饮水，及时清除尿道口分泌物并保持尿道口清洁。每周更换导管 1 次。警惕泌尿道感染。④吞咽困难者应放置胃管。鼓励患者多吃含粗纤维的食物，出现便秘可服用缓泻剂，必要时灌肠。

（4）重视早期康复训练

早期康复训练可以改善机体血液循环，有助于功能恢复，改善预后。同时进行积极心理疏导。

第七节

痫病

【疾病概述】

癫痫是由脏腑受伤、神机受累、元神失控所致，以发作性神情恍惚，甚则突然仆倒，昏不知人，口吐涎沫，两目上视，肢体抽搐，或口中怪叫，移时苏醒等为主要临床表现的一种疾病，以卒暴昏仆和四肢抽搐为主症。

本病与西医学所称的癫痫基本相同，无论原发性癫痫或某些继发性癫痫，均可参照本节进行辨证论治。

【历史沿革】

痫病有关记录始见于《内经》，称为“癫疾”。《素问·奇病论篇》云：“人生而有病癫疾者，病名曰何，安所得之？岐伯曰：病名为胎病，此得之在母腹中时，其母有所大惊，气上而不下，精气并居，故令子发为癫疾也。”《内经》在病因方面强调先天因素。隋代巢元方在《诸病源候论》中提出了痫病病名，云：“痫者，小儿病也，十岁以上为癫，十岁以下为痫。其发病之状，或口眼相引而目睛上摇，或手足掣纵，或背强直，或颈项反折。”唐代孙思邈在《备急千金要方》中首次提出了癫痫的病名，且将癫痫证候归纳为 20 条，如“目瞳子卒大，黑如常是痫候”“鼻口青，时小惊是痫候”“闭目青，时小惊是痫候”“卧惕惕而惊，手足振摇是痫候”“弄舌摇头是痫候”等。

隋代巢元方根据病因的不同将其分为风痫、惊痫、食痫、痰痫等。宋代严用和对痫病按五脏分类。《济生方·癫痫论治》：“夫癫痫病者……一曰马痫，作马嘶鸣，应乎心；二曰羊痫，作羊叫声，应乎脾；三曰鸡痫，作鸡叫声，应乎肝；四曰猪痫，作猪叫声，应乎肾；五曰牛痫，作牛吼声，应乎肺。此五痫应乎五畜，五畜又应乎五脏者也。”金代张子和对癫痫的病机及治疗均有一定认识，所著《儒门事亲》卷四云：“大凡风痫病发，项强直视，不省人事，此乃肝经有热也。”他认为癫痫发病为肝经热盛所致，治疗时提出“夫痫病不至于目瞪如愚者，用三圣散投之。更用大盆一个，于暖室中令汗下吐三法俱行，次服通圣散，百余日则愈矣”。

元代朱丹溪在《丹溪心法·痫》中指出：“痫证有五……无非痰涎壅塞，迷闷孔窍。”他从痰浊与痫病的发病关系作了探讨，并提出治疗应“大率行痰为主，用黄连、南星、瓜蒌、半夏，寻火寻痰，分多分少治之，无不愈者”。明清医家与前者的不同在于将癫、狂、痫三证分而论之，对痫病的临床表现进行了较为详细的说明。明代王肯堂论述了痫病的主要症状、发病过程及该病具有起病突然、病情反复等特点。《证治准绳·癫狂痫总论》曰：“痫病发则昏不知人，眩仆倒地，不省高下，甚而瘈疭抽掣，目上视或口眼歪斜，或口作六畜之声。”“痫”篇又载：“痫病仆时，口中作声，将醒时吐涎沫，醒后又复发，有连日发者，有一日三五发者。”

清代程国彭在《医学心悟·癫狂痫》中对癫、狂、痫三病进行了鉴别，并对五痫之说持反对态度，认为“《经》云重阴为癫，重阳为狂，而痫证，则痰涎聚于经络也”“痫者忽然发作，眩仆倒地，不省高下，甚则瘈疭抽掣，目斜口歪，痰涎直流，叫喊作畜声，医家听其五声，分为五脏……虽有五脏之殊，而为痰涎则一，定痫丸主之；既愈之后，则用河车丸以断其根”。清代李用粹在《证治汇补·痫病》中提出阳痫、阴痫的分证方法及相应治则：“痫分阴阳：先身热掣搐，惊啼叫喊而后发，脉浮洪者为阳痫，病属六腑，易治。先身冷无惊掣啼叫而病发，脉沉者为阴痫，病在五脏，难治。阳痫痰热客于心胃，闻惊而作，若痰热甚者，虽不闻惊亦作也，宜用寒凉。阴痫亦本乎痰热，因用寒凉太过，损伤脾胃变而成阴，法当燥湿温补祛痰。”清代王清任则认为本病与元气虚致“不能上转入脑髓”及脑髓瘀血有关，创龙马自来丹、黄芪赤风汤治疗。

【中医病因病机归纳】

癫痫以卒暴昏仆和四肢抽搐为主症，病位在脑，以头颅神机受损为本，以心、肝、脾、肾脏腑功能失调为标，病因病机总不离风、痰、火、瘀，而其中尤以积痰为主要。先天因素、情志失调、饮食及劳逸失节、跌打外伤或患他病后，导致脏腑功能失调，风、火、痰、瘀肆虐于内而发痫。现分述如下：

（一）积痰内生

痰与痫病的发生密切相关，积痰内伏是痫病发病的原因之一，故有“无痰不作痫”之说。初病实证，多由痰热迷塞心窍所致；久病虚证，多由痰湿扰乱神明而致。痰有热痰及湿痰之分。热痰之生，可由五志过极或房劳过度而成郁火，如郁怒忧思可生肝火；房劳伤肾，肾阴不足，肾水不济，心火过盛，火邪炼熬津液，酿成热痰；或过食醇酒肥甘，损伤脾胃而生痰热，痰热迷塞心窍可成痫；另外，火邪可触动内伏痰浊，痰随火升，阻蔽心包，可使痫发，即“无火不动痰”之谓。湿痰则可由脾失健运，聚湿而生。

（二）先天因素

《慎斋遗书·羊癫风》云：“羊癫风，系先天之元阴不足，以致肝邪克土伤心故也。”这里明确提出本病发病与先天因素有关，肝肾阴血不足，心肝之气易于受损，致使肝气逆乱，神不守舍，则发昏仆、抽搐。此类型多见于儿童。

（三）惊恐而致

《证治汇补·痫病》云：“或因卒然闻惊而得，惊则神出舍空，痰涎乘间而归之。”可见惊对癫痫的发作至关重要。惊则心神失守，如突然感受大惊大恐，或感受其他强烈的精神刺激都可导致发痫，此即《诸病源候论》所称惊怖之后，气脉不足，因惊而作痫者。

（四）脑部外伤

多由跌仆挫伤，或初生难产，致脑窍受伤，神志逆乱，昏不知人，瘀血阻滞，络脉不和，可致痫病发生。痫病多时发时止，反复发作，日久必然影响到五脏的功能，导致五脏气血阴阳俱虚，即所谓“痫久必归五脏”，故多见虚实夹杂、正虚邪实之证。

【中医诊断】

（一）发病特点

本病具有发病突然及短暂、反复发作的特点。发病突然，指起病急，若有发作前的前驱症状，也为时极短，旋即昏仆、抽搐发作。短暂，指发作时间短，一般发作至神志转清 5～15 min。但病情有轻重之分，发作时间也有长短的区别。有的突然神志丧失仅几秒钟，有的神昏抽搐持续半小时以上而不能自止。反复，指反复发作，发无定时，但其间歇长短亦因病情轻重而不同，严重者一日数十次以上发作，也有数日一发者，比较轻的患者有逾月或半年以上一发者。

（二）临床表现

1. 发作前可有眩晕、胸闷、叹息等先兆

发作时一般具有神志失常和（或）肢体抽搐等特定的临床症状。因证候轻重不

同，发作表现各有不同。小发作者，表现为突然神志丧失而无抽搐，如患者突然中断活动，手中物件掉落，或短暂时间内两目凝视、呆木不动、呼之不应，经几秒钟即迅速恢复，事后对发作情况完全不知。大发作者来势急骤，猝倒叫号，昏不知人，频频抽搐，口吐涎沫，经数分钟甚至数十分钟，神志渐清，苏醒后对发作情况一无所知，常觉全身倦怠，头昏头痛，精神萎靡。一般来说，发作时间短、间歇时间长者，病情较轻，反之则病情较重。

2. 多有先天因素或家族史

尤其发于幼年者，发作前多有诱因，如惊恐、劳累、情志过极、饮食不洁或不节，或头部外伤、劳累过度等。

3. 临床检查有阳性表现

脑电图检查可有阳性表现，颅脑 CT 及 MRI 检查有助于诊断。

【中医鉴别诊断】

（一）中风

痫病重症应与中风鉴别。清代李用粹的《证治汇补·痫与卒中痉病辨》云："三症相因，但痫病仆时口作六畜声，将醒时吐涎沫，醒后复发，有连日发者，有一日三五发者。若中风……则仆地无声，醒时无涎沫，亦不复发。唯痉病虽时发时止，然身体强直，反张如弓，不似痫病身软作声也。"痫病与中风虽可同有昏仆，然痫病多仆地有声，神昏片刻即醒，醒后如常，且多伴有肢体抽搐、口吐白沫、四肢僵直、两手握固、双目上视、小便失禁等症，多无半身不遂、口眼歪斜等症，并有多次发作病史。中风则仆地无声，神昏者多较重，持续时间长，经救治或可逐渐清醒，多遗有半身不遂、偏身麻木诸症。但应注意，少数中风先兆者的表现与癫痫相似，因此对于年龄 40 岁以上且首次发作的患者须注意鉴别。临床上有中风继发癫痫的病例。

（二）痉病

痫病与痉病均有时发时止、四肢抽搐拘急的症状，但痫病发时可有口吐涎沫及口中异常叫声，发作后四肢软倦，短时内神志转清，不伴发热；痉病发时多身强直而兼角弓反张，不易清醒，常伴发热，多有原发病。

（三）厥证

厥证除见突然仆倒，昏不知人外，还可见面色苍白、四肢厥冷，而无痫病之口吐涎沫、两目上视、四肢抽搐和口中怪叫等症状，临床上可资鉴别。

【中医急救处理】

（一）基本处理

1）稳定呼吸循环，保持呼吸道通畅，进行神经系统检查。

2）计算癫痫发作时间，注意生命体征。

3）评估患者氧合情况（鼻导管、面罩吸氧，必要时呼吸机辅助呼吸）。

4）心电图监测。

5）收集指血，测定血糖，若血糖低于 60 mg/dL：成人予硫胺素（iv，100 mg），50% 右旋糖酐（iv，50 mL）；>2 岁儿童予 25% 右旋糖酐（iv，2 mL/kg）；<2 岁儿童予 12.5% 右旋糖酐（iv，4 mL/kg）。

6）尝试开放静脉通道，查电解质、生化，毒物筛查，如果可行，查抗癫痫药物的血药浓度。

（二）综合治疗

遵循“急则治其标，缓则治其本”的原则，痫证治疗首当分清标本虚实，轻重缓急。

1. 发作期治疗

发作期开窍醒神定痫以治其标，发作时急以针刺人中、十宣、合谷等穴以醒神开窍，继之灌服汤药，旨在缓解发作，治宜清泻肝火、豁痰息风、开窍定痫。若有持续发作状态，可配合抗癫痫治疗。采用豁痰顺气法，顽痰胶固需辛温开导，痰热胶着需清化降火，治疗着重在风、痰、火、虚四个字上。注重虫类药及芳香开窍药的应用。虫类药具有较好的入络搜风、祛风化痰止痉之功，其力非草本药所能及。芳香开窍类药物性多辛散走窜，能通善开，是醒神开窍的佳品；芳香药物气味芳香，且有解内生痰毒之功，临证时应酌情选用，尤其是在发作期需紧急缓解病情时；常用药有人工麝香、冰片、人工牛黄、菖蒲、郁金等。对昏扑抽搐的患者，注意保持呼吸道通畅，凡有义齿均应取下，放置牙垫，以防窒息和咬伤，同时加用床栏，以免翻身下床。

2. 针刺治疗

取穴：百会、风府、大椎、后溪、腰奇。

配穴：若正在发作或昏迷者加人中、十宣、涌泉，牙关紧闭者加下关、颊车，夜间发作者加照海；白天发作者加申脉，小发作者可配内关、神门、神庭，局限性发作者配合谷、太冲、阳陵泉、三阴交，精神运动性发作者配间使、神门、丰隆、巨阙和中脘。

方法：根据病情酌情选用 4～5 个穴，正在发作时用强刺激法，发作过后每日或隔日一次，亦可配合使用电针治疗。

（三）辨证论治

1. 阳痫证

主症：病发前多有眩晕，头胀痛，胸闷乏力，喜伸欠等先兆症状，或无明显症状，旋即仆倒，不省人事，面色潮红、紫红，继之转为青紫或苍白，口唇发绀，牙关紧闭，两目上视，项背强直，四肢抽搐，口吐涎沫，或喉中痰鸣，或发怪叫声，甚则二便自遗。移时苏醒，除感疲乏、头痛外，一如常人，舌质红，苔多白腻或黄腻，脉弦数或滑。

治法：急以开窍醒神，继以泻热涤痰熄风。

方剂：黄连解毒汤合定痫丸加减。药物：黄连 15 g，黄芩 9 g，黄柏 12 g，栀子 15 g，贝母 9 g，胆南星 12 g，半夏 9 g，茯苓 15 g，橘皮 15 g，生姜 6 g，天麻 15 g，全蝎 6 g，僵蚕 9 g，琥珀 1.5 g，石菖蒲 12 g，远志 15 g，甘草 6 g。

煎服法：急煎，顿服。本证若调治不当，或经常遇有惊恐、劳累、饮食不节等诱因触动，导致频繁发作，进而正气渐衰，湿痰内盛，可转变为阴痫。

2. 阴痫证

主症：发作时面色晦暗青灰而黄，手足清冷，双眼半开半合，昏愦，僵卧，拘急，或抽搐发作，口吐涎沫，一般口不啼叫，或声音微小。也有仅见呆木无知，不闻不见，不动不语；或动作中断，手中物件落地；或头突然向前倾下，又迅速抬起；或两目上吊数秒及至数分钟恢复，病发后对上述症状全然不知。多一日频作十数次或数十次。醒后周身疲乏，或如常人，舌质淡，苔白腻，脉多沉细或沉迟。

治法：熄风涤痰，定痫开窍。

方剂：半夏白术天麻汤合涤痰汤加减。药物：半夏 9 g，胆南星 6 g，橘红 9 g，茯苓 15 g，白术 15 g，党参 30 g，天麻 15 g，全蝎 9 g，蜈蚣 3 条，远志 6 g，石菖蒲 9 g。煎服法：急煎，顿服。

3. 脱证

主症：持续不省人事，频频抽搐。偏阳衰者：伴面色苍白，汗出肢冷，鼻鼾息微，脉微欲绝；偏阴竭者：伴面红身热，躁动不安，息粗痰鸣，呕吐频频。

抢救治疗：立即灌服安宫牛黄丸，偏阳衰者，加用参附注射液静推或静滴；偏阴竭者，加用清开灵或参麦注射液静滴。抽搐严重者，灌服紫雪丹；喉中痰声沥沥者，用竹沥膏开水化溶后灌服。

（四）中成药治疗

发作期用药：根据痰、热、风、火等不同病机，可以辨证选用礞石滚痰丸、医痫丸、紫雪丹、安宫牛黄丸、牛黄清心丸等药物。

脱证可酌情选用参麦注射液、参附注射液；阳痫可选用清开灵注射液、醒脑静注射等。

【稳定期辨证论治】

（一）治疗原则

痫病日久，多属阴痫，以补益气血、调理阴阳为大法。肝虚者养其血，肾虚者补其精，脾气虚者助其运；心气不足者，安其神，总以补虚为本。

（二）针刺治疗

1. 体针

取穴：虚证取神门、内关、足三里、阴陵泉、三阴交、太溪、中脘、巨阙。实证取风府、大椎、鸠尾、丰隆、太冲。

配穴：发作频繁，神情倦怠，加气海，用灸法。智力减退、表情呆滞，加肾俞、关元，均用灸法。

方法：每次治疗，酌情选用 4～5 个穴，巨阙、鸠尾用平刺浅刺。

2. 艾灸

取穴：大椎、肾俞、足三里、丰隆、间使、腰奇。

方法：每次选用 1～2 个穴，采用化脓灸法，隔 30 天灸治一次，4 次为一疗程，以上各穴可交替使用。

3. 电针

取穴：同体针疗法。

方法：选择 1～2 组穴位，接通电针仪，用脉冲电刺激 20～30 min，隔日一次，10 次为一疗程。

4. 头针

部位：根据临床表现和 EEG 检查，找到异常放电的“兴奋灶”来确定其病变发生的具体部位或区域（额、顶、枕、颞）。

方法：根据确定的异常放电部位或区域进行针刺，用捻针手法，大幅快速捻转。隔日一次，30 次为一疗程。每疗程后休息 5～7 天再进行下一个疗程的治疗。

（三）辨证论治

1. 痰火扰神证

主症：急躁易怒，心烦失眠，咳痰不爽，口苦咽干，便秘溲黄，甚则彻夜难眠，目赤，舌红，苔黄腻，脉沉滑而数。

治法：清泻肝火，化痰安神。

方剂：当归龙荟丸加减。药物：龙胆草 9 g，青黛 1.5 g（冲），大黄 12 g，黄连 12 g，黄芩 15 g，黄柏 9 g，栀子 15 g，木香 6 g，当归 12 g，茯苓 15 g，半夏 9 g，橘红 12 g。煎服法：每日 1 剂，水煎服。

2. 风痰闭阻证

主症：发病前多有眩晕，胸闷，乏力，痰多，心情不悦，舌质红，苔白腻，脉滑有力。

治法：涤痰息风，镇痫开窍。

方剂：定痫丸加减。药物：天麻 15 g，全蝎 9 g，蜈蚣 3 条，半夏 9 g，胆南星 6 g，橘红 9 g，石菖蒲 12 g，琥珀 1.5 g（冲），远志 10 g，茯苓 15 g，丹参 9 g，麦冬 12 g，姜汁 15 g，炙甘草 9 g。煎服法：每日 1 剂，水煎服。

3. 心脾两虚证

主症：反复发痫不愈，神疲乏力，心悸失眠，面色苍白，体瘦，纳呆，大便溏薄，舌质淡，苔白腻，脉沉细。

治法：补益心脾。

方剂：归脾汤加减。药物：黄芪 30 g，党参 15 g，白术 12 g，茯苓 15 g，炙甘草 9 g，酸枣仁 20 g，木香 12 g，何首乌 20 g，当归 12 g，远志 6 g。煎服法：每日 1 剂，水煎服。

4. 肝肾阴虚证

主症：痫病频作，神思恍惚，面色晦暗，头晕目眩，两目干涩，耳轮焦枯不泽，健忘失眠，腰膝酸软，大便干燥，舌红苔薄黄，脉沉细而数。

治法：滋养肝肾。

方剂：大补元煎加减。药物：党参 15 g，熟地黄 20 g，枸杞子 15 g，山药 15 g，当归 12 g，山茱萸 15 g，杜仲 15 g，龟甲 20 g（先煎），鳖甲 20 g（先煎）。煎服法：每日 1 剂，水煎服。

【疾病的转归和预后】

痫病转归及预后取决于患者的体质强弱及正气盛衰、邪气轻重。本病发病有反复发作的特点，病程一般较长，少则一两年，甚则终身不愈。体质强，正气足者，治疗恰当，病发后调理适当，可控制发作次数，但多难以根治；体质弱，正气不足，痰浊沉痼者，多迁延日久，缠绵难愈，预后较差。若频繁反复发作者，少数年幼患者智力发育受到影响，可出现智力减退，甚至成为痴呆，或因昏仆跌伤而致后遗症，也可因发痫时痰涎壅盛，痰阻气道而成窒息危候，若不能及时抢救，可致阴阳离决而亡。

【中医药防治痫病研究的现代进展】

痫病是神经科疾病中仅次于中风的第二大常见疾病，加强中医药对其防治的研究十分必要。中医药治疗癫痫的原则是发作期以祛邪、开窍醒神为主，恢复期和休止期以祛邪补虚为主。祛邪宜以豁痰息风、开窍定痫为主；补虚宜以健脾化痰、补益肝肾、养心安神为主。治疗方法丰富多样，一般内治与外治结合，灵活多变，如药物、针灸、按摩、心理调适、饮食调理等措施，往往根据病情选用几种方法配合应用。

（一）证候学研究

对于本病的证候学研究，1991 年 11 月北京中医学院东直门医院草拟方案，1992 年 7 月国家中医药管理局全国脑病急症协作组讨论制定《痫病诊断与疗效评定标准》，明确痫病的病名诊断、病类诊断、证类诊断标准及分期标准、疗效评定标准，将痫病分为风火上炎、风动痰阻、瘀血内停、心脾两虚、肾元不足五个证型。现行《中医病证诊断疗效标准》则将痫病分为痰火扰神、血虚风动、风痰闭窍、瘀阻脑络、心脾两虚及肝肾阴虚六个证型。目前中医药对痫病的临床研究多以这两个辨证诊断标准相互参照为指导，对痫病的规范化研究起到了一定的作用。近年来，中医药在癫痫的基础与临床研究上得到重视，为进一步明确癫痫的中医药治疗机制进行了探索。

对证候及病机的研究：大样本临床调查显示癫痫病常见证候为血瘀证、风痰证、痰热证、肝肾阴虚证、心脾两虚证，主要病机为痰、风、血瘀、气虚、火（热），常见病位在肝、肾、脾、脑。对抗癫痫中药的研究：文献显示常用的中药有柴胡、川芎、丹参、石菖蒲、灵芝及其孢子粉、全蝎、莪术、钩藤、天麻、胡椒、宽叶缬草、瑞香狼毒、洋金花、银杏叶、蝉蜕、青阳参、丹皮、桂枝、代赭石、天南星、龙骨、牡蛎、石决明、半夏、甘松、乌灵菌粉、大黄、五味子等；临床治疗应用频次最多的中药为石菖蒲、天麻、胆南星、半夏、茯苓、僵蚕、钩藤、全蝎等，说明化痰药、息风药在癫痫的治疗中应用比较广泛。

（二）辨证论治

1. 脏腑辨证

（1）从肝论治

癫痫以抽动为特点，动者属风，责之于肝，故多从肝论治。黄氏等通过对 108 例癫痫患者在西药治疗基础上运用柴胡疏肝汤（柴胡、桂枝、生龙骨、生牡蛎、川芎、当地、白芍、半夏、黄芩、党参、钩藤、生姜、大枣、甘草）治疗后提出：癫痫的治疗以小柴胡汤疏肝为主，可起到多靶点治疗的作用，利用癫痫动物模型对其药物作用机制进行研究，证实其对脑的电生理及神经递质均有影响。

（2）从脾论治

以温中健脾治疗腹型癫痫。腹型癫痫，中医古名为“内钓”。根据文献记载，其以中阳不足、脏腑虚寒为发病关键，刘氏认为腹型癫痫的病因与寒湿关系密切，寒滞中焦，脾失健运，痰自内生，阻遏气机，不通则痛，病乃作。其提出的由湿致痫之论值得深入探讨。建中汤能温中补虚，和里缓急而止腹痛，周氏等以建中汤为基础配合生铁落饮益气温里，治疗儿童腹型癫痫，通过对发作次数的观察结果显示，有效率为 84.2%，脑电图改善与临床疗效基本一致。

2. 从风痰论治

中医学认为，其发病主要是“风”“痰”为患。风主动摇，故抽搐，痰蒙清窍、瘀阻脑络而神昏。因此，定痫息风、豁痰开窍、活血化瘀法是治疗痫病的常法。目前，传统成方的运用有五痫神应丸、白金丸、定痫丸、温胆汤、风引汤、磁朱丸、紫金锭等，但疗效不等。也有在传统成方基础上化裁应用者，如以白金丸化裁组方的定痫散（白矾、郁金、石菖蒲、僵蚕、朱砂等）。

3. 从瘀论治

董氏认为，痫病的主要病机为瘀血生风，应从瘀治癫痫。张氏等提出，痫病患者大脑“致痫灶”的微循环和代谢障碍的病理与中医局部微观“血瘀”证有相同之处。痫病顽疾反复发作，病程缠绵迁延不愈，与久病多瘀、久病入络及久病多虚致气血亏虚，运血无力，血行不畅则瘀滞脑部，脑部脉络，气血不能上荣脑髓，元神失养，神机失用则发痫病。瘀血不行为痫病发病的主要病机，采用化瘀之法可堵邪生之源、治其根本。陈氏选用桃红四物汤加味治疗痫病，即承此意。

（三）单味中药及提取物

利用现代药理研究手段，从中药中提取有效成分治疗癫痫，是探索治疗本病的有效途径。北京医学院附属人民医院在发掘民间采用胡椒加萝卜治癫痫的方法基础上，于 1974 年成功地合成了胡椒碱的衍生物——抗癫灵。药理实验结果表明，抗癫灵对电惊厥有明显的对抗作用，其作用机制与苯妥英钠相似。该药对多种类型的癫痫均有对抗作用。其中对原发性癫痫大发作的疗效最好。解放军总医院、中国科学院心理研究所、中国科学院云南植物研究所植化室从青阳参中分离出有效成分青阳参苷，动物实验提示青阳参苷的抗惊厥作用虽不如苯巴比妥，但药效持续时间较长。临床观察到曾经多种抗惊厥药物长期治疗而未获满意疗效者，在加用青阳参苷 2～9 个月后，癫痫发作的次数减少 80% 以上者达 65.63%（21/32），脑电图变化不论是局灶性异常或弥散性异常均随病情好转而改善。黄氏等对柴胡皂苷对癫痫大鼠脑电图影响的研究显示，柴胡皂苷对癫痫大鼠脑电图及痫性发作有改善作用。

（四）中西医结合治疗

黄氏等报道以拉莫三嗪合定痫丸（天麻、川贝母、姜半夏、茯苓、茯神、丹参、麦门冬、石菖蒲、胆南星、全蝎、僵蚕、琥珀、远志、陈皮、朱砂、甘草）治疗癫痫 118 例，总有效率为 71.19%。裴氏等报道采用丙戊酸钠或卡马西平合用调督抗痫胶囊（全蝎、白花蛇、紫河车、桑寄生、桂枝、制南星、荷叶、冰片、川芎）治疗癫痫，疗效优于单纯西药治疗。

（五）分型治疗

以往对中医药治疗癫痫部分性发作及癫痫持续状态的报道较少，20 世纪 90 年代后逐渐增加。

1. 癫痫持续状态

广东郑氏等报道，在癫痫持续状态时先予针刺及中成药促醒，控制抽搐，后以中药煎剂治疗，辨证以阴阳为纲。阳衰者以苏合香丸水化灌服，参附注射液静推或静滴。阴竭者以安宫牛黄丸水化灌服，静推参附注射液或清开灵注射液。抽搐重者可予紫雪丹水化灌服，并强调息风涤痰应贯穿癫痫治疗始终。这体现了中医急症处理的特点。

2. 头痛型癫痫

陈氏以钩藤、石决明、黄芩、茯苓、石菖蒲、白芍、菊花、女贞子、胆南星治疗小儿头痛型癫痫 15 例，总有效率为 93.5%。

3. 精神运动型癫痫

李氏治疗小儿精神运动型癫痫，基本方：石菖蒲、青果、半夏、青礞石、胆南星、陈皮、枳壳、川芎、沉香、六曲。根据辨证分型加减，痰浊迷窍型用基本方；痰火壅盛型以原方加黄芩、栀子、代赭石；痰浊动风型酌加僵蚕、钩藤、生铁落；正气偏虚型加太子参、茯苓。治疗 38 例，总有效率为 76.3%。

4. 腹型癫痫

腹型癫痫发作的主要症状就是反复发作的无其他原因的腹痛，杨氏提出其主要病机是积痰内伏，阻滞经络，气机壅塞，血瘀阻络，治疗以五磨饮子合手拈散、芍药甘草汤为主，根据证型再加减。

（六）其他疗法

针灸疗法在痫病的治疗中也运用较广。谷氏等报道采用以大椎为主穴，辅以辨证配穴：头晕神疲及脑外伤者配百会、神庭、本神、三阴交、太冲；纳差、痰盛、胸脘痞闷者配丰隆、中脘、内关、膻中；儿童及久病体弱者配脾俞、肝俞、丰隆、足三里诸穴；正值大发作即刻强刺激人中、涌泉、内关、百会，缓解后起针，总有效率为 81.5%。

另外，穴位埋线在痫病治疗中报道较多，穴位埋线是经络理论和现代医学结合的产物，除了利用腧穴的功能外，还可通过羊肠线在穴位产生比针刺更为长久的刺激作用。李氏等报道以头穴为主埋植药线治疗癫痫，治疗组 112 例，取百会、率谷为主穴，风痫型配风门、肝俞，食痫型配胃俞、足三里，痰痫型配脾俞、丰隆，血瘀型配膈俞、血海，先天型配肾俞、心俞；对照组 63 例，以鸠尾、癫痫（经外奇穴，大椎穴与尾骨端的中点处）为主穴。结果治疗组总有效率为 93.7%，对照组总有效率为 84.1%，经统计学处理，治疗组疗效优于对照组。

另外，还有采用头针、化脓灸、割治、挑刺等方法治疗。总结以上，近年来中医药在癫痫的预防发作、提高疗效、减少抗癫痫药物的毒副作用等方面取得了一定的进展，但中医药对本病的辨证分型和疗效评定标准尚不统一，治疗结果及对照标准缺乏公正客观的评价，辨证施治的标准存在差异，难以客观、科学地评价。今后应在中医理论指导下，规范痫病的辨证分型及评定标准。在发挥中医整体辨证论治优势的同时，结合现代医学研究方法深入探讨，推动癫痫临床研究的进步和提高，力求更有效地攻克这一顽疾。

【经典病例摘录】

患者，男，28 岁，2018 年 2 月 12 日初诊。

患者 10 年前无明显诱因出现发作性意识丧失，伴四肢抽搐，两目上视，牙关紧闭，两手握固，发作前多有双目通红，喉中或有痰鸣，持续 1～2 min，症状可自行缓解，醒后如常，现口服丙戊酸钠片（250 mg/次，2 次/d）、卡马西平片（100 mg/次，2 次/d）。效果差，每周发作 3～4 次，伴智力减退，平素急躁易怒，不善与人沟通，口黏，纳呆，乏力，眠可，二便可，舌质淡红，舌体胖，苔白，脉弦。

辅助检查： 2017 年 10 月 11 日至郑州某医院查脑电图，结果提示异常 AEEG，睡眠状态下各导联慢波及棘波、尖波、慢复合波短、长程频繁发作。头颅 MRI 检查结果提示脑沟加深，余未见明显异常。

西医诊断： 癫痫。

中医诊断： 痫病，属风痰闭阻、肝郁脾虚证。

处方： 党参 10 g，茯苓 15 g，炒白术 15 g，半夏 18 g，柴胡 12 g，川芎 15 g，僵蚕 12 g，礞石 30 g，竹茹 15 g，陈皮 12 g，当归 15 g，红花 12 g，全蝎 9 g，石菖蒲 12 g，制天南星 10 g，丝瓜络 10 g，钩藤 30 g，炙甘草 9 g。14 剂，水煎服，一天 1 剂，早晚分服。

2 月 27 日二诊： 服上方后，发作次数减少，现一周发作 1 次，发作时无四肢抽搐，发作症状较前减轻，频率明显减少，发作时间较前明显缩短，现患者自感头晕，无视物旋转，无恶心呕吐，纳眠可，二便正常。上方加天麻 10 g，服用 1 个月余。

4 月 16 日三诊： 服上方后，癫痫未再发作，头晕症状明显减轻，纳眠可，二便正常。守原方，服法同前，西药逐渐减量。

6 月 12 日四诊： 家属代述，服中药半年来癫痫未再发作，按原方案继续治疗。嘱患者坚持服用，以固其效。

按： 患者痫病病史 10 余年，痫病日久，本虚标实，平素急躁易怒，发作前面红目赤，不善与人沟通，加之纳呆、口黏、乏力，脉弦。治宜豁痰息风，兼以疏肝健脾，选用定痫丸合四君子汤加减。天麻、全蝎、僵蚕平肝息风镇痉；制天南星、半夏、竹茹、石菖蒲涤痰开窍，理气降逆；柴胡、川芎疏肝解郁行气；茯苓、陈皮健脾益气化痰；党参、茯苓、白术、炙甘草健脾益气，化痰降逆；红花、丝瓜络活血化瘀通络，礞石坠痰平肝。

【癫痫的西医综述】

癫痫是一组由已知或未知病因所引起，脑部神经元高度同步化，且常具自限性的异常放电所导致的综合征，以反复性、发作性、短暂性、通常为刻板性的中枢神经系统功能失常为特征。由于异常放电神经元的位置不同，放电扩展的范围不同，患者的发作可表现为感觉、运动、意识、精神、行为、自主神经功能障碍，或兼而有之。每次发作称为癫痫发作，持续存在的癫痫易感性所导致的反复发作称为癫痫。据 WHO 2018 年发布的实况报道，全球有超过 5000 万人口患有癫痫，近 80% 的患者生活在中低收入国家，癫痫占全球疾病总负担的 0.6%。其中，我国有 900 余万人群受累，并以每年 60 万例的速度持续递增，是严重威胁人民健康的疾病之一。癫痫可分为癫痫大发作和癫痫综合征两大类。

（一）癫痫发作分类

癫痫发作分类主要是根据发作的临床表现及脑电图（EEG）改变。

1. 全面性发作（generalized seizures）

发作最初的临床症状表明，在发作开始时即有双侧大脑半球受累，患者往往伴有意识障碍。运动性症状是双侧性的。发作期 EEG 最初为双侧大脑半球广泛性放电。

（1）**强直–阵挛性发作**（generalized tonic–clonic seizure，GTCS）

意识丧失、双侧强直后紧跟阵挛的序列活动，是全身强直–阵挛性发作的主要临床特征。可由部分性发作演变而来，也可一起病即表现为全身强直–阵挛性发作。

1）强直发作（tonic seizure）：表现为发作性全身或者双侧肌肉强烈持续收缩，肌肉僵直，躯体伸展背屈或者屈曲。常持续数秒至数十秒，但是不超过 1 min，发作时 EEG 显示双侧低波幅快活动或高波幅棘波节律暴发。强直发作主要见于 Lennox-Gastaut 综合征。

2）阵挛发作（clonic seizure）：主动肌间歇性收缩叫阵挛，导致肢体节律性抽动。发作期 EEG 为快波活动或者棘慢/多棘慢波综合节律。

3）肌阵挛发作（myoclonic seizure）：表现为快速、短暂、触电样肌肉收缩，可遍及全身，也可限于某个肌群，常成簇发生。发作期典型的 EEG 表现为暴发性出现的全面性多棘慢波综合节律。

4）痉挛（spasm）：表现为突然、短暂的躯干肌和双侧肢体强直性屈性或者伸展性收缩，多表现为发作性点头，偶有发作性后仰。其肌肉收缩的整个过程为 1 ~ 3 s，常成簇发作。常见于婴儿痉挛，其他婴儿综合征有时也可见到。

5）失张力发作（atonic seizure）：表现为双侧部分或者全身肌肉张力突然丧失，导致不能维持原有的姿势，出现跌倒、肢体下坠等表现，发作时间相对较短，持续数秒至十余秒多见，发作持续时间短者多不伴有明显的意识障碍。EEG 表现为全面性暴发的多棘慢波综合节律、低波幅电活动或者电抑制。

（2）失神发作（absence seizure）

失神发作分为典型失神和非典型失神。

1）典型失神（typical absence seizures）：表现为动作中止，凝视，叫之不应，不伴有或伴有轻微的运动症状，发作开始和结束均突然。通常持续 5 ~ 20 s，罕见超过 1 min 者。发作时 EEG 呈规律性双侧同步 3 Hz 的棘慢波综合暴发。主要见于儿童失神癫痫和青少年失神癫痫。

2）非典型失神（atypical absence seizures）：表现为意识障碍的发生与结束均较缓慢，可伴有轻度运动症状，发作时 EEG 可以表现为慢的棘慢波综合节律。主要见于 Lennox-Gastaut 综合征，也可见于其他多种儿童癫痫综合征。

2. 部分性发作（partial seizures）

发作的临床表现和 EEG 改变提示异常电活动起源于一侧大脑半球的局部区域。根据发作时有无意识改变而分为简单部分性发作（无意识障碍）和复杂部分性发作（有意识障碍），二者都可以继发全面性发作。

（1）简单部分性发作（simple partial seizure）

又称为单纯部分性发作，发作时无意识障碍。根据放电起源和累及的部位不同，简单部分性发作可表现为运动性、感觉性、自主神经性和精神性发作四类，后两者较少单独出现，常发展为复杂部分性发作。

（2）复杂部分性发作（complex partial seizure）

发作时伴有不同程度的意识障碍（但不是意识丧失），同时可见简单部分性发作的表现，往往有自主神经症状和精神症状。EEG 可记录到单侧或双侧不同步的异常放电，通常位于额区或颞区。发作间歇期可见单侧或双侧额区癫痫样放电。复杂部分性发作大多起源于颞叶内侧或者边缘系统，但也可以起源于其他部位，如额叶。

3. 继发全面性发作（secondarily generalized tonic-clonic seizure）

简单或复杂部分性发作均可继发全面性发作，最常见继发全面性强直-阵挛发作。发作时的 EEG 可见局灶性异常放电迅速泛化为两侧半球的全面性放电。发作间期 EEG 为局灶性异常。

4. 难以分类的发作

包括因资料不全而不能分类的发作，以及所描述的类型迄今尚无法归类的发作。如某些新生儿发作（节律性眼动、咀嚼动作及游泳样动作等）。随着临床资料和检查手段的进一步完善，难以分类的发作将越来越少。

5. 反射性发作（reflex seizure）

反射性发作指癫痫发作具有特殊的触发因素，每次发作均为某种特定感觉刺激所诱发，诱发因素包括视觉、思考、音乐、进食、操作等非病理性因素，可以是单纯的感觉刺激，也可以是复杂的智能活动刺激，而某些病理性情况如发热、酒精戒断所诱发的发作则不属于反射性发作。反射性发作符合癫痫发作的电生理和临床特征，临床上可有各种发作类型，既可以表现为部分性发作，也可以表现为全面性发作。

（二）癫痫综合征的分类

癫痫综合征是指由一组体征和症状组成的特定的癫痫现象。其具有独特的临床特征、病因及预后。

1. 癫痫或癫痫性疾病

本病指具有单一的、独特的、病因明确的病理状态的疾病。癫痫发作是其本质的表现形式。如果一个癫痫综合征是由明确的、特定的基因异常造成的，就应称为癫痫。进行性肌阵挛癫痫是一个癫痫综合征，而可以引起进行性肌阵挛癫痫的 Lafora 病、蜡样褐脂沉积症和肌阵挛性癫痫伴破碎红纤维综合征（MERRF）等均属癫痫。

2. 癫痫性脑病

本病指癫痫性异常本身造成的，都是由一定的感觉刺激所诱发的综合征。但不包括既有自发性又有反射性发作的癫痫综合征的进行性脑功能障碍。

3. 良性癫痫综合征

本病指易于治疗或不需要治疗也能完全缓解、不留后遗症的癫痫综合征。

4. 反射性癫痫综合征

本病指全部癫痫性发作。单一的反射性发作也可见于不需要诊断为癫痫的情况。在特殊情况下（如发热或酒精戒断）诱发的发作不属于反射性发作。

5. 特发性癫痫综合征

癫痫发作除可能与遗传易感性有关外，没有其他可寻的病因。除了癫痫，没有大脑结构性损伤和其他神经系统症状与体征。

6. 症状性癫痫综合征

癫痫发作是由已知或可疑的中枢神经系统病变引起的。

7. 可能的症状性癫痫综合征

本病又称隐源性癫痫，目前病因未明。

（三）病因及诱发因素

1. 病因

癫痫的病因非常复杂，根据病因学不同，癫痫可分为三大类：

（1）症状性癫痫

由各种明确的中枢神经系统结构损伤或功能异常所致，如脑外伤、脑血管病、脑肿瘤、中枢神经系统感染、寄生虫、遗传代谢性疾病、皮质发育障碍、神经系统变性疾病、药物和毒物等。

（2）特发性癫痫

病因不明，未发现脑部有足以引起癫痫发作的结构性损伤或功能异常，可能与遗传因素密切相关，常在某一特定年龄段起病，具有特征性临床及脑电图表现，如伴中央颞区棘波的良性儿童癫痫、家族性颞叶癫痫等。

（3）隐源性癫痫

临床表现提示为症状性癫痫，但现有的检查手段不能发现明确的病因，其占全部癫痫的 60% ~ 70%。

2. 诱发因素

（1）年龄

特发性癫痫与年龄密切相关，如婴儿痉挛症在 1 岁内起病，儿童失神癫痫发病高峰在 6 ~ 7 岁，肌阵挛癫痫起病在青春期前后。各年龄段癫痫的常见病因也不同：0 ~ 2 岁多为围生期损伤、先天性疾病和代谢障碍等；2 ~ 12 岁多为急性感染、特发性癫痫、围生期损伤和热性惊厥等；12 ~ 18 岁多为特发性癫痫、颅脑外伤、血管畸形和围生期损伤等；18 ~ 35 岁多为颅脑外伤、脑肿瘤和特发性癫痫等；35 ~ 65 岁多为脑肿瘤、颅脑外伤、脑血管疾病和代谢障碍等；65 岁以后多为脑血管疾病、脑肿瘤、阿尔茨海默病等。

（2）遗传因素

遗传因素可影响癫痫易患性。如儿童失神发作患者的兄弟姐妹在 5 ~ 16 岁有 40% 以上出现 3 Hz 棘-慢波的异常脑电图，但仅 1/4 出现失神发作。症状性癫痫患者的近亲患病率为 15%，高于普通人群。有报告单卵双胎儿发生失神发作和全面强直-阵挛性发作的一致率很高。

（3）睡眠

癫痫发作与睡眠—觉醒周期有密切关系，如全面强直-阵挛发作常在晨醒后发生；婴儿痉挛症多在醒后和睡前发作，伴中央颞区棘波的儿童良性癫痫多在睡眠中发作。

(4) 内环境改变

内分泌失调、电解质紊乱和代谢异常等均可影响神经元放电阈值，导致癫痫发作。如少数患者仅在月经期或妊娠早期发作，为月经期癫痫和妊娠性癫痫；疲劳、睡眠缺乏、饥饿、便秘、饮酒、闪光、感情冲动和一过性代谢紊乱等都可导致癫痫发作。

(四) 发病机制

至今尚未能全面了解其全部机制，但发病的一些重要环节已被探明。

1. 痫性放电的起始

神经元异常放电是癫痫发病的电生理基础。

2. 痫性放电的传播

异常四频放电反复通过突触联系和强直后的易化作用诱发周边及远处的神经元同步放电，从而引起异常电位的连续传播。

3. 痫性放电的终止

目前机制尚未完全明了，可能机制为脑内各层结构的主动抑制作用，即癫痫发作时，癫痫灶内产生巨大突触后电位，后者激活负反馈机制，使细胞膜长时间处于过度去极化状态，从而抑制异常放电扩散，同时减少癫痫灶的传入性冲动，促使发作放电的终止。

(五) 诊断

1）慢性、反复发作性、短暂性神情恍惚，甚则突然仆倒，昏不知人，口吐涎沫。两目上视，肢体抽搐，或口中怪叫，移时苏醒，一如常人，且苏醒后对发作时的情况全然不知。

2）任何年龄、性别均可发病，但多在儿童期、青春期或青年期发病。

3）发作前可有眩晕、胸闷、叹息等先兆症状，发作后常伴疲乏无力。

4）多有家族史或产伤史或脑部外伤史，老年人可有中风史，每因惊恐、劳累、情志过极等诱发。

脑电图是诊断癫痫的主要方法，可检测到发作间期较慢的不规则棘-慢波或尖-慢波。脑 CT、MRI 等可以排除中风、占位等病变。根据发作特征，可分为大发作、小发作、局限性发作。大发作以意识障碍、全身抽搐为特点；小发作临床表现为短暂意识丧失，多见于儿童和青少年期；局限性发作，可见多种形式，如口、眼、手等局部抽搐而不伴意识障碍，多数在数秒至数分钟即止。

至少2次间隔24 h的非诱发性或非反射性发作和符合某种癫痫综合征，可诊断为癫痫。对于只有1次癫痫发作但满足：①为非诱发性或非反射性发作；②未来10年再发风险与两次非诱发性发作后再发风险相当（至少>60%）两个条件的患者，临床也可诊断为癫痫。另外，目前将临床上出现两次（间隔至少24 h）非诱发性癫痫发作诊断为癫痫。

（六）鉴别诊断

1. 晕厥

晕厥为脑血流灌注短暂全面下降、缺血缺氧所致的意识瞬时丧失和跌倒。多有明显的诱因，如久站、剧痛、见血、情绪激动和严寒等，胸腔内压力急剧增加，如咳嗽、哭泣、大笑、用力、憋气、排便和排尿等也可诱发，常有恶心、头晕、无力、震颤、腹部沉重感或眼前发黑等先兆。与癫痫发作相比，跌倒时较缓慢，表现为面色苍白、出汗，有时脉搏不规则，偶可伴有抽搐、尿失禁。少数患者可出现四肢强直-阵挛性抽搐，但与痫病发作不同，多发作于意识丧失10 s以后，且持续时间短，强度较弱，单纯性晕厥发生于直立位或坐位，卧位时也出现发作多提示痫性发作。晕厥引起的意识丧失极少超过15 s，以意识迅速恢复并完全清醒为特点，不伴发作后意识模糊，除非脑缺血时间过长。

2. 假性癫痫发作

假性癫痫发作，又称癔症样发作，是一种非癫痫性的发作性疾病，是由心理障碍而非脑电紊乱引起的脑部功能异常，可有运动、感觉和意识模糊等类似癫痫发作的症状，难以区分。发作时脑电图上无相应的痫性放电和抗癫痫治疗无效是鉴别诊断的关键。但应注意，10%的假性癫痫发作患者可同时存在真正的癫痫，10%～20%的癫痫患者伴有假性发作。

3. 发作性睡病

发作性睡病可引起意识丧失和猝倒，易被误诊为癫痫。根据突然发作的不可抑制的睡眠、睡眠瘫痪、入睡前幻觉及猝倒四联征可鉴别。

4. 基底动脉型偏头痛

若存在意识障碍，应与癫痫失神发作相鉴别，但其发生缓慢，程度较轻，意识丧失前常有梦样感觉；偏头痛为双侧发作，多伴有眩晕、共济失调、双眼视物模糊或眼球运动障碍等症状，脑电图可有枕区棘波。

5. 短暂性脑缺血发作（TIA）

TIA多见于老年人，常有动脉硬化、冠心病、高血压、糖尿病等病史，临床症状多为缺失症状（感觉丧失或减退、肢体瘫痪）、肢体抽动不规则，也无头部和颈部的转动，症状常持续 15 min 到数小时，脑电图无明显痫性放电；而癫痫见于任何年龄，以青少年为多，前述危险因素不突出，癫痫多为刺激症状（感觉异常、肢体抽搐），发作持续时间多为数分钟，极少超过半小时，脑电图上多有痫性放电。

6. 低血糖症

血糖水平低于 2 mmol/L 时，可产生局部癫痫样抽动或四肢强直发作，伴意识丧失等症状。常见于胰岛 β 细胞瘤或长期服降糖药的 2 型糖尿病患者，病史有助于诊断。

（七）癫痫的治疗

癫痫治疗的最终目标不仅仅是控制发作，更重要的是提高患者的生活质量。随着医学的进步，针对癫痫已发展出多种治疗方案，可在不同情况下进行优化选择或采取综合性干预措施，重在对疾病进行长期全面的管理。主要的癫痫治疗方案包括药物治疗、外科治疗、生酮饮食及神经调控治疗等。

抗癫痫药物（AEDs）治疗是目前癫痫治疗中最主要的治疗方案，常作为首选方案。抗癫痫药物使用前需与患者或监护人充分讨论，达成一致，开始治疗的原则如下：①第二次癫痫发作后；②已有 2 次发作，发作间隔期 1 年以上，可暂时推迟药物治疗；③有下述情况者，首次发作后即需开始治疗：脑功能缺陷，脑电图明确痫样放电，不能承受再次发作风险，头颅影像学检查显示脑结构损害。药物选择需要依据癫痫发作分类、癫痫综合征及患者的个体情况。指南推荐依据发作类型选择传统 AEDs 与新型 AEDs 方案。药物治疗的总体原则在于：依据发作类型与综合征选药；优先选择单药治疗；对于儿童、妇女等特殊人群，须充分考虑其特点；第一种药物治疗失败后，须选用作用机制不同、药代动力学互不干扰、不良反应无叠加且疗效能协同增强的药物进行“合理的多药治疗”；治疗全程须密切关注抗癫痫药物的不良反应；若合理使用一线抗癫痫药物后仍有发作，在拟判断为药物难治性癫痫前须严格评估癫痫的诊断是否正确。

癫痫外科治疗是除药物治疗以外一种最主要的治疗方案。外科手术适应证包括药物难治性癫痫、病变相关性癫痫（如局灶性脑皮质发育不良、海马硬化等）。拟行手术者，术前须严格评估确定致痫区的准确部位及周围大脑皮层重要功能区的分布，须在有经验的癫痫专科中心进行。其他治疗，如生酮饮食，可用于难治性儿童癫痫、葡萄糖转运体 I 缺乏症、丙酮酸脱氢酶缺乏症的治疗。神经调控治疗，如迷走神经刺激术、经颅电刺激、经颅磁刺激术均可作为辅助治疗的选择。

第八部分

内分泌系统疾病中医证治

第一节

甲状腺功能亢进症

【疾病概述】

瘿病是由于情志内伤、饮食及水土失宜等因素引起的，以气滞、痰凝、血瘀壅结颈前为基本病机，以颈前喉结两旁结块肿大为主要临床特征的一类疾病。

西医学中具有甲状腺肿大表现的一类疾病，如单纯性甲状腺肿、甲状腺功能亢进症（简称甲亢）、甲状腺肿瘤以及慢性淋巴细胞性甲状腺炎等，可参考本节辨证论治。

【历史沿革】

许慎在《说文解字》中记载："瘿，颈瘤也。"瘿病病名首见于《诸病源候论·瘿候》。在中医著作里，又有瘿、瘿气、瘿瘤、瘿囊、瘿袋等名称。早在公元前3世纪，我国已有关于瘿病的记载。战国时期的《庄子·德充符》已有"瘿"的病名。《吕氏春秋·季春纪》曰："轻水所，多秃与瘿人"，明确记载了瘿病的存在。《三因极一病证方论·瘿瘤证治》记载："坚硬不可移者，名曰石瘿；皮色不变，即名肉瘿；筋脉露结者，名筋瘿；赤脉交络者，名血瘿；随忧愁消长者，名气瘿。"本书主要根据瘿病局部证候的不同，将瘿病进行不同的分类。《实用中医内科学》指出："瘿气，是以颈前轻度或中度肿大，其块触之柔软光滑，无结无根，可随吞咽而活动，并见急躁易怒，眼球外突，消瘦易饥等为特征的颈前积聚之病症。"根据甲亢的临床症状及病因，其当归属中医"气瘿""瘿气"范畴。

【中医病因病机归纳】

瘿病的病因主要是情志内伤和饮食及水土失宜，但也与体质因素有密切关系，具体表述如下：

《诸病源候论·瘿候》中"诸山水黑土中，出泉流者，不可久居，常食令人作瘿病，动气增患"指出瘿病的病因主要是情志内伤及水土因素。

《诸病源候论·瘿候》提及“瘿者，由忧恚气结所生”，《三国志·魏书》引《魏略》曰“发愤生瘿”，均指出了情志失调是瘿病的病因。

晋代葛洪在《肘后备急方》中首先记载了用昆布、海藻治疗瘿病。《备急千金要方》及《外台秘要》记载了数十个治疗瘿病的方剂，其中常用的药物有海藻、昆布、羊靥、鹿靥等，表明此时已有使用含碘药物并针对甲状腺治疗本病的记载。

《圣济总录·瘿瘤门》从病因的角度对瘿病进行了分类：“石瘿、泥瘿、劳瘿、忧瘿、气瘿是为五瘿。石与泥因山水饮食而得之，忧、劳、气则本于七情”。

《医学入门》中有“因七情劳欲，复感外邪，生痰聚瘀，随气留注，故生瘤赘，总皆气血凝滞结成。唯忧恚耗伤心肺，故瘿多着颈项及肩”的记载，指出七情内伤，复感风热邪毒，郁而化火，煎熬津液，凝聚成痰，发为瘿病。

女性有经带、胎产、乳等生理特点，均与肝经气血有密切关系，女子以肝血为先天，故每遇情志、饮食等致病因素，常引起气郁痰结、气滞血瘀及肝郁化火等病理变化，故女性易患瘿病。

《金匮要略》云：“人年五六十，其病脉大者，痹侠背行，苦肠鸣，马刀侠瘿者，皆为劳得之。”该条又提示劳累、素体阴虚之人，痰气郁结之后易于化火，更易伤阴，易使病情缠绵。

《外科正宗·瘿瘤论》中载“夫人生瘿瘤之症，非阴阳正气结肿，乃五脏瘀血、浊气、痰滞而成”，认为瘿瘤主要由气、痰、瘀壅结而成，总结出了瘿病的病机。

《明医指掌·瘿瘤证》云：“瘿但生于颈项之间……曰久结聚不散，积累而成……必因气滞痰凝，隧道中有所留止故也”，指出瘿病的基本病机为气滞、血瘀、痰凝于颈前。《济生方·瘿瘤论治》提及“夫瘿瘤者，多由喜怒不节，忧思过度……气血凝滞，为瘿为瘤”，也认为瘿病的病机为气滞、血瘀、痰凝于颈前。瘿病的发病机制复杂多样，主要累及肝、脾、心三脏。首先为肝脏，当患者出现情志不舒等情绪时，皆会使肝脏的疏泄功能异常，气机运行不畅，化为痰湿，湿气聚集，瘀滞在颈旁两侧而发病，病情的轻重随患者情绪起伏而波动。其次为脾，过食肥甘厚味，损伤脾胃运化，湿气聚于中焦，转化为痰湿，从而发为瘿病，主要表现为多饮、多食易饥、消瘦、身乏体倦等。再次为心，心为五脏六腑之大主，久病累及心，出现心悸、少寐、汗出、胸闷痞胀等临床症状。综上所述瘿病的病机主要为气滞、痰凝壅结于颈前，日久引起血脉瘀阻，以致气、痰、瘀三者合而为病。

【中医诊断】

1）多发于女性，常有饮食不节、情志不舒的病史，发病有一定的地区性，以离海较远的山区患者发病为多。

2）颈前结块肿大，其块可随吞咽动作而上下移动，触之多柔软、光滑，生长缓慢，大小不一，大者可如囊如袋，触之多柔软、光滑，病程日久则质地较硬，或可扪及结节。

3）早期多无明显的伴随症状，发生阴虚火旺的病机转化时，可见低热、多汗、心悸、眼突、手抖、多食易饥、面赤、脉数等表现。

【中医辨证要点】

（一）辨证候之虚实

瘿病以气、痰、瘀壅结颈前为主要病机，所以一般属于实证。病程久后，由实致虚，常出现阴虚、气虚的病变及相应的症状，其中以心、肝阴虚尤为多见，从而成为虚实夹杂的证候。

（二）辨火旺与阴伤

若兼见烦热，易汗，性情急躁易怒，眼球突出，手指颤抖，面部烘热，口苦，舌红苔黄，脉数者，为火旺；如见心悸不宁，心烦少寐，易出汗，手指颤动，两目干涩，头晕目眩，倦怠乏力，舌红，脉弦细数者，为阴虚。

（三）辨在气与在血

病在气分：颈前肿块光滑，柔软，属气郁痰阻。病在血分：病久肿块质地较硬，甚则质地坚硬，表面高低不平，属痰结血瘀。

【中医鉴别诊断】

瘿病须着重与瘰疬及消渴相鉴别。

（一）瘰疬

鉴别的要点，一是患病的具体部位，二是肿块的性质。瘿病的肿块在颈部正前方，一般较大。正如《外台秘要·瘿病》说："瘿病喜当颈下，当中央不偏两旁也。"而瘰疬的患病部位是在颈项的两侧，肿块一般较小，每个约胡豆大，个数多少不等，如《外科正宗·瘰疬论》描述说："瘰疬者，累累如贯珠，连结三五枚。"

（二）消渴病

瘿病中阴虚火旺的证型，常表现为多食易饥的症状，应注意与消渴病相鉴别。消渴病以多饮、多食、多尿为主要临床表现，三消的症状常同时出现，尿中常有甜味，但颈部无肿块。瘿病的多食易饥虽类似中消，但不合并多饮、多尿，而颈部有瘿肿为主要特征，且伴有比较明显的烦热、心悸、急躁易怒、眼突、脉数等症。

【中医急救处理】

甲状腺功能亢进危象，简称甲亢危象，是甲亢病程中出现的一种严重的并发症，病死率高达 20%，若抢救不及时，病死率可上升至 75%，一般在严重甲亢未接受治疗或治疗不完全，或在某种应激状态下发生。本病属中医“脱证”“眩晕”等范畴。中医病因病机为素体阴虚火旺，失治误治，阴虚阳亢；或感受外邪，入里进一步耗伤阴液，终致阴损及阳、阴竭阳脱。

（一）中医分型论治

1. 阳气暴脱证

症状：神志淡漠，面色苍白，四肢厥冷，冷汗淋漓，息微唇绀，体温不升。舌淡，脉微细欲绝。

治法：回阳救逆。

方药：参附汤或四逆汤加减。

2. 真阴衰竭证

症状：神恍惊悸，面色潮红，汗出如油，口渴欲饮，饮不解渴，身热心烦，四肢温暖，舌光剥无苔，脉虚数。

治法：育阴潜阳。

方药：三甲复脉汤加减。

3. 阴竭阳脱证

症状：神志恍惚，大汗肢冷，面色苍白，唇甲发绀，呼吸微弱，舌红少津，脉细数无力或脉微欲绝。

治法：回阳救逆，敛阴固脱。

方药：参附汤合参脉散加减。

4. 肝阳暴张，心火亢盛证

症状：高热烦躁，心悸多汗，恶心呕吐，谵妄抽搐，舌红苔黄，脉弦数。

治法：泻火解毒，清心平肝。

方药：清瘟败毒饮。

（二）中成药

1. 安宫牛黄丸

每次一丸，口服或鼻饲，功能为泻火解毒、醒神开窍。

2. 牛黄清热散

每次 1 ~ 3 g，口服或鼻饲，以清热凉血、醒神开窍。

3. 大黄注射液

100 mL 大黄注射液+500 ~ 1000 mL 生理盐水，静脉滴注，以清热泻火。

4. 醒脑静注射液

40 mL 醒脑静注射液+500 mL5%葡萄糖盐水，静脉滴注，以清热除烦、醒脑开窍。

5. 清开灵注射液

20 ~ 40 mL 清开灵注射液+500 mL 液体中，静脉点滴，以清热解毒。

6. 生脉注射液

8 ~ 10 mL 生脉注射液+200 mL 盐水，静脉滴注，以益气养阴、回阳固脱。

（三）中医特色治疗

1. 针刺疗法

取穴曲池、合谷、少商、太冲、风池、大椎，选用泻法。

2. 温针灸

取穴百会、神阙、足三里、关元、气海、三阴交。

3. 艾条灸

取穴足三里、关元、气海，用艾条灸 20 min，有回阳救逆的作用。适用于阳气暴脱的危象。

【稳定期辨证论治】

（一）治疗原则

理气化痰、消瘿散结为本病的基本治则。瘿肿质地较硬及有结节者，应适当配合活血化瘀；肝火亢盛及火热伤阴者，则当以清肝泻火及滋阴降火为主。

（二）分证论治

1. 气郁痰阻

症状：颈前正中肿大，质软不痛，颈部觉胀，胸闷，喜太息，或兼胸胁窜痛，病情的波动常与情志因素有关，苔薄白，脉弦。

治法：理气舒郁，化痰消瘿。

方药：四海舒郁丸加减，适用于瘿病早期由痰气郁结所致者。药用昆布、海带、海藻、海螵蛸、海蛤壳、浙贝母化痰软坚，消瘿散结；郁金、青木香、青陈皮疏肝理气。若胸闷、胁痛者，加柴胡、郁金、香附理气解郁；咽颈不适者，加桔梗、牛蒡子、木蝴蝶、射干利咽消肿。

2. 痰结血瘀

症状：颈前出现肿块，按之较硬或有结节，肿块经久未消，胸闷，纳差，苔薄白或白腻，脉弦或涩。

治法：理气活血，化痰消瘿。

方药：海藻玉壶汤加减。方中以海藻、昆布、海带化痰软坚，消瘿散结，以青皮、陈皮、半夏、贝母、连翘、甘草理气化痰散结，以当归、川芎养血活血，共同起到理气活血、化痰消瘿的作用。结块较硬及有结节者，可加黄药子、三棱、莪术、露蜂房、山甲片、丹参等，以增强活血软坚，消瘿散结的作用；若结块坚硬且不移者，可加土贝母、莪术、山慈姑、天葵子、半枝莲、犀黄丸以散瘀通络，解毒消肿。胸闷不舒者，加郁金、香附理气开郁；郁久化火而见烦热、舌红、苔黄、脉数者，加夏枯草、丹皮、玄参以清热泻火；纳差便溏者，加白术、茯苓、淮山药以健脾益气。

3. 肝火炽盛

症状：颈前轻度或中度肿大，一般柔软、光滑，烦热，容易出汗，性情急躁易怒，眼球突出，手指颤抖，面部烘热，口苦，舌质红，苔薄黄，脉弦数。

治法：清肝泻火。

方药：栀子清肝汤合消瘰丸加减。栀子清肝汤中，以柴胡、芍药疏肝解郁清热；茯苓、甘草、当归、川芎益脾养血活血；栀子、丹皮清泄肝火；配合牛蒡子散热利咽消肿。藻药散以海藻、黄药子消瘿散结，黄药子且有凉血降火的作用。肝火亢盛，烦躁易怒，脉弦数者，可加龙胆草、夏枯草清肝泻火。风阳内盛，手指颤抖者，加石决明、钩藤、白蒺藜、牡蛎平肝息风。兼见胃热内盛而见多食易饥者，加生石膏、知母清泄胃热。

4. 心肝阴虚

症状：瘿肿或大或小，质软，病起缓慢，心悸不宁，心烦少寐，易出汗，手指颤动，眼干，目眩，倦怠乏力，舌质红，舌体颤动，脉弦细数。

治法：滋养阴精，宁心柔肝。

方药：天王补心丹或一贯煎加减。前方中以生地、玄参、麦冬、天冬养阴清热，以人参、茯苓、五味子、当归益气生血，以丹参、酸枣仁、柏子仁、远志养心安神。肝阴亏虚、肝经不和而见胁痛隐隐者，可仿一贯煎之法加枸杞子、川楝子养肝疏肝。虚风内动，手指及舌体颤动者，加钩藤、白蒺藜、白芍药平肝息风。脾胃运化失调致大便稀溏、便次增加者，加白术、薏苡仁、淮山药、麦芽健运脾胃。肾阴亏虚而见耳鸣、腰酸膝软者，酌加龟甲、桑寄生、牛膝、菟丝子滋补肾阴。病久正气伤耗、精血不足而见消瘦乏力，妇女月经少或经闭，男子阳痿者，可酌加黄芪、山茱萸、熟地、枸杞子、制首乌等补益正气、滋养精血之品。

瘿病的治疗一般以理气化痰、活血软坚、消瘿散结为主。但对于火旺及阴虚表现明显的瘿病，则应重在滋阴降火，此时若用消瘿散结的药物，一般多选用黄药子。黄药子有小毒，久服对肝脏不利，因本病治疗时间往往较长，在需要较长时间服用时，黄药子的剂量以每日不超过 12 g 为宜，以免对肝脏造成损害。

【疾病的转归和预后】

瘿病的各种证候之间有一定的关系。痰结血瘀常为气郁痰阻的进一步发展，肝火旺盛及心肝阴虚分别概括瘿病中火旺及阴虚的两种证候，但因火旺及阴虚二者在病理上常相互影响，临床症状上常相兼出现。瘿病的预后大多较好。瘿肿小、质软、治疗及时者，多可治愈，瘿肿较大者不容易完全消散。若肿块坚硬、移动性差而增长迅速者，则预后严重。肝火旺盛及心肝阴虚的轻、中症患者，疗效较好；重症患者则因阴虚火旺的各种症状常随病程的延长而加重和增多，在出现烦躁不安、高热、脉疾等症状时，为病情危重的表现。

【中医药防治甲状腺功能亢进症研究的现代进展】

甲亢与瘿病关系最为密切，现代多数中医家均认为甲状腺疾病与“瘿病”相似。通过古籍可见中医在对瘿病的认识上并不是局限在某个部分，而是从整体出发探求病因，辨证论治，故而多数医家认为甲亢归属于瘿病范畴是由于两者发病部位均在颈前，且均以颈前肿大、怕热多汗、消谷善饥、烦躁心悸等为主要表现。中医药联合抗甲状腺药物治疗甲亢时，具有缩短疗程、减少副作用、提高治愈率、降低复发率等优势，因此中医治疗方法在临床治疗甲亢上起着不可缺少的作用。

（一）关于甲亢的病因

现代中医学者认为，甲亢的病因与先天禀赋不足、情志失调、饮食失宜、水土环境有关。赵进喜基于中医经典古籍《内经》《伤寒论》理论并将其与临床实践相结合，提出甲亢好发于少阳及厥阴体质人群，且提出体质对于疾病易感及临床表现有重要意义。

（二）关于甲亢的病机

现代中医学者何金森认为甲亢的病机为素体肝肾阴虚，虚火灼津成痰，兼后天情志内伤令气机郁滞、血行不畅，郁滞日久化火，进一步耗伤气阴，加重颈前痰火瘀结，认为阴虚气少、虚热内扰为主要病机。渠昕将认为瘿病以阴虚为本，以气滞、痰凝、血瘀为标，阴虚肝旺为病机关键。段富津认为气滞才是甲亢发病的根本，肝为刚脏，主升主动主疏泄，能够保持全身气机通畅，而情志失调，肝失疏泄，导致人体气机升降失常，出现气机郁阻，从而引起全身诸症。刘喜明认为甲亢为痰瘀互结，使病势更加缠绵，久病则耗气伤阴，至疾病后期气阴两虚，故病性属本虚标实，实者以气郁痰阻、肝火旺盛、痰阻血瘀为主，虚者以气阴两虚为主。

（三）关于甲亢的治疗

1. 分型治疗

气郁痰阻证：治以理气化痰、消瘿散结，方选柴胡疏肝散合逍遥散加减；痰结血瘀证：治以化痰软坚、活血化瘀，方选二陈汤合消瘰丸加减；肝火旺盛证：治以清热泻火、消瘿散结，方选栀子清肝饮加减；气阴两虚证：治以益气养阴，方选加味生脉饮合消瘰丸加减；阳虚水泛证：治以温阳利水、消瘿散结，方选真武汤合消瘰丸加减。

2. 分期治疗

曹吉宪认为甲亢初期病位在肝，情志不舒，肝的疏泄功能失常，治以解郁散结、降火化痰为主，方用小柴胡汤合丹栀逍遥丸加减；甲亢中期，患者火热加剧，同时痰随气逆结于颈旁喉结两侧，治以清热泻火与化痰散结并重，兼以益气养阴，方用白虎汤加减；甲亢后期，病久火热耗伤阴液，正已虚而实火仍在，治疗当在补气阴、清余热的同时兼顾疏散结节，药用黄芪、太子参等补气滋阴，海藻、昆布等软坚散结，玄参、土鳖虫以活血化瘀。

3. 静脉滴注中药注射液

（1）气郁痰阻证

选用痰热清注射液以理气化痰、消瘿散结。

（2）痰结血瘀证

选用血栓通粉针、丹参多酚注射液、银杏注射液以活血化瘀。

(3) 肝火旺盛证

选用清开灵注射液以清热泻火、消瘿散结。

(4) 气阴两虚证

选用生脉注射液以益气养阴。

(5) 阳虚水泛证

选用参附注射液以温阳利水。

4. 中医非药物特色疗法

(1) 针刺治疗

现在临床研究证实，通过针灸刺激穴位调节免疫反应的神经递质代谢的改变，对于瘿肿疼痛明显者，可采用针刺治疗。取穴，做提插捻转平补平泻手法治疗。常用穴位如下：风池、天突、太冲、合谷、曲池、膈俞等。

(2) 耳穴敷贴治疗

埋王不留行籽于神门、肝、肾、心、内分泌等耳穴，用拇指按压至产生酸痛感即可，并嘱患者每日按压数次，每次贴压一侧耳穴，3 日后交替贴压。

(3) 穴位贴敷治疗

肿痛消外敷于瘿肿处，穴位贴敷：肺俞、脾俞、肝俞、中脘、关元、大椎、天柱等。

(4) 中药离子导入

通过中药离子导入仪将药物导入。药物可选择丹参注射液、红花注射液、当归注射液、川芎注射液等。

【经典病例摘录】

龙某，女，45 岁，2018 年 9 月 12 日就诊。

病史：患者因“颈前肿大，憋闷，心悸多汗，乏力 1 年余”就诊。患者 1 年余前无明显诱因出现颈部肿大，伴憋闷感，伴心悸、心烦，全身汗出，动则明显，乏力、眠差，大小便正常，就诊于西医院行抗甲状腺药物治疗，服药后出现目睛黄染，查肝功能提示转氨酶明显升高，遂停药。患者停药后上述症状加重，故就诊于我院名医馆。

既往史：无。

查体：神志清楚，表情焦虑，双眼眼球突出，甲状腺Ⅲ度肿大，心率 93 次/分，律齐，各瓣膜听诊区未闻及病理性杂音，无心包摩擦音。腹平软，全腹无压痛，无反跳痛，无肌紧张，肝肾区无叩痛，舌红，苔薄黄乏津，脉弦数。

辅助检查：无。

中医诊断：瘿病（肝火炽盛证）。

西医诊断：甲状腺功能亢进症。

处方：丹栀逍遥散加减。

牡丹皮 10 g　栀子（炒）10 g　柴胡 10 g　白芍 10 g

当归 10 g　白术 10 g　黄芩 10 g　半夏 15 g

天花粉 10 g　人参 10 g　夏枯草 10 g　南沙参 20 g

酸枣仁 30 g　黄芪 30 g　郁金 10 g　炙甘草 10 g

按：患者颈部肿大，伴憋闷感，伴心悸、心烦，全身汗出，动则明显，乏力、眠差，舌红，苔薄黄乏津，脉弦数，中医辨病为瘿病，辨证为肝火炽盛证，同时兼有阴伤。方用丹栀逍遥散，即在“逍遥散”的基础上加以丹皮、栀子，治宜疏肝清热、补气养阴。方中柴胡、黄芩疏肝解郁化火，当归、白芍养血柔肝，白术、茯苓、甘草益气健脾，牡丹皮、栀子、天花粉清热泻火，合用黄芪、人参、南沙参益气养阴，半夏、夏枯草化痰散结，柴胡、郁金合用亦可加强疏肝解郁之效，酸枣仁养心安神。诸药合用，共奏清肝泻火、益气养阴、养血安神之效。

【甲状腺功能亢进症的西医综述】

（一）定义及临床表现

甲状腺毒症（thyrotoxicosis，TH）是指血液循环中甲状腺激素过多，引起以神经、循环、消化等系统兴奋性增高和代谢亢进为主要表现的一组临床综合征。其中甲状腺腺体本身功能亢进，合成和分泌甲状腺激素增加所导致的甲状腺毒症称为甲状腺功能亢进症（hyperthyroidism，简称甲亢）。临床表现以甲状腺肿大，并伴有烦躁失眠、心悸，心动过速、心律失常，乏力、怕热、多汗，体重减轻、食欲亢进、大便次数增多或腹泻、周期性瘫痪（以男性为主）、女性月经稀少等症。弥漫性甲状腺毒症（Graves病）有 1%伴发重症肌无力。少数老年患者高代谢的症状不典型，相反表现为乏力、心悸、厌食、抑郁、嗜睡、体重明显减少等症，称之为“淡漠型甲亢”。

（二）流行病学

甲亢发病以女性多见，在全球的患病率约为 1.2%，我国甲亢的发病率约为 1.5%～3.0%。随着当今社会生活节奏加快、工作压力增大，其发病率有逐年增高趋势，已成为仅次于糖尿病的第二大内分泌疾病。甲亢好发于 20～40 岁的成年女性，男女之比约为 1∶(4～6)。

(三) 甲亢的病因

甲亢的病因、发病机制尚未完全阐明，现代研究表明其主要与自身免疫、氧化应激、炎症反应、遗传、环境因素等有关。其中以 Graves 病、多结节性甲状腺肿伴甲亢（毒性多结节性甲状腺肿）、甲状腺自主性高功能腺瘤、碘甲亢、垂体性甲亢、绒毛膜促性腺激素（hCG）相关性甲亢为主。以 Graves 病最为常见，占所有甲亢的 85% 左右。

(四) 甲亢的诊断

参照中华医学会全科医学分会内分泌系统疾病基层诊疗指南编写专家组制定的《甲状腺功能亢进症基层诊疗指南》(2019 年版）中甲亢的诊断标准：

1. 高代谢症状

失眠、心悸、烦躁不安、乏力、急躁易怒、怕热、多汗、消瘦、食欲亢进、大便次数增多或腹泻、月经紊乱等。

2. 体征

甲状腺肿大（少数病例可无甲状腺肿大）、心率增快、心律失常、心房颤动、脉压增大、眼部可表现为突眼。

3. 理化检查

血清甲状腺激素水平升高（血清 FT4 升高为主要诊断标准，伴或不伴 FT3 升高），TSH 水平降低。

具备以上 3 项，并除外非甲亢性甲状腺毒症，甲亢诊断即可成立。

(五) 甲亢的治疗

西医治疗甲亢主要采用抗甲状腺药物（ATDs）治疗、手术切除及放射性碘治疗 3 种方法。

1. 抗甲状腺药物治疗

抗甲状腺药物主要通过抑制甲状腺激素的合成起效，同时可直接抑制免疫反应，减少甲状腺特异性抗原的释放。主要适用于甲亢初始治疗，尤宜于轻、中度甲状腺功能亢进症，术前及放射性碘治疗前准备，孕妇、高龄或其他不适宜手术或放射性碘治疗的情况。其优点有使用方便、安全、不致永久性甲减，但治疗上存在疗程长、治愈率较低、停药复发率高，并发粒细胞减少症、药物性肝损害等问题。

2. 放射性 ^{131}I 治疗

通过破坏甲状腺组织，减少甲状腺激素的产生而起效。适用于年龄在 25 岁以上者，对抗甲状腺药物过敏或无效者及复发者，不宜手术或不愿手术者，中度甲亢者。放射性 ^{131}I 治疗有较严格的适应证与禁忌证，具有近期疗效更佳、复发率较低、不良反应少的优点，但可能有并发甲状腺功能减退，甚至致永久性甲减的风险。

3. 手术切除

该疗法主要通过切除部分甲状腺组织，减少激素的合成、分泌，从而达到治疗目的。该疗法主要适用于甲状腺显著肿大，压迫邻近器官者；甲状腺较大，抗甲状腺药物治疗无效或停药后复发者；结节性甲状腺肿伴功能亢进者；胸骨后甲状腺肿者。甲亢手术风险较大，对手术医生要求高，术后并发症发生率较高，故不作为首选治疗方案。

第二节

甲状腺功能减退症

【疾病概述】

甲状腺功能减退症（简称甲减）在中医学中无特定病名，历代医家根据症状、体征，将其归于“虚劳”“痰饮”“水肿”“肾风”“瘿瘤”“五迟”等范畴。现在多数医家则将甲减归属于“虚劳”“虚损”的范畴。其主要表现为全身明显浮肿、畏寒肢冷、面色萎黄、倦怠乏力、纳差、记忆力下降、腹胀、胸痛、头晕、皮肤干燥粗糙、嗜睡、恶心呕吐、听力下降、黏液性水肿、脱屑、皮肤弹性差、毛发稀少、心悸、气短、睡眠差、月经紊乱等。

亦有医家根据甲减的临床表现对甲减进行命名，如颈部肿胀、疼痛者，命名为“瘿痛”“虚劳”；以反应迟钝、思维缓慢、失眠、健忘为主要表现者，归属于“痴呆”或“不寐”；以颜面、肢体肿胀为主症的，可归属于“肤胀”或“水肿”；出现黏液性水肿昏迷者则可以以“厥证”来辨证论治。

【历史沿革】

《内经》最早将甲状腺肿物统称为“瘿”。《素问·阴阳应象大论篇》中记载有“形不足者，温之以气；精不足者，补之以味”，认为治疗虚劳病应温阳、补虚。《灵枢·终始》言：“阴阳俱不足，补阳则阴竭，泻阴则阳脱，可予甘药，不可饮以至剂。”虚劳病阴阳气血俱虚，而当以甘药为主进行补益。

张仲景在《金匮要略》中首提“虚劳”病名。宋王衮在《博济方》中称虚劳为“劳证”，并详尽论述了虚劳病的脉象、证候及治疗。其从脾论治的治则是在经典用方小建中汤、肾气丸等方剂的基础上发展而来。宋代许叔微在《本事方》中强调从脾、肾论治虚劳。

《诸病源候论·瘿候》载“瘿者，由忧恚气结所生”，将甲状腺疾病命名为“瘿病”，认为“夫虚劳者，五劳六极七伤是也”，提出虚劳是其病因。

唐代孙思邈所著的《备急千金要方》中有虚损和虚劳的病名。书中提出了“石瘿、气瘿、昔瘿、土瘿、忧瘿五瘿”的名称，将甲减归为“瘿劳”。

宋代陈言在《三因极一病证方论》中记载“妇人产后大病，虚损尤多”，认为“薄劳”命名妇人产后成劳。

明代医家张景岳应用阴阳互根理论，提出阴中求阳、阳中求阴，对虚劳的临床治疗有很大贡献。朱丹溪著《格致余论》，其中提出了“阳有余阴不足”论。《丹溪心法·火》言：“阴虚火动难治，虚火可补，有补阴即火自降，阴虚证本难治，用四物汤加黄柏降火补阴。”

周慎斋在《慎斋遗书》中提出“劳病有似虚损，然虚损起于脾，劳病起于肾”的论点。

绮石在《理虚元鉴·治虚有三本》中言：“治虚有三本，肺、脾、肾是也……治肺、治脾、治肾，治虚之道毕矣。”

《顾松园医镜·虚劳》中提出补肾水位于虚劳治疗首位，“然而治之最难，有三大要法，不可不讲，一曰补肾水”。

【中医病因病机归纳】

先天不足、饮食不节、情志失调、劳逸过度等均可导致甲减的发生。本病以阳虚为根本，病位主要在脾、肾、肝，属本虚标实。

《灵枢·决气》曰：“两精相搏，合而成形。”《订补明医指掌·虚损》曰：“小儿之劳，得于母胎。”两者均指出父母体虚、胎中失养，可以造成小儿禀赋薄弱、体质不强，而先天禀赋不足、脏腑失养，则不能温煦机体，而发为本病。

《证治汇补·虚损》记载了“虚者，血气之空虚也；损者，脏腑之损坏”，也指出了虚损的病机。

《素问·宣明五气篇》论述了劳倦太过，脾气耗损，烦劳过度，损伤心脾，心脾两虚，则气血不足，过劳过逸，均易致虚劳。

《素问·生气通天论》记载：“味过于酸，脾气乃绝，味过于咸，心气抑，味过于甘，肾气不衡，味过于苦，脾气不濡，味过于辛，筋脉沮弛”，指出五味偏嗜可以导致五脏精气的亏损。

《素问·痹论》曰：“饮食自倍，肠胃乃伤。”《内外伤辨惑论》曰：“苟饮食失节，则脾胃乃伤。”《医宗金鉴·虚劳总括》云：“内伤饮食劳倦，则损从肌肉脾始。”以上均提示饮食不节，损伤脾胃，脏腑气血失于濡养，由虚而损，遂成虚劳。

《外台秘要·伤寒下》记载“其人血气先虚，复为虚邪所中，五脏犹虚，故虚羸而生病焉”，指出大病后，若不加慎养，虚处受邪，易成虚劳。

《景岳全书·杂证谟·虚损》提及“疾病误治及失于调理者，病后多成虚损”，认为虚劳病与误治有关，凡苦寒、辛散、引火归元、补中升提用之不当，动火伤阴，则成虚劳。

《诸病源候论·虚劳病诸候》提及“恐惧不节伤志”及“忧愁思虑伤心”。七情过度则伤五脏气血，久则耗气伤血，精气不藏。思虑过度则伤心，恐惧不节则伤志，情志失调，七情内伤，五脏气血逆乱，伤五脏，耗气血，久而成虚劳。

【中医诊断】

参照《中药新药临床研究指导原则》诊断标准。

主症：畏寒肢冷、汗少、倦怠乏力、懒言、饮食不香、性欲减退、下肢水肿。

次症：纳差、腹部胀满、颜面浮肿、神志淡漠、男性阳痿、女性月经失调、不孕。

舌脉：舌淡、舌苔厚胖、有齿痕；脉沉细而缓。

【中医辨证要点】

1）甲减症状、体征繁多，以阳虚为本，涉及五脏，同时可兼有阴、气、血，因此现以气、血、阴、阳为纲，五脏虚证为目，分类列述其证治。

2）辨证施治时还应注意有无兼夹病证：①若因病致虚、久虚不复而发病者，应辨明原有疾病是否继续存在。②辨有无因虚致实的表现。③辨是否兼夹外邪。虚劳之人由于卫外不固，易感外邪为患，且感邪之后不易恢复。

【中医鉴别诊断】

甲减与肺痨相鉴别：肺痨系正气不足而被痨虫侵袭所致，主要病位在肺，具有传染性，以阴虚火旺为其病理特点，以咳嗽、咯痰、咯血、潮热、盗汗、消瘦为主要临床症状，治疗以养阴清热、补肺杀虫（抗结核）为主要治则；而甲减则由多种原因导致，久虚不复，病程较长，无传染性，因先天不足、饮食不节、情志失调、劳逸过度等而发病。本病发病以阳虚为根本，治疗以温阳扶正为基本治则，根据病情的不同采用温阳、养血、滋阴等法。

【中医急救处理】

甲减危象的病因多由于先天禀赋不足、后天失调、手术、药物等损伤元阳，而致脾肾阳气亏损，真阳虚微，以致形寒神疲，命门火衰，心阳鼓动无力，心阳虚衰，不能温煦全身，故形寒肢冷、体温下降，甚至津血不化，聚而成湿、成饮、成痰而见肌肤浮肿；肾阳虚之象是“无阴则阳无以生”的表现，阴病及阳导致脾肾阳虚，水邪潴留，泛滥肌肤，水气上凌心肺，则心悸气促，致心肾阳气衰败，危及生命。

因此，肾精不足是其根本原因，肾阳不足则是关键，病变又常涉及心脾两个脏器，导致脾肾阳虚和心肾阳虚。云南省中医医院唐彬医生提出的温阳利水法，是用具有温补阳气、渗湿利水作用的方药配合西药治疗甲减危象。

温补属于中医治疗法中温法的范畴，《素问·至真要大论》有“寒者热之”“劳温之”的记载，通过祛除寒邪、温补阳气、温通经络，使心、脾、肾之温运及气化等功能恢复正常，水液的循行输布行其常道。

（一）肾阳虚证

症状：水肿反复消长不已，面浮身肿，腰以下甚，按之凹陷不起，腰背酸痛，遗精，阳痿，多尿或不禁，面色苍白，畏寒肢冷，下利清谷或五更泄泻，舌质淡胖，有齿痕。

治法：温补肾阳，利水消肿。

方药：右归丸合真武汤加减。药物以附子、肉桂、巴戟肉、仙灵脾、白术、茯苓、泽泻、车前子、牛膝为主。

（二）脾阳虚证

症状：全身浮肿，以双下肢凹陷性水肿为主，少气懒言，面色不华，神疲乏力，小便短少，形寒，神倦乏力，舌质淡，苔白腻或白滑，脉沉缓或沉弱。

治法：温中健脾，温阳利水。

方药：附子理中汤合实脾饮加减。以党参、白术、干姜、附子、草果仁、桂枝、茯苓、炙甘草、泽泻、大腹皮为主。

【稳定期辨证论治】

（一）脾肾阳虚证

症状：神疲乏力，嗜睡倦怠，记忆减退，头晕目眩，耳鸣耳聋，腰膝酸冷，畏寒肢冷，皮肤干燥脱屑，毛发干枯易落，便秘，全身浮肿，舌苔白腻，男子阳痿，女子月经不调，舌淡体胖有齿痕，舌苔白腻，脉沉细或沉迟。

治法：益气健脾，温补肾阳。

方药：芪桂汤加减。主要以黄芪、肉桂、熟地黄、山茱萸肉、巴戟天、肉苁蓉、党参、白术、生地、川芎为主。

（二）心肾阳虚证

症状：畏寒肢冷，面浮肢肿，心悸，气短，胸闷憋痛，神倦嗜卧，腰膝酸软，男子阳痿，女子月经不调，舌暗红或紫黯，舌体胖大，苔滑，脉沉迟或结代。

治法：补心肾阳，温阳利水。

方药：肾气丸合保元汤加减。用丹参、黄芪、桂枝、猪苓、茯苓、白术、白芍、杜仲、熟附子以温补心肾、利水消肿。

（三）阳气衰竭证

症状：面唇发绀，神疲乏力，畏寒肢冷，心悸，喘满，纳差，嗜睡，全身浮肿，尤以双下肢凹陷性浮肿为甚，小便不利，舌胖质暗，苔白滑，脉沉迟无力。

治法：振奋阳气，救逆固脱。

方药：肾气丸合五皮饮加减。若上半身浮肿明显、喘息不得卧或伴尿少者，加麻黄、杏仁、椒目、葶苈子、水红花子、牵牛子等；腰膝酸软者，加桑寄生、狗脊、杜仲。

（四）阴阳两虚证

症状：形寒肢冷，咽干口燥，皮肤粗糙，喜热饮，头晕耳鸣，腰膝酸冷，小便频数清长，大便干结，男子阳痿早泄，女子带下量多或不孕，舌淡红，舌体胖大，苔薄白，尺脉弱。

治法：温肾滋阴，平调阴阳。

方药：金匮肾气丸加味。若阳虚重者，肉桂和附子需要加量；阴虚重者，枸杞子和女贞子加量，加生地黄、黄精等；若出现阳损及阴，阳虚则阴者，加用温润滋阴、调补阴阳之品，组方以六味地黄丸、左归丸为主。

【疾病的转归和预后】

甲减患者饮食应以富含维生素、高蛋白、高热量的食物为主，避免进食过于生冷的食物。患者应该动静结合，适当活动，饮食加强营养，注意保温，避免受凉，对于由于碘缺乏造成者应该适当补充碘盐。甲减是临床常见的内分泌疾病，临床症状累及多系统多器官，轻重不一，目前中西药物治疗均不能让所有甲减患者治愈，且临床缓解率较低，需要长期随访治疗。

【中医药防治甲状腺功能减退症的现代研究进展】

甲减在中医学中并无相对应的病名，故现代医家大多根据其临床症状，将其归为“虚损”“虚劳”范畴。对于甲减应该根据不同病因制定相应的治疗方案，甲状腺激素的替代治疗是主要治疗方法，除了短暂性甲减，甲减患者需终身补充甲状腺激素，不能根治，且部分患者耐受性差，有可能诱发心肌缺血、心绞痛，且1/3的患者补充激素后效果不理想。中西医结合治疗甲减可减少不良反应的发生，提高疗效。

（一）甲减的病因

甲减的病因病机较为复杂，其病因多为先天禀赋不足、后天饮食不节、情志不舒、劳倦内伤、失治误治、水土失宜等。

陈如泉认为甲减的病因为先天禀赋不足，素体肾阳亏虚；或因饮食失宜，长期服用寒凉药物，脾阳受损，脾肾阳虚；或情绪失调，或肝失疏泄，肝肾阳虚；或 ^{131}I、手术后，气血大伤，阴阳两虚。

（二）甲减的病机

现代医家认为，甲减的主要病机是脾肾阳虚，早期以肾阳虚为主，病久累及心脾阳，此时水湿不化，体内痰湿内生，瘀血内停。故甲减属本虚标实之证，虚多实少，阳虚为本，邪实为标。

潘文奎认为甲减患者的主要证候为肾阳虚衰，故认为甲减的主要病机为肾阳虚衰；张晓昀认为脾肾阳虚为本，痰浊瘀血为标；陈放中则指出肝阳虚衰是病机的关键；李惠林认为脾虚是发病的关键因素。查良伦等通过观察温补肾阳中药对甲减的临床疗效，认为肾阳虚是甲减的病理基础，但甲减的虚寒原因为缺乏甲状腺激素，故认为甲减为肾之阴精不足所呈现出的“无阴则阳无以生”的病理表现。

（三）关于甲减的治疗

1. 分型治疗

葛芳芳等认为甲减证型可从本虚、标实来分，本虚可分为肾阳虚衰型、心阳不足型、脾阳不足型及阴阳两虚型，共计四型，可分别予以桂附八味丸加减、补中益气汤合四神丸加减、真武汤加减及六味地黄丸、左归丸等加减治疗。标实又分为肝气郁结型、痰瘀互结两型，可予以小柴胡汤合半夏厚朴汤加减、补阳还五汤或桃红四物汤合消瘿散治疗。

李真将甲减分为肝郁痰凝证，予以小柴胡汤合黄连温胆汤加减；肾阳虚衰证，予以桂附八味丸加减；脾肾阳虚证，予以右归丸合附子理中汤加减；心肾阳虚证，予以真武汤加减；阴阳两虚证，予以金匮肾气丸加减治疗。

祝澹予依据自身临床实践，将甲减分为阳气虚型、阴阳两虚型两种证型，分别予以补中益气汤加减、升陷汤或血府逐瘀汤加减治疗。

2. 辨证论治

（1）肾阳虚证

景录先以肾气丸加减治疗肾阳虚证，在治本的同时加用健脾及活血的药物，标本同治，对改善甲减症状、提高患者生活质量十分有效。

（2）脾肾阳虚证

莫崇念予以温补脾肾方（杜仲、菟丝子、附片、肉桂、黄芪、熟地、泽泻、当归、山药、山茱萸等）治脾肾阳虚证，结果证明能明显改善此型患者的症状体征以及甲状腺激素水平；王文雄以温阳固肾、健脾利水法治疗甲减、黏液性水肿，选用济生肾气汤合真武汤（牡丹皮、茯苓、泽泻、熟地黄、山药、炮附子、白术、白芍、生姜、牛膝各 15 g，车前子、山茱萸各 3 g，肉桂 5 g）温补脾肾，化气行水，疗效显著。

（3）阳虚水泛证

冯建华以苓桂术甘汤、生脉散加减治疗本证，重视标本兼治。

（4）肝郁脾虚证

治以疏肝健脾、补气养血，方选逍遥散合参苓白术散加减。

（5）心脾两虚证

治以补益心脾，方用归脾汤加减，常用药物为白术、茯苓、升麻、黄芪、当归。

（6）痰凝血瘀证

治宜消除痰凝和血瘀为先，可选用化痰、活血之品，常用药物为南星、瓜蒌、桔梗、浙贝母、半夏、昆布、桃仁、丹参、当归、川芎、莪术等。

（7）阴阳两虚证

治宜温补肾阳，滋养肾阴，方药多为金匮肾气丸加味。常用药物有枸杞、当归、炒杜仲、菟丝子、大熟地、山药、桑寄生、山茱萸肉、鹿角胶、炒白术、制附片、肉桂等。

3. 分期治疗

高天舒将甲减病程分为肝郁、脾虚、肾虚三期，认为病初以肝郁及脾为主，可予以逍遥散加减；中期脾阳虚弱，兼有气血不足，药选补中益气汤加味；末期肾阳虚衰，水湿内停，必选金匮肾气丸加减。钱彦方认为，甲减病初期多以元气匮乏、肾阳不足为主，治以温阳补肾益气；病程稍长，患者渐渐出现脾阳虚损，治则当健脾升阳，化湿利水；若病程日久，阳损及阴，则当阴阳双补。

4. 中西医结合治疗

陈云山将真武汤（组方：附子 60 g、白芍 15 g、白术 10 g、茯苓 20 g、生姜 3 片、甘草 6 g），配合小剂量甲状腺片治疗原发性甲减，以肾脾双补，阴阳相辅，补泻同施为法，结果临床疗效明显。

夏正芹等选取了 45 例原发性甲减（脾肾阳虚型）病例，对照组仅使用优甲乐治疗，观察组予以优甲乐加温补脾肾方治疗。结果显示，对照组的有效率明显高于观察组，证明温补脾肾方联合西药治疗甲减的疗效更为显著。

朱铁英等以温阳益气、化瘀利湿为法，组方：淫阳藿、仙茅、党参、川芎、赤芍、苍术、茯苓、泽泻、白术、生地、炙甘草，配合甲状腺素治疗甲减，结果显示本方能促进甲状腺功能恢复，在减少激素用量的情况下仍能获得满意疗效。

5. 中医非药物治疗

针刺以中医理论为基础，结合经络、气血运行等进行疾病防治。现代研究证明，针刺主要通过促进下丘脑—垂体—甲状腺轴调节甲状腺激素水平，提高患者免疫力，改善甲状腺功能来治疗甲减。袁民等选中脘、太渊、太冲、关元、合谷、足三里、太阴等穴位，以五十营针刺疗法治疗甲减后发现患者血 TSH 明显降低，FT3、FT4 升高，甲状腺内血流分布丰富，血流速度较前明显加快。

灸法具有温经散寒、温阳固脱等作用，“针所不为，灸之所宜”。现代研究表明，灸法不仅能提升甲状腺分泌功能，促使 T4 的代谢和转化，同时可通过下丘脑—垂体—甲状腺轴，对甲状腺激素起双向良性调节作用。周巨伦通过对比温针灸与甲状腺素对甲功指标的影响，发现治疗后温针灸组患者的总有效率更高，且甲功的指标等均较西药组改善明显。因此，通过辨证施灸、精准治疗的方式，可以从根本上对患者的体质进行调节，增强抗病能力，促进疾病恢复。

冯文煦指出，穴位贴敷通过将药物与穴位相结合，促进了气血的运行，使相应的脏腑功能得到恢复，增强人体的抗病防病能力，减少疾病的发生，对甲减的恢复十分有效。

徐蒙等在补充甲状腺激素治疗的基础上，加用艾条温灸大椎穴，治疗甲减患者 40 例，每日 1 次，每次约 15 min，连续治疗 2 个月。结果显示，治疗组的治愈率和对甲功的改善都优于对照组。

赵立明在观察甲减治疗过程中，治疗组予黄芪注射液穴位注射，选取人迎、大椎、太溪、足三里、肾俞、脾俞、关元等穴位，每次任意取4穴，每隔2天注射一次。结果证明，其临床总疗效明显优于单纯使用西药治疗组。

6. 中药药理学研究

夏枯草、半夏在刺激甲状腺激素合成与分泌及缓解甲减症状方面效果显著。有研究表明，真武汤具有兴奋和改善下丘脑—垂体—甲状腺轴功能，使血清甲状腺激素升高的作用。同时研究表明，右归丸与补充外源性甲状腺激素作用相当，可改善肾阳虚损状态，而肾气丸可以通过调节内分泌轴的抑制状态，使甲状腺激素水平得到提升。

【经典病例摘录】

张某，女，48岁，2017年11月8日就诊。

病史：患者3年前在当地医院诊断为甲减，间断服用甲状腺片1/2片（优甲乐），未规律随访复查甲状腺激素及彩超。近半月来患者未服用药物，渐出现神疲乏力，眠差，面色苍白，畏寒怕冷，眼睑及下肢浮肿，大便质稀等症状，来我院名医馆就诊。

查体：神志清楚，精神差，体形肥胖，慢性病面容，甲状腺Ⅱ度肿大，凹陷性双下肢浮肿（+），舌淡胖有齿痕，苔白腻，脉沉弱无力。

辅助检查：无。

中医诊断：虚劳（脾肾阳虚证）。

西医诊断：甲状腺功能减退症。

处方：右归丸合苓桂术甘汤加减。

熟地黄 30 g　肉桂 3 g　鹿角胶 15 g　附片（先煎）10 g
淫羊藿 30 g　菟丝子 15 g　枸杞子 15 g　黄芪 30 g
茯苓 15 g　桂枝 15 g　麸炒白术 20 g　山药 20 g
人参 10 g　半夏 15 g　陈皮 15 g　泽泻 10 g
炙甘草 10 g

按：现代很多医家认为甲减的基本病机是脾肾阳虚，病位多涉及肾、脾二脏。肾为先天之本，肾阳为元阳之本，对人体的作用与甲状腺激素类似，肾阳亏虚，火不生土，病久脾阳亦不足，脾肾阳气俱伤；脾为后天之本、气血生化之源，脾主肌肉，肾虚及脾，则致脾肾两虚。本例患者病程3年，此次症见神疲乏力，眠差，面色苍白，畏寒怕冷，眼睑及下肢浮肿，大便质稀，舌淡胖有齿痕，苔白腻，脉沉弱无力，中医四诊合参，辨病为虚劳，辨证为脾肾阳虚证。方选右归丸合苓桂术甘汤加减附子：方中炮附子、肉桂、鹿角胶、桂枝温经散寒，补火助阳，为君药；臣药白术、黄芪、甘草、茯苓为补益后天之本经典之方，麸炒白术甘温燥湿，益气健脾，兼有止泻之效，能防止本方过于温燥，更助白术健脾益气之用，茯苓、泽泻善于健脾渗湿，相助麸炒白术补土制水，使水有所制，炙甘草补气健脾，又能调和诸药，加用黄芪增强健脾益气之功，兼具固表、利水消肿之用；再加熟地黄填精益髓、山药以阴中求阳，半夏、陈皮行气散结，再佐以淫羊藿、菟丝子补肾助阳、强筋壮骨，共奏温脾肾之阳，补气利水消肿。诸药合用，益气健脾，肾脾双补，益火补土，复脾肾之阳，治疾病之本，兼顾先天后天，健脾、补肾、壮骨兼顾，补泻同施，阴阳相辅，进而达到治病求本之效。

【甲状腺功能减退症的西医综述】

（一）定义及临床表现

甲状腺功能减退症（甲减）是常见的甲状腺疾病之一，是由各种原因导致的甲状腺激素合成和分泌减少或组织利用不足而引起的全身性低代谢综合征，其临床表现因患者年龄不同而不同。婴幼儿患者表现为低体温、少活动、哭闹、反应迟钝、纳差、便秘、脑发育障碍、智力低下、听力障碍，属黏液性水肿型。幼儿甲减表现类似克汀病，程度较轻，较大儿童表现如成人，但体格矮小，青春期延迟，智力差，学习成绩差。成年患者早期可能没有特异症状，随着病情进展，可出现畏寒、乏力、手足肿胀感、嗜睡、记忆力减退、少汗、关节疼痛、体重增加、便秘等典型症状，女性还可出现月经紊乱、不孕等其他症状。

（二）流行病学

甲减在临床上并不少见，各年龄均可发病，发病始于胎儿及新生儿期，表现为生长和发育迟缓、智力障碍为呆小症，成人发病表现为细胞间黏多糖沉积为黏液性水肿。甲减以中老年妇女多见，男女患病率之比约为 1∶5。本病依据病变发生部位可分为原发性、中枢性和甲状腺激素抵抗综合征（resistance to thyroid hormones，RTH），其中原发性甲减约占全部甲减的 95% 以上，90% 以上的原发性甲减是由自身免疫、甲状腺手术和甲亢 ^{131}I 治疗所致，其中 ^{131}I 治疗、甲状腺手术治疗后，10 年累积甲减的发生率为 40%～70%。

（三）甲减的病因及分类

甲减的病因较复杂，以原发性者多见，其次为垂体性者，其他均少见。原发性甲减依据发病原因可分为自身免疫性、手术后或 ^{131}I 治疗后、药物性和特发性甲减。甲减依据病情严重程度可分为临床甲减和亚临床甲减。根据发病年龄，甲减可分为以下几类：呆小病（或称克汀病），在胎儿期或出生 2 个月内发病的甲减；幼年甲减，即甲状腺功能减退始于性发育前的儿童；成年甲减者，即甲状腺功能减退始于成年后。

（四）甲减的诊断依据

1）有甲状腺手术、^{131}I 治疗甲亢、地方性甲状腺肿、自身免疫性疾病、甲状腺炎或下丘脑–垂体疾病等病史。

2）典型的临床表现、体征：畏寒、少汗、无力、嗜睡、反应迟钝、精神差、记忆力减退，腹胀、便秘、发音低沉、体重增加，女性经血量多；皮肤粗厚、发凉、干燥、枯黄、非凹陷性黏液性水肿、毛发干枯、稀少、易脱落，手掌姜黄粗糙，体温低。

3）FT4、FT3 低于正常下限。

4）TSH 显著升高。

5）TPOAb、TgAb 强阳性。

（五）甲减的治疗

1. 甲减危象的治疗

寒冷和感染是甲减危象的诱因。甲减会引起黏液性水肿，可能导致患者窒息、肾衰，故甲减危象病死率高，应以预防为主。危重患者可给予短期应用激素（甲状腺激素）、营养心肌、纠正电解质紊乱、抗感染及对症处理；住院期间先后出现窒息、尿毒症、腹膜后血肿者，给予气管插管、心肺复苏、透析、抗感染、纠正水电解质紊乱等综合治疗。

2. 原发性甲减的治疗

（1）替代治疗

1）药物选择：①首选左甲状腺素钠（L–T4）：L–T4 的半衰期长达 7 天，每天 1 次，无基础疾病及并发症的轻中度患者，L–T4 可以 0.5 ~ 1.3 μg/kg 标准体重给药；伴心脏病尤其是发生过心肌梗死的患者，L–T4 起始量为每天 12.5 ~ 75 μg，每隔 2 ~ 3 个月后，增加 12.5 μg，治疗目的是使血 T3、T4、TSH 水平正常。足量替代治疗 6 周后血 FT4 恢复正常，血 TSH 需要较长时间，大约 3 个月。②干甲状腺粉（片）：主要含 T4 和 T3，T3 含量更高；③左旋 T3 作用快，持续时间短，仅用于抢救黏液性水肿昏迷。

2）监测治疗效果：测定血 TSH 是否在正常范围。

3）剂量调整：在某些特殊情况下，甲状腺激素的需要量会发生变化：孕妇 L–T4

的需要量增加，产后数周可恢复至孕前水平；接受雄激素作为乳腺癌辅助治疗的妇女，L-T4 的摄入量应减少；某些药物如氢氧化铝、硫酸亚铁、硫糖铝、洛伐他汀及各种树脂有吸附作用，会影响肠道吸收，需增加 L-T4 的剂量；碘酮会抑制血 T4 向 T3 转化，而卡马西平、利福平、苯妥英钠等会增加 L-T4 的代谢清除率，与这些药物合用时 L-T4 的剂量亦应增加。

（2）免疫调节治疗

糖皮质激素能够抑制细胞免疫，抑制甲状腺对碘的摄取能力，从而减少 TRH 的合成与释放，最终达到治疗甲状腺功能减退症的目的。

（3）其他治疗方法

补充 1,25-二羟维生素 D_3 可以降低甲状腺细胞凋亡，予以生长抑素类似物联合糖皮质激素治疗甲状腺肿伴甲减，收效良好。运用患者冷冻甲状腺组织自体移植后有功能的甲状腺组织可改善甲状腺功能。还运用自体造血干细胞移植治疗甲减等。

3. 继发性甲状腺功能减退症的治疗

下丘脑性、垂体性甲减患者应先补充肾上腺皮质激素，TSH 不能作为监测替代治疗效果的可靠指标，甲状腺激素的剂量及调整与原发性甲减相同。

4. 亚临床甲减治疗

对于亚临床甲减的干预治疗，现仍存有争议。有人认为亚临床甲减患者在 TSH 大于 14 ~ 20 mU/L、TPOAb 中度升高时可予替代治疗，另有人认为此情形下予以治疗会诱发心绞痛加重。

5. 老年甲减的治疗

应从小剂量开始补充甲状腺激素，逐渐谨慎加量，剂量增加过快或剂量过大，会增加心肌耗氧量，有可能引起心绞痛或心肌梗死。对老年甲减患者，治疗使 T4 恢复正常即可，不必使 TSH 降至正常。

6. 黏液性水肿昏迷的治疗

治疗的目的是提高甲状腺激素水平，控制威胁生命的合并症。

（1）补充甲状腺激素

补充甲状腺激素的目的是尽早使血中 T3、T4 恢复正常，若出现心律不齐或心肌缺血，应及时减少用量。

（2）对症支持治疗

纠正缺氧及二氧化碳潴留、抗休克、控制液体入量、纠正低血糖、防治感染、适当使用糖皮质激素等。

第三节

消渴

【疾病概述】

消渴病是由于先天禀赋不足，复因情志失调、饮食不节等原因所导致的，以阴虚燥热为基本病机，以多尿、多饮、多食、乏力、消瘦，或尿有甜味为典型临床表现的一种疾病。中医药在改善症状、防治并发症等方面均有较好的疗效。

本节之消渴病与西医学的糖尿病基本一致。西医学的尿崩症，因具有多尿、烦渴的临床特点，与消渴病有某些相似之处，可参考本节辨证论治。

【历史沿革】

在世界医学史上，中医学对本病的认识最早，且论述甚详。消渴病的记载最早见于汉初："嫁女于病消者，夫死后难复处也。"这里"病消"即消渴病，为古代最早的糖尿病病名。消渴之名，首见于《素问·奇病论篇》，此后医家对消渴病的认识一直在发展且不断深入，其病名也在不断丰富，出现了多种表达，如消渴、脾瘅、消中、鬲消、消瘅等。

东汉张仲景的《金匮要略》立消渴病专篇，首次完整地提出"消谷""渴欲饮水""小便反多"为消渴病的典型症状，奠定了消渴病辨证论治的基础。《金匮要略·消渴小便不利淋病》云："趺阳脉浮而数，浮即为气，数即消谷而大坚，气盛则溲数，溲数而坚，坚数相搏，即为消渴。"其继承了《素问·气厥论篇》"心移热于肺，传为鬲消"之论，进一步论述了"消欲饮水，口干舌燥者，白虎加人参汤主之"。同时本篇载："渴欲饮水不止者，文蛤散主之。……男子消渴，小便反多，以饮一斗，小便一斗，肾气丸主之"，详细记载了以肺胃热盛伤津、肾虚等辨治消渴诸证，并以人参白虎汤清泻肺胃、以肾气丸补肾助气等，首开辨证论治消渴。

晋王叔和《脉经·诊百病死生诀第七》曰："消渴，脉数大者，生；细小浮短者，死。消渴，脉沉小者，生；实坚大者，死。"王叔和首重诊脉辨消渴之虚实，并以此判断其预后。

孙思邈多承《内经》“内热”之说，治疗本病时以清热泻火、生津止渴为大法，喜用苦寒、甘寒、清补药物，重用花粉、麦冬、地黄、黄连等药物，创玉泉丸、黄连丸等名方，其中《备急千金要方》载方 53 首，《千金翼方》载方 23 首，其所载药物共达 142 味；并提倡药食同疗，以清热生津药物与有滋补作用的食物共服，既清又补，符合消渴病慢性病的特点，极大地丰富了消渴病的治疗。

宋王怀隐等编纂的《太平圣惠方》提出“三消”名称，并依其主症、预后等分为 14 类，载方 177 首辨证施治，其论述所覆盖范围广泛，既包括现代所说的消渴病初期的病理变化，还包括中晚期的病理变化，并涵盖不同疾病中相同证候的描述，指导临床辨证诊治。从此，消渴病的“三消”理论盛行于后世，为后世治疗起到了纲领性作用。

金元时期诸医家形成了一套较成熟的消渴病治疗法则，即清热泻火、养阴生津，主要中药有花粉、麦冬、地黄、黄连等。《诸病源候论・消渴候》论述其并发症说：“其病变多发痈疽。”《外台秘要，消中消暑肾消》引《古今录验》说：“渴而饮水多，小便数……甜者，皆是消渴病也”，又说：“每发即小便至甜”“焦枯消瘦”，对消渴的临床特点作了明确的论述。

张景岳对消渴的辨证治疗更为中的，认为宜分清阴阳虚实。《景岳全书・三消干渴》有云：“此三消者，古人悉认为火证，然有实火者，以邪热有余也；有虚火者，以真阴不足也。”而在治法上：“火在中上二焦者，亦无非胃火上炎而然，但当微为分别以治之。若二焦果由实火，则皆宜白虎汤主之。若渴多饥少，病多在肺者，宜人参白虎汤主之。若水亏于下，火炎于上，有不得不清者，宜玉女煎，或加减一阴煎之类主之。”

明清时期最有影响的是关于消渴病的“益气”学说。戴思恭于《证治要诀・三消》云：“三消得之气之实，血之虚，久久不治，气尽虚，则无能为力矣。”他在用药上倍崇黄芪。另一位医家李梴（《医学入门・消渴》）谓：“治渴，初宜养肺降心，久则滋肾养脾。盖本在肾，标在肺，肾暖则气上升而肺润，肾冷则气不升而肺焦，故肾气丸为消渴良方也。然心肾皆通乎脾，养脾则津液自生，参苓白术散是也。”此外，一些医家又重温张仲景肾气丸之理，主张从肾论治消渴。

刘河间对其并发症作了进一步论述，《宣明论方・消渴总论》说消渴一证“可变为雀目或内障”。《儒门事亲・三消论》说：“夫消渴者，多变聋盲、疮癣、痤疿之类……或蒸热虚汗，肺痿劳嗽。”

明代王肯堂在《证治准绳》中，根据本病多饮、多食、多尿等症状的孰轻孰重，将其分为上、中、下三消，《内经》则将其分为膈消、消中、肾消。

清代张锡纯在《医学衷中参西录·治消渴方》中云："消渴，即西医所谓的糖尿病。"

【中医病因病机归纳】

《内经》记载有"此肥美之所发也，此人必数食甘美而多肥也。肥者令人内热，甘者令人中满，故其气上溢，转为消渴"，认为五脏虚弱，过食肥甘，情志失调是引起消渴的原因，明确了其概念及其"内热"的基本病机，并提出过食甘可诱发消渴病，奠定了后世发展的基础。《灵枢·五变》篇有"五脏皆柔弱者，善病消瘅""此人薄皮肤，而目坚固以深者，长冲直扬，其心刚，刚则多怒，怒则气上逆，胸中畜积，血气逆留，髋皮充肌，血脉不行，转而为热，热则消肌肤，故为消瘅"等记载。《素问·气厥论篇》："肺消者，饮一溲二……大肠移热于胃，善食而瘦。"《素问·阴阳别论篇》记载"二阳结谓之消"，可见"消"又和"热"联系在一起。"消渴"一词出自《素问·奇病论》篇："脾瘅……此肥美之所发也，此人必数食甘美而多肥也，肥者令人内热，甘者令人中满，故其气上溢，转为消渴"，明确了脾瘅为消渴的前期阶段，并确定此阶段的病因为"数食甘美而肥"。

晋代陈延之《小品方》推论消渴病尿甜机理，但原本已佚。《外台秘要》对其作了转载："消渴者，原其发动，此则肾虚所致，每发即小便至甜。按《洪范》稼穑作甘，以物理推之，淋饧醋酒作脯法，须臾即皆能甜也。"其推论尿甜的机理，并阐述了尿甜与消瘦的关系，实为难能可贵。

隋代巢元方在《诸病源候论·消渴病诸候》中云："其病变，多发痈疽。以其内热，小便利故也，小便利则津液竭，津液竭则经络涩，经络涩则荣卫不行，荣卫不行，则热气留滞，故成痈疽脓。"

唐代孙思邈在《千金要方·消渴淋闭方》中云："凡积久饮酒，未有不成消渴"，指出长期饮食不当是消渴病的病因。

宋代王怀隐等编纂的《太平圣惠方》提出"三消"名称，分别为消渴、消中、消肾，且详细论述了其病证——"一则饮水多而小便少者，消渴也；二则吃食多而饮水少，小便少而赤黄者，消中也；三则饮水随饮便下，小便味甘而白浊，腰腿消瘦者，消肾也"。

金元时期，刘河间宗《内经》"二阳结谓之消"的观点，提出"三消燥热"学说，其病机核心是“本寒湿之阴气极衰，燥热之阳气太盛”。《三消论》归纳其治则为“补肾水阴寒之虚，泻心火阳热之实，除肠胃燥热之甚，济身中津液之衰”。刘河间的“三消燥热”说对后世影响较大，李东垣在其《兰室秘藏·消渴论》中支持刘氏学说：“津液不足，结而不润，皆燥热为病也。”朱丹溪在“阳常有余，阴常不足”思想指导下，发展性地提出以养阴为主治疗消渴。《丹溪心法·消渴》：“肺为津液之脏，自上而下，三焦脏腑皆囿于天一真水之中，《素问》以水本在肾，未在肺者此也，真水不竭，安有所谓渴哉。”张从正于《儒门事亲》中认为三消当从火断，其说与朱丹溪之论相似。

现代医家认为，消渴病的病机主要在于阴津亏损，燥热偏盛，而以阴虚为本、以燥热为标，两者互为因果，阴愈虚则燥热愈盛，燥热愈盛则阴愈虚。消渴病变的脏腑主要在肺、胃、肾，尤以肾为关键。三脏之中，虽可有所偏重，但往往互相影响。肺主气为水之上源，敷布津液。肺受燥热所伤，则津液不能敷布而直趋下行，随小便排出体外，故小便频数量多；肺不布津则口渴多饮。正如《医学纲目·消瘅门》说：“盖肺藏气，肺无病则气能管摄津液之精微，而津液之精微者收养筋骨血脉，余者为溲。肺病则津液无气管摄，而精微者亦随溲下。”胃为水谷之海，主腐熟水谷；脾为后天之本，主运化，为胃行其津液。脾胃受燥热所伤，胃火炽盛，脾阴不足，则口渴多饮，多食善饥；脾气虚不能转输水谷精微，则水谷精微下流注入小便，故小便味甘；水谷精微不能濡养肌肉，故形体日渐消瘦。肾为先天之本，主藏精而寓元阴元阳。肾阴亏虚则虚火内生，上燔心肺则烦渴多饮，中灼脾胃则胃热消谷，肾失濡养，开阖固摄失权，则水谷精微直趋下泄，随小便排出体外，故尿多味甜。消渴虽有在肺、胃、肾的不同，但常常互相影响，如肺燥津伤，津液失于敷布，则脾胃不得濡养，肾精不得滋助；脾胃燥热偏盛，上可灼伤肺津，下可耗伤肾阴；肾阴不足则阴虚火旺，亦可上灼肺胃，终致肺燥胃热肾虚，故“三多”之证常可并见。消渴病日久，则易发生以下两种病变：一是阴损及阳，阴阳俱虚。消渴虽以阴虚为本、燥热为标，但由于阴阳互根，阳生阴长，若病程日久，阴损及阳，则致阴阳俱虚。其中以肾阳虚及脾阳虚较为多见。二是病久入络，血脉瘀滞。消渴病是一种病及多个脏腑的疾病，影响气血的正常运行，且阴虚内热，耗伤津液，亦使血行不畅而致血脉瘀滞。血瘀是消渴病的重要病机之一，且消渴病多种并发症的发生也与血瘀密切相关。

【中医诊断】

1）消渴是以多饮、多食、多尿、乏力、消瘦，或尿有甜味为主要临床表现的一种疾病。

2）如果患者“三多”症状不著，但若中年后发病，且嗜食膏粱厚味、醇酒炙䐄，以及病久并发眩晕、肺痨、胸痹心痛、中风、雀目、疮痈等病症者，应考虑消渴的可能性。

3）由于本病的发生与禀赋不足有较为密切的关系，故消渴病的家族史可供诊断参考。

【中医辨证要点】

（一）辨病位

消渴病的三多症状往往同时存在，但根据其表现程度的轻重不同，而有上、中、下三消之分及肺燥、胃热、肾虚之别。通常以肺燥为主，多饮症状较突出者，称为上消；以胃热为主，多食症状较为突出者，称为中消；以肾虚为主，多尿症状较为突出者，称为下消。

（二）辨标本

本病以阴虚为主、燥热为标，两者互为因果，常因病程长短及病情轻重的不同，而阴虚和燥热的表现各有侧重。一般初病多以燥热为主，病程较长者则阴虚与燥热互见，日久则以阴虚为主；进而阴损及阳，可见气阴两虚，并可导致阴阳俱虚之证。

（三）辨本证

多饮、多食、多尿和乏力、消瘦为消渴病本证的基本临床表现，而易发生诸多并发症为本病的另一特点。本证与并发症的关系，一般以本证为主，并发症为次。多数患者先见本症，随着病情的发展而出现并发症。但亦有少数患者与此相反，如少数中老年患者“三多”及消瘦的本证不明显，常以痈疽、眼疾、心脑病症等为线索，最后确诊为本病。

【中医鉴别诊断】

（一）口渴症

口渴症是指口渴饮水的一个临床症状，可出现于多种疾病过程中，尤以外感热病为多见。但这类口渴各随其所患病证的不同而出现相应的临床症状，不伴多食、多尿、尿甜、瘦削等消渴的特点。

（二）瘿病

瘿病中气郁化火、阴虚火旺的类型，以情绪激动，多食易饥，形体日渐消瘦，心悸，眼突，颈部一侧或两侧肿大为特征。其中的多食易饥、消瘦，类似消渴病的中消，但眼球突出、颈前生长瘿肿则与消渴病有别，且无消渴病的多饮、多尿、尿甜等症。

【中医急救处理】

糖尿病是中国常见疾病之一，吕仁和教授认为糖尿病应采用《古今录验方》中的“消渴病”名称，而糖尿病酮症酸中毒、非酮症高渗性昏迷等是糖尿病常见的急性并发症，将其归属“消瘅”“昏迷”“口臭”“恶心”“呕吐”“哕”等范畴，因糖尿病的临床表现形式多样，中医对急性并发症的病名从未统一。吕仁和教授认为“陈气”是引起消渴一系列症状的主要因素，并提出了引起糖尿病急性并发症的关键理论——“陈气蕴毒化热”理论。刘佳等认为，在消渴病阴津亏损的基础上，上焦津枯，中焦燥火炼液成痰，秽浊燔灼，肠燥腑实，升降失司，浊气上逆，病情由肺传胃，直中胃腑而发为消渴病急性并发症。宁华认为消渴病阴津极度耗损，故而出现消渴病急症，可归属于“消渴致损”范畴。岳琳莹等将消渴病急症归于厥脱范畴。

（一）辨证论治

1. 燥火伤肺证

症状：烦渴引饮，渴饮无度，随饮随消，四肢倦怠，纳食泛恶，舌暗红，苔薄黄或黄腻，脉细数或滑数。

治法：清泄肺胃，生津止渴。

方药：白虎汤合玉女煎加减（生石膏、知母、生地、麦冬、太子参、甘草、粳米、牛膝）。

2. 浊毒中阻型证

症状：口燥咽干，口渴引饮，皮肤干燥，精神萎靡，嗜睡，胸闷纳呆，恶心呕吐，口有秽臭，时有少腹疼痛如绞，大便秘结，舌红苔黄燥，脉沉细而数。

治法：清热化痰，健脾利湿。

方药：黄连温胆汤（黄连、姜半夏、陈皮、竹茹、枳实、茯苓、玄参、花粉、生地黄、山药、葛根、黄芪）。

3. 蚀毒闭窍证

症状：口干微渴，心烦不寐，烦躁不安，或嗜睡，甚则昏迷不醒，呼吸深快，食欲不振，口臭呕吐，小便短赤，舌暗红而绛，苔黄腻而燥，脉细数。

治法：芳香开窍，清营解毒。

方药：安宫牛黄丸合紫雪丹加减（牛黄、郁金、黄芩、黄连、甘草、玄参、山栀、菖蒲、生石膏、水牛角）。

4. 邪毒内陷证

症状：高热，躁扰发狂，或见吐血、衄血、便血、尿血，或见神昏，或见抽搐，舌质深绛，脉虚数，或细促。

治法：滋阴清热，凉血息风。

方药：犀角地黄汤（犀角、生地、丹皮、芍药）。

5. 阴脱阳亡证

症状：高热，汗多而黏，渴喜冷饮，口干唇焦，肌肤干瘪，或面色苍白，自汗不止，四肢厥逆，呼吸低微，舌暗淡无津，脉微细欲绝。

治法：益气回阴，回阳救脱。

方药：生脉饮合参附汤（人参、制附子、五味子、麦冬）。

（二）中成药治疗

消渴病急症患者入院初期，病情往往急、危、重，若不及时干预及治疗，会发展为阴脱阳亡。这时可选用参麦注射液及参附、生脉注射液静滴，以益气固脱、养阴生津。

【稳定期辨证论治】

（一）治疗原则

本病的基本病机是阴虚为本、燥热为标，故清热润燥、养阴生津为本病的治疗大法。《医学心悟·三消》说："治上消者，宜润其肺，兼清其胃……治中消者，宜清其胃，兼滋其肾……治下消者，宜滋其肾，兼补其肺。"由于本病常发生血脉瘀滞及阴损及阳的病变，以及易并发痈疽、眼疾、劳嗽等症，故还应针对具体病情，及时合理地选用活血化瘀、清热解毒、健脾益气、滋补肾阴、温补肾阳等治法。

（二）分型治疗

1. 上消（肺热津伤证）

症状：烦渴多饮，口干舌燥，尿频量多，舌边尖红，苔薄黄，脉洪数。

治法：清热润肺，生津止渴。

方药： 消渴方。方中重用天花粉以生津清热，佐黄连清热降火，生地黄、藕汁等养阴增液，尚可酌加葛根、麦冬以加强生津止渴的作用。若烦渴不止，小便频数，而脉数乏力者，为肺热津亏、气阴两伤，可选用玉泉丸或二冬汤。玉泉丸中，以人参、黄芪、茯苓益气，天花粉、葛根、麦冬、乌梅、甘草等清热生津止渴。二冬汤中，重用人参益气生津，天冬、麦冬、天花粉、黄芩、知母清热生津止渴。二方同中有异，前者益气作用较强，而后者清热作用较强，可根据临床需要选用。

2. 中消（胃热炽盛证）

症状： 多食易饥，口渴，尿多，形体消瘦，大便干燥，苔黄，脉滑实有力。

治法： 清胃泻火，养阴增液。

方药： 玉女煎。方中生石膏、知母清肺胃之热，生地黄、麦冬滋肺胃之阴，川牛膝活血化瘀，引热下行，加黄连、栀子清热泻火。若大便秘结不行，可用增液承气汤润燥通腑、“增水行舟”，待大便通后，再转用上方治疗。本证亦可选用白虎加人参汤。方中生石膏、知母清肺胃、除烦热，人参益气扶正，甘草、粳米益胃护津，共奏益气养胃、清热生津之效。对于病程较久，以及过用寒凉而致脾胃气虚，表现口渴引饮，能食与便溏并见，或饮食减少，精神不振，四肢乏力，舌淡，苔白而干，脉弱者，治宜健脾益气、生津止渴，可用七味白术散。方中用四君子汤健脾益气，木香、藿香醒脾行气散津，葛根升清生津止渴。

3. 下消（肾阴亏虚证）

症状： 尿频量多，混浊如脂膏，或尿甜，腰膝酸软，乏力，头晕耳鸣，口干唇燥，皮肤干燥、瘙痒，舌苔红，脉细数。

治法： 滋阴补肾，润燥止渴。

方药： 六味地黄丸。方中以熟地滋肾填精为主药；山茱萸肉固肾益精，山药滋补脾阴、固摄精微，该二药在治疗时用量可稍大；茯苓健脾渗湿，泽泻、丹皮清泄肝肾火热，共奏滋阴补肾、补而不腻之效。阴虚火旺而烦躁，五心烦热，盗汗，失眠者，可加知母、黄柏以滋阴泻火。尿量多而混浊者，加益智仁、桑螵蛸、五味子等益肾缩泉。气阴两虚而伴困倦、气短乏力、舌质淡红者，可加党参、黄芪、黄精以补益正气。

4. 阴阳两虚证

症状： 小便频数，浑浊如膏，甚至饮一溲一，面容憔悴，耳轮干枯，腰膝酸软，四肢欠温，畏寒肢冷，阳痿或月经不调，舌苔淡白而干，脉沉细无力。

治法： 温阳滋阴，补肾固摄。

方药：金匮肾气丸。方中以六味地黄丸滋阴补肾，并佐以附子、肉桂以温补肾阳。本方以温阳药和滋阴药并用，正如《景岳全书·新方八略》所说："善补阳者，必于阴中求阳，则阳得阴助而生化无穷；善补阴者，必于阳中求阴，则阴得阳长而泉源不竭。"而《医贯·消渴论》更对本方在消渴病中的应用作了较详细的阐述："盖因命门火衰，不能蒸腐水谷，水谷之气，不能熏蒸上润乎肺，如釜底无薪，锅盖干燥，故渴。至于肺亦无所禀，不能四布水津，并行五经，其所饮之水，未经火化，直入膀胱，正谓饮一升溲一升，饮一斗溲一斗，试尝其味，甘而不咸可知矣。故用附子、肉桂之辛热，壮其少火，灶底加薪，枯笼蒸溽，槁禾得雨，生意维新。"对消渴而症见阳虚畏寒的患者，可酌加鹿茸粉，以启动元阳，助全身阳气之气化。阴阳气血俱虚者，则可选用鹿茸丸以温肾滋阴、补益气血。上述两方均可酌加覆盆子、桑螵蛸、金樱子等以补肾固摄。

消渴多伴有瘀血的病变，故对于上述各种证型，尤其是舌质紫黯或有瘀点、瘀斑，脉涩或结或代，及兼见其他瘀血证候者，均可酌加活血化瘀的方药。如丹参、川芎、郁金、红花、山楂等，或配用降糖活血方。丹参、川芎、益母草活血化瘀，当归、赤白芍养血活血，木香行气导滞，葛根生津止渴。

消渴容易发生多种并发症，应在治疗本病的同时，积极治疗并发症。白内障、雀盲、耳聋等并发症的主要病机为肝肾精血不足，不能上承耳目，宜滋补肝肾、益精补血，可用杞菊地黄丸或明目地黄丸。对于并发疮毒痈疽者，则治宜清热解毒、消散痈肿，用五味消毒饮。在痈疽的恢复阶段，治疗上要重视托毒生肌。并发肺痨、水肿、中风者，则可参考有关章节辨证论治。

【疾病的转归和预后】

消渴病常累及多个脏腑，病变影响广泛，未及时医治以及病情严重的患者，常并发多种病症。如肺失滋养，日久可并发肺痨；肾阴亏损，肝失濡养，肝肾精血不能上承于耳目，则可并发白内障、雀盲、耳聋；燥热内结，营阴被灼，脉络瘀阻，蕴毒成脓，则发为疮疖痈疽；阴虚燥热，炼液成痰，以及血脉瘀滞，痰瘀阻络，蒙蔽心窍，则发为中风偏瘫；阴损及阳，脾肾衰败，水湿潴留，泛滥肌肤，则发为水肿。综观消渴病的自然发病过程，常以阴虚燥热为始，病程日久，可导致阴损及阳，血行瘀滞，而形成阴阳两虚，或以阳虚为主，并伴血脉瘀阻的重症，且常出现各种严重的并发症。

【中医药防治研究的现代进展】

消渴病是以多饮、多食、多尿、形体消瘦或尿有甜味为主要临床表现的疾病，类似于现代医学的糖尿病。在祖国传统医学中，早在东汉末年张仲景就专篇讨论该病，并最早提出治疗方案。

（一）现代中药药理学研究

1. 单味中药的研究

中药治疗糖尿病的机制包括刺激胰岛素分泌、保护和修复胰岛素 β 细胞、改善胰岛素抵抗、抑制 α-葡萄糖苷酶活性、促进葡萄糖利用、改善机体氧化应激水平等。每种中药不只是通过一种机制起作用，而通常是多种机制共同起作用。廖作庄等对链脲佐菌素诱导的糖尿病小鼠模型予肉桂多酚灌胃，结果证明肉桂能显著降低血糖，增加血清胰岛素量，降低胰高血糖素；同时有人发现摄入肉桂能够降低餐后血糖。秦灵灵等研究表明，仙鹤草提取物对 2 型糖尿病大鼠具有降糖调脂的治疗作用，能够缓解 2 型糖尿病的胰岛素抵抗。郑小彭等研究提示，黄芩苷可改善胰岛素抵抗，延缓糖尿病肾病的进展，改善肾纤维化，其作用机制可能与黄芩苷调节转化生长因子 β1 表达密切相关。陈文学等用不同剂量人参糖肽干预气阴两虚型糖尿病大鼠，研究证明人参糖肽高剂量组与人参糖肽中剂量组大鼠糖化血红蛋白水平明显降低，人参糖肽能够改善胰岛素抵抗及糖脂代谢紊乱，促进肝糖原合成和清除自由基及抗脂质过氧化等多种途径共同发挥降糖作用。洪浩等发现，丹皮多糖能够提高肝细胞低亲和力胰岛素受体的最大结合容量，使胰岛素敏感性指数增加，通过改善胰岛素抵抗从而降低空腹血糖以及改善糖耐量。

2. 现代降糖药对的药理研究

章常华等通过观测黄芩与黄连的不同配比对胰岛素抵抗模型葡萄糖消耗量的影响，结果显示 1∶2、1∶1、2∶1 配比的高剂量组葡萄糖消耗量显著升高，其中 1∶1 高剂量组葡萄糖消耗量最多，机制可能为黄芩苷对于小檗碱的降糖作用具有双向调节效应。付兢颖发现黄芪与黄连药对能有效调节 2 型糖尿病的糖脂代谢紊乱，调节心血管系统，保护胰腺和胰岛的结构和细胞功能，刺激胰岛素分泌。付茜茹等用黄芪黄酮+葛根黄酮干预糖尿病大鼠，发现黄芪黄酮能显著降低模型大鼠血糖，黄芪黄酮与葛根黄酮配伍能显著促进胰岛素分泌，协同缓解胰腺脂毒性及炎症反应。

3. 药物不同部位的及浓度的现代药理研究

李名洁等研究发现，桑树不同药用部位总生物碱对 α-葡萄糖苷酶抑制作用强度不同，具体为：桑枝生物碱>桑叶生物碱>桑白皮生物碱>阿卡波糖。郝蒙蒙等通过研究发现，桑叶黄酮+多糖+生物碱在高浓度下对α-葡萄糖苷酶有协同抑制作用。

4. 中药汤剂的现代药理研究

文献研究显示，半夏泻心汤联合参麦散能够增强胃肠蠕动、促进胃排空，可以治疗寒热错杂、气阴两虚型糖尿病胃轻瘫。

（二）现代中医对消渴病的研究与治疗进展

1. 病因病机及治疗原则的研究

林兰教授认为糖尿病早期以阴虚热盛证为主，其后气阴两虚证增多，后期多为阴阳两虚证，主张将糖尿病主要分为阴虚热盛、气阴两虚、阴阳两虚三型。国医大师吕仁和教授提出的“二、五、八”系统防治糖尿病的方案，集糖尿病防治、目标管理和综合防治措施于一体，以“健康、长寿”为目标，以控制血糖、血脂、血压、体重、症状为5项观察指标，应用八大治疗措施，包括据情辨证饮食、据情辨证运动、据情辨证调整心态3项基本措施；糖尿病临床症状突出，尤其是出现并发症时，选择针灸按摩、中国传统气功两种措施；应用非药物疗法，包括糖尿病辨证施膳的食疗，太极气功等运动治疗，以及针灸、按摩、贴敷等方法。赵进喜教授秉承中医学的整体观和辨证论治思想，传承吕仁和教授“二、五、八”系统防治糖尿病的方案，突出因时、因地、因人制宜的个体化诊疗方案，以“辨体质、辨病、辨证三位一体”的诊疗模式，对糖尿病前期、糖尿病期及其并发症期进行个体化防治，在临床中对阳明胃热者清泄，对少阴阴虚者清滋，对厥阴肝旺者清降，对少阳气郁者清疏，对太阴脾虚者清补，效果显著。

2. 方药的选用

著名老中医祝谌予教授在施今墨教授治疗糖尿病的基础上创立降糖活血方（葛根、丹参、当归、川芎等），全方基于“糖瘀”论治。仝小林院士将糖尿病视网膜病变归属于“脉病”和“络病”范畴，统称为“络脉病”，认为其发病与五脏均相关，与脾、肾二脏关系最为密切。在治疗上以痰瘀交结、痹阻心脉为基本病机，治以通阳泄浊、豁痰宣痹、化瘀通络，以达到痰瘀并治，处方以瓜蒌薤白半夏汤、瓜蒌薤白白酒汤、枳实薤白桂枝汤等为主。具体用药方面：仝小林院士认为糖尿病早期病轻，多属于“络滞”，多用桂枝、降香、檀香等辛香疏络药，气血同调，理气通络；中期则多合并“络瘀”，药选三七、丹参、川芎、夜交藤、鸡血藤等以化瘀通络；后期络脉闭阻，多用水蛭、虻虫、地龙、蜈蚣等破血逐瘀通络。仝小林院士认为虚、浊、瘀为糖尿病肾病的核心病机，强调“非重剂无以起沉疴”，善用益气活血降浊方药并施以重剂。

3. 中成药

芪参胶囊、五参口服液、参麦注射液、降糖化瘀胶囊。

4. 单味中药

毛冬青、桑叶及中药提取物葛根素等都对糖尿病性心脏病的治疗有一定作用。

（三）中医非药物治疗

1. 中药足浴

中药足浴是中医学传统的外治法之一，通过辨证论治选配适当的中药煎煮成药液，通过药液浸泡浴洗，药物直接作用于皮肤，药液的温热力量促进药物透皮吸收，使经络得以疏通，从而达到机体组织器官气血运行通畅的目的。赵进喜教授创立的泡脚方主方为苏木、透骨草、追地风、细辛，干脚加桃仁、红花、芒硝以润之，湿脚加枯矾、滑石以燥湿，全方活血化瘀、温经通脉，用于治疗糖尿病下肢神经病变及血管病变。

2. 按摩、点穴治疗

肥胖、超重患者可按摩中脘、水分、气海、关元、天枢、水道等穴位。点穴减肥取合谷、内关、足三里、三阴交。龙洁儿等使用穴位按摩联合经络拍打防治糖尿病周围神经病变患者，患者经治疗 2 周后中医证候总积分较治疗前降低，且穴位按摩组改善明显优于对照组。

3. 针刺

消渴病症状以上消为主时，可针刺肺俞、脾俞、尺泽、曲池、廉泉、承浆、足三里、三阴交，配穴烦渴、口干加金津、玉液；以中消症状为主时，可选脾俞、胃俞、足三里、三阴交、内庭、中脘、阴陵泉、曲池、合谷，配穴大便秘结加天枢、支沟；以下消症状为主时，可选肾俞、关元、三阴交、太溪。若辨证为消渴病后期阴阳两虚时，可针刺气海、关元、肾俞、命门、三阴交、太溪、复溜。徐曼认为针灸足三里能活络温经，针刺三阴交健脾益血、调理肝肾，能使神经血管血流量增加，从而缓解患者的症状。

4. 中医气功

选用太极拳、太极剑、八段锦等。

【经典病例摘录】

钟某，女，73 岁，2019 年 8 月 10 日因“口干多饮、多尿、乏力、烦热汗出 2

年”来我院就诊。患者2年前出现口干多饮，伴尿频，夜尿3~4次，尿黄浊伴泡沫，伴全身乏力，手足心热，伴阵发性潮热汗出，以颈部以上为主，动则明显，平素嗜食油腻，大便时干时稀。

既往史：有2型糖尿病病史2年，间断服用药物治疗，未监测血糖。

查体：神志清楚，桶状胸，双侧肺未闻及干、湿啰音。心率98次/分，律齐，各瓣膜听诊区未闻及病理性杂音，无心包摩擦音。腹膨隆，全腹无压痛，无反跳痛，无肌紧张，肝肾区无叩痛，舌淡红，苔黄厚腻，脉沉细。

辅助检查：随机手指血糖18.5 mmol/L。

中医诊断：消渴（气阴两虚夹热证）。

西医诊断：2型糖尿病。

处方：玉液汤合牡蛎散加减。

山药30 g　黄芪30 g　知母15 g　天花粉10 g

鸡内金10 g　葛根15 g　五味子10 g　川牛膝10 g

泽泻10 g　浮小麦20 g　牡蛎30 g　麻黄根20 g

白术15 g　石膏30 g　茯苓15 g　甘草6 g

按：患者口干多饮、多尿、乏力、烦热汗出，舌淡红，苔黄厚腻，脉沉细软无力，中医辨病为消渴，辨证为气阴两虚夹热证。糖尿病的中医病机以阴虚燥热为主，但也不乏其他兼夹病机。本案中舌淡红，苔黄厚腻，脉沉细软无力，系糖尿病舌象的特征，苔黄厚腻，兼有湿热征象。故治疗宜益气养阴敛汗、清热利湿。方中以黄芪为君，得葛根能升元气，辅以山药、知母、天花粉滋阴清热，使之阳升而有阴助，鸡内金、白术、茯苓健脾益气，石膏、牛膝、泽泻补益肝肾、利湿不伤阴液，引湿热从小便而出。患者气虚、汗出明显，佐以黄芪、白术以益气，牡蛎、浮小麦、麻黄根以收敛止汗，甘草清热、调和诸药。

【糖尿病的西医综述】

（一）糖尿病的定义及临床表现

糖尿病是遗传因素和环境因素交互作用致胰岛素分泌障碍和（或）胰岛素产生抵抗而造成的以持续性血糖升高为主要特征，导致代谢紊乱引起全身组织器官损害的代谢综合征。1型糖尿病常起病急，有明显的多饮、多尿、多食、消瘦及乏力症状，可伴有视力模糊、皮肤感觉异常和麻木，女性患者可伴有外阴瘙痒。2型糖尿病亦可出现典型的“三多一少”症状，常有肥胖史，但不少患者可长期无明显症状，很多患者因并发症就诊才被诊断为糖尿病。

（二）流行病学

现代人饮食结构发生改变，长期缺乏运动，工作压力强度过高，这些共同促使中国糖尿病发病率快速增长。2020 年我国 31 个省份的流行病学研究显示，成年糖尿病患病率高达 11.2%，已成为世界首位，糖尿病也成为 21 世纪威胁人类健康的重要“杀手”。

（三）诊断

①糖尿病的典型“三多一少”症状加上随机血糖≥11.1 mmol/L（200 mg/dL）；或②空腹血糖≥7.0 mmol/L（140 mg/dL）；或③口服 75 g 葡萄糖耐量试验（OGTT）2 h 血糖值≥11.1 mmol/L。

以上各条诊断标准均应另日重复核实。随机血糖指一日之中任何时间采血，不考虑与前餐的时间关系；空腹指禁食 8 h 以上；OGTT 2h 血糖值 7.8 ~ 11.1 mmol/L 为糖耐量减低，小于 7.8 mmol/L 为正常。

（四）糖尿病病因及分型

现代基因测序等分析检测技术快速发展，根据基因组学、蛋白组学、表观遗传学、环境因素、病因、功能角度、临床表现、糖尿病进展速度及对降糖药物的治疗反应等，可将糖尿病分为 1 型糖尿病（T1DM）、2 型糖尿病（T2DM）、特殊类型糖尿病和妊娠型糖尿病等。其中 T1DM 约占 5%，胰岛素绝对缺乏，多在青少年发病；T2DM 是在遗传与环境多因素共同作用下，由胰岛素抵抗或胰岛素分泌相对不足发病所致，占比可达 90% 以上。T1DM 病因未明；T2DM 是多基因与环境因素的复合病因，其病因亦未彻底阐明。但是 2018 年瑞典科学家对糖尿病相关变量（包括胰岛自身抗体 GAD65、C 肽水平、糖化血红蛋白、年龄和体质指数、胰岛素敏感性指数、胰岛 β 细胞功能指数）进行群组聚类分析，将糖尿病细分成严重自身免疫型、严重胰岛素缺乏型、严重胰岛素抵抗型、轻度肥胖相关型、轻度年龄相关型。

（五）治疗

1. 糖尿病饮食运动教育

减少食物中脂肪尤其是饱和脂肪酸的含量，增加食物中纤维含量，使食物中碳水化合物、脂肪和蛋白质所占比例合理。肥胖者的总热量限制更严，且蛋白质摄入量可适当增加，减少钠摄入。糖尿病患者应该每周至少进行中等强度有氧体力活动（50%

~70%最大心率）150 min。对无禁忌证的2型糖尿病患者鼓励每周进行3次耐力运动。

2. 糖尿病药物治疗

经糖尿病饮食及运动疗法1个月血糖控制不达标者，应予以降糖药物治疗。常见降糖西药大致分为胰岛素制剂和非胰岛素制剂。胰岛素自百年前面市以来，已挽救了无数糖尿病患者的生命。胰岛素制剂多适用于1型糖尿病及口服降糖药无效的2型糖尿病患者。治疗2型糖尿病药物主要基于单靶点开发的非胰岛素制剂药物。传统口服降糖药如双胍类、噻唑烷二酮类、α-葡萄糖苷酶抑制剂、餐时血糖调节剂格列奈类等对糖尿病患者的治疗发挥重要作用，但长期使用也面临各种挑战，如引起低血糖、肥胖、水肿、心衰等不良反应等。现在要求新型降糖药物的研发目标是降低血糖，但不增加低血糖发病率和体质量，且无明显心血管不良反应。近年来，新型降糖药SGLT-2i（列净类）、GLP-1RA（鲁肽类）、DPP-4i（列汀类）、葡萄糖激酶激活剂（GKA）等不断出现。其中DPP-4i和GKA对心血管的影响是偏中性的，而SGLT-2i和GLP-1RA有心血管正收益，使得这两类新型降糖药更具优势，在国内外糖尿病治疗的临床最新指南有所体现。GLP-1RA可有效改善胰岛β细胞功能障碍和胰岛素抵抗等。SGLT-2i选择性抑制肾近曲小管SGLT2，使葡萄糖重吸收减少，从而降低血糖。临床研究结果表明，GLP-1RA比SGLT-2i的降糖疗效更优，以动脉粥样硬化为主的2型糖尿病患者使用GLP-1RA可获得更大的获益。因为GLP-1RA兼顾血糖控制与全面心脑血管代谢收益，且能明显减重。

3. 糖尿病急性并发症（ADC）的治疗

ADC最常见诱因为感染，约占20%~40%，其中泌尿系和肺部感染最为常见，还有包括中断胰岛素治疗、大量摄入糖、脑血管意外、心肌梗死、胰腺炎、酗酒、严重肾病、透析，以及某些药物（糖皮质激素、免疫抑制剂）等的应用也有可能成为糖尿病急性并发症发生的诱因。糖尿病酮症酸中毒（DKA）、非酮症高渗性糖尿病昏迷（NHDC）和乳酸性酸中毒（LA）可单独发生，也可并发。三者治疗的共同点为大量补液，持续小剂量胰岛素静脉滴注，纠正电解质紊乱和消除诱因。不同点在于糖尿病酸中毒单独应用胰岛素及纠正脱水即可纠正，当pH低于7.1时才需要补碱，而乳酸性酸中毒则需要相对积极地补充$NaHCO_3$；补液过程中，糖尿病酮症酸中毒伴血糖<13.9 mmol/L，非酮症高渗性糖尿病昏迷且血糖<16.7 mmol/L时，进入补糖阶段。三者并发时应结合患者基础疾病及pH值、渗透压、血糖下降速度等权衡治疗方案。糖尿病急性并发症中轻症患者一般经口补液、皮下胰岛素治疗即可恢复；重症患者合并多

器官功能损害，须予以吸氧、监护生命体征、意识状态，建立静脉通道，监测血糖[1次/(1～2 h)]；大量补液时要注意控制补液速度及保证出量，以防出现心衰、肺水肿、脑水肿，必要时给予机械通气及肾脏替代治疗等。

对于低血糖的急性处理：治疗症状性低血糖首选葡萄糖（15～20 g），也可选用任何含有葡萄糖的碳水化合物。如果治疗 15 min 后复测血糖仍为低血糖，应该再次给药。一旦监测血糖正常后，患者应该继续追加一次正常饮食或点心，以预防低血糖复发。

4. 手术治疗

BMI≥35 kg/m^2 的 2 型糖尿病患者，特别是糖尿病或相关并发症通过生活方式和药物治疗仍难以控制者，可以考虑进行减肥手术治疗。尽管小型研究表明 BMI 在 30～35 kg/m^2 之间的 2 型糖尿病患者接受减肥手术也可更好控制血糖，但目前没有充足的循证医学证据建议对研究之外的 BMI<35 kg/m^2 的 2 型糖尿病患者进行减肥手术。

第九部分

中医肾系疾病证治

第一节

水肿

【疾病概述】

水肿是因多种原因形成的水液潴留体内、泛溢肌肤的病证，以头面、眼睑、四肢甚至全身浮肿为临床表现，严重时可见腹水、胸腔积液等。

水肿可独立成病，也常见于多种疾病过程中。现代医学中急慢性肾小球肾炎、肾病综合征、肝硬化、充血性心力衰竭、内分泌失调及营养不良等病可见水肿，其治疗可类同。肝源性水肿以腹水为主症，多属于鼓胀范畴；心源性水肿常与心悸、气急、胸痛并见，可参照心悸、喘证等论治。

【历史沿革】

水肿，亦名“水病”“水气”“阴水阳水”“胕肿”等，《内经》称为“水”，据其症状分“风水”“石水”“涌水”“水胀”。《素问·水热穴论》：“水病，下为浮肿大腹，上为喘呼，不得卧者，标本俱病，故肺为喘呼，肾为水肿，肺为逆不得卧。”《金匮要略》名为“水气病”，并以表里脉证分水，提出风水、皮水、正水、石水和黄汗；或按脏腑分为心水、肺水、肝水、脾水、肾水。隋巢元方《诸病源候论·水肿候》首次以“水肿”命名各种水病：“夫水肿病者，皆由荣卫痞涩，肾脾虚弱所为。”元代《丹溪心法·水肿》将水肿分为阴水和阳水，“若遍身肿，烦渴，小便赤涩，大便闭，此属阳水”“若遍身肿，不烦渴，大便溏，小便少，不涩不赤，此属阴水”。现中医规范病名为水肿，归属气血津液病变。

水肿病因病机的研究始于《内经》，《内经》提及外感及内伤均会导致水肿，并对水肿的症状、病因、病机、分类等进行描述。《素问·平人气象论》曰：“颈脉动喘疾咳，曰水，目窠微肿如卧蚕起之状，曰水……面肿曰风，足胫肿曰水”，认为外感内伤均造成水肿，正虚感邪而发“风水”，“勇而劳甚，则肾汗出，肾汗出逢于风，内不得入于脏腑，外不得越于皮肤，客于玄府，行于皮里，传为跗肿，本之于肾，名曰风水”（《素问·水热穴论》）。阳气衰竭，津液充廓也可发为水肿，而肺脾肾是水肿的重要内在因素，“其有不从毫毛而生，五脏阳以竭也……”（《素问·汤液醪醴论》）。《素问·水热穴论》载：“肾者，至阴也，至阴者，盛水也；肺者，太阴也，少阴者，冬脉也，故其本在肾，其末在肺，皆积水也。”《内经》对水肿的多方面记载，是后世研究水肿的基础，它不仅论及水肿部位涉及头面、四肢、胸腹，而且初步论述了水肿病机形成及其与脏腑功能失调的相关性，还丰富了水肿的脉学特点。

《金匮要略》中的水肿论治是《内经》的延续和拓展，弥补了《内经》中水肿治疗方药的匮乏。《金匮要略》共有三处提及“水气”，一是《水气病脉证并治》，该篇详细论述了水气病的分类、病机、治法、方药，还提出风热邪毒久郁于卫可致水肿，“风气相搏，风强则为隐疹，身体为痒，痒为泄风，久为痂癞，气强则为水，难以俯仰。风气相击，身体洪肿，汗出乃愈”。二是《妇人妊娠病脉证并治》，该篇指出妊娠可致水肿，“妊娠有水气，身重，小便不利，洒淅恶寒，起即头眩，葵子茯苓散主之”。三是《痰饮咳嗽病脉证并治》，该篇将水饮停于四肢而使肢体肿重归为溢饮，“饮水流行，归于四肢，当汗出而不汗出，身体疼重，谓之溢饮”。

《三因极一病证方论·水肿》对水肿的病因进行总结，认为水肿与外感邪气、七情及饮食不调有关：“原其所因，则冒风寒暑湿属外，喜怒忧思属内，饮食劳逸背于常经属不内外，皆致此疾。”

《诸病源候论》强调脾肾虚弱在水肿病发病中的重要性，提出“多因大病之后，或积虚劳损……故令水气不散，理宜然也”。巢氏认为，肾者主水，脾胃俱主土，土性克水。胃为水谷之海，胃虚不能传化水气，使水气渗液经络，浸渍腑脏；脾得水湿之气，加之则病，脾病则不能制水，故水气独归于肾；肾主水，肾病则发为水肿病；三焦为水液运行的通路，如果道路不通，则水液溢于皮肤而发水肿病。由此看来，水肿病的发生与肾、脾胃、三焦关系密切。

《丹溪心法》根据水肿病因病机不同，或因外感湿热疮毒，或因脾肾亏虚，将水肿分为阴水和阳水两大类：“若遍身肿，烦渴，小便赤涩，大便闭，此属阳水；若遍身肿，不烦渴，大便溏，小便少，不赤涩，此属阴水”。

唐代孙思邈在《备急千金要方》中提出水肿病复发与“不慎口味”有关，水肿患者应少食盐或忌食盐，并论述了水肿重危症——“第一，唇黑伤肝；第二，缺盆平伤心；第三，脐出伤脾；第四，背平伤肺；第五，足下平伤肾”。

刘完素认为水肿病病机应从火热立说，提出湿热瘀滞致水肿，“湿热兼化，阳气怫郁”，湿胜则肿、湿因热生、湿热相间，层层递进，充实了水肿实性病机。《素问玄机原病式・热类》："妄谓脾虚不能控制其肾水者，但谓数下致之，又多有水液故也。岂知巴豆热毒耗损肾水阴气，则心火及脾土自甚，湿热相搏，则怫郁痞隔，小便不利而水肿也。"

《景岳全书・肿胀》认为气肿与水肿不同，水肿多属虚证，"病在水分者，以阴胜于阳。而肌肤皆肿，此与气证，本有不同。凡水之为病，其色明润，其皮光薄，其肿不速，每自下而上，按肉如泥，肿有分界。盖阴本于下，而浸渍有渐，皆水病之证也"。

《医宗必读・水肿胀满》以虚实分水肿，提出"阳证必热，热者多实；阴证必寒，寒者多虚"。

《重订严氏济生方・水肿》首次提出"疮毒所致热肿"，从临床症状对阴水及阳水做鉴别描述，"阴水为病，脉来沉迟，色多青白，不烦不渴，小便涩少而清，大腑多泄……阳水为病，脉来沉数，色多黄赤，或烦或渴，小便赤涩，大腑多闭，此阳水也"。

唐容川《血证论・肿胀》认为瘀血致水肿，治疗中应注重两者关系。"瘀血流注亦发肿胀者，乃血变为水之证，此如女子胞水之变血。男子胞血之变精，疮科血积之变脓也。血既变水，即从水治之。……观于妇人水分、血分之说，则知血家所以多肿胀者，亦是水分、血分之病也。"

《内经》早就认识到水肿与肺、脾、肾相关，提出"其本在肾，其末在肺""诸湿肿满，皆属于脾""血不利则为水"等理论，后世基于临床，不断探索及补充，提出水肿不仅与外感、饮食、情志、过劳等因素密切相关，也与脏腑虚损、功能不良相关。

对于水肿的治疗，医家也有较多的论述。

《内经》提出"去菀陈莝""开鬼门""洁净府"是水肿治疗的准则，且一直沿用至今，"平治于权衡，去菀陈莝，微动四极，温衣，缪刺其处，以复其形。开鬼门，洁净府"。

《金匮要略・水气病脉证并治》发展了《内经》的水肿治则，不仅提出分类治疗："诸有水者，腰以下肿，当利小便；腰以上肿，当发汗乃愈"，还阐述津液与血的关系，提出"血不利则为水"，强调活血祛瘀法在治疗中的作用。此篇强调气化失常是水气病产生的核心病机，治疗的根本在于恢复气化，"气不自行，赖气以动"，故气化不及者，治疗水气当以振奋阳气为本、祛除水气为标，临证当明辨脏腑，或温肺，或温脾，或温肾，或温通三焦；因邪气阻滞而气化不利者，须先祛邪。

《丹溪心法》提出发汗、利小便法用于阳水，健脾利湿法用于阴水。《脉因证治》认为水肿多为脾虚湿盛所致，“论水肿之因，其始则一，其变则二，皆脾胃之土病焉。盖脾虚不能制水，肾为胃关，不利则水溃妄行，渗透经络”，提出治疗虚性水肿应重健脾，脾气实则身健运，自能升降，则水自行。

张景岳总结了水肿的发病机制及治疗原则：“凡水肿等证，乃肺、脾、肾三脏相干之病。盖水为至阴，故其本在肾；水化于气，故其标在肺；水惟畏土，故其治在脾。今肺虚则气不化精而化水，脾虚则土不制水而反克，肾虚则水无所主而妄行，水不归经而逆而上泛。”他认为水肿与肺、脾、肾相关，治疗应“必求肺脾肾三脏，随盛衰而治得其平，是为权衡之道”，提出的水肿治疗“其本在肾，其标在肺，其治在脾”更是为后世所推崇。

《内经》提出的水肿治则被历代医家不断补充，不仅有发汗、利小便、逐水等实治法，宋以后亦强调补肾健脾以治阴水，创立了清热解毒、温阳利水、理气利水、活血利水等治疗方法，还发展出水肿的辅助疗法外治法及食疗法。

《肘后备急方》记载了多种水肿外治法及食疗方法，如豆类（赤小豆、大豆、豆豉，以赤小豆为多用）单用，或与麻子、桐木合用外敷；或用灸法治疗水肿（“内踝下白肉”灸三壮）；更有早期行腹腔穿刺，“若唯腹大，下之不去，便针脐下二寸，入数分令水出，孔合须腹减乃止”。

【中医病因病机归纳】

对水肿病因的认识大致可分为外感、内伤，或由风寒湿热邪气及疮毒内淫，或因饥饱劳伤、七情郁损及久病体虚；对其病机的认识，主要是肺脾肾气化失司，水道不通，三焦决渎失权，或气血瘀阻，血化为水，水湿泛滥而成。

（一）外邪袭表

肺为水之上源，主表合皮毛，易受外邪侵袭。风邪易夹寒夹热夹湿，易袭阳位，或由口鼻而入，或由皮肤而犯，致肺失宣降，水道不通，津液不能下输膀胱，流溢肌肤，发为水肿。《景岳全书·肿胀》：“凡外感毒风，邪留肌肤，则亦能突然浮肿。”

（二）疮毒内犯

痈疽疮疡皆属火，疮毒未消，火热内攻，损伤肺脾，津液输布失常，形成水肿。宋《严氏济生方·水肿门》：“又有年少，血热生疮，变为肿满，烦渴，小便少，此为热肿。”明《医学入门》：“阳水多兼食积，或饮毒水，或疮毒所致也。”

（三）水湿

脾喜燥恶湿，湿盛易困脾。久居湿地，或冒雨涉水，水湿内犯；脾为湿困，失其运化，水湿停聚，潴留体内，泛滥肌肤，发为水肿。《临证指南医案》："湿喜归脾者，以其同气相感故也。"

（四）饮食不节

过食肥甘，或饮食不洁，脾气受损，失升清降浊之权，水液潴留体内，泛滥肌肤，而成水肿。《济生方·拳翳论治》："水肿为病，皆由真阳怯少，势伤脾胃，脾胃既寒，积寒化水。"

（五）久病劳损

劳倦过度，生育不节，或久病伤肾，致肾气亏衰，失蒸腾气化，膀胱开合不利，引起水液内阻，泛滥肌肤，而成水肿。

（六）瘀血阻滞

各种原因导致瘀血内阻，经脉不畅，气滞血瘀，津液不能与血互化而输布全身，水湿内停。《金匮要略》云："经为血，血不利则为水，名曰血分。"

综上所述，水肿病变部位主要在肺、脾、肾，涉及心、肝、三焦。以肾为本，以肺为标，脾为制水之脏。其基本病机为气化不利，津液内停。或外感风寒湿热疮毒之邪，或情志饮食失宜，或久病虚弱，或种种病因夹杂为病，致肺失宣降、脾失运化、肾失开阖，三焦不通，瘀血阻滞，湿热内蕴，泛溢肌肤而发水肿。肺肾金水相生，脾肾为先后天之本，一脏受邪，必损他脏，肺受邪传入脾肾，肾蒸腾气化不利，肺失宣降，从而加重病情。水肿治疗分阴水、阳水，两者也存在相互转化的可能。外感所致水肿，多为阳水，病位多在肺脾，治疗重在宣肺气以调水道；若病久不愈，脾肾亏虚，土不制水，火不暖土，则水肿更甚，转为阴水。内伤所致水肿，多为阴水，病位多在脾肾，如病重会致肾虚水泛，上逆犯肺；若复感外邪，肺失宣降，脾失健运，水邪更盛，则又可表现为阳水。若水湿内停致气机不畅，气行则血行，日久可见瘀血阻滞或新血不生致血虚；若水湿瘀滞日久，化生乏源，则可见阴虚之证。

【中医诊断】

水肿的发病特点为初起或从眼睑开始，或从下肢足踝开始，继则头面、四肢、腹背，甚或全身水肿。临床表现因病情轻重不同而各有特点：轻者仅眼睑或足胫浮肿，重者全身皆肿，皮肤绷紧光亮，按之凹陷即起，或皮肤松弛，按之凹陷不易恢复，甚则按之如泥。严重者可伴胸腹水而见腹部膨胀，胸闷心悸，气喘不能平卧，唇黑等症。突发急性水肿多见于急性肾炎，多为阳水、实证、热证。

水肿的辨证要点包括辨外感内伤、辨病性、辨病位。

（一）辨外感内伤

外感多有外感病史，伴恶寒发热、咽痛等症状，起病较急，病程较短。多先头面水肿，由上而下，延及全身；或上半身肿甚，皮肤绷急光亮，按之凹陷即起。内伤水肿：多因饮食劳倦、久病体虚等其他病史，或由阳水转化而来，起病缓慢，病程较长，多先见下肢水肿，由下而上，渐及全身，或腰以下肿甚，肿处皮肤松弛，按之凹陷不易恢复，甚则按之如泥。

（二）辨病性

分清寒热虚实。阳水属热属实，阴水属寒属虚。青少年初病或新感，发为水肿，多为实证。年老或久病，正气亏虚，多为正虚邪实证。

（三）辨病位

五脏水所伴症状不同：心水见心悸怔忡，肝水见胸胁胀满，脾水见脘腹满闷食少，肺水多见咳逆，肾水多见腰膝酸软。

【中医鉴别诊断】

鼓胀：鼓胀是肝系疾病，以腹胀大如鼓、皮色苍黄、脉络暴露为主要临床表现，患者也可出现四肢甚则全身浮肿。因酒食不节、情志所伤、久病黄疸、积证、劳倦过度等，使肝、脾、肾功能失调，气滞、血瘀、水停于腹中。本病病情重，病程长，与西医的肝硬化、结核性腹膜炎等病类似。

【中医急救处理】

水肿的基本病机是水液代谢失常、水湿内停。水肿急症多为突发水肿或水肿危重症，治疗以祛邪为要，发汗、利尿、峻下逐水是治疗的基本方法。

（一）突发水肿的处理

突发的水肿，起病急骤，病程短，多因外感风、湿、热、毒邪，浮肿多从眼睑开始，以腰以上为甚，伴有外感症状。其病多为实证、热证，属阳水；或为阴水复感外邪所致，病性为虚实夹杂。此证类似急性肾小球疾病，治疗应遵循标本缓急原则，以祛邪为要，具体治法可参照阳水。

（二）水肿危重症的处理

水肿日久不愈，水气凌心、三焦闭阻或脾肾衰败，甚者出现内闭外脱之证。此类证候类似急、慢性肾功能不全或心力衰竭。其治疗宜先攻后补或攻补兼施，待危证消退，可参照阴水治疗。

症状：全身高度浮肿，气喘，心悸，腹水，小便不利，大便不通或干结，畏食，脉沉有力。

病机：水凌心肺。

治法：攻逐水饮。

方药：十枣汤加减。

此方仅适用于病情危重，正气尚存者，急则治其标，用攻逐之法以夺其水势，可选用十枣汤。使水邪速从大小便而去，邪去即止。

水肿患者不宜过度疲劳，卧床患者要加强护理，避免压疮。适宜食用清淡、易消化的食物，忌食辛辣、烟酒等刺激性食物。控制饮水量，一般以总入量等于前一日总出量加 500 mL 为宜。重症或高度浮肿的患者应卧床休息，减少活动，应吃低盐饮食，待水肿渐退后，逐步改为普通饮食。若因营养障碍致肿者，应适量进食优质蛋白质类饮食。

（三）其他中医特色疗法

1. 针刺

主穴为水穴、水道、三焦俞、委中、阴陵泉。风水泛滥者，加肺俞、列缺、合谷；水湿浸渍者，加脾俞、足三里、三阴交；以肾虚为主者，加灸肾俞、关元、足三里。

2. 艾灸疗法

利水消肿。主穴：中脘、气海、关元；同时配合足三里、利水穴、曲骨、三阴交、肾俞、照海、大肠俞、水道等。

3. 耳针疗法取穴

耳针：取穴肺、脾、肾、膀胱、三焦。毫针中等强度刺激，也可埋针或用王不留行贴压。

4. 推拿疗法

平肝经，清肺经、胃经、脾经、小肠经，退六腑。介质用滑石粉。每日 1 次，可利水消肿，10 次为一疗程。

5. 中药热敷或熏洗疗法

芒硝适量，制粉，装袋，外敷水肿部位。

6. 食疗

白茅根或玉米须泡水饮用。

【稳定期中医辨证论治】

《内经》的“去菀陈莝”“开鬼门”“洁净府”是水肿治疗的准则，《金匮要略·水气病脉证并治》提出的“诸有水者，腰以下肿，当利小便；腰以上肿，当发汗乃愈”一直被沿用至今。自金以后，医家进一步提出，水肿应分阴阳而治，阳水以祛邪为主，发汗、利小便；阴水以扶正调理脏腑为主，温阳益气，健脾补肾；虚实并见者，则攻补兼施。

稳定期治疗以扶正固本为主，温阳益气、健脾、益肾、补心。若病程缠绵日久，脾肾阳虚并见时，分清主次，治疗中侧重健脾或温肾；若阴亏日久，肝阳上亢，需育阴潜阳，加牡蛎、龙骨、鳖甲等重镇潜阳药；若水肿日久，需配伍活血化瘀药。治疗中还应辨气滞、津枯、血虚等兼症，予行气、生津、养血等治疗。分证论治如下：

（一）阳水

1. 风水相搏证

症状：水肿自眼睑和面部迅速波及全身，以头面部肿势为著，皮色光亮，按之凹陷，随手而起。起病急，多有恶寒发热、肢节酸痛等外感症状。偏风热者，伴咽喉红肿疼痛，口渴，舌红，脉浮滑数。偏风寒者，伴恶寒无汗，头痛鼻塞，咳喘，舌苔薄白，脉浮滑或浮紧。

治法：疏风宣肺，利水消肿。

方药：风寒偏重者用麻黄汤合五苓散；风热偏重者用麻黄连翘赤小豆汤合越婢加术汤。药物组成：麻黄、桂枝、连翘、杏仁、茯苓、白术、车前子（包煎）、陈皮、生姜皮、甘草。麻黄宣散肺气，发汗解表，去在表之水气；桂枝助麻黄辛温解表；生石膏解肌清热；白术、甘草、生姜、大枣健脾化湿，补脾制水；茯苓、泽泻、车前子，健脾利湿；杏仁降气定喘；连翘、赤小豆清热利咽，解毒散结。鲜浮萍草，数量不拘，煎水洗浴。用于急性肾炎初期，全身浮肿，头面尤剧者。以汗出为佳，汗出后宜避风寒，切勿受凉。

2. 湿毒浸淫证

症状：身发疮痍，甚则溃烂，或咽喉红肿，或乳蛾肿大疼痛，继则眼睑浮肿，延及全身，恶风发热，小便不利，舌质红，苔薄黄，脉浮数或滑数。

治法： 宣肺解毒，利水消肿。

方药： 麻黄连翘赤小豆汤合五味消毒饮。药物组成：麻黄、杏仁、桑白皮、金银花、野菊花、蒲公英。麻黄、杏仁、桑白皮等宣肺行水，连翘清热解毒，赤小豆利水消肿；金银花、野菊花、蒲公英、紫花地丁、紫背天葵加强清热解毒，散结消肿。若脓毒甚者，重用蒲公英、紫花地丁等；若湿盛糜烂而分泌物多者，加苦参、土茯苓；若瘙痒者，加白鲜皮、地肤子；若红肿者，加丹皮、赤芍；若大便不通，加大黄。

3. 湿浊证

症状： 身体困重，胸闷腹胀，纳呆，恶心或呕吐，口中黏腻，苔白腻，脉沉缓。

治法： 化湿泄浊。

方药： 胃苓汤加减。基础药物组成：白术、茯苓、苍术、厚朴、陈皮、猪苓、泽泻。白术、茯苓健脾化湿，苍术、厚朴、陈皮健脾燥湿，猪苓、泽泻利水消肿，肉桂温阳化气行水；若上半身肿甚而喘，可加麻黄、杏仁、葶苈子宣肺泄水而平喘。

4. 湿热证

症状： 浮肿，皮肤绷紧光亮，脘闷纳呆，烦热口渴，或口苦口黏，小便短赤，或大便干结，舌红，苔黄腻，脉滑数或沉数。

治法： 清利湿热。

方药： 疏凿饮子加减。药物组成：羌活、秦艽、大腹皮、茯苓皮、生姜皮、猪苓、茯苓、泽泻、椒目、赤小豆、商陆、槟榔。羌活、秦艽疏风解表，解在表之水；大腹皮、茯苓皮、生姜化湿利水；泽泻、木通、椒目、赤小豆利水；商陆、槟榔通利二便，使邪从下出。疏表通里，上下表里分消走泄，使湿热之邪得以清利，肺热自消。

（二）阴水

1. 气虚邪恋证

症状： 身倦乏力，面色萎黄，少气懒言，易感冒，浮肿轻或无，舌淡红、苔白，脉缓弱。

治法： 健脾益气，化湿利水。

方药： 参苓白术散加减。药物组成：党参、黄芪、茯苓、白术、白扁豆、桔梗、山药、砂仁、薏苡仁、甘草。白术、茯苓、炙甘草、生姜、大枣健脾益气，山药、莲子肉助君药以健脾益气兼止泻；以白扁豆、薏苡仁助白术、茯苓健脾渗湿；砂仁醒脾和胃，行气化滞；桔梗宣肺利气，通调水道，又能载药上行，培土生金。

2. 脾阳虚衰证

症状： 身肿，腰以下为甚，按之凹陷不易恢复，脘腹胀闷，纳减便溏，食少，面色不华，神倦肢冷，小便短少，舌质淡，苔白腻或白滑，脉沉缓或沉弱。

治法： 温阳健脾，化气利水。

方药： 实脾饮加减。药物组成：干姜、附子、大腹皮、茯苓、木瓜、木香、厚朴。方中干姜、附子、草果仁温阳散寒化气，白术、茯苓、炙甘草、生姜、大枣健脾益气，大腹皮、茯苓、木瓜利水祛湿，木香、厚朴、大腹皮理气行水。水湿过盛，腹胀大，小便短少，可加苍术、桂枝、猪苓、泽泻，以增其利水之力。若症见身倦气短，气虚甚者，可加生黄芪、人参以健脾益气。

3. 肾阳衰微证

症状： 水肿反复，腰以下为甚，按之凹陷不起，腰部冷痛酸重，尿量减少，四肢厥冷，怯寒神疲，面色苍白或灰滞，舌质淡胖，苔白，脉沉细或沉迟无力。

治法： 温肾助阳，化气行水。

方药： 济生肾气丸加减。药物组成：附子、肉桂、白术、茯苓、泽泻、车前子、牛膝。附子、肉桂温补肾阳，两药配合，补水中之火，温肾中之阳气；用白术、茯苓、泽泻、车前子通利小便；生姜温散水寒之气；白芍开阴结，利小便；牛膝引药下行，直趋下焦，强壮腰膝。

4. 气阴两虚证

症状： 面色无华，少气乏力，或易感冒，午后低热，或手足心热，腰痛或浮肿，口干咽燥或咽部暗红、咽痛。舌质红或偏红，少苔，脉细或弱。

治法： 益气养阴。

方药： 参芪地黄汤。药物组成：党参、黄芪、地黄、丹皮、泽泻、茯苓、怀山药、山茱萸。党参、黄芪、山药、山茱萸益气健脾补肾，泽泻利水泻火，茯苓健脾利湿，丹皮清热凉血。

5. 肝肾阴虚证

症状： 目睛干涩或视物模糊，头晕耳鸣，五心烦热或手足心热或口干咽燥，腰脊酸痛，遗精，滑精，或月经失调。舌红少苔，脉弦细或细数。

治法： 滋养肝肾。

方药： 一贯煎合六味地黄丸加减。药物组成：丹皮、泽泻、茯苓、怀山药、山茱萸肉、沙参、枸杞。地黄、枸杞滋阴养血，补益肝肾，沙参、麦冬滋阴补肺，茯苓、泽泻利小便，丹皮清热凉血，川楝子疏肝清热。

【疾病的转归和预后】

水肿病程短，或营养不良性水肿，预后一般较好。治疗后，水肿渐消，纳眠可，脉象平缓，提示病情好转。若失治或误治，阳水转为阴水，需较长时间的调理才能痊愈。

若病程较长，反复发作，正虚邪恋，则缠绵难愈，甚至危及生命。若全身高度水肿，或见心悸，唇绀，气急喘促不能平卧，甚至尿少无尿，下血，均属病情重难治。如久病正气衰竭，浊邪上泛，出现口有秽味，恶心呕吐；肝风内动，出现头痛，抽搐等症，预后多不良，易出现脱证，表现为高热神昏，大汗淋漓，手足逆冷，脉微欲绝等，须及早治疗。

【中医药防治研究的现代进展】

高玉萍基于药理探讨中医药治疗肾性水肿的用药规律，发现核心处方组成：黄芪、茯苓、猪苓、泽泻、白术、酒萸肉、山药、车前子，主要配伍药物为当归—川芎—丹参—大腹皮、党参—白茅根、生地黄—芡实—金樱子，次要配伍药物为陈皮—甘草、桂枝—附子—白芍—干姜、连翘—桑白皮。临床上治疗肾性水肿的中药以健脾益气为主，配伍活血化瘀、活血利水药，佐以收涩药以防利水太过，伤及正气，体现了“治水必先化气，化气必先温通”的理论。

中医理论认为，体内津液代谢主要与肺、脾、肾三脏相关；而现代医学认为水在体内的转运和代谢要通过水通道蛋白 AQP，AQP 可以成为诠释“利水中药”发挥功效机制的一个新的靶分子。张晓丹建立大鼠脾虚泄泻模型，通过检测大鼠空肠和结肠黏膜 AQP3、AQP4 的表达来研究茯苓对机体水液代谢的调节作用。研究发现，茯苓的补气、健脾、燥湿、渗湿作用可能是通过上调结肠黏膜 AQP3 的表达，加强结肠黏膜对水的重吸收来实现的。胡波等发现丹参能显著降低糖尿病大鼠肾组织中的 AQP2 蛋白表达，提高 AQP1 在肺脏的表达，推测丹参对糖尿病大鼠肾脏的保护作用可能与 AQP2 在肾脏集合管重新分布有关。AQP1 的表达升高可改变微血管通透性，减轻糖尿病肾病（DM）病变脏器的水肿病理状态，提示丹参及其复方的活血化瘀、化瘀利水功效与其对肺组织 AQP1 表达的调节有关。综合现代中医药学者的研究，利水渗湿中药主要作用于 AQP2、AQP3、AQP4，活血化瘀中药主要作用于 AQP1、AQP2、AQP4、AQP5，宣肺利水中药主要作用于 AQP1 和 AQP4，其主要作用的 AQP 有相同的部分，也有不同的部分，而对于其不同的部分，我们认为与传统的中药归经理论相关。

彭鹿使用芒硝敷贴法对肾性水肿进行治疗，将 51 例肾性水肿患者分为试验组 25

例和对照组 26 例。对照组采用利尿剂治疗，试验组采用利尿剂治疗+芒硝外敷双下肢。芒硝外敷时以硫酸根离子形式存在，可以吸收空气中的水分和大量摄取皮肤内渗出的水液，同时能扩张局部血管、改善人体微循环，从而调动机体抗病能力，使单核细胞吞噬能力增强，加快炎症的吸收和消散。

【经典病例摘录】

何某，男，65 岁，水肿。

主诉： 双下肢反复浮肿 2 年。

病史： 曾在外院间断服用泼尼松及雷公藤等药物治疗，依从性较差，现已自行停药月余，后每因外感或劳累出现双下肢或全身浮肿，肢体乏力 2 年。肾组织病理示"不典型膜性肾病（Ⅱ～Ⅲ）"，24 h 尿蛋白定量 5.65 g，血肌酐 80 μmol/L，血红蛋白 100 g / L。尿常规结果提示"蛋白+++，红细胞++"。刻下症见：双下肢重度水肿，神疲乏力，面色苍黄，口干，纳差，腰酸腰痛，尿中有泡沫，大便可，舌淡有瘀斑、边有齿痕，苔薄黄，脉滑。

中医诊断： 肾风（脾肾气虚夹湿热瘀）。

西医诊断： 膜性肾病。

治法： 健脾补肾益气，清热利湿化瘀。

患者表现为重度水肿症状，故遵循"急则治其标"原则，以西药呋塞米利水消肿治标，以茯苓皮、石韦配以黄芪益气利水以治本；另予益气活血之三芪口服液，对久病不愈的慢性肾病尤为有效。再以中药汤剂：黄芪 20 g，当归 15 g，盐山茱萸肉 10 g，菟丝子 20 g，泽兰 15 g，茯苓皮 15 g，石韦 15 g，蒲公英 15 g，桃仁 5 g，甘草 5 g。30 剂，每日 1 剂，水煎服。

复诊： 患者双下肢浮肿减轻，神疲乏力好转，口干减轻，余症如前。

按： 慢性肾病病变隐匿缓慢，尤其早期缺乏有效的治疗手段，而不同疾病阶段的患者证候有一定差异，故临证需要注意动态辨治。本案乃肾病日久，虚实夹杂，证属脾肾气虚、湿热瘀阻，治宜补肾健脾、祛湿清热通络。患病日久，损耗脾肾，导致运化失调和气化失司，湿邪中阻而发为水肿。《素问·至真要大论篇》指出"诸湿肿满皆属于脾"，《诸病源候论》指出"水病者，由脾肾虚故也"，可见水肿病机主责于脾肾两虚。本案治疗正体现"益气扶正"的治疗根本。《临证指南医案》指出："久则络血，瘀气凝滞，瘀浊水液相混"，即疾病迁延日久可入络致瘀。本案因气虚而发病，因血瘀而迁延难愈，虚和瘀是其发展的重要因素，故治疗始终佐以益气活血之品，如黄芪、党参、丹参、泽兰、桃仁等。本案治疗以原发病变为依据，以辨证论治为指导，灵活应用汤药、成药等多种剂型，并在恰当时机合理配伍西药，最终获得满意疗效。

【水肿的西医综述】

水肿（edema）是指组织间隙有过多的液体积聚。当积聚的液体超过体重的4%～5%时，患者可表现为显性水肿。水肿可分为全身性、局限性两类。水肿严重者可以出现腹腔、胸腔积液。其病理生理为机体钠潴留，细胞外液不恰当扩张，引起容量过多，临床表现为水肿。其病机为毛细血管内静水压增高、血浆胶体渗透压降低、毛细血管壁通透性增高、淋巴回流受阻、组织液胶体渗透压增高、组织间隙机械压力增加等。

（一）病因

1. 全身性水肿

①心源性水肿：常见于右心衰竭、缩窄性心包炎等；②肾源性水肿：常见于肾小球肾炎、肾病综合征等；③肝源性水肿：常见于病毒性肝炎、肝癌及肝硬化；④营养不良性水肿：常见于低蛋白血症、维生素 B_1 缺乏症等；⑤结缔组织病性水肿：常见于系统性红斑狼疮、皮病及皮肌炎等；⑥变态反应性水肿：如血清病等；⑦内分泌性水肿：常见于 Graves 病、甲状腺功能减退症及库欣（Cushing）综合征等；⑧药物性水肿：钙通道阻滞剂、α 受体阻滞剂、非体抗炎药、肾上腺皮质激素、雌/孕激素类制剂、甘草制剂或噻唑烷二酮类胰岛素增敏剂等；⑨特发性水肿：发生于女性，特点为周期性出现，若发生于女性月经前，称作经前期水肿，与孕激素有关；⑩其他：妊高症性水肿。

2. 局限性水肿

①静脉阻塞性水肿；②淋巴梗阻性水肿；③炎症性水肿；④变态反应性水肿；⑤肾源性水肿，又分为肾病性水肿和肾炎性水肿两类。肾病性水肿的发生机制主要是低蛋白血症，即“充盈不足”学说；肾炎性水肿的发病机制主要是肾小球滤过率（GFR）下降，肾小球炎症损伤后，毛细血管通透性增加，远端肾单位钠重吸收增加。

（二）诊断

根据临床症状和体征，并结合基础疾病病史，比较容易得出诊断。诊断时要注意以下几个问题：①判断容量的状态以及有效循环容量是否充足；②血钠水平是否正常；③高容量状态的原发病是什么。

（三）鉴别诊断

诊断要点	心源性	肝源性	肾源性	营养不良性	内分泌性
开始水肿部位	从足部开始，下垂部位明显	足部开始，腹水常更突出	眼睑或足部开始	足部开始	胫前或眼眶周围
可凹性	是	是	是	是	否/是
是否伴有胸腹水	常见	常见	可见	常见	少见
发展迅速	缓慢	缓慢	迅速	缓慢	缓慢
伴随症状、体征	心脏增大、肝大、颈静脉怒张	肝脾大、黄疸、肝掌、蜘蛛痣、腹壁静脉曲张	高血压、尿量减少	消瘦、体重下降、皮脂减少	怕冷，反应迟钝或心悸、多汗、便秘或腹泻
辅助检查	超声心动图发现心脏异常	肝酶升高、白蛋白下降	血尿、蛋白尿、血白蛋白下降	血白蛋白下降、贫血	甲状腺功能或其他内分泌功能异常

（四）治疗

要考虑纠正容量的过负荷，更要考虑原发病的治疗，积极治疗原发病能打破恶性循环，减少容量状态的治疗才会真正起效。如果原发病难以治疗，需要尽量稳定血流动力学，减少治疗带来的副作用。降低钠负荷，可以通过限盐、利钠和体外超滤等操作实现。危及生命的肺水肿应立即使用静脉用利尿剂或血液透析超滤。

1. 限制钠盐的摄入

每日钠的摄入量限制在 50 ~ 80 mmol，即食盐 3 ~ 5 g。

2. 利尿剂

常用的有渗透性利尿剂（如甘露醇）、碳酸酐酶抑制剂（如乙酰唑胺）、袢利尿剂（如呋塞米、托拉塞米、布美他尼）、噻嗪类利尿剂（如氢氯噻嗪、吲达帕胺）、皮质集合管保钾利尿剂（如螺内酯）。应小剂量、间断应用利尿剂，坚持缓慢利尿的原则。利尿过程中需密切监测不良反应，特别是血容量异常和电解质紊乱。

3. 体外超滤

高度水肿合并肾功能异常，利尿剂效果差，必要时可进行血透或腹膜透析治疗，强制脱水。

4. 针对原发病的病理生理异常的治疗

（1）肾病综合征

针对不同的血容量选择相应的措施：①血容量不足，停用高渗药物，控制利尿剂的使用；②血容量扩张或正常：限盐，利尿，轻中度水肿可加用噻嗪类和（或）保钾利尿剂，重度水肿可选择袢利尿剂。

（2）充血性心衰

针对引起心衰的基础疾病进行治疗。抗心衰的一般治疗：①使用血管紧张素转化酶抑制剂 ACEI/血管紧张素受体阻滞剂 ARB，通过抑制肾素血管紧张素 RAAS 系统，促进利尿作用和血管扩张作用；②醛固酮受体拮抗剂，联合袢利尿剂和 ACEI，但要注意高钾血症的副作用；③β 受体阻滞剂；④洋地黄类药物；⑤血管升压素受体拮抗剂。

（3）肝肾综合征

①使用收缩血管与白蛋白扩容相结合的药物治疗，如血管升压素及其类似物；a 肾上腺素能激动剂，如去甲肾上腺素和米多君；生长抑素类似物，如奥曲肽，常与米多君及血浆白蛋白联合应用治疗；②肝内门体静脉支架分流术；③肾脏替代治疗。

（4）内分泌疾病

药物性水肿以及静脉回流障碍所致的水肿需要根据病因进行治疗，如甲状腺功能减退需要补充甲状腺激素，药物性水肿需要停用相关药物，静脉回流障碍所致的水肿需要完善血管彩超评估病变，改善血液循环，特发性水肿则可以结合中医药改善症状。

第二节

淋证

【疾病概述】

淋证以小便频数、淋漓刺痛、小腹拘急为主要特征，可独立成病，也常见于多种疾病过程中。急淋指淋证猝然发作，起病迅速，小便赤数涩淋、腹部急痛。

现代医学的泌尿系统感染和非感染炎症刺激，如急性膀胱炎、急性肾盂肾炎、肾结石、肾结核等有尿路刺激症状者，归于此病范畴。异物、乳糜尿等病症所致的尿路刺激征，以及膀胱神经调节功能失调等，可参照本病治疗。

【历史沿革】

“淋”也称“淋证”“淋闭”“小便闭”，首见于《内经》，与“癃”互议。《素问·六元正纪大论》云：“阳明司天之政……初之气……小便黄赤，甚则淋。”“淋证”首见于《玉机微义》，“淋病”首见于《伤寒杂病论》。《中藏经》首次提出“淋”按临床分为冷、热、气、劳、膏、砂、虚、实8种。此后“淋”之病名种类繁多，或以年龄、性别为据，或以发病急缓为据，或以临床症状为据，或以体质分类，或以病因分类。宋代陈无择的《三因极一病证方论》以病因命名，云：“方中所出淋病，症状不一，所谓诸淋，亦不能备书。若随所因而命名，如劳、如惊、如寒、如湿、如风、如暑，以至暴淋也……”。后世多相袭使用的是北周姚僧坦《集验方》提出的五淋之名，“五淋者，石淋、气淋、膏淋、劳淋、热淋也”；并宗《诸病源候论》，以人群性别论述，每类又以淋证特点分石淋、气淋、膏淋、劳淋、热淋、血淋、寒淋等。现中医规范病名为淋证。

关于淋证的病因，《内经》认为淋生于热。《素问·刺法论》曰：“热至则身热……淋闭之病生矣。”因热致淋被后世医家认同，是淋证治疗的基础，但《内经》对于淋证的认识不限于热证实证。《灵枢·口问》论及“中气不足，溲便为之变”，提出气虚是淋证发病的重要原因，淋证也可能是虚证，这为后世淋证的多样性研究提供了理论依据。

张仲景认为淋证是小便浑浊和小腹拘急疼痛牵引脐中。《金匮要略·消渴小便不利淋病脉证并治》谓："淋之为病，小便如粟状，小腹弦急，痛引脐中。"该书延续《内经》"热则生淋"的观点，对淋证的症状、病因病位做了具体描述，即淋是热蕴下焦致小便不利及腹痛并见的病证，还提出其病机为热在下焦。《金匮要略·五脏风寒积聚病脉证并治》曰："热在下焦者，则尿血，亦令淋秘不通。"

汉代华佗认为淋证是全身性疾病，当脏腑失常，再遇外邪，血气津液失和，会致淋病。《中藏经·论诸淋及小便不利》曰："诸淋与小便不利者，皆由五脏不通，六腑不和，三焦痞涩，营卫耗失，致起斯矣。"

隋代医家巢元方在《诸病源候论·淋病诸候·诸淋候》中曰："若饮食不节。喜怒不时，虚实不调，脏腑不和，致肾虚膀胱热，肾虚则小便数，膀胱热则水下涩，数而且涩，则淋沥不宣，故谓之为淋。"书中指出淋证病位在肾与膀胱，肾虚为淋证发病的基础，各种原因致热结膀胱是淋证病机，还指出饮食、情绪等会导致淋证发生。"诸淋皆因肾虚"是巢元方对淋证病机的总结，也是后世医家论治淋证的重要准则。

唐代孙思邈也宗《内经》，以"热结"立论淋证。《备急千金要方·消渴淋闭方》曰："热结中焦则为坚，下焦则为溺血，令人淋闭不通，此多是虚损人，服大散，下焦客热所为。亦有自然下焦热者，但自少，可善候之。"他认同下焦热是淋证的主要病机，提出药物累积中毒、长期服用温药会致内热诱发淋证，即服用五石散类的药物会致小便不通。

元代罗天益在《卫生宝鉴》中明确提出外感寒邪可致淋证，淋证涩痛可能与寒相关，为淋证病机提供新的思路。

刘河间首次提出外感湿热毒邪是淋证的主要致病因素，并强调气血郁结与此病相关。《素问·玄机原式篇》曰："淋，小便涩痛也。热客膀胱，郁结不能渗泄故也。或曰小便涩而不通者为热，遗尿不禁若为冷，岂知热甚客于肾部，干于足厥阴之经，郁结极甚而气血不能宣通，则痿痹而神无所用，故液渗入膀胱而旋溺遗失，不能收禁也。"他认识到淋证与上行感染有关，外阴不洁，湿浊上犯，热客膀胱，足厥阴经气血运行受阻，肾失开合，可致淋证。

朱丹溪提出淋证与心、小肠病变相关，并给出治疗原则，对尿血、血淋、膏淋等从症状作区分。《丹溪心法·淋》："大凡小肠有气则小便胀，小肠有血则小便涩，小肠有热则小便痛者为血淋，不痛者为尿血，败精结者为砂，精结散者为膏，金石结者为石，小便涩常有余沥者为气，揣木揆原，各从其类也。"

《景岳全书·淋浊》:“淋之为病，小便痛涩滴沥，欲去不去，欲止不止者是也。大抵此证多由心肾不交，积蕴热毒，或酒后房劳，服食燥热，七情郁结所致……然淋之初病，则无不由乎热剧，无容辨矣……又有淋久不正，久痛涩皆去，而膏液不已，如白浊者，此为中气下陷及命门不固之证。故必以脉以证，而察其为寒为热为虚，庶乎治不致误。”张景岳指出淋病初起因热，但外感、七情、劳累皆是淋病之因；且久服寒凉，淋久不止，湿热耗伤正气，会见脾肾两虚，中气下陷，命门不固。

《圣济总录·诸淋门·诸淋统论》曰:“诸淋之证，大体缘肾气虚，膀胱有热，唯冷淋为异，善治此者，当熟察之。……卒然少腹急痛，小便淋数涩痛。”书中指出淋证的主要病因病机为肾虚气化失司，膀胱邪滞；并对卒淋、冷淋进行了具体描述，认为淋证突发（卒淋）为秽浊热毒蕴结膀胱，膀胱不利；还对冷淋与其他淋证进行鉴别，认为冷淋的病因病机为阴寒客于下焦，水道不通，其症先见寒战，后见小便涩痛。

冯兆张在前人认识淋证的基础上，总结经验，在《冯氏锦囊秘录》一书中重点论述了湿、热、火在淋证发病机制中的重要性，进一步阐述了心、脾、肾、膀胱、小肠与淋病发病的联系，还提出了血瘀亦可发生淋证。

对于淋证的治疗也有非常丰富的记载。《内经》仅有理论记载;《金匮要略》以清热利湿药物如滑石、瞿麦等治疗小便不利;《备急千金要方》记录了石苇散等 53 首治疗淋证的方剂;《外台秘要》总结了唐以前治疗淋证的方剂及单方，“小便石淋，宜破血，瞿麦子捣为末，酒服方寸匕，日三服，三日当下石出”。以上多从热治淋，处方以清热利湿为主。后因对淋证认识的完善，其治疗出现多样化。

《丹溪心法》:“执剂之法，并用流行滞气，疏利小便，清解邪热。其于调平心火，又三者之纲领焉。心清则小便利，心平则血不妄行。……淋有五，皆属乎热。解热利小便，山栀子之类，山栀子去皮一合，白汤送下。淋者，小便淋沥，欲去不去，不去又来，皆属于热也。”朱丹溪认为心火下移致淋，故强调淋证治疗不仅要清利小便，更需平心火；还提出急、慢淋证的治疗不同，急性期不应补气，以免病情加重。

张景岳提出淋证的治疗原则为“热者宜清，涩者宜利，下陷者宜升提，虚者宜补，阳气不固者宜温补命门”。他认为淋病初发为热，久病或治疗不当，会产生各种证型，应辨证论治；对于久病久治者，要重视因病因药致内寒，治疗应侧重补气与温阳。

《证治汇补》认为淋证应以虚实为纲，“如气淋脐下妨闷，诚为气滞，法当疏利；若气虚不运者，又宜补中。血淋腹硬茎痛，诚为死血，法当去瘀；然血虚、血冷者，又当补肾”，明确提出淋证有实证、热证、虚证、寒证，应根据不同病机分证论治。

明代王肯堂重视淋证的起病之因。《证治准绳·杂病》曰：“淋证必由热生湿，湿生则水液浑，凝结而为淋。……五脏六腑，十二经脉，气皆相通移……小肠是心之腑，元热者也，凡水必自小肠渗入膀胱胞中，诸热应于心者。其小肠必热，胞受其热，经谓‘胞转热于膀胱者，则癃溺血’是也。初起之热邪不一，其皆传于膀胱而成淋。若不先治其所起之本，止从末流胞中之热施治，未为善也。”他认为人是一个整体，脏腑经脉相互关联，淋证是因各种热邪传至膀胱而发，治病应求本，需先治起病之因。

《圣济总录·食治门·食治五淋》提出以食疗治疗淋证，对宋以前的食疗方做了总结归纳。书中论述：“车前子叶羹方车前子叶（择取一斤细切）葱白（一握细切）粟（三合净淘）上三味。以豉汁五升煮令沸，先下米煮熟，次下车前叶葱白和作羹，入少盐醋，空腹食之，或煮为粥亦得。治热病，小便不利。凫葵粥方凫葵（择取叶二斤细切即水中荇叶也）粟米（半升净淘）上二味。”

对于淋证治疗的各种禁忌，历代医家对症状、脉象及治疗原则均有描述。《金匮要略》中的“淋家不可发汗”观点一直被医家重视；《中藏经》提出可从脉辨淋病预后：“诸淋之病，与脉相从者治，反者死”；《丹溪心法》认为急性期补气会致邪气更甚：“最不可用补气之药，气得补而愈胀，血得补而愈涩，热得补而愈盛”。

【中医病因病机归纳】

因热致淋是淋证公认的病机核心。总体而言，本病多因热积膀胱，亦由气郁及肾虚而发。肾虚、膀胱邪滞是淋证的主要病机，热邪、热毒、湿热是淋病的重要致病因素，病位在肾与膀胱，日久可累及他脏。肾与膀胱相表里，均主水司二便。膀胱为州都之官，津液之所贮，气化水始能出；肾虚蒸腾气化失司，膀胱开合失度，气化不利，水道不通，湿热蕴积下焦，遂发为淋。

（一）因热致淋

因热致淋是历代医家的共同观点。《素问·刺法论》：“热至则身热……淋闭之病生矣。”张仲景提出“热在下焦”。《诸病源候论》对诸淋进行总结，并进行病机探讨：“热淋者，气搏于肾，流入于胞而成淋也。……石淋者，肾主水，水结则化为石，故肾客砂石，肾虚为热所乘”。膀胱热源于内外因，外因或见外阴不洁，浊毒上侵膀胱；或外感六淫，郁而化热循经结于膀胱，移热于肾；内因或因肥甘厚味，或情志不遂，或房劳过度，或清利太过或他脏移热于膀胱。

（二）湿邪致淋

湿性重浊、黏滞、趋下，肾与膀胱易受之，是淋证的主要病因之一。《素问·本病论》："湿令不去，失溺小便数。"湿邪来源于内外，外湿多因涉水淋雨，或居于湿处；内湿因肺脾肾功能失调，水液代谢失常，下注膀胱。湿邪蕴积下焦，膀胱气化不利，三焦不通，故见淋证。

（三）肾虚致淋

肾虚是淋证病变之本。肾主水，其气通于阴，司二便，与膀胱相表里；膀胱藏津液，司开合，依赖肾气完成气化功能。肾虚不能制约，或肾虚受外邪，热客膀胱，津液内溢，停居膀胱，故小便频数，淋沥不尽。唐代王焘在《外台秘要》中曰："肾府有虚，则心肺俱热，使小便赤而涩也。或肾气虚热，膀胱不足，加之以渴饮，即小便淋涩，皆系藏虚不能主其府也。"肾虚可能是先天禀赋不足，也可能是后天耗损太过。受邪日久、房劳、劳逸过度等都可导致肾气虚衰。

（四）气机不畅致淋

津液输布需肝之调达，三焦疏通。肝与肾乙癸同源，主疏泄调理水道，足厥阴肝经绕阴器至小腹；三焦决渎之官，水谷之道。《灵枢·本输》："三焦者……约下焦，实则癃闭，虚则遗溺。"郁怒伤肝，肝失调达或肝郁乘脾，气血不畅，脉络瘀阻，或气郁化火，郁于下焦，以致膀胱气化不利，而成为淋。《证治要诀》："气淋，气郁所致。"

（五）他脏病变

明代方隅在《医林绳墨》中说："湿热者，因湿而生热也，脾土为病也……小便黄浊故。"脾主运化水湿，脾虚水湿内停，下注膀胱；或脾虚中气下陷，脾虚源于素体亏虚，或失于调养，或饮食不节，或过用苦寒之药，或思虑劳伤等。

综上所述，淋证的病因病机特点是多因致病、本虚标实。外有风寒湿热疫毒之邪，内蕴于膀胱；内有情志饮食失宜，久病虚弱，致心肾气郁，湿热下注膀胱。

病变部位主要在膀胱与肾，涉及心、肝、脾诸脏。基本病机为湿热蕴结下焦，肾与膀胱气化不利。疾病初期为实证，病在膀胱，多因膀胱湿热蕴积；久病不愈，累及脾肾，有肾气不足、脾气亏虚、气阴两虚等虚损病象；湿热、瘀血、气结既是病理产物，也是病程缠绵难愈的原因。

淋证的急性期多为实证、热证，病程迁延反复会出现虚实交杂，肾虚与湿热浊毒是淋证的主要矛盾，也是淋证发生、发展及病机转化的重要因素，两者在疾病不同阶段主次不同，故治疗原则也各异。肾虚者，正虚邪从，易发淋证。或易受湿热秽浊邪毒，发为热淋；或失固摄，脂液不固，下注膀胱，发为膏淋；或阴虚火旺，脉络灼伤，血溢于脉，则发为血淋；久病不愈，遇劳肾虚愈甚，发为劳淋。

脾虚者，中气下陷，易发气淋；淋证日久，虚实错杂，易出现多脏受损，各证型相互转化。清代尤在泾指出“初则热淋血淋，久则煎熬水液，稠浊如膏如砂石也”，认为湿热阻滞络脉，脂液渗于膀胱，热淋转为膏淋；日久煎熬津液，则成石淋。

本病病机复杂，特别是反复或难治性泌尿系感染者，肝郁、脾虚、内外寒邪、阴虚等多种因素参与了本病的发生发展。

【中医诊断】

淋证的临床特点是小便频、急、短、涩、痛。本病多见于女性，与年龄呈正相关，久病或体弱者更易患病，因病因病机不同，各类淋证有不同主症。热淋：起病多急骤，或伴有发热，小便灼热刺痛，小腹拘急的症状。血淋：排尿刺痛，尿血或夹血丝、血块。气淋：小腹胀满，小便艰涩疼痛，尿后余沥不尽。膏淋：尿液浑浊如米泔水或膏脂，排尿涩滞不畅。石淋：以尿中排出砂石为特征，发作时小便窘急不能卒出，或尿流中断，尿道刺痛，痛引少腹，或腰腹绞痛，尿出砂石而痛止。劳淋：病程迁延、反复，遇劳诱发或加重，小便淋沥不已，涩痛不著，小腹重坠。各种淋证病程可迁延，各类淋证可相互转化。

淋证的辨证要点包括辨淋证类别、辨病证虚实、辨病性寒热。临床根据病史，结合影像学检查，有助于确立诊断。

（一）辨淋证类别

淋证以湿热为主要病机，但各淋证因病因病机不同，各有临床特点及变化规律。先辨类证主证，有利于辨证论治、针对性用药，提高疗效。尤在泾在《金匮翼诸淋》中曰：“散热利小便，只能治热淋、血淋而已。其膏沙石淋，必须开郁行气，破血滋阴方可。”

（二）辨病证虚实

根据病程、症状、脉象等辨别虚实，了解疾病邪正盛衰及病情转归。一般疾病初起多为实证，久病多为虚证或虚实夹杂证。小便色泽、有无疼痛也是鉴别虚实的重要指征。《慎斋遗书·淋》曰：（尿）“痛者为实，不痛者为虚。”

（三）辨寒热

淋证总以热证为主，亦可由寒而生。若肾脏虚弱，阴寒客于下焦，可见寒证。《景岳全书》云："虚者宜补，阳气不固者宜温补命门。"

【中医鉴别诊断】

（一）癃闭

癃闭以排尿困难，小便量少甚至点滴全无为特征。淋证尿频而疼痛，虽每次小便量少，但每日排尿总量多为正常。癃闭则无尿痛，每日尿量少，甚则小便闭塞无尿。癃闭较淋证为重，预后较差。

（二）尿血

两者都有尿色红赤，甚至溺出纯血等症状，其鉴别要点是有无尿痛。《丹溪心法・淋》谓："痛者为血淋，不痛者为尿血。"血淋多属实证，尿血以虚证多见。

（三）尿浊

尿浊是以小便浑浊不清、白如米泔为主症，但无疼痛、发热等症。

【中医急救处理】

淋证的基本治疗原则是实则清利、虚则补益，"凡热者宜清，涩者宜利，下陷者宜升提，虚者宜补，阳气不固者宜温补命门"。淋证类型多，可相互转化，应注重本虚标实，分清轻重缓急，急则治标，缓则治本，据证症异同而治之。总体而言，急性期以祛邪为要，或清热利湿，或凉血止血，或通淋排石，或疏肝理气。急性期建议多饮水，多排尿，予清淡饮食，少食辛辣肥甘。

（一）分型治疗

1. 热淋

症状：小便频数短涩，灼热刺痛，溺色黄赤、浑浊，伴有发热腰痛，口苦，恶心，呕吐，大便秘结，舌红苔黄厚腻，脉滑数等。

病机：湿热蕴结下焦，膀胱气化不利。

治法：清热利湿。

方药：八正散加减。药物组成：车前子、木通、瞿麦、萹蓄、滑石、山栀子、甘草、大黄。热痛明显可加白花蛇舌草，尿热痛明显者可加用白花蛇舌草、鱼腥草、败酱草、蒲公英等，有口舌生疮等心火下移者合用导赤散或加莲子心、淡竹叶、黄连等，伴口苦、耳鸣等肝胆湿热者可加用柴胡、黄芩等。

2. 石淋

症状：突发腰腹绞痛难忍，少腹拘急，排尿中断，尿道窘迫疼痛，尿中夹有砂石，或尿中带血，舌红苔薄黄，脉弦或弦数，辅助检查示有肾结石、输尿管结石、膀胱结石等。

病机：湿热蕴结，砂石阻滞。

治法：清热利湿，通淋排石。

方药：石苇散化裁。药物组成：石苇、滑石、冬葵子、瞿麦、车前子。腹痛加芍药、炙甘草以止痛缓急；尿血加蒲黄、生地黄以凉血止血。

3. 气淋

症状：心烦、胸胁满闷或气窜疼痛、情志抑郁、头晕目眩、尿频尿急等症，遇情志刺激则发作或加重。

病机：气机郁滞。

治法：行气解郁，利气疏导。

方药：逍遥散加减。药物组成：柴胡、当归、白芍、白术、茯苓。

4. 血淋

症状：小便热涩刺痛，尿色深红或夹有血块，腰腹痛，或者心烦，苔黄，脉滑数为主要表现。

病机：下焦湿热，伤及血络。

治法：清热通淋，凉血止血。

方药：小蓟饮子加减。药物组成：生地黄、小蓟、滑石、木通、淡竹叶、炒蒲黄、藕节、当归、栀子、炙甘草。

5. 膏淋

症状：小便乳白或如米泔水，上有浮油，置之沉淀，排尿不畅，少腹坠胀疼痛。舌红，苔黄腻，脉滑数。

病机：湿热久蕴，气机不利。

治法：清热利湿，分清别浊。

方药：萆薢分清饮。药物组成：萆薢、黄柏、石菖蒲、茯苓、白术、丹参、车前子、苍术、薏苡仁。

6. 劳淋

症状：小便不甚赤涩，溺痛不甚，但淋漓不已，时作时止，遇劳则甚，精神疲乏，病程缠绵。舌苔薄黄，脉细数。

病机：脾肾亏虚。

治法：补益脾肾。

方药：无比山药丸加减。药物组成：山药、肉苁蓉、五味子、菟丝子、杜仲、牛膝、生地黄、泽泻、山茱萸、茯神、巴戟天、赤石脂。

（二）单方验方急救法

1. 熏洗

药物：黄柏、苦参、土茯苓、蛇床子等。适应证：适用于各证型，可选用清热利湿类药物，以防治妇科炎症等导致的泌尿道逆行性感染，多辅助内服中药。操作方法：患者用温开水清洗外阴及肛周后，再熏洗 10 ~ 20 min，疗程为 2 ~ 4 周。禁忌证：有生育诉求的男性禁用。

2. 针刺

常用穴：关元、气海、三阴交等。适应证：适用于各个证型，多配合内服中药使用，改善症状。操作方法：依据证候虚实采取不同针刺手法，留针 15 ~ 20 min。禁忌证：禁用于皮肤破溃处及其他不适宜针刺的情况。

3. 中药热敷疗法

4. 中成药

①肾舒颗粒，药物组成：白花蛇舌草、大青叶、瞿麦、萹蓄、海金沙藤、淡竹叶、黄柏、茯苓、地黄、甘草。功效为清热利湿。用法用量：开水冲服，每次 30 g，每日 3 次。②八正散，来源于《太平惠民和剂局方》，功效为清热利湿，对于热淋有较好的疗效，已被制成各类剂型并广泛应用，同类药品有银花泌炎灵片、三金片、热淋清颗粒等。

【稳定期中医辨证论治】

虚则补益，标本兼顾。视其所损脏气而益之，或滋肾，或补中，或益气养阴，以助膀胱气化。结合各淋证特点，或疏泄，或活血，或祛邪，或行气。

（一）气阴两虚证

症状：多见于反复发作型，小便赤涩，余沥不尽，身倦乏力，遇劳则发，心烦口渴或夜寐不宁。舌质淡或红，苔少或微黄，脉细数或细弱。

病机：气阴两虚证。

治法：益气养阴，佐以清热利湿。

方药：清心莲子饮加减。药物组成：黄芩、麦冬、地骨皮、车前子、炙甘草、莲子、茯苓、炙黄芪、党参。尿热痛明显者，可加金银花、鱼腥草、萹蓄、瞿麦等以助清热解毒、利湿通淋之力；神倦乏力等气虚明显者，可加山药、黄芪等；五心烦热等阴虚表现明显者，可加女贞子、旱莲草等。

（二）肝肾阴虚证

症状：多见于反复发作型。尿频，排尿涩痛，头晕目眩，五心烦热，腰膝酸软，多梦易醒，或伴有烘热汗出，或与情绪有关，小腹胀满疼痛。舌红苔少或微黄，脉弦细或细数。

病机：肝肾阴虚。

治法：滋肝补肾，佐以清热利湿。

方药：知柏地黄丸加减。基本药物组成：知母、黄柏、熟地黄、山茱萸、牡丹皮、山药、茯苓、泽泻。盗汗明显者可加桑叶、白薇、地骨皮等，腰痛、畏寒者可加用仙茅、淫羊藿等，小腹胀痛且与情绪关系密切者可合用四逆散。

（三）脾肾两虚证

症状：多见于反复发作型。其病程长，反复发作，小便不甚赤涩，淋沥不已，时作时止，遇劳则发，神倦乏力，腰膝酸软，腹胀便溏。舌质淡，舌体胖大或边有齿痕，苔薄白，脉沉细或细弱。

病机：脾肾两虚。

治法：健脾益肾，佐以清热利湿。

方药：无比山药丸加减。基本药物组成：山茱萸、泽泻、熟地黄、茯苓、巴戟天、牛膝、赤石脂、山药、杜仲、菟丝子。腰膝酸软等肾虚表现明显者加用桑寄生、续断，腹胀便溏等脾虚表现明显者加用炒白术、砂仁等。

本病重在预防：①多饮水，勤排尿；②锻炼，增强体质；③调节情志；④注意外阴清洁。治疗慎用辛散解表之物，以防劫伤营阴。利尿通淋不可太过，以免津伤阴耗。治疗时注意顾护胃气，避免过用苦寒之品，以免胃气败。因“久病入络”“久病多瘀”，反复发作者要注重活血化瘀。

【中医药防治研究的现代进展】

王健章教授研究了古今名医论治淋证的用药规律，发现淋证多从脾肾亏虚与膀胱湿热论治，以茯苓、黄柏、泽泻、车前子等为核心药物，将利尿通淋、健脾利湿、补益脾肾、益气养血作为主要治法。临床用药以当归、山药、黄芪、肉桂之类配伍，鼓舞气血，祛邪外出，则淋证向愈。现代药理研究发现，茯苓蕴含的茯苓素在体外可与肾细胞膜上的醛固酮受体相结合，从而提高醛固酮活性以发挥利尿作用。黄柏中蕴含的甲基黄连碱有良好的抗炎和抗氧化作用。泽泻中蕴含的24–乙酰泽泻醇A可以影响尿液中 Na^+、K^+的浓度，从而增加尿量，促进尿素和氯化物的排泄。车前子能下调肾组织中水通道蛋白–2的表达，从而减少肾小管滤液的重吸收，增加尿量。

20世纪60年代初，重庆市中医院黄星垣、郑新等老一辈急症专家创立了一套中医药治疗肾盂肾炎及急性尿路感染的方案，对泌尿系统急性感染予清热解毒必兼清利湿热，其中宜用六经辨证少阳与太阳膀胱之法。柴苓加清热解毒与清利药是重庆市中医研究所长期实践的有效经验。中医强调“因地制宜，因人而治”，西南地区多盆地，易湿热，居民更喜食辛辣刺激之品，伤及脾胃，湿邪蕴而化热，下注膀胱，而发热淋。淋证患者以热毒及湿热偏盛者居多，故增加清热解毒及清热除湿药物的剂量，才能达到更好的临床疗效。

黄春林教授结合临床实践与中药药理研究，依据病原学精准施药。如对常见泌尿道感染致病菌大肠杆菌有效的中药有：大黄、黄连、黄芩、苦参、知母、黄柏、白头翁、秦皮、穿心莲、半边莲、茵陈、虎杖、厚朴、木香、紫草、牡丹皮、赤芍、大蒜、马齿苋、茯苓、金樱子、山茱萸、甘草、花椒、五味子等；黄精、虎杖、知母、黄柏、山豆根、黄连、丁香、木香对真菌有效；对于支原体、衣原体感染的患者，黄柏、白芷、地肤子、大黄、甘草、板蓝根、鱼腥草、益母草、墨旱莲有效。

张媛媛等学者将黄芪、桂枝、猪苓、泽泻等药研磨，包于纱布内，贴敷于气海、关元，能温阳固肾、培补元气、行气利水、通利小便。气海又称下气海，有理气、益气、补肾调经之功用，专攻疏利下焦气机，主治下焦气机失畅所致的病症；关元穴为三阴经与任脉之交会穴，功能补肾壮阳、调理冲任、通利下焦，为泌尿生殖系统感染及虚劳病的常用穴位。穴位贴敷治疗劳淋有显著疗效，不仅近期疗效好，而且毒副作用少，还可以减少抗生素的使用，改善本病临床耐药易反复发作的困境。

张智龙教授针刺治疗淋证，从气化理论入手，屡获良效。他以俞募配穴为主，辅以三焦俞，佐以淋泉奇穴通阴阳：湿热蕴结膀胱之热淋加取丰隆、阴陵泉；瘀热迫血妄行之血淋加取委中、地机；下如砂石之石淋加取委阳；气滞不通之气淋加太冲；久淋不愈之劳淋加取足三里、气海、关元等。

【经典病例摘录】

刘某，男，75 岁，泌尿道感染。

主诉： 反复发热 1 周，伴尿频、尿急。

病史： 予哌拉西林他唑巴坦等抗感染治疗，仍反复发热，体温最高达 39.3 ℃。就诊见舌淡，苔白，少津，脉细数。血常规：WBC15.46×10^9/L，N 79.6%；尿常规：尿蛋白（+），尿隐血（2+），白细胞（+），降钙素原 4.68 ng/L，C 反应蛋白 179.90 ng/L。

中医诊断： 热淋（脾肾气虚，兼湿热证）。

西医诊断： 泌尿道感染。

处方： 柴芩汤加减。

北柴胡 6 g，酒黄芩 12 g，车前草 15 g，金钱草 15 g，白茅根 15 g，胡黄连 19 g，黄芪 30 g，太子参 30 g，升麻 12 g，当归 12 g，青蒿 10 g，鳖甲 15 g，银柴胡 10 g，石膏 30 g，生地黄 12 g，麦冬 12 g，炙甘草 15 g。7 剂，水煎服，一日 1 剂。服药 1 剂，高热退，反复低热 2 天，续服，体温转至正常。1 周后复查尿常规尿蛋白（+），尿隐血（−），白细胞（−），降钙素原 0.48 ng/L，WBC 9.19×10^9/L，N 72.8%。

按： 本病属于中医“热淋”范畴，患者年老体弱，外感湿热，郁而发热，湿热耗伤正气，脾虚则中气下陷，肾虚则下元不固，小便淋漓不已，热郁伤阴，阴伤及气。病证可从实转虚，虚实夹杂，故见舌淡、苔白、少津、脉细数。治疗予标本兼治，以柴胡、黄芩配伍为君，和解少阳，清利三焦，从而开郁利枢，疏达气机，使膀胱气化功能恢复，使热有出路，小便得以通畅；以车前草、金钱草、白茅根为臣利尿通淋、清热解毒；佐以黄芪、太子参补气，升麻升阳，石膏退热，青蒿、鳖甲、胡黄连、银柴胡清解虚热；使以生地、麦冬养阴，当归养血和营。全方祛邪同时固护脾肾，中病即止，共奏退热解毒、利尿通淋之功。

【淋证的西医综述】

现代医学中的急性泌尿道感染和非感染性炎症刺激产生的急性尿路激惹症状，可归属急淋范畴。前者如膀胱、尿道、前列腺和阴道感染性炎症，后者如尿路结石、肿瘤、异物、乳糜尿以及膀胱神经调节功能失调等病症所致的尿路刺激征。

以淋证为主要临床表现的常见疾病包括泌尿道感染、泌尿道结石。根据上述不同疾病出现淋证的诊断和治疗不同，现分别叙述。

（一）尿路感染

尿路感染的发生与易感因素、感染途径、机体的防御功能、病原菌的致病力、免疫反应、遗传因素等有关。病因以细菌感染为主，极少数为真菌、原虫或病毒感染。细菌感染中以革兰氏阴性杆菌（大肠埃希氏菌）最为常见。感染部位常累及泌尿道、前列腺和阴道。分类：根据症状可以分为有症状性尿路感染和无症状性细菌尿；根据感染部位分为上尿路感染和下尿路感染；根据有无尿路功能或解剖上的异常或基础疾病，分为复杂性尿路感染和非复杂性尿路感染。

1. 临床表现

下尿路感染（如膀胱炎）的主要表现为膀胱刺激征，即尿频、尿急、尿痛、白细胞尿，可有镜下血尿，甚至肉眼血尿，伴小腹不适。上尿路感染急性肾盂肾炎表现为以下两组症状群：①膀胱刺激征，腰痛或下腹部痛、肋脊角及输尿管点压痛，肾区压痛和叩痛；②合并全身感染症状，如寒战、发热、头痛、恶心、呕吐、食欲不振、血白细胞计数升高、血沉增快。还有一部分患者可伴不典型尿感，无典型尿路刺激症状，仅表现为背痛或腰痛；少数患者表现为肾绞痛、血尿，或完全无临床症状，仅尿细菌定量培养菌落≥10^5/ mL。

2. 诊断和鉴别诊断

尿感的诊断包括以下三个方面：①是否为尿感，不能单纯依靠临床症状和体征，尿培养、菌落计数可协助诊断和指导治疗；②定位诊断：上、下尿路感染；③明确是复杂性尿路感染还是非复杂性尿路感染。尿路感染需要与全身感染性疾病、腹部器官炎症、急性尿道综合征、肾结核、IgA 肾病相鉴别，可以通过病史及尿常规、影像学、肾活检等检查来确诊。

3. 治疗

根据尿路感染的不同类型，抗感染治疗的方案不同。

（1）女性非复杂性急性尿路感染

①急性膀胱炎，建议采用三日疗法，如使用β-内酰胺药物治疗；②急性肾盂肾炎治疗方案，建议使用抗生素治疗 14 天。

（2）复杂性急性肾盂肾炎

首先需要控制糖尿病、尿路梗阻等基础疾病和复杂因素，根据尿培养结果选用敏感抗生素，疗程至少为 10 ~ 14 天。男性膀胱炎患者需要排除前列腺炎，其余同女性治疗方案。

（3）妊娠期尿路感染

对于这类患者可采取抗感染治疗。急性膀胱炎、急性肾盂肾炎患者需要根据尿细菌培养结果调整治疗方案。

(4) 无症状性细菌尿

对于绝经前女性、非妊娠患者、糖尿病患者、老年患者、脊髓损伤及留置导尿管的无症状性细菌尿患者，不需要治疗。

(5) 导尿管相关的尿路感染

导尿管相关无症状性细菌尿不需要进行抗生素治疗。

(6) 尿路感染复发的预防策略

患者须多饮水，尽量避免使用尿路器械，配合抗生素预防可明显减少女性尿路感染复发。

(二) 尿路结石

泌尿系结石是泌尿外科的常见疾病之一，在泌尿外科住院患者中占据首位。我国泌尿系结石发病率为 1% ~ 5%，男性患病率达 5% ~ 10%，年新发病率为 150 ~ 200/10 万，其中 25% 的患者需住院治疗。

1. 一般治疗

根据 24 h 尿成分分析及血生化检查结果，调整饮食结构及饮水习惯，控制体质指数（BMI）在 25 kg/m^2 以下，24 h 尿量维持在 2000 mL 以上，同时适当增加运动。

2. 西药治疗

①α 受体阻滞剂：可阻断输尿管 α 受体，松弛输尿管下段平滑肌，在尿液动力学作用下，促进结石排出；②碱性枸橼酸盐推荐用于尿酸结石和胱氨酸结石的溶石治疗；③感染性结石药物治疗根据尿培养药敏选择敏感抗生素并酸化尿液；④钙离子通道阻滞剂：通过阻断钙离子通道，松弛输尿管平滑肌，促进排石；⑤非甾体镇痛抗炎药：可以减轻输尿管水肿，减少疼痛发作，常用药物有双氯芬酸钠和屈他维林等；⑥抗生素推荐根据尿培养和药敏试验结果选择敏感抗菌药物，轻中度患者或初始经验治疗可选择氟喹诺酮类或者头孢菌素，重症患者或初始经验性治疗失败患者，患者出现发热、腰痛等不适，应及时排除尿路梗阻引起的脓毒血症，终止排石溶石治疗，手术解除梗阻；⑦物理排石：主要方法有聚焦超声排石技术、磁性氧化铁颗粒排石技术、振动、利尿和倒立联合排石。

第三节

尿血

【疾病概述】

尿血，又名“溲血”“溺血”，指小便中夹带有血液，排尿时无疼痛，为古代一种病证名，亦为一种症状，多指肉眼血尿。现将镜下血尿也归于此病。

现代医学中，血尿是一种症状，包括肉眼血尿和镜下血尿。肉眼血尿指尿色呈血色；镜下血尿指肉眼观察尿色正常，但显微镜检查离心尿沉渣每高倍镜视野有 3 个以上红细胞。血尿多由泌尿系疾病引起，部分可由全身性疾病或者邻近泌尿系统器官疾病引起，少数可由中药或化学物质的肾毒性引起。常见于多种急慢性肾小球肾炎、泌尿系感染等泌尿系疾病，也可见于流行性出血热、系统性红斑狼疮、血小板减少性紫癜、急进型高血压、前列腺炎等其他疾病。其中 IgA 肾病是我国最常见的肾小球疾病，也是肾小球源性血尿最常见的病因。

【历史沿革】

《内经》将本病命名为“溲血”“溺血”。《素问·气厥论》谓：“胞移热于膀胱，则癃溺血。”《素问·四时刺逆从论》谓：“少阴涩则病积，溲血。”尿血病名首见于《金匮要略·五脏风寒积聚病脉证并治》：“热在下焦者，则尿血，亦令淋秘不通。”《诸病源候论》称其为小便血：“心主于血，与小肠合。若心有热，结于小肠，故小便血也。”

《内经》认为血尿的病机不外乎膀胱热、心火、心热、肾虚和湿热等，火邪炽盛是最主要的原因，“火淫所胜……少腹痛，溺赤，甚则血便”（《素问·至真要大论》），“热病七八日，脉微小，病者溲血，口中干，一日半而死”（《灵枢·热病》）。七情内伤也是血尿的病因。《素问·痿论》：“悲哀太甚，则胞络绝……，数溲血也。”《素问·四时刺逆从论》论述：“涩则病积溲血。”根据血的生成、运行，《内经》提出尿血与五脏有密切关系，如心火盛则“动血”。《素问·痿论》曰：“悲哀太甚则胞络绝，胞络绝则阳气内动，发则心下崩，数溲血也；脾虚则气虚不摄尿血。”《灵枢·口问》：“中气不足，溲便为之变。”《内经》对尿血的临床症状、病位、病因病机做了描述，为后世各种学说提供了基础。

张仲景认为，尿血与下焦、膀胱热有关。《金匮要略·五脏风寒积聚病脉证并治》：“热在下焦者，则尿血，亦令淋秘不通。”《伤寒论》提出肾移热于膀胱的膀胱蓄血症：“少阴病，八九日，一身手足尽热者，以热在膀胱，必便血也。”

《诸病源候论》论述了尿血的基本病因病机有虚实两种：一因劳累、妇人妊娠、妇人产后失调等原因致内虚而生内热，迫血流于膀胱；二因实热之邪客于心，心主血脉，与小肠相表里，以致热邪入血与小肠，则尿血。该书更论述了按尺脉预知尿血的意义，风邪可入下焦，蓄热于膀胱而致尿血。《诸病源候论·小便血候》：“若心家有热，结于小肠，故小便血也。下部脉急而弦者，风邪入于少阴，则尿血。尺脉微而芤，亦尿血。”《诸病源候论·妇人杂病诸候》：“血性得寒则凝，得热则流散。若劳伤经络，其血虚，热渗入胞，故尿血也。”《诸病源候论·卷之四十四·妇人产后病诸候下》：“夫产伤损血气，血气则虚，而挟于热，搏于血，血得热流散，渗于胞，故血随尿出，是为尿血。”《诸病源候论·小儿杂病诸候五》：“心主血脉，心脏有热，热乘于血；血性得热，流散妄行，不依常度。其流渗于大、小肠者，故大、小便血也。”

陈言所著《三因极一病证方论·尿血证治》进一步完善了尿血病因病机的认识，认为尿血与劳损相关，“病者小便出血，多因心肾气结所致，或因忧劳，房室过度，此乃得之虚寒”。《三因极一病证方论·失血叙论》：“血不得循经流注，荣养百脉，或泣或散，或下而亡返，或逆而上溢，乃有吐、衄、便、痢、汗、痰诸证生焉。”陈氏认为，多种原因致血不循经，溢于脉外，致尿血。

《太平圣惠方·治尿血诸方》曰：“夫尿血者，是膀胱有客热……渗于脬内而尿血也”，认为血尿的病机为膀胱热盛，迫血妄行。黄文政认为，血液生化于脾，受藏于肝，总统于心，输布于肺，化精于肾，脉为血之府，心火亢盛、肝经郁热、脾胃热盛、肺卫热盛、肾阴虚火旺均可导致血溢脉外而成血尿。另外，风邪与血尿也有联系，风邪易与他邪兼夹致病，外感风邪，因其善行数变，入里侵及脏腑而化热，伤及肾络，导致血尿。

《景岳全书·血证》谓：“血本阴精，不宜动也，而动则为病，血主荣气，不宜损也，而损则为病。盖动者多由于火，火盛则逼血妄行，损者多由于气，气伤则血无以存。……盖脾统血，脾气虚则不能收摄；脾统血，脾气虚则不能运行，是皆血无所主，因而脱陷而妄行。”张景岳强调脏腑功能失调、气虚是血尿形成的重要原因。

唐容川（《血证论》）认为尿血因水病而致，治水即治血，“其致病之由则有内外二因。一外因，乃太阳阳明传经之热，结于下焦；一内因，乃心经遗热于小肠，肝经遗热于血室”。他还系统总结了各种血证的发生发展规律，对尿血的病因病机认识也达到了一个新的高度，并对尿血的虚实之证做了临床鉴别：“其血溺出，皆有淋漓不通之象，乃尿血之实证也。此外又有虚证，溺出鲜血，如水长流，绝无滞碍者。”

《温热逢源·详注灵枢素问伏气化温诸条》论述“热邪灼烁血分则溲血”，这是对《内经》中论述热邪致尿血的补充，强调了“血分”这一辨证概念。《温热逢源·伏温内燔营血发吐衄便红等证治》论述：“温邪化热外出，……下行浊窍为溲血”，说明温热邪气燔灼于营分，迫血妄行，而致尿血，且认为温热邪气可随血溢而出。《温疫论·小便》论述：“热到膀胱，小便赤色；邪到膀胱，在于气分，小便胶浊；干于血分，溺血蓄血”，亦强调了温热邪气入气分、血分造成的不同表现。温病学派以卫气营血、三焦辨证为依据，对尿血的原因做了总结，认为是热烁血分所致。

《疫疹一得·疫疹之症》论述：“小便出血，小腹必胀而痛。至于血出不痛，乃心移热于小肠，故血从精窍中来也”，认为尿血不痛是由于血从精窍而来。

《证治汇补》：“胞移热于膀胱，则溺血。内因或肺气有伤，或肝伤血枯，或肾虚火动，或思虑劳心，或劳力伤脾，或小肠结热，或心包伏暑，俱使热乘下焦，血随火溢。”

《杂病源流犀烛·五淋二浊源流》则提出“尿血，溺窍病也，其原由于肾虚”。

《赤水玄珠·气门》则根据《内经》中的九气理论，补充了包括情志所致的尿血的不同病证。

《病机沙篆·腹痛》论述：“起居不节，用力过度，则络脉伤，阳络伤则血外溢而衄血，阴络伤则血内溢而尿血。”

《医医病书·溺血论》论述“溺血一症，今人概用导赤散，不知此症肝郁最多，当活肝络。其所以当活肝络之故，盖由饮食入胃，取汁变化而赤，是谓血；心主之，脾统之，肝藏之，由肝下注冲脉，肝郁则血瘀滞，血瘀滞则失其常行之路，非吐血、咳血，则溺血矣”，提出肝郁血瘀的新病机。

总的来说，外感六淫、内伤七情、饮食不节，可致尿血，血的生成与五脏密切相关，故五脏可致尿血，心火下移膀胱、脾虚无以统血、肺热循经犯肾、肝失藏血是五脏致尿血的原因。热伤血络是历代医家公认的病机，气虚不能摄血、瘀血伤络是血尿的重要病机。《内经》、张仲景从热论治，后世则从外感、从虚、从五脏论治等不同角度谈论。

对血尿的治疗，历代医家有不同的观点，但多从“热”或“虚”论治，以清热、利湿、凉血、益气滋阴为主。

《丹溪心法·溺血二十三》论述：“溺血属热，用炒山栀子，水煎服，或用小蓟、琥珀。有血虚，四物加牛膝膏；实者，用当归承气汤下之，后以四物加山栀”“溺血，痛者为淋，不痛者为溺血”，认为溺血由热所致，但有血虚、血实之分，并提出了具体治法，还对淋证和尿血做了临床症状鉴别。

脾肾亏虚，气虚不能摄血、阳虚不能固摄是尿血的重要原因，补益脾肾、固涩升提是其治疗重点。

周慎斋《慎斋遗书·尿血》：“尿血久不愈，阳陷于阴者，补中益气汤。”罗美《古今名医汇粹·诸血证》：“力役过度，中气劳伤，脾不统血而从下焦出者，补中汤升以举之。”

《景岳全书》：“若肾虚不禁，或病久精血滑泄者，宜以固涩为主，以秘元煎、苓术菟丝丸。……若脾肺气虚下陷，不能摄血而下者，宜归脾汤、人参营养汤、补中益气汤、举元煎之类主之。”

《不居集·血证全书》：“肾阴不足，而精血不固者，以养阴养血为主，人参固本丸、左归饮。心气不足，精神外驰，以致水火相残，精血失守者，以养心安神为主，人参丸、天王补心丹、妙香散。肾虚不禁，或病久精血滑泄者，以固涩为主，秘元煎、金樱膏。脾肺气虚下陷，不能摄血而下者，宜用归脾汤、举元煎、八味养荣汤。”

以上诸法以益气健脾摄血为主，脾胃健旺则气血化生有源，气旺则血摄；或以补肾固涩为主，固本以培元；或佐以养血固涩之剂；或以脏腑辨证，补其虚损。

《血证论·尿血》则认为“尿血治心与肝而不愈者，当兼治其肺，肺为水之上源，金清则水清，水宁则血宁，盖此证原是水病累血，故治水即是治血”，“结热之证，其血溺出，……但当清热滋虚，兼用止血之药”，他进一步提出了更为详细的治则。唐容川强调从脏腑治疗血尿，并提出了从肺论治血尿的观点。

【中医病因病机归纳】

肾与膀胱蓄热、热扰血分为尿血的主要病机。心肝肾等脏腑功能失调，热伤脉络，或血不循道，也可引起尿血。尿血的病因有感受风、湿、热、毒等外邪，也有先天不足、正气亏虚。劳累过度、饮食不节、七情内伤、起居不慎是诱发或加重疾病的因素。尿血病位主要在肾与膀胱，其病机多为热伤脉络、迫血妄行，气虚不摄、血溢脉络。

（一）热伤血络

尿血以热移下焦、扰动血室、血溢脉外为主要病机。林佩琴《类证治裁·溺血》曰："故血随溺出，亦火所迫也。"李用粹总结血尿的病因病机时提出："是溺血未有不本于热者，但有各脏器虚实之不同耳。"

1. 外邪入侵，下迫肾与膀胱，伤及血络

《灵枢·热病篇》曰："热病七日八日，脉微小，病者溲血。"外感之邪侵于肌表，太阳受病，表邪化热，传经入里，热结膀胱而致尿血。《伤寒论》第293条："少阴病，八九日，一身手足尽热者，以热在膀胱，必便血也。"病入少阴，邪从热化，肾移热于膀胱，动伤其血，故便血（小便血）。《诸病源候论·小便血候》："下部脉急而弦者，风邪入于少阴，则尿血。"故尿血亦与感受风邪有关，风邪下迫下焦，热蓄膀胱，灼伤血分，血热妄行而出血。此外，"下焦之病，责于湿热"，外感湿热之邪，下注膀胱，热伤血络，亦可导致尿血。吴昆在《医方考·血证门》中将外感六淫、热犯膀胱而致尿血概括为："下焦者，阴血所居，阳邪入之，故令尿血"，"阳邪者，热病伤寒之毒也"。外邪之风寒暑湿燥火皆可导致尿血，其中以风热毒邪为主。风热之邪上犯咽喉，肾气上终于咽，风热入里或直入少阴，下焦热结，灼伤血络，故见尿血。或外生疮毒，内结而生热，热邪侵犯下焦，热毒内扰，迫血妄行，导致血随尿出。此外，风寒、湿热、肺燥等均可导致尿血。

2. 肺热炽盛，下移膀胱，伤及血络

王肯堂在《证治准绳·溲血》中曰："肺金者，肾水之母，谓之连脏，肺有损伤妄行之血，若气逆上者则为呕血矣，气不逆者，何不从水道下降入胞中耶，其热亦直抵肾与膀胱可知也。"唐容川在《血证论·尿血》中曰："尿血，治心与肝不愈者，当兼治其肺，肺为水上之源，金清则水清，水宁则血宁。"风热犯肺，母病及子，肺热下迫于肾，损伤血络，可致尿血。

3. 心火亢盛，热移小肠，灼伤血络

《诸病源候论·小便血候》："心主于血，与小肠合。若心有热，结于小肠，故小便血也。"《圣济总录·小便出血》："治宜去邪热，调心气。"张介宾《景岳全书·血证》："溺孔之血，其来远者，出自小肠，其症则溺孔不痛，而血随溺出……盖小肠与心为表里，此丙火气化之源，清浊所由以分也。故无论焦心劳力，或厚味酒浆，而上、中二焦，五志口腹之火凡从清道以降者，必皆由小肠以达膀胱也。"虞抟《医学正传·血证》："丹溪活套云：凡诸见血症，皆是阳盛阴虚，君相二火亢甚，煎迫其血而出诸窍也，悉宜四物汤加知母、黄柏补阴降火之剂为主治。……如小便出血不痛者，此心移热于小肠，故血从精窍中出也。"可见，无论情志过极、思虑过度，都会耗伤心血，导致心阴不足、心火亢盛，移热于小肠，结于膀胱，损伤血络而尿血。

4. 脾胃湿热，热移下焦，伤及血络

嗜食辛辣，饮食肥甘厚味，湿热内生，困阻脾胃；胃热伤络，血溢脉外，下移肾与膀胱而尿血。如石寿棠《温病合编·热侵膀胱》云："热侵膀胱者，其邪在胃，胃热灼于下焦，在膀胱但有热而无邪，惟令小便赤色而已，其治在胃。"李用粹《证治汇补·溺血》曰："胞中或脾经湿热之邪，乘所胜而下传水府……俱使热乘下焦，血随火溢。"

5. 肝经郁热，熏蒸血脉，热伤胞络

肝经湿热下注，气血疏泄失调，影响肾与膀胱之水液气化，浊邪积聚，化热伤及脏腑，损伤阴络，致肝伤血枯，出现尿血之症。如《证治准绳》云："肝属阳主生化，主疏泄，主纳血。肾属阴，血闭藏，而不固必渗入细胞中。"此外，肝火过盛，疏泄失司，气机逆乱，气不帅血，阴血妄行，不循常道而尿血，如程国彭《医学心悟·尿血》："又肝主疏泄，肝火盛，亦令尿血。"费伯雄《医醇賸义·肝胆火》曰："肝胆火盛，胁痛耳聋，口苦筋痿，阴痛，或淋浊溺血，加味丹栀汤主之。"

6. 肾阴亏虚，虚火妄动，热伤血络

朱丹溪《丹溪手镜·溺血》："溺血，热也，又因房劳过度，忧思气结，心肾不交。"龚廷贤《寿世保元·溺血》："尿血，因心肾气结所致，或忧劳房事过度而得之，实由精气滑脱，阴虚火动，营血妄行耳。"李梴《医学入门·溺血》："溺血纯血全不痛，暴热湿热利之宜；虚损房劳兼日久，滋阴补肾更无疑。"《张氏医通·溲血》："多欲之人，肾阴亏损，下焦结热，血随溺出，脉必洪数无力。"可见无论忧思、房劳过度伤及肾精，或久病不愈损及肾阴，都可导致肾阴亏耗，水火不济，相火妄动，虚火灼伤膀胱血络，血随尿出。

（二）瘀血伤络

陈言《三因极一病证方论·失血叙论》："血不得循经流注，荣养百脉，或泣或散，或下而亡返，或逆而上溢，乃有吐、衄、便、利、汗、痰诸证生焉。"血以脉为循行之道，瘀血内阻，经脉不得通达，血行不畅，可致出血。气机阻滞，瘀血凝聚，壅塞脉络，若久瘀则络破血溢而尿血。尿血属离经之血，而离经之血即瘀血，正如唐容川所说："然既是离经之血，虽清血、鲜血，亦是瘀血。"吴瑭在《医医病书·溺血论》中说："肝郁则血瘀滞，血瘀滞则失其常行之路，非吐血、咳血，即溺血矣。"肝郁日久，气滞血瘀，损伤脉络，血溢脉外而尿血。病机为肝郁则血瘀，血瘀则失其常行之路，故血尿。

（三）脾肾气虚

周慎斋《慎斋遗书·尿血》："尿血久不愈，阳陷于阴者，补中益气汤。"罗美《古今名医汇粹·诸血证》："力役过度，中气劳伤，脾不统血而从下焦出者，补中汤升以举之。"沈明宗《沈注金匮要略》："夫人五脏六腑之血，全赖脾气统摄。"脾气虚弱，脾失统摄，中气下陷，血随气陷，发为尿血。李梴《医学入门·脏腑条分》："肾纳气收血化精而为封藏之本。"若肾气亏虚，封藏失司，血渗水道，就会导致尿血。张锡纯《医学衷中参西录·理血汤》："中气虚弱，不能摄血，又兼命门相火衰弱，乏吸摄之力，以致肾脏不能封固，血随小便而脱出也。"可见，脾肾亏虚，失于固藏亦是尿血的主要病机之一。

（四）虚实夹杂

王肯堂在《证治准绳》中指出："脾土者胜水之贼邪也，水精不布则壅成湿热，湿热必陷下伤于水道，肾与膀胱俱受其害，害则阴络伤，伤则血散入胞中矣。"薛生白《湿热条辨》："太阴内伤，湿饮停聚，客邪再至，内外相引，故病湿热。"太阴脾虚，外湿乘虚而入，或脾肾两虚，津液不布，水湿内生，日久郁而化热，而致湿热内蕴；湿热蕴结下焦，损伤肾络，破血妄行，发为尿血。热盛伤阴，湿盛伤气，湿热蕴结日久，最终可导致脾肾气虚，或肾阴虚，或气阴两虚；气虚统摄无力，或阴虚火旺、虚火灼络，均可导致血不循经，流于膀胱，发为尿血。

（五）禀赋不足

先天禀赋不足、正气亏虚是导致该病发生的主要内因。《脉经》："尺脉芤，下焦虚，小便去血。"《诸病源候论》："虚劳则生七伤六极，气血俱损，肾家偏虚，不能藏精，故精血俱出也。"《证治汇补》："内因或肺气有伤，妄行之血，随气化而下降……或肝伤血枯，或肾虚火动，或劳力伤脾……俱使热乘下焦，血随火溢。"素体肺气虚弱，或易感受外邪，导致宣发肃降失司，肺朝百脉，百脉不利，血不循经而行，随气下降则见尿血；脾气不足，气血运化失常，摄血之功不存，则血渗于下；肾精亏虚，阴虚内热，热灼血络，血络受损，故见尿血。

（六）饮食不节

平素饮食不节，嗜食肥甘厚味，过食辛辣，日久湿热内生，湿热下注，伤及下焦，肾与膀胱络脉受损，血溢脉外，则见尿血；或因中焦因食而热盛，火热内结而腑实，热邪壅盛伤及血络，迫血妄行则尿血。《证治准绳》："脾土者，胜水之贼邪也，水精不布则壅成湿热，湿热必陷下，伤于水道，肾与膀胱俱受其害，害则阴络伤，伤则血散入胞中矣。”《景岳全书》：“溺孔之血，其来远者，出自小肠……故无论焦心劳力，或浓味酒浆，而上中二焦五志口腹之火，凡从清道以降者，必皆由小肠以达膀胱也。”

（七）劳倦内伤

多种因素导致五脏六腑受损，皆可导致尿血，如忧思伤心，劳倦伤脾，久郁伤肝，房事伤肾。《三因极一病证方论》曰：“病者小便出血，多因心肾气结，或因忧劳，房事过度。”《景岳全书》曰：“凡劳伤五脏，或五志之火致令冲任动血者，多从精道而出。”凡劳倦伤及脏腑，导致心气不足、脾胃虚弱、肝气郁滞、肾精亏虚等，五脏虚而生客热，血络受损，故见尿血。

【中医诊断】

尿血可独立成病，也可发生在多种疾病中，病程可缓可急。临床可见小便带血丝或血块，呈淡红色、鲜红色，或淡酱油色。部分患者小便颜色可正常。

尿血的辨证要点包括辨虚实、辨外感内伤。

（一）辨虚实

实证多由热邪所致，多由风热、湿热、心火引起，起病急，病程较短，尿色鲜红，可伴尿频尿痛。虚证多为阴虚、气虚，病程较长，多反复发作，尿色淡红，可伴乏力气短，腰膝酸软等症状。

（二）辨外感内伤

外感多见实证，发病急骤，尿色红，多伴发热、恶寒等症状。内伤多见虚证，发病缓慢，尿色淡红，患者多有脏腑亏虚等全身症状。

此外，妇女因月经、妊娠、产后等致气血亏虚而致尿血之证，应特别注意固本培元，不可过于寒凉；小儿稚阳稚阴之体，应注意中药寒热配伍适宜以及用量适宜。《太平圣惠方·卷第九十二·治小儿尿血诸方》：“夫小儿尿血者，为血性得寒则凝涩，得热则流散。”

【中医鉴别诊断】

（一）血淋

两者均有血随尿出，尿血与血淋的鉴别要点为：小便时痛与不痛，不痛者为尿血，痛者为血淋。

（二）石淋

石淋为尿中有砂石夹杂，小便滞涩不畅，时有小便中断，尿道窘迫疼痛，或伴腰腹疼痛等症。血尿多为无痛性。

【中医急救处理】

历代医家对尿血急症及治疗也有所描述。《素问·四时刺逆从论》："涩则病积溲血。"《灵枢·热病》："热病七八日，脉微小，病者溲血，口中干，一日半而死。"《外台秘要》："崔氏疗猝伤尿血方：大黄、芒硝，冷水和，顿服之，立止。"血尿患者须卧床休息，尽量减少剧烈活动；大量饮水以加快药物和结石（泌尿系结石）的排泄，但已知为肾炎水肿者应少饮水。

尿血急症，多见于外感、实证、热证，多为风热火毒，蕴结下焦，迫血妄行。《证治汇补·溺血》："暴热实火，宜甘寒清火，房劳虚损，宜滋阴补肾。"治疗宜重泻火。实热者，清热泻火，使火去血安；虚热者，滋阴降火，使阴平阳秘。急症尿血，病势急，出血较多，治疗宜酌情止血，以防出现气随血脱重症，可予凉血止血、清热止血、收敛止血等法，要重视活血止血治疗，以防留瘀为患。

【稳定期辨证论治】

《血证论》提出止血、消瘀、宁血、补血的治血法，必伏其所主而先其所因，故清热利湿、化瘀和血是基本原则。实证以祛邪为主，疏风清热，清热利湿，凉血止血；虚证以扶正为主。

（一）分证论治

1. 风邪犯肺证

症状：恶寒发热，鼻塞流涕，或伴眼睑及下肢浮肿，咽喉疼痛，咳嗽，舌红苔薄，脉浮或浮数。

治法：疏风宣肺，清热止血。

方药：银翘散加减。药用：金银花 15 g，连翘 10 g，桔梗 10 g，淡竹叶 10 g，荆芥穗 10 g，牛蒡子 10 g，小蓟 20 g，生地黄 15 g。

2. 热结膀胱证

症状：小便短赤，尿中带血鲜红，尿道灼热，发热口渴，舌质红，苔黄脉数。

治法：清热利尿，凉血止血。

方药：小蓟饮子化裁。药用：生地黄 15 g，小蓟 15 g，滑石 15 g，蒲黄 10 g，藕节 10 g，淡竹叶 6 g，当归 12 g，栀子 6 g，炙甘草 6 g。

3. 火毒迫血证

症状：初期多见形寒身热，渐至高热不退，汗出，口渴欲饮，烦躁不宁，头昏头痛，神疲乏力，尿色鲜红，或兼见衄血、皮肤紫斑等。舌质红，苔黄腻，脉弦数。

治法：泻火解毒，凉血止血。

方药：黄连解毒汤加味。药用：黄连 10 g，黄芩 10 g，黄柏 10 g，栀子 10 g，生地黄 15 g，仙鹤草 15 g。

4. 气滞血瘀证

症状：尿血暗红或夹有血块，多反复发作，伴腰酸，少腹刺痛拒按或可触及积块，时有低热。舌质紫黯，或有瘀斑，苔薄白。

治法：行滞化瘀止血。

方药：血府逐瘀汤加减。药用：桃仁 10 g，红花 10 g，当归 10 g，生地黄 15 g，川芎 10 g，赤芍 15 g，牛膝 10 g，桔梗 10 g，柴胡 10 g，枳壳 6 g，甘草 6 g。

5. 肝胆湿热证

症状：小便短赤，尿色鲜红，发热口苦，目赤红肿，头痛耳聋，胁肋疼痛，腹胀纳减，或寒热往来，急躁易怒，大便秘结，舌苔黄腻，脉弦数。

治法：清泻肝胆，清热利湿，凉血止血。

方药：龙胆泻肝汤加减。药用：龙胆草 15 g，黄芩 10 g，栀子 10 g，泽泻 15 g，当归 10 g，生地黄 15 g，柴胡 10 g，甘草 6 g，车前子 15 g，白茅根 20 g。

6. 阴虚火旺证

症状：小便频数短赤带血，头晕乏力，耳鸣，心悸，口干心烦，颧红潮热，腰膝酸软，舌红少苔，脉细数。

治法：滋阴降火，凉血止血。

方药：知柏地黄汤加减。药用：熟地黄 15 g，山茱萸 10 g，怀山药 15 g，泽泻 15 g，牡丹皮 10 g，茯苓 30 g，知母 10 g，黄柏 10 g。

7. 脾肾两虚证

症状：小便带血，尿血淡红，纳食减少，精神疲惫，面色萎黄，头晕目眩，腰膝酸痛，舌质淡红苔白，脉弱。

治法：健脾益气，补肾固涩。

方药：补中益气汤合六味地黄丸加减。药用：黄芪 30 g，甘草 6 g，人参 10 g，当归 12 g，橘皮 12 g，升麻 6 g，柴胡 6 g，熟地黄 15 g，山茱萸 10 g，山药 15 g，泽泻 12 g，牡丹皮 10 g，茯苓 15 g。

8. 脾不统血证

症状：久病尿血，色淡红，面色萎黄，体倦乏力，气短声低，或兼牙龈出血，肌衄，纳呆便溏，舌质淡，脉细数。

治法：补脾摄血。

方药：归脾汤加减。药用：当归 12 g，白术 12 g，茯神 15 g，黄芪 15 g，龙眼肉 15 g，酸枣仁 20 g，木香 6 g，甘草 6 g，远志 10 g。

9. 气阴两亏证

症状：小便频急，尿色鲜红，兼见神疲乏力，或潮热盗汗，口燥咽干，手足心热，面色潮红或萎黄，舌质淡红，苔薄白，脉细缓或弱。

治法：益气养阴止血。

方药：参芪地黄汤加减。药用：党参 15 g，黄芪 15 g，生地黄 12 g，山茱萸 10 g，山药 15 g，牡丹皮 10 g，泽泻 15 g，茯苓 15 g。

（二）其他中医特色疗法

1. 中药离子导入治疗

该疗法是利用直流电、脉冲电波使药物离子从病灶局部、皮肤、穴位向深处移动导入，在局部形成较高的药物浓度。同时，该疗法除具备药物的特色功效外，还具备电脉冲按摩、电针、电磁疗与热疗的效果，直接刺激局部穴位及病变部位，有改善血液循环、修复病损组织的功效，且无毒副作用，操作简便、患者易于接受，有健脾益肾、活血通络的作用。

2. 穴位注射

穴位注射，又称水针，是选用中西药物注入有关穴位治疗疾病的一种方法。可选用丹参注射液，取足三里或肾俞穴，两侧交替穴位注射，隔日 1 次，10 天为一疗程，有补肾健脾、养血活血的作用。

3. 穴位贴敷

穴位贴敷是以中医经络学说为理论依据，把药物研成细末，用水、醋、凡士林等调成糊状，制成饼剂，直接贴敷于脾俞、肾俞、足三里、三阴交、血海等穴位，用来治疗疾病的一种无创疗法，作用直接，适应证广，用药安全，简单易学，便于推广。

【疾病的转归和预后】

尿血作为一个兼症，可以判断疾病的预后转归。《灵枢·玉版第六十》："黄帝曰：诸病皆有逆顺，可得闻乎？……咳而溲血脱形，其脉小劲，是四逆也……咳溲血，形肉脱，脉搏，是三逆也……如是者，不及一日而死矣。"张介宾曰："咳而溲血脱形者，正气急衰。脉小而急者，邪气仍在，邪正不能相当，是为四逆……咳而溲血者，气血俱病，形肉脱者，败在脾，脉搏者，真脏也，败在胃气，故为三逆。"

尿血预后与出血量相关，出血量少者病轻，出血量多者病重，外感及新病者易治，内伤及久病者难治。

【中医药防治研究的现代进展】

李秋子基于对文献中复方的数据挖掘发现，现代医家治疗慢性肾炎血尿的常用药物有黄芪、白茅根、地黄、茜草、小蓟、墨旱莲、甘草、三七、牡丹皮、茯苓等。文献组方中多使用补虚药、止血药、清热药、活血化瘀药等。基于药物的性味归经分析，以寒性药、平性药、甘味药、苦味药等归肝、肾、脾经的中药使用居多。基于现代药理学分析，治疗慢性肾炎血尿的中药，以调节免疫和抗炎的药物居多，其中免疫调节以益肾健脾药物居多，而抗炎中药多有清热凉血之功。基于关联规则分析，黄芪/牛膝，白茅根/女贞子、黄芪，墨旱莲/女贞子、白茅根、黄芪分别为最常用的两味、三味、四味药物组合；基于聚类分析，得到常用组方为二至丸加减及六味地黄丸加减。

现代中药药理学研究发现，蒲黄属止血药，其主要有效成分黄酮类化合物香蒲新苷、异槲皮素、山柰酚能够缩短血浆凝血酶原时间及凝血酶时间。张相宜等人对肾炎性血尿大鼠模型的实验表明，复方蒲黄提取物能有效减少尿中畸形红细胞数。地榆中所含的鞣质是其止血的有效成分，而地榆颗粒、地榆皂苷Ⅰ和地榆皂苷Ⅱ则可抑制IL-4的分泌，并能增强体外免疫调节作用。小蓟的正丁醇部位、总黄酮部位使其有良好的止血效果。

【经典病例摘录】

左某，男，15岁，IgA肾病。

主诉： 反复血尿3个月。

病史： 患者3个月前不慎感冒后出现肉眼血尿，色鲜红，不伴尿频、尿急、尿痛，无颜面及肢体水肿，至某区医院就诊，查尿Pro（+++），BLD（+++），予氨甲苯酸静滴，1天后肉眼血尿消失，复查尿BLD（+++）。1个月前又见肉眼血尿，遂至某军大医院就诊，查尿BLD（++++），行肾穿刺活检术，光镜病理示IgA肾病，予宁心宝胶囊、雷公藤多苷片、肾炎舒、保肾康片口服治疗，效果不明显，尿BLD（++～+++）。今再次复查尿BLD（++++），为求中西医结合治疗，遂至我院就诊。

一诊： 疲乏无力，头胀，咽痛不适，纳眠可，二便调，舌红，苔薄黄，脉细。查体：咽部轻度充血。现服用雷公藤多苷片20 mg、3次/日，保肾康200 mg、3次/日。

中医诊断： 肾风（肾气亏虚兼外感风热）。

西医诊断： IgA肾病。

治法： 疏风清热利咽，益气养阴。

方药： 利咽汤合二至丸加减。太子参12 g，玄参10 g，板蓝根15 g，鱼腥草30 g，蝉衣10 g，牛蒡子10 g，生地15 g，女贞子10 g，旱莲草15 g，丹皮12 g，栀子10 g，石苇12 g，白茅根30 g，小蓟5 g，马鞭草10 g，茜草10 g，生甘草12 g，三七粉6 g（冲服）。7剂，水煎服，每日1剂，分3次温服。

二诊： 精神可，诉病情较前明显好转，稍感乏力，咽干，无咳嗽、咳痰，无颜面及肢肿，纳眠尚可，二便调，舌质薄白，舌质红，脉细。查体：咽部充血(-)。复查尿Pro(-)，24小时尿蛋白定量为0.1 g。脉证同前，效不更方，仍用利咽汤合二至丸加减，处方同前。嘱患者慎起居，避风寒，戒烟酒，忌肥甘之食，免劳累。续上方巩固治疗1个月，患者病情得以痊愈。

按： 本案为IgA肾病，主要表现为肉眼及镜下血尿，中医归属“尿血”范畴。此乃本虚标实之病，常因先天禀赋不足，后天调理失当，正气亏虚，外邪侵袭，湿瘀内生，虚实夹杂而发为本病。其病位在肾，涉及肝、脾、肺。结合本案，患者因外感出现血尿，尿检BLD（+++），来诊时咽部充血，舌红苔黄脉细，此乃外感风热，犯肺侵肾，邪热灼伤脉络所致，而久病不愈，气阴内耗，阴虚内热，血热妄行。唐容川谓：“离经之血热，犯肺侵肾，邪热灼伤脉络所致，虽血清血鲜，亦为瘀血”，强调血尿不论虚实，既有离经之血，必有瘀滞。在治疗时，常不忘活血化瘀，同时强调不宜见血止血，忌用大剂炭类固涩，否则不仅无效，反而留瘀为患，导致病程迁延。故对本案治以疏风清热、解毒益气、养阴固肾为主，佐以清热利湿、凉血止血，选方以利咽汤合二至丸为主。方中以太子参益气健脾，女贞子、旱莲草滋养肝肾，丹皮、栀子清热解毒，马鞭草活血散瘀、利水消肿，小蓟凉血止血、散瘀利尿，且“行血不伤新血，养血而不致瘀血”，更佐白茅根中空有节，能透郁热，善治小便淋漓作痛，亦可凉血止血。诸药合用，共奏止血之功。在此例IgA肾病肾气亏虚、风热外感的患者治疗中，坚持以疏风清热解毒、益气养阴固肾为主，佐以清热利湿、凉血止血之法，扶正祛邪，使肾气充而肾阳复，正胜邪却，肾病遂愈。

【尿血的西医综述】

（一）定义

血尿是指尿中红细胞增多。

（二）诊断

血尿是指尿中红细胞增多，尿沉渣显微镜检查：红细胞>3 个/高倍视野。要注意：①不能依靠试纸条法确定是否存在血尿；②排除假性血尿，确立真性血尿，排除女性月经期污染和伪造血尿。诊断流程如下：

- 红色尿
  - 非血尿
  - 血尿
    - 假性血尿
    - 真性血尿
      - 非肾小球源性血尿
      - 肾小球源性血尿

（三）病因

①各种肾小球疾病引起的肾小球源性血尿。②非肾小球源性血尿，包括全身性疾病引起的尿路出血，如抗凝药物过量、血液病以及泌尿系统疾病引起的尿路出血（如结石、肿瘤、尿路感染、多囊肾、血管畸形等）。

（四）鉴别诊断要点

1. 全程血尿

肾小球源性血尿一定是全程血尿，而非肾小球源性血尿则可能表现为初始血尿（病变在尿道）、终末血尿（病变在膀胱三角区）或全程血尿（出血在输尿管、膀胱开口以上部位）。全程血尿可以通过询问患者排尿时的肉眼血尿情况或尿三杯实验结果来确定。

2. 不凝

绝大多数肾小球源性血尿患者尿中没有血丝、血块，而非肾小球源性血尿患者尿中的血丝、血块较为常见。

3. 无痛

绝大多数肾小球源性血尿患者无尿痛，仅少数患者由于血尿刺激膀胱可产生轻微的尿痛。而非肾小球源性血尿患者有时可表现为尿痛，或在剧烈腰痛后排出肉眼血尿。

4. 管型

若沉渣镜检发现红细胞管型，则可以肯定是肾小球源性血尿。

5. 变形红细胞

显微镜检查尿红细胞形态：肾小球源性血尿多为变形红细胞，而非肾小球源性多为正常红细胞形态，棘状红细胞>5%。该检查的特异性近乎100%。尿红细胞分布容积曲线也有助于鉴别。

6. 肾病的其他表现

如大量蛋白尿、水肿，而非肾小球源性血尿则无上述表现。

（五）血尿常见疾病

以血尿为主要临床症状的疾病包括IgA肾病、运动性血尿、直立性血尿、腰痛血尿综合征、过敏性紫癜性肾炎等。根据不同疾病的血尿症状，其诊断和治疗有所不同，现分别叙述。

1. IgA肾病

IgA肾病是在肾小球系膜区有以IgA为主的颗粒样沉积，临床表现复杂多样，几乎涵盖肾病的所有临床综合征。病理上几乎涉及增生性肾小球肾炎的所有临床病理表现。我国的IgA肾病发病率约占原发性肾小球疾病的36%，IgA肾病可发生在任何年龄，但以16~35岁的患者居多，约占80%，通常男性多于女性，我国男女患者的比例为3∶1。

（1）临床表现

主要表现为血尿，可伴有不同程度的蛋白尿、高血压和肾功能损害，以肾炎综合征、肾病综合征、急进性肾炎综合征甚至慢性肾衰竭等临床综合征为主要临床表现。

（2）治疗

①原则：需要充分评估IgA肾病进展危险因素，严格限盐、非高蛋白饮食、控制体重、戒烟等生活方式管理，将血压控制在达标范围，积极预防和治疗可能的皮肤黏膜感染、咽炎、扁桃体炎和龋齿；②使用RAS阻断剂，逐渐滴定至能承受的最大剂量，做到低盐饮食（<6 g/d）；③使用糖皮质激素，对于经过3~6个月最适宜的基础支持治疗后蛋白尿仍持续≥1 g/d，且GFR>50 mL/(min·1.73 m^2)的患者，可接受6个月的小剂量糖皮质激素治疗，要注意评估和观察感染等副作用；④免疫抑制剂治疗尚缺乏足够的临床研究证据，需要评估患者的获益和风险；⑤IgA肾病新型生物制剂的

疗效和安全性仍有待临床试验证实，靶向治疗为医学领域开拓了全新视野。

2. 运动性血尿

仅在运动后出现的血尿，一般多发生在竞技性剧烈运动后，原因是尿液在剧烈运动后反复冲击膀胱引起毛细血管损伤出血，运动前排空膀胱可减少其发生。治疗：休息后多能自行缓解，症状明显时可进行止血、水化等对症处理。

3. 直立性血尿

常见原因是胡桃夹综合征，肾静脉受到腹主动脉和肠系膜上动脉的压挤，使左肾血流受阻，肾盂内静脉曲张渗血导致血尿。胡桃夹综合征患者多数以血尿伴/不伴腰痛就诊，大部分患者为体型瘦长的青少年，临床表现为直立性蛋白尿。男性左侧精索静脉曲张也常见。部分中老年妇女患者可表现为血尿和盆腔淤血综合征。彩色多普勒泌尿系B超可帮助诊断。治疗有保守治疗和手术治疗。对于大部分幼儿、青少年患者，临床上虽有反复发作的镜下血尿或间断性、短时无痛肉眼血尿，但无贫血、腰痛者，可以观察随访。但对于反复血尿，出现贫血、严重精索静脉曲张或腰痛不能忍受者，特别是成年患者，保守治疗效果一般，此时常采用外科手术治疗。

4. 腰痛血尿综合征

常见于年轻女性，尤其是口服避孕药者，表现为一侧或双侧腰痛伴血尿，肾动脉造影显示肾动脉分支狭窄，有局灶缺血征象。有学者认为，心理因素在疾病发展过程中起一定作用。其临床表现为间歇性或持续性的严重腰痛和间歇性或持续性的血尿，通常是镜下血尿。目前尚缺乏较为理想的治疗方法，预防以放松、调整情绪为主，对发病患者积极对症治疗可减轻症状、减少痛苦。

5. 过敏性紫癜性肾炎

过敏性紫癜常伴有肾损害，其病理特点：含有IgA的免疫复合物沉积于受累脏器的系统性小血管炎。本病与IgA肾病的区别在于是否出现典型的皮疹、关节症状、胃肠道症状以及肾脏受累等系统性血管炎的临床表现。此病属自限性疾病，临床表现轻微或仅有一过性尿检异常者，无须特殊治疗。对于有明确肾损害的患者，可参照KDIGO指南，使用RAS阻断剂、糖皮质激素、免疫抑制剂治疗，必要时可行血浆置换治疗。

第四节

关格

【疾病概述】

关格是小便不通、呕吐并见的临床病证，小便不通是“关”，呕吐不止是“格”，本病多见于水肿、癃闭等疾病晚期。

关格病证类似于现代医学的急、慢性肾功能不全，包括原发性肾病，如慢性肾炎、慢性肾盂肾炎、先天性肾病；继发性肾病，如糖尿病性肾病、肝肾综合征，各种原因引起的尿潴留等或休克、挤压伤、败血症等引起的急性肾功能衰竭。

【历史沿革】

关格最早见于《内经》，名“关”“格”“关格”。“关”又称为“关阴”或“内关”，“格”是“格阳”或“外格”的简称。关格散见于《内经》，一指脉象。《素问·六节脏象论》：“人迎一盛病在少阳，二盛病在太阳，三盛病在阳明，四盛以上为格阳；寸口一盛病在厥阴，二盛病在少阴，三盛病在太阴，四盛以上为关阴。人迎与寸口俱盛四倍以上为关格，关格之脉羸，不能极于天地之精气，则死矣。”二指邪伤脏腑，阴阳两气俱盛不能相营，阴阳欲决的危重证候。《灵枢·脉度》：“阴气太盛，则阳气不能荣也，故曰关，阳气太盛，则阴气弗能荣也，故曰格，阴阳俱盛，不得相荣，故曰关格，关格者，不得尽其期而死也。”《内经》对关格的记载侧重于理论层面，并未涉及具体症状描述及治疗方剂。书中提及的关格主要包含两个方面：一是某种脉象；二是脏腑阴阳失调后呈现的一种严重病理状态，即六经邪气俱盛，五脏不能荣于内为“内关”，六腑不能荣于外为“外格”。

仲景继承《内经》观点，提出“邪气格拒三焦”的理论。邪闭三焦，正气亏虚，不能通畅为本病的主要病机特点。他还对阴阳离决的危重证候做了具体症状描述，即关格的主症为小便不通和呕吐。《伤寒论·平脉法》：“寸口脉浮而大，浮为虚，大为实。在尺为关，在寸为格，关则不得小便，格则吐逆。”《伤寒杂病论》：“趺阳脉伏而涩，伏则吐逆，水谷不化，涩则食不得入，名曰关格。”仲景拓展了关格的理论，提出其具体临床表现，或以小便不利、吐逆为主症，或以吐逆、水谷不化、食不得入为主症；也丰富了关格的脉诊，为后世从脉象与疾病本质的关联层面探讨关格奠定了基础。

华佗认为关格是水病，病机为“三焦壅塞”“气血痞格”“上下不通”“阴阳不调”“虚实交变”，其预后不佳。《中藏经·论水肿脉证生死候》：“又三焦壅塞、荣卫闭格、血气不从，虚实交变，水随气流，故为水病。……良由上下不通、关窍不利，气血痞格，阴阳不调而致，其脉洪大者死，久不愈之病。”

晋唐时期医家多以脏腑阴阳不通所致二便难的危重证候为关格。他们对于关格病机的探讨更全面，认为关格是在阴阳不通的基础上，涉及肝、脾、肺等脏腑的病变。

《诸病源候论》提出二便不通为关格，“大便不通名为内关，小便不通为外格，二便俱不通为关格”。关格是因荣卫不通，阴阳气不和，痞结于腹中所致。风邪壅滞三焦是主要病因，“风邪在三焦，三焦约者，则小肠痛内闭，大小便不通。日不得前后，而手足寒者，为三阴俱逆，三日死也”。《备急千金要方》和《外台秘要》也认为腹部痞块为关格的常见症状，“关格之病，肠中转痛，不得大小便”。

唐《备急千金要方》认为关格的主症是“不得小便，吐逆，食不得入”，肾气逆乱是关格的重要原因。《备急千金要方·肾劳》：“肾气沉浊，顺之则生，逆之则死，顺之则治，逆之则乱，反顺为逆，是为关格，病则不得生矣。”《外台秘要》首先提出外感风寒亦可引起关格，“风寒冷气入肠……或小肠有气急，为关格病”。

宋金元的医家对于关格的理解各有不同，或从《内经》，或随晋唐，宗其病机都为阴阳之气离决；他们对于关格病因的认识更全面，或为热，或为痰，或为肾虚，或为情志，丰富了对关格的病因认识。

北宋王怀隐总结了关格的三种病因：一是“阴阳不和，荣卫不通”；二是“阴阳气结，气不行于大小肠”；三是“风邪在于三焦”。

张元素则认为：“关者甚热之气，格者甚寒之气，是关者无由之出，格者无入之理。寒在胸中，遏绝不入，热在下焦，填塞不出。”

李杲提出热邪致关格，“关者甚热之气，格者甚寒之气，是关无出之由，格者，无入之理。寒在胸中，遏绝不入；热在下焦，填塞不出”。

《丹溪心法》则认为本病为“有痰”和“中气不运”，其病机为上寒下热、升降失常，“必用吐，提其气之横格，不必出痰亦可，盖用二陈汤吐之，吐中有降之义。有中气虚不运者，补气药中升降，脉两寸俱盛四倍以上”。

张景岳指出，关格是劳损的后期，肾虚、真阴败竭是其根本病机。《景岳全书·

关格论》："察其（关格）证，而实即劳损之别名。……关格之证，则以阴阳偏盛之极，或见于人迎，或见于气口，皆孤阳之逆候，实真阴之败竭也。"情绪因素会加重或诱发此病，"总由酒色伤肾，情欲伤精，以致阳不守舍……最危之候也"。

清代费伯雄在《医醇賸义》中提及忧愁郁怒等情志因素可化火生痰致关格，"见患此证者，多起于忧愁怒郁……此缘心肝两经之火煎熬太过，营血消耗，郁蒸为痰"。《医醇賸义·关格》曰："始则气机不利，喉下作梗；继则胃气上逆，食入即吐；后乃食少吐多，痰涎上涌，日渐便溺艰难。"可见费伯雄认为情志致痰是关格的主要原因，痰火内阻，热伤津液，先见呕吐而渐大小便不通即成关格。

李用粹《证治汇补》强调气化不利，浊阻三焦是关格的重要原因，"既关且格，必小便不通，旦夕之间，徒增呕恶，此因浊邪壅塞三焦，正气不得升降，所以关应下而小便闭，格应上而生呕吐，阴阳闭绝，一日即死，最为危候"。

《临证医案伤寒辨证录》提出关格见"头汗"为病情加重表现，"人有吐逆不得饮食，又不得大小便……头上有汗……存亡之机，间不容发，此关格最危之症"。可见他脏病变，发展至浊邪壅塞三焦，气化升降失常也可出现关格。

《医门法律》："关格之源，由于五志厥阳之火，遏郁于心包之内。……况关格之病，精气竭绝，形体毁沮，离绝菀结，忧愁恐怒，五脏空虚，气血离守，厥阳之火独行，上合心神，同处于方寸之内。……中枢不运，上关下格。"喻嘉言认为关格之病多因火，中枢不通是关格的重要病机。

对于关格的治疗，唐以前只有脉证论治，没有具体方药。《备急千金要方》首载"关格方"（芒硝、乌梅、桑皮、芍药、杏仁、麻仁、大黄）治疗小便不通。

元代李杲《兰室秘藏》认为关格"热在下焦，填塞不出，寒在胸中，遏绝不入"，创立"滋肾通关丸"，一直沿用至今。

《景岳全书》指出"关格证，所伤根本已甚"，须"远居别室，养静澄心"，"察其（关格）证，而实即劳损之别名"，可用左归饮、右归饮。景岳治疗关格不仅强调补肾，也强调须"察其虚中之寒热，阴中之阴阳"，予对症治疗。

喻嘉言《医门法律》创立了"批郄导窍"原则，以开通疏利，因势利导为治则，针对关格"中枢不运"和"五志厥阳之火"的病因病机，拟"进退黄连汤方"和"资液救焚汤"，此为关格治疗的重要方剂。

费伯雄认为关格的治疗重在调理气机，化痰清火，"调养营卫之中，平肝理气，此一法也……调养营卫之中，和胃化痰，亦一法也……调养营卫之中，兼清君相之火，又一法也"。其方有和中大顺汤、归桂化逆汤。

关格危重症多用通腑降逆法，可与承气汤治疗。龚廷贤《寿世保元》："阴阳关格，前后不通，寻常通利大府，小水自行，因腑气一通，逆气即降，呕逆自止，小便畅通，关格之证即解。"

明代王肯堂《证治准绳》提出治疗原则："治主当缓，治客当急。"他认为脾肾亏虚是关格的基础病机，为本，三焦壅积之邪浊为标，若患者病情稳定，应以健脾补肾为主，若病势急，应以泄浊为要。

明清后，随着关格病因病机的完善，治则方药亦逐渐完善，关格之意多崇仲景之说，即关格是以小便不通并见呕吐的危重病候。此观点亦为现代医家接受沿用。

【中医病因病机归纳】

关格的基本病机是脾肾亏虚，湿浊毒邪内蕴三焦。关格总由阴阳之气不相营运，相互离决，浊邪壅塞三焦，气化不得升降所致。外感湿邪，饮食不节，或劳倦房事，或久病脏腑亏虚会诱发或加重本病。

（一）病因

1. 外邪

外感风寒湿邪，肺气失宣，通调水道不利，水湿泛溢肌肤，久则脾肾亏虚。或久居湿地，或冒雨涉水，易致湿邪困脾，湿浊内停，上泛见呕吐。

2. 痰浊

素体脾虚，过食辛辣、肥甘厚腻、生冷之物，使脾肾虚损、湿浊蕴结加重。浊邪泛逆，热化攻及中焦则为呕，壅塞下焦则尿闭。

3. 情志

情志不畅、肝气郁结，致气机阻滞，膀胱气化不利；或肝郁日久，化火灼伤肾阴则肝肾阴虚；或横逆犯脾，肝脾不和。综上因，久则脾肾亏虚。《景岳全书》："总由酒色伤肾，情欲伤精，以致阳不守舍……最危之候也。"

4. 劳伤

先天不足，久病过劳，或生育过度，致脾肾亏虚，水湿内伤，湿为阴邪，易伤阳气，加重脾肾阳虚。

（二）病机

1. 脾肾阳虚

外感内伤，饮食不洁，久病久劳均可致脾肾亏虚。脾主运化，肾为水脏，生之本，主蒸腾气化。脾肾亏虚，久则阳虚，命门火衰，气不化水，故二便不通，湿浊内生，浊气上逆则恶心呕吐。《金匮翼》："有下焦阳虚不化者，夫肾开窍于二阴，肾中阳虚则二窍闭，二窍闭则大小便俱不得出。"

2. 邪壅三焦

浊毒滞留是关格形成的关键。脾肾亏虚，水湿不化成浊，浊邪壅滞三焦，气机不畅，气滞则血瘀；湿浊化热，湿热互结，致气血瘀滞加重，清者不升浊则不泄，日久为浊毒，使脏腑亏虚加重。

概括而言，关格是脾肾衰不利。脾肾阳衰，阳不化水，则小便不通，阳不化浊，湿浊内生，壅阻三焦，浊气上逆，致尿闭，泛恶。

脾肾阳虚，浊邪壅塞三焦，正气不得升降是关格的重要病机。疾病早期以脾肾阳（气）虚为主，因久用温阳燥热之品，或湿热内蕴，可见气阴两虚之症，见乏力腰酸、潮热烦热、口干舌红之症；疾病晚期，阳损及阴，气阴久耗，阴损及阳，可见阴阳俱竭。阴竭，则虚阳外浮，可见虚火之症；阳衰，浊邪更加不化，有抑火亡火之势，气血虚而不行，水道阻而不通，故见尿闭、高度浮肿、四肢厥冷、大汗淋漓、面色惨白等阳亡之象。

浊邪壅塞三焦是关格形成的重要原因。浊邪可热化可寒化，可泛逆全身，随其变化其症各有不同。浊邪寒化，脾阳更衰，寒遏更重；浊邪上犯心，则神志模糊，神昏迷蒙，犯肺则肺失宣降，痰浊壅肺，有痰喘气促诸症；若内陷心包，可有心阳欲脱之证。

【中医诊断】

关格的临床特点为恶心呕吐、小便不利并见。本病可由水肿、癃闭、淋证、臌胀、虚劳等病继发，故早期症状不典型，多被原发病症状掩盖。晚期症状加重，可出现胸闷不能平卧，烦躁抽搐，甚则昏迷等症。突发关格多见于急性肾功能衰竭，表现为心阳欲脱或命火衰竭之证。

关格的辨证要点包括辨虚实、辨缓急、辨原发病。

（一）辨虚实

实证多来势凶猛，临床症状重，病情变化快，多为湿浊蕴闭三焦，升降不通所致。虚证多病程长，病势缓，病情相对稳定，多为脾肾亏虚，湿浊内蕴。

（二）辨缓急

急症多为标证，见恶心、呕吐频作，腹胀，或无尿少尿，全身浮肿，口中有尿味等，治疗宜泄浊化痰。缓证多见脾肾亏虚之证：神疲乏力，面色晦滞，腰酸肢冷，舌质淡、体胖、边有齿痕等。

（三）辨原发病

本病多由他病发展而来，不同疾病的基础病因不同，脏腑受损程度与原发病疾病相关。

【中医鉴别诊断】

（一）癃闭

癃闭是指以小便量减少，甚至闭塞不通为主症的病症。关格不仅有尿少还有呕吐之症。癃闭一般无呕吐症状，而关格必有呕吐。癃闭可发展为关格，而关格并非都由癃闭发展而来，亦可由水肿、淋证发展而成。《医阶辨证·癃闭关格辨》："癃闭但小水不通而上不吐逆，关格是小水不通而上且吐逆。"

（二）走哺

走哺是指以呕吐伴大小便不通为主症的疾病。走哺属实热证，其病位在肠。关格是先有小便不通，而后出现呕吐，病机是脾肾阴阳衰惫为本，湿浊毒邪内蕴为标，属本虚标实之病证，其病位主要在肾。《医阶辨证·关格》："走哺，由于大便不通，浊气上冲，而饮食不得入；关格，由于阴阳之气倒置，上不得入，下不得出。"

【中医急救处理】

关格急症，起病急骤，病程短，多因邪热亢盛，湿热内蕴，瘀血阻滞所致；或为素来体弱，脾肾亏虚，复感外邪所致；或因意外伤害、中毒虫咬等致火热瘀毒为病。病性多为虚实夹杂。此证类似急性肾功能衰竭，治疗遵循标本缓急原则，以祛邪为要，根据不同损失予扶正治疗。

（一）湿热炽盛证

主症：壮热、烦躁不安、心悸气喘、头热身痛、尿少尿黄甚则尿闭。舌红苔黄脉数。

治法：清热解毒。

方药：白虎汤和黄连解毒汤。基本药物：石膏、知母、黄连、黄柏、栀子等。

（二）火毒瘀滞证

主症：高热狂躁、呕吐、腰痛、咯血、尿血、舌深绛紫黯，苔黄焦脉细数。

治法： 清热解毒，凉血泻火。

方药： 清瘟败毒散加减。基本药物：生石膏、生地黄、水牛角、黄连、栀子、牡丹皮等。

（三）湿热蕴结证

主症： 尿少尿闭、恶心呕吐、胸闷腹胀、头痛发热、重则谵语，舌红苔黄腻脉滑数。壮热、烦躁不安、心悸气喘、头热身痛、尿少尿黄甚则尿闭。舌红苔黄脉数。

治法： 清热解毒，利湿化浊。

方药： 甘露消毒丹加减。基本药物：飞滑石、淡黄芩、绵茵陈、石菖蒲、川贝母、木通、藿香、连翘、白蔻仁、薄荷、射干。

（四）邪陷心肝证

主症： 身热心悸心烦、神昏谵语、抽搐痉挛、舌质红绛紫黯脉滑数。

治法： 清心开窍，息风活血。

方药： 安宫牛黄丸和羚羊钩藤汤。基本药物：羚羊角、钩藤、桑叶、菊花。

（五）内闭外脱证

主症： 神昏谵语、尿闭、高度浮肿、四肢厥冷、大汗淋漓等。脉细数或沉伏。

治法： 开闭固脱。

方药： 生脉散和参附汤合安宫牛黄丸。基本药物：羚羊角、钩藤、桑叶、菊花、人参、麦冬、五味子、附子等。

【稳定期辨证论治】

本病以积极治疗原发病为主，避免和祛除诱因是预防重点。不宜过度疲劳，节制房事，预防外感，卧床患者加强护理，避免压疮。适宜食用清淡、易消化食物，忌食辛辣之品、烟酒等刺激性食物。防止中毒，避免使用对肾脏有毒性的食物和药物。

关格病机为脾肾阳虚，浊邪内蕴。《证治准绳·关格》提出其治疗原则为“治主当缓，治客当急”，即以温药缓补肾元，以泄浊化痰为法，祛邪从大便出。但本病多为虚实夹杂，少见单纯虚证或实证。故关格稳定期，以“缓”为主，温补脾肾，兼化湿祛邪，不宜大剂峻补之品。关格急症用“急”之法，以泄浊化痰为主，兼温补脾肾。

（一）分证论治

1. 正虚证

（1）脾肾气虚证

症状： 倦怠乏力，气短懒言，食少纳呆，腰酸膝软，脘腹胀满，大便烂，口淡不渴。舌淡有齿痕，脉沉细。

治法： 益气健脾补肾。

方药： 异功散合六味地黄丸加减。基础药物组成：人参、茯苓、白术、陈皮、甘草、生地、山药、山茱萸、牡丹皮。

（2）脾肾阳虚证

症状： 畏寒肢冷，倦怠乏力，气短懒言，食少纳呆，腰酸膝软，腰部冷痛，脘腹胀满，大便烂，夜尿清长。舌淡有齿痕，脉沉弱。

治法： 温补脾肾。

方药： 济生肾气丸加减。基础药物组成：生地、山药、山茱萸、牡丹皮、茯苓、肉桂、附子。

（3）气阴两虚证

症状： 倦怠乏力，腰酸膝软，口干咽燥，五心烦热，夜尿清长。舌淡有齿痕，脉沉。

治法： 益气养阴。

方药： 参芪地黄汤加减。基础药物组成：生地、山药、山茱萸、牡丹皮、茯苓、黄芪、人参。

（4）肝肾阴虚证

症状： 头晕，头痛，腰酸膝软，口干咽燥，五心烦热，大便干结，尿少色黄。舌淡红少苔，脉弦细或细数。

治法： 滋补肝肾。

方药： 一贯煎合六味地黄丸加减。基础药物组成：生地、山药、山茱萸、牡丹皮、茯苓、沙参、麦冬、牛膝。

（5）阴阳两虚证

症状： 畏寒肢冷，五心烦热，口干咽燥，腰酸膝软，夜尿清长，大便干结。舌淡有齿痕，脉沉细。

治法： 阴阳双补。

方药： 金匮肾气丸合二至丸加减。基础药物组成：生地、山药、山茱萸、牡丹皮、茯苓、附子、墨旱莲、女贞子。

2. 标实证

（1）水湿证

症状： 面肢浮肿，肢体困重，胸闷腹胀，恶心呕吐，纳呆便溏，舌淡胖苔白腻，脉濡或缓。

治法： 益气健脾补肾。

方药： 五皮饮加减。基础药物组成：陈皮、桑白皮、大腹皮、茯苓皮。

（2）湿热证

症状： 头重而沉，胸脘烦闷，口苦口黏，纳呆泛恶，尿色黄赤混浊，或灼热涩痛，大便黏滞不爽，舌质红苔黄腻，脉濡数或滑数。

治法： 清热利湿。

方药： 柴苓汤加减。基础药物组成：柴胡、黄芩、陈皮、桑白皮、大腹皮、茯苓皮。

（3）血瘀证

症状： 肢体刺痛、麻木，痛有定处，夜间加重，肌肤甲错，口唇紫黯，舌质黯淡或有瘀斑、舌下脉络迂曲，脉涩或结代。

治法： 行气活血。

方药： 血府逐瘀汤加减。基础药物组成：桃仁、红花、当归、生地黄、牛膝、川芎、桔梗、赤芍、枳壳、甘草、柴胡。

（4）溺毒证

症状： 呕恶纳呆、口有氨味，神志呆钝，或烦闷不宁，皮肤瘙痒，衄血或便血，舌苔污浊垢腻，脉滑数。

治法： 排毒泄浊。

方药： 熟大黄、蛇舌草、蝉花等。基础药物组成：熟大黄、蛇舌草、蝉花等。

（二）其他中医特色疗法

1. 结肠透析

选用郑老经验灌肠方：肾衰灵，随证加减，加水 500 mL，煎取 200 mL。每次取 30 mL，加生理盐水 100 mL，调节温度为 38 ℃～42 ℃保留灌肠，嘱患者保留 1 h，每日 1 次，3 周为一疗程。

2. 大肠水疗

应用结肠治疗仪及微机系统，在专科护士的操作下，用软管从肛门进入 7～10 cm，注入净化的温水，对整个肠道进行分段清洗，并配合结肠按摩，再根据中医辨证分型注入 37 ℃ ~ 39 ℃的对症的结肠洗液 250 mL，嘱患者保留 1 ~ 2 h，每三日 1 次，7 次为一疗程。

3. 中药外敷疗法

选用活血、利水、消肿类中药加入敷药专用袋内，将准备好的敷药专用袋贴敷于肢体等治疗部位，每次外敷 6 ~ 8 h，每日 1 次。

4. 中药熏洗沐足

选用安神、活血中药随证加减，加水煎煮至 1000 ~ 2000 mL，倒入沐足按摩器内，浸泡温度为 41 ℃左右，时间 30 min，沐足同时按摩涌泉、三阴交、足三里等穴位，每日 1 次，3 周为一疗程。

5. 艾条灸法

选取气海、关元、神阙、足三里等穴位随证加减，可使用艾灸箱，每次约 20 ~ 30 min，每日 1 次。

6. 中药穴位贴敷

选用泻水饮或补肾类中药贴敷于神阙、涌泉、关元等穴位，4 ~ 6 h 后取下即可。

7. 红外线照射

如慢性肾衰晚期，需要行或已经行动静脉内瘘手术患者，可予以红花活络酊+手部血管红外线照射活血通络。

8. 运动康复

配合太极拳、八段锦、保肾拍打操等调养生息。

【疾病的转归和预后】

关格预后较差。《景岳全书》：“小水不通是为癃闭，此最危最急症也，水道不通，则上侵脾胃而为胀，外侵肌肉而为肿，泛及中焦则为呕，再及上焦则为喘。数日不通，则奔迫难堪，必致危殆。”关格早期，及时治疗，患者症状可有缓解，少数患者可治愈。但本病为多种疾病晚期，病程较长，病情较重，且因体弱，易反复感邪，致病情加重或缠绵难愈。关格早期，治疗不当，阳损及阴，浊邪内蕴，加重脾肾亏虚，气化不利，使病情加重。疾病晚期，患者多有阴阳气血耗竭，或因肝肾衰竭而死，或因心肺气竭而亡。

【中医药防治研究的现代进展】

现代中医学者从临床角度分析影响慢性肾脏病（chronic kidney disease，CKD）基础上急性肾损伤（Acute kidney injury，AKI）预后的因素及中医证候分布特点发现：A on C（KAI on CKD，即慢性肾脏病基础上的急性肾损伤）属本虚标实证，本虚证以脾肾气虚证、气阴两虚证、肝肾阴虚证多见，标实证主要表现为湿浊证、湿热证、血瘀证。气阴两虚证、湿浊证、湿热证患者 A on C 预后欠佳。姚志对外科术后急性肾损伤发生的危险因素及中医证候要素进行分析发现，血瘀、热毒、湿热、气虚、血虚是主要的中医证候要素，为中医药防治急性肾损伤提供了参考。

虞燕波通过研究 52 例急性肾损伤病例，探讨中药芪参活血颗粒辅助治疗 AKI 的临床疗效。研究发现中药组可缩短肾功能恢复时间、机械通气时长及血管活性药物的使用时间，在治疗危急重症 AKI 患者中展现出良好的治疗效果。

中医外治法治疗急、慢性肾功能衰竭的疗效显著。多种疗法可共同运用，如中药洗浴、中药保留灌肠、熏蒸法、穴位贴敷治疗等。尹安东运用"开鬼门"法则，通过激发人体皮肤的排泄功能，使体内的病理产物得以经皮肤透出，进而开创性地提出"皮肤透析"概念，为肾衰竭治疗提供新视角。潘东采用随机对照的临床试验方法，共纳入 252 例急性肾损伤患者，观察中药直肠保留灌肠对防治重症脑梗死后因静脉滴注甘露醇引起急性肾损害的临床疗效；研究发现，采用以通腑泄浊法为治则的中药方剂进行灌肠能预防甘露醇引起的急性肾损伤，对已造成的肾损害具有治疗作用，同时明显改善了患者的意识状况及神经功能。

现代药理研究发现人参皂苷、黄芪、砂仁、三七都可增强谷胱甘肽过氧化物酶的活性，从而发挥清除自由基的功效。徐卫强的研究表明姜黄素对大鼠缺血再灌注肾损伤具有保护作用，能够有效减轻肾组织的炎性及氧化应激损害。肾小管细胞的缺血性损伤在急性肾衰竭发病过程中占主导地位，而在缺血性损伤过程中，细胞内钙离子浓度的变化起关键作用。部分具有钙离子通道阻滞作用的中药，如川芎、藁本、海金沙、当归、龙眼肉、三棱等，在急性肾功能损伤的防治中展现出积极的保护效应。现代中药药理研究证实，许多中药，如冬虫夏草、人参、丹参、大黄等，都具有促进肾小管上皮细胞再生和修复的作用，冬虫夏草通过增加肾内表皮生长因子（epidermal growth factor，EGF）前体 mRNA 表达，可促进 EGF 合成，从而促进肾小管上皮细胞修复增殖。

【经典病例摘录】

赖某，女，33岁，ARF急性肾衰竭。

病史：咽痛、鼻塞流涕，恶心呕吐1周。血肌酐Scr 755 μmol/L，尿常规示PRO（++），BLD（++）。给予血液透析治疗2次，患者症状缓解，要求出院。现为求进一步中医治疗来诊。

初诊症见：疲倦，面色萎黄，胸闷，活动后气促，夜间不能平卧，恶心欲呕纳差，双下肢轻度浮肿，夜眠差，小便少，大便调。舌淡红，苔黄腻，脉沉弦。

中医诊断：关格（脾肾气虚，湿浊瘀阻）。

西医诊断：急性肾衰竭。

治法：益气健脾，化湿祛浊，通腑祛瘀。

处方：白术15 g，太子参15 g，陈皮5 g，大黄3 g，制何首乌15 g，白芍15 g，蒲公英15 g，茯苓15 g，女贞子15 g，丹参15 g，甘草5 g。每剂药煎煮2次，每次水煎取汁约100 mL，于早、晚餐后2 h服用。中成药给予尿毒清颗粒1袋，一日3次。

二诊：精神尚可，无胸闷气促，无恶心呕吐，纳眠一般，尿量增加，大便调。舌淡暗，苔白微腻，脉沉弦。查体基本同首诊。中药守方继续服用。处方：白术15 g，太子参15 g，陈皮5 g，大黄3 g，制何首乌15 g，白芍15 g，蒲公英15 g，茯苓15 g，女贞子15 g，丹参15 g，甘草5 g。服后患者开始尿量明显增多，暂停血液透析治疗。

三诊：疲倦好转，浮肿消退，但近3日来下午出现低热，体温最高37.6 ℃，无恶寒，纳眠可，二便调。舌淡暗，苔薄微黄，脉浮。尿量220 mL。辅助检查尿素氮15.11 mmol/L，肌酐298 μmol/L。血常规示白细胞计数7.17×10^7/L，中性粒细胞54.5%，血红蛋白109 g/L，CRP正常。处方：白术15 g，太子参15 g，陈皮5 g，大黄3 g，制何首乌15 g，白芍15 g，蒲公英15 g，茯苓15 g，女贞子15 g，薄荷10 g（后下），金银花15 g，连翘15 g，甘草5 g。

四诊：患者神清，精神可，无发热，偶有咽喉不适，纳眠可，二便调。舌淡暗，苔薄微黄，脉细。尿量1490 mL。辅助检查尿素氮9.9 mmol/L，肌酐104 μmol/L。尿常规：尿隐血（+），尿蛋白（-）。处方：白术15 g，太子参15 g，陈皮5 g，大黄3 g，白芍15 g，黄芩10 g，蒲公英15 g，茯苓15 g，女贞子15 g，泽兰15 g，甘草5 g。

按：本患者起病时表现为突然发生的水肿、少尿，血肌酐水平急剧升高，符合急性肾衰竭的临床诊断。结合病史及相关辅助检查，排除肾前性、肾后性急性肾损伤，考虑为肾实质性，其病因可能为药物（抗生素）诱发的急性肾小管坏死。

由于来诊时，患者尿毒症的症状突出，且合并心衰，主张尽快进行血液透析治疗以保护心脏，避免出现严重的并发症。同时，积极运用中医药调节患者脏腑之虚衰，邪实之壅盛。患者临床表现为疲乏、纳差，为脾虚运化失司，脏腑筋脉失养所致；肢体浮肿、气促，为脾肾气虚、水湿不运、泛溢三焦所致；舌淡暗，苔白腻，脉沉弦，符合脾肾气虚、湿浊瘀阻之象。治疗上应以益气活血、泄浊排毒为基本治法，以参、苓、术、草四君子健脾补气，女贞子、何首乌补肾，大黄泄浊解毒兼具活血之力。处方轻盈，共奏健脾补肾、益气活血、泄浊排毒之功。患者受药毒之伤，有其本虚不耐攻伐的体质特点，故中医用药切忌过重，大黄仅用 3 g，陈皮仅用 5 g，其余中药用量也在常规之度。急性肾衰竭的治疗重在早期识别、及时纠正诱因或加重因素，治疗病因，以及适度的支持疗法。患者的病情得到快速恢复，与此密切相关。纵观患者的处方变化，益气活血为主要治法，目的在于扶助正气，促进肾脏自我修复，其间根据患者合并之实邪，或采用通腑泄浊，或采用清热解表，或采用清热利咽、活血利水之法以祛邪，做到拨乱反正，恰如其分。后续随访得知，该患者的血肌酐已降低至正常值范围内，尿量正常，尿蛋白持续阴性，提示病情好转稳定。

【关格的西医综述】

关格对应现代医学中急、慢性肾衰竭。本章主要讨论急症范畴的急性肾功能衰竭（Acute Renal Failure，ARF），是由多种病因引起的临床综合征，表现为肾功能急剧坏转，体内代谢产物潴留，水、电解质及酸碱平衡紊乱。目前国际急救医学界及肾脏病学界趋向将 ARF 改称为 AKI（Acute kidney injure，AKI），期望实现早期识别、早期干预，提高患者生存率。基于近年 2 项全国性大样本的 AKI 流行病学研究，发现 AKI 的总体发生率为 11.6%，社区获得性 AKI 占 2.5%，医院获得性占 9.1%，实际上 AKI 的发生率可能被大大低估。提高认识和诊断意识，是 AKI 防治工作的一个突破口。

（一）病因

AKI 根据病因可分为肾前性、肾性、肾后性。

1. 肾前性

由于肾脏血流灌注不足引起的缺血性功能损害。①循环血容量不足；②有效动脉压下降，如心脏疾病，肾脏血流动力学改变，包括疾病和药物导致的肾血管收缩和出球小动脉的扩张。

2. 肾性

各种原因导致的肾实质病变均归于本类，常见病因如下：①急性肾小管坏死：常见原因包括肾缺血或肾中毒；②肾脏血管疾病和肾小球疾病；③急性小管间质疾病：

如药物、感染引起的高钙血症、高尿酸血症、多发性骨髓瘤；④急性肾皮质坏死：感染性流产，胎盘早剥、败血症等。

3. 肾后性

尿路结石或血块、前列腺疾病和肿瘤等为常见原因。

2012 年《KDIGO 急性肾损伤临床实践指南》AKI 的定义：①48 小时内 Scr 上升≥0.3 mg/dL（26.5 μmol/L）；②或 7 天内 Scr 升至≥1.5 倍基线值；③或连续 6 h 尿量<0.5 mL/kg/h。符合其中一条即可诊断急性肾损伤。

（二）鉴别诊断

1）首先应明确是 AKI 还是 CRF：①病史；②影像学判断肾大小和肾实质厚度；③结合血红蛋白、钙磷等代谢异常协助判断。

2）诊断 AKI 后，还要明确是肾前性、肾后性还是肾实质性 AKI。肾前性和肾后性是可逆的，需首先考虑或排除。

3）如是肾实质性 AKI，需要进一步定位肾小球性，是肾小管性、肾间质性还是肾血管性。肾小球性 AKI 临床表现为急性肾炎综合征；急性肾小管坏死（Acute Tubular Necrosis，ATN）和急性间质性肾炎往往有明确的诱因，起病迅速，血肌酐升高，可有少尿、无尿，多无急性肾炎综合征表现；急性间质性肾炎往往贫血更严重，并容易出现低钾血症和肾性尿糖。

4）慢性肾脏病基础上的 AKI（A on C）：好发人群包括原有慢性肾脏病，特别是合并糖尿病、高血压、动脉粥样硬化的患者。引起 A on C 的常见原因包括：①药物：造影剂、非甾体类抗炎药、抗生素等；②介入治疗；③手术或其他原因导致循环血容量不足；④血压控制不良发生恶性高血压；⑤原有肾脏病加重或活动。临床工作中对于这些患者要注意预防 AKI 的发生，在诊断时对于有慢性肾脏病的患者，要注意肾功能的急剧变化，要小心鉴别有无 AKI，不要过于草率地归类到 CRF（Chronic Renal Failure，CRF），可根据病史、实验室检查及肾活检结果进行判断。通过及时干预，去除诱因，很多在慢性肾脏病基础上发生的 AKI 可部分恢复。

（三）治疗

AKI 的治疗需要强调防治一体，对于高危人群，包括老年人、原有肾脏疾病者、采取特殊检查或治疗措施者（应用造影剂、肿瘤化疗、造血干细胞移植、器官移植、特殊抗生素使用等）应给予肾保护并密切监测尿量，血肌酐的动态改变，以期早发现，早诊断，早治疗。

1）尽快明确 AKI 病因，针对不同病因给予治疗。

2）支持、对症治疗。①根据血容量状态和尿量、心功能状态，维持体液平衡；②纠正电解质酸碱平衡紊乱；③对于高分解代谢型 ATN 患者，应加强热量及蛋白营养支持；④不推荐 AKI 患者大量使用利尿剂。

3）对于严重肾功能损害、高钾血症、酸中毒伴心功能衰竭者应给予肾替代治疗。

附　癃闭

【疾病概述】

癃闭是指排尿困难，小便量少，甚则闭塞不通的一种疾病。小便点滴而量少，病势较缓者称为“癃”；小便闭塞，点滴不通，病势较急者称为“闭”。现代医学中各种原因所引起的尿潴留和无尿症，如尿路结石、尿路肿瘤、尿路损伤、老年人的前列腺增生、脊髓炎、肾功能衰竭等治疗可类同。

【历史沿革】

癃闭之名，首见于《内经》，又名“癃”“闭”“气癃”“胞痹”“不得小便”“小便闭”等。《内经》论述了癃闭病位在膀胱，与肾、三焦相关，提出癃闭有虚有实。《素问·标本病传论》：“膀胱病小便闭。”《灵枢·本输》：“三焦……实则闭，虚则遗溺。”巢元方认为癃闭的病因是因肾与膀胱热，“热气太盛”则令“小便不通”，“热势极微”，故“但小便难也”。孙思邈《备急千金要方·膀胱腑》记载了我国古代最早的导尿术：“胞囊者，肾膀胱候也，贮津液并尿，若脏中热病者，胞涩，小便不通……为胞屈僻，津液不通，以葱叶除尖头，内阴茎孔中深三寸，微用口吹之，胞胀，津液大通，便愈。”《景岳全书》首次阐述癃闭的原因：“或以败精，或以槁血，阻塞水道而不通”。朱丹溪指出肺郁闭而下窍不通，且引起小便不通有“气虚”“血虚”“痰”“风闭”“实热”等多种不同的原因。明代始将淋、癃分开进行辨证施治。张景岳把癃闭的病因归纳为火邪结聚、败精槁血阻塞、气虚而闭、气实而闭 4 个方面。

【中医病因病机归纳】

癃闭的发生，与肺、脾、肝、肾、三焦脏腑功能失调密切相关，主要病因为湿热蕴结，气化失司，湿、热、瘀、滞、虚为癃闭的主要病理因素。肺失清肃，水道不通；脾失健运，升清降浊失职；肾气亏虚，失蒸腾气化；肝郁气滞，三焦气化不利均可致癃闭。

【中医诊断】

癃闭的临床特点以排尿困难为特征性表现，小便量少，点滴而出，甚则闭塞不通。起病或急或缓。癃闭病程经久可发展成为关格。癃闭可见于内伤，起病缓慢，病程绵长，病情渐进加重。若为尿路阻塞、邪热闭阻，则病情急，病程短，甚则出现危重症。

癃闭的辨证要点包括辨虚实、辨病位。

（一）辨虚实

热和虚是癃闭的主要病因，本病初期为癃，若病程经久，正气衰败或邪实壅盛，可由癃至闭。临床多见虚实夹杂之证。

（二）辨病位

癃闭因病因病位不同，伴见症状各异。

【中医鉴别诊断】

（一）淋证

淋证与癃闭皆有小便量少，排尿困难等症。淋证症状无尿频而痛，癃闭无尿痛，每日尿量减少或无尿。《医学心悟・小便不通》谓："癃闭与淋证不同，淋则便数而茎痛，癃闭则小便点滴而难通。"

（二）关格

关格是指小便不通与呕吐并见的病证，一般多有慢性病史，渐进起病；癃闭仅指小便困难。

【中医急救处理】

癃闭急症多为热证或有形邪气阻塞尿路，须及时治疗。

（一）分证论治

1. 膀胱湿热证

症状：尿频、尿急、尿痛、尿道灼热刺痛，小便频急不爽，尿黄，尿血；发热恶寒，大便秘结，口苦干。舌质红，苔黄腻，脉滑数。

治法： 清热利湿。

方药： 八正散加减。车前子 9 g、瞿麦 9 g、扁蓄 9 g、滑石 9 g、栀子 9 g、炙甘草 6 g、木通 9 g、大黄 9 g。水煎服，每日 2 次。

2. 热毒蕴盛证

症状： 会阴部红肿热痛，肛检发现前列腺脓肿有波动感，脓血尿，尿道灼痛；高热不退，口渴喜饮，大便秘结。舌质红，苔黄，脉弦而数。

治法： 清热泻火解毒。

方药： 黄连解毒汤合五味消毒饮加减。黄连 9 g、黄芩 6 g、黄柏 6 g、金银花 15 g、蒲公英 30 g、连翘 15 g、紫花地丁 30 g 等。水煎服，每日 2 次。

（二）其他疗法

1）急性前列腺炎的针灸治疗：取穴膀胱俞、中极、阴陵泉、行间。手法：泻法或平补平泻法。每日针刺 1 次。

2）保留灌肠治疗：金黄散加山萸粉（3∶1），加水适量，调成稀糊状，或温盐水适量，保留灌肠，每次保留 30 min 至 2 h。每日 1 次。

3）手术治疗：前列腺脓肿按之波动者，宜作会阴部切开引流术。术后常规换药。

【稳定期辨证论治】

（一）分证论治

1. 湿热下注证

症状： 小便灼热涩痛，尿频尿急。伴尿黄短赤、尿后滴沥，小便白浊，阴囊潮湿，心烦口干，口臭脘痞。舌苔黄腻，脉滑实或弦数。

治法： 清热利湿。

方药： 四妙丸合萆薢分清饮加减。川萆薢、石菖蒲、黄柏、车前子、薏苡仁、茯苓、白术、怀牛膝、泽兰、丹参等。

2. 气滞血瘀证

症状： 会阴部，或生殖器区，或下腹部，或耻骨上区，或腰骶及肛周疼痛，以上部位坠胀。伴尿后滴沥，尿刺痛，小便淋漓不畅。舌质暗或有瘀点、瘀斑，脉弦或涩。

治法： 活血化瘀。

方药： 少腹逐瘀汤加减。当归、川芎、赤芍药、五灵脂、蒲黄、枳壳、柴胡、延胡索、巴戟天、仙茅、牛膝等。

3. 肝气郁结证

症状：会阴部，或外生殖器区，或下腹部，或耻骨上区，或腰骶及肛周坠胀不适，以上部位似痛非痛，精神抑郁。伴小便淋漓不畅，胸闷、善太息，性情急躁焦虑，疑病恐病。舌淡红，脉弦。

治法：疏肝解郁。

方药：柴胡疏肝散加减。柴胡、白术、白芍、枳壳、当归、茯苓、乌药、橘核、香附、绿萼梅、郁金、柏子仁、夜交藤、沉香等。

4. 肾阳亏虚证

症状：畏寒怕冷，腰膝疲软或酸痛。伴尿后滴沥，精神萎靡，阳痿或性欲低下，舌淡苔薄白，脉沉迟或无力。

治法：补肾壮阳。

方药：金匮肾气丸加减。熟附子、肉桂、山茱萸肉、熟地、山药、泽泻、茯苓、杜仲、仙灵脾、肉苁蓉、仙茅、狗脊等。

5. 湿热瘀阻证

症状：尿频、尿急、尿痛，排尿困难，会阴、或肛门坠胀不适或疼痛。伴尿不尽，尿有余沥、尿黄、尿道有灼热感，口苦口干，阴囊潮湿。舌红，苔黄腻，脉弦数或弦滑。

治法：清热化瘀。

方药：二妙丸合桃红四物汤加减。黄柏、知母、炒苍术、薏苡仁、萆薢、泽泻、茯苓、当归、赤芍药、桃仁、红花、川芎等。

6. 肝肾阴虚证

症状：腰膝疲软或酸痛，五心烦热，失眠多梦。伴小便白浊或短赤。舌红少苔，脉细或细数。

治法：滋补肝肾。

方药：二至丸加减。熟地、山茱萸肉、旱莲草、山药、女贞子、枸杞子、制黄精等。

（二）外治法

1. 中药

（1）中医熏洗、坐浴

根据临床辨证选取相应中药煎汤取用。

（2）中药保留灌肠

根据临床辨证选取相应中药煎汤取用。

（3）中药离子导入

根据临床辨证选取相应中药煎汤取用，采用超声波离子导入。

（4）栓剂塞肛

野菊花栓、前列安栓。

2. 针灸治疗

包括针体、灸疗、穴位注射、穴位敷贴、穴位磁疗等。

推荐穴位：中极、关元、气海、次髎、下髎，或取肾俞、次髎、中髎、下髎、会阴等。

3. 推拿治疗

关元、气海、八髎、丹田等穴。

4. 其他治疗

脐部敷贴、热疗、前列腺按摩等。

【疾病的转归和预后】

癃闭是指排尿困难，小便点滴而出，甚则闭塞不通的一种急证。它包括了现代医学中各种原因所引起的尿潴留和无尿症，如尿路结石、尿路肿瘤、尿路损伤、老年人的前列腺增生、脊髓炎、肾功能衰竭等，不同疾病预后及转归不同。《千金方·秘涩第六》："有人因时疹瘥后，得秘塞不通，遂致夭命，大不可轻之。"《顾氏医镜·小便不通》："小便不通，匪细故也，少腹急痛，状如复碗，奔迫难禁，期朝不通，便令人呕，数日不通则毙。一见呕逆，便不可救。"故《内经》论："二便不通，最急之候。"

【中医药防治研究的现代进展】

本节将对癃闭对应现代西医的良性前列腺增生进行阐述。现代中医家对良性前列腺增生（Benign Prostatic Hyperplasia，BPH）患者的中医证候分布规律研究显示，肾虚瘀阻乃 BPH 的基本证型，临床实践运用补肾祛瘀法治疗 BPH 疗效显著。动物实验研究也显示，补肾祛瘀方剂可降低丙酸睾丸酮诱导的 BPH 大鼠前列腺素质量及前列腺指数，在一定程度上抑制前列腺组织增生，并对大鼠膀胱逼尿肌有明显的兴奋作用，可增加其收缩时间、最大收缩张力及膀胱活动力。

李志国基于关联规则 Apriori 算法进行数据挖掘，总结中药治疗癃闭的用药规律。研究显示：癃闭多用活血化瘀、利水渗湿、利尿通淋、补气行水之法。处方中药多数为活血化瘀药、清热药、补虚药及利水渗湿药，药性多寒性、平性、温性，归经多为肾、脾、心、肺、肝经，药味多甘味、苦味、辛味。黄芪的主要成分为黄芪总黄酮、黄芪多糖及黄芪甲苷，有着益气利水、抑菌、抗抑郁、抗氧化、抗疲劳等功效。茯苓的主要成分主要有三萜类、多糖类，有抗炎、利尿、增强免疫力的作用。肉桂的主要成分桂皮醛能够扩张外周血管、改善血管末梢血液循环、发挥温阳利水的作用，对治疗脾肾阳虚型肾病具有确切疗效。上述三味药均有利水的效果，在癃闭的治疗中有重要作用。

黄春林教授常参照中药现代药理进行辨病选药，精准施治。由于前列腺体外有一层类脂膜，常用的抗菌药物不易渗入前列腺组织，中药可于方中加用活血化瘀之品提高组织局部的药物浓度。活血化瘀中药确能提高前列腺炎的疗效，如桃仁、红花、赤芍、丹参、牛膝、穿山甲、蒲黄等。

【经典案例摘录】

陈某，男，39 岁，前列腺增生。

病史：来诊时形容憔悴，目光无神，诉其夜尿频多，尿涩不畅，余沥不尽；平素耳鸣，口干，纳呆，面差多梦，神疲乏力。无腹胀腹泻。舌暗红，苔稍白腻，脉沉。泌尿系 B 超提示：双肾囊肿，前列腺增大，残余尿量 120 mL。

中医诊断：癃闭（脾肾气虚夹湿瘀）。

西医诊断：前列腺增生。

治疗：健脾益气，提壶揭盖法。

处方：太子参 15 g，茯神 20 g，山药 15 g，白扁豆 15 g，广藿香 15 g，北沙参 25 g，玉竹 25 g，天花粉 20 g，石斛 25g，法半夏 15 g，海螵蛸 15 g，木蝴蝶 10 g，浙贝母 15 g，炒麦芽 25 g，甘草 5 g。5 剂，每日 1 剂，水煎服。

一周后二诊，患者神疲减，诸证稍安。夜间小便次数减少，更感口干，耳鸣。舌暗苔白，脉沉。考虑患者脾气虚疲，水湿缠绵，故在前方基础上去玉竹、天花粉、木蝴蝶，加蒲公英、白芍，甘草易炙甘草。

按：该患者为老年男性，神疲力乏，纳呆无神，舌淡苔薄黄，脉沉细，乃脾虚气化无力之征。故本案以补益脾肾之法，太子参补气健脾，茯神、山药、白扁豆益肾，茯神宁心、益气生津，又是淡渗利窍之品，广藿香行气，石斛、天花粉、北沙参、玉竹养胃阴防行气温燥，炒麦芽开胃助脾运化，海螵蛸制酸护胃。二诊患者仍诉口干，此乃气化不得出致小便不利而成癃闭；水道不通形成水饮湿邪，出现津液不布的燥热之象，少佐蒲公英祛湿。诸药合用，肾水得补而上济心神，真阴得坚而津液得藏，气化能出。

【癃闭的西医综述】

本节主要讨论现代医学中老年人前列腺增生所引起的尿潴留。良性前列腺增生症是引起中老年男性排尿障碍的常见疾病。研究表明，60 岁男性的 BPH 发病率大于 50%，80 岁时达 80%以上。BPH 主要表现为组织学上的前列腺间质和腺体成分的增生、解剖学上的前列腺增大、尿动力学上的膀胱出口梗阻和下尿路症状（Lower Urinary Tract Symptoms，LUTS）。

（一）诊断与评估

BPH 的症状包括储尿期、排尿期及排尿后症状。储尿期症状包括尿频、尿急、尿失禁及夜尿增多等；排尿期症状包括排尿踌躇、排尿困难及间断排尿等；排尿后症状包括尿不尽感、尿后滴沥等。以 LUTS 为主诉就诊的 50 岁以上男性患者，应考虑 BPH 的可能，通过详细询问病史进行初始评估，并结合辅助检查明确诊断。①病史询问；②评估量表临床建议使用症状评分问卷，有助于量化 LUTS 和确定主要症状；③体格检查；④辅助检查：尿常规、血清前列腺特异性抗原（PSA）、结合游离前列腺特异抗原（FPSA，可用于早期前列腺癌筛检）泌尿系统超声检查、尿流率检查。

（二）BPH 的治疗策略

1. 生活方式调整

2. 药物治疗

α-受体阻滞剂、5α-还原酶抑制剂、M 受体拮抗剂、磷酸二酯酶 5 抑制剂、β 激动剂，在缓解膀胱过度综合征症状方面有显著疗效。

3. 其他治疗

针灸治疗、植物制剂、中医外治法可缓解患者的临床症状，研究报道推拿按摩、穴位贴敷、穴位埋线、中药灌肠等治疗可改善 BPH 的临床症状。

4. 手术治疗

具有中重度 LUTS 并已明显影响生活质量的 BPH 患者可选择手术及微创治疗。

中医内科急症

常用方剂汇编

急危重症常用方剂

十灰散（《十药神书》）：大蓟、小蓟、侧柏叶、荷叶、茜草根、山栀子、白茅根、大黄、丹皮、棕榈皮炭。

飞龙夺命丹（《霍乱论》）：牛黄、朱砂、麻黄、冰片、人中白、月石、麝香、珍珠、牙皂、雄黄、灯心炭、青黛、白矾、蟾酥、硝石、硼砂、赤金箔。

王氏连朴饮（《霍乱论》）：姜黄连、制厚朴、石菖蒲、制半夏、焦栀子、淡豆豉、芦根。

王氏清暑益气汤（《温热经纬》）：西洋参、石斛、麦冬、黄连、竹叶、荷梗、知母、炙甘草、粳米、西瓜翠衣。

甘露消毒丹（《医效秘传》）：飞滑石、茵陈、黄芩、石菖蒲、川贝母、木通、藿香、射干、连翘、薄荷、白豆蔻。

甘露消毒饮（《续名医类案》）：飞滑石、黄芩、茵陈、石菖蒲、川贝母、木通、藿香、连翘、白豆蔻、薄荷、射干。

四物汤（《仙授理伤续断秘方》）：熟地黄、当归、白芍药、川芎。

四逆汤（《伤寒论》）：附子、干姜、炙甘草。

四逆加人参汤（《伤寒论》）：附子、干姜、炙甘草、人参。

生脉散（《备急千金要方》）：人参、麦冬、五味子。

白虎汤（《伤寒论》）：石膏、知母、甘草、粳米。

白虎加人参汤（《伤寒论》）：知母、石膏、甘草（炙）、人参、粳米。

加减复脉汤（《温病条辨》）：炙甘草、干地黄、白芍、麦冬、阿胶、麻仁。

达原饮（《温疫论》）：槟榔、厚朴、黄芩、白芍、知母、草果仁、甘草。

至宝丹（《太平惠民和剂局方》）：朱砂、安息香、麝香、金银箔、犀角（水牛角代）、牛黄、琥珀、雄黄、玳瑁、冰片。

当归四逆汤（《伤寒论》）：当归、桂枝、芍药、细辛、甘草、通草、大枣。

回阳救急汤（《伤寒六书》）：炮附子、干姜、肉桂、人参、白术、茯苓、陈皮、甘草、五味子。

竹叶石膏汤（《伤寒论》）：竹叶、石膏、麦冬、人参、半夏、粳米、炙甘草。

安宫牛黄丸（《温病条辨》）：牛黄、郁金、犀角（水牛角代）、黄芩、黄连、雄黄、栀子、朱砂、冰片、麝香、珍珠、金箔为衣。

苏合香丸（《太平惠民和剂局方》）：白术、青木香、犀角（水牛角代）、香附、朱砂、诃子、檀香、安息香、沉香、麝香、丁香、荜茇、龙脑、乳香、苏合香、香油。

青蒿鳖甲汤（《温病条辨》）：青蒿、醋鳖甲、生地黄、知母、牡丹皮。

参附汤（《妇人大全良方》）：人参、制附子、生姜、大枣。

独参汤（《医方类聚》）：人参。

急救回阳汤（《医林改错》）：党参、附子、干姜、白术、甘草、桃仁、红花。

凉膈散（《太平惠民和剂局方》）：连翘、大黄、甘草、芒硝、栀子、酒黄芩、薄荷、淡竹叶、蜂蜜。

黄连解毒汤（《外台秘要》）：黄连、黄柏、黄芩、栀子。

清瘟败毒饮（《疫疹一得》）：生石膏、生地黄、犀角（水牛角代）、川黄连、栀子、桔梗、黄芩、知母、赤芍、玄参、连翘、甘草、特丹皮、淡竹叶。

猴枣散（《古今名方》）：猴枣、羚羊角粉、硼砂、青礞石、麝香、沉香、天竺黄、川贝母。

犀角地黄汤（《备急千金要方》）：犀角（水牛角代）、生地黄、牡丹皮、赤芍。

心系急症常用方剂

天王补心丹（《摄生秘剖》）：人参、玄参、丹参、茯苓、五味子、制远志、桔梗、当归身、天冬、麦冬、柏子仁、酸枣仁、生地黄、朱砂。

五苓散（《伤寒论》）：桂枝、茯苓、白术、泽泻、猪苓。

丹参饮（《医宗金鉴》）：丹参、檀香、砂仁。

乌头赤石脂丸（《金匮要略》）：制川乌、花椒、制附子、干姜、赤石脂。

甘麦大枣汤（《金匮要略》）：甘草、小麦、大枣。

归脾汤（《重订严氏济生方》）：炒白术、茯苓、黄芪、龙眼肉、酸枣仁、人参、木香、炙甘草、生姜、大枣、当归、制远志。

失笑散（《太平惠民和剂局方》）：蒲黄、五灵脂。

瓜蒌薤白半夏汤（《金匮要略》）：瓜蒌、薤白、清半夏、黄酒。

交泰丸（《韩氏医通》）：黄连、肉桂、炒白术、吴茱萸、当归尾、大黄。

朱砂安神丸（《医学发明》）：朱砂、黄连、生地黄、当归、甘草。

血府逐瘀汤（《医林改错》）：当归、生地黄、桃仁、红花、枳壳、赤芍药、柴胡、甘草、桔梗、川芎、牛膝。

安神定志丸（《医学心悟》）：人参、茯苓、茯神、制远志、石菖蒲、龙齿。

苓桂术甘汤（《金匮要略》）：茯苓、桂枝、白术、炙甘草。

炙甘草汤（《伤寒论》）：炙甘草、人参、桂枝、生姜、阿胶、生地黄、麦冬、火麻仁、大枣。

定心汤（《简易方》引《叶氏录验方》）：人参、白茯苓、茯神、炙黄芪、白术、赤石脂、川芎、厚朴（姜制）、紫菀、防风、麦门冬、肉桂、甘草。

参附龙牡汤（《世医得效方》）：人参、制附子、生姜、大枣、龙骨、牡蛎。

枳实薤白桂枝汤（《金匮要略》）：枳实、薤白、桂枝、瓜蒌、厚朴。

柏子养心丸（《证治准绳》）：柏子仁、党参、黄芪、川芎、当归、茯苓、制远志、酸枣仁、肉桂、五味子、半夏曲、炙甘草、朱砂。

保元汤（《古今名医方论》）：人参、黄芪、肉桂、甘草。

养心汤（《证治准绳》）：黄芪、茯苓、茯神、当归、川芎、炙甘草、半夏曲、柏子仁、酸枣仁、远志、五味子、人参、肉桂。

真武汤（《伤寒论》）：炮附子、白术、茯苓、白芍、生姜。

桂枝甘草汤（《伤寒论》）：桂枝、炙甘草。

桂枝甘草龙骨牡蛎汤（《伤寒论》）：桂枝、炙甘草、龙骨、牡蛎。

桃红饮（《类证治裁》）：桃仁、红花、当归尾、川芎、威灵仙。

桃红四物汤（《医宗金鉴》）：当归、白芍、熟地黄、川芎、桃仁、红花。

桃仁红花煎（《陈素庵妇科补解》）：丹参、赤芍、桃仁、红花、香附、延胡索、青皮、当归、川芎、生地黄、乳香。

黄连阿胶汤（《伤寒论》）：黄连、黄芩、白芍、阿胶、鸡子黄。

黄连清心饮（《增补内经拾遗方论》）：黄连、生地黄、当归身、炙甘草、茯神、酸枣仁、远志、人参、莲子肉。

清火涤痰汤（《医醇賸义》）：胆南星、川贝母、竹沥、姜汁、柏子仁、茯神、麦门冬、丹参、僵蚕、菊花、苦杏仁、橘红。

酸枣仁汤（《金匮要略》）：酸枣仁、知母、茯苓、川芎、甘草。

肺系急症常用方剂

二冬汤（《医学心悟》）：麦冬、天冬、天花粉、黄芩、知母、甘草、人参、荷叶。

二陈汤（《太平惠民和剂局方》）：半夏、陈皮、茯苓、甘草。

十枣汤（《伤寒论》）：芫花（醋制）、甘遂（醋制）、大戟（醋制）、大枣。

九味羌活汤（《此事难知》）：羌活、防风、苍术、细辛、川芎、白芷、生地黄、黄芩、甘草。

三生饮（《太平惠民和剂局方》）：生南星、生川乌、生附子、木香、人参。

三妙丸（《医学正传》）：苍术、黄柏、川牛膝。

三拗汤（《太平惠民和剂局方》）：麻黄、杏仁、甘草。

三子养亲汤（《韩氏医通》）：苏子、白芥子、莱菔子。

小青龙汤（《伤寒论》）：麻黄、干姜、细辛、法半夏、桂枝、甘草、白芍、五味子。

小青龙汤加石膏汤（《金匮要略》）：麻黄、桂枝、白芍、甘草、干姜、细辛、法半夏、五味子、石膏。

小降气汤（《景岳全书》）：紫苏、乌药、白芍、陈皮、甘草、生姜、大枣。

大青龙汤（《伤寒论》）：麻黄、苦杏仁、桂枝、甘草、石膏、生姜、大枣。

川芎茶调散（《太平惠民和剂局方》）：川芎、荆芥、薄荷、羌活、细辛、白芷、甘草、防风。

木防己汤（《金匮要略》）：木防己、石膏、桂枝、人参。

木香顺气散（《医学统旨》）：木香、青皮、橘皮、甘草、枳壳、厚朴、乌药、香附、苍术、砂仁、桂心、川芎。

五仁丸（《世医得效方》）：桃仁、杏仁、柏子仁、松子仁、郁李仁、陈皮。

止嗽散（《医学心悟》）：紫菀、百部、荆芥、桔梗、甘草、陈皮、白前。

月华丸（《医学心悟》）：沙参、麦冬、天冬、生地黄、熟地黄、阿胶、山药、茯苓、桑叶、菊花、獭肝、百部、三七、川贝母。

贝母瓜蒌散（《医学心悟》）：贝母、瓜蒌、天花粉、茯苓、橘红、桔梗。

玉屏风散（《世医得效方》）：黄芪、白术、防风。

生脉地黄汤（《医宗金鉴》）：人参、麦冬、五味子、地黄、山茱萸肉、山药、茯苓、丹皮、泽泻。

半夏厚朴汤（《金匮要略》）：半夏、厚朴、茯苓、生姜、紫苏。

百合固金汤（《医方集解》）：生地、熟地、麦冬、贝母、百合、当归、芍药、甘草、玄参、桔梗。

防风通圣散（《宣明论方》）：防风、川芎、当归、芍药、大黄、芒硝、薄荷叶、连翘、麻黄、石膏、黄芩、滑石、生甘草、荆芥穗、白术、栀子、生姜。

如金解毒散（《景岳全书》）：桔梗、甘草、黄芩、黄连、黄柏、山栀。

麦门冬汤（《金匮要略》）：麦门冬、半夏、人参、甘草、粳米、大枣。

苇茎汤（《备急千金要方》）：苇茎、薏苡仁、桃仁、冬瓜子。

苏子降气汤（《太平惠民和剂局方》）：紫苏子、法半夏、前胡、厚朴、陈皮、炙甘草、当归、生姜、大枣、肉桂。

杏苏散（《温病条辨》）：紫苏叶、法半夏、茯苓、前胡、苦桔梗、枳壳、甘草、生姜、大枣（去核）、陈皮、苦杏仁。

补肺汤（《永类钤方》）：人参、黄芪、熟地黄、五味子、紫菀、桑白皮。

定喘汤（《摄生众妙方》）：炒白果、蜜麻黄、桑白皮、蜜款冬花、法半夏、苦杏仁、紫苏子、黄芩、炙甘草。

参苏饮（《太平惠民和剂局方》）：人参、紫苏叶、葛根、前胡、法半夏、茯苓、橘红、甘草、桔梗、枳壳、木香、陈皮、生姜、大枣。

荆防败毒散（《外科理例》）：荆芥、防风、人参、羌活、独活、柴胡、前胡、川芎、枳壳、茯苓、桔梗、甘草。

射干麻黄汤（《金匮要略》）：射干、麻黄、细辛、紫菀、款冬花、半夏、五味子、生姜、大枣。

桑杏汤（《温病条辨》）：桑叶、淡豆豉、苦杏仁、浙贝母、南沙参、梨皮、栀子。

桑菊饮（《温病条辨》）：桑叶、菊花、苦杏仁、连翘、薄荷、桔梗、甘草、芦根。

桑白皮汤（《景岳全书》）：桑白皮、法半夏、紫苏子、苦杏仁、浙贝母、黄芩、黄连、栀子、生姜。

银翘散（《温病条辨》）：金银花、连翘、桔梗、薄荷、牛蒡子、竹叶、荆芥穗、淡豆豉、甘草、鲜芦根。

麻黄汤（《伤寒论》）：麻黄、苦杏仁、桂枝、甘草。

麻杏石甘汤（《伤寒论》）：麻黄、苦杏仁、甘草、石膏。

麻黄附子细辛汤（《伤寒论》）：麻黄、炮附子、细辛。

清金化痰汤（《杂病源流犀烛》）：黄芩、山栀子、知母、桑白皮、瓜蒌仁、浙贝母、麦门冬、橘红、茯苓、桔梗、甘草。

清燥救肺汤（《医门法律》）：霜桑叶、石膏、人参、甘草、枇杷叶、阿胶、苦杏仁、麦冬、火麻仁。

葶苈大枣泻肺汤（《金匮要略》）：葶苈子、大枣。

肝胆、脾胃系急症常用方剂

一贯煎（《续名医类案》）：北沙参、麦冬、当归、生地黄、枸杞子、川楝子。

二仙汤（《中医方剂临床手册》）：仙茅、淫羊藿、当归、巴戟天、黄柏、知母。

二金散（《圣济总录》）：郁金、鸡内金。

二陈平胃散（《症因脉治》）：法半夏、茯苓、陈皮、苍术、厚朴、炙甘草。

十全大补汤（《太平惠民和剂局方》）：人参、肉桂、川芎、熟地黄、茯苓、白术、炙甘草、黄芪、当归、白芍。

七福饮（《景岳全书》）：人参、熟地黄、当归、白术、酸枣仁、制远志、炙甘草。

七味白术散（《小儿药证直诀》）：人参、茯苓、炒白术、炙甘草、广藿香叶、木香、葛根。

丁香散（《古今医统》）：丁香、柿蒂、炙甘草、高良姜。

丁香柿蒂汤（《症因脉治》）：丁香、柿蒂、人参、生姜。

人参养荣汤（《太平惠民和剂局方》）：人参、白术、茯苓、甘草、当归、白芍、熟地黄、黄芪、陈皮、五味子、肉桂、远志、大枣、生姜。

八珍汤（《正体类要》）：当归、川芎、白芍、熟地黄、人参、白术、茯苓、炙甘草。

三仁汤（《温病条辨》）：苦杏仁、滑石、白通草、白豆蔻、淡竹叶、厚朴、生薏苡仁、半夏。

三甲复脉汤（《温病条辨》）：炙甘草、生地黄、生白芍、麦冬、阿胶、火麻仁、生牡蛎、生鳖甲、生龟甲。

三黄泻心汤（《金匮要略》）：大黄、黄连、黄芩。

大建中汤（《金匮要略》）：川椒、干姜、人参、饴糖。

大承气汤（《伤寒论》）：大黄、芒硝、厚朴、枳实。

大柴胡汤（《伤寒论》）：柴胡、黄芩、白芍、半夏、枳实、大黄、大枣、生姜

大陷胸汤（《伤寒论》）：大黄、芒硝、甘遂。

大黄甘草汤（《金匮要略》）：大黄、甘草。

大黄牡丹汤（《金匮要略》）：大黄、牡丹、桃仁、冬瓜子、芒硝。

小建中汤（《伤寒论》）：桂枝、炙甘草、大枣、白芍、生姜、饴糖。

小承气汤（《伤寒论》）：大黄、枳实、厚朴。

小柴胡汤（《伤寒论》）：柴胡、黄芩、半夏、人参、生姜、大枣、甘草。

小半夏加茯苓汤（《金匮要略》）：法半夏、生姜、茯苓。

己椒苈黄丸（《金匮要略》）：防己、椒目、葶苈子、大黄。

开噤散（《医学心悟》）：人参、姜黄连（姜水炒）、石菖蒲、丹参、石莲子（去壳）、茯苓、陈皮、冬瓜仁、荷叶蒂、陈仓米。

天台乌药散（《医学发明》）：乌药、木香、小茴香、青皮、高良姜、槟榔、川楝子、巴豆。

五磨饮子（《医方集解》）：乌药、沉香、槟榔、枳实、木香。

五皮饮（《华氏中藏经》）：生姜皮、桑白皮、橘皮、大腹皮、茯苓皮。

不换金正气散（《太平惠民和剂局方》）：苍术、厚朴、藿香、半夏、陈皮、甘草生姜、大枣。

太无神术散（《医方集解》）：苍术、陈皮、藿香、厚朴、石菖蒲、生姜、大枣、甘草。

少腹逐瘀汤（《医林改错》）：小茴香、干姜、延胡索、没药、当归、川芎、肉桂、赤芍、蒲黄、五灵脂。

中满分消丸（《兰室秘藏》）：茯苓、人参、白术、炙甘草、砂仁、姜黄、干姜、厚朴、枳实、知母、黄芩、黄连、半夏、猪苓、泽泻、陈皮。

化积丸（《杂病源流犀烛》）：三棱、莪术、阿魏、海浮石、香附、雄黄、槟榔、苏木、瓦楞子、五灵脂。

丹栀逍遥散（《内科摘要》）：当归、白芍、茯苓、白术、柴胡、牡丹皮、栀子、薄荷、炙甘草。

乌梅丸（《伤寒论》）：乌梅、黄连、黄柏、人参、当归、附子、桂枝、花椒、

干姜、细辛。

六磨汤（《世医得效方》）：槟榔、沉香、木香、乌药、大黄、枳壳。

六君子汤（《世医得效方》）：人参、白术、茯苓、炙甘草、陈皮、半夏。

双合汤（《杂病源流犀烛》）：桃仁、红花、生地黄、白芍、当归、川芎、半夏、茯苓、陈皮、甘草、白芥子、鲜竹沥、生姜汁。

玉女煎（《景岳全书》）：生石膏、熟地黄、麦冬、知母、牛膝。

正气天香散（《证治准绳》）：乌药、香附、干姜、紫苏、陈皮。

甘草泻心汤（《伤寒论》）：甘草、半夏、黄芩、干姜、人参、黄连、大枣。

龙胆泻肝汤《太平惠民和剂局方》：龙胆草、栀子、黄芩、柴胡、生地黄、车前子、泽泻、木通、甘草、当归。

平胃散（《太平惠民和剂局方》）：苍术、厚朴、陈皮、炙甘草、生姜、大枣。

四逆散（《伤寒论》）：柴胡、白芍、枳实、炙甘草。

四君子汤（《太平惠民和剂局方》）：人参、白术、茯苓、炙甘草。

白头翁汤（《伤寒论》）：白头翁、黄柏、黄连、秦皮。

白虎承气汤（《重订通俗伤寒论》）：生石膏、生大黄、生甘草、知母、芒硝、粳米。

半夏泻心汤（《伤寒论》）：半夏、黄芩、干姜、人参、黄连、大枣、炙甘草。

芍药汤（《素问病机气宜保命集》）：芍药、当归、黄连、槟榔、木香、炙甘草、大黄、黄芩、肉桂。

舟车丸（《景岳全书》）：黑牵牛、甘遂、芫花、大戟、大黄、青皮、陈皮、木香、槟榔、轻粉。

芩连平胃汤（《医宗金鉴》）：黄芩、黄连、炒苍术、厚朴、陈皮、生甘草、生姜。

连朴饮（《霍乱论》）：厚朴、黄连、石菖蒲、法半夏、淡豆豉、焦栀子、芦根。

吴茱萸汤（《伤寒论》）：吴茱萸、人参、大枣、生姜。

沙参麦冬汤（《温病条辨》）：沙参、玉竹、生甘草、冬桑叶、麦冬、生白扁豆、天花粉。

补中益气汤（《脾胃论》）：人参、黄芪、白术、甘草、当归、陈皮、升麻、柴胡、生姜、大枣。

附子理中汤（《太平惠民和剂局方》）：附子、人参、干姜、白术、甘草。

实脾饮（《删补名医方论》）：白术、厚朴、木瓜、木香、草果、大腹皮、茯苓、干姜、制附子、炙甘草、生姜、大枣。

参苓白术散（《太平惠民和剂局方》）：莲子肉、薏苡仁、砂仁、桔梗、白扁豆、白茯苓、人参、炙甘草、白术、山药。

枳术丸（《脾胃论》）：枳实、白术。

枳实导滞丸（《内外伤辨惑论》）：大黄、枳实、黄芩、黄连、神曲、白术、茯苓、泽泻。

香砂六君子汤（《古今名医方论》）人参、白术、茯苓、甘草、陈皮、半夏、砂仁、木香、生姜。

保和丸（《丹溪心法》）：山楂、神曲、半夏、茯苓、陈皮、连翘、莱菔子。

济川煎（《景岳全书》）：当归、牛膝、肉苁蓉、泽泻、升麻、枳壳。

真人养脏汤（《太平惠民和剂局方》）：人参、当归、白术、肉豆蔻、肉桂、甘草、白芍、木香、诃子、罂粟壳。

桂附理中汤（《证治宝鉴》）：肉桂、炮附子、人参、炮干姜、炙甘草、白术。

桃花汤（《伤寒论》）：赤石脂、干姜、粳米。

桃仁承气汤（《伤寒论》）：桃仁、大黄、桂枝、芒硝、甘草。

柴胡疏肝散（《景岳全书》）：柴胡、白芍、川芎、枳壳、陈皮、香附、甘草。

逍遥散（《太平惠民和剂局方》）：柴胡、白术、白芍药、当归、茯苓、炙甘草、薄荷、煨姜。

益胃汤（《温病条辨》）：沙参、麦冬、冰糖、生地黄、玉竹。

消渴方（《丹溪心法》）：黄连、天花粉、生地黄汁、藕汁、人乳汁、姜汁、蜂蜜。

润肠丸（《丹溪心法》）：火麻仁、大黄、桃仁、当归尾、枳实、白芍、升麻、人参、生甘草、陈皮、木香、槟榔。

调胃承气汤（《伤寒论》）：大黄、芒硝、甘草。

理中汤（《伤寒论》）：人参、白术、干姜、炙甘草。

黄芪建中汤（《金匮要略》）：黄芪、白芍、桂枝、炙甘草、生姜、大枣、饴糖。

黄连温胆汤（《六因条辨》）：半夏、陈皮、茯苓、甘草、枳实、竹茹、黄连、生姜。

麻子仁丸（《伤寒论》）：火麻仁、白芍、枳实、大黄、厚朴、苦杏仁。

旋覆代赭汤（《伤寒论》）：旋覆花、代赭石、人参、生姜、炙甘草、半夏、大枣。

越鞠丸（《丹溪心法》）：香附、川芎、苍术、神曲、栀子。

葛根芩连汤（《伤寒论》）：葛根、黄芩、黄连、甘草。

痛泻要方（《丹溪心法》）：白术、白芍、防风、陈皮。

蒿芩清胆汤（《重订通俗伤寒论》）：青蒿、黄芩、枳壳、竹茹、茯苓、陈皮、碧玉散（滑石、甘草、青黛）、半夏。

增液承气汤（《温病条辨》）：玄参、麦冬、细生地、大黄、芒硝。

橘皮竹茹汤（《金匮要略》）：人参、橘皮、竹茹、甘草、生姜、大枣。

藿香正气散（《太平惠民和剂局方》）：藿香、紫苏、白芷、桔梗、白术、厚朴、半夏曲、大腹皮、茯苓、橘皮、甘草、生姜、大枣。

肾系急症常用方剂

二至丸（《医方集解》）：女贞子、旱莲草。

人参败毒散（《小儿药证直诀》）：人参、茯苓、甘草、生姜、柴胡、前胡、川芎、枳壳、羌活、独活、桔梗、薄荷。

八正散（《太平惠民和剂局方》）：木通、车前子、篇蓄、瞿麦、滑石、甘草、大黄、栀子。

大补元煎（《景岳全书》）：人参、山药、熟地、杜仲、枸杞子、当归、山茱萸、炙甘草。

大补阴丸（《丹溪心法》）：黄柏、知母、熟地黄、龟甲、猪脊髓、蜂蜜。

小蓟饮子（《济生方》）：生地黄、小蓟、滑石、通草、炒蒲黄、藕节、当归、栀子、甘草、淡竹叶。

无比山药丸（《太平惠民和剂局方》）：山药、肉苁蓉、熟地黄、山茱萸、茯神、菟丝子、五味子、赤石脂、巴戟天、泽泻、杜仲、牛膝。

五子衍宗丸（《摄生众妙方》）：枸杞子、菟丝子、覆盆子、五味子、车前子。

五味消毒饮（《医宗金鉴》）：金银花、野菊花、蒲公英、紫花地丁、紫背天葵子。

六一散（《宣明论方》）：滑石、甘草。

六味地黄丸（《小儿药证直诀》）：熟地黄、山茱萸肉、干山药、泽泻、牡丹皮、茯苓。

左归丸（《景岳全书》）：熟地黄、山药、枸杞子、鹿角胶、菟丝子、龟甲胶、山茱萸、川牛膝。

右归丸（《景岳全书》）：熟地黄、附子（炮）、肉桂、山药、山茱萸（酒炙）、菟丝子、鹿角胶、枸杞子、当归、杜仲（盐炒）。

石斛夜光丸（《瑞竹堂方》）：石斛、人参、山药、茯苓、甘草、肉苁蓉、枸杞子、菟丝子、熟地黄、生地黄、麦冬、五味子、天冬、苦杏仁、防风、川芎、枳壳、黄连、牛膝、决明子、菊花、羚羊角、炒蒐子、蒺藜、犀角、青葙子。

四妙丸（《成方便读》）：苍术、黄柏、怀牛膝、薏苡仁。

四神丸（《证治准绳》）：补骨脂、肉豆蔻、吴茱萸、五味子、生姜、大枣。

地黄饮子（《宣明论方》）：熟地黄、巴戟天、山茱萸、石斛、肉苁蓉、炮附子、五味子、肉桂、白茯苓、麦门冬、石菖蒲、远志、生姜、大枣、薄荷。

当归六黄汤（《兰室秘藏》）：当归、生地黄、熟地黄、黄连、黄芩、黄柏、黄芪。

导赤散（《小儿药证直诀》）：生地黄、木通、生甘草梢、淡竹叶。

防己黄芪汤（《金匮要略》）：防己、黄芪、白术、甘草、生姜、大枣。

杞菊地黄丸（《医级》）：枸杞子、菊花、熟地黄、山茱萸、山药、牡丹皮、泽泻、茯苓。

还少丹（《医方集解》）：熟地、枸杞子、山茱萸、肉苁蓉、巴戟天、小茴香、杜仲、怀牛膝、楮实子、茯苓、山药、大枣、石菖蒲、远志、五味子、生姜。

补天大造丸（《医学心悟》）：人参、白术、当归、黄芪、酸枣仁、远志、白芍、山药、茯苓、枸杞子、熟地黄、紫河车、龟甲、鹿角、甘草。

附桂八味丸（《金匮要略》）：熟地黄、山药、山茱萸、泽泻、茯苓、牡丹皮、桂枝、附子。

知柏地黄丸（《医方考》）：熟地黄、山茱萸、干山药、泽泻、牡丹皮、茯苓、知母、黄柏。

金匮肾气丸（《金匮要略》）：附子、桂枝、山茱萸、熟地黄、山药、茯苓、牡丹皮、泽泻。

河车大造丸（《扶寿精方》）：紫河车、龟甲、黄柏、杜仲、牛膝、麦冬、天冬、生地黄、人参。

济生肾气丸（《济生方》）：熟地黄、山药、山茱萸、茯苓、泽泻、牡丹皮、桂枝、附子、牛膝、车前子。

猪苓汤（《伤寒论》）：猪苓、茯苓、泽泻、阿胶、滑石。

膏淋汤（《医学中衷参西录》）：山药、芡实、龙骨、牡蛎、生地黄、党参、白芍。

缩泉丸（《集验方》）：乌药、山药、益智仁。

脑系急症常用方剂

二阴煎（《景岳全书》）：生地黄、麦冬、酸枣仁、生甘草、玄参、茯苓、黄连、木通、灯芯草、淡竹叶。

三圣散（《儒门事亲》）：防风、瓜蒂、藜芦、韮菜汁。

大定风珠（《温病条辨》）：白芍、阿胶、龟甲、生地黄、火麻仁、五味子、生牡蛎、麦冬、炙甘草、鸡子黄、鳖甲。

大秦艽汤（《素问·病机气宜保命集》）：秦艽、羌活、独活、防风、川芎、白芷、细辛、黄芩、熟地黄、生地黄、石膏、当归、白芍、茯苓、甘草、白术。

开心散（《备急千金要方》）：远志、人参、茯苓、石菖蒲。

天麻钩藤饮（《杂病诊治新义》）：天麻、钩藤、生石决明、川牛膝、桑寄生、杜仲、栀子、黄芩、益母草、朱茯神、夜交藤。

孔圣枕中丹（《备急千金要方》）：龟甲、龙骨、远志、石菖蒲。

半夏白术天麻汤（《医学心悟》）：法半夏、天麻、白术、茯苓、陈皮、大枣、炙甘草、生姜。

导痰汤（《校注妇人良方》）：半夏、陈皮、茯苓、甘草、枳实、制南星。

补阳还五汤（《医林改错》）：黄芪、当归尾、赤芍、地龙、川芎、桃仁、红花。

定痫丸（《医学心悟》）：明天麻、川贝母、姜半夏、茯苓、茯神、胆南星、石菖蒲、全蝎、甘草、僵蚕、真琥珀、灯芯草、陈皮、制远志、酒丹参、麦冬、朱砂、竹沥、姜汁。

柴胡桂枝龙骨牡蛎汤（《伤寒论》）：柴胡、龙骨、黄芩、生姜、铅丹、人参、桂枝、茯苓、半夏、大黄、牡蛎、大枣。

涤痰汤（《济生方》）：半夏、胆南星、橘红、枳实、茯苓、人参、石菖蒲、竹茹、甘草、生姜、大枣。

通窍活血汤（《医林改错》）：赤芍、川芎、桃仁、红花、老葱、生姜、红枣、麝香、黄酒。

黄芪桂枝五物汤（《金匮要略》）：黄芪、白芍、桂枝、生姜、大枣。

菖蒲郁金汤（《温病全书》）：石菖蒲、栀子、鲜竹叶、丹皮、郁金、连翘、灯芯草、木通、淡竹沥、紫金片。

羚羊角汤（《医醇賸义》）：羚羊角（水牛角代）、龟甲、生地黄、牡丹皮、白芍、柴胡、薄荷、蝉蜕、菊花、夏枯草、石决明、大枣。

羚角钩藤汤（《通俗伤寒论》）：羚羊角、桑叶、川贝母、生地黄、钩藤、菊花、白芍、甘草、鲜竹茹、茯神。

神仙解语丹（《医学心悟》）：白附子、石菖蒲、远志、天麻、全蝎、胆南星、羌活、木香、甘草。

滚痰丸（《丹溪心法附余》）：大黄、黄芩、礞石、沉香。

镇肝息风汤（《医学衷中参西录》）：怀牛膝、代赭石、生龙骨、生牡蛎、生龟甲、白芍、玄参、天冬、川楝子、生麦芽、茵陈、甘草。